HANDBUCH

DER ALTERNATIVEN HEILKUNDE VON A-Z

Krankheiten erkennen und gezielt behandeln

Bildnachweis:

Cover: iStockphoto.com
Alle restlichen Bilder Illustrationen: Kneipp-Verlag

Wichtiger Hinweis: Für Angaben von Arzneimitteleinnahmen und Dosierungshinweisen, aber auch für Angaben zu Kneippanwendungen, Bewegungsempfehlungen, Akupressur und Hausmitteln kann vom Kneipp-Verlag keine Haftung übernommen werden. Jeder Benutzer eines Arzneimittels oder einer Heilpflanze, sei es als Tee oder in anderer Anwendungsform, muss durch sorgfältiges Studium des Beipacktextes oder durch Konsultation eines Arztes oder Apothekers Kontraindikationen und Dosierungen nach individuellen Bedürfnissen festlegen. Die Anwendung erfolgt immer auf eigene Gefahr.

ISBN: 978-3-7088-0466-8

Herausgeber: Kneipp-Verlag Wien

Cover: Andrea Barth – Guter Punkt

Layout und Satz: Kneipp-Verlag Wien

Druck: Theiss GmbH
A-9431 St. Stefan
Printed in Austria

1. Auflage, September 2009

HANDBUCH
DER ALTERNATIVEN HEILKUNDE VON A-Z

Krankheiten erkennen und gezielt behandeln

Inhalt

F

G

H

I

K

Einleitung

Dieses Gesundheitslexikon bietet die wichtigsten Indikationen, bei denen Naturheilkunde erfolgreich eingesetzt werden kann, außerdem Informationen über die häufi gsten Krankheiten, weitere alternative Heilmethoden und Diäten. Der Leser kann aus verschiedenen Methoden auswählen: Homöopathie, Akupressur, Kneipp, Heilkräuter und Ernährung gehören zum »Standard« – vielfach werden weitere Methoden und bewährte Hausmittel vorgeschlagen.

Der Einsatz natürlicher Heilmethoden darf jedoch nicht ausschließlich in Eigenregie erfolgen. Die Krankheit der Nachbarin muss nicht der eigenen entsprechen, auch wenn die Symptome „passen".

Wenn sich Beschwerden durch Selbstbehandlung nicht binnen weniger Tage bessern, ist unbedingt ein Arzt/eine Ärztin zu konsultieren. Bei allen entzündlichen Erkrankungen, bei Herz-Kreislauf-Erkrankungen, Lungenproblemen, bakteriellen oder viralen Infektionen und anderen schweren Gesundheitsstörungen muss immer die ärztliche Diagnose und Therapie vorangestellt werden, zusätzlich kann man in Absprache mit dem Arzt naturheilkundliche Zusatztherapie betreiben.

In den meisten Fällen steht der Mediziner ergänzenden Maßnahmen ohnedies aufgeschlossen gegenüber, ja er empfi ehlt sie sogar. Allerdings sollte er die Kontrolle ausüben können.

Grundsätzlich kann die „sanfte" Medizin aber in sehr vielen Fällen den Heilungsverlauf beschleunigen, Medikamente einsparen helfen und vielfach auch vorbeugen!

Das Lexikon wurde vom Redaktionsteam des Kneipp-Verlags sorgfältig zusammengestellt.

Die Reihenfolge der zu den einzelnen Indikationen gewählten Naturheilmittel richtet sich nach den Anwendungsmöglichkeiten.

Die Vorschläge zur naturgemäßen Behandlung erheben keinen Anspruch auf Vollständigkeit. Die Entscheidung über die Durchführung ist immer gemeinsam mit dem Arzt zu treffen.

Für Angaben von Arzneimitteleinnahmen und Dosierungshinweisen, aber auch für Angaben zu Kneippanwendungen, Bewegungsempfehlungen, Akupressur und Hausmitteln kann vom Kneipp-Verlag keine Haftung übernommen werden.

Jeder Benutzer eines Arzneimittels oder einer Heilpfl anze, sei es als Tee oder in anderer Anwendungsform, muss durch sorgfältiges Studium des Beipacktextes oder durch Konsultation eines Arztes oder Apothekers Kontraindikationen und Dosierungen nach individuellen Bedürfnissen festlegen.

Die Anwendung erfolgt immer auf eigene Gefahr.

Abhärtung

→ Kneipp → Heilpflanzen
→ Ernährung → Lebensstil

Abhärtung dient dazu, krankmachende Einflüsse besser abwehren zu können. Es geht um ein Training der Immunkraft, das – wie jedes Training – regelmäßig erfolgen soll. An erster Stelle sind hier die Kneippanwendungen zu nennen.

Kneipp

- **Kalter Knieguss**
- **Kalte Oberkörperwaschung**
- **Wassertreten**
- **Trockenbürsten**

Hervorragend wirkt eine kurze kalte Abgießung nach der Reinigungsdusche oder der Knieguss am Morgen.

Durchführung: An der rechten kleinen Zehe, also am herzfernsten Punkt, beginnen und den gebundenen Wasserstrahl langsam bis über die Kniekehle führen, oberhalb der Kniekehle dreimal hin und her, dann führt man den Wasserstrahl nach vorne, oberhalb des Knies dreimal hin und her und langsam an der Innenseite des Beins herab. Genauso verfährt man mit dem linken Bein, dann wiederholt man die Anwendung und zum Schluss werden die Fußsohlen kalt abgegossen. Danach warme Socken anziehen und Bewegung machen. Die Reaktion zeigt sich in einer kräftigen Rötung (= Durchblutung) der Haut.

Der Knieguss regt die Herztätigkeit an und beugt Venenproblemen vor. Wesentlich für die Abhärtung ist die Fernwirkung auf die Blutgefäße des Rachens – dort wird durch die kräftige Durchblutung Krankheitserregern das Eindringen erschwert.

Gegenindikationen:

- *arterielle Durchblutungsstörungen der Beine,*
- *Menstruation,*
- *Ischiasnervenschmerzen,*
- *Harnwegsinfekte (Nieren- und Blasenleiden)*
- *frische, offene Verletzungen*

Bestens zur Abhärtung geeignet ist auch die kalte Oberkörperwaschung am frühen Morgen. Durchführung: Den Oberkörper, beginnend bei der rechten Hand, in raschen Zügen kalt befeuchten. Nicht abtrocknen, wieder anziehen und noch eine halbe Stunde gut zugedeckt im Bett ruhen.

Der regelmäßige Saunabesuch dient der Abhärtung und fördert die Ausscheidung von Schlacken (Stoffwechselprodukten). Er ist aus dem Kneipp-Programm nicht wegzudenken!

Die klassische Kneippanwendung, die nicht nur der Abhärtung dient, ist das Wassertreten. 20 bis 30 Sekunden in knietiefem kalten Wasser die berühmten »Storchenschritte« (jeweils abwechselnd ein Bein ganz aus dem Wasser herausziehen und dann wieder eintauchen) machen, danach nicht abtrocknen und am Stand warmlaufen oder Wollsocken anziehen – die rasche Wiedererwärmung nach der kurzen Kaltanwendung sorgt für warme Füße und trainiert das Immunsystem. Wird das Wassertreten am Abend durchgeführt, dient es ganz ausgezeichnet der Schlafförderung – auch der gesunde Schlaf ist für ein funktionierendes Immunsystem wichtig.

Eine gute, sehr zeitsparende Möglichkeit für die Abhärtung ist das Trockenbürsten – täglich bei offenem Fenster.

Durchführung: Man beginnt mit einer guten Massagebürste oder mit dem Luffa-Handschuh an der rechten Fußsohle zu bürsten, weiter in großen Strichen Richtung Herz, bis das ganze Bein umrundet ist. Dann beginnt man wieder an der rechten Fußsohle, diesmal in kleinen Kreisen zu bürsten, dann nochmals in großen Strichen. Mit dem linken Bein verfährt man genauso. Bauch und Kreuz werden im Uhrzeigersinn mit Kreisen bedacht, dann Hände und Arme – zuerst in Strichen, dann in Kreisen, dann wieder in Strichen, beginnend bei der rechten Handfläche. Danach die Brust in Achterschleifen und den Rücken, so gut man dazukommt (mit einer Stielbürste).

Die ganze Prozedur dauert 2 Minuten. Man verbindet den Hautreiz mit dem Luftbad – das bei offenem Fenster und kalter Witterung auch einen thermischen Reiz bringt.

Die Haut wird sehr gut durchblutet und kann ihrer Funktion als Abgabe-, Aufnahme- und Schutzorgan noch besser nachkommen.

Das Moderne an den Kneippanwendungen ist, dass sie mit ganz geringem Zeitaufwand und mit keinem materiellen Aufwand verbunden sind. Jeder kann sie durchführen – jeden Tag. Nur regelmäßig durchgeführt, bringen sie Erfolg.

Wenn Sie die Kneippanwendungen richtig lernen möchten, wenden Sie sich an den Kneippbund – es gibt große Verbände in Österreich, in der Schweiz und in Deutschland mit zahlreichen lokalen Vereinen bzw. Aktiv-Clubs, die nicht nur ein umfangreiches und interessantes Programm, sondern vor allem auch Kurse über Kneippanwendungen anbieten.

Heilpflanzen

- Roter Sonnenhut
- Hagebutten

Zubereitungen aus dem Roten Sonnenhut (Echinacea purpurea) werden zur **Steigerung des Immunsystems** in Erkältungszeiten eingesetzt. Tropfen, Tinkturen oder homöopathische Zubereitungen gibt es in standardisierten Präparaten in der Apotheke. Als Tee ist der Sonnenhut nur wenig wirksam. Das Wissen um die Heilwirkung des Roten Sonnenhuts geht auf die Indianer zurück. Sie haben entdeckt, dass Blüten, Blätter und Wurzeln die Abwehrkraft steigern. Heute ist nachgewiesen, dass die Wirkstoffe den Bakterien das Leben erschweren.

Ein besonders Vitamin-C-reiches Getränk ist der Hagebuttentee.

Zubereitung: Die Hagebutten werden nach dem ersten Frost geerntet, die vollreifen Früchte werden der Länge nach aufgespaltet, von den Kernen befreit und sehr schnell – im Backrohr bei 40 Grad – getrocknet.

In einem Schraubglas aufbewahren – öfter auf Schimmelpilzbefall kontrollieren. Für den Tee 2 gehäufte Teelöffel mit 1/4 l Wasser kalt zustellen. 10 Minuten bis zum Sieden erhitzen, abseihen und genießen.

Man kann die Hagebutten auch einfrieren und daraus im Winter frische Marmelade oder Mus zubereiten – ein gesunder Genuss zur Vorbeugung gegen Erkältungskrankheiten.

Ernährung

- Vitamin C

Wissenschaftliche Studien haben nachgewiesen, dass Vitamin C in ausreichender Menge das Immunsystem stärkt. Das Immunsystem hat die Aufgabe, Krankheitserreger unschädlich zu machen.

Kneippverband

Österreichischer Kneippbund,
Kunigundenweg 10
A-8700 Leoben,
Tel. (0 38 42) 2 17 18;
www.kneippbund.at

Besonders wichtig sind dabei die weißen Blutkörperchen, deren verschiedene Arten (sehr vereinfacht dargestellt) die krankmachenden Erreger suchen und unwirksam machen.

Ständig entstehen so genannte freie Radikale, das sind aggressive Substanzen, die die Zellen schädigen können und die weißen Blutkörperchen an der Arbeit hindern.

Vitamin C neutralisiert die freien Radikale und schützt so die weißen Blutkörperchen und damit unsere Abwehrkraft. Auch die zur Abwehrformation gehörenden Lymphozyten werden durch Vitamin C zur Aktivität angeregt.

Es lohnt sich, in Erkältungszeiten besonders Vitamin-C-reich zu essen: Paprikaschoten, Orangen, Kiwis, Sauerkraut, Grünkohl, Kohlsprossen, Brokkoli, Schwarze Johannisbeeren, Heidelbeeren, Petersilie, Dille. Ein Hit unter den Vitamin-C-reichen Lebensmitteln sind Sanddornbeeren und Hagebutten.

Besonders Raucher und Sportler brauchen viel Vitamin C, da ihr Immunsystem ständig unter Stress steht. Auch Diabetiker brauchen reichlich Vitamin C zum Schutz ihrer Blutgefäße.

Achtung: Vitamin C ist sehr empfindlich. Durch lange Transportwege und lange Lagerung wird es zerstört, es ist hitzeempfindlich und geht beim Kochen zum Großteil verloren.

Lebensstil

▲ Stress

Stress beeinträchtigt die Abwehrkraft. In stressreichen Zeiten – die leider sehr oft auch Zeiten mit erhöhter Erkältungsgefahr sind – unbedingt durch Sport und Entspannungsmethoden für Ausgleich sorgen.

Sebastian Kneipp über die Hagebutten

» **Am Hundsrosenstrauch pflückt die auf ihre Hausapotheke denkende Mutter nicht allein die schönen Rosen, sie sammelt auch mit Fleiß die so genannten Hagebutten zu Heilzwecken.** «

Acidose

→ Ernährung
→ Heilpflanzen

Der Begriff Acidose / Übersäuerung ist nicht ident mit dem Begriff »Ketoacidose«, die bei der Zuckerkrankheit auftritt.

Der pH-Wert im Blut ist durch sehr gut funktionierende Puffersysteme geregelt. Acidose ist medizinisch gesehen ein Kohlensäureüberschuss im Blut und Folge von schweren Stoffwechselerkrankungen wie der Zuckerkrankheit (Ketoacidose). Auch durch eine radikale Gewichtsreduktion kann es zur so genannten Fastenacidose kommen. Bei gesundem Stoffwechsel kann, medizinisch gesehen, allein durch die Ernährung der pH-Wert des Blutes nicht aus dem Lot gebracht werden.

Die Volksmedizin verwendet den Begriff Übersäuerung sehr häufig und bezeichnet damit die Folgen einer falschen Ernährung. Man geht davon aus, dass durch die unterschiedliche Verstoffwechselung verschiedener Nahrungsmittel eine Übersäuerung eintreten kann. In der Folge würden dann die Säuren in Form von Schlacken den Körper belasten, die Körperabwehr überfordern und Ursache einer

Vielzahl von Krankheiten werden. Als Hauptverursacher der Übersäuerung gelten tierische Fette, ein tägliches Übermaß an tierischem Eiweiß und ein Übermaß an Nahrungsmitteln, die Zucker enthalten, sowie Alkohol. Dass dies die wesentlichsten Faktoren einer krankmachenden Fehlernährung sind, steht jedenfalls außer Zweifel, gleichgültig, wie man zum Thema Übersäuerung steht.

Rezepturen für basische Suppen

Buchweizensuppe

3 EL Buchweizen am Vorabend in Wasser einweichen und ausreichend kühlen. Eine Schale Karottensaft, eine halbe Zwiebel, 2 EL Zitronensaft, 1 Prise Salz, eine halbe Avocado und beliebige Küchenkräuter in einem Mixer vermischen. Bis auf 60 °C im Wasserbad erwärmen. Die Suppe kann auch mit einem Esslöffel Leinsamenpulver (10 Minuten quellen lassen) versetzt werden. Als nahrhafte Einlagen sind Hirseflocken und Linsensprossen empfehlenswert.

Roggenschrotsuppe mit Gemüse

65 g gemahlener (mittelfeiner) Roggenschrot, 1 Bund Suppengemüse, 1 Prise Salz, 1 TL fein geschnittene Petersilie oder Schnittlauch, 1 EL Magerjogurt. Lassen Sie den Roggenschrot in einer beschichteten Pfanne etwa 3 Minuten bei mittlerer Hitze bräunen. Das fein geschnittene Suppengemüse wird damit vermengt und alles mit 1 l Wasser aufgegossen. Nach 1/2 Stunde Kochzeit wird mit Salz, Pfeffer, Petersilie oder Schnittlauch gewürzt und kurz vor dem Servieren 1 EL Jogurt eingerührt.

Ernährung

- **Basische Ernährung**

70 bis 80 Prozent der Nahrung sollten nach dieser Vorstellung basisch sein. Die Vertreter der Übersäuerungstheorie empfehlen die häufige Verwendung folgender Lebensmittel: Gurken, Karotten, Kraut, Bohnen, Erbsen, Kohlrabi, Dille, Petersilie, Meerrettich, Lauch, Löwenzahn, Rote Rüben (Rote Bete), grüner Salat, Schnittlauch, gekochter Spinat, Spargel, Zwiebel, Knoblauch, Paprika, Melanzani, Pilze, Kartoffeln, Kastanien, frischer Mais, Linsen, Kichererbsen, Sojabohnen, Getreide, Avocado, Äpfel, Birnen, Marillen, Mango, Ananas, Bananen, Brombeeren, Datteln, Erdbeeren, Heidelbeeren, Feigen, Johannisbeeren, Papaya, Orangen, Zwetschgen, Pflaumen, Pfirsiche, Weintrauben. In jedem Fall wird empfohlen reichlich zu trinken, zumindest 2 Liter Wasser täglich.

Als Nahrungsmittelergänzungen werden von verschiedenen Erzeugern so genannte Basenpulver angeboten. Ihnen allen ist gemeinsam, dass sie Mineralstoffkombinationen enthalten, die dem Körper bei der Abpufferung der Säuren helfen sollen. Viele Menschen berichten Positives nach langfristiger Einnahme von Basenpulver, von der Linderung bei Magenbeschwerden und Sodbrennen bis zur Verbesserung des Hautbildes und Nachlassen von Schmerzen in Folge rheumatischer Erkrankungen reicht der Bogen der Beschwerden, die die überzeugten Basenpulvereinnehmer damit lindern.

Heilpflanzen

- **Brennnessel**
- **Löwenzahn**
- **Birkenblätter**

Zur Bekämpfung von Folgen falscher Ernährung sind blutreinigende Tees empfehlenswert. Blutreinigungstees wirken durch die Anregung der

Stoffwechseltätigkeit günstig. Die Ausscheidungstätigkeit wird durch abführende Drogen (z. B. Faulbaumrinde) angeregt, Brennnessel regt z. B. den Stoffwechsel an, Löwenzahn veranlasst Niere und Leber zu erhöhter Aktivität und Birkenblätter wirken u. a. entwässernd.

Rezeptur: Brennnesselkraut, Löwenzahn, Faulbaumrinde, Birkenblätter, zu gleichen Teilen.

1 EL Teemischung wird mit einer Schale heißem Wasser übergossen, 15 Minuten ziehen gelassen, abgeseiht und abends eine Schale Tee getrunken. Faulbaum gehört zu den laxierenden Anthrachinondrogen, vom Dauergebrauch wird abgeraten.

Rezeptur: Löwenzahnwurzel, Löwenzahnkraut, Brennnesselblätter, Birkenblätter, Pfefferminzblätter, Kamillenblüten, Fenchelfrüchte zerstoßen, Hagebutten mit Kernen, Hibiskusblüten und Holunderblüten zu gleichen Teilen. Ein Esslöffel dieser Mischung wird mit 1/4 l siedendem Wasser übergossen. Nach 10 Minuten abseihen, trinken.

Diese Mischung ist besonders im Frühjahr für eine Teekur der ganzen Familie über mindestens 2 Wochen geeignet.

Aderlass

Aderlass ist eine klassische Naturheilmethode. Schon die Ärzte der Antike haben ihre Patienten bei jeder Krankheit erst einmal zur Ader gelassen und auch im Mittelalter war der Aderlass häufig die Methode der Wahl. Man hoffte, dass mit dem Blut auch die Krankheitserreger oder die üblen Säfte ausgeschwemmt würden.

Heute wird er von manchen Ärzten wieder bei chronischen Erkrankungen, aber auch bei Bluthochdruck eingesetzt, um eine allgemeine Umstimmung zu erreichen. Die Wirksamkeit ist nicht durch klinische Studien belegt, wohl aber gibt es Erfahrungsberichte. Bei niedrigem Blutdruck, bei Anämie und gestörter Blutgerinnung, bei Herzrhythmusstörungen, bei Durchblutungsstörungen ist Aderlass in jedem Fall abzulehnen, es kann dadurch zu schwerwiegenden Problemen kommen.

Die Eisenspeicherkrankheit ist eine Indikation für den Aderlass

Akne

→ **Heilpflanzen**
→ **Ernährung** → **Hausmittel**

Akne ist eine Erkrankung der Haarbälge und Talgdrüsen, die am häufigsten durch hormonelle Umstellungen während der Pubertät ausgelöst wird.

Die Talgdrüsenproduktion wird durch weibliche Hormone (Östrogene) gebremst, durch männliche (Androgene) gesteigert, gleichzeitig werden durch Hornbildung die Talgdrüsen-Ausführungsgänge verlegt – ein Mitesser bildet sich. Danach setzen Bakterien Haut irritierende Substanzen frei – es kommt zu Entzündungen und der Pickel bekommt ein Eiterknötchen. Durch Kratzen und Herumdrücken wird der Vorgang verstärkt und die Bakterien gelangen auch an neue noch nicht befallene Hautpartien. Hormonelle Schwankungen können bei manchen Menschen immer wieder Akne auslösen – bekannt ist die prämenstruelle Akne bei Frauen.

Der Besuch des Hausarztes ist empfehlenswert, es gibt heute moderne medizinische Therapien zur Behandlung der Akne.

Heilpflanzen

- Brennnessel
- Löwenzahn
- Birkenblätter
- Schachtelhalm
- Kamille
- Ringelblume
- Salbei
- Schafgarbe
- Weizenkleie
- Arnika

Der Versuch mit einem **Blutreinigungstee** zur innerlichen Anwendung lohnt. Dadurch werden die Ausscheidungsprozesse beschleunigt, Niere, Blase und Leber zu vermehrter Tätigkeit angeregt. Wenn man zusätzlich viel Mineralwasser trinkt, kommt das einem Reinigungsprozess gleich, der auch auf die Haut positive Auswirkungen hat.

Rezeptur: 30 g Brennnessel, 25 g Löwenzahn, 25 g Birkenblätter, 10 g Schachtelhalm, 10 g Hagebutten mit Kernen. 3 gehäufte Teelöffel der Mischung werden mit 1/8 l kochendem Wasser übergossen und 15 Minuten ausgezogen. Abseihen und – wenn möglich – ungesüßt trinken. Täglich 2 bis 3 Tassen über einen Zeitraum von 8 Wochen.

Zur äußerlichen Anwendung empfehlen sich **Waschungen, Kompressen** und **Dampfbäder** (bei fettiger unreiner Haut wöchentlich einmal 10 Minuten) mit Kamillentee (entzündungshemmend und austrocknend), Ringelblumentee (wundheilend), Salbeitee (entzündungshemmend, antibakteriell) oder Schafgarbentee (entzündungshemmend, desinfizierend). Dampfbäder sind bei geplatzten Äderchen tabu, genauso bei reifer und trockener Haut. Kompressen sind auch bei trockener Haut möglich. Für Dampfbäder verwendet man 3 Hand voll der gewählten Kräuter und übergießt sie mit 3 l kochendem Wasser. Für Kompressen genügen 1 bis 2 Hand voll Kräuter auf 2 l Wasser.

Vollbäder: Schachtelhalmbäder haben eine anregende Wirkung auf den Stoffwechsel der Haut und das Bindegewebe. Ein Weizenkleiebad beruhigt die Haut: 100 g Weizenkleie in einem Leinensäckchen ins Badewasser hängen. Immer wieder ausdrücken. Wenn man die Weizenkleie mit Kamillenblüten mischt, erreicht man eine entzündungshemmende Wirkung. Vollbäder dauern etwa 20 Minuten, Wassertemperatur 38 bis 39 Grad. Anschließend eine halbe Stunde nachruhen.

Man kann auch versuchen, Pickel mit Arnika-Tinktur zu betupfen. Gelegentlich kommt es zu allergischen Hautreaktionen – vorsichtig probieren.

Auch Myrrhentinktur hat eine desinfizierende Wirkung – die Verbreitung der Bakterien wird erschwert.

Ernährung

- Basische Nahrung

Zwar hängt die Ernährung nicht ursächlich mit der Akne zusammen, aber für die Haut als größtes Stoffwechselorgan ist sie ein wesentlicher Faktor. Verdauungsprobleme, Alkohol, zu viel Zucker und Fett, Rauchen, zu wenig Mineralstoffe, Vitamine und Spurenelemente bedeuten erhöhten Stress für die Haut.

Eine **basisch orientierte Kost** (viel Obst und Gemüse, gekeimte Sojasprossen, Kartoffeln, wenig Fleisch, Fisch, Eier, Fette, keinen Fleischextrakt, keine gerösteten Nüsse, keine Hefe-Mehlspeisen) kann individuell Erfolg versprechen. Wesentlich für die Haut ist auch eine gesunde Darmflora.

Reichlich Sauermilchprodukte sind empfehlenswert, um die Kalzium- und Eiweißversorgung zu gewährleisten und mit den enthaltenen Milchsäurebakterien für den Aufbau einer gesunden Darmflora zu sorgen, die wiederum entscheidend für die Aufnahme von Nährstoffen durch die Darmwand ist.

Da Hormone an der Entstehung von Akne beteiligt sind, kommt den Hülsenfrüchten und dem Getreide, besonders aber den Sojaprodukten eine große Bedeutung zu. Sie enthalten Phytoöstrogene, die im

Körper eine hormonähnliche Wirkung entfalten. Das ist nicht nur in Hinblick auf Akne, sondern auch für die Krebsprävention wünschenswert und wird therapeutisch auch zur Bekämpfung von Wechselbeschwerden genutzt.

Hausmittel

- ▲ Heilerde
- ▲ Aloe vera

Besorgen Sie sich Heilerde aus der Apotheke, rühren Sie aus 3 bis 4 Esslöffeln mit heißem Wasser einen dicken Brei an und tragen Sie diesen täglich auf die betroffenen Stellen auf, vor allem geeignet für Akne auf Brust und Rücken. 20 Minuten einwirken lassen, dann wieder abwaschen.

Beruhigen Sie die entzündete Haut mit der Kraft der Aloe vera. Besorgen Sie 100 %igen Aloe-vera-Saft in der Apotheke. Tränken Sie mehrmals am Tag ein Kosmetiktuch damit. Betupfen Sie die betroffenen Stellen oder legen Sie es auf.

Mindestens 15 Minuten einwirken lassen, eventuell Auflage wiederholen. Pflegen Sie die Haut danach mit einer hoch dosierten Vitamin-E-Salbe aus der Apotheke.

Allergie

→ Ernährung
→ Homöopathie
→ Kneipp → Hausmittel

Eine Allergie ist eine Überreaktion des Immunsystems, es reagiert auf harmlose Stoffe, z. B. Pollen, unangemessen heftig.

Es werden massig Antikörper gebildet, die die Reaktionen des Körpers auslösen.

Bei Heuschnupfen schwellen die Schleimhäute an, man beginnt zu niesen. Neben einem harmlosen Schnupfen kann es zu Asthma oder gar zu einem allergischen Schock kommen.

Bei einer Kontaktallergie wird die Haut rot, es bilden sich Quaddeln, der ganze Körper kann binnen kurzer Zeit betroffen sein – auch die Schleimhäute des Atem- oder Verdauungstrakts – das kann auch lebensbedrohend sein!

Am wichtigsten ist es, das auslösende Allergen (z. B. bei Heuschnupfen der Blütenstaub einer oder mehrerer bestimmter Pflanzen, bei Nahrungsmittelallergien das auslösende Lebensmittel oder die auslösende Substanz, die nur ein Bestandteil eines Lebensmittels sein kann, bei Kontaktallergien das verursachende Material) zu meiden.

Bei Pollenallergie ist die Allergen-Vermeidungsstrategie nicht immer möglich – die Pollen hängen an den Haaren, an der Kleidung, an den Möbelstücken.

Um das Allergen zu identifizieren, stehen dem Arzt mehrere Tests zur Verfügung. Bei Heuschnupfen wird nach dem Austesten sehr oft zu Hyposensibilisierung geraten, das ist eine wiederholte Verabreichung des belastenden Allergens, bis dieses vertragen wird. Hier gibt es einige neuere Entwicklungen – den Arzt fragen.

Mit Medikamenten kann man die Antikörperreaktion und die Histaminausschüttung unterdrücken.

Tierhaarallergie: Allergie gegen einen Eiweißbestandteil der Tierhaare. Oft lösen kurzhaarige Tiere heftigere Reaktionen aus. Allergien auf Tierhaare kann man gut testen – Haare zum Hautarzt mitbringen.

Hausstauballergie: Ursache sind die Exkremente der Hausstaubmilbe, die sich in allen Polstermöbeln und Stoffbezügen, Vorhängen und Teppichen breit macht und sich von den abgestorbenen Hautteilchen der Menschen und Tiere im Haushalt ernährt.

Peinlichste Sauberkeit und das Entfernen von Teppichen und Polstermöbeln ist der Gesundheit zuliebe notwendig. Matratzen häufig erneuern, Allergie-Bezüge, die im Handel erhältlich sind, verwenden. Plüschtiere häufig waschen, ein paar Tage ins Tiefkühlfach legen oder im Winter hinaus ins Freie – die Hausstaubmilbe verträgt keine Kälte.

Die Räume sehr trocken halten – Trockenheit bekommt der Milbe nicht, sie liebt feuchte Wärme. Völlig ausschalten kann man die Hausstaubmilbe kaum.

Kontaktallergie: gegen Metalle (Nickel, Kupfer), Gummi, Konservierungsmittel, bestimmte Pflanzen, Kosmetika. Vermeidungsstrategien nach dem Austesten.

Bienen- / Wespengiftallergie: In den USA weiß man aus Untersuchungen, dass etwa 1 % der Bevölkerung auf Bienen- und Wespengift allergisch reagiert. In Europa scheinen es etwas weniger zu sein, allerdings mit steigender Tendenz. Allergische Reaktionen gegen Bienen- und Wespengift treten in verschiedenen Schweregraden auf.

Das reicht von der überdimensionalen Anschwellung in der Umgebung des Stichs bis zur allergischen Schockreaktion mit Kreislaufstörungen und schwerer Atemnot, wo sofort ärztliche Hilfe (Notfall!) angezeigt ist.

Wenn man über seine Allergie Bescheid weiß, führt man ein Notfallset mit sich – fragen Sie Ihren Arzt.

Der Gefahr von Bienen- und Wespenstichen aus dem Weg gehen: keine Süßigkeiten im Freien, keine süßen Getränke, helle Kleidung tragen, Repellents verwenden, nicht barfuß gehen, kein Parfum tragen, Mülltonnen im Freien meiden.

Nahrungsmittelallergien: Man muss zwischen Unverträglichkeiten und Allergien unterscheiden. Bei der Unverträglichkeit bekommt man Verdauungsbeschwerden, weil man ein bestimmtes Nahrungsmittel unzureichend verträgt. Die bekannteste Unverträglichkeit ist die Zöliakie, bei der der Körper das in Weizen und anderen Getreidesorten enthaltene Klebereiweiß Gluten nicht verträgt und mit schweren Verdauungsstörungen reagiert. Unverträglichkeiten lösen umso heftigere Beschwerden aus, je mehr von dem Nahrungsmittel gegessen wurde, sie sind mengenabhängig. Bei der Allergie hingegen reagiert das Immunsystem des Körpers überschießend bereits auf kleinste Mengen einer bestimmten Substanz. Diskutiert werden sowohl genetische Ursachen als auch ein übermäßiger Genuss eines Lebensmittels als Auslöser. Es gibt z. B. Milch- und Hühnereiweißallergien, Allergien gegen alle Arten von Zitrusfrüchten, Erdbeeren, Nüsse, Fische, Hülsenfrüchte und Getreide, Farbstoffe und Konservierungsmittel (die Zutatenliste der Lebensmittel beachten!) usw.

Gewürzkräuterallergien sind für den Nahrungsmittelallergiker ein besonderes Problem – er darf Gewürzkräuter und viele Gemüsesorten nicht verwenden. Im Prinzip kann jede Substanz als Auslöser möglich sein. Professionelle Beratungen bekommt man in den Allergieambulanzen, wo man genau erfährt, welche Bestandteile in welchem Nahrungsmittel enthalten sein können, welche Kreuzallergien möglich sind und worauf man bei dieser oder jener Allergie achten muss.

Ernährung

- ▲ **Heilfasten**
- ▲ **Histaminarme Nahrung**

Eine funktionierende Verdauung ist für Allergiker besonders wichtig. Der Versuch einer basisch ausgerichteten Kost lohnt sich. Auch das Heilfasten ist möglicherweise für Allergiker eine gute Maßnahme. Nach dem Heilfasten ernährt man sich »basisch«.

Basisch sind zum Beispiel die meisten Gemüsesorten, Obst, Kartoffeln, Getreide, Kastanien, Meeresalgen, gekeimte Sojabohnen und Kichererbsen. »Säurebildner« sind z. B. Fische, Fleisch, Geflügel, Eier, Fette, Schaf- und Ziegenkäse, geröstete Nüsse, Backhefe und Fleischextrakt.

In jedem Fall sollte man histaminhaltige Nahrungsmittel vermeiden. Das Histamin ist ein Gewebshormon, das in Folge der Antikörperreaktion die organischen Symptome wie Quaddelbildung, Schnupfen, Bindehautentzündung etc. mit auslöst. Die Wirkung des mit der Nahrung aufgenommenen Histamins ist zwar wesentlich schwächer, aber es kann ebenfalls zu allergischen Reaktionen führen bzw. diese vor allem verstärken. Histaminreiche Nahrungsmittel sind vor allem Rotwein, Sekt, ausgereifte Käsesorten und lange lagernde Wurstwaren.

Pollenallergiker sollen auch Honig meiden, da im Honig auch Pollen enthalten sind, die unter Umständen allergische Reaktionen auslösen können.

Die Ernährung bei Nahrungsmittelallergien ist ein »Sonderfall«. Die Bestimmung des Auslösers ist nicht einfach, weil praktisch jeder Bestandteil eines Lebensmittels eine Allergie verursachen kann. Man kann nach dem Ausschlussverfahren vorgehen.

Man lässt alles weg, was man üblicherweise isst und beginnt mit trockenen Semmeln und Wasser. Jeden Tag verwendet man ein weiteres Lebensmittel – bis man den »Täter« entlarvt.

Allergie-Adressen für Hilfesuchende

Deutschland

Infotelefon von Allergieambulanzen *(Allergie und Asthma)*
Tel. (01 80) 5 74 62 33

Deutscher Allergie- und Asthmabund e.V.
Bundeszentrale, Filethstraße 114,
D-41061 Mönchengladbach
Tel. (0 21 61) 81 49 40, Fax (0 21 61) 81 49 430
www.daab.de/index.php

Österreich

Allergieambulatorium der II. Universitätsklinik für HN O
Währingergürtel 18-20, A-1090 Wien, Tel. (01) 40 400 – 33 30

Ferner gibt die ***AUVA Auskunft,*** *Tel. (01) 33 111-0*
sowie die Ärztekammern der Bundesländer.

Die Mayr-Kur bei Allergien

Die Mayr-Kur kann möglicherweise bei einer Allergie wertvolle Dienste leisten. 60 bis 80 % der Immunabwehr befinden sich in unserem Verdauungssystem. Wird der Darm saniert, kann unter Umständen auch die Allergie zum Verschwinden gebracht werden. Die Mayr-Kur ist eine Heilmethode, die individuell angepasst wird.

Über 700 Mayr-Ärzte in Deutschland und Österreich wenden die Methode an, selbstverständlich bringt der Kuraufenthalt in einer Mayr-Klinik darüber hinaus Vorteile, in stressfreier Umgebung wird man schneller gesund.

Aber man kann die Mayr-Kur auch ambulant durchführen – das ist für Betroffene oft der einzige mögliche Weg. Die Mayr-Kur beginnt mit dem Teefasten, verbunden mit Einläufen, warmen Bädern, Darmmassagen, um den Darm zu entlasten. Das Teefasten geht nach einer vom Arzt festgelegten Dauer in die Milch-Semmel-Kur über, bei Menschen mit Eiweißallergien wird abgewandelt, nur das Prinzip bleibt gleich. Die Erziehung zum langsamen Kauen ist wichtig. Altbackene Semmeln werden in fingerdicke Scheiben geschnitten und so lange in kleinen Bissen gekaut, bis ein süßlicher Geschmack entsteht. Die Milch wird leicht erwärmt, darf aber nicht getrunken, sondern muss »gegessen« werden. Dazu werden tagsüber Kräutertees getrunken, jedes Hungergefühl wird sofort durch Teetrinken bekämpft, bei starkem Hunger kann auch zwischendurch eine Semmel gegessen werden. Während der ganzen Kur wird immer wieder Glaubersalz zur vollständigen Darmentleerung genommen. Im Rahmen der Mayr-Kur wird von geschulten Ärzten oder Masseuren immer wieder eine manuelle Bauchbehandlung durchgeführt.

Sie verbessert den Lymphfluss und bewirkt eine verbesserte Darmtätigkeit. Dauer und Verlauf der Kur hängen vom Zustand des Patienten ab. Nach der Kur geht man auf eine milde Ableitungsdiät über. Alle faser- und fettreichen Lebensmittel werden vermieden.

Magerkäse, Quark (Topfen), weiche Eier, gekochtes und gedünstetes mageres Fleisch, Fisch, Kartoffeln, altbackenes Gebäck, Haferflocken, Nudeln sind erlaubt.

Diese Ableitungsdiät sollte einige Wochen beibehalten werden. Danach baut man eine gesunde Normalkost mit reichlich frischem Obst und Gemüse auf.

Bei den Mayr-Gesellschaften kann man sich nach Mayr-Ärzten und Mayr-Kurhäusern erkundigen:

Österreich: Internationale Gesellschaft der F.X.-Mayr-Ärzte
Kochholzweg 153, 6072 Lans, www.fxmayr.com

Deutschland: Deutsche Gesellschaft für ganzheitliche F.X.Mayr-Medizin e. V.,
Am Schlosssberg 6, 87730 Bad Grönenbach, www.mayr-gesellschaft.com

Homöopathie

▲ **Eigenblutbehandlung**

Die homöopathischen Möglichkeiten richten sich in erster Linie auf eine **Harmonisierung der Abwehrkräfte** und auf eine Verbesserung der Konstitution. Bei den homöopathischen Eigenblutbehandlungen werden 1 Tropfen Venenblut und 99 Tropfen Alkohol vermischt, dann erfolgt die Potenzierung. Je nach Krankheitsbild werden dann einige Tropfen des so erzielten Homöopathikums gegeben. So lassen sich deutliche Verbesserungen bei vielen Patienten erzielen.

Die weitere homöopathische Behandlung erfolgt dann organbezogen.

Kommt man noch nicht zum gewünschten Erfolg, wird man sich die Zeit für ein ausführliches Gespräch mit dem Homöopathen nehmen müssen, wobei auf alle Lebensgewohnheiten eingegangen wird und eine personotrope (= personenbezogene individuelle) Behandlung des Patienten erfolgen kann.

Homöopathische Einzelmittel zur Verbesserung der Konstitution (nach Dr. Siegfried Wagner)

Zustand	Mittel
dick und schlaff	Calcium Carbonicum
dünn und nervös	Calcium phosphoricum
schlau und feig	Calcium fluoratum
schwächlich und ängstlich	Silicea
müde	Kalium carbonicum
aufbrausend	Natrium chloratum
mürrisch	Antimonium crudum

Kneipp

- Kalter Knieguss
- Oberkörperwaschung
- Kaltes Armbad

Die Allergie ist ein Problem des Immunsystems, das völlig unangemessen reagiert. Alles, was dazu beiträgt, das **Immunsystem** zu **trainieren,** wieder in Balance zu bringen, kann auch bei einer Allergie hilfreich sein. Kleine **kurze Kaltanwendungen** am Morgen, z. B. ein kalter Knieguss oder eine Oberkörperwaschung, die man noch im Bett durchführt, können regulierend wirken. Ein kaltes Armbad zwischendurch hilft, den Kaffeekonsum zu reduzieren und das Wassertreten am Abend (maximal 30 Sekunden im knietiefen kalten Wasser, jeweils ein Bein ganz aus dem Wasser ziehen und wieder eintauchen, am besten in einem Fukneipper oder in der Badewanne) sorgt für einen guten Schlaf. Kneippanwendungen wirken nicht sofort, aber bei regelmäßiger Anwendung verfehlen sie ihre Wirkung nicht und helfen so auch mit, dem Problem Allergie Herr zu werden.

Dazu dient auch das ganze Angebot der Kneipp'schen Ordnungstherapie als Lebensstilmedizin mit Berücksichtigung biologischer Rhythmen.

Pollenflugkalender für Allergiker

Januar:	Erle, Haselnuss.
Februar:	Erle, Haselnuss, Ulme, Weide.
März:	Birke, Erle, Hainbuche, Haselnuss, Esche, Pappel, Ulme, Weide.
April:	Birke, Buche, Eiche, Erle, Esche, Hainbuche, Haselnuss, Pappel, Platane, Rotbuche, Ruchgras, Weide, Ulme.
Mai:	Birke, Buche, Eiche, Esche, Erle, Goldhafer, Hainbuche, Knäuelgras, Lieschgras, Löwenzahn, Lolch, Nessel, Pappel, Platane, Roggen, Rotbuche, Ruchgras, Sauerampfer, Schwingel, Spitzwegerich, Weide, Wiesenfuchsschwanz, Wiesenrispengras.
Juni:	Beifuß, Eiche, Falscher Jasmin, Gänsefuß, Gerste, Glatthafer, Goldhafer, Goldrute, Hafer, Holunder, Honiggras, Kammgras, Knäuelgras, Lieschgras, Linde, Lolch, Nessel, Roggen, Rotbuche, Ruchgras, Sauerampfer, Schwingel, Spitzwegerich, Straußgras, Weizen, Wiesenfuchsschwanz, Wiesenrispengras.
Juli:	Beifuß, Gänsefuß, Glatthafer, Goldrute, Hafer, Holunder, Honiggras, Kammgras, Lieschgras, Linde, Lolch, Mais, Nessel, Roggen, Ruchgras, Sauerampfer, Schwingel, Spitzwegerich, Straußgras, Wiesenfuchsschwanz, Wiesenrispengras.
August:	Beifuß, Gänsefuß, Goldhafer, Goldrute, Honiggras, Kammgras, Knäuelgras, Lieschgras, Linde, Lolch, Mais, Nessel, Ruchgras, Schwingel, Spitzwegerich, Wiesenrispengras.
September:	Beifuß, Gänsefuß, Goldhafer, Goldrute, Kammgras, Lieschgras, Nessel, Schwingel, Spitzwegerich.

Hausmittel

- Essig
- Zwiebel

Prof. Hademar Bankhofer empfiehlt ein hervorragendes Hausmittel um Bienen und Wespen fernzuhalten: Erhitzen Sie Essig und stellen Sie ihn in einer Schale auf. Oder richten Sie auf einem Teller zwei gekochte oder gegrillte Zwiebeln an. Wespen meiden den Geruch von erhitztem Essig und heißen Zwiebeln.

Alzheimer

- Ernährung
- Entspannung
- Heilpflanzen

Im Jahre 1907 beschrieb Alois Alzheimer erstmals die nach ihm benannte Demenz. Gedächtnisverlust, »Demenz«, ist eine der häufigsten Ursachen für die Pflegebedürftigkeit von alten Menschen und den geistigen Abbau im Alter.

Alzheimer ist eine fortschreitende Erkrankung des Gehirns. Die Krankheit führt zur Verminderung der Gehirnleistung und ist unumkehrbar. Als eine der derzeit bekannten Ursachen gilt das Absterben der Gehirnzellen.

Diskutiert werden erbliche Defekte (bei etwa fünf Prozent der Patienten, gekennzeichnet durch frühes Auftreten der Krankheit). Im Gehirn der Alzheimer-Kranken sieht man an den Nervenendigungen krankhafte Beläge, so genannte »Plaques«, einen Verlust an Nervenüberträgerstellen (»Synapsen«) und abnorme Veränderungen in der Nervenzelle. Es kommt zur Ablagerung von krankhaften Eiweißausschwitzungen, dem so genannten »Amyloid«. Dadurch wird der Hirnstoffwechsel beeinträchtigt. Gehemmt werden der Transport der Nährstoffe zur Gehirnzelle und der Abtransport von Stoffwechselendprodukten aus der Nervenzelle zu den Blutgefäßen. Mikroskopisch kleine Hirninfarkte sind auf die Ablagerungen von Amyloid zurückzuführen. Zur Bremsung der geistigen Verfallserscheinungen werden moderne Medikamente eingesetzt.

Risikofaktoren für Alzheimer: Parkinson´sche Krankheit, Schilddrüseunterfunktion, körperliche und geistige Inaktivität, evtl. Bluthochdruck und Stress.

Depressive Störungen treten sehr oft gemeinsam mit Alzheimer auf. Es gibt Beobachtungen, dass Rheumatiker seltener an Alzheimer erkranken. Das führte zu dem Schluss, dass antirheumatische Medikamente und das verringerte Auftreten von Alzheimer zusammenhängen. Der zu erwartende Verlauf von Alzheimer ist umso langsamer, je früher mit der ärztlichen Behandlung begonnen wird.

Die Störung der Gedächtnisfunktion wird oft zuerst von Angehörigen festgestellt (siehe Test auf Seite 26) und ist ein wichtiger Hinweis auf eine beginnende Alzheimererkrankung. Eine genaue Testung, eine internistische, nervenärztliche und psychologische Untersuchung sind »Muss«-Untersuchungen, um Alzheimer diagnostizieren zu können.

Die Behandlung muss selbstverständlich ärztlich erfolgen, aber mit komplementären Methoden kann man zusätzlich helfen.

Alzheimer-Patienten stellen für die Umgebung eine schwere Belastung dar. Betreuende Familienangehörige sollten in die Therapie mit einbezogen werden, bzw. von sich aus alles unternehmen um geistig und körperlich einsatzbereit zu bleiben.

Die ganze Palette der Kneipptherapie einschließlich von Entspannungsmethoden kann hier hilfreich sein.

Ernährung

▲ **Fettarme Nahrung**

Studien belegen einen Zusammenhang zwischen fettreicher tierischer Ernährung und der Entstehung von Alzheimer, während fetter Fisch eine schützende Wirkung aufweist. Cholesterin ist an der Bildung von Amyloid beteiligt. Eine Verbindung zwischen Gefäßrisikofaktoren (Bluthochdruck,

Angehörigenbefragung – Alltagstauglichkeit	Keine Probleme	Findet es schwierig, kommt aber allein zurecht	Braucht Hilfe	Abhängig von anderen
Finanzielle Angelegenheiten, Bezahlen von Rechnungen, Ausstellen von Schecks	0	1	2	3
Geschäftliche Angelegenheiten	0	1	2	3
Einkaufen von Produkten des persönlichen Bedarfs	0	1	2	3
Hobbys oder Spiele	0	1	2	3
Tee kochen, Wasserkocher ein- oder ausschalten	0	1	2	3
Eine ausgewogene Mahlzeit kochen	0	1	2	3
Wahrnehmung des Tagesgeschehens	0	1	2	3
Grad der Aufmerksamkeit und des Verständnisses: Bücher, Fernsehen	0	1	2	3
Gedächtnis: sich an Termine und die Einnahme von Medikamenten erinnern	0	1	2	3
Wegfahren: mit dem eigenen Auto oder öffentlichen Verkehrsmitteln	0	1	2	3

Gesamtpunkteanzahl: Bis 9 oder weniger = Normal · 10 oder mehr = Störung der Gedächtnisfunktion

hohe Blutfettwerte, Zuckerkrankheit) und dem Gehirnstoffwechsel ist offensichtlich. Wichtig ist eine ausreichende Aufnahme von Antioxidantien (Vitamin C, A, E, Selen).

Alzheimerpatienten empfinden den Geschmack salzig nicht mehr als angenehm, lange erhalten hingegen bleibt die Vorliebe für Süßes. Am besten schmecken den Patienten süße Bananenbreie und jene Speisen, die der Kranke in seiner Kindheit und Jugend gerne gegessen hat.

Veränderte Essgewohnheiten sind ein Teil des Krankheitsbildes, auf alle Fälle muss man darauf achten, dass der Kranke genug trinkt.

Entspannung

- **Musiktherapie**
- **Zeichen- und Maltherapie**
- **Tiertherapie**

Musik kann helfen, Getriebenheit und Unruhe zu dämpfen. Einsetzen sollte man jene Musik, die der Patient bisher gerne gehört hat, außerdem muss man den Patienten genau beobachten. Falls der Patient immer zur gleichen Zeit unruhig wird, kann es hilfreich sein, ein Musikstück, dass der Patient gerne mag, immer eine Stunde vorher abzuspielen. Musiktherapien sind geeignet für alle Krankheitsstadien, vor allem weit fortgeschrittene Kranke sprechen immer günstig darauf an. Auch Zeichen- und Maltherapie sind einen Versuch wert, vor allem, wenn die Beschäftigung schon früher Freude gemacht hat. Tiertherapie mit Streicheltieren ist überlegenswert, sie hilft gegen Vereinsamung und Isolation. Gedächtnistrainings- und Konzentrationstrainingsübungen sind beim Alzheimerpatienten weitgehend erfolglos, denn der Alzheimerpatient ist unfähig zu lernen. Mutet man dem Alzheimerpatienten solche Übungen zu, führt man ihm immer nur seine Mängel vor Augen und er wird enttäuscht, traurig oder ärgerlich reagieren. Zur Vorbeugung haben Gedächtnisübungen hingegen sehr viel Sinn.

Heilpflanzen

- **Ginkgo**
- **Johanniskraut**
- **Ringelblume**
- **Baldrian**
- **Melisse**

Die Behandlung muss immer mit dem Arzt abgesprochen werden. Bekannt ist die Wirkung von Extrakten des Ginkgobaumes, die zur Gefäßerweiterung und Durchblutungsförderung im Gehirn eingesetzt werden. Auch eine Steigerung der Merkfähigkeit und eine Verbesserung des Schlafes durch Ginkgo sind möglich. Zur Behandlung von Begleitproblemen bei Alzheimerpatienten können nach Rücksprache mit dem Arzt Heilpflanzen ebenfalls eingesetzt werden, zum Beispiel Johanniskraut bei wunder Haut, Ringelblumensalbe, Baldrian und Melisse zur ganz leichten Beruhigung.

Anämie

→ Ernährung

Anämie heißt Blutarmut. Eine Art davon ist die Verminderung der Zahl der roten Blutkörperchen und der Konzentration des Blutfarbstoffes. Auch andere Blutbildveränderungen sind möglich.

Die Symptome hängen nicht nur vom Ausmaß der Anämie, sondern auch vom Zeitraum, in dem sich die Anämie entwickelt hat, vom Lebensalter und der Herz-Kreislauf-Funktion ab. Blässe, Müdigkeit, verminderte Leistungsfähigkeit, Herzklopfen, schneller Puls, Kopfschmerzen können auftreten.

Anämie ist keine Krankheit, sondern immer ein Symptom einer zugrunde liegenden Störung, die vom Arzt behandelt werden muss. Bekannt ist die Eisenmangelanämie, für die die nachfolgenden Empfehlungen gelten. Eisen ist Bestandteil des Blutfarbstoffes Hämoglobin und somit am Transport von Sauerstoff im Blut beteiligt. Vegetarier sind in Gefahr einen Eisenmangel zu haben, sie sollten die pflanzlichen Lebensmittel in Bezug auf den Eisengehalt sorgfältig auswählen und reichlich Vitamin C aufnehmen, da Vitamin C die Eisenaufnahme aus der Nahrung verbessert.

Es wird davon abgeraten, in Eigenbehandlung Eisenpräparate einzunehmen, eine genaue ärztliche Diagnose muss vorangehen.

Akute Anämien durch Blutverlust (Verletzungen, innere Blutungen) bedürfen sofortiger ärztlicher Hilfe.

Ernährung

- **Eisen**
- **Vitamin C**

Eisen wird aus pflanzlichen Stoffen nur zu zehn Prozent und aus tierischen Lebensmitteln zu dreißig Prozent aufgenommen. Verbessert wird die Ausnutzung von Eisen durch Vitamin C. Spezielle Naturprodukte, die reichlich Eisen enthalten, sind Schnittlauch, Sauerampfer, Petersilie, Sojabohnen, Sesamkerne, Sonnenblumenkerne, Kürbiskerne. Reich an Eisen sind auch Schweineleber, Hühnerleber, jedes dunkle Muskelfleisch. Der einst gerühmte Spinat gehört nicht dazu! Gerbsäure verschlechtert die Eisenaufnahme, daher sollte man keinen Schwarztee zum Essen oder unmittelbar danach trinken.

Angina

→ Kneipp → Homöopathie
→ Heilpflanzen
→ Ernährung
→ Akupressur
→ Hausmittel

Angina bedeutet Engegefühl. Neben anderen Formen von Angina kommt der sehr häufigen Angina tonsillaris – Entzündung der Gaumen- und Rachenmandeln – besondere Bedeutung zu. Die Mandeln dienen der Körperabwehr. Kommt Angina gehäuft vor, ist der Schaden viel größer als der Nutzen und eine Mandel-operation ist notwendig. Die akute Angina wird meist durch Bakterien verursacht, seltener durch Viren. Bei der akuten Mandelentzündung wird der Arzt Penicillin verordnen, da Komplikationen nicht selten sind und man sich lebenslange Probleme, z. B. einen Herzklappenfehler oder Nierenerkrankungen, einhandeln kann.

Die Symptome reichen von Schluckbeschwerden, Halsschmerzen, Kopf- und Gliederschmerzen bis zu hohem Fieber und allgemeinem Krankheitsgefühl. Bei bestehenden Schleimhautveränderungen, u. a. durch Rauchen, sind die Halsschmerzen besonders heftig An den Gaumenmandeln sieht man eitrige Punkte oder dicke weiße Beläge, die Halslymphknoten sind vergrößert und schmerzhaft. Wenn hauptsächlich die Seitenstränge betroffen sind, spricht man von einer Seitenstrangangina. Ärztliche Hilfe ist unbedingt angezeigt.

Kneipp

- **Halswickel**
- **Kalter Wadenwickel**
- **Serienwaschung**

Nach Rücksprache mit dem Arzt ist die Kneippanwendung der Wahl bei Mandelentzündung der Halswickel. Als nassen Teil verwendet man die Hälfte eines dünnen Handtuchs, die trockene Hälfte wird darüber geschlagen und ein warmer Wollschal umgelegt.

Bei akuter Entzündung ist der kalte Wickel angezeigt. Ist der Patient aber schwächlich und die Entzündung eher im subakuten Stadium, kann man auch warm behandeln. Die Verträglichkeit des Patienten ist der Maßstab! Wenn dem Patienten kalt ist oder gar Schüttelfrost besteht, darf man keinen kalten Halswickel machen.

Der kalte Wickel kann abgenommen werden, wenn er warm ist, der Patient kann aber auch damit einschlafen. Zur Fiebersenkung sind kalte Wadenwickel geeignet.

Wichtig: Die Füße des Patienten müssen warm sein, kalte Anwendungen bei Kältegefühl oder Durchblutungsstörungen sind verboten.

Ebenfalls zur Fiebersenkung: Oberkörperwaschungen in Serie. Der Patient sitzt im Bett. Von der rechten Hand beginnend den Oberkörper in raschen Strichen kühl abwaschen. Danach sofort zudecken und die Anwendung 4- bis 6-mal nach je 1/4 Stunde wiederholen, bis zum Schweißausbruch.

Alte Menschen vertragen kalte Anwendungen nicht besonders gut, da die Kälte auf dem fieberheißen Körper den Kreislauf belastet. Kalte Wadenwickel sind eher für Kinder und Jugendliche sehr gut geeignet, um das Fieber zu senken.

Fieber ist eine nützliche Reaktion des Körpers, da sich Viren bei Fieber weniger vermehren und das körpereigene Abwehrsystem bei erhöhter Körpertemperatur besser arbeitet. Fieber senken sollte man ab 39,5 Grad, im Mastdarm gemessen, bei schwerem Krankheitsgefühl und bei Kindern unter 6 Jahren, die jemals einen Fieberkrampf durchgemacht haben. Die Fiebersenkung immer genau kontrollieren. Man wiederholt die Wadenwickel alle 10 bis 15 Minuten, bis das Fieber unter 38,5 Grad gesunken ist. Oft sinkt das Fieber auch nach Beendigung der Anwendungen noch weiter.

Homöopathie

- **Aconit**
- **Belladonna**
- **Apis**
- **Mercurius corrosivus**
- **Mercurius iodatus flavus**
- **Mercurius iodatus ruber**
- **Hepar sulfuris**
- **Lachesis**
- **Phytolacca**

Bei Angina sollte man die homöopathische Behandlung einem erfahrenen Homöopathen überlassen, der den Krankheitsverlauf richtig einschätzen kann.

Aconit: Bei plötzlichem Beginn, nach kalten Winden, Aufregung, bei den allerersten Symptomen.

Belladonna: Eines der häufigsten Mittel bei Halsentzündung. Heftige Symptome; Rötung, brennender Schmerz, Trockenheitsgefühl. Luftzug oder Kälte lösen die Beschwerden aus oder verschlimmern sie. Es ist selten ein Mittel für chronische Erkrankungen, es kann solche nur mildern, oft wird ein anderes, tiefer wirkendes Mittel nötig, wenn Belladonna nicht vollständig heilt.

Apis: Stechende Schmerzen, Hals wie zugeschnürt, verschwollen. Trockene Haut, kein Durst. Verschlechterung: Wärme, geschlossene, warme Räume, Druck, Berührung, abends. Besserung: Kälte, frische Luft.

Mercurius corrosivus: Starke Entzündung; Schlucken schmerzhaft; rechts; erstreckt sich zum Ohr. Besserung: Wärme, leichter Druck. Verschlechterung: Kalte Getränke.

Mercurius iodatus flavus: Übel riechender Atem, käsige Stellen, dick belegte Zunge, Ränder eventuell rot. Kleine Geschwüre am Rachen, vor allem rechts. Besserung: Kalte Getränke, im Freien. Verschlechterung: Wärme, warme Getränke.

Mercurius iodatus ruber: geschwürige Belege. Steifer Nacken; dunkelroter Rachen. Schmerzhafte, geschwollene Unterkieferdrüsen, vor allem links. Verschlechterung: Morgens, nach dem Aufwachen.

Hepar sulfuris: Stechende Schmerzen, Splittergefühl, bis zum Ohr; eitrige Beläge. Besser durch Wärme, Schal, warme Getränke. Kälte, Wind, Zugluft verschlimmern. Oft Folgemittel nach Belladonna oder Phytolacca.

Lachesis: Beginn links, dunkelrotblau. Typisch ist die Besserung durch Kälte, frische Luft, kalte und warme Getränke. Schlimmer in der Wärme, nach dem Erwachen.

Phytolacca (Kermesbeere): Dunkelroter Rachen; brennende Schmerzen, rechts stärker als links. Besserung: Wärme, Schlaf, Ruhe. Verschlechterung: Bewegung, Regen, feuchte Witterung.

Weitere Mittel: Mercurius cyanatus, Argentum nitricum, Cinnaberis, Lac caninum, Ferrum phosphoricum, Lycopodium, Sulfur.

Heilpflanzen

- **Salbei**
- **Eibisch**
- **Holunderblüten**
- **Lindenblüten**

Bei Halsschmerzen empfiehlt es sich, mit Salbeitee zu gurgeln. Auch der Einsatz von Eibischtee ist seit Jahrhunderten bekannt. Der hohe Schleimgehalt der Wurzel wirkt beruhigend und erleichtert das Abhusten.

Zubereitung: Etwa 2 TL der geschnittenen Eibischwurzeln werden mit 1/4 l kaltem Wasser übergossen und eine halbe Stunde stehen gelassen. Gelegentlich umrühren. Die Flüssigkeit abseihen, auf Trinktemperatur erwärmen und entweder zum Gurgeln ungesüßt verwenden oder als Tee mit Honig gesüßt. Bei Angina lässt man den Honig weg, um den Bakterien keinen zusätzlichen Nährstoff zu bieten.

Als Schwitztee zur Fiebersenkung kann man Holunderblüten und/oder Lindenblüten verwenden, dieser Tee kann auch vor einer Serienwaschung zur Fiebersenkung gegeben werden.

Zubereitung: 1/4 l Wasser mit 2 TL Holunderblüten kalt zustellen, gleich nach dem Sieden abseihen. Oder: Die gleiche Menge mit kochendem Wasser übergießen und 10 Minuten ziehen lassen. Als Schwitztee sehr heiß trinken. Zucker bzw. Honig sind unnötig, weil der Tee sehr gut schmeckt.

2 TL Lindenblüten mit 1/4 Liter kochendem Wasser übergießen, 10 Minuten ziehen lassen, abseihen, mit Honig süßen. Honig verstärkt in diesem Fall die Wirkung.

Ernährung

- **Viel Flüssigkeit**
- **Kochsalz**
- **Kalium**
- **Pektinreiche Kost**

Die Kost bei Fieber soll reich an Flüssigkeit, Kochsalz und Kalium sein. Bei Angina ist das Schlucken erschwert, daher sind pürierte Suppen und Breie günstig.

Am Anfang einer Krankheit kann man die Nahrungszufuhr drosseln. Bei längerem Fieber muss man den durch Fieber erhöhten Energiebedarf berücksichtigen. Pro 1 Grad Fieber braucht man 10 bis 13 % mehr Energie. Mixgetränke, Obst- und Gemüsesäfte, Suppen helfen, auf die nötige Energiemenge zu kommen. Kleine häufige Mahlzeiten werden von Fiebernden meist besser vertragen. Fiebernde Menschen brauchen viel Flüssigkeit.

Zu Beginn einer Antibiotika-Behandlung kommt es oft zu Durchfall.

Hilfreich dagegen ist eine pektinreiche Kost: geriebene Äpfel, Bananenbrei (ungesüßt), geraspelte Karotten. Auch Haferschleimsuppen und Reisschleimsuppen sind günstig. Als Hilfe für die Darmflora Jogurt essen. Viele Antibiotika vertragen Säure nicht gut. Es ist daher sinnvoll, auf alles zu verzichten, was die Säureproduktion des Magens anregt: Kaffee, Tee, Süßigkeiten, geröstete Nüsse.

Zwischen den Einnahmen der Antibiotika und bis nach dem Absetzen der Medikamente unterstützt man mit reichlich Jogurt den Wiederaufbau der Darmflora.

Wenn man Acetylsalicylsäure (Aspirin) zur Fiebersenkung einnimmt, sollte man viel dazu trinken oder Brausetabletten verwenden. Nimmt man Aspirintabletten mit zu wenig Flüssigkeit, können sie in der Speiseröhre stecken bleiben und Schleimhautschädigungen hervorrufen.

Schmerzmittel und auch die meisten anderen Medikamente wirken nüchtern genommen am schnellsten, da die Magenpassage mit Wasser sehr schnell erfolgt. Schon die Einnahme mit Fruchtsäften oder Milch verlängert die Magenpassage erheblich, da sofort die Verdauungsmotorik des Magens einsetzt.

Auch die Temperatur der Flüssigkeit ist wichtig: Bei 4 bis 6 Grad dauert die Magenpassage 16 Minuten, bei 45 Grad 71 Minuten!

Akupressur

- H 7
- KS 6
- Di 4

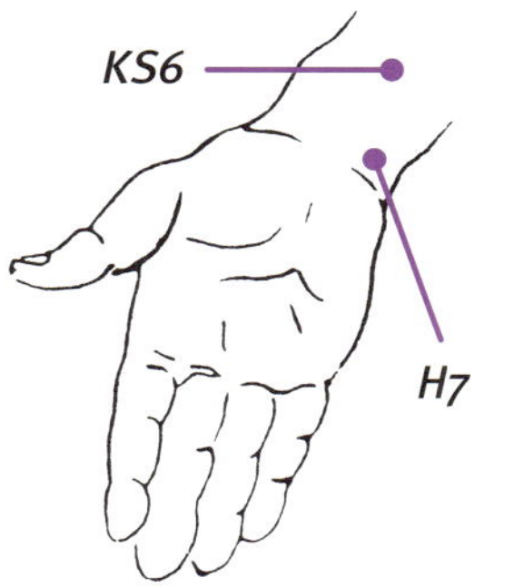

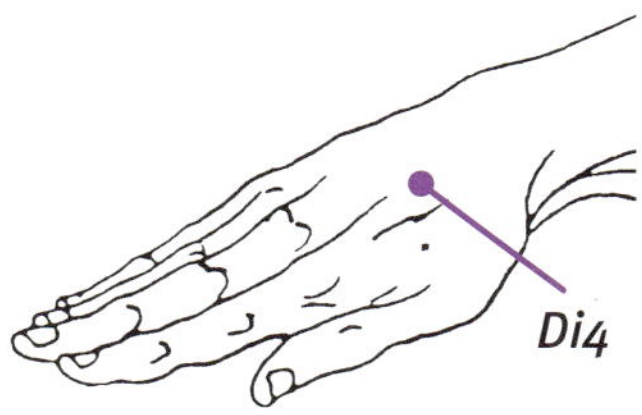

Nicht selten tritt als Einleitung einer Halsentzündung so genanntes »Globusgefühl« im Hals auf – als würde ein Knödel darin stecken.

Massieren Sie in diesem Fall zwanzig Sekunden lang die Gegend am Hals zwischen den beiden Schlüsselbeinen. Den Einschnitt bezeichnet man als »incisura jugularis«. Zur Verstärkung werden die Punkte H 7, KS 6 und Di 4 herangezogen.

H 7 liegt an der Handgelenkquerfalte innen auf der Seite des kleinen Fingers. In die deutsche Sprache übersetzt, bedeutet sein chinesischer Name »Tor zur Seele« beziehungsweise »Tor der Götter«.

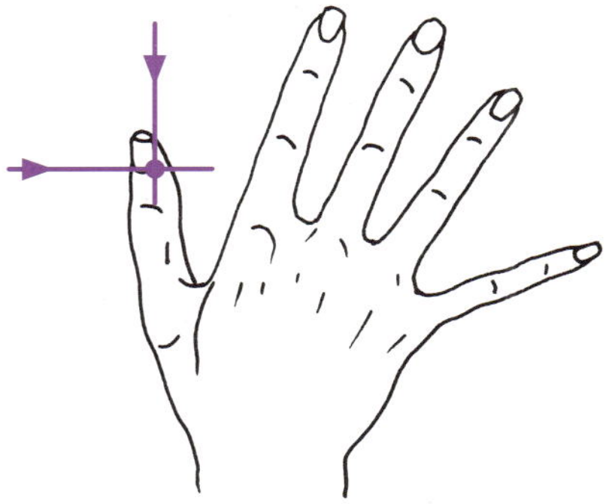

Auch auf der Hand befindet sich ein Punkt gegen Halsschmerzen. Sie finden ihn, indem Sie am Daumen horizontal entlang des Nagelbettes eine Linie ziehen und dann eine zweite entlang des Nagels an der dem Zeigefinger zugekehrten Seite.

Im Schnittpunkt beider Linien liegt der gesuchte Punkt, der mit dem Fingernagel oder einem Zahnstocher eine halbe Minute lang fest gedrückt wird. Bei einseitigem Halsschmerz nur den auf dieser Seite gelegenen Punkt drücken, ansonsten beide Punkte behandeln.

Hausmittel

- Quark (Topfen)

Beim ersten Anzeichen einer Mandelentzündung lohnt es sich, Quark (Topfen) einzusetzen. Rühren Sie eine Hand voll zimmerwarmen Quark mit etwas warmem Wasser an, streichen Sie die Masse auf ein feuchtes Tuch und drücken Sie es an den Hals. Binden Sie ein Wolltuch darüber. Lassen Sie den Quark zwei Stunden einwirken.

Anorektalerkrankungen

→ Homöopathie
→ Heilpflanzen

Darunter versteht man Erkrankungen im After- und unteren Mastdarmbereich. Alle Blutungen aus dem Darm bedürfen der genauen ärztlichen Abklärung, um krebsartige Veränderungen auszuschließen. Der Analkanal ist etwa 3 cm lang und mit einer sehr empfindlichen Haut ausgekleidet.

Störungen in diesem Bereich sind für den Betroffenen sehr unangenehm und schmerzhaft. Analabszesse gehen von einer entzündeten Afterdrüse aus und treten hauptsächlich bei jungen Männern auf. Symptome: Schmerzen, Fieber und Schwellungen. Unter Proktitis versteht man die Entzündung der Mastdarmschleimhaut, die oft gemeinsam mit Hämorrhoiden auftritt und Krämpfe und Schmerzen sowie Schleim-, Eiter- und Blutabgang verursacht. Analfissuren sind kleine Schleimhauteinrisse, die mit starken Schmerzen beim Stuhlgang einhergehen. Wenn Fissuren narbig abheilen, kann der Schließmuskel beeinträchtigt werden. Zäpfchen mit Kortisonzusatz sind zwar schmerzstillend, beeinträchtigen aber die Heilung. Das Analekzem ist eine Reizung der Afterschleimhaut, die oft allergisch bedingt ist und starken Juckreiz verursacht. Bei allen Problemen im Analbereich ist peinlichste Sauberkeit das Wichtigste. Nach jedem Stuhlgang waschen.

Homöopathie

- Belladonna
- Hepar sulfuris
- Mercurius
- Myristica
- Pyrogenium
- Silicea

Bei Abszessen setzt der erfahrene homöopathische Arzt nachstehende Mittel ein.

Belladonna: Hellrot, heiß, pulsierend. Die Rötung breitet sich strahlenförmig aus. Bevor sich eine Eiterung entwickelt. Die Tollkirsche wird rasch den Prozess zur Heilung, das heißt zur Reifung bringen.

Hepar sulfuris: Eiterung hat sich bereits gebildet, kommt noch nicht heraus. Rötung; Schmerzen, schlimmer im Freien, nachts und auch in der Kälte. Eiterung bei jeder kleinen Verletzung. Unter Hepar wird sie vorangebracht oder vom Organismus absorbiert, aufgesogen. Die etwas höheren Potenzen (ab D12) haben sich gut bewährt. Also: Respekt vor potenziertem Quecksilber.

Mercurius: Geschwüriger Prozess mit harten, glänzenden Rändern. Stechende Schmerzen; schlimmer nachts. Klebriger, übel riechender Schweiß, Hautjucken, nachts und in Wärme verstärkt. Haarausfall. Es ist ein besonders tief und chronisch wirkendes Mittel.

Myristica: Wird auch als homöopathisches Messer bezeichnet. Bringt Eiterungsprozesse zur Heilung. Die Regenerationsvorgänge werden angekurbelt, entsprechend der Information des Arzneimittels, der Ähnlichkeit zwischen Arznei und Krankheitsprozess.

Pyrogenium: Für sich ausbreitende, tief sitzende Prozesse, mit Fieber, septischen Zuständen; Unruhe. Erleichterung durch Bewegung.

Silicea: Bei ungesunden, chronischen Prozessen. Dünner, wässriger Eiter; der Eiterungsprozess geht einfach weiter, auch nach der Entleerung. Fistelprozesse sprechen für Silicea. Besserung durch Wärme, warme Auflagen u. Ä.

Weitere Mittel sind Anthracinum, Arsen, Echinacea, Lachesis.

Heilpflanzen

- Eichenrinde
- Blutwurz

Sitzbäder und **Umschläge** mit zusammenziehenden und entzündungshemmenden Heilpflanzen sind bei Problemen im Analbereich sehr hilfreich: Eichenrinde, Blutwurz.

Rezeptur: 1 EL Eichenrinde oder Blutwurz mit 1/4 l kaltem Wasser zum Sieden bringen, 10 Minuten sieden lassen, abseihen. Achtung: Eichenrindentee verfärbt Emailgefäße.

Entzündungshemmend wirken Bäder mit Kamillen- und Schafgarbenabkochung.

Zur Pflege eignet sich Ringelblumensalbe.

Um den Stuhl weich und die Schmerzen in Grenzen zu halten, empfiehlt sich ein leichter Abführtee.

Rezeptur: Faulbaumrinde 30 g, Hagebuttenfrüchte mit Kernen 30 g, Brombeerblätter und Himbeerblätter je 20 g. Zwei Teelöffel der Mischung werden mit 1/4 l siedendem Wasser übergossen und nach 5 Minuten abgeseiht. Bei Bedarf eine Tasse Tee trinken.

Hausmittel

- Salben
- Hygiene

Prof. Bankhofer empfiehlt folgende Hausmittel: Bei entzündeten Hautstellen im Analbereich versuchen Sie eine Propolissalbe. Damit cremen Sie sich mehrmals täglich ein. Oder Sie mischen eine Salbe aus 120 g Schweineschmalz, 10 g gehackter Schafgarbenblüten, 10 g gehackter Himbeerblätter. Das Schmalz erwärmen, die Kräuter beifügen, gut durchrühren, erkalten lassen und dann durch ein Leinentuch abpressen. In Gefäßen kühl aufbewahren und den Analbereich morgens und abends eincremen. Keine zu engen Hosen tragen. Kein Recycling-Toilettenpapier verwenden, dadurch können zusätzliche Reizungen entstehen. Ausschließlich weiches, unbedrucktes Toilettenpapier benutzen. Danach mit warmem Wasser (besonders günstig Kamillenabkochung) spülen und gut abtrocknen. Bohnenkaffe, scharfe Gewürze und Zitrusfrüchte meiden!

Sebastian Kneipp über die Eichenrinde

» **Heißt es uns gar die Eichenrinde als Medizin gebrauchen! Ja freilich, sie mag frisch vom Baume weg oder getrocknet sein.** «

Aphthen

→ Heilpflanzen → Kneipp
→ Ernährung
→ Homöopathie
→ Hausmittel

Als Begleiterscheinungen von Allgemeinerkrankungen, z. B. Viruserkrankungen, treten Schleimhautveränderungen im Mund oder an den äußeren Geschlechtsorganen auf, etwa linsengroße schmerzhafte Rötungen mit einem weißen Belag. Die Grundkrankheit muss bekämpft werden, dann verschwinden in der Regel auch die Aphthen wieder.

Heilpflanzen

- Kamille
- Salbei
- Roter Sonnenhut

Gurgeln/baden mit Kamillen- oder Salbeitee. Zur Desinfektion sind die Myrrhe und die Blutwurz geeignet. Man gibt 10 Tropfen Myrrhentinktur und 10 Tropfen Tormentilltinktur (aus der Apotheke) in 1/2 Glas lauwarmes Wasser und gurgelt damit mehrmals täglich.

Nach Abheilen zur Stärkung der Immunkraft Echinacea-Tinktur einnehmen. Echinacea gibt es in verschiedenen standardisierten Zubereitungen in der Apotheke, die Wirksamkeit des Roten Sonnenhuts ist durch Studien belegt.

Kneipp

- Oberkörperwaschung

Zur lokalen Schmerzbekämpfung eignen sich Eiswürfel, die man lutscht – die Kälte wirkt schmerzindernd. Aphthen sind immer ein Merkmal, dass die Immunabwehr unter Druck ist. Mit Kneippanwendungen kann man die Immunkraft nach einer Erkrankung wieder aufbauen. Eine Oberkörperwaschung am frühen Morgen ist eine sanfte Methode, die dem Organismus gut tut. Man wäscht noch im Bett sitzend den Oberkörper, beginnend an der rechten Hand, mit raschen Strichen kühl ab. Am besten macht das der Partner, Eimer und Lappen sollten schon am Abend bereitgestellt werden, dann hat auch das Wasser die richtige Temperatur.

Danach nicht abtrocknen, sondern zudecken und noch eine Weile schlafen. Auch für Menschen mit niedrigem Blutdruck gut geeignet, um die morgendlichen Anlaufschwierigkeiten zu verringern.

Zum Aufbau der Immunkraft sollte man wöchentlich einen Saunagang einplanen und jeden Abend Wassertreten – sorgt für guten Schlaf und gute Immunkraft!

Ernährung

- Leichte vollwertige Mischkost
- Nahrungsergänzungsmittel

Nach der Genesung sollte man mit einer leichten vollwertigen Mischkost die Regeneration unterstützen. Dazu gehören reichlich frisches Obst und Gemüse, Naturreis, Kartoffeln, vor allem aber auch ein ausreichendes Eiweißangebot, um die Immunkraft wiederherzustellen: Fisch, gedünstetes fettarmes Fleisch, hin und wieder ein weich gekochtes Ei, Desserts aus Quark (Topfen) und Früchten. Wenn das Kauen Schwierigkeiten bereitet, vor dem Essen Eiswürfel lutschen!

Nach einer Erkrankung ist es unter Umständen sinnvoll, Nahrungsergänzungsmittel einzusetzen, um die ausreichende Versorgung mit Vitaminen und Mineralstoffen sicherzustellen.

Es gibt auch ganz moderne Präparate, die alle in Obst und Gemüse enthaltenen Inhaltsstoffe bieten, also auch Pflanzenfarbstoffe und Phytoöstrogene, Phytosterine usw.

Die Einnahme von hoch dosiertem Vitamin C wird kontrovers diskutiert. Einerseits unterstützt Vitamin C die Immunkraft, andererseits wird eine Zufuhr, die über die benötigte Tagesmenge (Empfehlung 100 mg täglich) hinausgeht, wieder über die Nieren ausgeschieden.

Homöopathie

- Acidum nitricum
- Borax

Bei sehr schmerzhaften Aphthen ist Acidum nitricum oder Borax angezeigt (nach Dr. Wagner), außerdem werden homöopathische Komplexmittel zur unspezifischen Steigerung der Abwehrkraft empfohlen.

Hausmittel

- Propolis-Tinktur

Putzen Sie nach jeder Mahlzeit Ihre Zähne, und zwar mit einer weichen Naturborstenbürste. Danach sollten Sie jedes Mal gurgeln: Geben Sie 15 Tropfen Propolis-Tinktur aus dem Bienenstock (Apotheke) in etwas lauwarmes Wasser.

Bei starker Entzündung der Mundschleimhaut sollten Sie jede Stunde damit gurgeln. Meiden Sie scharf gewürzte Speisen. Lassen Sie überprüfen, ob Ihre Zahnprothese gut sitzt. Wenn Sie rauchen: Sofort damit aufhören. Wenn sich zur Entzündung in der Mundschleimhaut Geschwüre bilden: Sofort zum Arzt!

Appetitlosigkeit

→ Heilpflanzen
→ Hausmittel

Mangelnder oder fehlender Appetit ist eine Begleiterscheinung bei allen Verdauungskrankheiten, aber auch bei vielen anderen Erkrankungen, bei Fieber, bei bösartigen Tumoren, Alkoholmissbrauch, hohem Blutdruck, Hormon- und Stoffwechselstörungen, Blutarmut, bei Kummer und Depressionen, Stress, bei Alzheimer und Demenz, bei Magersucht, nach Operationen, infolge Chemotherapie oder anderer Arzneimitteleinnahme, z. B. Antibiotika. Exakte ärztliche Abklärung und Behandlung der Grundkrankheit sind notwendig. Besonders, wenn es nach Operationen, nach einer schweren Krankheit oder während einer Chemotherapie infolge einer Krebserkrankung darum geht, den Körper durch ein ausgewogenes Nährstoffangebot wieder zu regenerieren, ist die

Appetitlosigkeit – auch für die betreuenden Angehörigen – ein schwerwiegendes Problem.

Heilpflanzen

- Tausendguldenkraut
- Gelber Enzian
- Wermut

Bei Appetitlosigkeit leisten alle »Bittermittel« sehr gute Dienste. Sie bringen die Verdauungssäfte in Schwung und tragen dazu bei, dass man Appetit bekommt. Heilpflanzen, die besonders dafür geeignet sind: Tausendguldenkraut, Gelber Enzian, Wermut.

Bei Sodbrennen und Gastritis sind diese Heilpflanzen ungeeignet, für Schwangere ist Wermut nicht geeignet.

Blüten und Stängel des heimischen, eher versteckt wachsenden Tausendguldenkrauts enthalten besonders viele Bitterstoffe.

Zubereitung: Einen gehäuften Teelöffel geschnittenen Krautes mit 1/4 l kaltem Wasser übergießen und ca. 10 Stunden

Sebastian Kneipp über das Tausendguldenkraut

» **Der Name lautet auf eine sehr hohe Summe, die Hilfe spendet das Kräutchen einem jeden umsonst.** «

stehen lassen. Abseihen und auf Trinktemperatur erwärmen. Jeweils vor dem Essen eine Tasse ungesüßt trinken.

Jungen Mädchen, die aus psychologischen Gründen nicht essen wollen, kann mit diesem Tee relativ oft geholfen werden. Die Wirkstoffe des Tausendguldenkrautes leisten auch bei nervöser Erschöpfung gute Dienste, ebenso profitieren Menschen mit Gallensteinen: Der Tee beugt Koliken vor.

Obwohl viele Pflanzen aus der Enzian-Familie dieselbe Heilwirkung haben, ist es der Gelbe Enzian, dessen Wurzel von jeher als Heilmittel verwendet wurde – und wird. Die etwa einen Meter hohe Pflanze, einst ein Unkraut, steht jetzt unter Naturschutz. Sie wächst nur langsam, blüht in Abständen von vier bis acht Jahren und kann bis zu 60 Jahre alt werden.

Beim Enzian sind es ebenfalls in erster Linie die Bitterstoffe, die auch im Tee als Verdauungshilfe wirken.

Zubereitung: Einen Teelöffel geschnittene Wurzeln mit 1/4 l kaltem Wasser rund 10 Stunden ziehen lassen. Wer Gerbstoffe verträgt, kann die zerschnittenen Wurzeln auch 5 Minuten kochen. Vor den Hauptmahlzeiten ungesüßt, lauwarm trinken.

Enzian regt den Kreislauf an, früher wurde er auch gegen Rheuma und Gicht eingesetzt.

Achtung: Menschen mit sehr hohem Blutdruck und schwangere Frauen vertragen Enzian nicht gut.

Der Wermut liebt warme, sonnige Plätze im Flachland und die Blüten und Blätter dieser Pflanze haben die appetitanregenden und verdauungsfördernden Wirkstoffe in sich gespeichert.

Zubereitung: Ein gehäufter Esslöffel des Krautes wird mit kochend heißem Wasser übergossen und 1/4 Stunde ziehen gelassen. Zwei bis drei Tassen am Tag vor dem Essen ungesüßt trinken, wenn man den Appetit anregen möchte.

Neben seinen Wirkungen auf die Verdauungsorgane soll der Wermut auch die Monatsblutungen regulieren und Fieber senken sowie die Tätigkeit der Leber anregen. Schwangere dürfen Wermut nicht verwenden. Eine wirksame Mischung zur Aktivierung der Verdauungssäfte, des Appetits ist dieser »Verdauungstee«:

Rezeptur: Boldoblätter, Tausendguldenkraut, Pfefferminzblätter, Kümmelfrüchte, Pomeranzenschalen, Melissenblätter, Kamillenblüten, Hagebuttenfrüchte zu gleichen Teilen. Zwei bis drei Teelöffel dieser Mischung werden mit 1/4 l siedendem Wasser übergossen und 10 Minuten lang in einem zugedeckten Gefäß ausgezogen. Nach dem Abseihen soll der Tee (drei Tassen pro Tag) ungesüßt getrunken werden.

Durch ihren hohen Anteil an bitterstoffhaltigen Heilpflanzen vor allem zur Appetitanregung bei mangelnder Magensaftbildung bzw. allgemeiner Verdauungsschwäche, aber auch bei verschiedenen Verdauungsstörungen sowie Völlegefühl und Blähungen wirkt die nachfolgende Teemischung:

Rezeptur: Tausendguldenkraut 25 g, Wermutkraut 25 g, Enzianwurzel 20 g, Pomeranzenschale 20 g, Zimt 10 g. Zwei Teelöffel der Teemischung mit siedendem Wasser (ca. 150 ml) übergießen, bedeckt etwa 5 bis 10 Minuten ziehen lassen und abseihen. Falls nicht anders verordnet, mehrmals täglich eine Tasse des frisch bereiteten Tees mäßig warm eine halbe Stunde vor den Mahlzeiten trinken. Nicht bei Magen- und Darmbeschwerden anwenden.

Sebastian Kneipp über den Wermut

» **Wermuth unterstützt die Magensäfte und hilft so, guten Appetit und gute Verdauung bereiten.** «

Hausmittel

- Schlehen
- Ingwer
- Kalmuswurzel
- Alantwurzel

Das Schlehenmus oder die Schlehenmarmelade steht an erster Stelle, wenn es Kindern an Appetit mangelt.

Wer Schlehen einmal probiert hat, weiß, wie zusammenziehend und sauer sie schmecken. Wartet man aber mit der Ernte bis nach dem ersten Frost, dann sind sie wesentlich bekömmlicher. Ebenso wie die Schlehenmarmelade wird auch die Preiselbeermarmelade oder ein Mus daraus bei fehlendem Appetit angewandt. Kinder nehmen ganz gerne zwei Esslöffel vor dem Essen.

Für Erwachsene ist die Auswahl an Hausmitteln gegen Appetitlosigkeit sehr groß, und meist sind die Hausmittelrezepte regional sehr unterschiedlich.

Ingwer kandiert oder mit Schokolade überzogen konnten sich unsere Vorfahren nicht immer leisten, aber kandierte Kalmus- oder Alantwurzeln schon eher. Die wuchsen ja auf dem Land und waren nebenbei eine beliebte Arznei gegen den Husten. Man legte die gesammelten Wurzeln in Honig ein und kaute sie bei Bedarf. Nicht vergessen darf man alle so genannten »bitteren Tropfen« und »Haustropfen«, die bei Appetitlosigkeit und Magenbeschwerden gerne genommen werden.

Alle schmecken aromatisch bitter und enthalten Wermuttropfen, Pfefferminztinktur und weitere aromatische Tinkturen, bisweilen auch Melissengeist. Zumeist werden diese nicht selbst hergestellt, sondern man kauft sie in der Apotheke, wo sie als Hausspezialität vorrätig gehalten werden. Auch der »Schwedenbitter« steht heute wieder in vielen Hausapotheken und hilft unter anderem gegen Magenbeschwerden und Appetitlosigkeit.

Aromatherapie

Ätherische Öle helfen heilen. Das ist nichts Neues, denn schon in der Antike verwendeten Menschen Duftstoffe, um Leiden zu lindern. Die Aromatherapie geht davon aus, dass Düfte das Gleichgewicht zwischen Körper und Seele herstellen können. Sie mobilisieren die Selbstheilungskräfte im Körper und helfen so gesund zu werden. Ätherische Öle kann man einatmen, wenn man Duftschalen (Wasser und ein paar Tröpfchen ätherisches Öl) in der Wohnung aufstellt.

Ätherische Öle können auch Bestandteil von Massageölen oder Hautcremes sein, man kann sie aber auch als Badezusatz verwenden. Nachgewiesen wurde, dass ätherische Öle die Heilung von funktionellen und psychosomatischen Erkrankungen unterstützen können.

Bei der Wirkung spielt neben dem Geruchseffekt sicherlich auch die Inhalation flüchtiger ätherischer Öle eine Rolle.

Die Aromatherapie hat bei richtiger Anwendung keine Nebenwirkungen, allerdings soll man bei Atemwegserkrankungen die Schleimhäute zusätzlich nicht reizen. Ätherische Öle dürfen niemals unverdünnt angewendet werden. Das größte Risiko liegt in der Qualität der angebotenen Essenzen.

Beim Kauf sollte man auf beste Qualität achten, die allerdings auch ziemlich teuer ist.

Beispiele für den Einsatz: Bergamotte bei Appetitlosigkeit, Depressionen, Eisenkraut hilft bei allgemeiner Schwäche, Grippe, Magenleiden, Eukalyptus bei Erkältungen, Halsschmerzen, Stirnhöhlenerkrankungen, Jasmin bei Regelschmerzen, Kamille bei Magen-Darm-Leiden, Migräne, Lavendel bei Stress, Schlafstörungen, Melisse bei Nervosität, Angstzuständen, Rosmarin bei niedrigem Blutdruck, Schwindel, Salbei bei Hals- und Zahnschmerzen, Zypresse bei Husten, Grippe, Krampfadern.

Arteriosklerose

→ Kneipp → Ernährung
→ Bewegung → Heilpflanzen
→ Homöopathie
→ Akupressur

Die Entwicklung der Arteriosklerose erfolgt langsam über Jahrzehnte und kann schon sehr frühzeitig beginnen. Eine wesentliche Rolle spielen dabei die Zellen, die die Gefäße (Arterien) auskleiden. Es entstehen geschwulstartige Veränderungen an der Innenwand der Gefäße. Die Fettstoffe spielen dabei eine wesentliche unheilvolle Rolle. An den schadhaften Stellen der Gefäßinnenwände können sich Blutgerinnsel bilden. Diese können an Ort und Stelle das Blutgefäß akut verschließen. Das hat dramatische Folgen, wenn Herzkranzgefäße oder Gehirngefäße betroffen sind, die einen bestimmten wichtigen Gewebebereich mit Sauerstoff und Nährstoffen versorgen: Herzinfarkt oder das Absterben eines bestimmten Gehirnbezirks. Außerdem kann sich auch ein Gerinnsel von der Gefäßwand ablösen, mit dem Blutstrom in andere Körperregionen transportiert werden und an einer anderen Stelle im Kreislauf ein Gefäß verschließen → Thrombosen. Man weiß heute, dass bestimmte Stoffwechselveränderungen bei bestehenden Erkrankungen (z. B. Zuckerkrankheit) und ein nicht gesundheitsorientierter Lebensstil (fettreiche Ernährung, Bewegungsmangel, Stress) die Abnützung der Gefäße fördern. Rauchen, Bluthochdruck, ein hoher Homocystein-Wert, Diabetes, Gicht und Übergewicht sind weitere Risikofaktoren für die Entstehung der Arteriosklerose.

Die Veranlagung für die Entstehung ist zwar genetisch mit bedingt, in weitaus größerem Maß trägt aber der Lebensstil dazu bei, dass die Arteriosklerose manifest wird. Das Geschehen verursacht sehr lange keine Schmerzen, keine Beschwerden, erst wenn die Gefäßlichtung so klein ist, dass Gewebe und Organe nicht mehr ausreichend durchblutet werden, treten massive Beschwerden auf. Sind Risikofaktoren vorhanden, ist medizinische Behandlung (meist lebenslang) unumgänglich. Begleitend sind alle Lebensstilmaßnahmen mindestens genauso wichtig. Stressabbau, regelmäßige Bewegung, und eine fettreduzierte, ausgewogene Ernährung, reich an Obst und Gemüse sowie Ballaststoffen. Der Vorbeugung kommt bei der Arteriosklerose eine besonders große Bedeutung zu.

Nach neueren Erkenntnissen ist durch eine sehr konsequente Ausschaltung der Risikofaktoren – gesunden Lebensstil – eine gewisse Rückbildung der arteriosklerotischen Veränderungen möglich.

Kneipp

- Kalte Waschungen
- Wassertreten
- Güsse
- Teilbäder

Jede Kneippanwendung ist ein ganz ausgezeichnetes Gefäßtraining. Nicht nur in gefährdeten Familien, wo schon ein Herzinfarkt und/oder Schlaganfall eines nahen Angehörigen aufgetreten ist, soll schon in jungen Jahren begonnen werden, nach dem warmen Bad eine kurze, kalte Abgießung vorzunehmen. Für Erwachsene eignen sich hervorragend kalte Waschungen, Wassertreten, Güsse und Teilbäder. Ein bis zwei Anwendungen am Tag sind die richtige Dosierung, entweder als Wechselanwendungen oder bei guter Verträglichkeit kalt. Ein wöchentlicher Saunabesuch gehört zu einem gezielten Herz-Kreislauf-Training dazu. Bei Bluthochdruck und anderen Stoffwechselstörungen die Kneippanwendungen mit dem Arzt besprechen. Eine Oberkörperwaschung, kleine kalte Teilbäder oder -güsse, Wassertreten und der wöchentliche Saunabesuch (wenn der Blutdruck nicht über 200 mm Hg ist, jedenfalls ohne Tauchbad) sind auch für Bluthochdruckpatienten ein zuträgliches Gefäßtraining. Sind einmal Durchblutungsstörungen vorhanden, sollte man nur mit ärztlicher Kontrolle Kneippanwendungen durchführen: ansteigende Bäder, Bürstenmassagen, warme Bäder mit Kräuterzusätzen sind dann die richtigen Anwendungen.

Sebastian Kneipp baute sein Konzept auf 5 Säulen auf. Neben seinen berühmten Wasseranwendungen, verwendete er die heimischen Heilpflanzen, empfahl schon damals eine gesunde Ernährung, erkannte den Wert der Bewegung. Ein zentrales Anliegen war ihm aber die Lebensordnung, die heute als Ordnungstherapie im Sinn einer Psychohygiene in die moderne Medizin Eingang gefunden hat.

Es geht dabei um gesundheitsorientiertes Verhalten, um eine Balance zwischen Arbeit und Ruhe, um Nikotinabstinenz und um eine geordnete Konfliktbewältigung – vor allem in Bezug auf die Arteriosklerose-Vorbeugung ist die Lebensordnung ein entscheidender Faktor.

Sebastian Kneipp: »Erst als ich Ordnung in die Seelen meiner Patienten brachte, besserten sich auch die körperlichen Gebrechen.«

Ernährung

- Obst
- Getreide
- fettarme Milchprodukte
- Fisch
- wenig Fleisch

Die Ernährung spielt neben der Bewegung die wesentliche Rolle bei der Entwicklung der Arteriosklerose.

Reichlich tierisches Fett und ein Überangebot an Zucker, zu viel und zu energiereiche Nahrung, zu viel Alkohol, zu viel Salz (bei salzsensitiven Menschen), ein Mangel an Ballaststoffen, Vitaminen, Mineralstoffen und Pflanzenschutz-

Risikofaktoren für die Arteriosklerose:

- *Bluthochdruck*
- *Fettstoffwechselstörung*
- *Zuckerstoffwechselstörung*
- *Bewegungsmangel*
- *Stress*
- *Rauchen*
- *Übergewicht und Gicht*
- *Hoher Homocysteinwert*

stoffen sind für die Entstehung von Risikofaktoren für die Arteriosklerose verantwortlich. Die Ernährung sollte viel Obst, Gemüse und Getreide enthalten, reichlich fettarme Milchprodukte, nicht mehr als zweimal pro Woche Fleisch oder Wurst und mindestens zweimal pro Woche Fisch. Außerdem sollten hochwertige pflanzliche Fette verwendet werden. Alkohol nur in Maßen – maximal ein (Frauen) oder 2 (Männer) Gläschen Rotwein sind den Gefäßen zuträglich. Süßigkeiten nur selten. Ausreichend trinken: ungesüßte Kräutertees, Mineralwasser, verdünnte Obst- und Gemüsesäfte. Die Ernährung soll energiebilanziert sein d. h., man nimmt bei Normalgewicht so viel Nahrungsenergie (Kilokalorien) auf, wie man braucht, bei Übergewicht soll die Energiebilanz negativ sein d. h., man soll weniger aufnehmen, als man verbraucht, um Fettreserven abzubauen. Bei bereits bestehenden Stoffwechselerkrankungen (→ Cholesterin, Diabetes, Gicht) müssen die jeweiligen Ernährungsempfehlungen eingehalten werden.

Bewegung

- **Regelmäßige Bewegung**

Regelmäßige Bewegung hilft, das Arteriosklerose-Risiko zu senken. Es genügt schon eine relativ mäßige Bewegung – zügiges Spazierengehen, Walken, langsames Laufen, etwa 30 Minuten täglich, um den Stoffwechsel, aber auch das Körpergewicht positiv zu beeinflussen. Die Trainingsintensität sollte man langsam steigern. Das Ziel sollte heißen, mehr als 1.200 kcal/Woche durch Bewegung zu verbrennen, damit leistet man den entscheidenden Beitrag, um die Gefäße gesund und das Herz leistungsfähig zu halten.

Die Bewegung sollte zumindest 5 Minuten mit gleich bleibender Intensität bei einer ausreichenden Pulsfrequenz (180 minus Lebensalter = Faustregel) erfolgen. Damit kann man z. B. eine Senkung der Triglyceridwerte um 20 % und eine Steigerung des HDLs um 2 bis 3 mg/dl erreichen, ferner eine Senkung des Blutdrucks und eine Senkung des Ruhepuls. Wichtig ist Ausdauerbewegung, ferner soll die Koordination trainiert werden. Für die Gefäße ist Krafttraining weniger günstig. Bewegung hat aber darüber hinaus noch viele positive Wirkungen auf die Psyche, auf das Wohlbefinden, auf die Immunabwehr. Es gibt für keine noch so interessante naturheilkundliche Maßnahme so viele deutliche, wissenschaftlich fundierte Beweise wie für die Bewegung wenn es darum geht, das Arteriosklerose-Risiko zu senken. Bewegung – jeden Tag – schützt vor vielen Krankheiten!

Heilpflanzen

- **Weißdorn**
- **Eleutherokokkwurzel**
- **Ginkgo**
- **Mistel**

Der Weißdorn, als herzstärkende Heilpflanze, hat vor allem in der Vorbeugung besondere Bedeutung. Ob es darum geht, bei Belastungen durch extreme berufliche oder sportliche Leistung das Herz zu stärken oder nach Krankheiten das Herz-Kreislauf-System zu kräftigen – der Weißdorn leistet hervorragende Dienste. Auch das so genannte Altersherz spricht auf den Weißdorn gut an.

Zubereitung: Zwei gehäufte Kaffeelöffel getrockneter Blüten (können auch mit getrockneten, zerkleinerten Früchten gemischt sein) mit 1/4 l siedendem Wasser übergießen und nach 10 Minuten abseihen. Eine Tasse trinkwarm nach dem Essen, mit Honig gesüßt.

Auch die Eleutherokokkwurzel leistet zur Vorbeugung der Arteriosklerose sehr gute Dienste. Sie wirkt leistungssteigernd und anregend auf Herz und Nerven, senkt etwas den Blutfettspiegel, steigert die Bildung des Blutfarbstoffes und verbessert damit die Sauerstoffzufuhr.

Bei Fieber und extremem Bluthochdruck ist die Eleutherokokkwurzel nicht angezeigt. Verwendet werden alkoholische Gesamtauszüge aus der Wurzel. Besonders ältere Menschen fühlen sich nach der Einnahme wohler.

Eine ganz besondere Heilpflanze für die Gefäße ist der Ginkgobaum. Die Wirkstoffe stehen in Form alkoholischer Auszüge und Filmtabletten zur Verfügung und werden für die Gefäßerweiterung und zur Durchblutungssteigerung eingesetzt (standardisierte Handelspräparate Tebonin und Tebofortam). Ginkgo wird auch bei →Alzheimer und →Demenz eingesetzt.

Besonders bei den arteriellen Durchblutungsstörungen (immer mit dem Arzt absprechen) mit krampfartigen Gefäßschmerzen ist der Ginkgo angezeigt. Arteriosklerotische Veränderungen können durch den Ginkgo sogar aufgehalten werden. Die Besserung der Hirndurchblutung macht sich beim älteren Menschen auch in einer Steigerung der Merkleistung und Konzentrationsfähigkeit bemerkbar.

Besonders günstig zur Gefäßregulation ist der Misteltee. Er kann auch in Verbindung mit blutdrucksenkenden Medikamenten eingenommen werden. Andererseits kann die Mistel auch bei niedrigem Blutdruck den Kreislauf stabilisieren. Kurmäßig ein bis zwei Tassen über einige Wochen oder länger täglich zu trinken ist durchaus empfehlenswert.

Homöopathie

- Strophantus

Die Homöopathie kann arteriosklerotische Veränderungen nicht unbedingt rückgängig machen, allerdings können die Folgen von Durchblutungsstörungen und die Schmerzen gelindert werden. Ein Beispiel sei hier genannt:

Strophantus: Stellt die Elastizität spröder Gewebe wieder her, besonders an Herzmuskel und -klappen. Nützlich bei Herzverfettung. Arteriosklerose, Ödeme durch Herzschwäche; wirkt diuretisch (wassertreibend).

Akupressur

- N 2
- MP 6
- MP 9
- M 36
- N 3
- N 7
- KG 4

Wenn die Blutgefäße verengt sind, kommt es zunächst im Bereich der Zehen und Fingerspitzen zu mangelnder Blutversorgung. Die Symptome sind ein taubes Gefühl, Kribbeln oder Kältegefühl.

N 2 (gehört zum Nierenmeridian und liegt auf der höchsten Stelle des Fußgewölbes, am inneren Rand des Fußes. Er findet auch bei Menstruations- und Blasenstörungen Verwendung.) MP 6 (vier Querfinger oberhalb der Spitze des inneren Knöchels am Hinterrand des Schienbeines). MP 9 (tasten Sie bei gebeugtem Knie an der Innenseite bis zur Kniekehle. Dort finden Sie einen runden Knochenvorsprung, der der oberen Verbreiterung des Schienbeines entspricht. Knapp darunter liegt der gesuchte Punkt).

Lokale Erwärmung (Moxibustion) empfiehlt sich an folgenden Punkten mit Hilfe von Moxazigarren: M 36 (eine Handbreit unter der Kniescheibe, ein Querfinger seitlich außen), N 7 (suchen Sie zuerst den Punkt N 3, der in der Mitte der Strecke zwischen innerem Knöchel und Achillessehne liegt. N 7 befindet sich drei Querfinger oberhalb dieses Punktes, etwa einen Querfinger vom hinteren Rand des Schienbeines entfernt), KG 4 (etwa drei Querfinger oberhalb des Schambeines, genau in der Mittellinie). Die genannten Punkte können durch Daumendruck behandelt werden.

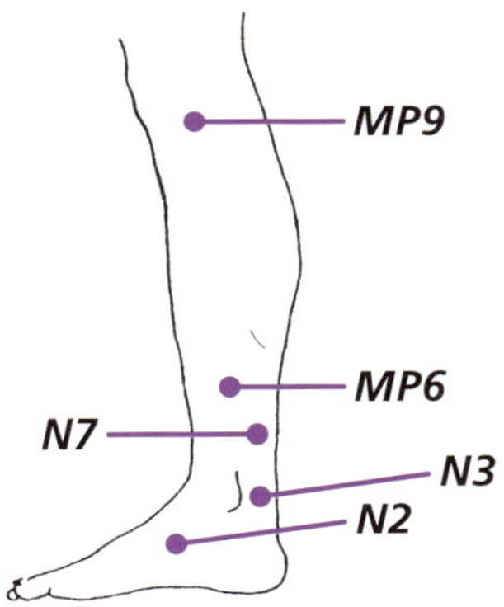

Hausmittel

- Vitamin E
- Auberginen

Prof. Hademar Bankhofer empfiehlt: Vitamin E hält die Adern jung.

Studien in Amerika haben ergeben: Patienten, die eine Bypass-Herzoperation hinter sich hatten und die besonders anfällig für Adernverkalkung im Operationsbereich sind, wiesen keine arteriosklerotischen Symptome in den Adern auf, nachdem sie mit Vitamin E versorgt wurden. Sie sollten sich Vitamin-E-reich ernähren: mit Vollkornprodukten, Weizenkeimen, Nüssen, Milchprodukten.

Und noch ein weiterer Tipp: Eine jüngste Untersuchung im Linus-Pauling-Ernährungsforschungsinstitut in Washington State hat ergeben, dass vor allem die Aubergine Wirkstoffe enthält, welche zu hohe Blutfettwerte senken helfen. Diese Wirkstoffe befinden sich nur im Fruchtfleisch. Am gesündesten ist, wenn Sie die Auberginen ohne Fett mit der Haut dünsten.

Roh dürfen Auberginen nicht verzehrt werden. Sie enthalten das Gift Solanin, welches beim Erhitzen zerstört wird. Medikamente dürfen nicht abgesetzt werden, Auberginen sind nur eine unterstützende Maßnahme!

Arthrose

→ Kneipp → Heilpflanzen
→ Homöopathie
→ Ernährung → Hausmittel

Die Arthrose beschreibt degenerative Gelenkschäden verschiedenster Ursachen.

Ausgangspunkt sind erste Einrisse am Knorpel, der die Gelenkenden überzieht und je nach Gelenk und Belastung eine entsprechende Stärke hat. Seine Oberfläche ist für ein reibungsloses Gleiten spiegelglatt. Mit zunehmendem Alter werden die Knorpelzellen weniger, Wasserbindungsvermögen und Elastizität nehmen ab. Die Ernährung des Knorpels erfolgt über die Gefäße der Gelenkkapseln. Von dort gelangen die Nährstoffe durch eine Sogwirkung mit Hilfe von Bewegung in den Knorpel. Das erklärt, warum nicht nur Überlastung und Alter, sondern auch Bewegungsmangel zur Arthrose führen können. Vorbeugend ist wichtig, dass Fehlstellungen der Gelenke, z. B. O-Bein oder X-Bein, rechtzeitig korrigiert werden und Sport betrieben wird. Stoßartige Belastungen schaden den Gelenken. Ist die Arthrose manifest geworden, sollen Arzt und Patient intensiv zusammenarbeiten, um die Lebensqualität und die Bewegungsfähigkeit zu erhalten. Naturheilmethoden haben vor allem bei der Vorbeugung und frühen Behandlung, aber auch bei der Schmerzbekämpfung vorrangige Bedeutung.

Kneipp

- Quark- oder Lehmwickel
- Eiswasserkompressen
- Eisrollen
- Heublumensack

Bei entzündlichen Schüben und akuten Schmerzen, wie sie im Lauf der chronischen Erkrankung auftreten können, sind Kälte und Ruhe das Wichtigste. Ein kalter Quark- oder Lehmwickel kann die akuten Schmerzen lindern. Das Wickeltuch wird in kaltes Lehmwasser getaucht und rasch im Zug-Gegenzug-Verfahren über das betroffene Gelenk gewickelt, mit dem Zwischentuch fixiert und mit einer Wolldecke eingepackt. Für den Quarkwickel wird auf ein dünnes Gazestück messerrückendick gekühlten Quark aufgetragen. Der Quark wird mit einem Gazetuch abgedeckt und so auf das Gelenk gebracht. Dann wird die Auflage mit Zwischentuch und Wolltuch fixiert. Lehm- und Quarkwickel werden entfernt, wenn diese warm geworden sind.

Die vier die Entzündung auszeichnenden Symptome – Schwellung, Rötung, lokale Wärme und Schmerz – sind durch Kälte gut zu bekämpfen.

Je weiter der Reiz temperaturmäßig von der Hauttemperatur entfernt ist, umso stärker wirkt er.

Man verwendet dazu auch Eiswasserkompressen: Dem Wasser werden reichlich Eiswürfel zugesetzt, damit wird das Wickeltuch getränkt.

Eisrollen: Im Tiefkühlfach wird in einem Plastikbecher Wasser gefroren (mit einem Holzspatel in der Mitte als Haltegriff). Diese Eisrollen sind für Streichmassagen sehr gut geeignet.

Plastikbeutel mit Silikon- und Frigolitkügelchen (Apotheke) sind auch im eiskalten Zustand gut anmodellierbar und halten die Kälte sehr lange.

Bei chronischen Schmerzen im nichtentzündlichen Stadium ist Wärme mit Heublumensäckchen angezeigt, man kann auch Moor verwenden oder warme Kräuterbäder nehmen.

Der Heusack ist ein poröses Leinensäckchen, das mit den Heublumen, die auf der Tenne zurückbleiben, gefüllt ist. Der Heusack wird über Dampf erhitzt, auf das Gelenk gelegt und mit Wickeltüchern fixiert. Heusäcke gibt es auch fertig in der Drogerie zu kaufen.

Heilpflanzen

- **Wacholder**
- **Holunder**
- **Löwenzahn**
- **Teufelskralle**

Bei allen Problemen im rheumatischen Bereich werden Heilpflanzen eingesetzt, die eine entschlackende, entwässernde, den Stoffwechsel anregende Wirkung haben.

Wacholder und Holunder führen die Liste jener Heilpflanzen an, die bei → Rheuma und → Gicht Linderung bringen. Bei beginnender Arthrose ist Löwenzahn angezeigt.

Schachtelhalm (Kraut), Hauhechel (Wurzel), Brennnessel und Birkenblätter sowie Giersch, Weidenrinde und Spierstaude sind – meist als Bestandteile von Rheumateemischungen – ebenfalls als Schmerzlinderer bekannt. Sie fördern die Wirkung der Wasser- und Kälteanwendungen.

Neben der Wacholderbeerenkur nach Kneipp ist auch der Wacholderspiritus das Mittel der Wahl. Die schmerzenden Stellen abends damit einreiben.

Wacholderspiritus: 150 g Wacholderbeeren in einem Liter Wasser weich kochen. Die Beeren abseihen, zerdrücken und mit derselben Flüssigkeit nochmals aufkochen. Dann durch ein Sieb passieren und mit Honig zu einem dicken Sirup anrühren. Täglich einen Esslöffel voll.

Zubereitung Löwenzahntee: Zwei gehäufte Teelöffel Löwenzahnwurzeln samt Kraut mit 1/4 l kochendem Wasser zehn Minuten ziehen lassen. Als Kur im Frühjahr und im Herbst etwa sechs bis acht Wochen lang täglich zwei Tassen trinken.

Neben der Teekur mit Brennnesseln oder einer Teemischung, in der Brennnessel enthalten ist, eignet sich Brennnessel-Presssaft hervorragend für eine Entschlackungskur bei Rheuma und Gicht, vor allem um entzündliche Schübe hintanzuhalten. Dreimal täglich einen Esslöffel mit Fruchtsaft verdünnt.

Der wirksame Teil der Teufelskralle, deren bis zu 1,5 m lange Triebe flach am Boden liegen und die rotviolette gloxinienähnliche Blüten bildet, ist die Speicherwurzel, die bis zu 20 cm lang und 6 cm dick werden kann und die wirksamen Bitterstoffe und Glykoside enthält.

Zubereitung: Vier bis fünf Gramm der fein geschnittenen bzw. grob gepulverten Wurzel werden mit 300 ml kochendem Wasser übergossen und sechs bis acht Stunden bei Raumtemperatur stehen gelassen. Der abgeseihte Tee wird in drei Teilen, verteilt über den

Tag, getrunken. Auf Grund des Geschmackes wird gerne auf die Kapseln mit dem Extrakt zurückgegriffen.

Eine unterstützende Behandlung mit Heilpflanzenmischungen wie die folgende kann in der Rheumatherapie oft Besserung bringen und Medikamente einsparen helfen.

Rezeptur: Hagebutte 25 g, Birkenblätter, Hauhechelwurzel, Faulbaumrinde, Löwenzahnwurzel, Löwenzahnkraut zu je 15 g. Zwei gehäufte Teelöffel der Teemischung werden mit 1/4 l siedendem Wasser übergossen und zehn Minuten lang ausgezogen. Zwei Tassen pro Tag sind die richtige Dosierung. Nach etwa vier Wochen muss eine längere Pause eingelegt werden.

Homöopathie

- Apis
- Arnica
- Belladonna
- Rhododendron

Je nach dem auftretenden Symptom wird der Homöopath folgende Arzneien einsetzen.

Apis: Hitze, stechende Schmerzen, trockene Rötung, Schwellung.

Arnica: Nach Verletzung oder Überanstrengung bei (vor allem) robusten Naturen. Jede Bewegung verschlimmert die Schmerzen. Berührungsempfindlich; hat Angst, es könnte jemand beim Vorbeigehen am schmerzenden Gelenk ankommen. Bett fühlt sich viel zu hart an.

Belladonna: Rot, heiß, plötzlich aufgetreten; pulsierender Schmerz. Kältegefühl, Durst.

Rhododendron: Oft bei rheumatischer Erkrankung der kleineren Gelenke und deren Bändern. Gicht, Rheuma; schlimmer in der heißen Jahreszeit; bei Wetterwechsel, vor einem Gewitter, Erkältung und Ruhe. Besser am Beginn der Bewegung.

Hat ein Arzneimittel am Beginn einer Erkrankung gut geholfen, dann aber nicht mehr, wird es mit großer Wahrscheinlichkeit wieder angezeigt sein, vielleicht nach ein oder zwei Mitteln dazwischen.

Ernährung

- Fisch

Es gibt zwar keine ausgesprochene Rheumadiät, aber neue Studien haben ergeben, dass der reichliche Genuss von Fisch (Kaltwasserfische) durch deren großen Anteil an **Omega-3-Fettsäuren** einen sehr positiven Einfluss auf die Entzündungsvorgänge, z. B. bei einer aktivierten Arthrose, hat. Zur Entlastung der tragenden Gelenke ist Gewichtsreduktion bei bestehendem Übergewicht dringend anzuraten.

Hausmittel

Prof. Hademar Bankhofer empfiehlt: Bei chronischen Gelenkschmerzen ist es sehr hilfreich, 1 bis 1,5 kg Kartoffeln zukochen und diese dann mit der Schale zu einem heißen Brei zu zerdrücken. Diesen Brei schlagen Sie in ein Tuch ein und legen es auf das schmerzende Gelenk auf. Ernähren Sie sich in nächster Zeit mit Produkten, die reichlich Vitamin E enthalten: Weizenkeime, Weizenkeimöl, Vollkornbrot, Müsli, Milchprodukte. Vitamin E hat eine entzündungshemmende Wirkung, wenn es hoch dosiert wird – standardisierte Präparate aus der Apotheke.

Asthma

→ **Homöopathie**
→ **Heilpflanzen**
→ **Kneipp** → **Entspannung**

Das Asthma bronchiale ist eine Atemwegserkrankung mit anfallsweiser Atemnot durch Verengung der Atemwege, Husten und zäh-glasigen Schleim. Die Atemnot kann sich schnell einstellen und auch schnell wieder vergehen. Der Husten ist oft in der Nacht am stärksten und kann auch das einzige Symptom sein. Beim Abhören sind giemend pfeifende Atemgeräusche hörbar.

Zwischen den Anfällen gibt es beschwerdefreie Zeiten. Häufige Asthmaanfälle führen in ein chronisches Asthma.

Man unterscheidet:

- *Allergisches Asthma infolge eines allergischen Schnupfens, z. B. Heuschnupfen.* → *Allergie.*
- *Asthma durch Reize wie Rauch, Staub, Kälte, Wärme.*
- *Belastungsasthma 5 bis 10 Minuten nach Beginn einer körperlich anstrengenden Tätigkeit, z. B. Stiegensteigen.*
- *Asthma auf Schmerz- und Fiebermittel sowie Rheumamittel.*
- *Nächtliches Asthma mit nicht geklärter Ursache.*

Die Basis für Asthma ist die entzündete Bronchialschleimhaut und eine dadurch hervorgerufene Schwellung der Schleimhaut. Der Schleim ist in seiner Konsistenz verändert und die Flimmerhärchen kommen ihrer Reinigungsaufgabe nicht richtig nach.

Die Folge ist ein allgemeiner Schleimstau. Beim Anfall verkrampfen sich die in der Bronchialwand liegenden Muskelfasern und verengen zusätzlich die Lichtung – Atemnot tritt ein. Der Betroffene hat Angst vor dem Ersticken, der Anfall ist lebensbedrohend.

Menschen mit Neurodermitis und Milchschorf haben eine erhöhte Asthmaneigung, Heuschnupfen und andere Allergien können in ein Asthma münden.

Auch bei Herzerkrankungen kann es zu Asthma kommen, die Atemnot tritt in Folge einer Schwächung der linken Herzkammer vor allem nachts auf, eine Besserung tritt im Sitzen ein, die Behandlung erfolgt medikamentös und durch Entwässerung.

Asthma ist eine schwere und gefährliche Erkrankung, die ärztlich behandelt werden muss. Durch intensive Forschung in den letzten Jahren wurde sehr viel erreicht, aber manche Fragen bleiben noch offen. Naturheilkundliche Methoden können nach Rücksprache mit dem Arzt wirkungsvolle Hilfe bringen.

Ein unverzichtbares Hilfsmittel für Asthmatiker ist das Peak-Flow-Meter, das den Atemfluss misst und so dem Betroffenen jederzeit Auskunft über seinen Zustand gibt.

Homöopathie

- ▲ **Tuberculinum**
- ▲ **Psorinum**
- ▲ **Cortisonum**
- ▲ **X-ray**
- ▲ **Sulfur**

Zu Beginn der Asthmabehandlung setzt der erfahrene homöopathische Arzt sehr oft eine der **Nosoden** ein. Tuberculinum, Psorinum, Cortisonum, X-ray oder Sulfur. Häufig folgt dann das Hauptmittel.

Der akute Anfall: Man sollte sich nicht scheuen, die chemischen Mittel einzusetzen (Asthmasprays usw.).

Die vielleicht meist gebrauchten Mittel bei einem Anfall sind: Arsen, Ipecacuanha, Lobelia, Nux vomica, Antimon tartaricum, Natrium sulfuricum, Kalium bichromicum, dann Cuprum, Pulsatilla, Sambucus nigra und natürlich andere weniger häufig angezeigte Arzneien.

Nach Zorn, Ärger: Chamomilla, Arsen, Nux vomica.

Nach Unterdrückung von Hautausschlägen (häufig in unserer von Kortison und Allergien bedrängten Zeit): Pulsatilla, Psorinum, Sulfur.

Bei Heuschnupfen: Iodum, Sanguinaria.

Bei feuchter Kälte: Natrium sulfuricum, Dulcamara.

Mit oder nach Erkältungen: Lobelia, Natrium sulfuricum, Pulsatilla, Silicea, Spongia.

Nach Impfungen: Thuja, Tuberculinum, Psorinum, Silicea, Antimon crudum; auch an die Nosoden denken!

Bei Herzerkrankungen: Arnica, Spigelia, Naja, Cactus.

Bei Übererregbarkeit (hysterisch): Cuprum, Acidum hydrocyanicum, Moschus, Nux moschata, Valeriana, Ipecacuanha, Nux vomica.

Da der Asthmaanfall nicht selten ein bedenklicher Zustand ist, sollte man sich unbedingt im Vorhinein an den Homöopathen wenden, um im Notfall gewappnet zu sein. Bei Asthma keine Selbstbehandlung!

Heilpflanzen

- Isländisch Moos
- Schlüsselblume

Heilpflanzen eignen sich nicht zur Anfallsbehandlung, das versteht sich von selbst. Aber danach können Heilpflanzen eingesetzt werden, wenn es der Arzt für gut befindet.

Bei Bronchitis und Asthma kann man das Abhusten von Schleim zusätzlich zur medizinischen Behandlung durch schleimlösende Heilpflanzen erleichtern. Isländisch Moos und die Schlüsselblume leisten gute Dienste. Eibisch wirkt reizlindernd.

Zubereitungen: Zwei gehäufte Teelöffel Isländisch Moos mit 1/4 l kaltem Wasser langsam erhitzen, sofort nach dem Aufsieden abseihen. Zwei bis drei Tassen täglich, mit Honig gesüßt.

Einen Teelöffel zerkleinerter Schlüsselblumenwurzeln mit 1/4 l Wasser aufsieden und 5 Minuten ziehen lassen. Blüten sind weniger wirksam.

Sirup: Einen Teelöffel Schlüsselblumenwurzel mit wenig Wasser rund 5 Minuten kochen, abseihen und mit Honig vermischen. Zwei bis drei Tassen Tee am Tag, Sirup löffelweise nach Bedarf.

Zubereitung Bronchialasthma-Tee: Schlüsselblume, Eibischblatt, Spitzwegerich, Thymian, Fenchel gestoßen, Sonnentau, Johanniskraut, Salbei, Lungenkraut, Gartenraute zu gleichen Teilen. 1 gehäuften Esslöffel mit 1/4 l Wasser zustellen, aufkochen, 10 Minuten ziehen lassen, tagsüber schluckweise trinken.

Kneipp

- Kalte Teilbäder
- Wechselarmbad

Zur allgemeinen Verbesserung der Atmung und des Kreislaufs können kleine kalte Teil-

Sebastian Kneipp über den Eibisch

»Schon beim Sieden erhält man eine zähe Masse ... gelinde gesagt ist mir Eibisch und Eibischwurzel etwas verdächtig...«

Anmerkung: Eibisch darf nicht kochen, damit der Tee keine schleimige Masse wird – das wusste Sebastian Kneipp offensichtlich nicht und verzichtete auf Eibisch.

bäder, regelmäßig genommen, gute Dienste leisten. Asthmapatienten, die Kneippanwendungen machen wollen, müssen unbedingt zuvor mit dem Arzt darüber sprechen. Im Besonderen ist das ansteigende Armbad empfehlenswert.

Durchführung: Man setzt sich zum gefüllten Waschbecken (Wassertemperatur ca. 32 Grad) und legt die Arme bis über die Ellbogengelenke hinein. Im Laufe einer Viertelstunde lässt man heißes Wasser zufließen, bis eine Temperatur von 40 bis 42 Grad erreicht ist. Nach weiteren 5 Minuten Arme gut abtrocknen und eine halbe Stunde Ruhezeit einhalten. Bei Bluthochdruck und akuten entzündlichen Störungen sowie Venenleiden der Arme darf das ansteigende Armbad nicht angewendet werden. Durch die reflektorische Gefäßerweiterung und Verbesserung der Herzdurchblutung ist ein positiver Einfluss zu erwarten. Eine weitere günstige Kneippanwendung ist das milde Wechselarmbad.

Durchführung: Ein Gefäß wird mit warmem Wasser (36 bis 38 Grad) und ein Gefäß mit kaltem, bzw. leicht temperiertem Wasser gefüllt. Die Arme werden zunächst 5 Minuten ins warme Wasser gelegt, dann taucht man sie für 10 bis 20 Sekunden ins kalte Wasser und wiederholt das Ganze. Üblicherweise wird kalt abgeschlossen, bei schlechter Wiedererwärmung kann auch warm abgeschlossen werden. Die Bronchien sprechen gut darauf an und Reizhusten wird gemildert. Sauna und Dampfbad haben für die Schleimhäute eine regenerierende Wirkung – der Arzt muss aber zustimmen. Das Kaltwasserbecken muss aber strikt gemieden werden.

Entspannung

▲ **Atemerleichternde Stellungen**

Asthma hat auch mit der Seele zu tun, die Angst vor dem Asthmaanfall ist nur zu verständlich. Alle Entspannungsmethoden sind dazu geeignet, die Situation zu verbessern. Empfehlenswert ist auch eine Atemschule, in der man atemerleichternde Stellungen erlernt, um das Lungenvolumen zu vergrößern. Stress jedenfalls verschlechtert die Situation, Kur und Urlaub am Meer oder in den Bergen sind für Asthmatiker günstig. Auch Bewegung verbessert die Situation für Asthmatiker. Beim Schwimmen sollte man darauf achten, dass das Wasser mehr als 25 Grad Celsius hat. Asthmatiker sollten niemals alleine schwimmen gehen.

Atemerleichternde Stellungen

»Lehn- oder Büßerstellung«: Man lehnt an der Wand – Bäume oder Möbelstücke sind genauso geeignet –, die Fersen sind 15 Zentimeter von der Wand entfernt. Kopf und

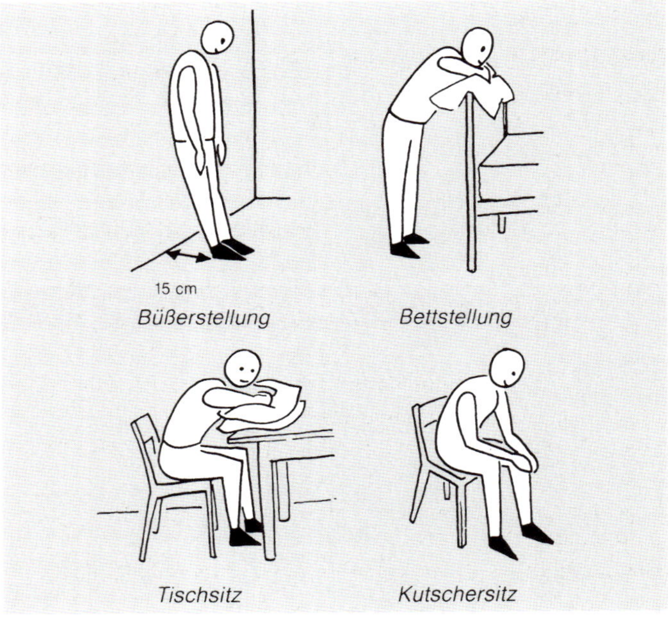

Oberkörper anstrengungslos nach vorne fallen lassen. Besserung tritt nach 1 bis 2 Minuten ein.

»Bettstellung«:
Man steht 30 bis 40 Zentimeter vor einem Bettgestell oder erhöhten Schreibtisch – oder anderen brusthohen Gestellen – und legt beide Arme und den Kopf darauf. Ein Kissen dient zur Unterstützung. Durch die Dehnung des Brustkorbes erweitern sich die Bronchien. Da für das Halten der Schultern nun keine Kraft aufgebracht werden muss, vermindert sich die Atemnot.

»Tischsitz«:
Wir sitzen auf einem Sessel vor einem Tisch. Beide angewinkelten Arme, Kopf und Oberkörper werden auf den Tisch gelegt. Der Brustkorb wird entlastet, gleichzeitig werden die Atemhilfsmuskeln gedehnt, was ihre Kraftentwicklung erhöht.

In etwas abgeänderter Form mit gleicher Wirkung kann man auch den **»Reitsitz«** einnehmen: Sie sitzen mit dem Gesicht zur Lehne auf einem Sessel, die Unterarme werden auf den Lehnen abgestützt, der Kopf liegt auf den Unterarmen.

»Kutschersitz«:
Kann überall dort eingenommen werden, wo man in Sesselhöhe sitzen kann. Beide Arme liegen auf den Oberschenkeln, Kopf und Oberkörper hängen etwas nach vorne. Jederzeit lässt sich diese Stellung bei nächtlicher Atemnot z. B. auf der Bettkante einnehmen.

»Seitenstellung«:
Dies entspricht einem seitlichen Liegen mit erhöhtem Oberkörper.

»Treppenstellung«:
Die durchgedrückten Arme können am Geländer einer Treppe aufgestützt werden. Die Entspannung stellt sich durch die Konzentration auf die Atemwege ein. Diese Übung – so simpel sie klingt – kann sehr hilfreich sein, wenn man beim raschen Stiegensteigen atemlos geworden ist. Ist kein Geländer vorhanden, kann man die Arme auch auf der Mauer abstützen oder im Freien auf ein Auto oder einen Baum. Irgendetwas Festes findet sich fast immer.

»Hustensparen«:
Zur Atemerleichterung führt es auch, wenn es uns gelingt, trockenen, »unproduktiven« (= kein Schleim wird ausgehustet) Husten zu vermeiden. Werden doch beim Husten die Bronchialwände aneinander gerieben, was einen erneuten starken Hustenreiz bedeutet. Husten führt aber zu vermehrter Schleimhautschwellung und damit zu verengten Bronchien.

Augengymnastik

In China tragen überdurchschnittlich wenige Menschen Brillen.

Das liegt daran, dass in diesem Land schon den Schulkindern sehkraftstärkende Übungen beigebracht werden, noch bevor drohende Alarmsignale auftauchen (Kopfschmerzen, Flimmern vor den Augen, Schleier, gestörte Nah- und Fernsicht, Doppeltsehen, »Nachtblindheit« usw.).

Augengymnastik hat den Sinn, jene sechs Muskeln, von denen die Augäpfel bewegt werden, zu kräftigen.

Diese Muskeln lassen sich – wie jeder Muskel des menschlichen Körpers – trainieren. Vorzeitige Erschlaffung führt zu einer Reihe von Problemen, wie eben auch Sehschwäche.

Die einfachen Übungen beanspruchen nur wenige Minuten am Tag, verbessern aber die Funktion dieses so wichtigen Organs oft in verblüffendem Ausmaß.

- *Den Kopf gerade halten. Zu Boden blicken, dann in Richtung Himmel schauen.*
- *Zuerst so weit wie möglich nach links blicken, dann, analog dazu, möglichst weit nach rechts schauen.*
- *Nun vorerst hinauf blicken, dann seitlich über einen Augenwinkel hinaus, hinunter und nun seitlich über den anderen Augenwinkel hinausschauen.*
- *Mit den Augäpfeln langsam zuerst in die eine, dann in die andere Richtung rollen.*
- *Fixieren Sie einen Punkt im Zimmer in relativ kurzer Entfernung (höchstens ein bis zwei Meter) eine Minute lang – dann richten Sie den Blick aus dem Fenster auf einen vorher bestimmten, möglichst weit in der Ferne liegenden Punkt. Diese Übung mehrmals wiederholen.*

Augenprobleme

- → **Akupressur**
- → **Homöopathie**
- → **Heilpflanzen**
- → **Ernährung**

Viele Störungen des Wohlbefindens gehen von den Augen aus. Oft sind es Kopfschmerzen, aber auch Schwindelanfälle und lokales Schmerzgefühl können auftreten. Bereits bestehende Augenkrankheiten, wie der grüne oder graue Star, müssen fachärztlich behandelt werden. Grundsätzlich gilt für alle Störungen: genaue diagnostische Abklärung unerlässlich!

Abnorm rasche Ermüdbarkeit der Augen, verbunden mit Sehstörungen (Verschwimmen der Buchstaben, Schwindelgefühl), sind häufig auf Sehschwäche zurückzuführen. Mit Brillen lassen sich gute Erfolge erzielen. Viele Menschen lehnen aber Brillen aus Eitelkeit ab. Kunststoffhaftschalen können nur zum Teil die Brille ersetzen.

Müde Augen sind oft Folge von akuten Krankheiten, nervlicher Erschöpfung oder Überlastung. Auch können sich chronische Krankheiten, Allergien der Schleimhäute usw. oft auf die Augen schlagen und diese empfindlich und müde werden lassen.

Häufig sind Augenentzündungen: schmerzhafte Rötung, Tränen, Lidkrampf, das trübste Licht erscheint zu hell usw. Man ist ganz durcheinander, ist doch ein Zentralorgan unserer Wahrnehmung gestört. Auslöser kann es viele geben: Überanstrengung durch konzentrierte Arbeit mit den Augen, Bildschirmarbeit, Staub, blendendes Licht, Empfindlichkeiten auf Rauch, Gase u. a. m. Auch findet sich bei manchen Infektionserkrankungen eine Mitbeteiligung der Augen (z. B. Masern).

Akupressur

- Tianying-Zone
- Jingming-Zone
- Sibai-Zone
- Taiyang-Zone
- B 10
- M 5
- G 3
- B 65
- Le 2
- G 37

Gegen Sehschwäche massieren die Chinesen im Augenbereich vier verschiedene Punkte, die alle auch in der Akupunktur eine Rolle spielen.

Behandeln Sie die eingezeichneten Zonen täglich ein- bis zweimal:

Tianying-Zone: Sie liegt unter dem inneren Augenbrauenende am knöchernen Rand der Augenhöhle. Mit dem Daumenballen jeweils 20- bis 30-mal kreisen. Immer beide Augen behandeln und nicht zu fest aufdrücken.

Die **Jingming-Zone** ist am inneren Knochenrand der Augenhöhle zu suchen. Zuerst mit dem Daumen und dem Zeigefinger beide Punkte in Richtung Nasenrücken gegeneinander drücken. Dann nach unten, schließlich auch nach oben drücken. Üben Sie den Druck ungefähr 30-mal aus.

Sibai-Zone: Der Punkt liegt auf einer senkrechten Linie durch die Augenbrauenmitte, einen Querfinger unter dem unteren Rand der knöchernen Augenhöhlenbegrenzung. Mit dem Zeigefinger 30-mal kreisende Bewegungen ausführen.

Taiyang-Zone: Sie befindet sich etwa einen Querfinger seitlich der äußeren Augenhöhlenbegrenzung. Mit dem Daumen nach links und nach rechts jeweils 20-mal kreisen.

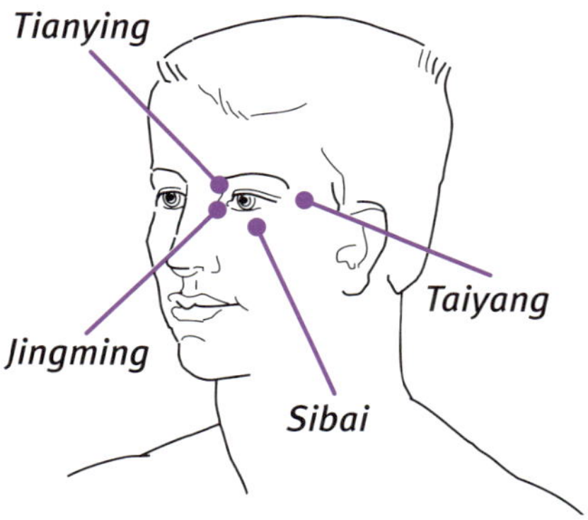

Wenn Zuckungen der Augenlider auftreten, so ist dies meist ein Zeichen von Übermüdung, die körperliche, aber auch seelische Ursachen (nervliche Erschöpfung) haben kann. Hier bestehen sehr wirksame Möglichkeiten, sich selbst Erleichterung zu verschaffen. Binden Sie rund 15 Zahnstocher fest zu einem Bündel zusammen. Die Spitzen sollen in einer Ebene liegen. Dann drücken Sie leicht die drei folgenden Zonen je fünf Sekunden:

Zone 1 (B 10): »Himmelssäule« – der Punkt liegt etwa zwei Querfinger seitlich der hinteren Körpermittellinie in Höhe der Haaransatzgrenze. Dort setzt der Kapuzenmuskel an.

Zone 2 (M 5): Entspricht der vorhin beschriebenen Sibai-Zone, einen Querfinger in senkrechter Linie durch die Augenbrauenmitte unter dem unteren Rand der knöchernen Augenbrauenbegrenzung liegend. Sibai heißt »die vier Weisen«.

Zone 3 (G 3): Nach Prof. Bischko knapp oberhalb der Mitte des Jochbeines (also in Nachbarschaft der Sibai-Zone).

Nach größeren Anstrengungen durch Lesen oder Fernsehen empfiehlt es sich, auch folgende Punkte zu drücken:

B 65 – seitlich am Fußrand, im vorderen Drittel, Le 2 – etwa einen halben Zentimeter hinter der »Schwimmhaut« zwischen der ersten und zweiten Zehe – hilft auch gegen Schlaflosigkeit und Neigung zu Bluthochdruck, Le 3 – »höchster Angriffspunkt«, vielleicht deshalb, weil er noch stärker als Le 2 wirkt. Der Punkt ist etwas oberhalb von Le 2 zu finden.

G 37 – »strahlende Helle« – der Punkt liegt sechs Querfinger oberhalb des Außenknöchels. Wie schon sein Name sagt, hat er mit den Augen zu tun. Tatsächlich bewirkt er in vielen Fällen eine Verbesserung von Kurzsichtigkeit, Nachtblindheit und von Migräne mit Sehstörungen.

Eine weitere, einfache Möglichkeit, übermüdete Augen zu entspannen, besteht darin, sie mit beiden Handflächen zuzudecken. Betrachten Sie zunächst ein Bild in Ihrer Umgebung, dann die Augen schließen und sie mit den hohlen Handflächen bedecken. Es darf aber kein Druck auf die Lider ausgeübt werden. Nun mit den Ellbogen aufstützen und 50-mal tief atmen. Diese Übung dient auch der allgemeinen Entspannung.

Homöopathie

- Apis
- Belladonna
- Chamomilla
- Pulsatilla
- Rhus toxicodendron

Entzündungen: Die Bindehaut, lateinisch Conjunctiva, ist am häufigsten betroffen (= Conjunctivitis). Hornhautentzündung = Keratitis, die Regenbogenhaut (das Farbige, dass die Blende, die Pupille kleiner oder größer werden lässt) heißt Iris; Iritis ist die Entzündung.

Die vielleicht wichtigsten homöopathischen Arzneien sind

Apis: Eines der großen Augenmittel in der Homöopathie. Stechende, brennende Schmerzen; gedunsene (helle) Schwellung der Lider; hellrote, geschwollene Bindehäute. Verschlechterung: durch jegliche Hitze, in geschlossenen Räumen. Besserung: im Freien, durch Kälte.

Belladonna: Pulsieren, erweiterte Pupillen, gerötete, glänzende Bindehäute, Schwellung der Lider, Lichtscheu, Druck hinter den Augen. Ursache: Zugluft, Sonne, künstliches Licht, grippale Infekte.

Chamomilla: Typisch für die Kamille sind krampfartige, kolikähnliche Schmerzen, so auch beim Auge mit krampfartigem Lidschluss, Schmerzen, die knapp an der Grenze der Toleranz sind; äußerst üble Laune.

Pulsatilla: Langsamere Entwicklung des Geschehens; gelbe, milde Absonderungen (typisch für die Kuhschelle); Jucken, Brennen; milde Gemütsart, weinerlich, schnell entmutigt. Besserung: im Freien, durch Mitgefühl.

Rhus toxicodendron: Entzündungen im Zusammenhang mit rheumatischem Geschehen, Regenbogen-, Hornhautentzündung; ausgelöst durch Kälte und Feuchtigkeit. Augenbewegungen sehr schmerzhaft. Verschlechterung: Kälte, Feuchtigkeit, Ruhe, nachts. Besserung: Bewegung, tagsüber, (trockene) Wärme.

Weitere Mittel: Bryonia (jede Augenbewegung verschlimmert die Schmerzen, als wären die Augen wund. Verschlechterung durch lokale Wärme); Hepar sulfuris (gelbe Absonderungen, Eiterungen, Geschwüre, große Empfindlichkeit gegen Kälte und Zugluft); Mercurius (Entzündung der Regenbogenhaut, brennende Schmerzen, durch wiederholte Blendungen wie Schweißen, Eisengießen u. Ä., Eiterungsprozesse).

Das Gerstenkorn ist eine Verhärtung und Entzündung der Liddrüsen am Lidrand. Es ist ungefährlich, aber lästig.

Das wichtigste Mittel ist Staphisagria. Kommt es wieder und wieder zu Gerstenkörnern, wird man mit Sulfur eine oft dauerhafte Heilung erleben. Apis, bei Beschwerden wie beschrieben, heilt auch chronische, wiederkehrende Gerstenkörner. Bleiben Verhärtungen, soll man an Conium, Thuja oder Silicea denken.

Heilpflanzen

- Augentrost

Bei übermüdeten, angestrengten Augen werden in der Volksheilkunde gerne Augenwässer genommen, die als

Abkochung vom Augentrost (Herba Euphrasie) hergestellt werden:

Zubereitung: 1 EL Droge wird mit 1/2 l Wasser übergossen, zehn Minuten gekocht, abgeseiht und filtriert und unverdünnt zu Augenumschlägen verwendet.

Kamillen- und Leinsamenauflagen wirken allgemein entzündungshemmend und lindernd bei Gerstenkörnern.

Auch innerlich werden Augentrost-Zubereitungen angewendet. Fenchelwasser wird ebenfalls gerne genommen.

Ernährung

▲ Vitamin A

Vitamin A ist wichtig für die Sehkraft. Es kommt in der Nahrung auch in Form von Vorstufen oder Provitaminen vor. Die Provitamine, das bekannteste ist Betakarotin, werden in der Darmwand zu Vitamin A umgewandelt. Vitamin A ist wesentlich am Sehprozess beteiligt, das heißt, Vitamin-A-Mangel führt zu verminderter Sehkraft und Nachtblindheit.

Vitamin-A-reich sind Lebertran, Schweineleber, Hühnerleber, Karotten, Eigelb, Fenchel, Spinat, grüner Salat, Butter, Camembert, Mango, Emmentaler usw. Eineinhalb Karotten decken bereits den Tagesbedarf. Vitamin A ist ein fettlösliches Vitamin, das heißt, es ist sinnvoll, zum Karottensaft ein paar Tropfen Weizenkeimöl beizufügen.

Sebastian Kneipp über den Augentrost

» Wenn oft kein Mittel mehr helfen wollte, spendete dieses Blümchen den Augen den letzten Trost. Ich habe es daher schon häufig angeraten und mit guten Erfolgen. «

Basedow

→ Schilddrüsenprobleme

Bauchfellentzündung

Die häufigsten Ursachen für Bauchfellentzündungen sind Durchbrüche aus dem Magen, Zwölffingerdarm oder aus dem Darm (z. B. Blinddarmdurchbruch). Der Bauch ist stark druckempfindlich und hart, der Patient macht einen schwerkranken Eindruck. Beim Abhören ist nichts zu hören. Eine Bauchfellentzündung erfordert sofortige Spitalsaufnahme. Jeder akute Bauchschmerz sollte sofort vom Arzt abgeklärt werden. Der akute Bauch ist keine Angelegenheit für Selbstbehandlung.

Bauchschmerzen

Bauchschmerzen sind grundsätzlich gefährlich, dahinter können sich lebensbedrohende Krankheiten verbergen, z. B. ein akuter Blinddarm, ein Darmverschluss, eine akute Bauchspeicheldrüsenentzündung, Verschluss von Darmblutgefäßen und Durchblutungsstörungen.

Beim chronischen Bauchschmerz kommen Entzündungen von Magen, Darm, Gallenwegen, Bauchspeicheldrüse und Bauchfell in Frage. Krebs, Gastritis, Zwölffingerdarmgeschwür, Steinkrankheiten, die Crohn´sche Krankheit oder Colitis verursachen ebenfalls chronische Schmerzen im Bauchbereich.

Aber auch Blähungen, Verdauungsstörungen und Infektionen sind mögliche Ursachen. Bei Bauchschmerzen muss daher immer der Arzt zu Rate gezogen werden und am Beginn jeder Behandlung muss eine genaue Diagnose stehen.

Selbst so einfache Hausmittel wie Kamillentee oder eine Wärmflasche (Thermophor) können bei manchen Krankheiten kontraindiziert sein.

Sind ernste Ursachen auszuschließen, kann man naturheilkundliche Methoden anwenden: *→Blähungen, →Durchfall, →Gastritis, →Verstopfung.*

Bauchspeicheldrüsenprobleme

Die Bauchspeicheldrüse – Pankreas – liegt hinter dem Magen und hat damit eine besonders geschützte Lage im Bauchraum. Durch die gesamte Drüse verläuft ein Ausführungsgang, der in den Zwölffingerdarm mündet. Die Bauchspeicheldrüse erzeugt ein bis eineinhalb Liter Saft, der alkalisch reagiert.
Die Bauchspeicheldrüse liefert einerseits Verdauungsenzyme, die Fette und Eiweißkörper spalten, und andererseits wird im Inselapparat das für den Zuckerstoffwechsel lebenswichtige Insulin gebildet. Ein Abnehmen der Insulinproduktion lässt den Blutzucker ansteigen – die Zuckerkrankheit ist ausgelöst. Abgesehen von angeborenen Schädigungen des Inselapparats sind entzündliche Veränderungen an der Bauchspeicheldrüse die häufigste Ursache von Fehlfunktionen, meist ausgelöst vom unmittelbar mit der Bauchspeicheldrüse zusammenhängendem Gallensystem (Leber als Gallebildner und die Gallenwege): Alkoholmissbrauch mit Leberschädigungen, Steinbildungen in den Gallenwegen und

im Bauchspeicheldrüsen-Ausführungsgang. Relativ mild verlaufende Pankreasveränderungen können mehr oder weniger beschwerdefrei ablaufen. Akute Entzündungen sind eine ernst zu nehmende Erkrankung, da die Verdauungssäfte auch das eigne Organ angreifen können. Der Patient macht subjektiv einen sehr kranken Eindruck. Der Bauch ist eigenartig elastisch gespannt.

Die akute Bauchspeicheldrüsenentzündung ist ein Fall für die Intensivmedizin. Manchmal bleibt als letzter Ausweg nur mehr die Organtransplantation. Die chronische Form erfordert eine sehr disziplinierte Nahrungsaufnahme und eine völlige Alkoholabstinenz. Wenn dies nicht erfolgt, treten immer wieder Schmerzen etwa 2 bis 3 Stunden nach dem Essen auf, was schließlich zu einer beträchtlichen Abmagerung führt. Eine zusätzliche Unterstützung der medikamentösen Behandlung durch naturheilkundliche Maßnahmen kann die Besserungschancen erheblich steigern.

Bindehautentzündung

→ Homöopathie
→ Heilpflanzen

Gerötete Augen mit Jucken und Brennen sind ein häufiges Symptom – ob als Begleiterscheinung bei Schnupfen, infolge von Überanstrengung (Bildschirmtätigkeit, Fernsehen) oder bedingt durch zu helles Licht (Sonne, Skifahren). Zugluft und Fahrtwind können ebenfalls Bindhautentzündungen auslösen, aber auch bestimmte Infektionskrankheiten (Masern) zeigen eine Mitbeteiligung der Augenbindehaut. Besonders häufig tritt eine Bindehautentzündung mit dem allergischen Schnupfen auf.

Bindehautentzündungen kann man gut mit Heilpflanzenanwendungen bekämpfen (Arzt beiziehen).

Homöopathie

- Apis
- Belladonna
- Chamomilla
- Euphrasia
- Pulsatilla

Das richtige Homöopathikum dient der Heilung – wie immer – über Anregung der körperlichen Regenerationskräfte.

Die wichtigsten homöopathischen Arzneien:

Apis: Eines der großen Augenmittel in der Homöopathie. Stechende, brennende Schmerzen; gedunsene (helle) Schwellung der Lider; hellrote, geschwollene Bindehäute. Verschlechterung durch jegliche Hitze, in geschlossenen Räumen. Besserung im Freien, durch Kälte.

Belladonna: Pulsieren, erweiterte Pupillen, gerötete, glänzende Bindehäute, Schwellung der Lider, Lichtscheu, Druck hinter den Augen. Ursache: Zugluft, Sonne, künstliches Licht, grippale Infekte.

Chamomilla: Die Kamille wird oft äußerlich angewandt, ist eines der Standardmittel, als solches nicht unbedingt schlecht, außer bei exzessiver Übertreibung. Jedoch macht die homöopathische Behandlung äußerliche Anwendungen meist überflüssig – und wenn: Augentrost und Wasser!

Typisch für die Kamille sind krampfartige, kolikähnliche Schmerzen, so auch beim Auge mit krampfartigem Lidschluss, Schmerzen, die knapp an der Grenze der Toleranz sind; äußerst üble Laune.

Euphrasia: heißt nicht umsonst Augentrost. Reichliche, unter Umständen wund machende Tränen, stark gerötete Bindehäute (Conjunktivitis), geschwollene Lider; Augendruck, verwaschenes Sehen; Hornhautbeteiligung (zum Arzt). Besserung im Freien. Verschlechterung in Wärme und Licht.

Pulsatilla: Langsamere Entwicklung des Geschehens; gelbe, milde Absonderungen (typisch für die Kuhschelle); Jucken, Brennen; milde Gemütsart, weinerlich, schnell entmutigt. Besserung im Freien, durch Mitgefühl.

Weitere Mittel: Bryonia (jede Augenbewegung verschlimmert die Schmerzen, als wären die Augen wund. Verschlechterung: durch lokale Wärme); Hepar sulfuris (gelbe Absonderungen, Eiterungen, Geschwüre, große Empfindlichkeit gegen Kälte und Zugluft); Mercurius (Entzündung der Regenbogenhaut, brennende Schmerzen, durch wiederholte Blendungen wie Schweißen, Eisengießen u. Ä., Eiterungsprozesse).

Heilpflanzen

▲ **Augentrost**

Äußerlich hat sich in vielen Fällen von entzündeten Augen die Spülung mit Augentrost-Tee bewährt. Augentrost (Euphrasia) ein bis zwei Minuten (!) in kochendem Wasser ziehen, dann abkühlen lassen, gut filtern und die Augen damit spülen; am einfachsten mit der so genannten Augenbadewanne.

Bircher-Diät

Der Schweizer Arzt Maximilian Bircher-Benner (1867 – 1939) war der Überzeugung, dass allein Rohkost den Heilungsprozess bei Krankheiten unterstützen könne. Pflanzliche Nahrungsmittel, die roh gegessen werden, liefern nach Birchers Ansicht dem Organismus chemisch gebundene Sonnenenergie. Damit begründete Bircher den Heilwert der Frischkost. Sein berühmtes Müsli-Rezept verdankte er einem Schweizer Hirten, der besonders gesund war.

Von den tierischen Nahrungsmitteln bevorzugte Bircher die Milch, da Milch die erste Nahrung ist, welche Babys zu sich nehmen.

Bircher forderte darüber hinaus ein ausgewogenes Verhältnis aller Nahrungsfaktoren und er ging davon aus, dass ein Überschuss von Nahrungsmitteln der Gesundheit nicht zuträglich sei. Er empfahl pro Tag nur eine Vollmahlzeit und zwei kleine Nebenmahlzeiten. Bircher-Kost ist eine ausgewählte Vollwertkost mit einem großen Anteil an Frischkost. Menschen mit Darmerkrankungen Hautbeschwerden können durch die Kostumstellung auf Bircher-Kost durchaus eine Linderung ihrer Beschwerden erfahren. Die einzige Einschränkung ist, dass ein so hoher Anteil an Frischkost nicht von allen Menschen vertragen wird. Wie bei allen radikalen Ernährungsformen ist diese für Kinder nicht empfehlenswert.

Rezept für das berühmte Bircher-Müsli: Milch, Haferflocken, Äpfel, Zitronensaft, Beeren, Nüsse und Honig, gut durchmischen und langsam essen. Wenn man frisch geschrotetes Getreide verwendet, sollte man es über Nacht einweichen (gut kühlen, um die Bildung von unerwünschten Mikroorganismen zu verhindern).

Rezept für das Birchermüsli

250 ml Milch · 4 – 5 El zarte Haferflocken
1 Apfel, grob geraffelt · 1/2 Tl Zitronensaft
frische Beeren (oder Rosinen) nach Geschmack
1 El gemahlene oder gehackte Nüsse
1 Tl Honig (nach Bedarf)

Die Zutaten mischen und etwa 30 Minuten gekühlt ziehen lassen.

Blähungen

- → Ernährung
- → Akupressur
- → Homöopathie
- → Heilpflanzen

Normalerweise sind etwa 200 ml Luft im Bauch, in 24 Stunden werden 500 bis 1.200 ml Gas durch den After abgeblasen. Nach stark blähenden Speisen ist das Zehnfache leicht erreichbar! Ein »Wind« (Flatus) besteht aus 40 % Kohlendioxid und Stickstoff sowie aus geringen Mengen Schwefelwasserstoff, Wasserstoff, Methan und Sauerstoff. Die normale »Tagesproduktion« schwankt zwischen 10 und 20 Winden. Ein Gasbauch (Meteorismus) entsteht immer dann, wenn Gasbildung, Gasaufnahme durch die Darmschleimhaut und Gasabfluss gestört sind. Insgesamt entscheidend ist aber nicht die Gasmenge, sondern die Wandspannung des Darms.

Nach ärztlicher Diagnose müssen organische Ursachen für Blähungen ursächlich behandelt werden.

Außerdem können Verstopfung, »Luftschlucken« und Nervosität Ursache von Blähungen sein. Bewegung – nach dem Essen spazieren gehen – hilft!

Ernährung

▲ Keine blähenden Speisen

Keine blähenden Speisen wie Linsen, Bohnen, Kraut, Kohl und Zwiebel essen. Die Zuckerzufuhr insgesamt einschränken, besonders auch Fruchtzucker und Zuckeraustauschstoffe. Kein frisches Brot essen, alle Backwaren zumindest einen Tag lagern. Mit reichlich Jogurt, Sauermilch, Acidophilusmilch, Bifidusmilch u. Ä. die Darmflora positiv zu beeinflussen versuchen. Auch eine gepflegte langsame Nahrungsaufnahme verhindert Blähungen.

Sport an frischer Luft – Rad fahren, laufen – hilft in jedem Fall.

Akupressur

▲ MP 3 ▲ M 41
▲ M 25 ▲ M 27
▲ B 25

Fußreflexzonen-Massage

Träge Verdauung und auch chronische Durchfallneigung sind gelegentlich allergisch, aber meistens doch psychosomatisch bedingt. Das heißt, die Seele nimmt auf das vegetative (unbewusste) Nervensystem größeren Einfluss, als man allgemein vermuten würde. In diesem Punkt setzen die chinesischen Heilmethoden in erster Linie an. Sie sollen mithelfen, das vegetative Nervensystem wieder ins Gleichgewicht zu bringen, um ein reibungsloses Funktionieren der inneren Organe zu gewährleisten. Neben Diät, geregelter Nahrungsaufnahme und Bewegung sowie dem Streben nach psychischer Ausgeglichenheit durch regelmäßige Erholungsphasen, ist auch die chinesische Selbstmassage ein wichtiger Baustein der Behandlung.

Folgende Punkte sind zu massieren: MP 3 (knapp hinter dem Zehengrundgelenk am inneren Fußrand, in einem »Grübchen«. Dieser Punkt wirkt sowohl gegen Verstopfung als auch gegen Durchfall und bewährt sich auch gegen Magenschmerzen und Blähungen), M 41 (in der Mitte der Querfalte des Sprunggelenkes; auch gegen Zahnschmerzen, Kopfweh und Schmerzen im Sprunggelenk wirksam), M 25 (zwei Querfinger seitlich des Nabels) sowie M 27 (zwei Daumenbreit unter dem Punkt M 25).

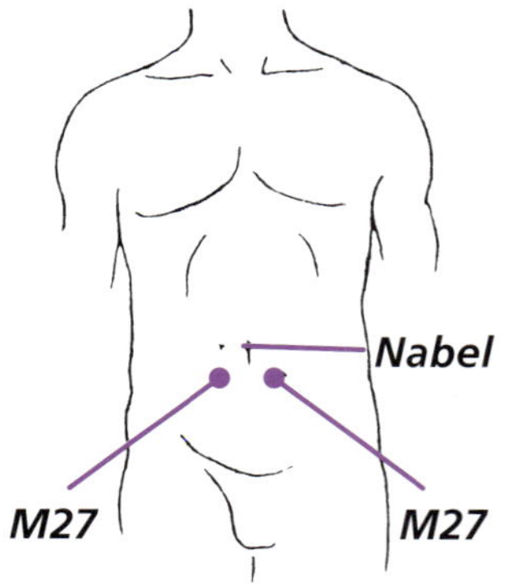

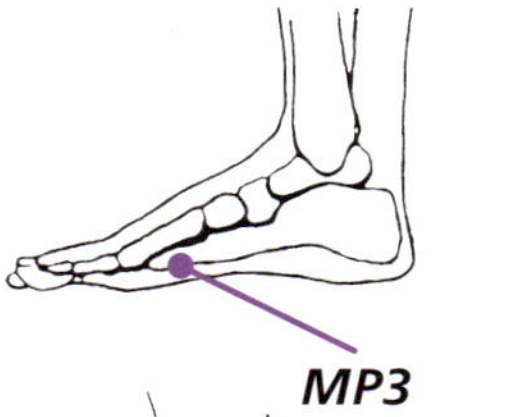

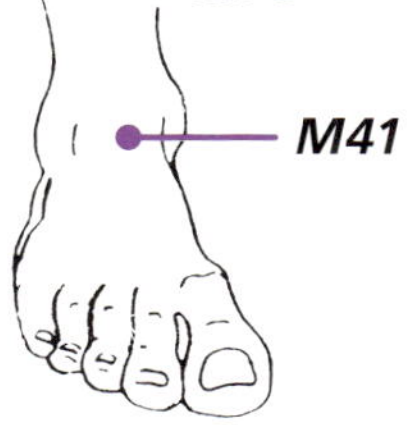

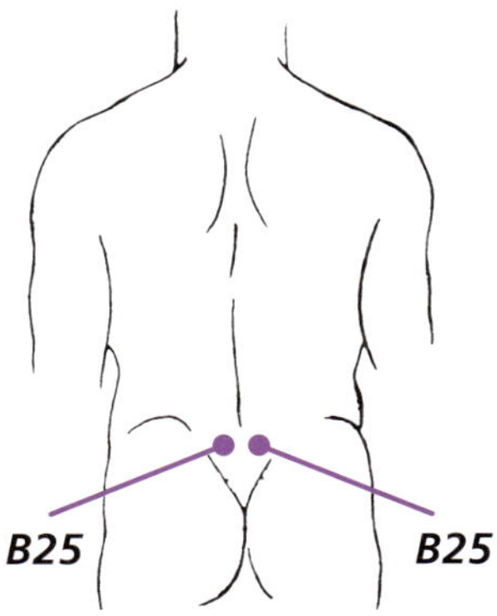

Die Punkte auf dem Bauch sollen nicht gedrückt, sondern zwischen Daumen und Zeigefinger gepresst werden. Jeweils 30 Sekunden lang drücken, beziehungsweise zusammenpressen. Behandeln Sie die Bauchpunkte gleichzeitig mit beiden Händen.

Betreiben Sie gegen Darmstörungen auch Akupressurgymnastik: Legen Sie die Mittelfinger auf die Punkte M 27 und üben Sie leichten Druck aus. Während des Ausatmens wird der Oberkörper nach vorn geneigt. Dann die Daumen auf die Punkte B 25 (seitlich des 4. Lendenwirbeldornfortsatzes) legen, einatmen und den Körper nach hinten neigen.

Bei jeder Bewegung langsam von eins bis vier zählen. Die Übung muss mehrmals wiederholt werden.

Sehr gut wirkt eine Massage der Fußsohlen, die Sie gleich mit Bewegungstraining kombinieren können. Gezielt massieren Sie die Fußreflexzonen am besten wie folgt: Beginnen Sie auf der rechten Sohle im Bereich der Ferse mit dem Daumen wellenförmig entlang der Linie zu massieren, wechseln Sie nach einigen Minuten zur linken Sohle und beginnen Sie an der Fußinnenseite. Diese Massage macht man am besten abends nach einem entspannenden Bad.

Dann am Boden hinsetzen, die Beine abheben und 20-mal in der Luft knapp über dem Boden grätschen. Mit den Händen abstützen.

Massieren Sie mit erwärmten Handflächen im Uhrzeigersinn mindestens 100-mal den Bauch. Beginnen Sie rechts unten, massieren Sie bis unter den Rippenbogen, dann waagrecht und schließlich auf der linken Seite wieder abwärts. Sie folgen auf diese Weise dem Verlauf des Dickdarmes und regen ihn zur stärkeren Eigenbewegung (Peristaltik) an.

Nun massieren Sie mit den Seiten der Zeigefinger etwa zwei Querfinger von der hinteren Mittellinie entfernt mit Auf- und Abwärtsbewegungen zwanzigmal das Kreuzbein.

Heilpflanzen

- Kümmel
- Anis
- Fenchel

Lästige Winde und Blähungen bekämpft man am wirksamsten mit Kümmel, Anis und Fenchel. Sie sind sowohl einzeln als auch in der Mischung vereint (zu gleichen Teilen) besonders stark. Der Kümmel ist eines der ältesten Gewürze der Welt. Er hilft gegen krampfartige Magen- und Darmbeschwerden. Für Kümmeltee sind ausschließlich die getrockneten Früchte im Einsatz, denn es ist in erster Linie deren ätherisches Öl, das Linderung verschafft.

Zubereitung: Ein gehäufter Teelöffel Kümmel wird zerquetscht (z. B. im Mörser) und dann mit 1/4 l kochendem Wasser übergossen. Nach 10 Minuten abseihen. Gut warm schluckweise trinken.

Blasenentzündung

→ Homöopathie
→ Heilpflanzen
→ Hausmittel → Kneipp

Die Blasenentzündung ist in erster Linie eine weibliche Erkrankung. Die Ursache ist die anatomische Lage der weiblichen Harnblase: Der Harnleiter ist kurz, die Nähe zu den Geschlechtsorganen und zum After – von dort können sich Infektionen ausbreiten. Die Blasenentzündung bei Männern steht eher in Zusammenhang mit einer → Prostataerkrankung oder mit Restharn. Eine Reizblase, eine absteigende Niereninfektion oder Harnröhrenverengungen können ebenfalls Ursache sein. Die Schmerzen sind akut, im Harn ist häufig Blut zu sehen, Brennen beim Wasserlassen. Blasenkrämpfe am Ende der Blasenentleerung führen dazu, dass die Blase nicht vollständig entleert wird und der Restharn wiederum fördert die Entzündung. Die Blasenentzündung verläuft ohne Fieber, wenn Fieber dazukommt, ist das ein Signal, dass auch andere Organe in Mitleidenschaft gezogen sind (Nierenbecken, Eileiter, Prostata). Ursachen sind auch oft Erkältungen oder es liegt eine allgemeine Abwehrschwäche vor. Gehäuft beobachtet man das Auftreten von Nieren- und Blasenentzündungen bei Rauchern. Nikotin greift die Blasenschleimhäute an.

Konflikte und belastende psychische Situationen können auf Niere und Blase schlagen, »vieles geht uns an die Nieren«. Häufige Rückfälle müssen ärztlich genau abgeklärt werden.

Kneipp

- Warmer Lendenwickel
- Heusack

Ein warmer Lendenwickel, der vom Nabel bis zur Mitte des Oberschenkels reicht, beeinflusst die Organe des kleinen Beckens. Bei ganz akuten Entzündungen kann man den Wickel auch kalt anlegen. Ärztlichen Rat einholen!

Bei Blasenproblemen sind kalte Anwendungen an den Füßen (Güsse, Bäder, Wassertreten) zu unterlassen, Wechselanwendungen (Fußbad: 5 Minuten warm, 10 Sekunden kalt) sind erlaubt. Hilfe bringt auch ein heißer Heusack. In ein grobporöses Leinensäckchen füllt man Heublumen und erhitzt es über Dampf oder im Rohr (vorher befeuchten), entweder auf den Bauch oder in die Kreuzgegend legen und fest anwickeln.

Vorsicht: Nicht zu heiß verwenden, auf Hautverträglichkeit prüfen.

Wenn die Blasenentzündungen eine psychische Komponente haben, ist Kneipp'sche Ordnungstherapie angezeigt.

Homöopathie

- Aconit
- Belladonna
- Cantharis
- Cannabis sativa
- Dulcamara
- Terebinthina
- Pulsatilla
- Arnica
- Sulfur

Die schulmedizinische Therapie sind Antibiotika, wodurch es meist rasch zu einem Abklingen der Beschwerden, doch leider nicht selten zu Rezidiven (Rückfällen) kommt, da das Antibiotikum nicht nur gegen das Leben der Bakterien gerichtet ist, sondern auch die Schleimhäute und – je nach Empfindlichkeit – den ganzen Körper belastet.

Der Harn ist oft trüb, manchmal blutig, manchmal enthält er schuppige Stoffe. Das soll aber keine Angst machen, es gehört zur Entzündung.

Unter ärztlicher homöopathischer Behandlung kommt es selten zu chronischen Blasen- oder Nierenkrankheiten. Es gibt vererbte oder andere individuelle Voraussetzungen für gewisse Schwächen der Organe. Umso wichtiger sind dann jedoch naturgemäße Behandlungen, damit es zur Stärkung der Organe kommen kann.

Aconit: Heiß, trocken (kein Schweiß). Verschlimmerung nachts, da treten noch Angst und Ruhelosigkeit auf. Eventuell Harnverhaltung und Angst beim Harnlassen. Sehr rascher Beginn.

Belladonna: Ähnlich wie Aconit, jedoch nicht so plötzlich, weniger Angst, oft nach Unterkühlung. Trotz Fieber kalt.

Cantharis: Beim Harnlassen brennender Schmerz. Tropfenweiser Harnabgang. Unerträglicher, krampfartiger Harndrang. Ruhelosigkeit, oft zornige Ungehaltenheit. Verschlechterung durch Trinken von Kaffee und kaltem Wasser.

Cannabis sativa: Stiche in der Harnröhre, Brennen beim Harnlassen; Schmerzen ziehen eventuell in die Hoden; Verschleimung. Harnröhre oft besonders befallen, schlimmer durch Hinlegen.

Dulcamara: Folge von Durchnässung, Erkältung, kaltem Badeanzug, nassen Füßen. Brennender Schmerz. Urin hat oft schleimiges, eitriges Sediment (Ablagerung). Leichte Bewegung bessert. Verschlechterung nachts und durch feuchtes, kaltes Wetter.

Terebinthina: Blut im Harn; spärlich. Veilchengeruch des Harns ist typisch, krampfartige Harnsperre.

Pulsatilla: Beim Hinlegen verschlechtern sich die Schmerzen. Oft unwillkürlicher Harnabgang beim Husten oder Niesen. Außerdem: gemütsmäßige Empfindlichkeit, launisch, weinerlich. Oft wechseln die Symptome. Besserung an frischer Luft, obgleich oft Kälteschauer. Typisch: Wenig Durst! Wer viel Durst hat, braucht nur selten Pulsatilla!

Arnica: Das Verletzungsmittel der Homöopathie ist angezeigt bei Harnröhren- oder Blasenentzündung nach Katheterisierung. Auch nach Prostataoperationen sollte es gegeben werden, wenn Schwierigkeiten beim Urinieren infolge der Operation bestehen bleiben, nach Nierensteinentfernung usw., wo mit chirurgischen Instrumenten durch Harnröhre und Blase gefahren wird.

Sulfur: Der Schwefel ist wieder einmal das erste Mittel, wenn Symptome, vor allem nach unterdrückenden Behandlungen, immer wiederkehren.

Weitere Mittel: Nux vomica (Reizblase mit erfolglosem Drang, Nierenkolik; Reizbarkeit, Kältegefühl, oft nach Exzessen in der Lebensführung), Mercurius corrosivus (schwere Symptomatik, Krämpfe, trüb-roter Urin, schleimig eitrige Absonderungen; starkes Brennen in der Harnröhre, keine Besserung, nächtliche Schweißausbrüche, Hamamelis (Verletzungsgefühl, Blutungen), Staphisagria (empfindliche Schleimhäute, im Wochenbett, Gefühl, als ob ein Tropfen die Harnröhre hinunterliefe, Brennen ohne Harnabgang; Blasensymptome frisch verheirateter Frauen).

Heilpflanzen

- Wacholder
- Liebstöckel
- Petersilie
- Bärentraube

Die Zahl der Pflanzen, die bei Störungen der Harnwege eingesetzt werden können, ist groß. Einige haben ihren Wirkungsschwerpunkt bei Entzündungen (Bärentraube, Orthosiphonblätter), andere bei der Entwässerung oder der Durchspülung (Birkenblätter, Brennnesselkraut, Schachtelhalmkraut und Bruchkraut), manche greifen auch in den Stoffwechsel ein.

Wacholder, Liebstöckel und Petersilie sind z. B. bekannte Küchengewürze, die auf den urologischen Trakt einwirken.

Bärentraube (Wilder Buchs, Sandbeere: Der immergrüne, der Preiselbeere ähnliche Strauch ist ein Bodendecker mit roten, säuerlich schmeckenden Beeren. Es sind nicht die Beeren, sondern die Blätter, die als Heilmittel zur Entgiftung der Nieren sowie der ableitenden Harnwege und der Blase verwendet werden.

Zubereitung: Da das Kochen der Blätter die bitteren – und für die Wirkung unnötigen – Gerbstoffe freisetzt, werden Bärentraubenblätter kalt angesetzt. Ein bis zwei Teelöffel der Blätter werden mit 1/4 l kaltem Wasser übergossen und 12 bis 24 Stunden unter fallweisem Umrühren stehen gelassen. Nach dem Abseihen auf Trinkwärme bringen. Zwei- bis dreimal täglich eine Tasse trinken.

Der Wirkstoff Hydrochinon kann sich bei saurem Harn nicht entfalten, daher bei einer Kur Fruchtsäfte, Sauerkraut, saures Obst und Ähnliches meiden.

Werden die Blätter wie Tee heiß ausgezogen, so kann es wegen der großen Gerbstoffmenge zu Magenbeschwerden kommen. Achtung: Bärentraube kann wehenfördernd sein!

Das Bruchkraut ist in unserer heimischen Flora häufig vertreten. Die während der Blüte gesammelte und getrocknete Pflanze enthält Saponine, Flavonoide, Cumarine und Gerbstoffe.

Bruchkraut wirkt krampflösend vor allem bei chronischen Blasenentzündungen und spastischem Harndrang.

Zubereitung: Das Kraut mit kaltem Wasser übergießen, dann bis zum Sieden erhitzen und nach einigen Minuten abseihen. Bei akuten Beschwerden am besten in einer Mischung mit Bärentraubenblättern täglich zwei bis drei Tassen trinken.

Es gibt viele Kürbissorten, aber nur eine liefert uns jene Kerne, die medizinisch wirksam sind. Die wirksamen Inhaltsstoffe sind Phytosterole, Sitosterin und Phytoöstrogene.

Hausmittel

- **Warme Umschläge**
- **Ansteigendes Sitzbad**
- **Sitzbäder**
- **Kartoffeln**
- **Kürbiskerne**
- **Preiselbeersaft**

Prof. Hademar Bankhofer empfiehlt bei Blasenentzündung eine Reihe bewährter Hausmittel: Tauchen Sie ein Tuch in heißes Wasser, wringen Sie es aus und machen Sie damit Umschläge auf den Unterleib. Oder legen Sie eine Wärmflasche auf.

Legen Sie ein Wolltuch darüber. Und machen Sie einmal am Tag ein heißes Sitzbad, dem Sie 2 l Käsepappeltee beifügen. Gleichmäßige Wärme wirkt heilend. Nehmen Sie 2- bis 3-mal die Woche ein ansteigendes Sitzbad.

Durchführung: Das Wasser in der Wanne sollte etwa 35 °C haben. Setzen Sie sich hinein und lassen Sie im Verlauf von 20 Minuten heißes Wasser dazu, sodass sich das Wasser auf 42 °C erhitzt. Wer ein schwaches Herz hat, darf diese Maßnahme nicht durchführen.

Garen Sie 3 Kilo Kartoffeln, zerdrücken Sie sie, so lange sie heiß sind, und legen Sie den Brei auf die Blasengegend. Ein trockenes Leinentuch darüber, 20 Minuten einwirken lassen.

In der Naturheilkunde kennt man schon lange die Wirkung der Kürbiskerne bei gutartiger → Prostatavergrößerung, vorbeugend und im Anfangsstadium auch heilend. Neue Erkenntnisse ergaben, dass Kürbiskerne nicht nur für den Mann, sondern auch für Frauen wichtig sind zur Vorbeugung und unterstützenden Behandlung bei Reizblase und → Blasenschwäche.

Man kann die weichschaligen Arznei-Kürbiskerne einfach knabbern, es gibt Granulate, die man ins Müsli geben kann oder man verwendet – wenn die Behandlung im Vordergrund steht – hoch dosierte, standardisierte Präparate aus der Apotheke. Wissenschaftler der Frauenklinik in Boston, USA, haben erst kürzlich im Rahmen einer Studie herausgefunden: Preiselbeersaft verringert die Zahl der Bakterien in der Harnblase und senkt die Häufigkeit von Blasenentzündungen. Die Voraussetzung dafür: Man muss über einen längeren Zeitraum 1/4 l Preiselbeersaft täglich trinken, mindestens acht Wochen lang.

Blasenschwäche

→ Harnabgang, unfreiwilliger

Blinddarmentzündung

→ Homöopathie

Bei der Blinddarmentzündung ist der Wurmfortsatz des Blinddarms betroffen. Sein Hohlraum ist nur 1 bis 2 mm weit. Wenn der Inhalt des Wurmfortsatzes vom übrigen Breitransport im Darm abgetrennt wird, können dort Darmbakterien besonders gut gedeihen und zu einer Vereiterung führen. Innerhalb weniger Stunden entstehen heftige Bauchschmerzen. Der Schmerz beginnt im Nabelbereich und wandert erst dann in den rechten Unterbauch. Der Patient liegt mit angezogenem rechtem Bein im Bett – beim Strecken des rechten Beines wird der Schmerz intensiver. Zwei wichtige Druckpunkte führen den Arzt zur Diagnose:

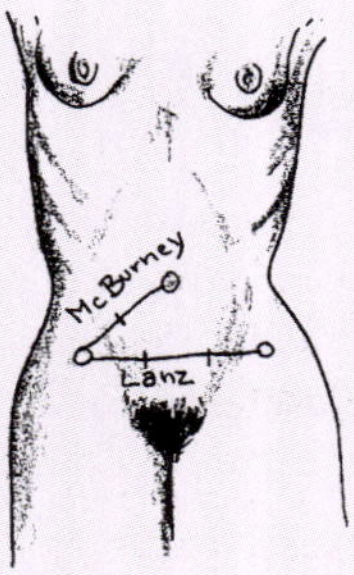

Meist besteht auch Temperaturerhöhung, die Rektaltemperatur ist höher (um 1 Grad) als die unter der Achsel gemessene Temperatur.

Auch Durchfall kann zu Beginn einer Blinddarmentzündung bestehen, später dann ist der Patient verstopft. Die Leukozytenanzahl ist erhöht. Der Blinddarm kann auch spiegelverkehrt im Bauchraum liegen, oder er kann hochgeschlagen sein – die Lage des Schmerzortes ist also nicht allein entscheidend.

Die größte Gefahr liegt im Durchbruch, besonders bei sehr jungen und alten Menschen. Die falsche Einschätzung eines akuten Blinddarms kann schwer wiegende Folgen haben. Bei akuten Bauchschmerzen sofort den Arzt rufen oder ins nächste Spital fahren – lieber einmal zu oft, als einmal zu spät!

Die zeitgerechte operative Entfernung des an sich funktionslosen Wurmfortsatzes beseitigt die Gefahr. Es gibt auch chronisch entzündliche Veränderungen, die nicht dramatisch verlaufen, vor allem wenn der Wurmfortsatz hinter dem absteigenden Dickdarm nach oben geschlagen ist. Es sind dann häufig wiederkehrende Schmerzen im rechten Unterbauch, vor allem wenn die Stuhlentleerung nicht richtig funktioniert. In so einem Fall ist auch die Operation zweckmäßig.

Homöopathie

- Bryonia
- Belladonna
- Mercurius corrosivus
- Lachesis
- Hepar sulfuris
- Apis
- Rhus toxicodendron

Die homöopathische Behandlung einer Blinddarmentzündung gehört in die Hand eines erfahrenen Homöopathen.

Sollten die Mittel aus irgendeinem Grund nicht rasch wirken, muss der Patient sofort ins Spital. Die hier angeführten Arzneien seien nur als Beispiel genannt, wie der Homöopath eine Entzündungsreaktion des Körpers behandelt. Keine Selbstbehandlung!

Bryonia: Die Zaunrübe – häufig gebraucht bei Entzündungen der serösen Häute, wie Bauchfell, Lungen-, Rippenfell (Pleuritis) – findet auch hier ihre Anwendung. Symptome: Pochende, scharfe Schmerzen. Erschütterung, Bewegung, lokale Wärme sind unangenehm. Ruhe bessert. Verlangen nach kalten Getränken. Verstimmt, möchte in Ruhe gelassen werden.

Belladonna: Eher zu Beginn einer Erkrankung angezeigt; pochender, berstender Schmerz im rechten Unterbauch; Berührung ist unangenehm, sogar die Bettdecke kann schon zu viel sein; oft zu kalt trotz Fieberhitze; feuchter Körper. Besserung: Liegen auf dem Bauch, Druck. Der Unterschied zu Bryonia: Rötung, Feuchtigkeit der Haut, rascher Beginn, sprechen für Belladonna.

Bryonia ist mürrischer, trockener am Körper, empfindlich gegen Wärme, wohingegen bei Belladonna fast immer Wärme gewünscht wird.

Mercurius corrosivus: Krampfartige Schmerzen, die nicht durch Stuhl oder Durchfall gebessert werden; brennende, ätzende Schmerzen, aufgeregte Patienten, blutig schleimige Stühle; Speichelfluss, übler Mundgeruch.

Lachesis: Schmerzen im Bauchbereich, hochgradige Berührungsempfindlichkeit, auch am Hals (typisch für Lachesis); Hitzewellen, dunkelrote Färbung des Gesichtes; Stuhlgang erleichtert. Schlimmer durch Wärme, Druck, Ruhe, nach dem Schlaf. Besserung bei Durchfall, durch Bewegung, Ablenkung. Reden erleichtert.

Hepar sulfuris: Die Krankheit entwickelt sich in der Regel langsamer. Unzufriedener, reizbarer Patient; äußerst empfindlich auf Kälte, Wind; Besserung durch feuchte Wärme, Einhüllen.

Apis: Stechender, brennender Schmerz. Trockene Haut bei Fieber. Geschwollener Bauch. Leitsymptom: Durstlosigkeit und Abdecken beim Fieber; besser im Freien, bei kühlen Anwendungen.

Rhus toxicodendron: Auslöser Kälte oder Nässe; ruheloser Patient, kann nicht liegen bleiben, Besserung durch langsame Bewegung. Typisch ist ängstliche Unruhe, die sich nachts verschlimmert.

Weitere Mittel: Phosphor, Arnica, Arsen, Iris, Crotalus horridus.

Nochmals: Die Blinddarmentzündung ist keine Spielwiese für Selbstbehandlung!

Blutdruck, hoher

→ Ernährung
→ Lebensstil
→ Heilpflanzen
→ Kneipp → Hausmittel

Unter Blutdruck versteht man den Druck, mit dem das Blut vom Herzen in alle Winkel des Körpers (großer Kreislauf) und in die Lunge (kleiner Kreislauf) gepumpt wird. Er ist abhängig vom Verhältnis zwischen vorhandener Blutmenge und Weite der Blutgefäße. Die vorhandene Blutmenge ist abhängig von der Aktivität des Herzens. Die normalen Werte betragen bis 140/90. Bei Vorliegen anderer Risikofaktoren wie hohe Blutfettwerte oder Zuckerkrankheit wird der Arzt versuchen, den Blutdruck zu senken. Was darunter liegt, bezeichnet man als niedrigen Blutdruck, was darüber liegt, als hohen Blutdruck.

Der erste Zahlenwert ist der systolische Wert, der den Blutdruck beim Zusammenziehen (Systole) des Herzens angibt, der zweite Wert ist der diastolische Wert, der den Druck bei der Erschlaffung (Diastole) des Herzens kennzeichnet. Hoher Blutdruck bringt meist wenig sichtbare Unannehmlichkeiten, die Gefahr eines Herzinfarkts oder Schlaganfalls ist jedoch groß. Der Blutdruck wird beeinflusst von der Kraft des Herzens, das Nachlassen der Herzkraft lässt den Blutdruck sinken. Die Vermehrung der Blutmenge lässt den Blutdruck steigen. Dickes Blut erhöht, dünnes Blut vermindert den Blutdruck. Verengte, verkalkte Gefäße lassen den Blutdruck steigen. Bluthochdruck gehört in jedem Fall ärztlich kontrolliert und, wenn Lebensstilmaßnahmen nicht ausreichen, behandelt.

Ernährung

- Fett- und kochsalzarme Ernährung

Eine fett- und kochsalzarme Ernährung mit Fisch, Obst und Gemüse ist die erste Maßnahme bei Bluthochdruck, wobei nicht alle Menschen auf die Salzreduktion ansprechen. Bei der Zubereitung Salz durch Küchenkräuter, Knoblauch, Zwiebel ersetzen. Salzreiche Lebensmittel wie Wurst, Schinken, Käse (z. B. Roquefort, Gorgonzola, Schafkäse), Streuwürzen, Suppenwürfel und Fertiggerichte weglassen.

In jedem Fall ist Gewichtsreduktion bei Übergewicht eine wirksame Maßnahme zur Senkung des Blutdrucks!

Lebensstil

- Bewegung
- Entspannung

Viel Bewegung (Ausdauertraining mindestens dreimal die Woche 30 Minuten) schützt das Herz und senkt den Blutdruck.

Stress beeinflusst den Bluthochdruck sehr ungünstig. Alles, was hilft Stress abzubauen (Entspannungsmethoden, ausreichende Nachtruhe, Ausdauersport, Psychohygiene), schützt vor den Folgen des Bluthochdrucks und senkt den Blutdruck.

Heilpflanzen

- Olivenblätter
- Mistelkraut
- Weißdornblüten
- Melisse
- Sonnentau
- Raute
- Mistel
- Baldrian
- Hopfen

Kräutertees können bei leichter Blutdruckerhöhung allein oder zusätzlich zur Therapie hilfreich sein – mit dem behandelnden Arzt absprechen oder den Apotheker fragen.

Rezepturen: Weißdornblüten, Olivenblätter, Mistelkraut, zu gleichen Teilen. Ein Esslöffel dieser Mischung wird mit einer Schale heißem Wasser übergossen, 10 Minuten ziehen gelassen, abgeseiht und 3-mal täglich eine Tasse Tee getrunken.

Melisse, Weißdornblüte, Sonnentau, Raute, Mistel, Olive, Baldrian, Hopfen zu gleichen Teilen. 1 gehäuften Esslöffel mit 1/4 l siedendem Wasser übergießen, zugedeckt 10 Minuten ziehen lassen, abseihen und zweimal täglich trinken.

Der Mistel werden seit urdenklicher Zeit besondere Kräfte nachgesagt, sie wird auch in der Krebsbekämpfung eingesetzt.

Sicher ist, dass die Viscotoxine der Mistel herzwirksam sind und Cholin, Acetylcholin sowie Histamine den Blutdruck beeinflussen. Für den Tee werden die Blätter der Mistel verwendet, sie dürfen aber nicht abgebrüht oder gekocht werden.

Zubereitung: Zwei gehäufte Teelöffel Mistel mit 1/4 l kaltem Wasser übergießen und 10 bis 12 Stunden ziehen lassen. Dann abseihen. Zwei Tassen pro Tag.

Man kann zur Entwässerung, wenn ärztlich empfohlen, auch Heilpflanzen einsetzen. Wassertreibende Heilpflanzen sind z. B.: Birkenblätter, Brennnesselblätter, Goldrutenkraut, Löwenzahnkraut, Löwenzahnwurzel, Schachtelhalm, Selleriefrüchte, Wacholder. Bei Stauungen infolge eingeschränkter Herz- und Nierentätigkeit sind wassertreibende Tees nicht angezeigt. Arzt fragen!

Kneipp

- ▲ **Wechselwarme Anwendungen**
- ▲ **Ansteigendes Armbad**
- ▲ **Oberkörperwaschung**
- ▲ **Wassertreten**

Intensive Kaltreize lassen den Blutdruck steigen und sind für Bluthochdruckpatienten verboten. Wechselwarme Anwendungen, z. B. Wechselarmbad, Wechselfußbad (kalt etwa 18 – 20 °C, warm 36 – 38 °C) fördern die Durchblutung. Wechselbäder. 5 Minuten warm, 10 Sekunden kalt. 2-mal wechseln, warm beginnen, kalt abschließen.

Ein ansteigendes Armbad ist bei leichter Blutdruckerhöhung durch die thermische Gefäßerweiterung, und die dadurch erzielte Kreislaufentlastung und Verbesserung der Herzdurchblutung günstig. – Arzt konsultieren!

Vollbäder sind eine Belastung für Herz und Kreislauf und für Patienten mit Bluthochdruck ungünstig.

Man kann auch regelmäßig eine Oberkörperwaschung durchführen und am Abend Wasser treten. Ferner ist bei mäßigem Bluthochdruck einmal wöchentlich ein Saunabesuch günstig (kalte Tauchbäder sind streng verboten).

Kneippsche Ordnungstherapie wird zur psychischen Entlastung und zur Stresskompensation empfohlen.

Hausmittel

- ▲ **Obst**
- ▲ **Gemüse**

Prof. Bankhofers Tipp: Wer regelmäßig Obst, Gemüse und Getreide isst und Hauptmahlzeiten damit bestreitet, kann unter Umständen seinen Bluthochdruck in den Griff bekommen. Mit frischem Obst und Gemüse bekommt der Organismus z. B. die Mineralstoffe Magnesium und Kalium, genau jene Nahrungsbestandteile, die für den Blutdruck bedeutend sind.

Blutdruck, niedriger

→ Akupressur
→ Homöopathie
→ Heilpflanzen
→ Kneipp → Hausmittel

Unangenehmer als der hohe Blutdruck äußert sich der niedrige Blutdruck, der mit Müdigkeit, Schwindel, Blutleere und mangelnder Durchblutung verbunden ist, dafür aber weniger die Gefäße belastet. Der Blutdruck, ob hoch, ob niedrig, ist jedoch nie Ursache an sich, sondern Folge verschiedener Faktoren, die im Bereich der feineren energetischen Organisation des Körpers liegen. Ein Symptom ist in der Regel das Schwindelgefühl, das bis zum Kollaps gehen kann, wenn sich der Niederdruckpatient aus der Horizontalen aufrichtet.

Manche Patienten hört man in diesem Zusammenhang sagen: »Mir ist, als wäre ich außerhalb meines Körpers« oder »Ich geh wie auf Wolken, als würden die Füße den Boden nicht berühren« usw. manchmal auch verbunden mit veränderten Wahrnehmungen; beispielsweise: »Die Umgebung ist wie durch eine beschlagene Scheibe von mir getrennt, wie ein Schleier, wie Nebel« oder »Die Töne, die Geräusche sind weit weg, klingen verändert«. Manchmal Augensymptome: Lichtblitze, Zacken, eigenartige Ränder des Gesichtsfeldes – all diese Symptome weisen darauf hin, dass der Organismus nicht normal durchblutet und belebt wird. Unter Umständen dauern diese Zustände monate-, jahrelang. Gefäßverengende oder blutdrucksteigernde Mittel wirken eine gewisse Zeit, da sie den Körper chemisch so verändern, dass ein Notprogramm laufen kann – aber das ist nicht Gesundheit.

Naturheilmethoden hingegen können den Zustand wirklich verbessern.

Akupressur

▲ N 1 ▲ M 36
▲ KS 6 ▲ B 15
▲ KS 7 ▲ KG 12
▲ MP 9 ▲ N 6
▲ 3 E 4

Auf ideale Weise können alle Naturheilmaßnahmen durch chinesische Heilmethoden unterstützt und ergänzt werden.

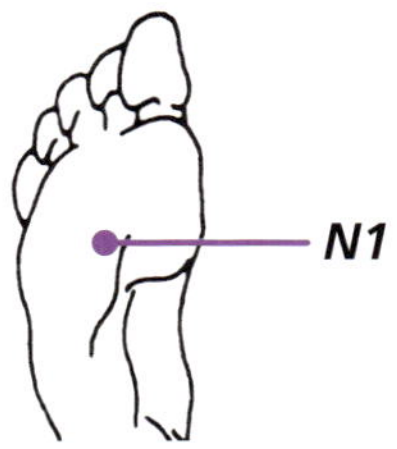

Drücken Sie auf der Fußsohle jeden Tag mehrmals kräftig den Punkt N 1. Auch die Punkte M 36 und KS 6 sollten intensiv bearbeitet werden. M 36 liegt eine Handbreit unter der Kniescheibe und einen Querfinger seitlich außen.

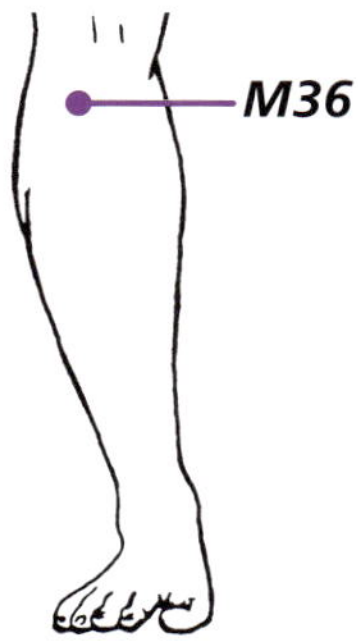

KS 6, die »innere Grenze«, liegt drei Querfinger oberhalb der inneren Handgelenkquerfalte, genau in der Mitte der beiden Unterarmknochen.

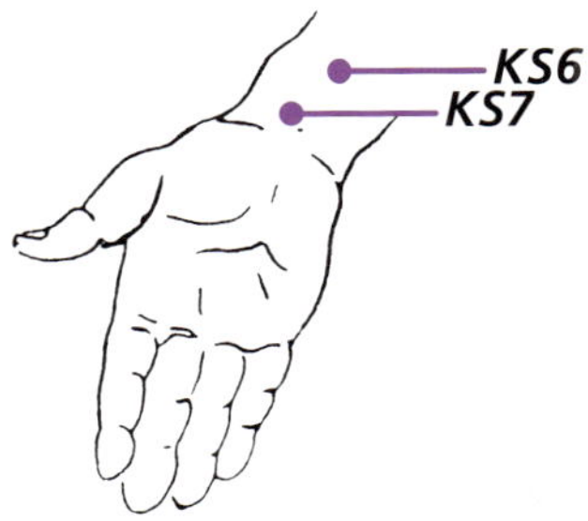

Lokale Erwärmung mit der Moxazigarre oder Zigarette empfehlen wir für die folgenden Punkte: B 15 – »Zustimmungspunkt des Herzens«. Er befindet sich in der Nähe des 5. Brustwirbeldornfortsatzes, zwei Querfinger seitlich der hinteren Mittellinie. Neigen Sie den Kopf nach vor, dann tasten Sie hinten im Nacken in Schulterhöhe eine besonders herausragende Knochenerhebung. Es ist der Dornfortsatz des 7. Halswirbels. Nun zählen Sie einfach fünf Fortsätze nach unten und finden den gesuchten Knochenvorsprung.

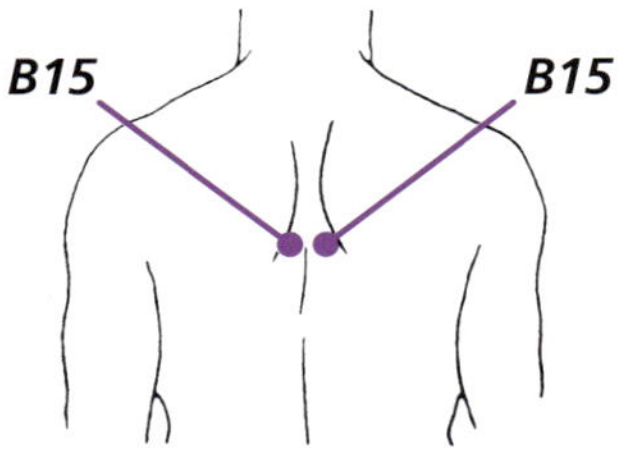

KS 7 – liegt genau in der Mitte der inneren Handgelenkquerfläche und ist ein sehr wichtiger Punkt.

KG 12 – heißt der »mittlere Kanal«. Sie finden den Punkt genau auf der vorderen Mittellinie, auf halbem Wege zwischen unterem Brustbeinrand und dem Nabel.

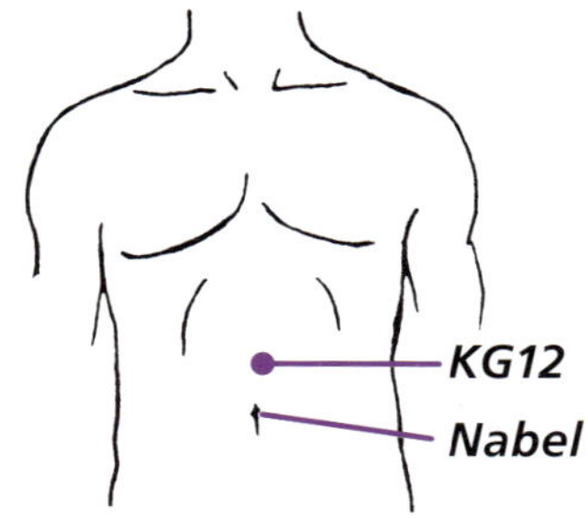

MP 9 – bei gebeugtem Knie liegt der Punkt genau unter dem inneren Knochenvorsprung des Unterschenkels. Angesprochen wird in erster Linie die Bauchspeicheldrüse.

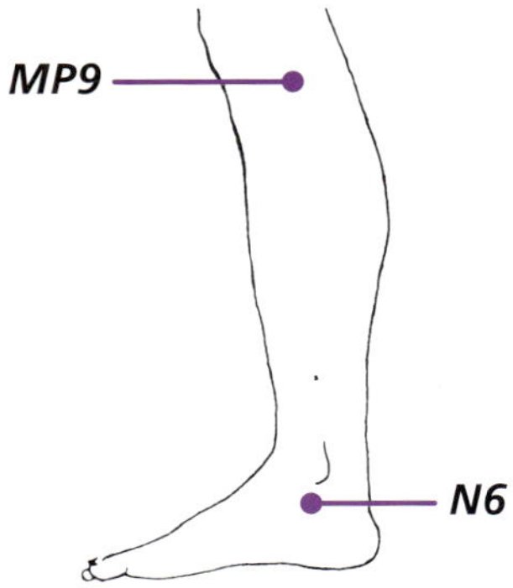

N 6 – »Erleuchtetes Meer«, liegt knapp unter dem Innenknöchel. Druck oder Erwärmung der Zone hilft auch gegen Potenzprobleme.

3 E 4 – Der Punkt befindet sich auf dem Handrücken, fast genau in der Mitte der Handgelenkquerfalte. Wirkt auch gegen Kopfschmerzen, Schulter- und Armbeschwerden.

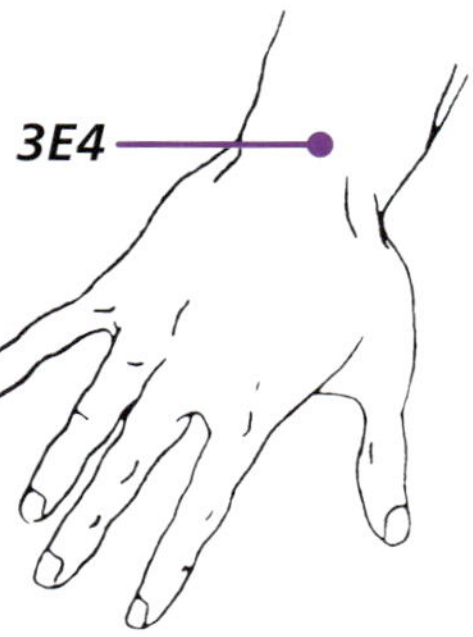

Die Erwärmung und auch der Druck sollen bis zu einer Minute dauern. Die Behandlung erfolgt mindestens drei Wochen. Wer sie nicht konsequent durchführt, darf keine Erleichterung erwarten.

Homöopathie

- Veratrum album
- Tabacum
- China
- Cocculus
- Acidum phosphoricum
- Acidum aceticum
- Acidum muriaticum

Das passende homöopathische Mittel, eingesetzt vom erfahrenen homöopathischen Arzt, wirkt einfach und sicher.

Veratrum album: Schwindel, Schwäche, blaue Hände, Füße und blaue Lippen, kalter Schweiß, große Kälte, aber Verlangen nach kalten Getränken.

Tabacum: Schwäche mit starker Übelkeit; Totenblässe mit eiskalter Haut; nach Luftmangel; überhitzte und/oder überfüllte Räume, Seekrankheit. Verschlechterung bei Öffnen der Augen; verschwommenes Sehvermögen. Besser im Freien und durch frische, kühle Luft. Auch nach dem Genuss von zu vielen oder starken Zigaretten (Zigarren oder Pfeifen) und entsprechenden Symptomen.

China: Schwäche nach Verlust von Körpersäften, die lange anhalten, z. B. durch Stillen, chronische Durchfälle, aber auch länger dauernde exzessive Lebensführung.

Cocculus: Schwäche durch Schlafmangel, lang dauernde Krankenpflege, Schwindel und

Übelkeit durch Fahrten mit Schiff oder Auto (vielleicht das am häufigsten benutzte Reisemittel der Homöopathie). Etwa eine halbe Stunde vor Abfahrt, in der Folge so oft wie nötig. Vegetative Empfindlichkeiten können sich auf diese Weise dauerhaft bessern.

Acidum phosphoricum: Bei Schwindel, Schwächezuständen nach lang dauernder Erregung, Kummer, Sorgen, Enttäuschungen; verbunden oft mit Abmagerung, Müdigkeit, nächtlichen Schweißausbrüchen.

Acidum aceticum: Das Zusammentreffen von Abmagerung, Schwäche, Blutarmut, Appetitverlust, brennendem Durst und reichlichem, blassem Urin verlangt die Essigsäure (Kent). Schwäche v. a. durch Unterernährung, Durchfälle, Schweißausbrüche. Gesicht blass, wächsern, ausgemergelt. Anämie. Tiefe, lang anhaltende Schwäche nach Narkosen, bei chronischen Vergiftungen durch chemische Dämpfe, Rauschmittelsucht; kaum Erholung nach Verletzungen. Familiäre Häufung schwerer, zehrender Erkrankungen.

Acidum muriaticum, Salzsäure: Besondere Ähnlichkeit zum Blut, ruft einen septischen Zustand hervor, ähnlich dem bei heftigem Fiebern mit hoher Temperatur und deutlichem Verfall. Schwäche so groß, dass Patient das Bett hinunterrutscht, zum Sitzen zu schwach; ein Häufchen Elend. Zersetzung der Flüssigkeiten. Unwillkürliche Stühle bei Urinabgang. Blutungen. Mund und Anus sind hauptsächlich befallen.

Weitere Mittel: Arsenicum album (Schwäche nach Überanstrengung der Muskeln). Coca (Schwindel, Kreislaufversagen in größeren Höhen), Anarcadium (Schwäche nach mentaler Anstrengung).

Heilpflanzen

- Rosmarin
- Kampfer
- Taigawurzel
- Ginkgo
- Immergrün

Gerade bei niedrigem Blutdruck sind bewährte Teemischungen gut geeignet, um rasch und unschädlich zu helfen:

Rosmarin (Weihrauchkraut) stammt aus dem Mittelmeerraum und wurde schon im Altertum als Gewürz- und Heilpflanze kultiviert.

Zubereitung: Einen gehäuften Teelöffel der Blätter mit 1/4 l kaltem Wasser übergießen, langsam zum Sieden bringen und sofort abseihen. Morgens und mittags eine Tasse.

Bad: 50 g Rosmarinblätter mit 1 l Wasser aufsieden und 30 Minuten ziehen lassen. Abseihen und dem Badewasser zusetzen. Oder gängige Konzentrate verwenden. Da ein Rosmarin-Bad aktiviert, stört ein abendliches Bad den Schlaf.

Rezeptur für einen blutdrucksteigernden Tee: Rosmarin 20 g, Mistel 10 g, Brasilianischer Mate 20 g. 1 Esslöffel dieser Mischung wird mit einer Schale heißem Wasser übergossen, 10 Minuten ziehen gelassen, abgeseiht und morgens und mittags eine Schale getrunken.

Arzneimittel gegen niedrigen Blutdruck sollten immer nur am Morgen oder spätestens zu Mittag genommen werden, da eine Einnahme am Abend Einschlafschwierigkeiten bringen kann. Der Genuss von koffeinhaltigem Bohnenkaffee oder schwarzem Tee wirkt sich ebenfalls meist positiv auf den niedrigen Blutdruck aus, hat aber nur kurzfristige Wirkung. Mehr als 3 Tassen sind nicht zuträglich und haben unter Umständen unerwünschte Wirkungen. Auch die Taigawurzel (Radix Eleutherokokki) oder Ginsengwurzel kann den niedrigen Blutdruck günstig beeinflussen.

Zur Behandlung von → Durchblutungsstörungen hat sich auch der japanische Tempelbaum (Ginkgobaum) als günstig erwiesen. Die durchblutungsfördernde Wirkung kann unter Umständen die Verwendung am Morgen, wenn der Blutdruck am niedrigsten ist, verbieten. Das Gleiche gilt für das Kleine Immergrün. Ginkgo kommt unter der Wortmarke »Tebonin« und „Tebofortam“ in den Handel (rezeptpflichtig).

Auch als Mittel zur Bekämpfung von Alterserscheinungen am Gefäßsystem wird der Ginkgobaum verwendet.

Das »Kleine Immergrün« (Vinca minor) ist ebenfalls eine Heilpflanze, die zur Förderung der peripheren Durchblutung dient – vor allem zur besseren Hirndurchblutung. Gedächtnisschwäche, Verhaltensstörungen, Sprachstörungen, Reizbarkeit, Schwindel und Kopfschmerzen sind weitere Anwendungsgebiete des Immergrün-Tees bzw. der daraus hergestellten Zubereitungen (Immergrün-Tropfen sind rezeptpflichtig).

Kneipp

- Kalter Knieguss
- Kalter Schenkelguss
- Kalter Armguss
- Kalte Waschung
- Wechselanwendungen

Für eine Immergrün-Kur nimmt man täglich 3-mal 20 bis 30 Tropfen innerhalb der ersten 3 Wochen, dann morgens und abends je 30 Tropfen für weitere 6 Wochen, nach einer Pause von 4 bis 6 Wochen sodann eine weitere derartige kurmäßige Anwendung.

Beim niedrigen Blutdruck hat die kalte Oberkörperwaschung am frühen Morgen ihr Haupteinsatzgebiet.

Nach der raschen kalten Waschung, im Bett sitzend, Pyjama-Oberteil oder Nachthemd ausziehen, beginnend von der rechten Hand den Oberkörper in raschen Strichen kühl waschen, dann sofort wieder zudecken. Nachruhezeit von 1/2 bis 3/4 Stunde. Anschließend Gymnastik, beginnend im Liegen, dann im Sitzen und zum Schluss stehend. Aus dem Kneipp-Repertoire eignen sich weiters besonders gut: der kalte Knieguss, der kalte Schenkelguss, der kalte Armguss, aber auch alle Wechselanwendungen (Wechselfußbad, Wechselarmbad), ferner Bäder mit Rosmarin und Fichtennadelzusatz. Besonders das kalte Armbad wirkt anregend und kann auch zwischendurch, wenn sich vormittags oder nachmittags ein Leistungsabfall ankündigt, rasch durchgeführt werden. Empfehlenswert sind auch Bürstenmassagen und einmal wöchentlich Sauna. Kneipp`sche Ordnungstherapie mit Berücksichtigung der biologischen Rhythmen wirkt ursächlich.

Blutegeltherapie

Eine uralte Behandlungsmöglichkeit, die ab und zu sogar noch in Krankenhäusern angewandt wird, ist die Behandlung mit Blutegeln. Sie saugen, was bekannt ist, Blut und geben ein Sekret ab, das über den Kreislauf in den ganzen Körper kommt und blutverdünnend wirkt.

Verdickungen, Verhärtungen, Ablagerungen, bildhaft gesprochen Schlacken und verbrauchte Bestandteile, werden gelöst und zur Ausscheidung gebracht. Das Sekret des Tieres hilft nun, den Fluss der Energien (des Blutes) wieder in Gang zu bringen.

Ob es sich um Krampfadern, geschwollene, schwere Beine, Bluthochdruck, Blutfülle (plethorische Konstitution) handelt, wo früher mit Aderlässen behandelt wurde, ob es sich um Blutergüsse, akute Entzündungen der Gelenke (Gicht), der Venen und der Neigung dazu oder um Gewebsödeme nach Operationen handelt – im Blutegel besitzen wir einen unschätzbaren Helfer.

In der Praxis zeigt sich, dass bei vielen Menschen eine Abneigung gegen den Egel besteht. Ist es uns möglich, diese Angst aufzuarbeiten und unsere Vorurteile loszulassen, werden wir die Natur als Helfer wiederentdecken.

Der medizinische Blutegel – Hirudo medicinalis – wird für medizinische Zwecke gezüchtet und ist in Apotheken erhältlich (sogar die meisten Krankenkassen bezahlen ihn).

Aufbewahrt werden ein oder zwei Egel in einem größeren Glas (mind. 1,5 l) mit Schraubverschluss, in dem mit Nagel und Hammer Luftlöcher geschlagen werden, denn die Tiere müssen schließlich atmen. In das Glas kommen 2 – 3 cm hoch Kieselsteine und Wasser. Wer ein kleines Aquarium möchte, kann eine Wasserpflanze (das Tier wird's danken) hineinsetzen. Aufbewahrung am Fensterbrett, z. B. in der Küche; das ist nun das Wohnhaus des Egels. Etwa zweimal wöchentlich Wasser wechseln (könnten Sie zum Blumengießen verwenden), etwa alle 1 bis 2 Monate das Glas reinigen. Für das Futter müssen Sie nicht in die Zoohandlung gehen, es besteht aus menschlichem Blut.

Bis weit über ein Jahr kann der Egel mit einer Ration leben und ein Alter von bis zu 25 Jahren erreichen.

Handhabung: Die Haut mit klarem Wasser reinigen, keine Lotionen oder Duftstoffe. Sie nehmen das Glas, schütten das Wasser mit dem Egel in eine Schüssel, aus der Sie nun sehr einfach das Tier mit einem kleinen Glas (z. B. Schnapsglas) herausholen (das Wasser lassen Sie zurückrinnen) und setzen den Egel, wo nötig, an. Er sucht sich selbst eine geeignete Stelle aus. Lassen Sie sich dabei Zeit. Sollte er nicht beißen wollen, ritzen Sie die Haut mit einer Stecknadel o. Ä. an.

Anfangs kann ein Schmerz spürbar sein, da sich das Tier festsaugt und mit seinen winzigen Zähnchen durch die Haut fräst. Der dünne Egel saugt ungefähr eine dreiviertel Stunde und fällt dann, dick geworden, von selbst ab – Sie geben ihn wieder in sein Aquarium. Nun kann die Stelle einige Stunden leicht nachsickern – das ist der so sinnvolle, physiologische Aderlass, bei dem das »alte«, durch das Sekret gelöste Blut herausrinnen kann.

Man kann, wenn nötig, in akuten Fällen häufiger, in chronischen vielleicht alle zwei bis fünf Monate einen oder mehrere Egel anlegen. Es kommt wie immer auf die Umstände an.

Fühlen sich z. B. die Beine wieder schwer und unbeweglich an, mit Flüssigkeit gefüllt – dann ist das der rechte Zeitpunkt. Ob das nun ein Mal in Ihrem Leben ist oder alle paar Wochen – es hängt vom Befinden ab! Im Falle von Gewebeverhärtungen und -veränderungen (Lipomen, Myomen etc.) ist die Anwendung unter Umständen häufig nötig. Die natürliche Umgebung sind Bäche und Biotope, sollten Sie ihn nicht mehr als Behandler zuziehen wollen. Angst vor Infektionen sind unangebracht. Außerdem blutet die Wunde, was ein ganz natürlicher Reinigungsvorgang ist. Hautrötungen, also leichte Entzündungen können vorkommen und verschwinden wieder von selbst oder mit Hilfe eines homöopathischen Mittels (meist Lachesis oder Ledum). Bei Einnahme blutverdünnender Medikamente ist Vorsicht geboten, es kann zu lästigen langen Blutungen kommen. Da ist es günstiger, in Zusammenarbeit mit einem Arzt die Mittel auszuschleichen und erst dann die Egel anzusetzen. Selbstbehandlung ist natürlich möglich. Jedoch ist es ratsam, sich bei Unsicherheiten an einen erfahrenen Arzt oder Therapeuten zu wenden. Egel und Homöopathie schließen einander, wie nach all dem Gesagten leicht verständlich, nicht aus.

Bronchialasthma

→ Asthma

Bronchitis

→ **Heilpflanzen**
→ **Homöopathie** → **Kneipp**
→ **Hausmittel**

Die Ursache für akute Bronchitis sind meistens Viren, Bakterien sind selten Verursacher.

Die Bronchitis beginnt akut, mit trockenem Husten, Schnupfen, Heiserkeit, Brennen hinter dem Brustbein. Mäßiges Fieber. Kommt eine bakterielle Infektion dazu, wird der Husten-Auswurf gelb-grün und das Fieber steigt an. Dann zum Arzt! Vorsicht, wenn der Husten bellend wird und Einatemgeräusche hörbar sind. Es kann vor allem bei Kindern ein Krupp dazukommen.

Vorsicht auch bei Asthmapatienten – ärztliche Behandlung ist angezeigt.

Wenn über einen langen Zeitraum die Bronchitis mehr oder weniger bestehen bleibt – 2 bis 3 Monate bis Jahre hindurch, dann ist die Bronchitis chronisch geworden. Begünstigend sind Rauchen, Umwelteinflüsse, es gibt aber auch »Bronchitisfamilien«. Bei der chronischen Bronchitis kommt im späteren Verlauf häufig Atemnot vor – mit allen negativen Auswirkungen auf Lebensqualität und Beweglichkeit. Wie beim Asthma ist auch bei der chronischen Bronchitis die Funktion der Flimmerhärchen gestört und es kommt zum Schleimstau. Lungenbläschen gehen verloren, es kommt zum Emphysem (Lungenblähung).

Heilpflanzen

- **Sonnentau**
- **Thymian**
- **Spitzwegerich**
- **Malvenblüten**
- **Eibisch**
- **Süßholzwurzel**
- **Anis**
- **Zinnkraut**

Bei Bronchitis kann man dieselben Kräutertees verwenden wie auch bei → Husten und → Asthma.

<u>Hustentee-Rezepturen:</u> Sonnentau 5 g, Thymian 15 g, Spitzwegerich 10 g. Oder Primelwurzel, Wollblumenblüten, Eukalyptusblätter zu gleichen Teilen. 1 EL der Teemischung wird mit 1/4 l heißem Wasser übergossen, 10 Minuten stehen gelassen und dreimal täglich eine Tasse Tee getrunken.

Malvenblüten 10 g, Wollblumen 10 g, Eibischblätter 20 g, Thymiankraut 10 g, Eibischwurzel 20 g, Süßholzwurzel 25 g, Anisfrüchte zerstoßen 5 g. 1 Esslöffel der Teemischung wird mit 1/4 l heißem Wasser übergossen, 10 Minuten stehen lassen, abseihen und dreimal täglich trinken.

Zur Steigerung der Abwehrkräfte ist das Zinnkraut empfehlenswert, damit man vor allem mit chronischen Bronchitiden leichter fertig wird.

Es gibt auch hervorragende Heilkräutermischungen in Gels zu kaufen – bei Kindern auf die Brust aufgetragen, leisten sie hervorragende Dienste.

Homöopathie

- **Aconit**
- **Belladonna**
- **Rumex**
- **Bryonia**
- **Hyoscyamus**
- **Acidum hydrocyanicum**
- **Drosera**
- **Spongia tosta**
- **Ipecacuanha**
- **Sambucus nigra**
- **Pulsatilla**
- **Antimon tartaricum**
- **Kalium bichromicum**
- **Arsenicum album**

Husten ist ein Allerweltssymptom, ist er doch der wichtigste reinigende Vorgang für die Lungen: Es steckt etwas – Schleim, ein Entzündungsgeschehen.

In der Homöopathie hat es sich bewährt, den Husten in einen trockenen und einen mit Auswurf einzuteilen.

Trockener Husten

Aconit: Verzweifelt harter, heiserer, trockener Husten. Stürmischer Beginn, vor allem nach kaltem, trockenem Wind. Nächtliche Ruhelosigkeit. Hohes bis sehr hohes Fieber, Trockenheit. Leitsymptom: eine Wange rot, die andere weiß.

Belladonna: Auch da rascher Beginn. Schmerzhafter Kehlkopf, trockenes, wundes Gefühl im Rachen, kitzelnder, kurzer bellender Husten, Heiserkeit, Keuchhusten, Krupp, oft blutiger Auswurf. Verschlechterung: Berührung, Bewegung, hinlegen. Besserung: Ruhe, halb aufrechte Lage im Bett.

Rumex: Höchst empfindlich gegen kalte Luft; Heiserkeit; schlimmer abends; nach Kälte; die Stimme wird unsicher. Kitzeln im Hals (-grübchen). Trockener, quälender Husten durch geringstes Einatmen kalter Luft; Patient hüllt den Kopf in die Bettdecke, um die Luft zu erwärmen; wenig oder gar kein Auswurf. Der Husten ist schlimmer in kalter Luft. Raues Gefühl in Kehlkopf und Luftröhre beim Husten. Oftmals wertvolles Begleitsymptom zur Bestimmung der Arznei ist vermehrter Harndrang oder -abgang.

Bryonia: Kann man dem Rumex gegenüberstellen. Harter, trockener, oft im Brustkorb schmerzender Husten; jedoch besser im Freien oder in der kühlen Luft! Verschlechterung: Eintritt ins warme Zimmer, Wetterwechsel auf warm; bei Bewegung. Besserung: im Freien; durch kräftigen, jedoch nicht warmen (!) lokalen Druck, in vollkommener Ruhe, möchte auch in Ruhe gelassen werden, da oft missgelaunt und unleidlich. Trockenheit der Schleimhäute. Typisch im Sommer nach Überhitzung. Bryonia ist auch ein großes Mittel bei Entzündung der serösen Häute (Rippenfell), bei Lungenentzündung (solides homöopathisches Können erforderlich!).

Leitsymptom kann der große Durst auf Kaltes sein. Kinder, die Bryonia brauchen, wollen nicht getragen oder geschaukelt werden, sind unleidlich, man kann ihnen nichts recht machen, können die Eltern zur Verzweiflung bringen, dabei ist es so einfach: Sie in Ruhe lassen und Bryonia geben!

Hyoscyamus: Als homöopathisches Codein bezeichnet. Entnervender nächtlicher Reizhusten, krampfartig, trocken, beim Hinlegen; beim Reden; besser durch Aufsetzen.

Acidum hydrocyanicum (landläufig als Blausäure bekannt): Erstickender, krampfartiger Husten, Erbrechen, asthmatischer Husten. Geräuschvolle, erregte Atmung. Asthma mit Zusammenschnürung des Rachens. Keuchhusten, blaue Lippen.

Drosera: Einzige Fleisch fressende Pflanze Mitteleuropas; eines der großen Hustenmittel. Spastischer, trockener, quälender Husten, Keuchhusten; Anfälle folgen rasch aufeinander; kann kaum atmen; Erstickungsanfälle. Husten sehr tief und heiser. Gelber Auswurf mit Blutung aus Nase und Mund; Würgen. Tiefe heisere Stimme; Kehlkopfentzündung. Raues, kratzendes Gefühl tief im Schlund und im weichen Gaumen. Gefühl, als ob Krümel im Hals steckten oder eine Feder im Kehlkopf. Quälender, kitzelnder Husten bei Kindern – nicht unbedingt am Tag, aber beginnt, sobald der Kopf das Kissen berührt. Asthma beim Sprechen mit Zusammenschnürung des Rachens.

Spongia tosta: Starke Trockenheit aller Luftwege. Heiserkeit; Kehlkopf trocken, brennend, eingeschnürt. Kehle berührungsempfindlich; Atmung kurz, keuchend, schwierig; Kloßgefühl im Hals. Verschlechterung: beim Einatmen, vor Mitternacht. Besserung: nach Essen oder Trinken, besonders nach warmen Getränken oder Suppen (Spongia ist jodhaltig). Trockener, chronischer Reflexhusten (Herzbeteiligung). Husten von einem Punkt tief in der Brust, als ob es dort rau und wund wäre, kann nicht unterdrückt werden. Brust schwach; kann kaum sprechen. Verschlechterung: kalte Luft. Besserung:

bei tief liegendem Kopf und im warmen Zimmer, Beklemmung und Hitze in der Brust.

Ipecacuanha: Krampfartiger Husten; Kinder können steif sein, blaue Lippen, blaues Gesicht, kann kaum atmen, reichliche zähe Schleimabsonderung; Übelkeit, besser durch Erbrechen, große Schwäche nach dem Anfall.

Sambucus nigra: Brustbeklemmung mit Druck im Magen und Übelkeit. Heiserkeit mit zähem Schleim in der Kehle. Anfallsartiger und erstickender Husten, um Mitternacht kommend, mit Weinen und Atemnot. Spastischer Krupp. Trockener Schnupfen, Nase trocken und verstopft. Lockerer, erstickender Husten. Beim Trinken muss das Kind von der Brustwarze lassen, Nase ist verstopft, kann nicht atmen. Kind wacht plötzlich auf, fast erstickend, wird blau und kann nicht ausatmen.

Weitere Mittel, die ebenfalls in Frage kommen: Cuprum (Krämpfe, Keuchhusten); Coccus cacti (Erbrechen von klarem Schleim, Würgen, oft Mittel nach dem Keuchhusten); Corallium rubrum (Reiz und Schleim im hinteren Rachenraum, rasch aufeinander folgende Hustenanfälle).

Rasselnder, lockerer Husten

bedarf im Allgemeinen weniger häufig einer Intervention, da es sich meist (Ausnahme sind sehr schwache und alte Menschen) um einen Lösungsprozess handelt.

Pulsatilla: Vor allem morgens lockerer Husten; Auswurf abends, trocken. Besserung: frische Luft, im Freien, leichte Bewegung. Schlechter: abends, warmes Zimmer. Leitsymptom: wenig bis kein Durst.

Antimon tartaricum (Brechweinstein), auch als Tartarus emeticus in der Homöopathie geläufig: Geschwächte, verfallene Patienten, zäher, weißer Schleim, der nicht befriedigend herauskommt, Lungen rasseln und sind voll. Atemnot, Lungenödem. Verschlechterung: im warmen Zimmer, im Liegen, nachts, dämpfige Luft. Besserung: aufsetzen, frische Luft.

Kalium bichromicum: Viel zäher, gelblicher, klebriger Schleim, der nur schwer heraufgebracht wird. Schmerz ober und hinter dem Brustbein. Chronische Sinusitis. Besserung: Wärme. Verschlechterung: entkleiden, Kälte.

Arsenicum album: Meist führen die Allgemeinsymptome zum Mittel – Ruhelosigkeit, Angst, große Schwäche, nächtliche Verschlimmerung, Erschöpfung, brennende Schmerzen in der Brust. Erstickender Katarrh, geräuschvolle Atmung, eventuell blutiger Auswurf, Durst nach warmen Getränken in kleinen Mengen.

Weitere Mittel beim feuchten Husten sind Kalium carbonicum, Ipecacuanha, Hepar sulfuris.

Kneipp

- Brustwickel
- Heusack

Bei Bronchitis ist der Brustwickel die Anwendung der Wahl. Er reicht von der Achselhöhle bis zur Gürtellinie.

Der Brustwickel soll in erster Linie warm verabreicht werden. Man tränkt das Wickelleinen in Eukalyptus- oder Thymianaufguss und legt den Wickel fest im Zug-Gegenzug-Verfahren an. Man kann auch fertige Zusätze verwenden. Die Wirkung ist sekretlösend und schmerzlindernd.

Sehr gut bewährt sich bei schmerzhafter Bronchitis auch der warme Heusack. Ein grobporöses Leinensäckchen wird mit Heublumen gefüllt, im Rohr oder über Dampf erhitzt und auf die Brust gelegt. Darüber Wickel fest anlegen.

Achtung: Hautprobe – Der Heusack darf nicht zu heiß sein. Bei Herzerkrankungen muss man den Arzt fragen.

Schleimlösende und das Aushusten erleichternde feuchtwarme Inhalationen mit den vorhin angeführten Heilpflanzen zeigen gute Wirkung. Ordnungstherapie mit den richtigen Verhaltensweisen und der Vermeidung schädigender Stoffe wie Nikotin und anderer Noxen, hilft, der Bronchitis vorzubeugen, bzw. schützt vor dem Chronischwerden. In jedem Fall empfiehlt es sich, in Grippezeiten rechtzeitig vorzubeugen und sich abzuhärten (→ Abhärtung). Heusäcke gibt es in Drogerien zu kaufen.

Hausmittel

- **Eisenkraut**
- **Kandiszucker**

Prof. Hademar Bankhofer empfiehlt: Gurgeln Sie mehrmals am Tag mit Eisenkrauttee. Trinken Sie 3 Wochen lang täglich 1 Liter Salbeitee: 1 Liter kaltes Wasser mit 2 gehäuften Esslöffeln Salbei zustellen, 3 Minuten kochen lassen, durchseihen, über den ganzen Tag verteilt trinken.

Ein ganz besonders wirkungsvolles Rezept gegen den Bronchienschleim: Lassen Sie 50 g Kandiszucker, am besten den braunen, in 1 Tasse Kochwasser von Kartoffeln einmal aufkochen. Dann trinken Sie die Flüssigkeit in kleinen Schlucken. Machen Sie das einige Tage.

Bruker-Diät

Der Internist Max Anton Bruker, geboren 1909 in Baden-Württemberg, entwickelte eine Vollwertkost mit sehr eigenwilligen Zusatzempfehlungen. Die Vollwertkost ist eine Kost, die der Mensch braucht um gesund und leistungsfähig zu bleiben. Die Bruker-Vollwertkost stammt ausschließlich aus biologischem Anbau. Er teilte die Nahrung in zwei Gruppen: in Lebensmittel, die reich an Vitalstoffen, die natürlich und lebendig sind, und in Nahrungsmittel, die laut Bruker keine Vitalstoffe enthalten und tot und somit wertlos seien. Bruker verzichtet in seinem Ernährungskonzept vollständig auf Zucker, Milch und Milchprodukte sollten nur selten aufgenommen werden. Was die Bruker-Kost von den modernen Ernährungsrichtlinien unterscheidet ist auch seine Einstellung zum Thema Fett. „Fett macht nicht fett“ und „Butter kann durch nichts ersetzt werden“ sind seine Botschaften. Bruker führte alle Krankheiten auf falsche Ernährung zurück.

Die Bruker-Kost als Allheilmittel zu sehen ist sicher falsch. Seine Ablehnung von pasteurisierter Milch entspricht nicht den modernen Erkenntnissen über diese Art der Hygiene. Eine so radikale Vollwertkost ist außerdem nicht allen Menschen zuträglich. Was man Bruker positiv anrechnen kann, ist sein Engagement dafür, dass Ernährung eine zentrale Rolle für die Gesundheit spielt und dass Vollwerternährung für den Menschen gesund ist.

Bulimie

Die Bulimie (Bulimia nervosa) ist eine immer häufiger auftretende Essstörung, die meist etwas später als die Magersucht beginnt (in der Jugend oder im frühen Erwachsenenalter). Etwa 2 bis 4 % der Frauen zwischen 20 und 35 Jahren sind betroffen. Lange Zeit wird diese Essstörung nicht erkannt, weil die Betroffenen meist normalgewichtig sind.

Die Hauptmerkmale der Ess-Brech-Sucht sind Essattacken, bei denen große Mengen fett- und kohlenhydratreicher Kost verschlungen werden, gefolgt von kompensatorischen Verhaltensweisen zur Verhinderung einer Gewichtszunahme, z. B. Erbrechen, Abführmittelmissbrauch, stark gezügeltes Essverhalten. Zudem kommt es zu einer übertriebenen Beschäftigung mit dem eigenen Körpergewicht und zu weitgehender Abhängigkeit des Selbstwertgefühls vom Aussehen, verbunden mit einer starken Gewichtsphobie.

Zwei Formen der Ess-Brech-Sucht:

1. *„Purging-Typ“: Regelmäßige Episoden von Essattacken mit anschließendem Erbrechen oder Abführmittelmissbrauch.*
2. *„Nicht-Purging-Typ“: Während der Episoden von Essattacken werden unangemessene, gegensteuernde Maßnahmen getroffen: Fasten, Hungern oder übermäßige körperliche Aktivität – kein Erbrechen und keine Abführmitteleinnahme.*

Naturheilkundliche Methoden können nur begleitend zur ärztlichen bzw. psychotherapeutischen Behandlung durchgeführt werden.

Was tue ich bei Verdacht auf eine Essstörung?

Die Betroffene vorsichtig ansprechen, allerdings ohne zu moralisieren, ohne das Essverhalten sofort in den Mittelpunkt zu stellen.

Versuchen, über die medizinische Schiene die Betroffenen zu einer Untersuchung beim Hausarzt zu bewegen.

Wenn eine einigermaßen gute Gesprächsbasis vorhanden ist, können auch weitere Informationen gegeben werden (Bücher, Adressen bzw. Telefonnummern von Selbsthilfegruppen).

Ziel ist eine psychologische Behandlung oder eine Psychotherapie.

Die Kontaktaufnahme mit den wichtigen Bezugspersonen der Betroffenen, vor allem mit Freunden, haben sich als günstig erwiesen (Ressourcenaktivierung).

Auch das eigene Verhalten soll hinterfragt werden, vor allem in Bezug auf das eigene Essverhalten oder anderes Suchtverhalten. Die Verantwortlichkeit für das eigene Verhalten sollte betont werden.

Bei einem stark gestörten Essverhalten ist eine zu hohe oder zu lange Toleranz gefährlich.

Buchempfehlung:
Besessen vom Essen. Kneipp-Verlag 2004.

Kennzeichen der Ess-Brech-Sucht:

- *Häufige Essanfälle*
- *Kompensatorische Verhaltensweisen: Erbrechen, Abführmittelmissbrauch, übermäßige Bewegung*
- *Angst vor Gewichtszunahme (Gewichtsphobie)*
- *Soziale Isolierung*
- *Schmerzen in Hals, Speiseröhre und Magen*
- *Starke Zahnzerstörungen*
- *Angst vor Ablehnung und Verlassenwerden*

Burn-out-Syndrom

→ Akupressur
→ Heilpflanzen → Kneipp
→ Lebensstil

Die Burn-out-Forschung begann in den 70er Jahren des vorigen Jahrhunderts in den USA. Man bezeichnet damit einen schleichend einsetzenden Prozess, der durch einen Verlust an Energie und durch Erschöpfung, auch im emotionalen Bereich, gekennzeichnet ist.

Die Kontakte mit anderen Menschen überfordern zunehmend, die Reaktionen gegenüber Mitmenschen werden zynischer, distanzierter und herzlos. Das Gefühl des Ausgebranntseins führt zu einer verringerten Leistungsfähigkeit und dazu, dass man sich in seiner Arbeit immer weniger kompetent fühlt. In der Folge können sich Schlaflosigkeit, Schwäche, Anfälligkeit für Krankheiten, Kopfschmerzen, Verspannungen, Verdauungsstörungen, depressive Verstimmungen einstellen, die nun ihrerseits wieder das Ausgebranntsein verstärken – ein Kreislauf, aus dem man schwer herauskommt. Etwa 10 – 30 Prozent der Berufstätigen sind – sehr unterschiedlichen Schätzungen zufolge – vom Burn-out bedroht.

Zu Burn-out kommt es nur bei berufstätigen Menschen, nicht bei Rentnern. Es betrifft Menschen, die eine sehr hohe soziale Verantwortung tragen, eng mit anderen Menschen zusammenarbeiten müssen und sehr stark von anderen abhängig sind. Vor allem typische Helferberufe sind gefährdet: Krankenschwestern, Pfleger, Ärzte, Sozialarbeiter, Lehrer.

In letzter Zeit dehnen sich die Untersuchungen aber auch auf andere Dienstleitungsberufe aus. Menschen, die sich selbst sehr hohe berufliche Ziele setzen, dadurch andauernd die Diskrepanz zwischen Erwartungshorizont und Realität sehen, geraten zunehmend unter Druck, verursacht durch Enttäuschung und Frustration. Auch ständiger Zeitdruck und geringe Handlungs- und Entscheidungsfreiräume, die Unfähigkeit „Nein“ zu sagen, Mehrfachbelastung von Beruf, Haushalt, Kindererziehung und Pflege kranker Angehöriger sowie eine schlechte Gesprächsbasis in Beruf und Familie sind Wegbereiter des Ausgebranntseins. Ärztliche und psychologische Hilfe sind angezeigt. Die beste Vorbeugung gegen Burn-out ist eine realistische Einschätzung der Aufgaben, denen man sich stellen muss. Burn-out kann jeden treffen, Menschen, die mit viel Begeisterung und Idealismus an eine Sache herangehen, sind mehr gefährdet.

Historisch gesehen muss man erwähnen, dass sich die Wiener Psychiatrische Schule in der ersten Hälfte des zwanzigsten Jahrhunderts mit diesem sehr facettenreichen, zu ihrer Zeit noch nicht so häufigen Krankheitsbild beschäftigt. Dr. Julius Wagner-Jauregg und später Dr. Otto Kauders sprachen von einem „Nerven-Zusammenbruch“.

Burnout-Symptome

- ***Körperliche Symptome***
  Energiemangel, chronische Müdigkeit, Schlafstörungen, Schwäche, Anfälligkeit für Krankheiten, Kopfschmerzen, Übelkeit, Verspannungen
- ***Emotionale Erschöpfung***
  Niedergeschlagenheit, Hilflosigkeit, Hoffnungslosigkeit, bis hin zu psychischen Krankheiten
- ***Geistige Erschöpfung***
  Negative Einstellung zu sich selbst, zur Arbeit und zum Leben, Verlust von Selbstachtung, Minderwertigkeitsgefühle, Überforderung

Für Burn-out typisch sind

- *Langsamer, schleichender Verlauf*
- *Ursprünglich vorhandene Begeisterung („Feuer und Flamme“)*
- *Zynische Einstellung zu den Berufskollegen*
- *Negative Einstellung zum Beruf*

Akupressur

- ▲ N 1
- ▲ M 36
- ▲ KS 6
- ▲ H 7

Beim Burn-out kann die schulmedizinische Therapie dem Patienten nicht optimal helfen, daher ist eine zusätzliche TCM-Therapie mit Akupunktur, TENS (transkutane elektrische Nervenstimulation) und Selbsthilfe angezeigt. Die Eingeweide arbeiten nicht optimal, die Blut- und Energiezirkulation ist gestört.

Es wird hier gerne vom Patiententyp mit Fülle-Symptomatik gesprochen, mit folgenden Symptomen: Ein- bzw. Durchschlafstörung, rote Augen, Kopfschmerzen, leichte Erregbarkeit, Mundtrockenheit, viele Träume, innere Unruhe, Schwindel, Magen-Darm-Beschwerden etc. Auf der anderen Seite gibt es den Patiententyp mit Leere-Symptomatik: Vergesslichkeit, feuchtwarme Fußsohlen und Handflächen, Müdigkeit, Mundtrockenheit, Depression, wenig Appetit, Stuhl ist meist weich und ungeformt, auch Kreuzschmerzen, Kopfschmerzen, Schwindel, Schreckhaftigkeit, Ängstlichkeit.

Die Behandlung unterscheidet sich in beiden Fällen hauptsächlich in der Reizdosierung und im Verlauf. Im Falle der so genannten Fülle kann der Behandlungsreiz stärker sein. Die Besserung tritt schneller ein. Im Falle der so genannten Leere muss man den Behandlungsreiz schwächer setzen. Man benötigt allgemein eine höhere Behandlungszahl.

Für die Behandlung des Burn-out-Syndroms mit Akupressur werden die Punkte N 1, M 36, KS 6 und H 7 gedrückt; bei Anwendung der Moxibustion werden die Punkte M 36 und KG 6 erwärmt.

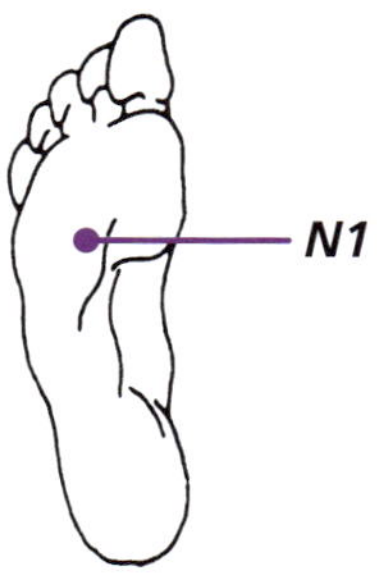

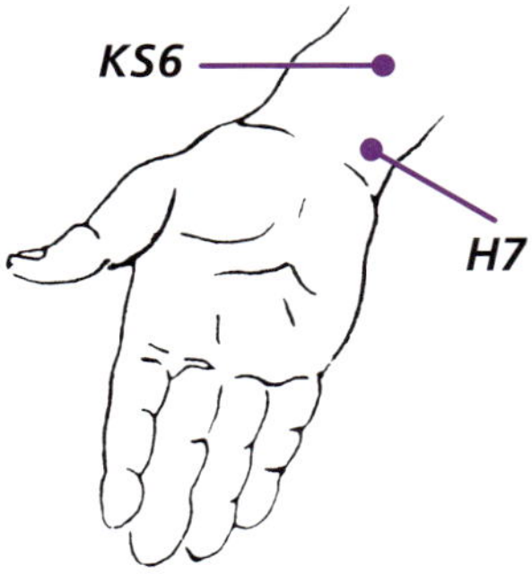

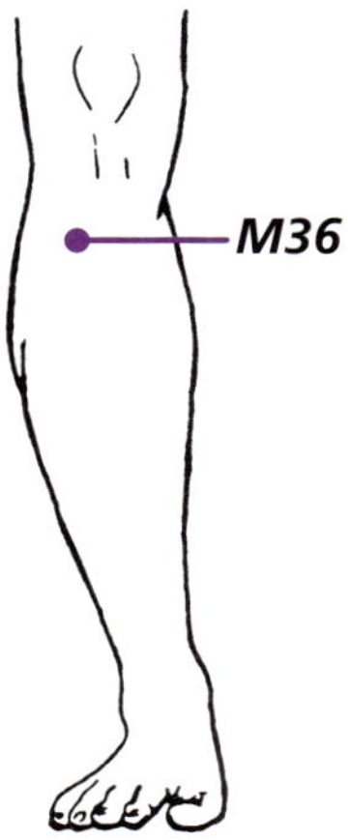

Homöopathie

- ▲ Acidum phosphoricum
- ▲ Phosphor
- ▲ Kalium phosphoricum

Wir leben in einer Zeit, in der Nervenerkrankungen – zu denen letzten Endes auch das Burn-out-Syndrom gehört – in einem unvorstellbaren Ausmaß zugenommen haben. Besondere Ursachen, die zur Schwächung des Nervensystems und damit des ganzen Menschen führen, sind nach Ansicht des Homöopathen:

Die Orientierungslosigkeit, wo-raus die ununterbrochene auszehrende Überforderung des Menschen folgt (der Alltag mit seinem hohen Lebensstandard, die Schulden, daraus resultierend oft genug die Doppelbelastung der Frauen).

Die unzähligen technisch-elektrisch-strahlenbedingten Einflüsse, die die feinere elektrische Organisation des Körpers desorganisieren können, wodurch Krankheiten der Nerven oder anderer Organe entstehen.

Werden Krankheiten unterdrückt, stellen sie eine chronische Belastung für das ganze System dar. Kräfte und Energien können den Körper nicht normal durchströmen. Dieser Stau wirkt sich mit entsprechenden Folgen vor allem auf das Nervensystem und die Psyche aus.

Ein Mittel, das sich häufig bewährt hat, ist Kephalodoron der Firma Weleda, in der Schweiz unter Biodoron erhältlich (enthält Eisensulfat und Quarz).

<u>Dosierung:</u> Einige Male halbstündlich eine halbe Tablette in wenig Wasser aufgelöst, dann eventuell stündlich. Wie immer bei Besserung aufhören.

Da viele Erkrankte große Sucher nach dem Wesentlichen sind, liegt der Beginn der Behandlung vielleicht darin, der Suche eine Richtung zu geben, die in all dem Elend den dahinter stehenden Sinn zu finden trachtet.

Acidum phosphoricum:
ist das Mittel der nervösen Schwäche. Kummer, Überanstrengung durch Lernen, mentale und/oder Computer-Arbeit, durch Schock oder lang anhaltenden Kummer; Schwäche des Körpers, Blässe, Anämie, Ringe unter den Augen; Teilnahmslosigkeit. Verbesserung: Wärme, Ruhe, Schlaf.

Phosphor: tief wirkendes Mittel; passt für feinfühlige, sensible, überempfindliche Patienten; groß, abgemagert, ausgezehrt; die Schwäche greift die peripheren Nerven an, Zittern, Gangunsicherheit; oft brennendes Gefühl an der Wirbelsäule; Blässe. Besserung durch Kühle, im Freien, kalte Getränke, Schlaf.

Kalium phosphoricum: Übersensible, nervöse, zarte Menschen, die sich durch lange Leiden, durch Sorgen und Ärger und viel mentale Tätigkeit verausgabt haben. Ebenso passt es für Menschen, die nach sexuellen Exzessen und Lastern zusammengebrochen sind. Es ist ein lange nachwirkendes Antipsoricum. Es hilft anämischen Kranken. Angstgefühl nach dem Essen, um die Zukunft, um Gesundheit oder Seelenheil. Wann immer der Kranke erwacht, bedrückt ihn die Angst und er wird hypochondrisch. (Kent). Taubheit, Zuckungen. Verschlechterung im Freien, in der Kälte, durch Essen. Besserung durch Bewegung, Hin-und-Her-Gehen.

Weitere Mittel: Acidum picrinicum, Arsen, Cimicifuga, Gelsemium, Hypericum, Ignatia, Natrium muriaticum, Nux vomica, Pulsatilla, Silicea.

Von den Urtinkturen, die sich bewährt haben, seien Hypericum (Johanniskraut), Avena sativa (Baldrian), Passiflora (Passionsblume) und Lavendel erwähnt. Diese können auch ergänzend zu homöopathischen Mitteln gegeben werden, um dem Nervensystem spezifische natürliche Kräfte zu geben.

Wenn man sich bei Burn-out zu einer homöopathischen Behandlung entschließt, sollte man mit einem homöopathischen Arzt ein ausführliches Gespräch führen, der unter Einbeziehung der Konstitution und der Lebensumstände einen umfassenden Behandlungsplan aufstellt.

Heilpflanzen

- Baldrian
- Johanniskraut
- Hopfen
- Melisse
- Lavendel
- Hafer

Zu den hilfreichen Pflanzen bei Nervenbelastungen zählen vor allem der Baldrian und das

Johanniskraut, die auch bei der Magenberuhigung eine Rolle spielen. Aber auch Hopfen, Melisse, Lavendel und Hafer stärken die Nerven.

Bitterstoffe, Harzsubstanzen, ätherisches Öl und Gerbstoffe schätzen nicht nur die Biertrinker am Hopfen. Dieses Schlinggewächs, das in Mitteleuropa sowohl wild als auch kultiviert vorkommt, hat männliche und weibliche Blüten, wobei lediglich die weiblichen Blüten mit ihren Schuppen und Hopfendrüsen für die Bier- und Arzneierzeugung von Interesse sind.

In sehr vielen Teemischungen (Blutreinigungs-, Magen-, Beruhigungs- und Schlaftees) ist Hopfen enthalten, aber auch Hopfen allein wirkt beruhigend und etwas antidepressiv.

Zubereitung: 1/4 l kochendes Wasser über zwei gehäufte Teelöffel Hopfenblüten gießen und 15 Minuten ziehen lassen, langsam trinken.

Als Beruhigungsmittel zweimal täglich eine Tasse. Als Schlafmittel etwa eine halbe Stunde vor dem Zubettgehen eine Tasse trinken, wobei die Kombination mit Baldrian die Wirkung verstärkt.

Hopfen wirkt durch seine Gerb- und Bitterstoffe auch appetitanregend, außerdem hat Hopfen einen günstigen Einfluss auf den Periodenzyklus und unterstützt die Umstellung im Klimakterium.

Wenngleich Haferflocken einen wichtigen Platz in der gesunden Ernährung einnehmen – als Beruhigungsmittel hilft Hafer schneller, wenn alkoholische Auszüge aus den Körnern hergestellt werden.

Zubereitung: Haferkörner mit verdünntem Weingeist im Verhältnis 1 : 10 ansetzen.

Mehrmals täglich zwischen 5 und 15 Tropfen der Tinktur mit Wasser vermischt einnehmen. Bei akuter Schlaflosigkeit helfen 20 Tropfen – sie müssen allerdings 2 bis 3 Stunden vor dem Zubettgehen eingenommen werden.

Es gibt hervorragende fertige Tinkturen in der Apotheke.

Eine ausgezeichnete Teemischung, um Einschlafstörungen zu überwinden:

Rezeptur: Johanniskraut 30 g, Melissenblätter 30 g, Weißdornblüten 30 g, Hopfenzapfen 20 g, Baldrianwurzel 15 g, Hagebuttenfrüchte mit Samen 15 g. Zwei bis drei Teelöffel dieser Mischung werden mit 1/4 l siedendem Wasser übergossen und zugedeckt etwa 10 bis 15 Minuten lang ausgezogen. Nach dem Abseihen ist der Tee gebrauchsfertig.

Hinweis: Schlaf- und Beruhigungsmittel nicht abrupt absetzen, sondern ausschleichend reduzieren. Eine Woche 3/4 Dosis, eine Woche 1/2 Dosis, eine Woche 1/4 Dosis, eine Woche 1/8 Dosis usw.

Mit einem guten Kräutertee kann man die notwendige Flüssigkeitszufuhr tagsüber verbessern und auf den überhöhten Kaffeekonsum, der Magen, Darm und das Vegetativum negativ beeinflussen kann, verzichten. Mangelnde Flüssigkeitszufuhr tagsüber ist an sich oft Ursache von Leistungsabfall und Müdigkeit. Eine gute Teemischung, die man schon zu Hause zubereiten und in einer Thermosflasche zur Arbeit mitnehmen kann:

Rezeptur Gesundheitstee: Je 3 g Pfefferminze und Fenchel, je 8,8 g Orangenblüten, Nubienblüten, Schwarze Ribiselblätter, Brombeerblätter und Hagebutten. Einen gehäuften Kaffeelöffel davon mit 1/4 Liter siedendem Wasser überbrühen, einmal kurz aufkochen, 10 Minuten zugedeckt ziehen lassen, mit Zucker, Honig oder Süßstoff gesüßt zu den Mahlzeiten und zwischendurch 1 Tasse trinken. Entsprechende Tagesmenge in der Thermosflasche aufbewahren.

Mit dem Tausendguldenkraut-Tee und anderen Bitterdrogen kann man den Appetit verbessern, wenn Appetitlosigkeit die Freude am Essen nimmt. Achtung: Nicht bei Sodbrennen!

Mit entspannenden, mäßig warmen (nicht über 36 °C) Kräuterbädern (Baldrian, Hopfen, Melisse, Lavendel) lässt sich ebenfalls der Tagesstress abbauen.

Sebastian Kneipp über den Baldrian

» **Dass im Baldrian etwas Besonderes stecken muss, darüber belehren uns die Katzen, die er so betäubt, dass sie sich in ihm wälzen.** «

Kneipp

▲ Regulationstherapie

Burn-out ist keine schicksalsbedingte, unvermeidbare Erkrankung, sondern ist zu einem hohen Prozentsatz selbst gemacht. Unsere Zeit und ihre Gesellschaft geben Normen vor, die durch Summation von individuell überfordernden Einzelfaktoren in das Unheil führen.

Als Gegenpol gibt es aber genügend Informationen, mit denen vor bösen Folgen gewarnt wird. Die mögliche Symptomenflut ist oben angeführt und die ersten merkbaren Veränderungen sollten ernst genommen werden. Je früher die notwendige Umkehr erfolgt, umso besser sind die Chancen, sie wieder völlig los zu werden und einen Neuanfang zu starten. Eine realitätsbezogene Standortbestimmung wird helfen, auslösende unerreichbare Zielsetzungen durch falschen Ehrgeiz, Frustration, störende soziale Kontakte usw. zu erkennen, auszuschalten und zu umgehen. Humane Wertvorstellungen, auch wenn sie von manchen Zeitgenossen als „Schnee von gestern" bezeichnet werden, sollen an die Stelle von „Prestigedenken" treten. Die Freizeit muss zur Kompensation unvermeidbarer extremer Belastungen genützt werden. Das soll heißen, einer schweren Belastung muss eine ausreichende Ruhepause nachfolgen. Freizeit – Abend, Wochenende, Urlaub – soll nicht zu neuerlichem Überstress führen. Die überreichlichen, verführerisch gestalteten Freizeitangebote sind in ihrem persönlichen Wert vor der Nützung genau zu prüfen.

Ist das Krankheitsbild bereits weiter fortgeschritten, wird die Umkehr immer schwieriger und erfordert eine Distanzierung von den Ursachen. In diesem Fall kann eine dreiwöchige Kneippkur, fernab der heimatlichen Störfaktoren wirksame Hilfe bringen. Im Kurortmilieu sieht man alles Störende aus der Ferne und da werden Berge von Belastungen zu Hügeln! Die oben angeführte Standortbestimmung kann unbeschwert erfolgen und bestehenden Beschwerden kann zielgerichtet begegnet werden. Fachmännisch ausgerichtete und gelenkte Hilfe korrigiert oder beseitigt funktionelle Störungen, mit den angeführten Symptomen. Dafür gibt es den Begriff der Regulationstherapie. Das heißt durch systematisch aufgebaute Behandlungen mit Hydrotherapie, Bewegungstherapie und Entspannungsmethoden Fehlfunktionen verschiedener Organsysteme zur Norm hinzuführen. Dieses Normalisieren erfordert verständlicherweise einen gewissen Zeitraum; idealerweise etwa 3 – 4 Wochen. Übrigens ist es ein Charakteristikum aller Naturheilmethoden, dass sie regulierend wirken und damit einen gewissen Zeitraum erfordern. Ist die Ausschaltung mehr oder weniger gelungen, bedarf es der Festigung des Erreichten und das ist nur durch Reduktion oder Ausschaltung der Störfaktoren, gegebenenfalls deren Kompensation in der Freizeit möglich. Allen beruflich unvermeidbar schwer belasteten Zeitgenossen, ist eine derartige Kneippkur jährliche als Vorbeugung nur dringend zu empfehlen. Zeit- und Geldaufwand werden durch erhöhte Einsatzbereitschaft mehr als ausgeglichen.

Wenn ein Kuraufenthalt in idealer Umgebung, aus welchen Gründen auch immer, nicht möglich ist, kann man auch zu Hause einiges erreichen. Wichtig sind die Regelmäßigkeit der hydrotherapeutischen Anwendungen,

Bewegung und ausreichend Entspannungsphasen über einige Wochen hindurch. Sie sollen zu einem Bedürfnis werden.

Beispiel für einen Kurplan für die „Heim-Kneipp-Kur gegen Burn-out“: 3. und 4. Woche Wechsel-Schenkelguss von 15 – 35 °C auf 3-mal wechseln steigern, sonst alles beibehalten. Zusätzlich noch Ganzkörper-Trockenbürstungen.

Therapieplan 1. Woche – Hydrotherapie

	früh	vormittags	nachmittags	abends
Mo	Oberkörper-waschung		Knieguss	Wassertreten
Di	Oberkörper-waschung		Vollbad mit Rosmarin	Wassertreten
Mi	Oberkörper-waschung		Schenkelguss	Wassertreten
Do	Oberkörper waschung		Vollbad mit Rosmarin	Wassertreten
Fr	Oberkörper-waschung		Schenkelguss	Wassertreten
Sa	Oberkörper waschung		Vollbad mit Fichte	Wassertreten
So		Vollbad		

Therapieplan 2. Woche – Hydrotherapie

	früh	vormittags	nachmittags	abends
Mo	Oberkörper-waschung		Wechsel-Schenkelguss, 20 – 35 °C, 2-mal	Wassertreten
Di	Oberkörper-waschung		Vollbad mit Fichte	Wassertreten
Mi	Oberkörper-waschung		Wechsel-Schenkelguss, 20 – 35 °C, 2-mal	Wassertreten
Do	Oberkörper waschung		Vollbad mit Rosmarin	Wassertreten
Fr	Oberkörper-waschung		Wechsel-Schenkelguss, 20 – 35 °C, 2-mal	Wassertreten
Sa	Oberkörper waschung		Vollbad mit Rosmarin	Wassertreten
So		Vollbad mit Fichte		

Lebensstil

- ▲ Entspannung
- ▲ Bewegung

Große Hilfe ist ohne Zweifel eine ausreichende Bewegung, wenn das Ausgebranntsein noch nicht so weit fortgeschritten ist, dass man auch dazu keine Lust hat. Bewegung als Ausdauertraining mit Freude an der Bewegung mindestens 3-mal wöchentlich – besser ist öfter. Vor allem muss das soziale Umfeld durchforstet werden und psychisch und physisch überfordernde Situationen sind zu klären. Entspannungsmethoden sind auf jeden Fall angezeigt. Es ist nützlich, sich mit Entspannungsmethoden in „gesunden Zeiten" zu befassen, um im Bedarfsfall auf erlernte und immer geübte Methoden, die sich individuell bewährt haben, zurückgreifen zu können.

Bursitis

→ Schleimbeutelentzündung

Campylobacter-Infektion

→ Homöopathie
→ Heilpflanzen → Kneipp
→ Hausmittel → Ernährung

Campylobacter sind gramnegative Stäbchenbakterien mit insgesamt 5 Arten, drei davon sind Krankheitserreger für den Menschen und können Magenschleimhaut- und Darmschleimhautentzündungen hervorrufen. Helicobacter pylori gehört zu dieser Gruppe, erzeugt Entzündungen und Geschwüre im Magen (Gastritis) und Zwölffingerdarm (Enteritis) und steht im Verdacht, Krebserkrankungen den Boden zu bereiten. Siehe → Gastritis.

Die Infektion mit Campylobacter erfolgt durch tierische Nahrungsmittel und Trinkwasser und zeigt sich 2 bis 5 Tage nach Ansteckung mit Übelkeit, Fieber, Kopfschmerzen, Bauchkrämpfen und heftigem Durchfall. Nach einer Woche etwa hören die Symptome auf, etwa jeder 5. Patient erleidet einen Rückfall.

Die genaue Diagnose erfolgt durch Züchtung des Erregers auf einem Nährboden, die Behandlung muss ärztlich erfolgen. Es gibt sehr spezifisch wirksame Medikamente, deren Nebenwirkungen gegenüber dem positiven Effekt weit in den Hintergrund treten. Eine naturheilkundliche Alternative gibt es nicht. Akute Bauchprobleme müssen immer diagnostisch richtig abgeklärt werden, bevor eine Behandlung einsetzen kann. Bettruhe ist erforderlich.

Homöopathie

Es macht für den Homöopathen keinen sonderlichen Unterschied, ob die Durchfälle Campylobacter-Infektion, Cholera, Typhus, Ruhr oder Salmonellenvergiftung heißen. Der Auslöser ist sekundär; primär und das Arzneimittel anzeigend sind die Symptome der leidenden Lebenskraft.

Die Homöopathika wirken bei leichten Beschwerden wie bei schweren – es sind dieselben Mittel, die verabreicht werden. Je früher mit einer homöopathischen Behandlung begonnen wird, desto milder werden die Krankheiten verlaufen.

Wesentlich ist, wie immer, der Allgemeinzustand. Ist der Patient fix und fertig, dreht die Augen über und ist nicht ansprechbar, sollte man sofort den Arzt rufen.

Die einzelnen homöopathischen Arzneimittel – siehe → Durchfall.

Heilpflanzen

- Schwarztee
- Kamille
- Ringelblume

Es geht vor allem darum, der Austrockung durch Fieber und Durchfall zu begegnen. Günstig ist Schwarztee, den man nach dem Ziehen aufkochen lässt, mit etwas Salz. Man kann geeignete Teemischungen gegen den Durchfall einsetzen – siehe → Durchfall. Kamillentee hilft ebenfalls, die Bauchschmerzen zu lindern. Die Aufnahme soll schluckweise erfolgen.

Der Durchfall führt oftmals zu wunder Haut rund um den After. Größte Sauberkeit ist das Gebot der Stunde – dann die Analgegend mit heilender Ringelblumensalbe eincremen.

Manche Patienten haben bei Darm-Problemen ein echtes Bedürfnis nach bitteren Tees – Tausendguldenkraut, Wermut (nicht für Schwangere geeignet).

Bei Abneigung gegen warme Getränke den Tee auskühlen lassen.

Kneipp

- Warmer Lendenwickel

Komplementär zu den Antibiotika wirkt ein warmer Lendenwickel (Temperatur etwa 37 °C) mit Kräuterauszügen (Kamille, Schafgarbe) entkrampfend und schmerzlindernd. Er reicht von der Mitte der Oberschenkel bis über den Nabel. Wolltuch und Zwischentuch werden ins Bett gelegt, der Patient muss gut durchwärmt sein und legt sich auf den vorbereiteten Wickel. Das in den Kräuterabsud getauchte nasse Tuch wird rasch unter dem Gesäß durchgezogen und dann im Zug-Gegenzug-Verfahren angewickelt.

Hausmittel

- Wärmeflasche
- Heilerde
- Kohletabletten

Eine warme Wärmflasche auf den Bauch gelegt löst die kolikartigen Bauchschmerzen.

Heilerde: Vor allem die grüne Heilerde, Terra verde, ist als Absorbens (Bindemittel) bewährt. Es bindet etwaige Giftstoffe und führt diese zur Ausscheidung. Ein Löffel Heilerde in ein Glas Wasser, etwa eine halbe Stunde (oder länger) ziehen lassen, schluckweise trinken; davor immer wieder aufrühren.

Carbo vegetabilis: Kohletabletten; ähnliche Wirkung wie die Heilerde; bindet Gifte. Je nach Schwere zwei bis vier Tabletten zerdrücken, in ein wenig Wasser oder Tee auflösen und schlucken.

Ernährung

- Trockenes Gebäck
- Äpfel
- Bananen
- Tee

Die wichtigste Regel lautet: Nur dann essen, wenn Appetit vorhanden, und nur das, worauf man wirklich Appetit hat. Der kranke Körper weiß in der Regel ziemlich genau, was er braucht. Empfehlenswert sind trockenes Gebäck (nicht unbedingt Vollkorn – belastet den geschwächten Verdauungsapparat), Toast, Salzstangen, Schleim-Suppen, geschabte Äpfel und zerdrückte Bananen, Kompotte usw. Trinken sollte man entsprechend dem Durst und dem Geschmack, jedoch in der Regel keine Obstsäfte und auch kein kaltes Wasser, auch nicht das süße Coca-Cola, sondern Tees: Minze, Melisse, Johanniskraut, Salbei, Käspappel, eventuell schwarzer oder grüner Tee.

Candida

→ Heilpflanzen
→ Ernährung

Candida albicans ist ein normaler Bewohner des Darms, ein Hefepilz. Der Erreger kann die Haut und die Schleimhäute (Mund, Rachen, Genitalien) auch besiedeln, ohne Krankheitserscheinungen hervorzurufen. Bei schlechter Mundhygiene und bei mangelnder Zahnpflege bei Prothesenträgern kann eine Candida-Infektion im Mund (Soor) entstehen. Bei Immunschwäche, bei Einnahme von Antibiotika, nach Chemotherapie, bei schweren Stoffwechselerkrankungen (z. B. Zuckerkrankheit) oder schlechtem Allgemeinzustand kann es zu einer lebensbedrohenden Pilzinfektion kommen. Candida kann auch Lunge, Gehirn und Nieren befallen, das bedeutet eine sehr ernste Gefahr mit unter Umständen ungünstigem Verlauf. Auch für Patienten nach Transplantationen ist die Gefahr der Candida-Ausbreitung groß, weil die Immunabwehr künstlich unterdrückt wird.

Die ärztliche Therapie erfolgt mit hoch wirksamen Pilzmitteln und je nach Grundkrankheit bzw. nach kulturellem Nachweis. Nach der Einnahme von Antipilzmitteln und gegebenenfalls der Haut- oder Schleimhautbehandlung sollten die Symptome innerhalb von wenigen Tagen verschwinden.

Es versteht sich von selbst, dass naturheilkundliche Maßnahmen nur bei einfacher Infektion günstig sind. Zur Unterstützung der Therapie auslösender Grundkrankheiten bieten sie aber nicht zu unterschätzende Möglichkeiten.

Heilpflanzen

- ▲ **Scharfgarbe**
- ▲ **Kamille**
- ▲ **Myrrhe**

Schafgarbenbäder haben sich bei Befall im Genitalbereich bewährt, auch Kamillenbäder sind hilfreich, wenn sie auch nicht die Antipilzmittel ersetzen können

Bei Mundsoor spült man häufig mit Kamillenabkochungen.

Oder man gibt einen Tropfen Myrrhentinktur aus der Apotheke auf den Zeigefinger und betupft damit die betroffenen Stellen. Myrrhe hat eine desinfizierende Wirkung. Zum Gurgeln gibt man 20 Tropfen auf 1/2 Glas lauwarmes Wasser. Man kann für eine Gurgellösung auch 10 Tropfen Myrrhentinktur und 10 Tropfen Tormentilltinktur verwenden.

Ernährung

- ▲ **Milchprodukte**

Candida siedelt im Darm. Alles, was eine gesunde Darmflora fördert, hält Candida im Zaum.

Dazu gehören täglich Jogurt- und Sauermilchprodukte, Acidophilus- und Bifidus-Milch u. a. Reichlich Zucker, Honig, Süßigkeiten hingegen fördern unerwünschtes Ausbreiten von Hefepilzen. Besonders nach und während Medikamenteneinnahme (z. B. Antibiotika) muss die Darmflora aufgebaut werden. Zwischen den Arzneimitteleinnahmen (etwa 3 Stunden nach bzw. 3 Stunden vor der nächsten Einnahme) soll man ungezuckertes Jogurt essen. Allerdings darf man Milchprodukte nicht gleichzeitig mit Antibiotika einnehmen, da diese die Resorption der Antibiotika behindern.

Chiropraktik

Chiropraktik bedeutet mit Handgriffen heilen. Aufzeichnungen über diese Heilkunst gibt es bis ins Altertum zurück. Verspannte Muskeln, Wirbelsäulen- und Gelenkprobleme werden vom geschulten Therapeuten mit sanftem Ruck, Druck oder leichter Drehung behandelt. Dadurch werden die Nervenenden entlastet und schmerzhafte Störungen gelöst. Über die Wirksamkeit gibt es klinisch belegte Studien. Viele Ärzte haben sich auf Chiropraktik spezialisiert. Bei Rückenschmerzen, wenn die Beweglichkeit des Rückens eingeschränkt ist, oder bei Kopfschmerzen, die von der Halswirbelsäule ausgehen, kann Chiropraktik hilfreich sein. Eine chiropraktische Behandlung sollte nie ohne Röntgenbefund begonnen werden. Entzündliche Prozesse, Osteoporose, das Peitschenschlagsyndrom oder Tumore sind Kontraindikationen.

Auskünfte erteilen:

Österreichische Ärztegesellschaft für manuelle Medizin
NZR, Riedelgasse 5
A-1130 Wien
www.manuellemedizin.org

Deutsche Gesellschaft für manuelle Medizin e.V.
Ärztehaus Mitte
Westbahnhofstraße 2
D-07745 Jena
www.dgmm.de

Cholesterin

→ **Ernährung** → **Bewegung** → **Kneipp** → **Heilpflanzen**

Cholesterin ist eine fettähnliche Substanz, die ausschließlich in tierischen Produkten vorkommt. Unser Körper bildet Cholesterin einerseits selbst, andererseits führen wir Cholesterin durch die Nahrung zu.

Wir brauchen Cholesterin zur Bildung bestimmter Hormone, zur Synthese von Gallensäuren und es ist Bestandteil von Membranen, z. B. der Zellmembranen, die die Zellen nach außen hin abschließen. Cholesterin gibt ihnen die erforderliche Festigkeit. Leider ist Cholesterin der Hauptübeltäter bei der Entstehung der Arteriosklerose (→ Arteriosklerose). Wenn wir zu viel Cholesterin im Blut haben, dann kann es dazu beitragen, dass unsere Gefäße immer weniger durchlässig und durch die Ablagerungen starrer und unelastisch werden. Wird ein Gefäß ganz verstopft, etwa im Herz oder Gehirn, kommt es zum gefürchteten Herzinfarkt oder Schlaganfall.

Eine große Studie der American Medical Association hat ergeben, dass Männer, die in jüngeren Jahren einen Cholesterinspiegel unter 200 mg/dl aufwiesen, ein wesentlich geringeres Krankheitsrisiko hatten. Ihre Lebenserwartung wurde auf 4 bis 9 Jahre höher eingeschätzt als die von Männern mit höheren Cholesterinwerten. Das Risiko für Herzinfarkt verdoppelt sich bereits, wenn der Cholesterinspiegel zwischen 200 und 250 mg/dl liegt.

Man unterscheidet so genanntes gutes und schlechtes Cholesterin. Das schlechte Cholesterin nennt man LDL (low density lipoprotein), das gute HDL (high density lipoprotein). HDL hilft, vereinfacht dargestellt, das Cholesterin aus den Gefäßen abzutransportieren und schützt so die Gefäße. Das LDL hingegen fördert den Transport von Cholesterin in die Gefäße. Wer regelmäßig sehr cholesterinreich isst, reichert das schlechte Cholesterin in der Leber an und in der Folge steigt das LDL auch in den Blutgefäßen.

Wenn man den Cholesterinwert bestimmen lässt, sollte man immer HDL und LDL auswerten lassen. Um festzustellen, ob eine Fettstoffwechselstörung vorliegt, sollte man die Messung nach 2 Wochen wiederholen.

Die Menge des Cholesterins im Blut ist das Resultat der Balance von Aufnahme und Ausscheidung oder, anders ausgedrückt, von dem im Körper hergestellten Cholesterin und dem Cholesterin, das wir mit der Nahrung aufnehmen und der Ausscheidung über Stuhl und Harn und der Abschilferung über die Haut. Die Ausscheidung des Cholesterins erfolgt hauptsächlich über die Galle. Rund 0,5 – 1,5 g werden über den Darm ausgeschieden und ein geringer Teil als Abbauprodukt von Hormonen über den Harn. Durch Abschilferungen der Haut gehen etwa 50 – 100 mg verloren.

Den Cholesterinwert im Blut zu beachten, gehört zu den wichtigsten Voraussetzungen einer sinnvollen Gesundheitsvorsorge.

Richtwerte

Gesamtcholesterin:

ideal:
Unter 200 mg/dl
(5,2 mmol/l)

grenzwertig hoch:
200 – 250 mg/dl
(5,2-6,2 mmol/l)

hoch:
über 250 mg/dl
(über 6,2 mmol/l)

LDL-Cholesterin („schlechtes" Cholesterin):

ideal:
Unter 130 mg/dl
(3,5 mmol/l)

grenzwertig hoch:
130-160 mg/dl)
(3,5-3,9 mmol/l)

hoch:

über 160 mg/dl
(über 3,9 mmol/l)

HDL-Cholesterin („gutes" Cholesterin):

Es sollte bei Männern über 40 mg/dl (1,0 mmol/l) sein.

Ein Indikator ist das Körpergewicht: Bei Übergewicht gilt, vorerst das Normalgewicht zu erreichen. Ein Bauchumfang von mehr als 88 cm bei Frauen und von 102 cm bei Männern stellt ein Risiko für eine Fettstoffwechselstörung dar. Es besteht aber kein zwingender Zusammenhang.

In der Praxis sieht man nicht selten sehr übergewichtige Menschen mit normalen Cholesterinwerten und manchmal sehr schlanke Menschen mit extrem hohen Werten.

Dennoch ist das Übergewicht ein nicht unbedeutender Risikofaktor. Wenn Ernährungsumstellung und Sport nicht ausreichen, um eine Cholesterinspiegel-Senkung zu erreichen, wird der Arzt Medikamente (Lipidsenker) verschreiben, um die Gefäße zu schützen.

Stress, Bewegungsmangel und Alkohol begünstigen Fettstoffwechselstörungen, desgleichen bestimmte Erkrankungen, z. B. Zuckerkrankheit oder Niereninsuffizienz, Schilddrüsenunterfunktion oder Lebererkrankungen. Es gibt auch eine erbliche Komponente – die Betroffenen haben die Veranlagung, einen LDL-Rezeptordefekt auszubilden.

Ernährung

▲ **Ernährungsumstellung**

Jeder Arzt wird bei erhöhten Cholesterinwerten zunächst einmal zu einer Ernährungsumstellung raten.

Bewegung

▲ **Mäßige Bewegung**

Regelmäßige Bewegung hilft, das HDL anzuheben und das LDL zu senken. Es genügt schon eine relativ mäßige Bewegung – zügiges Spazierengehen, Walken, langsames Laufen, etwa 30 Minuten täglich, um den Fettstoffwechsel, aber auch das Körpergewicht positiv zu beeinflussen. Die Trainingsintensität sollte man langsam steigern. Das Ziel sollte heißen, mehr als 1.200 kcal/Woche durch Bewegung zu verbrennen, damit leistet man den entscheidenden Beitrag, um die Gefäße vor Abnützung zu bewahren und das Herz leistungsfähig zu halten. Die Bewegung sollte während der 30 Minuten Trainingsazeit zumindest 5 Minuten mit gesteigerter Intensität bei einer guten Pulsfrequenz (180 minus Lebensalter = Faustregel) er-

Bei der Ernährung sind folgende Grundlagen zu beachten:

- **Reduktion des Fettverzehrs auf 30 % der Tagesenergiemenge**

Wenn Fett gegessen wird, dann weniger gesättigte Fettsäuren, mehr einfach und mehrfach ungesättigte Fettsäuren. Das bedeutet, wenig tierische Fette und mehr pflanzliche. Nur ein Drittel der Fettmenge sollte aus gesättigten Fettsäuren bestehen.

- **Beschränkung der Cholesterin-Aufnahme auf unter 300 mg/Tag**
- **Mehr Zufuhr von Ballaststoffen und komplexen Kohlenhydraten** durch reichlich Vollkornprodukte (besonders Hafer), Gemüse, Hülsenfrüchte, Kartoffeln und Obst, vor allem pektinreiche Sorten wie Äpfel, Birnen und Beerenobst.
- **Achtung beim Verzehr von eiweißreichen Lebensmitteln**

Alle tierischen Eiweißquellen liefern auch Cholesterin. Empfehlenswert ist vermehrter Genuss von Fisch, Geflügel ohne Haut und magerem Fleisch mit niedrigem Fettgehalt.

- **Verminderung des Kochsalzkonsums auf 5 – 6 g pro Tag**
- **Anstreben des Normalgewichtes**
- **Hohe Zufuhr von pflanzlichen Lebensmitteln**

Sie enthalten Schutzstoffe, die der Entstehung der Atherosklerose entgegenwirken, wie z. B. Vitamin C, E, B_6, B_{12}, Folsäure, Karotin, Selen, Flavonoide, Phenolsäuren, Phytoöstrogene, sulfidhaltige Stoffe.

folgen. Damit kann man z. B. eine Senkung der Triglyzeridwerte um 20 % und eine Steigerung des HDLs um 2 bis 3 mg/dl erreichen. Bewegung hat aber darüber hinaus noch viele positive Wirkungen auf die Psyche, auf das Wohlbefinden, auf die Immunabwehr. Es gibt für keine der bekannten naturheilkundlichen Maßnahmen so viele wissenschaftlich fundierte erkenntnisreiche Arbeiten, die den Wert der Bewegung zur Förderung der Gesundheit unter Beweis stellen.

Kneipp

- Wassertreten

Um erhöhte Cholesterinwerte zu senken, gibt es aus dem Kneipp-Wasser-Repertoire keine Empfehlung. Aber wenn Sie sich zu regelmäßigem Sport entschlossen haben, dann führen Sie nach der körperlichen Bewegung eine kurze kalte Kneippanwendung durch – z. B. Wassertreten nach dem Laufen oder anschließend an die Dusche nach dem Sport einen kurzen kalten Knieguss. Das ist ein perfektes Gefäßtraining und rundet den Gesundheitswert der sportlichen Betätigung ab. Es ist auch zu bedenken, dass regelmäßige Wasseranwendungen ein Stück Ordnungstherapie sind und damit die für eine Cholesterinsenkung Diät durch Selbstdisziplin leichter fällt.

Heilpflanzen

- Artischocke
- Knoblauch
- Matetee
- Borretsch
- Nachtkerze
- Rosmarin
- Bärlauch
- Johanniskraut
- Raute
- Mistel

Zusätzlich zu Ernährungsumstellung und Sport können folgende Heilpflanzen bei zu hohen Blutfettwerten eingesetzt werden: Artischocke, Knoblauch, Matetee, Borretsch, Nachtkerze. Artischocke und Knoblauch gibt es in zahlreichen Arzneispezialitäten, die einen standardisierten Wirkstoffgehalt aufweisen.

Rezeptur für einen blutfettsenkenden Tee: 30 g Rosmarinkraut, 15 g Bärlauchkraut, 15 g Mateblätter, 20 g Johanniskraut, 20 g Rautenblätter 20 g Mistelkraut. 1 Esslöffel der Teemischung wird mit 1/4 Liter heißem Wasser überbrüht. 10 Minuten ziehen lassen und morgens und abends eine Schale trinken.

Zu erwähnen ist das dem Cholesterin sehr ähnliche Beta-Sitosterin (auch Phytosterin), es kommt in Grünpflanzen sehr reichlich vor und kann aus Baumwollsamenöl oder Maiskeimöl gewonnen werden. Beta-Sitosterin kann die Aufnahme von Cholesterin in den Darm blockieren und bei genügender Zufuhr (etwa 10 g pro Tag) eine Cholesterinsenkung von 10 bis 20 % erreichen.

Sebastian Kneipp über die Mistel:

» **Auch bei Störungen im Blutkreislauf kann diese Pflanze zu Rate gezogen werden. Die Heilwirkungen der Mistel erstrecken sich in erster Linie auf das Blut und auf die Störungen des Blutumlaufs.**

Die Beurteilung Sebastian Kneipps beruhte auf Erfahrung, die jedoch wissenschaftlich nicht bewiesen werden konnte. «

Chronische Müdigkeit

→ Heilpflanzen
→ Kneipp → Akupressur
→ Bewegung → Ernährung
→ Hausmittel

Chronische Müdigkeit zeichnet sich durch eine Vielzahl von Beschwerden aus. Konzentrationsverlust, Schlafstörungen, Muskelschmerzen. Da Müdigkeit Symptom bei vielen Erkrankungen ist, muss eine exakte ärztliche Diagnose erfolgen. Unter anderem kann eine Nahrungsmittelintoleranz dahinter stecken, eine Anämie, ein Tumorgeschehen oder eine Darmerkrankung. In der Hektik unserer Zeit sind sehr häufig psychosoziale Schwierigkeiten Ursache von Schlafstörungen mit nachfolgender mangelnder Entmüdung am Morgen.

Auch eine mangelhafte Sauerstoffversorgung wie die häufig vorkommende und nicht ungefährliche Schlafapnoe kann zu chronischer Müdigkeit führen. Die Schlafapnoe, bei der aufgrund der anatomischen Verhältnisse im Rachenraum die Sauerstoffzufuhr in der Nacht unterbrochen wird, der Betroffene durch den Sauerstoffmangel immer wieder aufwacht und nie in die erholsame Tiefschlafphase kommt, gehört in fachärztliche Behandlung. Die Krankheit äußert sich durch sehr lautes Schnarchen. →Schlafapnoe. Wenn eine ausführliche diagnostische Abklärung keine Organkrankheit ergeben hat, geht es bei chronischer Müdigkeit zunächst einmal darum, eventuell reduzierte Ruhephasen (Entmüdungsphasen) möglichst lange auszudehnen und psychosoziale Schwierigkeiten auszuschalten. Als Nächstes versucht man, möglichst viele Giftstoffe aus dem Körper auszuleiten – Blutreinigung heißt der wenig exakte Begriff in der Volksmedizin.

Heilpflanzen

- Brennnesselkraut
- Löwenzahn
- Weidenrinde
- Birkenblätter
- Faulbaumrinde
- Pfefferminze
- Bitterklee
- Salbei
- Mariendistel
- Wermut
- Johanniskraut
- Schafgarbe

Versuchen Sie mit einem Blutreinigungstee die Ausscheidungsorgane zu erhöhter Aktivität anzuregen. Das ist nur über einen längeren Zeitraum von 3 – 4 Wochen möglich.

Rezeptur: Brennnesselkraut, Löwenzahn, Faulbaumrinde, Weidenrinde, Birkenblätter zu gleichen Teilen. 1 Esslöffel Teemischung wird mit einer Schale heißem Wasser übergossen, 15 Minuten ziehen gelassen, abgeseiht und zwei- bis dreimal täglich eine Schale Tee getrunken.

Auch ein guter Lebertee ist einen Versuch wert. Die Leber muss als Entgiftungsorgan mit allen Belastungen, die wir unserem Körper zumuten, fertig werden, sie ist aber auch die „Drehscheibe" für alle Nährstoffe: Kohlenhydrate werden in der Leber als Glykogen gespeichert, aus den Aminosäuren wird körpereigenes Eiweiß aufgebaut, die Leber dient als großer Blutspeicher und ist sozusagen die Recyclingmaschine für alte Blutkörperchen. Noch dazu sorgt sie für die Blutgerinnung.

Rezeptur Lebertee: Pfefferminze, Bitterklee, Salbei, Mariendistel, Wermut (nicht für Schwangere), Johanniskraut, Schafgarbe, Löwenzahnwurzel, zu gleichen Teilen. 1 bis 2 gehäufte Kaffeelöffel Tee mit 1/4 siedendem Wasser überbrühen, zweimal kurz aufkochen, 10 Minuten zugedeckt ziehen lassen und täglich 1 Tasse warm trinken.

Wenn Schlafstörungen im Vordergrund stehen und durch unzureichende Nachtruhe eine chronische Müdigkeit tagsüber entsteht, ist es sinnvoll am

Abend einen Schlaftee zu versuchen.

Rezeptur: Orangenblüte unreif, offen, Lavendel, Melisse, Johanniskraut, Passionsblume, Ehrenpreis, Hopfen zu gleichen Teilen. 1 bis 2 gehäufte Esslöffel mit 1/4 Liter siedendem Wasser überbrühen, einmal kurz aufkochen, 10 Minuten ziehen lassen, zweimal täglich oder nur abends 1 Tasse trinken, Honigzusatz ist möglich.

Akupressur

- M 25
- KG 15
- MP 3
- LG 20
- H 3

Chronische Müdigkeit kann Folge einer Störung des Gehirnstoffwechsels sein, Ursache in organischen Leiden (Leber!) oder auch im Verhalten der Umwelt gegenüber dem Kranken haben. Aber in jedem Fall besitzt der Patient die Möglichkeit, den Heilungsprozess aktiv zu unterstützen. Dazu müssten antriebsgeschwächte, »lustlose« Menschen von einem verständnisvollen Partner unterstützt werden:

Von der Kreuzgegend bis zur Fußsohle in kräftigen, streichenden Bewegungen massieren. Drei nebeneinander liegende Bahnen werden dafür ausgewählt – so massieren Sie den Blasenmeridian. Vorher warm duschen – das erhöht den Behandlungserfolg. Die Massage sollte mindestens 20 Minuten dauern.

Folgende Punkte sind kräftig 20 Sekunden zu massieren:

M 25 – zwei Daumenbreiten seitlich des Nabels;

KG 15 – an der Spitze des unteren Brustbeines;

MP 3 – auf der Fußinnenseite, hinter dem Großzehengrundgelenk.

Die Massagen sollen wie immer langsam intensiver werden und dann langsam wieder abnehmen. Massieren Sie auch noch den Punkt LG 20 – „Punkt des hundertfachen Könnens“, den Sie auf der höchsten Stelle des Scheitels finden.

Die Chinesen nennen den Punkt H 3 „Lebensspender“, er befindet sich am Ende der Ellbogenfalte auf der Kleinfingerseite. Druck darauf ruft Energie und Lebensfreude wach.

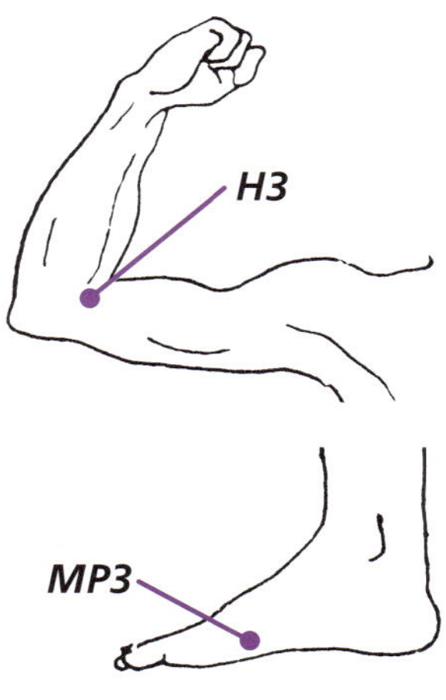

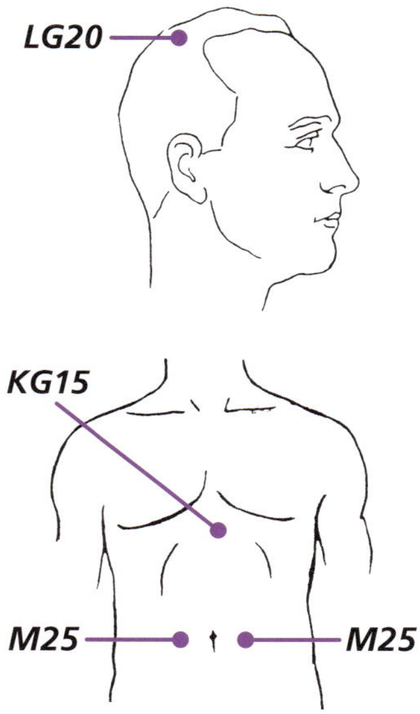

Kneipp

- Therapieplan

Auch mit einer Kneipp-Kur kann man der chronischen Müdigkeit sehr gut begegnen. Vegetative Störungen, z. B. durch lang dauernden Stress, beeinträchtigen das regelrechte Funktionieren unserer Organe und führen zu den genannten Symptomen. Die Kneipptherapie ist in der Lage, gestörte Regelkreise wieder zu harmonisieren. Hier ein Therapieplan für zwei Wochen, der als Kneipp-Kur zu Hause gelten kann.

3. und 4. Woche Steigerung auf Kräutervollbäder. Ab 5. Woche allmähliche Reduktion der Wasseranwendungen unter Beibehaltung der sonstigen Maßnahmen.

Therapieplan 1. Woche – Hydrotherapie

	früh	vormittags	nachmittags	abends
Mo		Armbad	Knieguss anschließend warmlaufen	Wassertreten
Di	Oberkörper-waschung		Halbbad mit Baldrian	Wassertreten
Mi			Knieguss anschließend warmlaufen	Wassertreten
Do	Oberkörper waschung	Armbad	Halbbad mit Melissen	Wassertreten
Fr			Schenkelguss mit Warmlaufen	Wassertreten
Sa	Oberkörper waschung		Halbbad mit Baldrian	Wassertreten
So		Vollbad mit Rosmarin		

Therapieplan 2. Woche – Hydrotherapie

	früh	vormittags	nachmittags	abends
Mo		Armbad	Schenkelguss	Wassertreten
Di	Oberkörper-waschung		3/4 Bad mit Melisse	Wassertreten
Mi		Armbad	Schenkelguss	Wassertreten
Do	Oberkörper waschung		3/4 Bad mit Baldrian	Wassertreten
Fr		Armbad	Schenkelguss	Wassertreten
Sa	Oberkörper waschung		Vollbad mit Melissse	Wassertreten
So		Vollbad mit Rosmarin		

Ein regelmäßiger Saunagang regt die Entgiftung an, wesentlich ist, dass man nach dem ausgiebigen Schwitzen genügend Mineralwasser oder stark verdünnte Obst- oder Gemüsesäfte trinkt.

Bewegung

- Regelmäßige Bewegung

Ähnlich wie beim Burn-out-Syndrom kann man auch der chronischen Müdigkeit mit regelmäßiger Bewegung sehr gut begegnen. Auf der einen Seite wird dadurch die Sauerstoffzufuhr zum Gehirn verbessert, auf der anderen Seite werden die negativen Folgen von Stress gemildert: Der Blutdruck normalisiert sich, Blutfettwerte bessern sich und der Ruhepuls wird niedriger. Außerdem werden Endorphine, die als Glücksbotenstoffe gelten, ausgeschüttet, die Stimmung verbessert sich und man fühlt sich wieder frei von Belastungen. Das Ausdauertraining muss regelmäßig erfolgen, mindestens 30 – 40 Minuten, dreimal die Woche. Durch Kombination mit Hydro- und Ordnungstherapie wird die Wirkung noch erheblich gesteigert.

Homöopathie

→ Burn-out-Syndrom

Ernährung

- Heidelbeeren
- Preiselbeeren
- Frisches Obst und Gemüse

Neben der immer empfehlenswerten Mischkost gibt es bestimmte Nahrungsmittel, die besonders bei chronischer Müdigkeit empfehlenswert sind, z. B. Heidelbeeren und Preiselbeeren haben einen sehr großen Anteil an Anthocyanidin, das sind pflanzliche Farbstoffe, die in farbigen, dunkelblau-roten Obstsorten vorkommen und unsere Zellen vor Umweltschäden schützen. Sie haben daher auch bei chronischer Müdigkeit besondere Bedeutung. Interessant ist auch ein kleiner Eiweißkörper mit der Bezeichnung Glutathion, der in der Zelle wie eine Entgiftungszentrale wirkt. Reich an Glutathion sind alle frischen Obst- und Gemüsesorten. Amerikanische Forscher haben bei chronischer Müdigkeit das Coenzym Q10 empfohlen, das vor allem in frischen Meeresfrüchten enthalten ist – Coenzym Q10 erhält man auch als Kapseln in der Apotheke.

Vielfach trinken wir tagsüber viel zu wenig. Bei Müdigkeit lohnt sich der Versuch, jede Stunde ein Glas Mineralwasser zu trinken – Sorte wechseln, das sichert auch eine gute Mineralstoffzufuhr.

Hausmittel

- Vitamin C
- Zink
- Magnesium
- Fettarme Ernährung

Prof. Bankhofer empfiehlt bei chronischer Müdigkeit zunächst gesunde Ernährung, um den Vitamin- und Mineralstoffhaushalt zu verbessern. Regelmäßige Einnahme von Vitamin-C- Präparaten, Magnesium und Zink bringen oft Hilfe.

Sie sollten zur Leberentgiftung 3 Wochen lang auf jeglichen Alkohol verzichten und keine Nahrungsmittel aus der Dose essen. Ernähren Sie sich fettarm.

Und machen Sie einmal im Monat eine Leber-Kur von 2 bis 3 Tagen. Am besten am Wochenende. Sie essen an diesen Tagen ausschließlich Quark (Topfen) und Bananen. Zu den Hauptmahlzeiten gibt es Quark, so viel Sie essen wollen, dazu mittags und abends bis zu 2 Bananen. Rauchen einstellen, täglich 2 Liter Mineralwasser trinken.

Wer den Körper entgiften möchte, der braucht dazu keinen teuren Aufenthalt in einem Kurhaus, sondern lediglich Wasser. Trinken Sie tagsüber von 8 Uhr morgens beginnend zu jeder vollen Stunde 1/4 Liter stilles Mineralwasser. Sie müssen dann sehr oft aufs Örtchen laufen. Aber dabei werden riesige Mengen an Stoffwechselschlacken aus dem Körper ausgeschieden.

Clusterkopfschmerz

→ **Chinesisch heilen**
→ **Homöopathie** → **Kneipp**
→ **Heilpflanzen**
→ **Hausmittel**

Der Clusterkopfschmerz hat bezüglich Intensität und Lokalisation große Ähnlichkeit mit der Migräne. Auch der Clusterkopfschmerz weist eine einseitige Lokalisation auf, meist im Bereich einer Schläfe und über dem Auge, der Schmerz ist pulsierend und mäßig bis stark. Die Anfalldauer schwankt zwischen einer Viertelstunde und drei Stunden und kann sich bis zu achtmal am Tag wiederholen. Die Bindehaut ist auf der Schmerzseite gerötet und die Nasenschleimhaut angeschwollen. Die Differenzierung zur Migräne ist sehr schwierig. Der Clusterkopfschmerz kann durch Alkohol ausgelöst werden, betroffen sind vorwiegend Männer in jungem bis mittlerem Alter.

Der Kopfschmerz kann so stark sein, dass die Patienten in Panik geraten. Die schulmedizinische Behandlung ist leider nicht immer erfolgreich. Mittel der ersten Wahl sind die Triptane. Das Problem dabei ist, dass der Kopfschmerz zwar extrem stark, aber oft sehr kurz ist und in der Kürze der Dauer die Medikamente nicht zur Wirkung kommen. Auch normale Schmerzmittel sind meist nicht hilfreich. Daher wird versucht, wie bei der Migräne eine Phasenprophylaxe durchzuführen – der Neurologe ist der richtige Ansprechpartner.

Starke Kopfschmerzen können auch ein Alarmsymptom für andere unter Umständen bedrohliche Krankheiten sein – zur Abklärung unverzüglich zum Arzt gehen, besonders, wenn die Schmerzen aus heiterem Himmel auftreten und der Patient sonst kaum Kopfweh hat, wenn die Schmerzen in der Nacht auftreten, wenn die Schmerzen mit einem Sturz oder einem Schlag entstanden sind, wenn Kopfschmerzen mit Fieber und Erbrechen einhergehen.

Alte Menschen, die Kopfschmerzen haben und Verwirrtheit zeigen, sollten ebenfalls schnell zum Arzt gebracht werden.

Auf die schulmedizinische Behandlung in der akuten Schmerzphase kann in der Regel nicht verzichtet werden. Unterstützend wirken Homöopathie und chinesische Medizin. Die Langzeitbehandlung ist aber den nachfolgenden komplementärmedizinischen Methoden vorbehalten.

Chinesisch heilen

▲ Bianzheng-Diagnose

Für eine optimale Behandlung ist eine exakte TCM-Differentialdiagnose (BIANZHENG) Pflicht. Aus der Sicht der TCM unterscheiden wir je nach dem Krankheitsbild 6 typische Arten von Kopfschmerzen:

- Stagnation von Leber-Qi
- Hyperaktivität der Leber-Qi bei Yin-Mangel
- Allgemeiner Mangel an Qi und Xue
- Phlegma verlegt die kleinen Äste des Meridiansystems
- Wind-Symptomatik

Die Bianzheng-Diagnose nach TCM ist für uns nur ein effizientes Konzept für die Akupunktur-Praxis. Es handelt sich hierbei um keine wissenschaftliche Erklärung.

Pro Behandlung verwendet der Arzt etwa 12 dünne Einwegnadeln. Das Setzen der Nadel ist schmerzlos. Dann wird die Nadel kurz händisch gedreht und für etwa 20 – 30 Minuten liegen gelassen.

Ein sehr wohliges Gefühl verspürt der Patient während des Liegens. Dieses Gefühl kann Stunden und Tage danach noch vorhanden sein.

Die Wirkung tritt in den meisten Fällen innerhalb der ersten 6 Behandlungen auf. Nach einer Behandlungsserie von etwa 15 Sitzungen empfehlen wir eine Pause von 3 – 6 Monaten einzuhalten.

Alle Dauermedikamente gehen weiter. Die Menge des Bedarfmedikaments wird deutlich verringert. Eine Heilung ist auch bei optimalem Therapieeinsatz nicht möglich.

Ohrreflexzone, TENS (transkutane elektrische Nervenstimulation), Qigong, runden die ganzheitliche Therapie der TCM ab.

Homöopathie

▲ Nux vomica
▲ Gelsemium
▲ Pulsatilla
▲ Acidum phosphoricum
▲ Iris versicolor
▲ Sanguinaria
▲ Bryonia

Einige äußere Umstände können schon sehr hilfreich und unterstützend sein: Denken wir an eine relativ einfache und ausgeglichene Lebensführung mit viel Bewegung an frischer Luft und ausreichend Schlaf. Weitgehend reduzierter Fernsehkonsum. Kein Nikotin (Gefäßverengung), Maßhalten beim Essen, Einhalten biologischer Rhythmen, vor allem des Arbeits-Ruhe-Rhythmus mit Belastung und Entspannung. Entspannungstechniken erlernen, wobei dem Autogenen Training mit formelhaften Vorsätzen der Vorzug zu geben ist.

Wer durch die Bildschirmarbeit belastet wird: Monitor so oft wie möglich ausschalten; versuchen, sich einen der nahezu strahlungsfreien LCD-Bildschirme zu beschaffen und sich um eine richtige Sitzhaltung und einen gut geeigneten Arbeitssessel kümmern.

Ein Mittel, das sich bei starken Kopfschmerzen häufig bewährt hat, ist Kephalodoron der Firma Weleda, in der Schweiz unter Biodoron erhältlich (enthält Eisensulfat und Quarz).

Dosierung: Einige Male halbstündlich eine halbe Tablette in wenig Wasser aufgelöst, dann eventuell stündlich. Wie immer bei Besserung aufhören.

Nux vomica: Kopfschmerz nach Festen, Alkohol, Tabak (ob ein Mittel nach Ausschweifungen sinnvoll ist, sei dahingestellt); grantiger Gemütszustand; schlechter im Freien, beim Denken, nach dem Essen.

Gelsemium: Bandgefühl um den Kopf; Beginn am Hinterkopf, nach vorne ziehend; Schmerz und Schwere der Augen; Doppelbilder oder verschwommenes Sehen; Schmerz in der Schläfe, strahlt aus ins Ohr; Zittrigkeit, Schwindel;

benommener, dumpfer Gemütszustand; Verschlechterung durch Aufregung, Neuigkeiten, Kälte und Feuchtigkeit. Besserung durch Druck, frische Luft, eventuell Kaffee oder schwarzen Tee, erhöhtes Liegen.

Pulsatilla: Wandernde, stechende Schmerzen, nach Überarbeitung; Auge tränend auf der befallenen Seite. Weint leicht; traurige Stimmung, Stimmung wie Aprilwetter. Besserung durch Zuneigung, Trost, im Freien. Verschlechterung durch geschlossene Räume. Typisch: Wenig oder kein Durst.

Acidum phosphoricum: Verwirrung, Schwere des Kopfes, der sich wie zermalmt anfühlt; die allgemeinen Symptome sind wesentlich: große nervliche Schwäche; nach Enttäuschungen, Überforderungen, Konzentrationsschwäche, Verzweiflung; sehr blasses, fahles Gesicht. Besserung: Wärme, Ruhe. Verschlechterung: Anstrengung, Reden mit anderen Menschen.

Iris versicolor: Gallenkopfschmerz; der Magen ist oft beteiligt, Übelkeit; klopfende, scharfe Schmerzen; Erbrechen, danach Besserung. Beginnt typisch mit verschwommenem Sehen; Sonntagskopfschmerzen – die Entspannung lässt den Druck der Woche aufkommen. Besserung durch dauernde Bewegung. Verschlechterung durch Ruhe, abends, nachts.

Sanguinaria: Migränemittel; beginnt morgens am Hinterkopf; erstreckt sich zum Auge; meist rechts! Schmerz nimmt an Heftigkeit zu, Erbrechen der letzten Mahlzeit. Besserung: Schlaf, flaches Liegen.

Bryonia: Berstender, zersplitternder Schmerz, wie von innen mit einem Hammer; ganz typisch: Verschlimmerung schon durch kleine Bewegungen, sogar nur der Augäpfel; Durst nach reichlich kühlen Getränken; sehr reizbar; Verschlechterung: Wärme, Bewegung. Besserung: Kräftiger Druck, eventuell kühle Auflagen.

Weitere Mittel: Cimicifuga (Schmerz über dem Auge, wie eine Wolke um den Kopf, Gefühl, als wurde sich das Gehirn öffnen und schließen, Uterus-Beteiligung).

So weit einige häufig gebrauchte Kopfschmerzmittel. Bleibt der Kopfschmerz trotz homöopathischer Behandlung, wird er im Laufe der Zeit noch stärker, sind weitere Untersuchungen angezeigt.

Kneipp

- Ansteigendes Armbad
- Kaltes Fußbad
- Wechselfußbad

In der anfallsfreien Zeit sind regelmäßige Kneippanwendungen sinnvoll, um die mit Kopfschmerzen immer in Verbindung stehenden leichten Gefäßkrämpfe auf lange Sicht zu beeinflussen. Die Kneipptherapie ist eine optimale Regulationstherapie, die wie die Chinesische Medizin nicht die Behandlung eines Symptoms zum Ziel hat, sondern ganzheitlich auf den Menschen einwirkt. Am Beginn der Schmerzattacke kann man versuchen, mit einem ansteigenden Armbad oder durch kalte oder wechselwarme Anwendungen an den Beinen, z. B. ein kaltes Fußbad oder ein Wechselfußbad, den Schmerz abzuleiten. Auch ein kalter Knie- oder Schenkelguss kann entlastend wirken.

Heilpflanzen

- Gänsefingerkraut
- Weidenrinde

Als kopfschmerzberuhigende Heilpflanze bewährt sich vor allem die Weidenrinde.

<u>Rezeptur für einen Kopfschmerz-Tee:</u>
Weidenrinde und Gänsefingerkraut zu gleichen Teilen. 4 Teelöffel werden in einen Liter kochendes Wasser gegeben und 10 Minuten ziehen gelassen, ein halber Liter wird sofort in kleinen Schlucken getrunken, der Rest über den Tag verteilt. Gänsefingerkraut ist sehr gerbstoffreich, bei häufigem Sodbrennen oder Reizmagen nicht anwenden.

Ein in Apotheken erhältliches Fertigpräparat ist das Phytodolor.

Hausmittel

- Obstsäfte
- Gemüsesäfte
- Magnesiumreiche Nahrung

Prof. Hademar Bankhofer empfiehlt eine Saftkur gegen Kopfschmerzen: Obstsäfte fördern durch die Zufuhr von Vitaminen, Mineralstoffen und Spurenelementen die Ausscheidung von belastenden Stoffwechselschlacken. Wenn der Kopfschmerz wieder besonders quält, trinken Sie morgens, mittags und abends je 1/4 Liter Gemüsesaft und essen Sie nichts. Bei Hunger sind eine Portion Müsli oder ein Teller Haferschleimsuppe erlaubt.

Rezept für »Kopfwehsaft«:

300 g Rote-Bete-Saft,

100 g Karottensaft,

100 g Selleriesaft,

30 g Rettichsaft und

2 Esslöffel Kartoffelsaft werden gemischt.

Ein weiterer Tipp: Essen Sie magnesiumreiche Nahrung (Nüsse, Vollkorn, Soja) oder nehmen Sie ein Magnesiumpräparat aus der Apotheke. Untersuchungen der Deutschen Gesellschaft für risikofreie Therapie in Oldenburg haben ergeben, dass 82 % aller Kopfschmerzpatienten einen Mangel an Magnesium haben. Das üblicherweise im Serum gemessene Magnesium (Labortest) ist kein sicherer Hinweis für einen Mangel, da das entscheidende, in den Zellen gelagerte Magnesium durchaus anders sein kann.

Colitis ulcerosa

Diese chronische Entzündung der Schleimhaut des Dickdarms mit allen typischen entzündlichen Veränderungen bis hin zur Geschwürbildung hat im Vollbild Fernwirkungen auf den ganzen Körper. Bei milderen Fällen ist nur der Enddarm betroffen. Als Ursachen werden zur Zeit eine genetische Disposition und eine Fehlleistung des Immunsystems angenommen. Der Beginn ist schleichend, der Verlauf erfolgt in Schüben mit bis zu 10 schleimigen, blutigen Durchfällen pro Tag, die heftige Bauchschmerzen verursachen. Alle Darmerkrankungen müssen vom Arzt beurteilt werden und im Diagnosefall „Colitis" ist eine ständige ärztliche Betreuung mit langfristiger Medikamenteneinnahme notwendig. Die Krankheit ist grundsätzlich gefährlich und keine Spielwiese für Selbstbehandlung.

Bei entsprechender Behandlung lässt sich aber durchaus eine gute Lebensqualität erhalten und die Anfallshäufigkeit reduzieren. Wichtig ist eine ausgewogene Ernährung, um dem Gewichtsverlust zu begegnen. Der Ballaststoffanteil sollte nicht zu hoch sein und die persönlichen Vorlieben und Empfindlichkeiten müssen berücksichtigt werden. Alkohol, Nikotin und jedes überflüssige Medikament sollten weggelassen werden. Wichtig ist es, einen ausgeglichenen Lebensstil zu führen, unnötige Belastungen zu vermeiden, ausreichende Ruhephasen einzuhalten. *→ Crohn'sche Krankheit.*

Colon-Hydro-Therapie

Die Colon-Hydro-Therapie bezeichnet eine Darmreinigung mit Wasser. Durch ein Kunststoffröhrchen wird Wasser mit verschiedenen Temperaturen in den Dickdarm geleitet und der Therapeut führt eine Bauchdeckenmassage durch. Der Darm wird gereinigt und beginnt wieder durch die Temperatur- und Massagereizung zu arbeiten. Zur Beseitigung von Verdauungsstörungen, Rheuma, Akne, Kopfschmerzen, vor allem aber zur Umstimmung und zum Aufbau einer gesunden Darmflora und damit zur Verbesserung der Immunlage empfehlen geschulte Therapeuten dieses Verfahren. Die Befürworter dieser Therapie beschwören die positiven Wirkungen, es gibt aber auch Gegenstimmen, die von einer Irritation des Darms aufgrund dieser ungewöhnlichen Behandlung sprechen bzw. auf die Gefahr von Schleimhautverletzungen des Darms hinweisen. Äußerste Sauberkeit ist bei dieser Methode wichtige Voraussetzung. Anstelle des Wassers kann auch Moorschwebstoff verwendet werden, von dem eine entzündungshemmende Wirkung erwartet wird. Bei einer Colitis ulcerosa darf die Colon-Hydro-Therapie weder mit Wasser noch mit Moorschwebstoff durchgeführt werden.

COPD

→ Ernährung
→ Heilpflanzen

Unter COPD versteht man eine chronisch obstruktive, das Lumen der Bronchien einengende Lungenerkrankung, die eine Reihe von Faktoren umfasst: die chronisch obstruktive Bronchitis, das Lungenemphysem (Lungenblähung) und eine Einschränkung der Atemfunktion. Das Bronchialasthma wird heute bewusst ausgeklammert, da dafür andere Behandlungskonzepte festgelegt wurden. Gekennzeichnet ist die Erkrankung durch eine Erschwerung der Atmung und durch eine schlechte Sauerstoffversorgung, durch Überblähung der Lungen, durch Husten, Atemnot und Auswurf. Statistiken gehen davon aus, dass COPD aufgrund der Luftverschmutzung zur größten Volkskrankheit wird.

Hören Sie mit dem Rauchen auf. Zigarettenrauch führt zur Entzündung der Bronchialschleimhaut, verengt die Bronchien und führt zur vermehrten Produktion von krankhaft verändertem Schleim. Das kann allein schon zu COPD führen. Arbeiten Sie bei staubigen Hausarbeiten mit einer Staubmaske (z. B. Teppiche ausklopfen, saugen). Installieren Sie in der Küche eine Dunstabzugshaube, vermeiden Sie alle Arten von Düften: Insektenspray, Haarspray, Deos, Aromaöle, Parfums, Raumluftverbesserer jeglicher Art. Führen Sie ein Tagebuch und versuchen Sie so herauszufinden, welche Situationen zu Stress und Atemnot führen. Erlernen Sie Entspannungsübungen, z. B. die Imagination, aber auch klassische Entspannungsmethoden wie autogenes Training und Muskelrelaxaktion nach Jakobson sind hilfreich. Atemwegserkrankungen müssen sofort behandelt werden – nicht auf Hausmittel setzen – sondern den Arzt aufsuchen. Meiden Sie in Grippezeiten Menschenansammlungen. Sport ist günstig! Mit angepasstem Sport stärken Sie Ihre Muskeln und lindern Ihre Atemnot.

Lippenbremse: Atmen Sie mit gespitzten Lippen. Damit wird es Ihnen gelingen, die Überblähung der Lungenbläschen zu reduzieren und vollständiger auszuatmen. In Phase 1 entspannen Sie Nacken und Schultermuskulatur und atmen langsam (bis 2 zählen!) ein. In der Phase 2 spitzen Sie die Lippen – wie zum Pfeifen – und atmen langsam (bis 4 zählen!) wieder aus. Wichtig: Atmen Sie länger aus als ein. Atmen Sie immer aus, wenn die Anstrengung am größten ist. Halten Sie nie den Atem an. Wenn Sie genügend ausatmen, werden Sie auch genügend einatmen

Zwerchfellatmung: Einen ganz entscheidenden Anteil hat das Zwerchfell an unserer Atmung . Sie unterstützen die Funktion des Zwerchfells, indem Sie seine Beweglichkeit erhöhen. Dazu müssen Sie nur Ihre Bauchmuskeln beim Einatmen entspannen und beim Ausatmen anspannen.

Und so funktioniert es: Setzen oder besser legen Sie sich bequem hin. Die Knie sollten leicht gebeugt sein, der Kopf gestützt, Rücken- und Nackenmuskulatur sind entspannt. Legen Sie nun eine Hand auf den oberen Teil Ihrer Brust, die andere ruht auf dem Bauch. Beim langsamen Einatmen zählen Sie wieder bis 2. Sie sollten fühlen, wie sich die Bauchmuskeln entspannen; Ihr Brustkorb sollte sich kaum verändern. Jetzt spannen Sie die Bauchmuskulatur an und atmen langsam – bis 4 zählend – durch die gespitzten Lippen („Lippenbremse“) aus. Sie sollten fühlen, wie sich Ihre Bauchmuskeln zusammenziehen.

Bei Hustenreiz: Beißen auf die Oberlippe führt zu einer reflektorischen Bremsung des Hustenreizes. Tiefe Atemzüge vermeiden, das Einatmen von, warmer, feuchter Luft (Badezimmer – Heißwasser aufdrehen) lindert. Bei Atemnot den Kutschersitz einnehmen.
→ Asthma.

Ernährung

- Viel Flüssigkeit
- Vollwertige Mischkost

Übergewicht ist schädlich, das Zwerchfell wird nach oben gedrückt und in seiner Beweglichkeit eingeschränkt. Die Atemnot nimmt zu. Untergewicht steigert die Anfälligkeit gegenüber Krankheiten und ist daher auch ungünstig – versuchen Sie normalgewichtig zu sein. Besonders wichtig ist es, viel zu trinken, denn Trinken hält den Schleim dünnflüssig, und er kann daher leichter abgehustet werden. Eine vollwertige Mischkost mit viel Obst und Gemüse ist in jedem Fall sinnvoll; blähende Speisen wie Brokkoli, Rosenkohl, Weiß- und Rotkraut, Zwiebeln, Hülsenfrüchte, ofenfrisches Gebäck sollten Sie vermeiden, denn Blähungen drücken von unten auf das Zwerchfell, behindern die Entspannung und verstärken somit die Atemnot.

Heilpflanzen

- Sonnentau
- Spitzwegerich
- Fenchel

Zusätzlich zur medikamentösen Behandlung können auch schleimlösende und Auswurf fördernde Heilpflanzen eingesetzt werden. Zum Beispiel der Sonnentau, der als Extrakt und Tinktur zur Verfügung steht, aber auch als Tee, vermischt mit Spitzwegerich und Fenchel, Verwendung findet. Überdosierungen sollte man vermeiden – nicht mehr als zwei Tassen Tee täglich sind empfehlenswert. Weitere Teemischungen → Asthma, → Husten und → Bronchitis.

Homöopathie

→ Asthma → Bronchitis

Kneipp

→ Asthma → Bronchitis

Crash-Diäten

Das Thema Abnehmen bewegt jedes Jahr in der ersten Jahreshälfte (Der Winterspeck muss weg!) die Nationen. Selbstverständlich ist Gewichtsreduktion auch medizinisch gesehen ein wichtiges Thema, da Übergewicht allein schon ein wesentlicher Risikofaktor ist → Arteriosklerose – allerdings eine Notwendigkeit für jede Jahreszeit und langsam sowie auf Langzeiterfolg ausgerichtet. Blitz- oder Crash-Diäten versprechen rasche Gewichtsabnahme, noch dazu ohne Hunger und Leistungseinbruch, um die Begehrlichkeit danach zu steigern und den Geschäftsgang zu heben. Die meisten Crash-Diäten sind medizinisch nicht vertretbar und viele Pillen oder Menüempfehlungen in dieser Richtung können bei weitem nicht halten, was sie versprechen und kosten.

Crohn'sche Krankheit

→ Chinesisch heilen
→ Heilpflanzen
→ Entspannung
→ Kneipp

Der Morbus Crohn ist eine schwere entzündliche Darmerkrankung. Die Krankheit verläuft periodisch und schubweise, die Ursache ist unbekannt. Eine genetische Veranlagung wird angenommen und eine Störung der Immunantwort des Darmes führt zur Entzündung bis zur Geschwürsbildung mit entsprechender Störung des Allgemeinbefindens. Betroffen sind entweder unterer Dünndarm und Dickdarm (etwa 45 %) oder unterer Dünndarm allein (etwa 35 %). An sich können aber alle Abschnitte des Magen-Darm-Traktes befallen werden. Die Häufigkeit nimmt in der westlichen Welt in den letzten Jahren deutlich zu.

Am häufigsten beginnt der Morbus Crohn zwischen dem 15. und 25. Lebens jahr, einen zweiten Altersgipfel gibt es zwischen dem 50 und 60. Die auffälligsten Symptome sind Müdigkeit und Gewichtsverlust sowie Bauchschmerzen und Durchfälle. Die Diagnose wird durch Magen- und Darmspiegelungen gestellt und durch Laboruntersuchungen unterstützt. Auch durch Röntgen beziehungsweise Computer-Tomographie kann man die Diagnose erhärten und die Schwere der Veränderungen nachweisen. Etwa 20 Prozent der Morbus-Crohn-Erkrankungen verlaufen akut mit kolikartigen Schmerzen und Druckschmerz und heilen großteils folgenlos ab. Der große Rest, die chronisch-rezidivierende Verlaufsform, macht schubweise Beschwerden in der Bauchregion, wo die entzündlichen Vorgänge gerade stattfinden. Dass Patienten mit Morbus Crohn in ständige ärztliche Behandlung gehören, versteht sich von selbst.

Bei schweren „Schüben" wird auf künstliche Ernährung umgestellt, die ohne Stuhlerzeugung vom Darm aufgenommen werden kann. Morbus-Crohn-Patienten müssen sehr darauf achten, was sie vertragen und was nicht. Das gilt ebenfalls in Bezug auf Kaffee, Tee, Alkohol, aber auch Heilpflanzen. Die passende Crohn-Diät enthält hauptsächlich Kohlenhydrate und Eiweiß. Eisen, Vitamine und Mineralstoffe, oft auch Eiweiß müssen zusätzlich zugeführt werden. Leider ist nicht selten eine chirurgische Darmsanierung erforderlich, um besonders geschädigte Darmteile zu entfernen. Der Morbus Crohn ist heute bei kooperationsbereiten Patienten sehr gut behandelbar, erfordert aber viel Geduld von Patient und Arzt und ist großteils nicht heilbar.

Chinesisch heilen

▲ **Akupunktur**

Bei chronischen Verlaufsformen ist es empfehlenswert, einen erfahrenen Akupunktur-Spezialisten aufzusuchen, um eine langfristige Behandlung einzuleiten. Es gibt positive Erfahrungsberichte über Akupunktur bei Morbus Crohn (Prof. Dr. med. Alexander Meng, Wien). Allerdings ist dies nur eine ergänzende Therapie neben den allgemein gültigen Behandlungsstrategien. Es lassen sich aber nach Berichten Medikamente einsparen und die Schübe in ihrer Häufigkeit und Intensität reduzieren.

Heilpflanzen

- Kamille
- Malve
- Kümmel
- Melisse
- Lavendel

Bei Morbus Crohn soll in jedem Fall der behandelnde Arzt oder der Apotheker gefragt werden, bevor man Heilpflanzentees anwendet. Ungünstig sind in jedem Fall alle Arten von Bitterdrogen, die die Magen- und Verdauungssäfte anregen, ferner alle Arten von Kräuterbitter oder Kräuterschnäpsen. Am günstigsten sind entzündungslindernde Tees wie z. B. Kamille, Malve, Kümmel, Melisse. In jedem Fall angenehm sind Kräuterbäder mit beruhigenden Zusätzen, z. B. Lavendel, Melisse und Heublumen, zur Verbesserung der körpereigenen Abwehrkräfte.

Entspannung

- Ausgeglichener Lebensstil

Morbus-Crohn-Patienten müssen darauf achten, einen sehr ruhigen, ausgeglichenen Lebensstil zu führen. Psychosoziale und physische Überbelastungen, lange Flug- oder Busreisen, Kostumstellungen (z. B. auf Reisen) sind ungünstig. Geeignete Entspannungsmethoden helfen, um manchmal unumgängliche Stresssituationen zu kompensieren.

Kneipp

- Milde Waschungen

Im Rahmen akuter Phasen der Krankheit kann der schlechte Allgemeinzustand durch milde Waschungen an Armen und Beinen verbessert werden. In ruhigen Phasen sind auch kalte Fußbäder oder Knie- und Armgüsse möglich – ein Gewinn für den Allgemeinzustand. Auf jeden Fall sollte aber der behandelnde Arzt mit einbezogen werden.

Darmgrippe

→ Ernährung

Sie entsteht durch bestimmte Viren, die von der Magensäure bei der Passage des Magens nicht abgetötet werden und dann im Darm eine Entzündung auslösen. Eine Darmgrippe in einem Schülerhort oder in einem Kindergarten kann epidemische Ausmaße annehmen. Der Durchfall setzt schwallartig wässrig ein, damit verbunden sind Bauchkrämpfe. Im Bauch sind laute Geräusche hörbar, dazu Brechreiz und Übelkeit. Kurz vorausgehend kann es zu einer Störung des Allgemeinbefindens, geringem Fieberanstieg und diffusen Muskelschmerzen kommen. Es ist das so genannte virale Stadium, wo sich die eingedrungenen Viren vermehren und bei Erreichen einer genügenden Zahl dann die Erkrankung auslösen. Zusätzlich können sich am geschädigten Darm auch noch bakterielle Krankheitserreger einnisten. Bestimmte Bakterien können von sich aus schwere akute Entzündungen am Magen-Darm-Trakt auslösen. Eine Gefahr, die vor allem bei Fernreisen in Länder mit tropischer Vegetation droht. Dort hängt das Geschehen sehr oft mit der mangelnden Hygiene und/oder mit der Fremdheit der dortigen Bakterienwelt, die unser durch die Reise sowieso belastetes Immunsystem nicht kennt, zusammen.

Bedrohlich und für die Verschlechterung des Allgemeinzustandes verantwortlich sind der Verlust an Flüssigkeit und Mineralstoffen durch die dünnflüssigen Stühle und die Bildung von Toxinen im entzündeten Darm. Danach richtet sich die Therapie. Bei bakteriellen Erregern empfiehlt sich der Einsatz von Antibiotika, bei Viren sind sie unwirksam und daher zwecklos.

Ansonsten gilt es, die Durchfälle zu stoppen, die Toxine zu binden und vor allem die verloren gegangene Flüssigkeit und die Mineralstoffe zu ersetzen. Ersteres geschieht durch feuchte Wärme (feuchtes Tuch und Wärmflasche) von außen und medikamentös mit krampflösenden Medikamenten. Mineralstoffmischungen und schwarzer Tee, den man kurz aufkochen lässt, mit etwas Traubenzucker und Salz müssen den Verlust ersetzen. Um die Aufnahme zu verbessern, ist es zweckmäßig nicht zügig, sondern nur schluckweise zu trinken.

Dazu nimmt man 2 bis 4 Stück Kohletabletten, zerdrücken, in etwas Wasser auflösen und schluckweise trinken. Die Kohletabletten haben eine sehr große Oberfläche, sie binden die Giftstoffe im Darm und helfen, das Geschehen zu normalisieren. In gleicher Weise wirken Hafer- oder Reisschleim und die Schleimstoffe einer geschabten Banane. Bei Kleinkindern mit schweren Durchfällen ist besondere Gefahr im Verzug. Es droht die Austrocknung mit dramatischen Folgen durch den Flüssigkeitsverlust und den Verlust an Mineralstoffen. Vor allem, wenn gleichzeitig Erbrechen besteht und der Ersatz auch löffelweise nicht möglich ist. Daher ist es klüger, sofort ärztliche Hilfe zu holen oder ins nächste Spital zu fahren, als Hausmittel zu versuchen.

Homöopathie

→ **Durchfall**

Heilpflanzen

→ **Durchfall**

Ernährung

▲ **Schonkost**

Während des akuten Stadiums ist der Kranke ohnedies nicht besonders bei Appetit und eine kurze Nahrungskarenz bei Flüssigkeitszufuhr und Toxinbindung, ist keineswegs abträglich. Dann gesalzene, entfettete, klare Suppen, Karottensuppen, Reisschleimsuppen, Haferschleimsuppen, Kompotte, Weißbrot, Kamillentee. Vorerst, wenn der Durchfall langsam zurückgeht und die Übelkeit und der Brechreiz nachlassen, kann man geriebene Äpfel, die man eine Zeit lang (1/2 Stunde) an der Luft stehen und braun werden lässt, geben. Das Apfelpektin wirkt stopfend. Schokolade ist nicht geeignet einen Durchfall zu stoppen; im Gegenteil, der enthaltene Zucker treibt das Geschehen erst recht an. Nach der akuten Phase kann man reichlich Jogurt geben, um die durch die krankmachenden Erreger gestörte normale Darmflora wieder aufzubauen. Nach Abklingen der akuten Zeichen allmählicher Aufbau einer gesundheitsbewussten Ernährung.

Demenz

→ Lebensstil

Demenz bedeutet den Verlust von erworbenen geistigen Fähigkeiten, in erster Linie des Gedächtnisses, der Konzentration und der Merkfähigkeit. Der Großteil der Hirnleistungsstörungen sind der Alzheimer-Krankheit zuzuordnen. Besonders wichtig ist die Unterscheidung von Verwirrtheitszuständen, die ebenfalls schleichend beginnen und sich über Wochen und Monate ziehen können. Häufige Gründe für Verwirrtheit sind Austrocknung, Infektionen, Unterzuckerung, Funktionsstörungen der Schilddrüse, aber auch bestimmte Antidepressiva und Psychopharmaka können diese auslösen. In 70 % der Fälle sind Verwirrtheitszustände mit Demenz verknüpft. Schwierig ist die Abgrenzung von der Depression. → Alzheimer, → Depression. Demenz beginnt allmählich – der Beginn ist durch Vergesslichkeit gekennzeichnet, wobei vor allem kurz zurückliegende Dinge vergessen werden. Eine gewisse Altersvergesslichkeit tritt bei den meisten Menschen auf, ohne dass es sich dabei um Demenz handelt. Als Demenz wird es nur dann bezeichnet, wenn der Verlust der Hirnleistungsfähigkeit weiter fortschreitet. Es besteht keine psychische Vorgeschichte. Menschen mit Demenz neigen dazu, ihre Probleme zu verstecken und zu bagatellisieren. Der demente Mensch zeigt durchaus Motivation etwas zu leisten, schafft es aber nicht; der depressive Mensch hat wenig Motivation und bleibt hinter seinen Möglichkeiten zurück. Zu bedenken ist, dass demente Menschen aber auch depressiv sein können. Je höher das Lebensalter ist, desto mehr sind die Grenzen zwischen fortschreitenden allgemeinen Alterserscheinungen und der Demenz verschwommen. Von allen behinderten Alterspatienten geht eine doppelte Botschaft aus: »Hilf mir! – Ich kann es alleine!« Die Schwierigkeit in der Betreuung liegt darin, einerseits die Persönlichkeitsrechte des Betroffenen zu respektieren und ihn andererseits vor unsinnigen Handlungen und Gefahren zu schützen.

25 % aller Demenzen sind auf Durchblutungsstörungen des Gehirns zurückzuführen. Neben der allgemeinen Gefäßverkalkung sind hier vor allem Schlaganfälle als Ursachen zu nennen. Es gibt auch noch andere Krankheiten des Gehirns, die zu Demenz führen können, z. B. die Parkinson'sche Krankheit. Auch Alkoholkonsum ist nicht selten Ursache einer Demenz. Die Unterscheidung zwischen Demenz und Alzheimer gestaltet sich oft als schwierig, viel wichtiger ist aber die Unterscheidung von der Depression, da letztere durch gezielte antidepressive Behandlung bekämpft und damit auch der Verlust der Hirnleistungsfähigkeit gebessert werden kann. Bei Demenz und Alzheimer ist keine Verbesserung der Hirnleistungsfähigkeit möglich, sondern es geht darum, das Fortschreiten zu verzögern und die Begleiterscheinungen zu mildern, um für den Betroffenen so weit und so lang wie möglich die Lebensqualität zu erhalten.

Lebensstil

- **Bewegung**
- **Gesunde Ernährung**

Der wichtigste Risikofaktor für das Auftreten einer Demenz ist das Alter. Ständige geistige Aktivität, regelmäßige sportliche Betätigung, eine gesunde Ernährung mit reichlich Fisch und wenig Gesamtfett schützen die Gefäße und sind somit auch eine Vorbeugung gegen Demenz. In diesem Zusammenhang haben auch regelmäßige Kneippanwendungen eine große Bedeutung. Alles, was den Menschen gesund hält, alles, was die Nährstoff- und Sauerstoffversorgung des Gehirns fördert, senkt die Gefahr im Alter dement zu werden. Dazu gehören auch regelmäßige Vorsorgeuntersuchungen, um gefäßschädigende Risikofaktoren rechtzeitig zu erkennen, den Lebensstil danach auszurichten oder auch zu behandeln. → Arteriosklerose.

Depressionen

→ **Entspannung**
→ **Akupressur**
→ **Heilpflanen**

Einer Depression liegt ein gestörtes Gleichgewicht gewisser Stoffe zu Grunde:

Die wichtigsten Überträgerstoffe sind Noradrenalin, Serotonin und Dopamin. Depressionen sind sehr häufig, sie sind Stoffwechselkrankheiten und gut behandelbar. Symptome sind Schuldgefühle, Angst und Schwermut, Antriebslosigkeit und Interesselosigkeit. Betroffene Frauen sind häufig niedergeschlagen, betroffene Männer sind oft aggressiv und »grantig«. Depressionen können jeden treffen und haben tausend Masken. Milde Depressionen beginnen häufig nach negativem Stress. Hier kann man mit Naturheilmethoden sehr gut helfen. Mittelschwere und schwere Depressionen gehören unbedingt ärztlich behandelt bzw. ist Psychotherapie erforderlich.

Entspannung

- **Biofeedback**
- **Musiktherapie**
- **Bachblüten**

Biofeedback ist sehr hilfreich, da sich depressive Menschen schwer entspannen können. Der angenehme Duft von Aromaölen fördert bei vielen Menschen das seelische Wohlbefinden. Die Musiktherapie ist hilfreich, denn Musik verändert und hebt unsere Stimmung. Auch Bachblütentherapie wird bei Depressionen eingesetzt, z. B. Kiefer, Ulme oder Weide.

Akupressur

- **KG 15**
- **MP 3**
- **H 3**
- **M25**
- **LG 20**

Massieren Sie von der Kreuzgegend bis zur Fußsohle in kräftigen, streichenden Bewegungen. Wählen Sie dazu drei nebeneinander liegende Bahnen aus – Sie massieren damit automatisch den Blasenmeridian. Diese Massage sollte mindestens 20 Minuten dauern.

Folgende Punkte sind kräftig 20 Sekunden zu massieren:

KG 15 – an der Spitze des unteren Brustbeines;

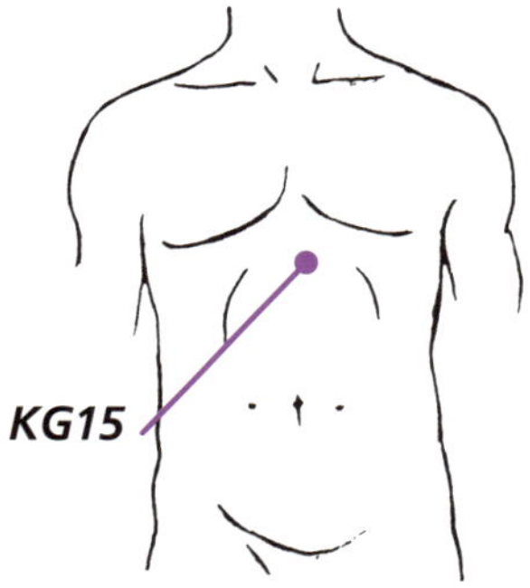

M 25 – zwei Daumenbreiten seitlich des Nabels;

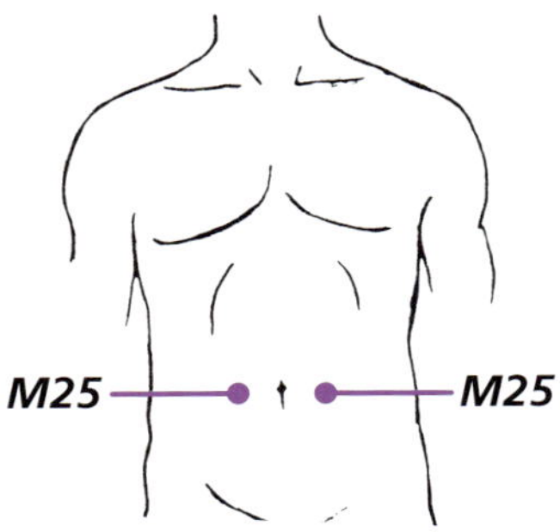

MP 3 – auf der Fußinnenseite, hinter dem Großzehengrundgelenk.

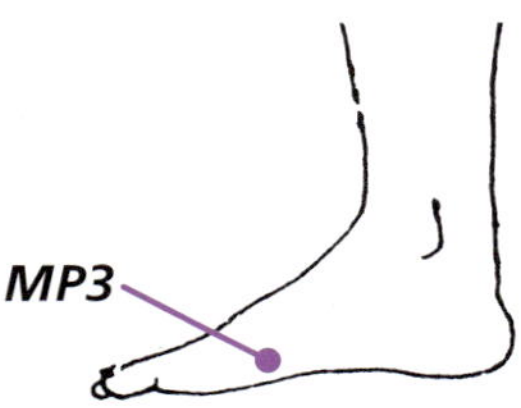

Die Intensität der Massagen soll wie immer langsam zunehmen, dann langsam wieder abnehmen. Massieren Sie auch noch den Punkt LG 20, den Sie auf der höchsten Stelle des Scheitels finden – man nennt ihn den »Punkt des hundertfachen Könnens«.

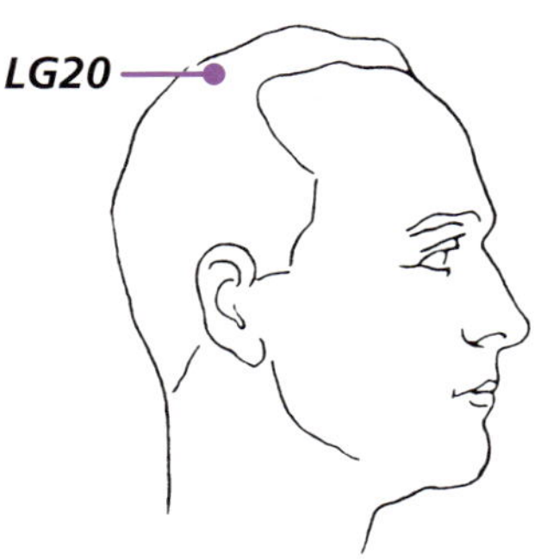

»Lebensspender« nennen die Chinesen den Punkt H 3, der am Ende der Ellbogenfalte auf der Kleinfingerseite liegt. Druck darauf wirkt wie ein mildes Antidepressivum, Lebensfreude und Energie werden dadurch wachgerufen.

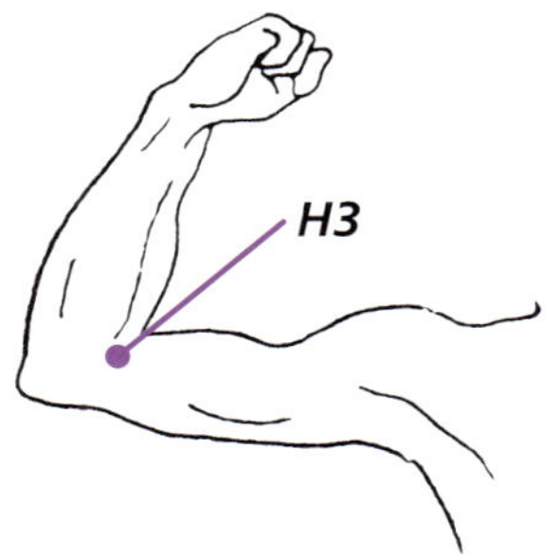

Heilpflanzen

▲ Johanniskraut

Die Heilkraft von Johanniskraut bei Depressionen ist lückenlos nachgewiesen und anerkannt. Verwendet wird das Kraut sowohl als Tee als auch in standardisierten Arzneimitteln. Der Johanniskrautwirkstoff hat einen Einfluss auf den Serotoninstoffwechsel und beeinflusst auch den Stoffwechsel von Melatonin, das körpereigene »Tag-Nacht-Rhythmus«-Hormon der Zirbeldrüse. Nach längerer Einnahme von Johanniskrautextrakten kommt es zur Aufhellung der Stimmung, und zwar in derselben Weise wie nach der Einnahme chemischer Antidepressiva. Johanniskraut hat Wechselwirkungen mit anderen Medikamenten, und zwar vermindert es die Wirkung der Blutgerinnungshemmer und von Asthmamedikamenten sowie der Pille.

Johanniskraut kann auch eine erhöhte Lichtempfindlichkeit der Haut verursachen, bei normaler Einnahme ist das jedoch nicht zu befürchten. Kinder unter 12 Jahren sollen Johanniskraut nicht einnehmen, da es keine verlässlichen Studien zur Anwendung von Johanniskraut bei Kindern gibt.

Ein großer Vorteil des Johanniskrauts gegenüber chemischer Antidepressiva ist, dass das Reaktionsvermögen nicht beeinträchtigt wird. Es gibt auch keine Wechselwirkung mit Alkohol. Johanniskraut entspannt, wirkt aber nicht beruhigend, gleichzeitig werden Aktivität und Aufmerksamkeit gesteigert. Es wirkt stimmungsaufhellend und hat kein Suchtpotential. Die Wirkung tritt frühestens nach zwei bis drei Wochen ein, sinnvoll ist eine Behandlungsdauer von mindestens zwei bis drei Monaten. Es gibt zahlreiche Präparate, die Johanniskrautextrakt enthalten – fragen Sie Ihren Arzt oder Apotheker.

Johanniskrauttee: Zwei Teelöffel geschnittenes Kraut mit kochendem Wasser überbrühen und nach 5 bis 10 Minuten abseihen.

Diabetes mellitus

→ **Heilpflanzen**
→ **Bewegung** → **Ernährung**

Diabetes kommt aus dem Griechischen und heißt Harnruhr (ursprünglich stand der vermehrte Umsatz an Flüssigkeit im Vordergrund), somit »Zuckerharnruhr«; wobei man heute alle Entgleisungen des Zuckerstoffwechsels mit Diabetes identifiziert. Die Beifügung mellitus (= honigsüß) dient dazu, um ihn vom Diabetes insipidus, einer eher sehr seltenen Erkrankung des Gehirns bzw. der Nieren (einer Störung des Wasserhaushaltes), die mit Zuckerkrankheit nichts zu tun hat, abzugrenzen. Sonstige Zusatzbezeichnungen beziehen sich auf bestimmte Formen des Diabetes.

Der erhöhte Zuckerspiegel ist entweder die Folge einer unzureichenden Produktion des Hormons Insulin durch die dafür bestimmten Zellen der Bauchspeicheldrüse oder von Stoffwechselentgleisungen, die zu einer beschränkten Wirkung von Insulin (Insulinresistenz) führen. Beide Ursachen können auch gemeinsam auftreten.

Man unterscheidet zwei Formen: Diabetes Typ I (etwa 10 % der Diabetiker) und Typ II (mehr als 90 % der Diabetiker, früher als Altersdiabetes bezeichnet). Insgesamt schätzt man, dass etwa 5 % der Bevölkerung Österreichs und sogar 7 – 8 % der Bevölkerung Deutschlands an einer Zuckerkrankheit leiden. Eine erhebliche Dunkelziffer ist anzunehmen, da viele mangels Beschwerden von ihrer Erkrankung noch nichts wissen. Mit zunehmender Lebenserwartung wird die Zahl an Typ-II-Diabetikern noch weiter ansteigen. Da gerade von den selbst ernannten »Naturheilaposteln« immer wieder Heilungen des Diabetes versprochen werden, muss man mit Nachdruck darauf hinweisen, dass mit Ausnahme bestimmter einzelner vorübergehender Störungen, z. B. Schwangerschaftsdiabetes, auch mit Naturheilmethoden keine Heilung möglich und eine lebenslange Behandlung notwendig ist. Mit Nachdruck muss man auch festhalten, dass eine wirkungsvolle Therapie vom Patienten eine strenge Disziplin und Konsequenz erfordert. Disziplin bei der Nahrungsaufnahme und Konsequenz bei der Lebensgestaltung, die auf die Einhaltung der ärztlich festgelegten medikamentösen Therapie mit den notwendigen Begleitmaßnahmen (Bewegung, Gewichtsreduktion usw.), ausgerichtet sein muss.

Beim Typ-I-Diabetes ist die Verminderung der Insulinproduktion der zuständigen Zellen in der Bauchspeicheldrüse einerseits genetisch bedingt (eine Autoimmunerkrankung, im Blut sind Antikörper nachweisbar) und andererseits unter Umständen auch durch Hormonstörungen (Schilddrüse) und bestimmte Viren verursacht – in einer komplizierten Wechselwirkung äußerer und innerer Faktoren. Er tritt meist schon in jüngeren Jahren auf, eine »Familiengeschichte« ist vorhanden, während die Koppelung mit anderen Risikofaktoren, wie sie für den Typ II charakteristisch sind, fehlt oder erst im vorgerückten Stadium auftritt.

Bewegungsmangel, Übergewicht und Fehlernährung, aber auch Erkrankungen der Bauchspeicheldrüse (Bauchspeicheldrüsenentzündung) werden als Ursache des Typ-II-Diabetes diskutiert. Vorerst entwickelt sich eine ungenügende Insulinwirkung – man spricht von der bereits angeführten Insulinresistenz. Außerdem setzt die Insulinproduktion, die durch die Nahrungsaufnahme ausgelöst wird, zu spät ein, wodurch die normale Zuckersteigerung nach dem Essen relativ lange bestehen bleibt. Am Wirkungsort des Insulins in den Zellen kann es zu Rezeptorendefekten kommen.

Die Gefahr des nicht oder ungenügend behandelten (Fachausdruck: »schlecht kompensierten«) Diabetes als Risikofaktor wird noch durch Kombination mit Bluthochdruck, hohen Blutfettwerten und Übergewicht gesteigert und zwingt zur geforderten Disziplin und Konsequenz. Wenn alle Erfordernisse erfüllt werden, hat der Typ-II-Diabetiker etwa die gleiche Lebenserwartung wie der Nicht-Diabetiker. Auch der Typ-I-Diabetiker darf bei konsequenter Therapie, die alle modernen Möglichkeiten nützt, ein langes Leben erwarten.

Symptome, die auf einen Typ-I-Diabetes hinweisen, sind unbegründete Müdigkeit, Gewichtsabnahme, Leistungsknick, erhöhte Infektanfälligkeit und Nervenschmerzen. Beim Typ-II-Diabetes überwiegt ein gesteigertes Durstgefühl und/oder Juckreiz. Bei länger bestehender Diabetes vom Typ II und stärkeren Entgleisungen können auch die übrigen Symptome wie beim Typ I auftreten. Entscheidend für die Diagnose sind die Laboruntersuchungen.

Labordiagnostik

Der Blutzucker unterliegt im Laufe des Tages durch Aufnahme von Kohlenhydraten (Anstieg) und durch Insulinausschüttung und Aktivitäten (Abnahme) starken Schwankungen.

Um diese auszuschalten bestimmt man den Nüchternblutzucker aus der Fingerbeere oder aus einer Vene.

Nüchternblutzucker (NBZ)

- *bis 100 mg/dl normal*
- *über 110 mg/dl manifeste Zuckerkrankheit*

Bei klinischem Verdacht auf Diabetes und normalem NBZ ist ein Glukosetoleranztest (OGTT) erforderlich, der folgendermaßen durchgeführt wird:

1. *Bestimmung des NBZ (kann im normalen Bereich sein, oder erhöht)*
2. *Einnahme von 75 g Glukose*
3. *Blutzuckerkontrolle nach 1 Std., kann noch leicht erhöht sein = kein Diabetes*
4. *Blutzuckerkontrolle nach 2 Std., im Normbereich oder gering erhöht = kein Diabetes*

   bis um 150 mg/dl = gestörte Glukosetoleranz

   200 mg/dl und darüber = manifester Diabetes

Um abnormale Tagesschwankungen zu erfassen, ist ein Tagesprofil mit fünfmaligem Messen im Laufe des Tages erforderlich.

Zunehmende Bedeutung gewinnt die Bestimmung des glykosilierten Hämoglobins (HbA1c). Das ist eine stabile Veränderung des roten Blutfarbstoffes in den roten Blutkörperchen im Laufe ihres etwa sechswöchigen Bestandes und ist vom durchschnittlichen Zuckergehalt im Serum abhängig. Man spricht daher vom »Langzeitzucker« und dieser Wert ist zur Verlaufskontrolle gut geeignet:

HbA1c Normalwert durchschnittlich bis 6 %.

Bis 7 % ausreichend eingestellter Diabetes.

Über 7 % (von manchen Diabetologen auch höher angesetzt) Therapiekorrektur erforderlich.

Therapiemöglichkeiten

Diät *ist die Basis jeder Diabetesbehandlung, sowohl für Typ I als auch für Typ II, und in den Frühstadien oft allein ausreichend.*

Insuline, *mit allen ihren modernen Wirkungsformen für Typ I und den Spätformen des Typ II, wo Tabletten allein nicht mehr wirken. Insulin muss zumindest vorderhand noch injiziert werden. Die technischen Hilfen machen es allerdings auch älteren Menschen möglich sich selbst zu spritzen. Schlucken ist nicht möglich und die Aufnahme als Spray durch die Nase ist zur Zeit noch nicht einsetzbar. Für Typ I besteht die Möglichkeit eine Insulinpumpe einzubauen und der Patient pumpt jeweils die erforderliche Menge, je nach Zuckerhöhe, Belastung und Nahrungsaufnahme in den Körper.*

Tabletten *verschiedener chemischer Zusammensetzung zur Aufnahme durch den Magen-Darm-Trakt für den Typ II. Einige Wirkprinzipien stehen zur Verfügung, die entweder allein ausreichen oder erforderlichenfalls kombiniert werden können. Es kann die Insulinausschüttung durch die Bauchspeicheldrüse verbessert, die Verwertung des vorhandenen Insulins gesteigert und die lang anhaltende Blutzuckersteigerung nach der Nahrungsaufnahme gesenkt und verkürzt werden.*

Die Festlegung der erforderlichen ***Therapie ist ausschließlich Sache des Arztes,*** *der auch für die notwendige Schulung des Diabetikers; der selbst sehr viel zu seinem Wohlbefinden beitragen kann, sorgen wird.*

Bei schlechter Einstellung mit Blutzuckerwerten etwa zwischen unter 50 mg/dl und über 200 mg/dl drohen folgende akute Gefahren:

Die Unterzuckerung = Hypoglykämie (davon abgeleitet der Begriff »Hypo«, der jedem Diabetiker geläufig sein muss!) – als gefährlichstes Akutsymptom. Ein Hypo kann eintreten, wenn der Blutzuckerspiegel durch einen Überschuss an Insulin und zu wenig Kohlenhydratzufuhr unter etwa 50 mg/dl sinkt. Der Patient bemerkt dies durch ein Unruhegefühl, Zittern, Schweißausbrüche, Herzklopfen bis zum Herzjagen.

Wenn nichts geschieht, kommt es zur Bewusstlosigkeit mit dramatischen Folgen. Ausgelöst werden kann die Unterzuckerung durch mangelhafte Einhaltung von Diät und Therapie, durch schwere körperliche Arbeit, durch sportliche Überforderung, aber auch durch Mangelernährung und Alkohol sowie durch bestimmte Medikamente, die gleichzeitig für andere Krankheiten eingenommen werden.

Diese Komplikation kommt recht häufig vor – Diabetiker wissen darüber Bescheid. Leichte Unterzuckerungen, wenn die ersten Symptome auftreten, werden mit Traubenzuckerstückchen oder mit süßen Getränken, die Zucker enthalten, behoben. Nur selten tritt der Hypo so rasch ein, dass der Patient nicht darauf reagieren kann. Diese Gefahr besteht vor allem nachts. In diesem dramatischen Fall ist rasche medizinische Hilfe dringend notwendig, um durch Infusionen die kritische Stoffwechsellage zu beherrschen.

Die Überzuckerung = Hyperglykämie, die auch bis zur Bewusstlosigkeit führen kann, tritt langsamer ein und kündigt sich durch die oben angeführten Symptome an.

Die Versäuerung = Ketoacidose ist ein lebensbedrohliches Ereignis. Es sind schwere Entgleisungen der Zuckerkrankheit, die durch ungenügende Behandlung und/oder Alkoholmissbrauch, gefördert u. U. auch von anderen Medikamenten, den Zuckerspiegel steil ansteigen lassen – über 300 mg/dl. Die sauren Stoffwechselelemente nehmen im Blut und im Gewebe zu und lösen folgende Beschwerden aus: sehr starker Durst, Harnflut, Blutdruckabfall, Herzjagen, Krämpfe bis hin zum Koma. Es darf keine Minute verloren werden, sofortige intensivmedizinische Versorgung ist dann notwendig. Durch Harnkontrollen ist eine Ketoacidose aber schon frühzeitig erfassbar.

Langzeit-Komplikationen:

Nervenschädigungen = diabetische Polyneuropathie

treten besonders bei älteren Patienten, die schon lange an ihrem Diabetes leiden, relativ häufig auf; man schätzt bei etwa 50 %. Die Nervenschädigungen mit den begleitenden Schmerzen können praktisch alle Stellen des Körpers betreffen. Meist befallen sind die Beine und hindern dann an der notwendigen Bewegung. Der Arzt kann helfen.

Der diabetische Fuß –

oft ausgelöst durch Nervenschädigungen, zu denen sich noch arterielle Durchblutungsstörungen gesellen. Am Beginn steht ein Verlust der Schmerzwahrnehmung, dadurch kommt es zu kleinen Verletzungen mit Geschwürsbildung und schließlich zum Absterben von Hautbezirken oder von Zehen. Am Endpunkt steht oftmals die begrenzte Amputation. Bei konsequenter Therapie und entsprechender Disziplin, muss es aber nicht dazu kommen.

Die diabetische Nierenkrankheit = diabetische Nephropathie

ist eine der Spätkomplikationen, die nicht mehr umkehrbar ist. Sie macht letztlich ständige Blutwäsche (Dialyse) und unter Umständen Organersatz notwendig. Etwa siebzig Prozent der Dialyse-Patienten sind Diabetiker! Bei der Diabetesniere kommt es allmählich zunehmend zu degenerativen Veränderungen im Nierengewebe. Zudem treten auch Veränderungen an den kleinsten Nierenarterien auf. Nach und nach können immer weniger Schlackenstoffe ausgeschieden werden und es kommt zu einer »inneren Vergiftung«, die schließlich nur mehr durch Blutwäsche, bei der die harnpflichtigen Stoffe aus dem Blut gefiltert werden, beherrscht werden kann. Dieses Versagen der Nieren, das durch Bluthochdruck und Rauchen nachweislich gefördert wird, entwickelt sich beim Typ I allmählich, oft über zwei Jahrzehnte.

Frühzeitig kommt es zu vermehrter Harnausscheidung und vor allem wird Eiweiß ausgeschieden. Anfangs sind das nur kleine Mengen (Mikroalbuminurie), die sich aber nach und nach steigern, wenn nicht gegengesteuert wird. Durch laufende Harnkontrollen kann die drohende Gefahr rechtzeitig erkannt werden. Es zwingt zu konsequentester Stoffwechseleinstellung mit allen modernen Möglichkeiten der Therapie und ebenso konsequenter Überwachung. Beim Diabetes Typ II kann das Nierenversagen, wohl auf Grund oft schon bestehender Vorkrankheiten, sich wesentlich rascher entwickeln, kündigt sich aber auch durch Eiweißausscheidung an.

Die diabetische Retinopathie

ist eine Erkrankung der Netzhaut der Augen. Auch hier kommt es wie an den Nieren zu degenerativen Veränderungen des Gewebes mit Schädigungen der kleinsten Arterien. Allmählich kann es zu völliger Erblindung führen. Die drohenden Gefahren der Diabetesniere und des Verlustes des Augenlichtes sollten auch den säumigen Diabetiker motivieren, sich auf seine chronische Erkrankung richtig einzustellen!

Generelle Arteriosklerose:

In der Risikoskala der Arteriosklerose mit den organischen Endstadien des Herzinfarktes, des Schlaganfalles und u. a. der arteriellen Verschlusskrankheit an den Beinen steht die Zuckerkrankheit ganz oben. Deshalb verlangt auch die Vorbeugung gegen allgemeine Gefäßverkalkung eine konsequente Diabeteseinstellung.

Die gefährlichen Folgen der Zuckerkrankheit kann man hintanhalten durch

- *strenge Kooperation von Patient und Arzt*
- *keine unbeaufsichtigte Therapie*
- *Akzeptanz der vom Fachmann vorgeschlagenen Therapie*
- *Senkung erhöhter Blutfettwerte*
- *Kompensation von Bluthochdruck*
- *laufende Laborkontrollen (je nach Schwere der Erkrankung)*
- *gesunden Lebensstil (nicht rauchen, Übergewicht abbauen, gesunde Ernährung, viel Bewegung)*
- *intensive Behandlung anderer vorhandener Risikofaktoren*

In den Diabetiker-Schulungen wird auch ein vernünftiger Lebensstil gelehrt und seine Einhaltung ist beste Vorbeugung gegen alle diabetischen Störungen, die die Lebensqualität mindern und bis zur existenziellen Gefährdung führen können.

Diabetes ist zwar nicht heilbar, aber sehr gut behandelbar!

Es wurde wiederholt darauf hingewiesen, dass die Behandlung der Zuckerkrankheit ohne Wenn und Aber in die Hand des sachkundigen Arztes gehört, der das ganze moderne Instrumentarium der Therapie zweckgerichtet und phasengerecht einsetzt.

Trotzdem bietet die Naturheilkunde eine breite Palette von Möglichkeiten, die maßgeblich zur Vorbeugung eingesetzt werden kann: Erstvorbeugung, um den Ausbruch der Erkrankung hintanzuhalten oder hinauszuschieben, und Zweitvorbeugung, um Komplikationen zu verhindern. Zudem kann die unverzichtbare medikamentöse Therapie wirkungsvoll ergänzt werden. Es geht darum, schädigendes Verhalten auszuschalten, die Selbstheilungskräfte des Körpers zu mobilisieren und die Abwehrkraft zu stärken.

Heilpflanzen

- ▲ **Brombeerblätter**
- ▲ **Heidelbeerblätter**
- ▲ **Bohnenschalen**
- ▲ **Mariendistel**

Blutzuckersenkende Tees können nur in der Phase der gestörten Glukosetoleranz und später mit Zustimmung des Arztes, eventuell ergänzend zur medikamentösen Behandlung verwendet werden. Die blutzuckersenkende Wirkung ist eher bescheiden.

Rezeptur: Brombeerblätter, Heidelbeerblätter, Bohnenschalen, Mariendistel zu gleichen Teilen. 1 bis 2 Esslöffel der Mischung werden mit 1/4 Liter kochendem Wasser überbrüht, kurz aufwallen lassen, 10 Minuten ziehen lassen. Abseihen und ungesüßt zweimal täglich eine Tasse Tee warm trinken.

Bewegung

- ▲ **Ausdauersport**

Maßvolles Ausdauertraining ist das Mittel der Wahl – die positive Wirkung der Bewegung auf Diabetes ist 100-fach wissenschaftlich bewiesen. Ausdauersport verbessert die Zuckerverwertung in den Zellen und es kommt zu einer Senkung des Blutzuckers. Bei Insulintherapie müssen aber Überlastungen – und damit die Gefahr einer Unterzuckerung – in jedem Fall vermieden werden.

Gut geeignet sind Joggen, Nordic-Walking, Schwimmen, Radfahren – Sportarten, bei denen man die Belastung sehr gut dosieren und Überlastungen vermeiden kann. Empfehlenswert wäre ein tägliches Bewegungstraining –

aber auch schon 3- bis 4-mal pro Woche 30 Minuten bringen einen guten Effekt. Krafttraining hat keinen sehr großen protektiven Wert und birgt eher die Gefahr des Hypos.

Wenn der übergewichtige Diabetiker sein Gewicht reduzieren muss, ist Bewegung ein unverzichtbarer Faktor!

Ernährung

- Übergewicht reduzieren
- fettarme Vollwertkost

Ein Abbau des Übergewichtes ist beim Diabetiker zwingend notwendig – oft lässt sich damit ein erhöhter Zuckerwert, zumindest in den Anfangsphasen der Erkrankung, in den Griff bekommen. Das Ziel sollte sein, etwa 1/2 kg Körpergewicht pro Woche durch mehr Bewegung und eine etwas geringere Energiezufuhr abzubauen. Ein BMI (Körpergewicht in Kilogramm dividiert durch Körpergröße zum Quadrat – das kann auch an Diagrammen abgelesen werden) von 19 bis 25 sollte erreicht werden

Die zweckmäßige »Zuckerdiät« ist eine gesunde fettarme Vollwertkost mit reichlich frischem Obst (weniger süße Sorten bevorzugen!) und Gemüse, Vollkorn-Getreideprodukten, Hülsenfrüchten, magerem Fleisch, Fisch und mageren Milchprodukten. Der Fettauswahl kommt für Diabetiker eine ganz besondere Rolle zu. Gesättigte Fettsäuren (tierische Fette: Wurst, Käse, Sahne usw.) sollten reduziert werden und im Verhältnis zu den ungesättigten Fettsäuren unter 50 % liegen. Eiweiß sollte mäßig gegessen werden. Bei beginnenden Nierenproblemen darf die Eiweißmenge nicht über 10 % der Gesamtnahrungsenergie betragen. Empfehlenswert sind die nicht süßen, kohlenhydrathaltigen (Stärke) Lebensmittel mit einem hohen Ballaststoffgehalt (z. B. Naturreis, Vollkornnudeln, Vollkornbrot, Hülsenfrüchte, Kartoffeln, aber auch Obst und Gemüse).

Haushalts- und Traubenzucker, Honig und andere »gesunde« Süßungsmittel müssen gemieden werden, um Zuckerspitzen im Blut zu vermeiden. Vor allem zuckerhaltige Limonaden und andere süße Getränke sind für Diabetiker nicht erlaubt. Kommt man ohne zu süßen nicht aus, kann man auf Saccharin, Cyclamat, Aspartam oder Acesulfam ausweichen. Es gibt auch viele Diabetikerprodukte, die mit Süßstoffen oder Zuckeraustauschstoffen hergestellt werden. Wichtig ist, bei solchen Produkten, die im Prinzip nur spärlich Vorteile bieten, nicht nur auf den Zuckergehalt, sondern auch auf den Fettgehalt zu achten. Bei Insulintherapie müssen die Mahlzeiten und die zugeführten Kohlenhydratmengen genau eingehalten werden, um Unter- oder Überzuckerung zu vermeiden.

In der Regel werden die erlaubten Kohlenhydratmengen in Broteinheiten (BE) angegeben. 1 BE = 12 Gramm Kohlenhydrate. Die entsprechenden Mengen für die einzelnen Nahrungsmittel sind aus den so genannten Austauschtabellen abzulesen.

Ein zweiter häufig verwendeter Begriff zur Mengenbestimmung ist der glykämische Index. Er bezeichnet den Blutzuckeranstieg, wenn ein bestimmtes Lebensmittel gegessen wird, und hängt von der Zusammensetzung der Stärke, vom Ballaststoffgehalt und vom Fett- und Eiweißgehalt sowie der Oberflächenstruktur und der Zubereitungsart des Lebensmittels ab. Der glykämische Index ist ein Vergleichswert.

Der durch Traubenzucker erzeugte Blutzuckeranstieg wird mit 100 angesetzt. Ein glykämischer Index von 50 bedeutet, dass dieses Lebensmittel den Blutzucker im Vergleich zu Traubenzucker nur halb so hoch ansteigen lässt. Lebensmittel mit einem niedrigen glykämischen Index (< 60) können zu einer Verbesserung der Blutzuckereinstellung beitragen, weil durch solche Lebensmittel ein starker Anstieg des Zuckerspiegels nach der Nahrungsaufnahme vermieden wird.

Beispiele: Glykämischer Index von Lebensmitteln

niedrig < *60*		*mittel 60 – 84*		*hoch* > *85*	
Vollkornbrot	*50*	*Wassermelone*	*75*	*Bier*	*110*
Erbsen	*50*	*Weißbrot*	*70*	*Bratkartoffel*	*95*
Vollkornreis	*50*	*Schokolade*	*70*	*Pommes frites*	*95*
Weintrauben	*45*	*Weißer Reis*	*70*	*Kartoffelchips*	*90*
Vollkornteigwaren	*40*	*Teigwaren*	*70*	*Honig*	*85*
Haferflocken	*40*	*Croissant*	*67*	*Cornflakes*	*85*

Ein wesentlicher Punkt ist noch die zeitliche Folge der Nahrungsaufnahme. Die erlaubte und notwendige Nahrungsmenge sollte auf fünf Mahlzeiten über den Tag verteilt werden. Wenn notwendig, kann auch noch eine Spätmahlzeit angegliedert werden, um einen nächtlichen Hypo zu vermeiden. Diese Aufteilung kann besonders bei Berufstätigen Schwierigkeiten bereiten, ist aber zur konsequenten Einstellung unverzichtbar.

Der Genuss von 1 – 2 Glas Wein (ohne Restzucker!) pro Tag ist möglich, wenn gar so viel daran gelegen ist (!) und man darauf nicht verzichten möchte. Man muss nur bedenken, dass Alkohol kalorienreich ist und bei Übergewicht in die Energiemenge mit einzurechnen ist. In Bezug auf Alkohol muss man auch weitere vorhandene Risikofaktoren des Patienten berücksichtigen: Alkohol kann den Blutdruck erhöhen und sich auf den Triglyzeridspiegel ungünstig auswirken. Diabetiker mit Insulintherapie sollten nur zu kohlenhydrathaltigen Mahlzeiten kleine Mengen Wein trinken.

Diphtherie

Diphtherie ist unter Umständen eine akute, lebensbedrohende Infektionskrankheit, die durch Tröpfcheninfektion, seltener Schmierinfektion übertragen wird und die oberen Atemwege befällt. Erreger ist das Corynebacterium diphtheriae, das ein sehr aggressives Exotoxin (Giftstoff) bildet, das sich vor allem an Herzmuskelzellen und Nervenzellen anhaftet.

Nach der Lokalisation unterscheidet man eine Nasen-, Rachen- und eine Kehlkopfdiphtherie (echter Krupp); es gibt gutartige, weniger gutartige bis bösartige toxische Verläufe. Es kommt zu so genannten Pseudomembranen, das sind dicke Beläge aus Bakterien, abgestorbenem Gewebe, weißen Blutkörperchen und Fibrin. Sie können sich ablösen, die Atemwege verlegen und schwere Atemnot auslösen. Schwere Komplikationen können durch das Exotoxin ausgelöst werden: Myokarditis = Herzmuskelentzündung mit Reizleitungsstörungen, Reizleitungsblockaden bis hin zum Herz-Kreislauf-Stillstand, Nervenschädigungen, die sich nachher nur sehr langsam bessern, akutes Nierenversagen. Bereits bei Verdacht ist sofortige Krankenhauspflege und

Isolierung notwendig. Die Therapie, vor allem mit Antitoxin, muss sehr frühzeitig erfolgen, noch bevor sich das Exotoxin an den Herzmuskel- und Nervenzellen festsetzt.

Ist es einmal angedockt, wirkt das Antitoxin nicht mehr. Die Bakterien werden mit Antibiotika bekämpft. Nicht selten muss bronchoskopisch eingegriffen werden bzw. ist eine mechanische Freimachung der Atemwege notwendig. Eine konsequente Durchimpfung von Säuglingen, Kleinkindern und Jugendlichen (vorzugsweise als 4-fach Impfstoff mit Pertussis, Tetanus und Poliomyelitis) zur Grundimmunisierung (3 Einzelimpfungen) und einer Auffrischung alle 10 Jahre, hat der Diphtherie, die noch vor wenigen Jahrzehnten sehr viele Todesopfer forderte, bei uns weitgehend den Schrecken genommen. Allerdings ist durch eine nachlassende Impfbereitschaft und durch Menschen mittleren und höheren Alters, die noch keinen Impfschutz erhielten oder die erforderliche Auffrischung nicht durchgeführt haben, die Gefahr wieder größer geworden. Es ist alarmierend, wenn wir von Epidemien in den GUS-Ländern hören, die nur wenige Flugstunden von uns entfernt sind!

Personen, die mit Diphtherie in Kontakt gekommen sind, müssen ebenfalls untersucht, behandelt und bei unzureichendem Schutz nachgeimpft werden.

Diphtherie ist kein Einsatzgebiet für Naturheilmedizin, wenn man von allgemeinen, die Immunkraft stärkenden Maßnahmen absieht.

Divertikulose

→ **Kneipp**
→ **Heilpflanzen**

Divertikel sind erbsen- bis kirschgroße Ausstülpungen des Magen-Darm-Traktes. Sie können in allen Abschnitten auftreten, haben aber vor allem im Dickdarm, insbesondere beim älteren Menschen (weil der Druck im Dickdarm durch den eingedickten Darminhalt größer ist) eigene Krankheitscharakteristik. Etwa die Hälfte der über 60-jährigen Menschen hat Divertikel, häufig ohne es zu wissen. Beschwerden entstehen erst, wenn sie sich entzünden (Divertikulitis), ähnlich der Entzündung des Wurmfortsatzes am Blinddarm. Linksseitige Bauchschmerzen, mit oder ohne Fieber, können ein Hinweis darauf sein. Die Diagnose Divertikulitis wird durch eine Darmspiegelung oder durch bildgebende Verfahren gestellt. Gefährliche Komplikationen sind Durchbrüche mit Blutungen, Verengungen des Darms und Abszesse. Die Behandlung einer Divertikulitis, gleich, ob akut oder chronisch rezidivierend, muss durch den Arzt erfolgen. Die beste Vorbeugung ist eine ballaststoffreiche Kost und ausreichende Flüssigkeitszufuhr. Weizenkleie, geschroteter

Leinsamen und der indische Flohsamen sorgen für eine sehr gute Ballaststoffzufuhr, aber nur, wenn man dazu viel trinkt, sind diese »Hausmittel« auch vorteilhaft, sonst entsteht die Gefahr einer argen Verstopfung, die gerade bei Divertikeln sehr unerwünscht ist, weil sie immer Rezidive auslösen kann. Wenn man weiß, dass man Divertikel hat, soll man bei den ersten Anzeichen von Beschwerden sofort die Trinkmenge stark erhöhen. Zwetschgen, Feigen, Melonen, Rhabarber und Sauerkraut wirken leicht abführend. Im akuten Stadium keine Abführmittel nehmen, auch keine abführenden Tees.

Wenn ein Verdacht auf Divertikulitis besteht – zum Arzt, einige Tage fasten und Bettruhe einhalten.

Heilpflanzen

- **Kamille**
- **Schafgarbe**
- **Pfefferminze**
- **Melisse**
- **Eibischwurzeln**

Entzündungshemmende Heilkräuter (z. B. Kamille) und krampflösende Heilkräuter, (z. B. Schafgarbe) kann man zusätzlich zur ärztlichen Behandlung und als Vorbeugung vor Rezidiven als Tee (ungesüßt) empfehlen. Rezeptur einer guten Teemischung: Kamille, Pfefferminze, Melisse zu gleichen Teilen. 1 Esslöffel der Mischung mit 1 Tasse heißem Wasser übergießen, 10 Minuten ziehen lassen, abseihen und ungesüßt schluckweise trinken. Gut geeignet sind auch Eibischwurzeln: 2 Teelöffel geschnittene Eibischwurzeln werden mit 1/4 l kaltem Wasser übergossen und eine halbe Stunde stehen gelassen. Gelegentlich umrühren, dann abseihen. Den Tee auf Trinktemperatur erwärmen. Die enthaltenen Schleimstoffe legen sich wie ein Film über die Darmschleimhaut.

Kneipp

- **warmer Lendenwickel**

Zu den vom Arzt bei Divertikulitis verschriebenen Antibiotika wirkt ein warmer Lendenwickel (Temperatur etwa 37 °C) mit Kräuterauszügen (Kamille, Schafgarbe) schmerzlindernd und entkrampfend. Er reicht von der Mitte der Oberschenkel bis zum Brustkorb. Wolle und Zwischentuch werden ins Bett gelegt, der Patient muss gut durchwärmt sein und legt sich auf den Wickel. Das in den Kräuterabsud getauchte nasse Tuch wird rasch unter dem Gesäß durchgezogen und dann im Zug-Gegenzug-Verfahren angewickelt.

Dorn-Breuss-Wirbelsäulentherapie

Von Deutschland aus hat sich die Dorn-Breuss-Methode zur ganzheitlichen Behandlung von Rückenschmerzen einen Namen gemacht. Dieter Dorn war ein Landwirt, der von einem alten Mann eine besondere Art der Massage erlernt hatte. Der Vorarlberger Heiler Rudolf Breuss beschäftigte sich intensiv mit Volksmedizin und kam zur Erkenntnis, dass vor allem bestimmte Pflanzensäfte eine besondere Heilwirkung haben, die er bei Krebspatienten mit angeblichen Erfolgen einsetzte. Seine Krebskur gilt heute als obsolet, aber seine sanfte Massage der Wirbelsäule mit Johanniskrautöl hat sich in der Dorn-Breuss-Methode bis heute erhalten. Es wurde eine ärztliche Gesellschaft gebildet, um die Methode zu standardisieren und ein Ausbildungskonzept für Therapeuten zu erarbeiten.

Ursachen von Rückenschmerzen nach Dorn-Breuss

- *Fehlstellungen von Wirbeln und Gelenken*
- *Körperliche und seelische Spannungen*
- *Stoffwechselstörung im Sinne der »Übersäuerung«*

Eine ärztliche Abklärung der Rückenschmerzen wird von Dorn-Breuss-Therapeuten vor Beginn der Massage empfohlen. Geübte Dorn-Breuss-Therapeuten können im Bereich der Wirbelsäule »Säureeinlagerungen« ertasten, die nach dieser Theorie die Schmerzen auslösen sollen. Der Therapeut beobachtet den Patienten bei verschiedenen Bewegungsabläufen, um daraus die Ursache der Beschwerden zu erkennen.

Als eine weitere Möglichkeit für Schmerzen im Rücken sieht man so genannte Beinlängendifferenzen (sie haben nichts mit einer durch Röntgenbefund und orthopädisch festgestellten tatsächlichen Beinlängendifferenz zu tun), die durch seitliches Abkippen des Beckens verursacht werden. Mit einer Massage der Füße, der Sprunggelenke, einer Behandlung der Hüfte und der Knie wird diese Differenz durch eine Lockerung des Muskeltonus auszugleichen versucht. Allein diese Techniken können Schmerzen und Fehlhaltungen bessern. Danach folgen die Massage mit Johanniskrautöl und eine Streckung der Wirbelsäule mit verschiedenen Spezialgriffen. Die Behandlung dauert etwa 2 Stunden und soll mindestens 3-mal im Abstand von 7 bis 10 Tagen wiederholt werden.

Buchempfehlung: Die sanfte Wirbelsäulentherapie nach Dorn-Breuss, erschienen im Kneipp-Verlag.

Dreitagefieber

→ Kneipp → Heilpflanzen
→ Homöopathie

Erreger des Dreitagefiebers ist ein Virus der Herpesgruppe. In erster Linie sind Babys und Kleinkinder betroffen. Verlauf: Fast immer genau drei Tage hohes Fieber, das sehr plötzlich ansteigt, ohne andere Krankheitszeichen. Der Arzt wird das Kind untersuchen, um andere Ursachen des Fiebers auszuschließen. Nach Abfieberung und Besserung der oft sehr schlechten Laune tritt plötzlich ein Hautausschlag auf: meist am Körper, kleinfleckig, dicht, nicht besonders gerötet, so schnell dieser kommt, verschwindet er auch wieder.

Eine Fiebersenkung sollte bei Temperaturen über 39,5 Grad, rektal gemessen, erfolgen und bei Temperaturen über 38 Grad, wenn das Kind bereits einmal einen Fieberkrampf hatte. Wenn Sie mit Medikamenten das Fieber des kleinen Patienten senken möchten, ist immer der Arzt zu fragen.

Aspirin darf Kindern unter 12 Jahren überhaupt nicht gegeben werden, auch bei Paracetamol sind bei häufigem Gebrauch unerwünschte Wirkungen möglich, der Wirkstoff Ibuprofen wird zur Fiebersenkung auch bei Kin-

dern eingesetzt. Also, immer den Hausarzt/Kinderarzt fragen. Das gilt im Übrigen auch bei der Anwendung von Naturheilmethoden! Antibiotika sind nicht erforderlich, da sie gegen die Viren wirkungslos sind.

Kneipp

- kalter Wadenwickel
- nasse Söckchen
- Oberkörper-Serienwaschung

Auf natürliche Weise kann man schon bei Kleinkindern mit kalten Wadenwickeln, nassen Söckchen oder auch mit Oberkörper-Serienwaschungen das Fieber senken. Man muss darauf achten, dass kalte Anwendungen nur bei guter Durchwärmung des Patienten angezeigt sind. Wenn der Patient fröstelt, sind kalte Anwendungen verboten.

Wichtig ist, dass man auf die Befindlichkeit des Patienten Rücksicht nimmt – besser eine kleine Anwendung mit Erfolg als ein gekonnt angelegter Wickel mit Geschrei.

Kalter Wadenwickel: Man verwendet ein dünnes Baumwollhandtuch. Die Hälfte wird in kaltes Wasser getaucht, schnell im Zug-Gegenzug-Verfahren um die Wade gewickelt und die trockene Hälfte des Handtuchs darüber geschlagen. Keine Plastikfolie verwenden – zum Schutz gegen die Nässe kann man ein weiteres Handtuch über die Waden schlagen. Der Wickel bleibt, bis er warm wird und kann dann erneuert werden.

Die **Oberkörper-Serienwaschung** ist ein bisschen aufwändiger, aber sanfter in der Wirkung. Der Patient zieht das Pyjama-Oberteil aus und wird im Bett sitzend, beginnend an der rechten Hand in raschen Zügen kühl abgewaschen. Danach nicht abtrocknen, Pyjama wieder anziehen und zudecken. Nach etwa 20 Minuten kann man die Waschung wiederholen – so lange, bis der Schweißausbruch eintritt und/oder die erwünschte Fiebersenkung erreicht ist.

Achtung: Nach Beendigung von kühlen Kneippanwendungen zur Fiebersenkung kann die Temperatur noch weiter fallen, daher bei 38 Grad die Anwendungen abschließen.

Nasse Söckchen: Man tränkt Baumwollsöckchen in kaltes Wasser und zieht Wollsocken darüber – ist einfacher und schneller in der Anwendung als ein Wadenwickel. Auch ein Essigzusatz ist empfehlenswert, wenn die kleinen Patienten den Geruch vertragen. Die sonst bei älteren Kindern und bei Erwachsenen so wirksamen schweißtreibenden Wickel sind bei den meist sehr kleinen Patienten kaum einsetzbar.

Heilpflanzen

- Holunderblüten
- Lindenblüten
- Weidenrinde

Holunderblüte und Lindenblüte wirken schweißtreibend, sie werden daher als Tee zur Fiebersenkung empfohlen. Die Weidenrinde kann zur Fiebersenkung und zur Schmerzlinderung eingesetzt werden.

Zubereitung Holunderblütentee: 1 Esslöffel Holunderblüten wird mit 1/4 Liter kaltem Wasser zugestellt, zum Sieden erhitzt und gleich abgeseiht. Als Schwitztee wird der Tee heiß getrunken. Er schmeckt sehr angenehm, Zucker und Honig sind daher nicht notwendig.

Zubereitung Lindenblütentee: 1 Esslöffel Lindenblüten wird mit 1/4 Liter kochendem Wasser übergossen, 10 Minuten ziehen lassen, abseihen und heiß trinken.

Rezeptur Fiebertee: Orangenblüte, unreif, offen, Ringelblume ohne Kelch, Holunderblüte, Bitterklee, Johanniskraut, Schafgarbe, Brunnenkresse zu gleichen Teilen. 1 gehäuften Esslöffel mit 1/4 Liter siedendem Wasser überbrühen, einmal kurz aufkochen, 10 Minuten zugedeckt ziehen lassen, abseihen und warm trinken. Eventuell etwas Zitronensaft beigeben.

Homöopathie

- Chamomilla
- Pulsatilla

Bei ausgesprochen schlechter Laune, das Kind ist nicht zu beruhigen: Chamomilla.

Ist das Kind arm, weinerlich, hängt bei der Mutter: Pulsatilla.

Drüsenfieber

→ Kneipp → Heilpflanzen
→ Hausmittel

Das Pfeiffer'sche Drüsenfieber wird durch das Epstein-Barr-Virus (gehört zur Herpesgruppe) hervorgerufen. Andere Bezeichnungen: Mononukleose, Kuss-Krankheit (weil die Krankheit häufig junge Erwachsene befällt und durch Tröpfcheninfektion und Speichel – Küssen – übertragen wird). Nach durchgemachter Infektion besteht lebenslange Immunität. Die Viren können aber trotzdem noch vorhanden sein, wie sie auch gelegentlich überhaupt keine Erkrankung auslösen. Klassischer Beginn mit einer Symptomen-Tetrade: Ausgeprägte Müdigkeit, Fieber mit bis zu 40 °C, starke Halsschmerzen und druckschmerzhafte Lymphknotenschwellungen vor allem im Halsbereich. Weitere Symptome kommen bei Komplikationen hinzu und richten sich nach dem Organbefall. Da die Viren Lymphozyten befallen, kommt es häufig zu einer beträchtlichen Milzschwellung, die bis zu einer Zerreißung der Milzkapsel (Milzruptur) führen kann. Die Leber kann Entzündungszeichen aufweisen und letztlich kann es auch zu schwer wiegenden Veränderungen am Zentralnervensystem (Gehirn- und Gehirnhautentzündung, allerdings nur unter 1 % der Erkrankungen) kommen. Manchmal tritt ein Hautausschlag auf, selten kommt es durch die Leberbeteiligung auch zur Gelbsucht.

Strenge Bettruhe ist erforderlich. Bis zur völligen Wiederherstellung können oft Wochen und Monate vergehen, immer wieder können leicht erhöhte Temperaturen auftreten. Solange eine Milzschwellung besteht und bis zur völligen Gesundheit darf kein Sport betrieben werden (Gefahr einer Milzruptur). Die Leberwerte müssen kontrolliert werden.

Beim Drüsenfieber kann es bei bestimmten Antibiotika zu Unverträglichkeitserscheinungen (Ampicillin) kommen.

Es versteht sich von selbst, dass die Diagnose und Behandlung dem Arzt vorbehalten bleibt und bei Komplikationen unter Umständen auch ein Spitalsaufenthalt notwendig ist. Medikamentöse Fieberbekämpfung (→ Dreitagefieber). Mit naturheilkundlichen Maßnahmen kann man zusätzlich die Symptome (wie Müdigkeit, schmerzhafte Halsschmerzen usw.) lindern und das Fieber schonend senken.

Kneipp

- Wadenwickel
- nasse Söckchen
- Serienwaschung
- Halswickel

Fieber schonend bekämpfen:

Fieber ohne Chemie senken kann man mit kalten Wadenwickeln, nassen Söckchen oder auch mit Oberkörper-Serienwaschungen. Man muss darauf achten, dass kalte Anwendungen nur bei guter Durchwärmung des Patienten angezeigt sind. Wenn der Patient fröstelt, sind kalte Anwendungen verboten. → Dreitagefieber.

Hilfreich sind außerdem kalte Halswickel, um die unangenehmen Halsschmerzen zu lindern. Man taucht ein der Länge nach gefaltetes dünnes Baumwollhandtuch zur Hälfte in kaltes Wasser und wickelt es um den Hals, die trockene Hälfte darüber. Ein Schal oder Rollkragen fixiert den Wickel am Hals. Der Wickel kann liegen bleiben, bis er warm ist, der Patient kann auch damit einschlafen.

Nach einem Drüsenfieber mit meist ein bis zwei Wochen Bettruhe ist es günstig, den Kreislauf sanft anzuregen und die Immunkraft wieder aufzubauen. Dazu eignen sich Kneippanwendungen ganz hervorragend (siehe Therapieplan zur Immunkraftstärkung über mehrere Wochen).

Kneipp'sche Ordnungstherapie beachten! Nach dem Drüsenfieber besteht meist noch längere Zeit Müdigkeit und eine geringere Leistungsfähigkeit. Gemütliche Spaziergänge in der frischen Luft, ausreichend Ruhephasen, alle unnötigen Anstrengungen und Belastungen vermeiden. Dazu vitaminreiche, nicht belastende Vollwerternährung.

Heilpflanzen

- Artischocke
- Mariendistel
- Tausendguldenkraut

Nach Abklingen der akuten Symptome kann man bei Mitbeteiligung der Leber einen Leber-Tee empfehlen.

Rezeptur: Pfefferminze, Bitterklee, Salbei, Mariendistel, Wermut, Johanniskraut,

Therapieplan zur Immunkraftstärkung

	früh	vormittags	nachmittags	abends
Mo	Oberkörper-waschung		Kaltes Armbad	Wassertreten
Di	Oberkörper-waschung		Knieguss	Wassertreten
Mi	Oberkörper-waschung		Kaltes Armbad	Wassertreten
Do	Oberkörper waschung		Vollbad mit Rosmarin	Wassertreten
Fr	Oberkörper-waschung		Kaltes Armbad	Wassertreten
Sa	Oberkörper-waschung		Schenkelguss	Wassertreten
So		Vollbad mit Rosmarin		

Schafgarbe, Löwenzahnwurzel zu gleichen Teilen. 1 bis 2 gehäufte Kaffeelöffel mit 1/4 Liter siedendem Wasser überbrühen, zweimal kurz aufkochen lassen, 10 Minuten zugedeckt ziehen lassen und täglich 1 Tasse warm trinken.

Die klassischen Heilpflanzen für die Leber sind die Artischocke und die Mariendistel. Beide werden in erster Linie in standardisierten Fertigpräparaten in der Apotheke abgegeben.

Wenn in der Rekonvaleszenz Appetitlosigkeit besteht, kann man einen Tausendguldenkrauttee empfehlen. Der sehr bittere Tee fördert den Appetit: 1 Kaffeelöffel Tausendguldenkraut wird mit 1/4 Liter kaltem Wasser einen halben Tag ausgezogen, dann abgeseiht. Erwärmen und eine halbe Stunde vor dem Essen trinken. Tausendguldenkraut ist so bitter, dass es meistens lieber in Teemischungen genommen wird.

Rezeptur: Boldoblätter, Tausendguldenkraut, Pomeranzenschalen, Pfefferminzblätter, Kümmelfrüchte, Melissenblätter, Kamillenblüten, Hagebuttenfrüchte – gemischt zu gleichen Teilen. 3 Kaffeelöffel der Mischung werden mit 1/4 Liter siedendem Wasser übergossen und 10 Minuten lang zugedeckt ziehen gelassen. Abseihen und ungesüßt trinken. 3 Tassen pro Tag sind empfehlenswert.

Zur Anregung von Herz und Kreislauf Weißdorntropfen in Form der standardisierten in der Apotheke erhältlichen Präparate; 3-mal täglich 15-20 Tropfen.

Hausmittel

▲ **Stutenmilch**

Die Schluckbeschwerden und Halsschmerzen sind oft erheblich. Eiswürfel lutschen oder mit kaltem Salzwasser gurgeln kann helfen.

Prof. Bankhofer empfiehlt zur Kräftigung der Leber eine Stutenmilchkur. Entweder man trinkt täglich einen 1/4 Liter frische Stutenmilch oder man nimmt 3-mal täglich 1 Stutenmilchkapsel aus der Apotheke. Kurdauer: 3 Monate. Die Wirksamkeit dieser Kur für die Leber wurde vom Arzt Dr. Gustav Skreiner in einer Studie belegt.

Durchblutungsstörungen, periphere, arterielle

→ **Bewegung** → **Kneipp** → **Heilpflanzen**

Die bei Befall der Beine auch als Schaufensterkrankheit bezeichnete arterielle Durchblutungsstörung ist durch eine Einengung der Gefäßlichtung der Arterien charakterisiert. Zu mehr als 90 % ist die → Arteriosklerose ursächlich für den Krankheitsprozess verantwortlich, in weniger als 10 % der Fälle liegt die Ursache bei Entzündungen, Folgen nach Gerinnseln und Druck von außen mit Einengung der Arterien, z. B. in der Leistenbeuge. Die Arme sind wesentlich seltener betroffen. Zu Beginn der Erkrankung bestehen meist keine Symptome. Bei Fortschreiten der Lichtungseinengung durch Zunahme der Arteriosklerose und damit verminderter Sauerstoff- und Nährstoffzufuhr in die arbeitende Muskulatur treten krampfartige Muskelschmerzen auf.

Zunächst machen sie sich nur beim Bergangehen, später auch beim Gehen auf ebenen Wegen bemerkbar. Die Krämpfe zwingen den Patienten stehen zu bleiben. In Ruhe, wenn der

Sauerstoff- und Nährstoffbedarf wieder geringer ist, klingen die Beschwerden wieder ab, der Patient kann weitergehen. Während des Anhaltens wird verlegen in Auslagen gestarrt – deshalb Schaufensterkrankheit oder auch intermittierendes (unterbrochenes) Hinken. Später treten infolge der Mangeldurchblutung auch in der Nacht Ruheschmerzen auf und es kann sich ein Gewebsuntergang ankündigen.

Stadien der Durchblutungsstörung nach Fontaine

Stadium 1
Keine fühlbaren Beschwerden

Stadium 2
Beschwerden beim Gehen auf ebenen Wegen

Stadium 2a
Gehstrecke von über 200 m noch möglich

Stadium 2b
Gehstrecke unter 200 m, Lebensqualität eingeschränkt

Stadium 3
Schmerzen auch in Ruhe

Stadium 4
Geschwür oder Gewebsuntergang

Die Erkrankungshäufigkeit nimmt mit dem Alter zu. Etwa 18 % der Über-60-Jährigen haben nachweisbare Durchblutungsstörungen, davon nur jeder 4. mit Beschwerden.

Die Risikofaktoren für arterielle Durchblutungsstörungen sind dieselben, die auch zu Herzinfarkt und Schlaganfall führen. Männer sind häufiger betroffen, Nikotin und Diabetes sind die wichtigsten Risikofaktoren. Sehr oft besteht zugleich eine beträchtliche Verkalkung der Herzkranzgefäße und Herzinfarktgefahr.

Die Diagnose erfolgt qualitativ recht einfach durch Tasten der Schlagadern an den typischen Stellen (am Fußrücken und hinter dem inneren Knöchel). Mit modernen Ultraschallgeräten, der Duplexsonographie, kann man eine genaue quantitative Gefäßdiagnostik durchführen.

Das therapeutische Ziel ist eine Verbesserung der Versorgung der Gewebe, eine Vergrößerung der Gehstrecke bzw. die Beseitigung der Schmerzen und zumindest ein Stationär-Halten der Gefäßeinengung. Zur medizinischen Behandlung stehen je nach Stadium verschiedene Möglichkeiten zur Verfügung. Vorrangig durchblutungsfördernde Medikamente und zusätzlich konsequente Behandlung von bestehenden Risikofaktoren. Exakte Einstellung eines bestehenden Diabetes, Verzicht auf Nikotin, Senkung erhöhter Cholesterinwerte durch Diät und Statine, Aspirin zur Verhinderung des Zusammenklebens von Blutplättchen und Medikamente zur Bekämpfung des Bluthochdrucks. Bei fortgeschrittenen Stadien bieten sich operative Maßnahmen wie das Ausräumen von lokalen Gefäßverschlüssen = Angioplastie, mit anschließender Stentimplantation. Das sind Drahtgewebe, die sich im Gefäß entfalten, dieses offen halten und durch einen besonderen Belag eine neuerliche Gerinnselbildung verhindern. Weiters kann durch körpereigenes Venenmaterial ein Umgehungskreislauf = Bypass gemacht werden. Ein Auflösen eines Gerinnsels (Lyse) ist nur im ganz frischen Zustand möglich. – Eine Fülle von Möglichkeiten, die aber nur eine Reparatur und keine völlige Wiederherstellung bringen können.

Die beste Möglichkeit, der arteriellen Verschlusskrankheit beizukommen, ist eine gezielte Vorbeugung (→ Arteriosklerose) unter Einbeziehung aller Lebensstilfaktoren und Möglichkeiten, wie sie die Naturheilmedizin bietet (Bewegung, Ernährung, Stressabbau). Durch regelmäßige gezielte Kneippanwendungen kann ein gutes Gefäßtraining betrieben werden. Eine konsequente Behandlung bestehender Risikofaktoren ist unerlässlich.

Bewegung

- Ausdauertraining
- Gehtraining
- Gefäßsport

Ein regelmäßiges Ausdauertraining kann die Wahrscheinlichkeit einer schlimm verlaufenden Verschlusskrankheit wesentlich reduzieren oder die Entwicklung hinauszögern.

Im Stadium 1 kann ein gezieltes Gehtraining sehr viel bewirken. 3-mal täglich 3-mal hintereinander die Gehstrecke bis zum Auftreten von Beschwerden zügig bergan gehen. Beim ersten Auftreten von Schmerzen hinsetzen, ausruhen, Beinmuskulatur lockern, weitergehen, wenn die Muskelschmerzen vollständig verschwunden sind.

3-mal täglich 3-mal hintereinander Zehenstandsübungen machen. Gut an einem fest stehenden Möbel anhalten. Beim ersten Auftreten von Schmerzen hinsetzen, ausruhen, Muskeln lockern, weiterüben, wenn die Muskelschmerzen abgeklungen sind.

Im Stadium 2 sollte sich der Patient einer Gefäßsportgruppe (Arzt fragen, Auskunft erteilen die Krankenkassen) anschließen. Bei guten Bedingungen kommt es zu Gehstreckenzuwächsen um ein Mehrfaches der Ausgangssituation! Der größte Effekt entsteht einerseits durch das Sprießen neuer Gefäße, aber auch durch ein stoffwechselbedingtes Anpassen der Muskulatur.

Wichtig: Menschen mit Durchblutungsstörungen dürfen nicht barfuß gehen, erstens weil Kälte die Durchblutung drosselt und zweitens weil die Verletzungsgefahr groß ist und Wunden sehr schlecht heilen. Bequeme Schuhe und eine sorgfältige Pediküre sind ein »Muss« für Patienten mit Durchblutungsstörungen.

Kneipp

- Wechselfußbäder
- ansteigendes Fußbad
- ansteigendes Armbad

Bei arteriellen Durchblutungsstörungen (Arzt fragen!) sind folgende Maßnahmen empfehlenswert:

Im Stadium 1 Wechselfußbäder:

Wenn zwei Fußbadewannen oder große Eimer vorhanden sind, einen mit warmem (37 bis 38 °C) und einen mit kaltem Wasser füllen. Die Temperaturdifferenz ergibt die Stärke der Anwendung. Mild beginnen, z. B. 35 und 15 °C und dann die Spanne erweitern. (Wenn nur eine Fußbadewanne oder ein Eimer vorhanden ist, nach der Warmanwendung kalt abgießen.) Mit beiden Beinen zuerst 5 Minuten im warmen Wasser (das Wasser soll bis handbreit unter die Knie reichen) verweilen, dann die Füße 10 Sekunden ins kalte Wasser tauchen und das Ganze wiederholen. Anfangs 2-mal wechseln und steigern bis maximal 4-mal. Nach kaltem Abschluss die Beine abstreifen, zwischen den Zehen abtrock-

Kneippverbände

Informationen über die Kneippanwendungen erhalten Sie bei den Kneipverbänden:

Österreichischer Kneippbund,
Kunigundenweg 10, A-8700 Leoben,
Tel. (0 38 42) 2 17 18;
E-mail: office@kneippbund.at; www.kneippbund.at

Deutscher Kneippbund e.V.,
Adolf-Scholz-Allee 6 – 8, D-86825 Bad Wörishofen,
Tel. (0 82 47) 30 02-0; www.kneippbund.de

Schweizer Kneippverband,
Weissensteinstraße 35, CH-3007 Bern,
Tel. (0 31) 3 72 45 43; www.kneipp.ch

nen und warme Socken anziehen. Bei schlechter Wiedererwärmung warm abschließen, abtrocknen und Socken anziehen. Diese Anwendung ist hilfreich bei chronisch kalten Füßen und bei beginnenden arteriellen Durchblutungsstörungen.

Auch eine Infektanfälligkeit wird bei regelmäßiger Anwendung gebremst. Sie ist ein wertvoller Bestandteil serieller Behandlung, ein kräftiges Gefäßtraining für die Arterien der Beine.

Im Stadium 2 ansteigende Fußbäder:

Eine Fußbadewanne in die Badewanne oder Duschtasse stellen und mit lauwarmem Wasser (ca. 32 °C) füllen. Setzen Sie sich bequem dazu und geben Sie beide Beine hinein. Im Laufe einer viertel Stunde langsam heißes Wasser zulaufen lassen (die Fußbadewanne wird überlaufen), bis ca. 40 bis 42 °C erreicht sind.

5 Minuten in dem sehr warmen Wasser bleiben, anschließend abtrocknen, warm einpacken und eine halbe Stunde Ruhe einhalten. Bei Krampfadern ist diese Anwendung strengstens verboten!

Ansteigende Fußbäder werden auf Grund ausgezeichneter Organwirkungen zunehmend verwendet. Damit können nicht nur die Gefäße der Arme oder Beine, sondern auch die Gefäße innerer Organe, z. B. die des Herzens oder des Gehirns, beeinflusst werden.

Ansteigende Fußbäder helfen außerdem, eine beginnende Erkältung abzuwehren.

Arterielle Durchblutungsstörungen der Beine (Stadium I, II und z. T. III – nach Fontaine) und einseitige Durchblutungsstörung bis Stadium IV können am gesunden Bein behandelt und damit beeinflusst werden.

Im Stadium 3: ansteigende Armbäder

Wenn man die Beine auf Grund fortgeschrittener Durchblutungsstörungen nicht behandeln darf oder andere Gegenindikationen, z. B. Krampfadern, bestehen, kann man auch die Arme mit ansteigenden Bädern behandeln.

Über die Fernwirkung wird auch eine günstige Beeinflussung der Beingefäße bewirkt. Man setzt sich zum gefüllten Waschbecken (das Wasser soll zu Beginn ca. 32 °C haben) und legt die Arme bis über die Ellebogengelenke hinein. Im Laufe einer viertel Stunde lässt man langsam heißes Wasser zufließen, bis eine Temperatur von 40 bis 42 °C erreicht ist. 5 Minuten bei der höchsten Temperatur verweilen. Danach die Arme sofort gut abtrocknen und eine 1/2 Stunde Ruhe halten. Das ansteigende Armbad führt zur reflektorischen Gefäßerweiterung, dadurch zu zentraler Kreislaufentlastung, Beeinflussung und Verbesserung der Herzdurchblutung auf reflektorischem Wege und Regulierung der Gehirndurchblutung.

Heilpflanzen

▲ Ginkgo

Eine ganz besondere Heilpflanze für die Gefäße ist der Ginkgobaum. Die Wirkstoffe stehen in Form alkoholischer Auszüge zur Verfügung und werden sowohl für die Gefäßerweiterung als auch zur Durchblutungssteigerung eingesetzt (standardisierte Handelspräparate Tebonin und Tebofortam). Besonders bei arteriellen Durchblutungsstörungen (immer mit dem Arzt absprechen) mit krampfartigen Gefäßschmerzen ist der Ginkgo angezeigt.

Arteriosklerotische Veränderungen können durch den Ginkgo sogar aufgehalten werden. Die Besserung der Hirndurchblutung macht sich beim älteren Menschen auch in einer Steigerung der Merkleistung und Konzentrationsfähigkeit bemerkbar.

Durchfall (Diarrhö)

→ Homöopathie
→ Heilfplanzen
→ Ernährung → Hausmittel
→ Kneipp

Durchfall ist an sich keine Erkrankung, sondern ein Symptom mit verschiedensten Ursachen, nach denen eine wirksame Therapie ausgerichtet werden muss. Von Durchfall spricht man, wenn pro Tag mehr als 2 bis 3 Stühle abgesetzt werden und vor allem der Stuhl auffallend weicher ist als sonst. Je dünnflüssiger und größer die Stuhlmenge ist, umso mehr Flüssigkeit und Elektrolyte gehen verloren.

Es kann zur lebensbedrohlichen Austrocknung und zum Elektrolytmangel kommen und dem ist möglichst rasch zu begegnen. Das ist gewissermaßen eine Basistherapie, die immer im Auge behalten werden muss. Wenn die Flüssigkeit vom Darm nicht mehr aufgenommen wird, muss sie durch Infusionen verabreicht werden. Akute Durchfälle sind meist infektiöser Natur. Eine ganze Reihe von Erregern, einschließlich Viren, kommt dafür in Frage. Die Klärung der Erreger erfolgt aus dem Stuhl im Labor, wo man sie identifiziert und auch prüft, auf welche Antibiotika sie ansprechen. Viren können damit aber nicht abgetötet werden. Durch Viren verursachte Diarrhön, zumindest bei intaktem Immunsystem, werden aber relativ rasch überwunden. Durchfälle, die durch einen verstärkten Wassereinstrom aus der Darmwand in den Darm entstehen, sind von bestimmter Nahrung, die die Flüssigkeit gewissermaßen anzieht, abhängig und hören auf, wenn man diese unverträgliche Nahrungszufuhr einstellt.

Durchfälle, die durch eine erhöhte Säfte- und Schleimproduktion auf Grund einer Erkrankung der Darmwand entstehen, sind durch Nahrungskarenz allein nicht zu beherrschen. Sehr ernst zu nehmende Ursachen von dünnflüssigem Stuhl sind u. a. →Bauchspeicheldrüsenerkrankungen, →Colitis, die →Crohn'sche Krankheit, aber auch manche Krebsarten, Nahrungsmittelallergien und Unverträglichkeiten (z. B. Zöliakie oder →Laktoseunverträglichkeit); zusätzlich bestimmte, die normalen Darmbakterien schädigende Arzneimittel (u. a. Antibiotika), Giftstoffe, Alkoholmissbrauch und Abführmittelmissbrauch. Auch eine Magenverstimmung, wenn man zu viel und zu schwer oder Verdorbenes gegessen hat, kann Übelkeit auslösen und sich zu massivem Erbrechen und Durchfällen steigern. Mangelhafte Magensaftproduktion kann vor allem bei älteren Menschen zur so genannten achylischen Diarrhö führen. Bei geschwächter Konstitution darf keine der möglichen Störungen des Magen-Darm-Traktes bagatellisiert werden. Alle können durchaus bedenkliche Formen annehmen. Durchfall ist einer der schwerwiegendsten Probleme für unterernährte Kinder in der dritten Welt!

Akuter wässriger Durchfall ohne Fieber deutet auf eine bakterielle Lebensmittelvergiftung hin. Am gefährlichsten ist das Botulinum-Toxin aus stark verdorbenen Lebensmitteln (Fleisch, Käse). Verdächtig sind auch Konserven, aus denen beim Öffnen Luft entweicht – sofort weggeben! Schwere Lebensmittelvergiftungen erfordern eine intensivmedizinische Behandlung! Durch Reisen in tropische Länder, Osteuropa und Innerasien mit niedrigem hygienischen Standard treten auch bei uns immer wieder Fälle von Cholera, Typhus, Para-typhus und Ruhr auf sowie Erkrankungen durch Amöben und Lamblien (Parasiten). Selbstverständlich können auch Mischinfektionen auftreten.

Bei Reisen in Länder mit niedrigerem Hygienestandard sind die empfohlenen Impfungen zur Vorsorge erforderlich. Außerdem: Nur gekochte heiße Speisen essen, nur Mineralwasser etc. aus frisch geöffneten Flaschen trinken, nur Obst und Gemüse essen, das man frisch schälen kann.

Chronische Durchfälle, die sich schleichend langsam entwickeln, womöglich mit Gewichtsverlust einhergehen, lassen eine dahinter steckende ernste Erkrankung vermuten und werden anfänglich oft als leichte Befindensstörung fehlgedeutet.

Die Hälfte der Durchfälle lässt sich sehr schnell auf die Lebensumstände (Essen, Reisen, Alkohol, Medikamente) zurückführen und bessert sich relativ kurzfristig. Hier ist Selbsthilfe angebracht. Alles, was aber darüber hinausgeht, vor allem bei hohem Fieber, starkem Flüssigkeitsverlust und längerer Dauer, bedarf ärztlicher Hilfe. Durch zu langes Zuwarten kann wertvolle Zeit verloren gehen!

Naturheilmedizin kann bei banalen Störungen allein gute Hilfe bringen. Bei schwereren Störungen können sie komplementär wirksam helfen.

Homöopathie

- **Okoubaka**
- **Camphora**
- **Arsenicum album**
- **Veratrum album**
- **Cuprum**
- **Ipecacuanha**
- **Carbo vegetabilis**
- **China**
- **Rheum**

Erbrechen und Durchfälle sind im Wesentlichen nichts anderes als Reinigungsprozesse, damit Verdorbenes, für den Organismus Giftiges rasch ausgeschieden wird.

Durchfälle mit stopfenden Mitteln zu behandeln ist verständlich, stellt aber nichts anderes als die Unterdrückung einer heilenden Reaktion dar mit nachhaltig negativen Folgen für den ganzen Organismus, der durch die unterbliebenen Reinigungsprozesse vergiftet wird.

Dieser Meinung ist auch die Schulmedizin und das ist auch beweisbar. Man muss aber die Gefahren des Flüssigkeits- und Elektrolytverlustes mit überlegen und dann wird man doch in manchen Situationen den Durchfall medikamentös stoppen.

Die Homöopathika wirken bei leichten wie bei schweren Beschwerden – es sind dieselben Mittel, die verabreicht werden. Je früher mit einer homöopathischen Behandlung begonnen wird, desto milder werden die Krankheiten verlaufen.

Okoubaka: Hat sich bei leichten Formen der Durchfälle bewährt, Reisediarrhöen, sommerliche Darmverstimmungen usw. Langsamer Beginn; wenig oder keine Schmerzen; gutartiger, unbedenklicher Verlauf.

Camphora: Heilt rasch, wenn es am Beginn der Erkrankungen gegeben wird. Ein Tropfen der Tinktur (= D_2) auf einen halben Zuckerwürfel, Wiederholung alle fünf Minuten bis zur Besserung.

Arsenicum album: Erkrankungen oft verursacht durch kalte Nahrung, Eis, Eistees usw. Unruhe, unerträgliche Schmerzen, Ängstlichkeit, findet keine Lage, in der er sich wohl fühlt. Hinfälligkeit, große Schwäche. Großer Durst, kann aber nur schluckweise trinken. Brennende, krampfartige Schmerzen des Darmes und/oder des Rektums (Enddarm). Oft blutige, übel riechende Stühle mit Unverdautem, viel Schleim. Verzweiflung. Kollapsneigung, Verschlechterung: Nachts, um Mitternacht.

Veratrum album: Eines der Hauptmittel der alten Homöopathen bei den großen Cholera- und Ruhrepidemien. Reichliche Durchfälle, kalter Schweiß steht auf der Stirn, blasses, oft eiskaltes Gesicht, blaue Lippen, oft ist der ganze

Körper blau und kalt wie der Tod. Abgang von großen Mengen Stuhl, unwillkürlich bei Bewegung. Abgestumpftes, oft bedenklich erscheinendes Bewusstsein. Gieriger Durst auf große Mengen von kaltem Wasser, das aber unter Umständen sofort wieder erbrochen wird. Verlangen nach Obst und kalten Sachen. Kältegefühl im Bauch. Schlimmer nachts, durch Kälte, Feuchtigkeit. Besser bei Wärme, leichter Bewegung, bei langsamem Auf- und Abgehen.

Cuprum: Ein weiteres großes Mittel, das bei den Choleraseuchen im 19. Jh. viele Menschen rettete. Krämpfe, Koliken stehen im Vordergrund. Stärkste, qualvolle Übelkeit; Erbrechen erleichtert nicht. Oftmals metallischer Geschmack im Mund, viel Schleimbildung; Haut blau-marmoriert. Verschlechterung: Berührung. Besserung: durch kaltes Wasser. Bei den großen Choleraepidemien sind die Arbeiter in den Kupferminen nicht erkrankt; scheinbar hat das Kupfer einen schützenden Einfluss ausgeübt.

Ipecacuanha: Andauernde Übelkeit und Erbrechen; starker Speichelfluss; charakteristisch ist die in der Regel saubere Zunge; Leeregefühl im Magen. Keine Erleichterung durch Erbrechen; u. U. hellrotes Blut. Hinlegen, Bewegung verschlechtern. Periodizität: oft jeden 2. oder 3. Tag.

Carbo vegetabilis: Ein eher langsames Mittel, das bedeutet, dass die Krankheiten nicht schlagartig auftreten, sondern sich als Folge geschwächter Lebenskraft langsam entwickeln. Kälte und Kollaps, kalter Schweiß am ganzen Körper mit Verlangen nach frischer, kühler Luft. Ursache: Oft heißes und schwüles Wetter, lange Auto- oder Zugfahrten in der Hitze, überfüllte heiße Räume. Unverträglichkeit von einfacher Nahrung. Schlechte Erholung nach erschöpfenden, vorausgegangenen Krankheiten. Angezeigt bei alten Leuten. Starke Blähungen, aufgedunsenes Abdomen (Bauch); innere Hitze, inneres Brennen bei äußerer Kälte.

China: Jenes Mittel, durch das die Homöopathie entdeckt wurde. Gemüt: apathisch, niedergeschlagen, gleichgültig; typisch die schmerzlosen, unverdauten, reichlichen Durchfälle gleich oder bald nach dem Essen. Chronische Durchfälle, die den Organismus stark geschwächt haben. Ganz allgemein: Schwäche durch Verlust von Körpersäften, also Stillen, Blutungen, Durchfälle, Erbrechen. Abmagerung. Aufstoßen, das nicht erleichtert. Gelbsucht. Leber, Milz können vergrößert sein. Körper empfindlich gegen Berührung. Verschlechterung: Kälte, nachts. Besserung: starker Druck, Zusammenkrümmen.

Rheum: Saure Durchfälle, Kind riecht sauer, häufig bei Zahnungsbeschwerden.

Weitere Mittel: Mercurius, Podophyllum, Pulsatilla, Colocynthis, Magnesium phosphoricum, Aloe, Sulfur.

Heilpflanzen

- Blutwurz
- Heidelbeere
- Kamillenblüten
- Kümmel
- Thymian
- Malve
- Ringelblume
- Brombeere

Durchfälle sind recht häufige Erkrankungen, man kann ihnen, wenn eine ernste Erkrankung ausgeschlossen werden kann, sehr gut mit Kräutertees begegnen. Nach 2 bis 3 Tagen sollten sich die Beschwerden gelegt haben, ansonsten ist ein Arzt aufzusuchen. Bei Säuglingen und Kleinkindern ist bei Durchfall größte Vorsicht geboten!

Blutwurz (Tormentill)

Der an sich weiße Wurzelstock dieser 10 bis 40 Zentimeter hohen, gelb blühenden Pflanze verfärbt sich bei Beschädigung intensiv rot. Seine Gerbstoffe helfen gegen Durchfall. Dazu kommen noch das Glykosid Tormentillin (der rote Farbstoff, der auch in der Heidelbeere vorhanden ist) sowie ätherisches Öl und Harz. Blutwurz ist sowohl als Tee als auch als Tinktur (Apotheke) wirksam.

Zubereitung: Ein bis drei Esslöffel der getrockneten Wurzel werden mit 1/2 l kaltem Wasser übergossen und etwa 15 Minuten lang am Sieden gehalten. Auch Magenempfindliche können dreimal täglich eine Tasse schluckweise trinken.

Heidelbeere (Schwarzbeere)

Die getrockneten Heidelbeerfrüchte enthalten Gerbstoffe, die für die stopfende Wirkung verantwortlich sind, weiters Anthocyane, die den blauen Farbstoff stellen, sowie Flavonoide, Pektine und Vitamine.

Zubereitung: Die getrockneten Beeren entweder kauen oder – noch besser vor allem für Kinder – eine Abkochung zubereiten: Zwei Esslöffel Beeren mit 150 ml Wasser ansetzen, 10 Minuten kochen, abseihen und dreimal täglich eine Tasse trinken. Bei besonders empfindlichen Menschen können die winzigen Kerne der Heidelbeeren die Magenschleimhaut reizen.

Teemischung bei Durchfall

Eine Mischung, die wegen ihrer entgiftenden, reizlindernden und gärungshemmenden Wirkung geschätzt wird und auch für Kinder und Kleinkinder geeignet ist.

Rezeptur: Kamillenblüten 30 g, Kümmelfrüchte, zerstoßen, 20 g, Thymianblätter 20 g, Malvenblätter 10 g, Ringelblumenblüten 10 g, Brombeerblätter 10 g.

Einen gehäuften Esslöffel der Teemischung mit siedendem Wasser (ca. 150 ml) übergießen, bedeckt etwa 10 Minuten ziehen lassen und abseihen. Mehrmals täglich eine Tasse des frisch bereiteten Tees trinken.

Ernährung

▲ Elektrolytgetränk

Am wichtigsten ist es, durch Elektrolytgetränke die Flüssigkeit und Mineralstoffe zu ersetzen. Empfehlenswerte Mischungen bei Durchfall:

Saft von 5 Orangen mit 6 Teelöffeln Traubenzucker und 1 Teelöffel Kochsalz auf mindestens 1 Liter mit abgekochtem Wasser auffüllen.

Mehrere Liter tagsüber langsam trinken oder bei schlechter Verträglichkeit nur schluckweise, beziehungsweise mit einem Teelöffel aufnehmen. Beigefügter Zucker verbessert die Aufnahme von Mineralstoffen und Kochsalz ist für die Kreislauffunktion sehr wichtig.

Einen fertigen Schwarztee ohne Teeblätter noch einmal 8 bis 10 Minuten wallend kochen lassen. Dadurch wird das hitzeempfindliche Thein zerstört, der Tee wirkt stopfend.

Frühzeitig kann man bei banalen Durchfällen gesalzene Schleimsuppen (Reis, Hafer) und zerdrückte Bananen geben. Die Schleimstoffe vermögen die im Darm gebildeten Giftstoffe zu binden und auszuscheiden. Am 2. und 3. Tag des Durchfalls kann man klare Fertigsuppen, geriebene Äpfel, Reis, Kartoffelpüree, Zwieback und Toast reichen. Paniertes, Frittiertes, Fleisch- und Fischspeisen, frisches Brot, Rohkost, unreifes Obst, Hülsenfrüchte, Alkohol, Gewürze und Kaffee sind für Durchfallpatienten ungeeignet.

Vor allem Schokolade und Süßigkeiten sind ungeeignet, sie können den Durchfall verstärken.

Hausmittel

▲ Heidelbeere
▲ Karotten

Prof. Bankhofer empfiehlt gegen Durchfall folgendes Rezept: Kochen Sie eine Hand voll getrockneter Heidelbeeren aus der Apotheke mit einer Tasse Rotwein auf. Zusätzlich lassen Sie sich in der Apotheke folgende Kräuter zu gleichen

Teilen mischen: Eichenrinde, Kalmus, Blutwurz, Kamille, Johanniskraut und getrocknete Heidelbeeren. 1 Teelöffel davon mit 1 Tasse kochendem Wasser aufgießen, 10 Minuten ziehen lassen, durchseihen. Man trinkt 2 bis 3 Tassen am Tag. Oder essen Sie einen Tag lang nichts anderes als Karottensuppe: 500 g Karotten werden in Räder geschnitten und in 1 Liter Wasser weich gekocht. Dann pürieren Sie die Karotten im Saft und essen die Suppe auf den Tag verteilt.

Aus der Kinderheilkunde weiß man um die gute Wirkung von Coca Cola (Kohlensäure möglichst ausschütteln) mit Soletti, wenn Kinder an banalen Durchfällen erkrankt sind. Bei Erwachsenen kann man diese bewährte Wirkung kaum nachvollziehen.

Kneipp

- Bauchwickel
- Heusack

Zur Krampflösung warme, nicht heiße, Bauchwickel oder Heublumenauflagen. Allerdings nur dann, wenn keine Blutbeimengungen beim Stuhl sind. Ist Blut nachweisbar, sind beide Formen streng kontraindiziert.

Dystonie, vegetative

→ Akupressur
→ Homöopathie
→ Heilpflanzen
→ Kneipp → Lebensstil

Unter vegetativer Dystonie versteht man Funktionsstörungen verschiedener Organe und Regelsysteme mit einer Fülle von Symptomen ohne nachweisbaren krankhaften Organbefund. Andere Bezeichnungen dafür sind vegetative Fehlleistungen, neurozirkulatorische Dystonie, funktionelle Störungen. Von Natur aus vorgezeichnet sind bestimmte Strategien, die zur Bewältigung aller von außen oder innen kommenden Anforderungen und letztlich zur Erreichung eines erfüllten Lebens notwendig sind. Diese Strategien folgen dem aus der Technik entlehnten Prinzip der Regelsysteme, deren vegetativ-hormonale Zentrale im ältesten Teil des menschlichen Gehirns, dem Zwischenhirn, gelegen ist. Sie ist in ihrer Funktion von anderen Gehirnregionen, wie dem Leistungszentrum, dem emotionalen Bereich, den Zentren der Sinnesorgane und dem Willensbereich abhängig.

Durch dieses vernetzte System wird die für eine regelrechte Lebensbewältigung erforderliche innere Ordnung gewährleistet. Sie ist ständig Belastungen ausgesetzt und soll es bis zu einem gewissen Grad auch sein. Die Organfunktionen, z. B. Herz und Kreislauf mit dem Blutdruck, Bewegungsapparat, Verdauungsapparat usw., müssen ständig der Augenblicksituation angepasst werden. Von außen geforderte Leistungen, wie körperliche und geistige Tätigkeiten, aber auch der Ausgleich von meteorologischen Einflüssen (Wärme und Kälte) sind dadurch zu bewältigen. Abweichungen von individuell vorgegebenen Belastungsgrenzen, die z. B. durch Kneippkuren trainierbar und erweiterbar sind, können kurzfristig bewältigt werden. Werden sie immer wieder über- oder auch unterschritten und vom seelisch-psychischen Bereich oder durch übermäßige Sinneseindrücke gestört, kommt das Ordnungsgefüge in Unordnung. Die Regelsysteme werden in ihrem normalen Ablauf gehemmt und fehlgeleitet.

Eine Störung wird sich vorerst in einer den Erfordernissen nicht entsprechenden oder unzweckmäßigen Reizantwort manifestieren. Vegetativ-hormonale Reflexionen ufern aus, Leistungserfordernisse können nicht mehr optimal erfüllt werden und endogene (seelische) Belastungen führen zu organischen Dysfunktionen. Diese funktionellen Entgleisungen verschiedenster Organfunktionen durch gestörte Regelsysteme bedingen primär keine krankhaften Organveränderungen.

Wird gegen funktionelle Entgleisungen nichts unternommen, kann es zu krankhaften Organschäden kommen. Krankhafte Organveränderungen bedeuten für das Ordnungsgefüge eine zusätzliche Belastung, die die ursprüngliche Entgleisung noch weiter verstärkt.

In der Phase ausschließlich funktioneller Entgleisungen ohne krankhafte Organveränderungen können folgende Beschwerdebilder auftreten:

Allgemeinbeschwerden:

Verminderung der körperlichen und geistigen Leistungsfähigkeit durch frühzeitige Ermüdung und Mangel an Konzentrationsfähigkeit; ungenügende Erholung durch Ein- oder Durchschlafstörungen; emotionale Entgleisungen durch Überempfindlichkeit und leichte Erregbarkeit; Kommunikationsschwierigkeiten durch gestörtes Selbstbewusstsein und verminderte oder fehlende Kompromissbereitschaft; Unzufriedenheit durch Mangel an Anerkennung und Erfolg.

Störungen verschiedener Organfunktionen bei normalem Organbefund:

Vorrangig sind die funktionellen Abweichungen der Herz- und Kreislauf-Funktion. Am Herzen sind es vor allem Rhythmusstörungen in Form von unmotivierter, beschleunigter Herzfrequenz – »Herzklopfen« (normalerweise nur erforderlich, wenn dem Herzen eine größere Leistung abverlangt wird) und von außertourlichen Herzaktionen (Extrasystolen). Ferner treten auch brennende oder stechende Schmerzen in der Herzgegend auf, für die kein organischer Grund gefunden werden kann. Oder der ständig der Augenblicksituation angepasste Kreislauf kann durch unangebrachten Blutdruckanstieg (erhöhter Ruhe- oder überdurchschnittlich gesteigerter Belastungsdruck) und auch durch mangelhafte Blutdruckhöhe (Niederdruck), beziehungsweise gegensinnigen Abfall, bis zum Kollaps, entgleisen. Darüber hinaus können einzelne Körperregionen entgegen den Erfordernissen zu viel oder zu wenig durchblutet werden. Zum Beispiel: der Kaltfuß oder die Errötung bei emotionaler Erregung. Auch die gefäßbedingten Kopfschmerzen sind hier anzuführen.

Im Magen-Darm-Trakt ist eine Verzögerung oder Beschleunigung der Passage (z. B. Durchfall bei psychischen Belastungen) möglich. Zusätzlich können in einzelnen Abschnitten krampfartige Bewegungsabläufe mit entsprechenden Beschwerden auftreten. Bekannt sind die funktionellen Beschwerden der Gallenwege, die der Volksmund mit dem Spruch »Es kommt die Galle hoch« charakterisiert. Die funktionelle Ursache ist hier meist dadurch zu erkennen, dass die Beschwerden in keinem Zusammenhang mit der Nahrungsaufnahme und der Stuhlentleerung stehen.

Ferner sind Atembehinderungen möglich. Sie werden jedoch nicht als länger anhaltende Atemnot geschildert, sondern als ein »Nicht-Durchatmen-Können«, das mit einem tiefen Atemzug durchbrochen wird. Charakteristisch ist das so genannte Globusgefühl (im österreichischen Sprachgebrauch »Es steckt ein Knödel im Hals«), die Empfindung, es wäre ein Fremdkörper im Kehlkopf, der »weder hinauf noch hinunter ginge«. Tatsächlich sind die Atemwege völlig frei.

Erwähnt seien noch die unmotivierten Schweißausbrüche – der Volksmund kennt den Angstschweiß – und die Störungen der Blasenfunktion. Prinzipiell sind in allen Körperbereichen Funktionsstörungen möglich und je nach Lokalisation ergeben sich die mannigfaltigsten Beschwerdebilder.

Aus längerfristigen funktionellen Störungen können sich krankhafte Organveränderungen entwickeln und später als eigenständige Krankheiten, das heißt ohne weitere psychische Überforderung, fortbestehen.

Es sind dies die psychosomatischen Erkrankungen, zu deren Prototypen die Magen- und Zwölffingerdarmgeschwüre zählen.

Funktionelle Störungen und eventuell bereits vorhandene Organerkrankungen sind nicht selten durch die Art der Beschwerden und den Entstehungsmechanismus auseinander zu halten. Trotzdem bleibt ein gewisser Unsicherheitsfaktor und deshalb soll mit Nachdruck darauf hingewiesen sein, dass man vor allem bei länger bestehenden Beschwerden eine umfassende Durchuntersuchung anstrengen muss. Leider erlebt man immer wieder Fälle, in denen hinter dem Bilde einer funktionellen Störung – »Es sind nur die Nerven« – schwerwiegende Erkrankungen verborgen sind und übersehen werden. Andererseits sollte aber auch bei einmal feststehender Diagnose »Störung des Ordnungsgefüges« nicht unentwegt weiter durchuntersucht, sondern eine sinnvolle Behandlung mit Beseitigung oder Kompensation aller Ursachen eingeleitet werden. Schließlich haben Beschwerden auch ohne organische Veränderungen Krankheitswert und mindern die Lebensqualität.

Die Kneipp'sche Ordnungstherapie mit den ordnenden Wirkungen der Hydro- und Bewegungstherapie nimmt sich ihrer an.

Wichtig ist, die empfohlenen Anwendungen regelmäßig über einen längeren Zeitraum durchzuführen.

Akupressur

- ▲ N 1
- ▲ H 7
- ▲ M 36
- ▲ KG 6

Bei vegetativen Beschwerden kann die schulmedizinische Therapie dem Patienten nicht optimal helfen, daher ist auch eine zusätzliche TCM-Therapie mit Akupunktur, TENS (transkutane elektrische Nervenstimulation) und Selbsthilfe angezeigt.

Aus TCM-Sicht arbeiten die Eingeweide nicht optimal, die Blut- und Energiezirkulation ist gestört.

Es wird hier vom Patiententyp mit Fülle-Symptomatik gesprochen, mit folgenden Symptomen: Ein- bzw. Durchschlafstörung, Kopfschmerzen, rote Augen, leichte Erregbarkeit, Mundtrockenheit, viele Träume, innere Unruhe, Schwindel, Magen-Darm-Beschwerden etc.

Auf der anderen Seite gibt es den Patiententyp mit Leere-Symptomatik: Vergesslichkeit, feuchtwarme Fußsohlen und Handflächen, Mundtrockenheit, Müdigkeit, Depression, wenig Appetit, Stuhl ist meist weich und ungeformt, auch Kreuzschmerzen, Kopfschmerzen, Schwindel, Schreckhaftigkeit, Ängstlichkeit.

Die Behandlung unterscheidet sich in beiden Fällen hauptsächlich in der Reizdosierung und im Verlauf. Im Falle der so genannten Fülle kann der Behandlungsreiz stärker sein. Die Besserung tritt schneller ein. Im Falle der so genannten Leere muss man den Behandlungsreiz schwächer setzen. Man benötigt allgemein eine höhere Behandlungszahl.

Für die Akupressur werden die Punkte N 1, M 36, KS 6 und H 7 gedrückt; bei Anwendung der Moxibustion werden die Punkte M 36 und KG 6 erwärmt.

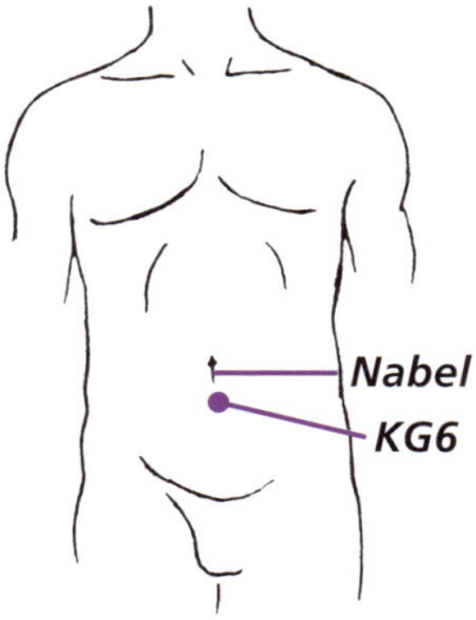

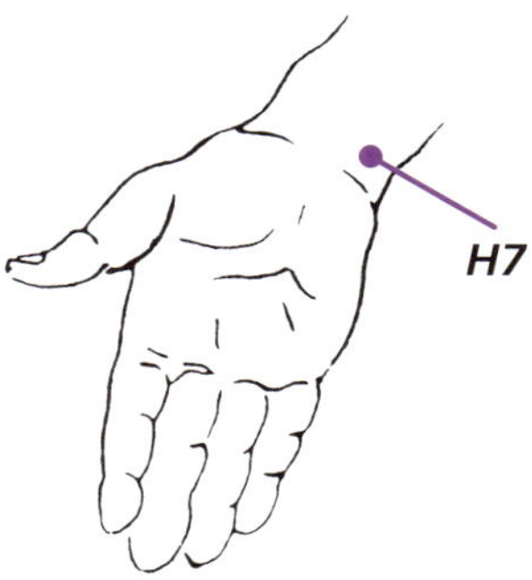

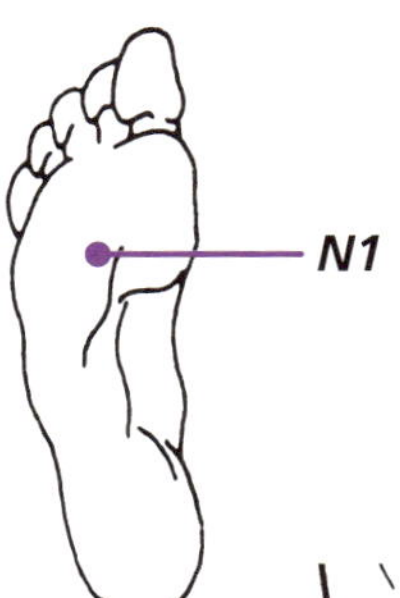

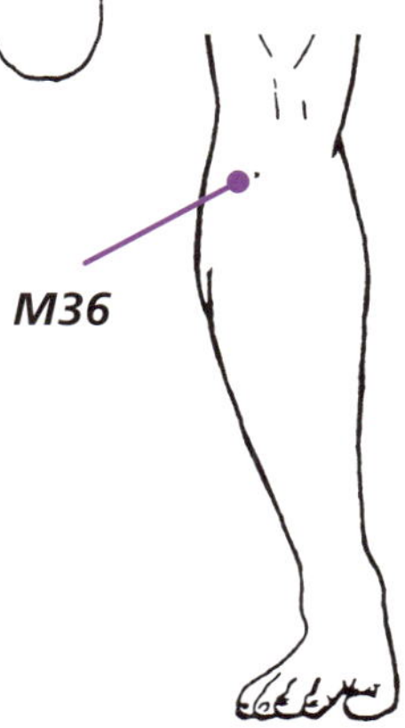

Homöopathie

- ▲ Acidum phosphoricum
- ▲ Phosphor
- ▲ Kalium phosphoricum

Wir leben in einer Zeit der nervösen Störungen. Besondere Ursachen, die zur Schwächung des Nervensystems und damit des ganzen Menschen führen, sind nach Ansicht des Homöopathen:

- Die Orientierungslosigkeit, woraus die ununterbrochene auszehrende Überforderung des Menschen folgt.
- Die unzähligen technisch-elektrisch-strahlenbedingten Einflüsse, die die feinere elektrische Organisation des Körpers desorganisieren können.
- Unterdrückte Krankheiten stellen chronische Belastungen für das ganze System dar. Kräfte und Energien können den Körper nicht normal durchströmen.

Da viele Erkrankte große Sucher nach dem Wesentlichen sind, liegt der Beginn der Behandlung vielleicht darin, der Suche eine Richtung zu geben, die in all dem Elend den dahinter stehenden Sinn zu finden trachtet.

Acidum phosphoricum:
ist das Mittel der nervösen Schwäche. Kummer, Überanstrengung durch Lernen, mentale und/oder Computer-Arbeit, durch Schock oder lang anhaltenden Kummer; Schwäche des Körpers, Blässe, Anämie, Ringe unter den Augen; Teilnahmslosigkeit. Besserung: Wärme, Ruhe, Schlaf.

Phosphor: tief wirkendes Mittel; passt für feinfühlige, sensible, überempfindliche Patienten; groß, abgemagert, ausgezehrt; die Schwäche greift die peripheren Nerven an, Zittern, Gangunsicherheit; oft brennendes Gefühl an der Wirbelsäule; Blässe. Besserung durch Kühle im Freien, kalte Getränke, Schlaf.

Kalium phosphoricum:
Übersensible, nervöse, zarte Menschen, die sich durch lange Leiden, durch Sorgen und Ärger und viel mentale Tätigkeit verausgabt haben. Ebenso passt es für Menschen, die nach sexuellen Exzessen und Lastern zusammengebrochen sind. Es ist ein lange nachwirkendes Antipsoricum. Es hilft anämischen Kranken. Angstgefühl nach dem Essen, um die Zukunft, um Gesundheit oder Seelenheil. Wann immer der Kranke erwacht, bedrückt ihn die Angst und er wird hypochondrisch (Kent). Taubheit, Zuckungen. Verschlechterung im Freien, in der Kälte, durch Essen. Besserung durch Bewegung, Hin-und-Her-Gehen.

Von den Ur-Tinkturen, die sich bewährt haben, seien Hypericum (Johanniskraut), Passiflora (Passionsblume),

Avena sativa (Baldrian) und Lavendel erwähnt. Diese können auch ergänzend zu homöopathischen Mitteln gegeben werden, um dem Nervensystem spezifische natürliche Kräfte zu geben.

Heilpflanzen

- Baldrian
- Johanniskraut
- Passionsblume
- Hopfen
- Melisse
- Lavendel
- Hafer

Zu den hilfreichen Pflanzen bei Nervenbelastungen zählen der Baldrian, das Johanniskraut und die Passionsblume. Sie spielen auch bei überschießenden Organfunktionen eine Rolle. Hopfen, Melisse, Lavendel und Hafer entlasten ebenfalls die Nerven.

In sehr vielen Teemischungen (Blutreinigungs-, Magen-, Beruhigungs- und Schlaftees) ist Hopfen enthalten, aber auch Hopfen allein wirkt beruhigend und etwas antidepressiv.

Zubereitung: Für den Tee 1/4 l kochendes Wasser über zwei gehäufte Teelöffel Hopfenblüten gießen und 15 Minuten ziehen lassen.

Als Beruhigungsmittel zweimal täglich eine Tasse. Als Schlafmittel etwa eine halbe Stunde vor dem Zubettgehen eine Tasse trinken, wobei die Kombination mit Baldrian die Wirkung verstärkt. Hopfen wirkt durch seine Gerb- und Bitterstoffe auch appetitanregend, außerdem hat Hopfen einen günstigen Einfluss auf den Periodenzyklus und unterstützt die Umstellung im Klimakterium.

Mit entspannenden mäßig warmen (nicht über 36 °C) Kräuterbädern (Baldrian, Hopfen, Melisse, Lavendel) lässt sich das Vegetativum ebenfalls günstig beeinflussen.

Kneipp

- Regulationstherapie

Unsere Zeit und ihre Gesellschaft geben Normen vor, die durch Summation von individuell überfordernden Einzelfaktoren in das Unheil führen. Je früher die notwendige Umkehr erfolgt, umso besser sind die Chancen, die Probleme wieder los zu werden.

Die Freizeit muss zur Kompensation unvermeidbarer extremer Belastungen genützt werden, um das innere Ordnungsgefüge wieder ins Lot zu bringen. Das soll heißen, einer schweren Belastung muss eine ausreichende Ruhepause nachfolgen. Freizeit – Abend, Wochenende, Urlaub – sollen nicht zu neuerlichen Belastungen führen. Besonders Bewegung ist hilfreich.

Eine dreiwöchige Kneippkur, fernab der heimatlichen Störfaktoren kann wirksame Hilfe bringen. Im Kurortmilieu kann bestehenden Beschwerden zielgerichtet begegnet werden. Fachmännisch ausgerichtete und gelenkte Hilfe korrigiert oder beseitigt funktionelle Störungen, mit den angeführten Symptomen. Dafür gibt es den Begriff der Regulationstherapie. Das heißt, durch systematisch aufgebaute Behandlungen mit Hydrotherapie, Bewegungstherapie und Entspannungsmethoden Fehlfunktionen verschiedener Organsysteme wieder zur Norm hinzuführen.

Dieses Normalisieren erfordert verständlicherweise einen gewissen Zeitraum; ideal sind etwa 3 – 4 Wochen. Übrigens ist es ein Charakteristikum aller Naturheilmethoden, dass sie regulierend wirken und damit einen gewissen Zeitraum erfordern. Ist die Ausschaltung mehr oder weniger gelungen, bedarf es der Festigung des Erreichten und das ist nur durch Reduktion oder Ausschaltung der Störfaktoren, gegebenenfalls deren Kompensation in der Freizeit möglich.

Allen beruflich unvermeidbar schwer belasteten Zeitgenossen ist eine jährliche Kneippkur als Kompensation und Vorbeugung nur dringend zu empfehlen. Wenn ein Kuraufenthalt in idealer Umgebung, aus welchen Gründen auch immer, nicht möglich ist, kann man auch zuhause einiges erreichen. Wichtig sind die Regelmäßigkeit der hydrotherapeutischen Anwendung, regelmäßige Bewegung und ausreichend Entspannungsphasen über einige Wochen hindurch. Sie sollen zu einem Bedürfnis werden. Beispiel für einen zweiwöchigen Kurplan, um durch vegetative Fehlleistungen ausgelöste Schlafstörungen, Leistungsminderung, psychosoziale Probleme – allesamt ohne Organbefund – wieder in Ordnung zu bringen.

Therapieplan 1. Woche – Hydrotherapie

	früh	vormittags	nachmittags	abends
Mo		Armbad	Knieguss mit Warmlaufen	Wassertreten
Di	Oberkörper-waschung		Halbbad mit Baldrian	Wassertreten
Mi			Knieguss mit Warmlaufen	Wassertreten
Do	Oberkörper-waschung	Armbad	Halbbad mit Melisse	Wassertreten
Fr			Schenkelguss mit Warmlaufen	Wassertreten
Sa	Oberkörper-waschung		Halbbad mit Baldrian	Wassertreten
So		Vollbad mit Rosmarin		Wassertreten

Therapieplan 2. Woche – Hydrotherapie

	früh	vormittags	nachmittags	abends
Mo		Armbad	Schenkelguss	Wassertreten
Di	Oberkörper-waschung		3/4 Bad mit Melisse	Wassertreten
Mi		Armbad	Schenkelguss	Wassertreten
Do	Oberkörper-waschung		3/4 Bad mit Baldrian	Wassertreten
Fr		Armbad	Schenkelguss	Wassertreten
Sa	Oberkörper-waschung		Vollbad mit Melisse	Wassertreten
So		Vollbad mit Rosmarin		

In der 3. und 4. Woche Steigerung auf Kräutervollbäder. Ab der 5. Woche allmähliche Reduktion der Wasseranwendungen unter Beibehaltung der sonstigen Maßnahmen.

Lebensstil

- Bewegung
- Entspannung

Eine große Hilfe ist ohne Zweifel ausreichende Bewegung. Bewegung als Ausdauertraining mit Freude an der Bewegung mindestens 3-mal wöchentlich – besser ist öfter. Vor allem muss das soziale Umfeld durchforstet werden und psychisch und physisch überfordernde Situationen sind zu klären. Entspannungsmethoden sind auf jeden Fall angezeigt. Es ist nützlich, sich mit Entspannungsmethoden in »gesunden Zeiten« zu befassen, um im Bedarfsfall auf erlernte und immer geübte Methoden, die sich individuell bewährt haben, zurückgreifen zu können.

EBV = Eppstein-Barr-Virus

→ Drüsenfieber

Echinokokkose

Unter Echinokokkose versteht man eine Wurmerkrankung, die durch Parasiten (Echinokokkus granulosus und multilocularis) verursacht wird. Die Krankheit kommt weltweit vor, vor allem, wo Schafzucht betrieben wird. Der Mensch ist für diese Würmer nur ein Zwischenwirt, in dem sie in Zysten ihre Finnen ausbilden. Die Übertragung erfolgt direkt (durch Kontakt mit Tieren – vor allem Hunden) oder indirekt durch verunreinigte Nahrung (z. B. Waldbeeren, Kräuter, Gemüse, Obst, die nicht genügend gereinigt wurden).

Die beiden Arten, die wie der Fisch-, Rinder- und Schweinebandwurm der Gruppe der Bandwürmer (Zestoden) zugeordnet sind, haben aber selbst keine Bandform. Sie werden deutsch als Hundebandwurm (E. gran.) und Fuchsbandwurm (E. multiloc.) bezeichnet. Letzterer kommt unter anderem in Süddeutschland, Österreich, Ostfrankreich und in der Schweiz vor. Aus den Eiern werden im Dünndarm Gebilde frei, die durch die Darmwand ins Blut und damit auch in verschiedene Organe gelangen. Dort wachsen sie in Zysten massenhaft zu Finnen heran und können auch Tochterzysten bilden. Bevorzugte Organe: Leber, Gehirn, Lunge, Knochen. Eine große Gefahr geht vom Aufbrechen dieser Zysten aus, das kann einen allergischen Schock verursachen. Die Symptome hängen vom Ort der Entwicklung der Zysten, aber auch von deren Größe ab. Die Fuchswurmfinnen wachsen sehr langsam, meist über Jahrzehnte, die des Hundebandwurms etwas rascher. In der Leber kann der Wurm bei entsprechender Größe der Zyste eine Gelbsucht auslösen. Die Diagnose erfolgt durch Ultraschall und CT sowie mit speziellen Bluttests. Die Zysten müssen chirurgisch (technisch oft sehr schwierig) entfernt werden und es folgt danach eine medikamentöse Behandlung.

Das Wichtigste gegen Bandwurm ist die Vorbeugung:

- *Haustiere regelmäßig entwurmen lassen.*
- *Hygiene (Händewaschen!) beim Umgang mit Haustieren.*
- *Keine Wildfrüchte ungewaschen essen.*
- *Gepflückte Waldbeeren am besten nur erhitzt verzehren.*

Eierstock- und Eileiterprobleme

→ Kneipp

Sie machen sich durch Schmerzen im seitlichen (links oder rechts) oder im mittleren Unterbauch bemerkbar. Unterleibsschmerzen müssen nicht immer gynäkologisch bedingt sein, es kann auch eine Blinddarmreizung oder eine Darmerkrankung vorliegen. Diese müssen ebenso als Ursache der Schmerzen ausgeschlossen werden wie eine Blasenentzündung oder andere Harnwegsbeschwerden. Bauchschmerzen sind ausnahmslos rasch einer diagnostischen Abklärung durch den Arzt zuzuführen!

Sind »Darm-Ursachen« usw. auszuschließen, dann sollte rasch ein Gynäkologe/eine Gynäkologin in aufgesucht werden, um der Ursache der Schmerzen schnell auf die Spur zu kommen. Zunehmende einseitige Schmerzen und Ausbleiben der Regel sind ein Hinweis auf eine mögliche Eileiterschwangerschaft. Die Symptome einer Eileiterschwangerschaft treten nie vor der 6. und selten nach der 8. Schwangerschaftswoche auf. Die Eileiterschwangerschaft lässt sich durch Ultraschall und Laboruntersuchungen feststellen. Die Diagnose ist gelegentlich schwierig und kann erst nach Kontrollen gestellt werden. Ist sie geklärt, kann eine gezielte Behandlung (Chemotherapeutikum oder Operation) mit der Patientin besprochen und eingeleitet werden.

Akut einsetzende Schmerzen bei ausgebliebener Regel sind ein Hinweis auf eine geplatzte Eileiterschwangerschaft und erfordern raschestes Operieren. Es kann eine massive Blutung eintreten mit akuter Verblutungsgefahr.

Eierstockzysten verursachen nur Schmerzen, wenn sie bereits sehr groß sind oder wenn sich durch eine plötzliche Bewegung die Zyste dreht und das versorgende Blutgefäß abgeklemmt oder Nerven eingeklemmt werden. Wenn rasch operiert wird und das Gewebe durch Unterbrechung der Blutzufuhr noch nicht geschädigt ist, kann der Eierstock gerettet werden.

Zunehmende Schmerzen nach der Menstruation mit Ausfluss legen den Verdacht nahe, dass eine Entzündung vorliegt, die sowohl die Gebärmutter als auch die Eierstöcke betreffen kann. Körperliche Schonung ist angezeigt. Mit Antibiotika wird versucht, die Entzündung zu besiegen. Gelingt das nicht, muss der Eiterherd entfernt werden. Bei regelabhängigen Unterleibsschmerzen ist an → Endometriose zu denken, auch Myome und Polypen können Schmerzen verursachen und außerdem die Regelblutung verstärken.

Kneipp

- **Oberkörperwaschung**
- **Lebensordnung**

Bei gynäkologischen Problemen ist nach Klärung der Diagnose in der Regel immer ärztliche Behandlung erforderlich. Naturheilmaßnahmen können nur zusätzlich, z. B. bei eher mehr funktionellen Beschwerden und nach Operationen oder begleitend zu einer Antibiotika- oder Chemotherapie, um schneller wieder fit zu werden, eingesetzt werden. (Homöopathische Verletzungsmittel, milde Kneippanwendungen, z. B. Oberkörperwaschung, oder Kräutertees zur Schlafförderung oder zur Ausleitung und Entgiftung.) Allenfalls immer in enger Abstimmung mit dem behandelnden Gynäkologen. Lebensordnung nach Kneipp mit regelmäßigen Ruhepausen und Stressabbau ist auch bei gynäkologischen Problemen angezeigt, um mit der nicht wenig belastenden psychischen Situation fertig zu werden.

Einlauf

Der Einlauf war früher als Hausmittel sehr häufig im Gebrauch, bei Magen- und Darmproblemen, bei Grippe usw. Heute wird er regelmäßig beim Heilfasten eingesetzt, um eine vollständige Entleerung des Dickdarms zu gewährleisten. Man benutzt dazu ein Einlaufgerät (Irrigator), das man in der Apotheke oder im Sanitätsfachgeschäft kaufen kann. Es besteht aus Wasserbehälter, Wasserschlauch und Anschlussstück mit kleinem Verschlusshahn und dem wird noch ein Darmrohr, das getrennt erworben werden muss, angesetzt. Es sollte aus Kunststoff und etwa 25 bis 30 cm lang sein.

Man breitet im Badezimmer ein Handtuch auf. Das Einlaufgerät mit handwarmem Wasser füllen, Hahn ist geschlossen. Das Einlaufgerät an einen Haken oder an die Türschnalle hängen. Auf die Knie niederlassen. Das Darmrohr auf das Anschlussstück stecken und mit Hautöl einfetten. Dann das Darmrohr vorsichtig in den Enddarm einführen (etwa 2/3 des Darmrohrs), dabei leicht wie beim Stuhlgang drücken, damit sich der Schließmuskel öffnet. Den Hahn des Einlaufgerätes aufmachen, ganz ruhig atmen und entspannen, damit keine reflexartige Entleerung ausgelöst wird. Beobachten, ob das Wasser im Gerät sinkt. Bei Wasserstopp Darmrohr etwas herausziehen. Wenn das Gerät leer ist, Hahn schließen, Darmrohr entfernen und ein paar Minuten auf die linke, dann auf die rechte Seite legen, damit sich das Wasser im Darm verteilt. Bald spürt man einen deutlichen Drang, auf die Toilette zu gehen. Die Darmentleerung folgt nun in heftigen Schüben.

Einläufe werden in der Naturheilkunde auch gegeben, um eine Umstimmung gestörter Funktionen zu erreichen und um die Darmflora zu normalisieren, um das Immunsystem, das im Darm besonders hoch repräsentiert ist, günstig zu beeinflussen. Dem Wasser können noch Heilpflanzenextrakte oder Moor zugesetzt werden. Bei nicht sachgemäßer Verwendung kann die Schleimhaut des Darms verletzt werden, also Einläufe immer sehr vorsichtig machen.

Ekzem

→ **Heilpflanzen** → **Kneipp**
→ **Homöopathie**
→ **Hausmittel**

Ein Ekzem ist eine akute, chronische oder häufig wiederkehrende Veränderung der Haut mit vielfältigen Erscheinungsbildern und ebenso vielen Ursachen. Auch bei Einsatz aller modernen diagnostischen Möglichkeiten ist die Ausschaltung oder Bekämpfung der Ursache oft nicht möglich, da sie nicht gefunden werden kann. An Hautveränderungen bieten sich Rötungen im Sinne der Entzündung, Knötchen, Bläschen, Pusteln, Krusten, Schuppenbildungen und Verhornungen. Die Begrenzung des Ekzems zur normalen Haut ist meist unscharf. Ursachen sind u. a.: Unverträglichkeitsreaktionen der Haut gegen verschiedene chemische oder physikalische Einwirkungen, Allergien oder Giftwirkungen. Abnützungserscheinungen der Haut, Störungen der Talg- und Schweißdrüsen, Störungen des Säureschutzmantels der Haut durch zu häufiges Waschen und aggressive Waschmittel. Pilzbefall und Bakterien können auslösend sein oder verstärkend wirken. Auch innere Ursachen sind möglich, z. B. kommt es bei venös bedingten Durchblutungsstörungen der Haut an den Beinen häufig zu chronischen Ekzemen im Unterschenkelbereich. Auch Zuckerkrankheit, Gicht und Störungen im Magen-Darm-Trakt sind innere auslösende oder fordernde Faktoren eines Ekzems.

Tritt ein Ekzem rund um die Brustwarze auf, sollte möglichst bald ein Arzt konsultiert werden, um bösartige Veränderungen im Drüsengewebe auszuschließen.

Nur im Falle kurz bestehender Ekzeme oder bei chronischen, therapieresistenten Ekzemen ist die Naturheilmedizin angebracht. Selbstverständlich auch zur Ausschaltung von Ursachen, die ihr gut zugängig sind und ebenso zur Unterstützung schulmedizinischer dermatologischer Behandlung; insbesondere, wenn sie, was gar nicht selten ist, an ihre Grenzen stößt.

Im Übrigen sollte nie Zeit verloren werden, denn je früher die Behandlung einsetzt, umso besser sind die Heilungschancen. Besteht ein Ekzem sehr lang, kommt es zu Hautveränderungen, die nicht mehr rückgängig zu machen sind. Der Arzt verwendet je nach Erscheinungsbild und Ursache lokale Salbenbehandlungen in der Regel immer mit entzündungshemmenden Stoffen. Wenn nötig, wird auch Kortison, die stärkste entzündungshemmende Substanz, die die Schulmedizin kennt, angewendet. Mit Geduld und Ausdauer des Patienten und unter Aufsicht eines erfahrenen Hautarztes lässt sich ein Ekzem, mit eher seltenen Ausnahmen, gut behandeln und die Nebenwirkungen sind zu minimieren. Liegen Stoffwechselstörungen zugrunde, müssen diese ursächlich behandelt werden. Wird als Ursache eine Funktionsstörung des Darmes vermutet, kann man mit → Heilfasten oder mit einer → Mayr-Kur Erfolge erzielen.

Heilpflanzen

- ▲ **Brennnessel**
- ▲ **Löwenzahn**
- ▲ **Birkenblätter**
- ▲ **Schachtelhalm**
- ▲ **Hagebutten**
- ▲ **Stiefmütterchen**
- ▲ **Klettenwurzel**
- ▲ **Berberitzenrinde**
- ▲ **Walnussblätter**

Von innen kann man die Behandlung eines Ekzems durch Tees unterstützen – diese haben auch die Aufgabe, die Leber als Entgiftungszentrale und die Ausscheidungsorgane zu erhöhter Aktivität anzuregen. Wenn man zusätzlich reichlich Mineralwasser trinkt, kommt das einem Reinigungsprozess gleich, der auch auf die Haut positive Auswirkungen hat.

<u>Rezeptur Blutreinigungstee:</u> Brennnessel 30 g, Löwenzahn 25 g, Birkenblätter 25 g, Schachtelhalm 10 g, Hagebutten mit Kernen 10 g. 3 gehäufte Teelöffel der Mischung werden mit 1/4 l kochendem Wasser übergossen und 15 Minuten ausgezogen. Abseihen und wenn möglich – ungesüßt trinken. Täglich 2 bis 3 Tassen über einen längeren Zeitraum bis nach dem Abklingen des Ekzems.

Stiefmütterchentee: 4 Teelöffel werden mit 1/2 Liter kochendem Wasser übergossen. 10 Minuten ziehen lassen, abseihen. Täglich drei Tassen trinken.

<u>Rezeptur Teemischung gegen Ekzeme:</u> Klettenwurzel, Berberitzenrinde, Brennnesselkraut, Stiefmütterchen und Walnussblätter zu gleichen Teilen. 2 Teelöffel der Mischung mit 1/4 Liter kaltem Wasser übergießen, zugedeckt 12 Stunden stehen lassen. Danach kurz aufkochen und abseihen. Drei Tassen täglich trinken.

Walnussblätter eignen sich zur inneren (als Tee; nicht für magenempfindliche Menschen) und äußeren Anwendung (Auflagen, Waschungen) bei Ekzemen. 2 Teelöffel werden mit 1/4 Liter kaltem

Wasser übergossen, zum Sieden erhitzt. 3 bis 5 Minuten sieden lassen, abgießen. 3 Tassen Tee pro Tag trinken. Für Waschungen und Auflagen kann man den fertigen Walnussblättertee mit Kamillentee mischen.

Äußerlich empfehlen sich weiters Waschungen bzw. Auflagen mit Kamillentee (entzündungshemmend und austrocknend), mit Ringelblumentee (wundheilend), Salbeitee (entzündungshemmend, antibakteriell), mit Schafgarbentee (entzündungshemmend, desinfizierend), Schachtelhalm und Eichenrinde (adstringierend, zusammenziehend). Die betroffenen Hautstellen nach dem Bad immer vorsichtig abtrocknen.

Kneipp

- **Oberkörperwaschung**
- **Kalter Knieguss**
- **Wassertreten**
- **Kaltes Armbad**

Ekzeme werden häufig durch Stress und psychische Anspannung verschlechtert. Daher haben alle Maßnahmen aus dem Bereich der Kneippschen Lebensordnung eine besondere Bedeutung.

Auch regelmäßige Kneipp-Wasseranwendungen haben eine ordnende Kraft – jeden Morgen eine kalte Oberkörperwaschung oder ein kalter Knieguss, am Abend Wassertreten, am Nachmittag je nach individuellen Bedürfnissen und Möglichkeiten ein kaltes Armbad. Die ekzematös veränderten Hautregionen sind auszusparen. Kneippanwendungen entwickeln ihre besondere Wirkung, wenn sie über einen längeren Zeitraum regelmäßig angewendet werden, bis man sie aus dem Tagesablauf nicht mehr missen möchte!

Homöopathie

- **Psorinum**
- **Kortison-Nosode**

Hauterkrankungen sieht der homöopathische Arzt als lokale Manifestationen von inneren Erkrankungen. Unreine Haut, Furunkel, Akne, Hautausschläge, infektiöse Hauterkrankungen (die Kinderkrankheiten zum Beispiel) sind nichts anderes als Ausscheidungsvorgänge.

Was die inneren Organe nicht bewältigen können, muss durch die Haut hinaus. Aus diesem Grund wird eine aus der Physiologie abgeleitete Heilkunde die Hauterscheinungen tunlichst nie unterdrücken. Man betrachtet die Haut als Kompensationsorgan: Unklarheiten im Inneren werden abgeleitet nach außen. Ein aus der Sicht der Homöopathie kluger Vorgang der Natur, um Wichtigeres im Inneren zu schützen und instand zu halten. Als Beispiel einer gelungenen homöopathischen Behandlung eines Gesichtsekzems erzählt Dr. Klaus Bielau, Homöopath in Graz, folgende Patientengeschichte:

Gesichtsekzem – aufgetreten nach Verwendung von Schminke im Fasching. Die Patientin hatte schon vorher eine unreine Haut (Akne). Wegen der starken Verschlechterung (tiefrote, unregelmäßige Flecken im Gesicht) bekam sie eine Kortison-Salbe und ein Antibiotikum verschrieben (= innerliche Unterdrückung). Ein unregelmäßiger Menstruationszyklus ist das Einzige, was sonst noch vorliegt. Die Patientin bekam Psorinum D30. Darauf wurde es von Tag zu Tag besser, bis es nach einer Woche über Nacht zu einer massiven Verschlimmerung kam. Das Ekzem war nun nässend, juckend, brennend. Für den Fall einer weiteren Verschlimmerung wurden einige Kügelchen der Kortison-Nosode mitgegeben (zur Lösung einer Blockade durch Kortison-Behandlung). Von Tag zu Tag wurde das Ekzem – ohne die Mittel weiter zu nehmen – besser. Etwa zwei Wochen nach Behandlungsbeginn war das Ekzem verschwunden. Anruf nach drei Monaten: Vollkommenes Abklingen; auch die Akne trat nicht mehr in Erscheinung. Eine homöopathische Ekzem-Behandlung sollte nur von einem erfahrenen homöopath. Arzt vorgenommen werden.

Hausmittel

- ▲ Heilerde
- ▲ Aloe vera

Prof. Bankhofer: Als sehr heilsam haben sich bei einer Vielzahl von Hauterkrankungen Auflagen mit Heilerde erwiesen. 3 bis 4 Esslöffel Heilerde mit kaltem Wasser anrühren und auf die betroffenen Hautstellen (nicht auf Hautdefekte) auftragen. 20 Minuten einwirken lassen, dann kühl abwaschen. Bei Entzündungen der Haut ist es empfehlenswert, hoch dosiert Vitamin E aus der Apotheke in Kapselform zuzuführen.

Eine weitere Möglichkeit: Beruhigung der entzündeten Haut mit dem Saft der Aloe vera. Besorgen Sie den Saft in der Apotheke und betupfen Sie die betroffenen Hautstellen damit mehrmals täglich oder legen Sie Kompressen auf. Mindestens 15 Minuten einwirken lassen, danach die Haut mit einer Vitamin-E-Salbe pflegen. Die Behandlung eines Ekzems mit Hausmitteln immer mit dem Arzt absprechen!

Endometriose

→ Chinesische Medizin
→ Homöopathie
→ Heilpflanzen → Kneipp

Als Endometriose bezeichnet man „verschleppte“, das heißt an anderen Orten auftretende, gutartig wuchernde Gebärmutterschleimhaut-Inseln. Sie treten bei geschlechtsreifen Frauen und damit nicht nach dem Wechsel auf und finden sich zum Beispiel an der Muskulatur der Gebärmutter, am Darm, in der Blase, an den Eileitern und Eierstöcken – überall im Bauchraum, auch an den serösen Häuten des Bauchfells können diese Schleimhautabsiedelungen vorkommen. So wie die Gebärmutterschleimhaut stehen auch sie unter Östrogeneinfluss, sie sind also hormonabhängig und entwickeln sich gleich wie die Gebärmutterschleimhaut im Monatszyklus. Es kommt auch zu Blutungen, die nicht abfließen und dadurch Verwachsungen nach sich ziehen können. Je nach Lokalisation machen die Endometriose-Inseln unterschiedliche Schmerzen. Unfruchtbarkeit, Schmerzen beim Sexualverkehr, blutiger Harn ohne Entzündungsnachweis, zu starke Regelblutungen können weitere Symptome sein. Die Probleme treten immer vor der Menstruation verstärkt auf und sind in der 1. Zyklushälfte schwächer. Jeder zyklusabhängige Schmerz sollte daher den Verdacht auf Endometriose lenken. Bei der gynäkologischen Untersuchung können weitere Hinweise gesammelt werden, die den Verdacht erhärten, endgültige Klarheit können erst eine Bauchspiegelung und der histologische Gewebebefund bringen. Die Endometriose kann umfangreiche Verwachsungen verursachen, Eileiter verschließen und Grund für Unfruchtbarkeit sein. Sie kann sowohl aggressiv voranschreiten als auch chronisch langsam verlaufen und sogar Selbstheilungen gibt es. Je kleiner die Herde sind, desto leichter lassen sie sich entfernen.

Behandlungsziel ist die Beseitigung aller sichtbaren Herde. Allerdings kann nicht garantiert werden, dass nach einer Operation, besonders von größeren Herden, die unter Umständen technisch sehr schwierig zu entfernen sind, die Endometriose nicht von neuem beginnt. Es gibt auch die Möglichkeit einer medikamentösen (Hormon-) Behandlung, wobei sich in letzter Zeit neue Wege auftun, die aber noch nicht praxisreif sind. Die Wahl der besten

Methode sollte dem Fachmann, nach Diskussion über Kinderwunsch usw., vorbehalten sein.

Chinesische Medizin

Weltweit arbeiten viele Ärzte und Wissenschaftler an neuen Behandlungskonzepten für diese noch relativ unerforschte Krankheit. Von der chinesischen Medizin gibt es Erfolg versprechende Ansätze.

Homöopathie

- Belladonna
- Caulophyllum
- Chamomilla
- Colocynthis
- Magnesium phosphoricum
- Sabina
- Veratrum album

So wie mit anderen Naturheilverfahren kann auch die Homöopathie dazu beitragen, die Krämpfe und Schmerzen erträglicher zu machen, bzw. die Selbstheilungskräfte zu mobilisieren und eine Umstimmung herbeizuführen. Nachstehende Mittel sind häufig im akuten Stadium angezeigt.

Belladonna: Plötzlich auftretender Schmerz, große Empfindlichkeit gegen Licht, Lärm, Erschütterung. Besserung durch Ruhe und Wärme, durch Ausstrecken; oft pochende Schmerzen.

Caulophyllum: Menses zu früh, davor Kreuzschmerzen; manchmal bleibt die Regelblutung aus oder ist sehr spärlich. Starke Unterbauchkrämpfe. Schmerzen können in die Beine ziehen. Schwindel; Frösteln; innerliches Zittern, das äußerlich nicht wahrnehmbar ist.

Chamomilla: Die Kamille gehört zu den wichtigen Schmerzmitteln der Homöopathie: Schmerzen werden als unerträglich empfunden, exaltierte, hysterische Reaktion auf die Schmerzen, jammert ständig. Meist zu Beginn der Regel. Patientin gibt keine Ruhe, möchte sich bewegen, was die Schmerzen kaum lindert. Lokale, nicht zu große Wärme und kühle, frische Luft bessern.

Colocynthis: Krampfartige Bauchschmerzen; typisch für das Mittel ist die Besserung durch Zusammenkrümmen, Druck auf den Bauch und warme Anwendungen.

Magnesium phosphoricum: Schmerzen meist vor der Regel, starker Druck, lokale Wärme sowie heiße Getränke bessern. Ähnlich wie Colocynthis, wenn dieses nicht wirken sollte.

Sabina: Senkungsgefühl, wehenartige Schmerzen. Regel zu lange, zu oft, zu stark. Manchmal leichte Blutung bis zur nächsten Menstruation. Schmerzen nach Ausbleiben der Blutung. Dunkle Klumpen, helles Blut folgt. Kreuzbeinschmerzen (oft wie Messer), die nach vorne in die Gebärmutter oder Schambeinäste ausstrahlen. Verschlechterung in der Hitze, im warmen Zimmer. Besser im Freien (wie Pulsatilla).

Veratrum album: Heftige, kolikartige Schmerzen mit Ohnmachtsanfällen, kaltem Schweiß im Gesicht, Blässe, oft Erbrechen, Durchfälle, Kollapsneigung.

Die erwähnten Mittel sind die wichtigsten, aber nicht die einzigen.

Heilpflanzen

- Beifuß

Man kann versuchen die Krämpfe, die infolge einer Endometriose auftreten, durch krampflindernde Heilpflanzen zu mildern. Eine altbewährte, krampflösende Heilpflanze der Frauenheilkunde ist der Beifuß, Artemisia vulgaris. Innerlich hat sich der Tee und äußerlich haben sich Sitzbäder bewährt, um die Schmerzen und Krämpfe zu mildern. Weitere Heilpflanzen, die zur Krampflinderung eingesetzt werden, sind Schafgarbe, Pfefferminze, Kamille, Baldrian, Fenchel, Anis, Melisse.

Kneipp

- Warmer Lendenwickel
- Wechselfußbäder

Ein warmer Lendenwickel wirkt krampflösend und schmerzlindernd. Er reicht von der Mitte der Oberschenkel bis zum Nabel. Das nasse Tuch kann auch in warmen Kräuterabsud (siehe Heilpflanzen) getaucht werden.

Bei allen Unterleibsbeschwerden müssen kalte Füße vermieden werden. Neigt man dazu, kann man mit Wechselfußbädern sehr gut helfen.

Dazu verwendet man zwei Gefäße: Einen Fußeimer füllt man mit kaltem, anfangs eher etwas temperiertem Wasser, einen mit warmem (37 bis 38 °C). Das Wasser soll bis handbreit unter das Knie reichen. Man stellt beide Beine ins warme Wasser, verweilt etwa 5 Minuten, dann taucht man die Beine für etwa 10 Sekunden ins kalte Wasser, um danach wieder auf warm zu wechseln. Zweimal zu wechseln ist sinnvoll, man schließt normalerweise kalt ab, trocknet die Beine nicht ab, sondern zieht Wollsocken an und sorgt durch Bewegung für Wiedererwärmung. Bei schlechter Wiedererwärmung kann man warm abschließen, danach Beine abtrocknen und anziehen.

Jedenfalls lohnt auch bei diesem Leiden der Versuch mit regelmäßigen täglichen Kneippanwendungen, um das Immunsystem zu stärken und die Selbstheilungskräfte zu mobilisieren. Die Lebensordnung ist ein wichtiger Teil des Kneipp-Gesundheitsprogramms. Ein ausgeglichenes Leben mit ausreichend Ruhephasen und Berücksichtigung biologischer Rhythmen, kann auch bei Endrometriose Wirkung zeigen. Wenn eine Operation empfohlen wird, kommt man mit durch Kneipp trainiertem Allgemeinbefinden wieder leichter und rascher auf die Beine.

Enzephalitis

→ Kneipp

Als Enzephalitis bezeichnet man die akute oder chronische Gehirnentzündung, wobei in der Regel auch die das Gehirn und das Rückenmark umgebenden Häute mitbeteiligt sind (Gehirnhautentzündung = Meningitis). Ursachen sind Infektionen mit Erregern wie Bakterien, Viren, Chlamydien und Parasiten, die in die Schädelhöhle und/oder in das Rückenmark gelangen und dort ihre Vermehrung und Wirkung entfallen, das heißt eine mehr oder weniger schwere Entzündung verursachen. Auch toxische und allergische Ursachen sind möglich. Die Gehirnentzündung ist die gefürchtetste Komplikation infolge einer Viruserkrankung (z. B. das FSME-Virus, das Meningokokken-Virus, die Herpes-simplex-Viren, das Masern-Virus und andere Viren können diese gefährliche Komplikation, besonders bei schlechtem Allgemeinzustand, hervorrufen). Auch ein Befall durch Bakterien (z. B. Staphylokokken und Streptokokken, die u. a. eine Entzündung der oberen Atemwege und auch des Herzens auslösen können) ist möglich; wobei bei bakterieller Ursache meist ein Hirnabszess entsteht.

Die Symptome reichen von heftigen Kopfschmerzen über Nackensteifigkeit, Lähmungen, Bewusstseinsveränderungen mit Halluzinationen, neurologischen Ausfällen, Koma bis zu epileptischen Anfällen – und können binnen weniger Stunden lebensbedrohliche Ausmaße annehmen und bleibende Schäden verursachen.

Die wichtigste Maßnahme ist, durch Impfungen jene Virusinfektionen zu vermeiden, die unter Umständen diese schwere Komplikation nach sich ziehen können.
→ Impfplan, Seite 280 ff.

Die zweite wichtige Maßnahme ist, bei Erkrankungen rechtzeitig den Arzt zuzuziehen, um nicht durch zu lange Selbstbehandlung die Symptome zu verschleiern oder eine kritische und gefährliche Entwicklung der Krankheit zu spät zu erkennen.

Kneipp

▲ **Abwehrkräfte stärken**

Alle Kneippmaßnahmen stärken die Abwehrkraft und sind daher geeignet, ein Überhandnehmen krankmachender Keime, die auch bei gesunden Menschen die Schleimhäute des Nasen-Rachen-Raums und des Darmtrakts besiedeln, hintanzuhalten. Dazu gehören nicht nur die regelmäßigen Kneippanwendungen, ausreichend Bewegung, die Verwendung von Heilkräutern und eine gesunde Ernährung, sondern vor allem im Sinn der Lebensordnung alle gesundheitsschädigenden Verhalten zu vermeiden. Dazu zählen Rauchen, Alkohol- und Drogenmissbrauch, eine fett- und zu energiereiche Ernährung mit einem Mangel an Ballast- und Schutzstoffen, ein Übermaß an Stress, ein Mangel an Ruhephasen im Sinne einer gesunden biologischen Rhythmik und Bewegungsmangel.

Erbrechen

→ **Heilpflanzen**
→ **Homöopathie**
→ **Akupressur**

Erbrechen ist keine Erkrankung, sondern ein Symptom, das bei zahlreichen infektiösen, nichtinfektiösen, organischen und psychischen Erkrankungen auftreten kann. Fast alle Darminfektionen (Erkrankungen des Verdauungstraktes, den man als eine Einheit betrachten muss) erzeugen Übelkeit, aber auch psychische Faktoren (Stress, Überforderung) können auslösend sein. Erbrechen ist bei Bulimie-Kranken Teil des Krankheitsbildes (→Bulimie). Individuell unterschiedlich tritt es bei Schwangerschaft, nach Einnahme bestimmter Arzneimittel (u. a. nach verschiedenen antirheumatischen Medikamenten) und Chemotherapeutika auf. Vergiftungen, sei es durch verdorbene Lebensmittel oder durch Chemikalien, giftige Pilze, Kräuter und Beeren lösen Erbrechen aus, Kreislaufprobleme und Störungen des Gleichgewichtsorgans (Menieresche Erkrankung. Nnausea = See- oder Reisekrankheit) können genauso dahinter stecken wie Reflux (= Rückfluss von Magensaft), Gastritis oder andere Magenerkrankungen.

Daraus resultiert, dass jedes gehäuft auftretende Erbrechen auch Teil einer schweren Krankheit sein kann und ärztlich abgeklärt werden muss. Die Therapie der ursächlichen Krankheit steht dann im Vordergrund. Da diese aber oft nicht so schnell erfolgreich behandelt werden kann, versucht man, das Erbrechen an sich zu stoppen und den dadurch entstehenden Elektrolyt- und Flüssigkeitsmangel durch Zufuhr entsprechender Getränke auszugleichen. Das gilt umso mehr, wenn gleichzeitig auch Durchfall besteht und wenn es sich um Babys und Kleinkinder handelt – dann ist in jedem Fall sofort der Kinderarzt zuzuziehen, um die gefährliche Austrocknung zu verhindern. Auch alte Menschen sind besonders gefährdet!

Heilpflanzen

- **Ingwer**
- **Melisse**
- **Wermut**

Ingwer wird nicht nur in China und Indien als Gewürz geschätzt, sondern die Wurzel enthält reichlich ätherisches Öl und ist ein hervorragendes Mittel zur Appetitanregung und zur Förderung der Verdauung, aber auch zur Linderung von Übelkeit und Erbrechen. Es gibt – vor allem gegen Reisekrankheit – standardisierte Arzneispezialitäten in der Apotheke. Die Ingwerwurzel darf nicht gegen Schwangerschaftserbrechen eingesetzt werden. Die Verwendung als Tee ist eher unüblich, Ingwer wird vorwiegend als Tinktur verwendet – dreimal täglich 20 Tropfen können bei Erbrechen genommen werden.

Bei einfacher Magenverstimmung mit Übelkeit und Erbrechen kann auch Wermuttinktur (nicht für Schwangere!) oder Melissengeist mit ein wenig Wasser genommen werden.

Bei Schwangerschaftserbrechen ist es hilfreich, am Morgen noch im Bett eine Tasse Kräutertee lauwarm zu trinken – z. B. Melissentee, damit sich der Magen beruhigt.

Homöopathie

- **Ipecacuanha**
- **Carbo vegetabilis**
- **Sepia**
- **Nux vomica**

Erbrechen ist aus der Sicht der Homöopathie im Wesentlichen nichts anderes als ein Reinigungsprozess, damit Verdorbenes, für den Organismus Giftiges rasch ausgeschieden wird.

Ipecacuanha: Andauernde Übelkeit und Erbrechen; starker Speichelfluss; charakteristisch ist die in der Regel saubere Zunge; Leeregefühl im Magen. Keine Erleichterung durch Erbrechen. Unter Umständen hellrotes Blut. Hinlegen und Bewegung verschlechtern. Periodizität: Oft jeden zweiten oder dritten Tag.

Carbo vegetabilis: Ein eher langsames Mittel, das bedeutet, dass die Krankheiten nicht schlagartig auftreten, sondern sich als Folge geschwächter Lebenskraft langsam entwickeln. Kälte und Kollaps, kalter Schweiß am ganzen Körper mit Verlangen nach frischer, kühler Luft. Ursache: Oft heißes und schwüles Wetter, lange Auto- oder Zugfahrten in der Hitze, überfüllte heiße Räume. Unverträglichkeit von einfacher Nahrung. Schlechte Erholung nach erschöpfenden, vorausgegangenen Krankheiten. Angezeigt bei alten Leuten. Starke Blähungen, aufgedunsenes Abdomen (Bauch); innere Hitze, inneres Brennen bei äußerer Kälte.

Gegen Schwangerschaftserbrechen ist **Sepia** ein geeignetes Mittel, nach zu viel Alkohol ist **Nux vomica** angezeigt (wenngleich man besser auf zu viel Alkohol verzichten soll als danach nach einem geeigneten homöopathischen Mittel zu suchen).

Bei Reisekrankheit kann man Cocculus versuchen, auch Tabacum, welches bei Kreislaufstörungen und Schwindel, besonders bei älteren Menschen bewährt ist.

Akupressur

- ▲ B 20
- ▲ B 21
- ▲ N 1
- ▲ M 41
- ▲ M 36
- ▲ Di 4
- ▲ KS 6

Übelkeit und meist damit verbundene Verspannung der Rückenmuskulatur lassen sich durch Massage der Punkte B 20 und B 21 beseitigen. Diese Punkte liegen in Höhe des 11. bzw. 12. Brustwirbeldornfortsatzes, zwei Querfinger seitlich davon.

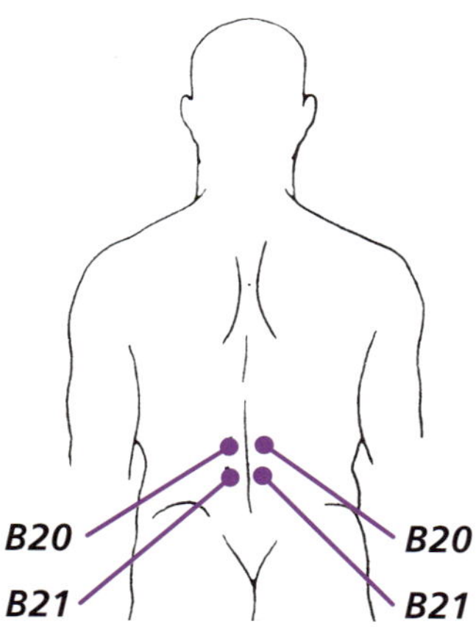

Sie beginnen die Behandlung am besten damit, dass Sie den Punkt N 1 auf der Fußsohle mit dem Daumen ziemlich stark hundertmal kreisförmig massieren. Dann drücken Sie mit beiden Daumen die Hinterfläche des Unterschenkels mit jeweiligem kurzen Absetzen von der Achillessehne bis zur Kniekehle. Das hat eine stark beruhigende Wirkung.

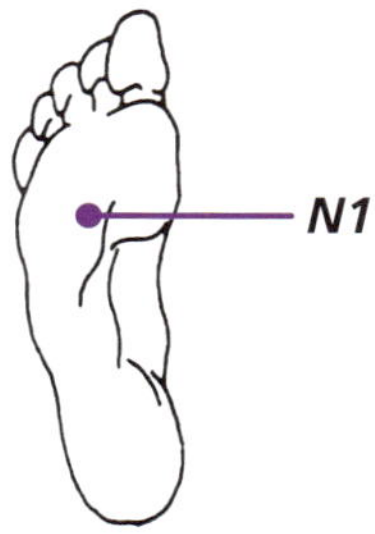

Anschließend drücken Sie M 36 und M 41 bzw. massieren Sie vom Punkt M 36 (eine Handbreit unter der Kniescheibe, einen Querfinger seitlich außen) entlang der Schienbeinvorderkante, bis im Magen ein wohliges Gefühl entsteht. Das kann einige Minuten dauern.

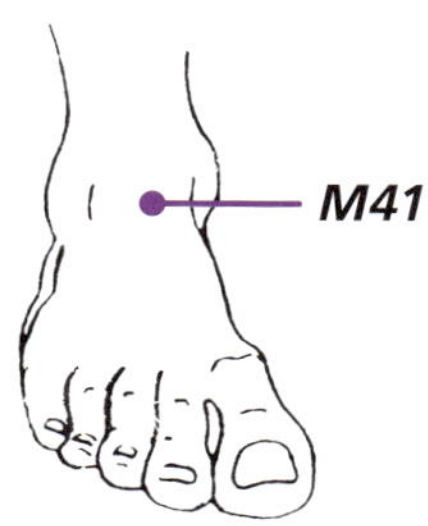

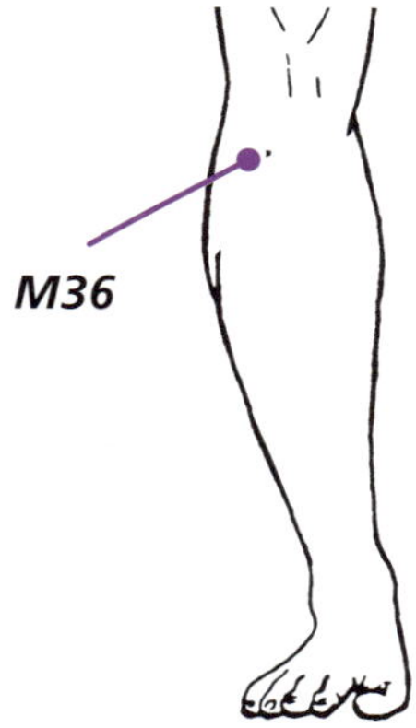

Bitten Sie einen Partner, am Rücken die Zonen B 20 und B 21 mit den Daumen mittelstark vibrierend zu massieren. Die mechanische Reizung dieser Punkte fördert über Nervenreflex die Verdauungsfunktion und wirkt sich auf Muskelverspannungen positiv aus.

KS 6 liegt von der inneren Haupthandfalte zwei Daumenbreit aufwärts genau in der Mitte beider Sehnen und hilft hervorragend bei aller Art von Übelkeit und Erbrechen, ob es sich um Kinder oder Erwachsene handelt. Diesen Punkt bei den ersten Anzeichen behandeln und die Behandlung mehrmals wiederholen. Gegen Reisekrankheit kann man 2 Punkte besonders einsetzen. Di 4 und KS 6. Man drückt mit dem Daumennagel etwa 1/2 Minute abwechselnd links und rechts. Di 4 liegt in der Mitte des 2. Mittelhandknochens auf der Daumenseite.

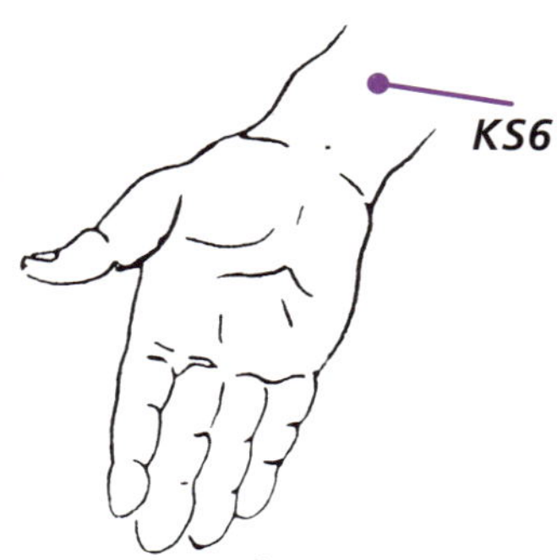

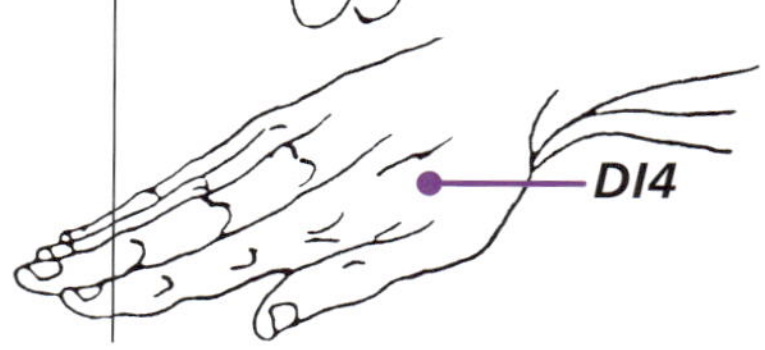

Erdstrahlen

Dass es auf der Erde feine Schwingungen und Strahlen gibt, die manche Menschen wahrnehmen, andere aber nicht, lässt sich nicht leugnen und ist auch physikalisch nachweisbar. Schon seit 15.000 Jahren soll die Wünschelrute dem Menschen bekannt sein.

Viele offene Fragen, vor allem, ob es noch Einwirkungen gibt, die wir nicht kennen, lassen verschiedene, zum Teil spekulative, nicht immer saubere Deutungen zu, die von Gewinnstreben geprägt sind. Inzwischen befassen sich aber sehr seriöse wissenschaftliche Institutionen damit und es liegen schon einige Fakten auf dem Tisch. Vor allem kann man diese terrestrische Einwirkung mit unterschiedlicher Reaktion der Menschen nicht mehr vom Tisch wischen. Uneinigkeit besteht hinsichtlich der Bewertung der mit der Wünschelrute erhobenen Daten. Verschiedene, voneinander unabhängig agierende Untersucher kommen immer wieder zu verschiedenen Ergebnissen. Dies ist mit ein Grund warum die wissenschaftliche Welt so viel Skepsis an den Tag legt. Für die Ursache dieser Strahlungen gibt es 2 Theorien: Die eine gründet sich darauf, dass die Strahlungen aus dem heißen Erdkern kommen, die andere Theorie führt die Strahlungen auf den Kosmos zurück. Allgemein unterscheidet man: Wasseradern, Gesteinsbruch, Gesteinsverwerfung, Globalgitter-Netz, Curry-Netz. Die Strahlungen werden auch heute noch durch Rutengeher geortet, da sie nur mit kaum transportablen Geräten messbar sind und außerdem mögliche, noch nicht bekannte Größen nicht erfasst werden können. Die Rute kann jede Astgabel sein, aber auch aus Plastik. Die Rute an sich ist nicht Empfänger irgendeiner Energie, sondern sie zeigt nur die menschliche Reaktion, den Spannungszustand der Muskulatur an. Ob aus diesen von Rutengehern wahrgenommenen Erdstrahlen (so genannte geopathogene Störzonen) Störungen für die menschliche Gesundheit entstehen können, ist wissenschaftlich nicht geklärt.

Unbestritten ist aber, dass viele Menschen ihre Schlafplätze von Rutengehern untersuchen lassen und, wenn eine Strahlung festgestellt wurde, ihr Bett umstellen und danach eine Besserung ihrer gesundheitlichen Probleme, z. B. Schlafstörungen, feststellen. Auch auf dem Land bedient man sich der Rutengeher, wenn es darum geht, einen neuen Brunnen zu graben. Rutengeher müssen eine hohe Sensibilität für diese Strahlungen haben, sich auch ständig damit befassen, um die Reaktionen richtig zu interpretieren. Wenn Sie einen Rutengeher für Ihre Wohnung/Haus/Grundstück beauftragen, achten Sie auf dessen Zertifikate! Von verschiedenen Anbietern werden Matten, Geräte, sogar Decken und Polster angeboten, die den Menschen von diesen geopathogenen Störfeldern abschirmen sollten. Wissenschaftliche Wirksamkeitsnachweise fehlen – meistens gibt es nur „positive Erfahrungsberichte", die zum Kauf animieren sollen. Der Versuch einer Änderung des Liegeplatzes ist allemal einen Versuch wert!

Informationen über Erdstrahlen:

Europäisches Zentrum für Umweltmedizin
Mühlweg 46
A-3100 St. Pölten
Tel. (0 27 42) 2 18 60
www.ezu.at

Erkältung

→ Akupressur
→ Homöopathie
→ Heilpflanzen → Kneipp
→ Hausmittel

Erkältungskrankheiten haben nur insofern mit Kälte zu tun, als feuchtkaltes Wetter deren Entstehung begünstigen kann. Die Ursache ist vielmehr eine Infektion mit bestimmten Viren (es sind mehr als 70 an der Zahl, manche sprechen von über hundert!), die bei bereits geschwächten und/oder meteorologisch empfindsamen Menschen in die Schleimhaut eindringen, sich vermehren und Störungen verursachen.

Bei klirrender Kälte treten kaum jemals massiv Virusinfekte auf. „Hauptsaison" ist die Übergangszeit Herbst und Winter, beziehungsweise Winter und Frühjahr. Inmitten hustender, schnupfender und halswehgeplagter Mitmenschen ist es trotzdem immer wieder „Auserwählten" möglich völlig gesund zu bleiben. Das bedeutet keineswegs, dass diese Personen nicht von den Erregern befallen worden sind – nur ist eben deren Körperabwehr in der Lage, den Angriff abzuwehren.

Der allgemeinen Kräftigung des Organismus kommt daher bei der Bekämpfung von Erkältungskrankheiten entscheidende Bedeutung zu. Wie Sie wahrscheinlich schon vermutet haben, kehren wir auch hier wieder zur so oft erwähnten, gesunden Ernährung zurück, die dem Körper gleichsam jene Munition liefert, die ihn zum Sieg über Infektionen befähigt.

Nicht nur die Art der Nahrungsmittel spielt dabei eine Rolle, sondern auch die Menge. Übergewichtige leiden fast durchwegs unter Abwehrschwäche. Das hängt damit zusammen, dass dicke Menschen meist träge und „bewegungsfaul" sind. Ein gut funktionierender Kreislauf ist aber ein wichtiger Faktor.

Betreiben Sie viel Sport an der frischen Luft. Die Sportart ist egal – Hauptsache, Sie kommen ordentlich ins Schwitzen. Gehen Sie regelmäßig in die Sauna und achten Sie darauf, dass besonders in der feuchtkalten Jahreszeit Ihre Füße warm bleiben.

Sorgen Sie zusätzlich für ausreichende Luftfeuchtigkeit in der Wohnung und auch im Büro (in dem Sie möglicherweise genauso viel Zeit verbringen wie daheim). Sie erreichen eine Steigerung der Luftfeuchtigkeit entweder durch entsprechende Geräte, aber auch einfach dadurch, dass Sie feuchte Tücher aufhängen oder ein flaches, möglichst großflächiges Gefäß mit Wasser aufstellen. Die Flüssigkeit verdunstet bei normaler Raumtemperatur und befeuchtet die Luft.

Wenn sich zu Schnupfen und → Halsweh, → Husten und → Bronchitis gesellen, ist ein Arzt beizuziehen, genauso wenn sich die Halsschmerzen verstärken und auf den Mandeln Beläge sichtbar sind → Angina.

Jeder Patient, der einen kranken Eindruck macht, sollte zum Arzt gebracht werden. Es könnte sich auch um eine echte → Grippe, um eine Influenza handeln, die mit starken Kopf- und Gliederschmerzen, hohem Fieber und schwerem Krankheitsgefühl einhergeht, oder es könnte sich aufgrund geschwächter Abwehrlage zu einer einfachen viralen Infektion eine bakterielle Superinfektion gesellt haben, die unbedingt mit allen Regeln ärztlicher Kunst behandelt werden muss.

Im Übrigen: Rauchen schwächt die Immunkraft, Raucher sind daher auch anfälliger gegen Erkältungen.

Akupressur

- KS 6
- Di 4
- G 21
- Lu 7
- H 7
- LG 14
- Di 11

Nicht selten tritt als Einleitung einer Erkältung so genanntes „Globusgefühl“ im Hals auf – als würde ein Knödel darin stecken. Massieren Sie in diesem Fall zwanzig Sekunden lang die Gegend am Hals zwischen den beiden Schlüsselbeinen. Den Einschnitt bezeichnet man als „incisura jugularis“. Zur Verstärkung werden die Punkte H 7, KS 6 und Di 4 herangezogen.

H 7 liegt an der Handgelenkquerfalte innen auf der Seite des kleinen Fingers. In die deutsche Sprache übersetzt, bedeutet sein chinesischer Name „Tor zur Seele“ beziehungsweise „Tor der Götter“.

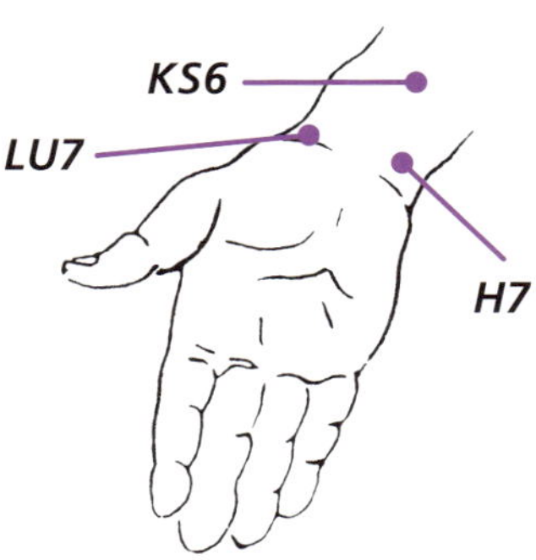

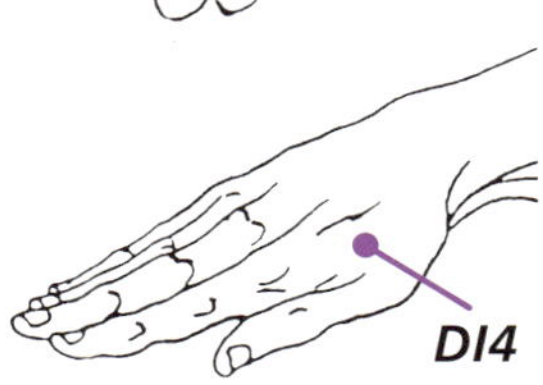

Den Punkt Di 4 drücken Sie gegen chronische Halsschmerzen (die aber unbedingt vorher vom Arzt abgeklärt werden müssen).

Im Zuge einer derartigen Behandlung empfehlen wir noch die Punkte LG 14, Di 11 und G 21 mit Wärme zu stimulieren (Moxazigarren oder Zigaretten). Aber auch Druck ist wirksam.

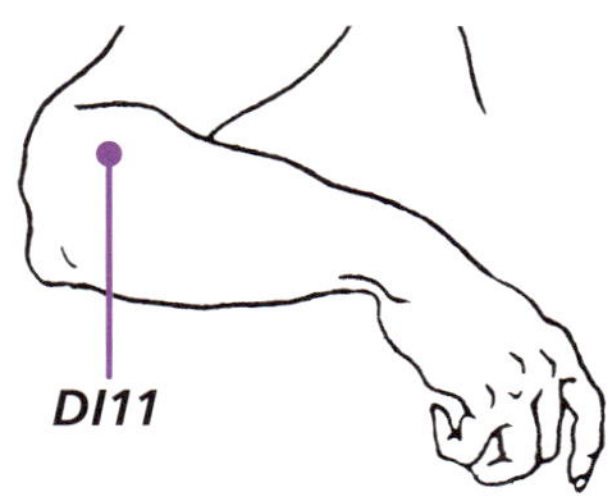

Der Punkt LG 14 liegt auf dem Rücken und zwar auf dem Dornfortsatz des 7. Halswirbels. Die Akupunkteure in China nennen ihn auch die „Spinne“, weil von hier aus Beziehungen zu allen Yang-Meridianen hergestellt werden können. Diese Verbindung aller Meridiane der Yang-Gruppe sieht graphisch wie eine Spinne im Netz aus.

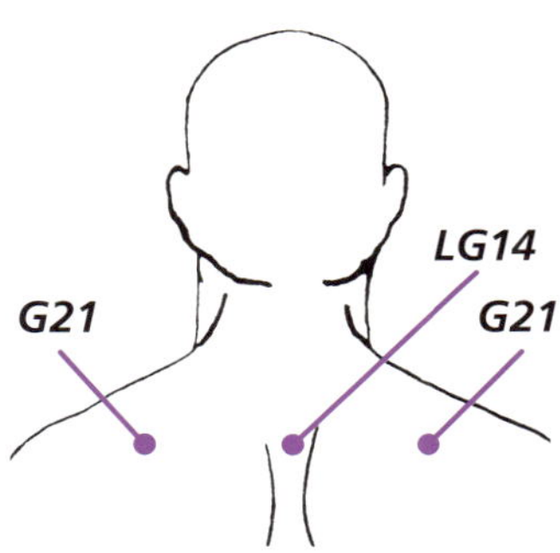

G 21 liegt in der Mitte des Schulterrandes, der Punkt Di 11 wurde schon beschrieben.

Am Beginn einer Grippe (ebenfalls virusbedingt) kann man den Punkt LG 14 entweder massieren oder lokal erwärmen. Dazu auch Lu 7 massieren: Der Punkt liegt am daumenseitigen Ende der Handgelenkquerfalte (innen). An dieser Stelle wird in der westlichen Medizin der Puls gemessen, die chinesischen Ärzte benützen den Punkt Lu 7 zur Pulsdiagnose, die Schlüsse auf Art, Schwere und Ort der Beschwerden ermöglicht.

Lu 7 heißt „Engpass“, wird demnach als Kontrollstelle betrachtet. Gewissheit erlangt man natürlich nur mit Hilfe modernster Untersuchungen durch technische Geräte und in Laboratorien. Geschulte Ärzte erhalten aber durch diesen Punkt Auskunft über die Energiesituation des Körpers, besonders im Bereich des Atmungsorganes Lunge. Wenn wir ihn gegen das Globusgefühl verwenden, so wird die damit verbundene Müdigkeit als Energieschwäche und Schwäche in der Sauerstoffaufnahme aufgefasst.

Gegen Kopfschmerz, Hustenreiz und Asthma bronchiale kann der Punkt ebenfalls zur Linderung gedrückt werden.

Auch auf der Hand befindet sich ein Punkt gegen Halsschmerzen (deren Ursache allerdings vor der Selbstbehandlung klargestellt sein muss – Angina kann eine sehr schwere Erkrankung sein, die oft zu irreparablen Herzschäden, Nierenstörungen und rheumatischen Beschwerden führt!). Sie finden ihn, indem Sie am Daumen horizontal entlang des Nagelbettes eine Linie ziehen und dann eine zweite entlang des Nagels an der dem Zeigefinger zugekehrten Seite.

Im Schnittpunkt beider Linien liegt der gesuchte Punkt, der mit dem Fingernagel oder einem Zahnstocher eine halbe Minute lang fest gedrückt wird. Bei einseitigem Halsschmerz nur den auf dieser Seite gelegenen Punkt drücken, ansonsten beide Punkte behandeln.

Schnupfen auf Grund einer Erkältung, aber auch Heuschnupfen, kann wie folgt gelindert werden: Drücken Sie jenen Punkt, der auf der Mittellinie der Stirn liegt, etwas hinter dem Haaransatz. Wenn Sie mit einem Finger der Verlängerung des Nasenrückens folgen, halten Sie genau die Mittellinie ein. Den Punkt sehr kräftig eine halbe Minute lang massieren.

Haben Sie eine „verstopfte Nase", drücken Sie zwei Punkte, die in der Ecke jedes Nasenflügels genau über dem Mundwinkel liegen. Ebenfalls mindestens eine halbe Minute fest kneten.

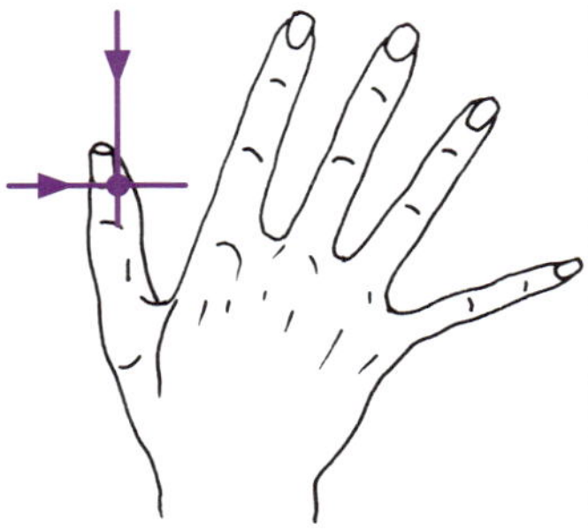

Homöopathie

- Aconit
- Belladonna
- Gelsemium
- Eupatorium perfoliatum
- Ferrum phosphoricum
- Camphora
- Echinacea
- Propolis
- Arsenum iodatum
- Cepa
- Dulcamara
- Euphrasia
- Hepar sulfuris
- Kalium bichromicum
- Luffa operculata
- Nux vomica
- Pulsatilla
- Sabadilla
- Silicea
- Teucrium marum

Bei plötzlichem, stürmischem Beginn der Erkältungskrankheit kann man sich homöopathisch mit **Aconit** (Sturmhut) helfen: Schüttelfrost, Unruhe, Blässe des Gesichtes.

Rötung des Gesichtes, Kältegefühl, große Pupillen: **Belladonna**.

Dauert der Infekt länger, man fühlt sich von Tag zu Tag irgendwie kränker, große Schwäche: **Gelsemium**.

Ist all das mit Glieder- oder Knochenschmerzen verbunden, so denke man an **Eupatorium perfoliatum**.

Ein anderes Mittel ist **Ferrum phosphoricum**: Keine sonderlichen Symptome, normale Stimmung, normale Aufmerksamkeit und dennoch krank; sehr blasse Schleimhäute.

Weitere mögliche Mittel:

Camphora (D_3, D_4), **Echinacea** Ø (5-mal täglich einige Tropfen), **Propolis**.

Schnupfen ist ein Reinigungsprozess, der nicht durch Arzneien unterdrückt werden sollte. Nicht selten ist der Schnupfen ein Prodromalsymptom, das bedeutet, dass er der eigentlichen Erkrankung vorauseilt.

Äußerlich: Nasenspülungen mit Wasser oder Salzwasser (eine schwache Messerspitze auf 1/8 l Wasser) anwenden. Nicht wild aufziehen, sondern vorsichtig das Wasser in die Nase bringen, es soll nicht zu stark in die Nebenhöhlen gelangen. Oder mit Salzwasser inhalieren – das wirkt erleichternd bei Schnupfen.

Aconit, Belladonna oder Gelsemium sind häufig angezeigte Mittel, wenn der Schnupfen als Beginn einer akuten Krankheit auftaucht.

Aber denken Sie daran: Nicht zu schnell am Beginn einer Krankheit diese – homöopathisch – unterdrücken wollen.

Im Folgenden häufig – auch bei allergischem Schnupfen – gebrauchte Arzneien:

Arsenum iodatum: Ängstliche Ruhelosigkeit; großer Durst nach kaltem Wasser; inneres Kältegefühl; klebrige gelbe Absonderung; Schnupfen kann sich in Asthma oder Atemnot auswachsen. Dumpfer, heftiger Schmerz über der Nasenwurzel.

Cepa: Häufiges Niesen, dünnes, wässriges Sekret aus der Nase, das oft wie Feuer brennt, Nasenflügel und Oberlippe wundmachend. Fließschnupfen; auch kitzelnder Husten, der aus dem Kehlkopf kommt. Augen tränen reichlich, jedoch ist das Augensekret mild. Schlimmer im warmen Zimmer, deutliche Besserung im Freien. Auslöser oft kalte, feuchte Winde. Die Zwiebel ist auch ein großes Heuschnupfenmittel. Liegt die entsprechende Symptomatik vor, wird sie erstaunlich heilsam wirken können.

Dulcamara: Ausgelöst durch feuchte Kälte; kalte, nasse Füße, oft an den ersten kalten Tagen im Jahr. Bedürfnis nach Wärme.

Euphrasia: Fließender Schnupfen mit starker Augenbeteiligung; Bindehautentzündung; Lidränder gerötet, wund, geschwollen, morgens verklebt. Scharfe Tränen, große Lichtempfindlichkeit.

Hepar sulfuris: Sehr bewährtes, großes Mittel bei gelber Absonderung, Frostigkeit, Zugempfindlichkeit, eventuell Verstopfung der Nase im Freien. Empfindlich auf alle Eindrücke; reizbar; dem Kranken kann man nichts recht machen. Kälte und Luftzug verschlechtern. Besserung in der Wärme und in Ruhe.

Kalium bichromicum: Chronische Nebenhöhlenprozesse, Eiterungen mit reichlichem zähklebrigen, fadenziehenden Schleim. Großes Mittel bei immer wiederkehrenden Schleimhautprozessen. In der Wärme alles besser; große Empfindlichkeit auf kaltes Wetter, kalten Luftzug. Der Kranke sucht das warme Bett.

Luffa operculata: Stockschnupfen; akute, chronische Nasennebenhöhlenentzündung ohne Absonderung.

Nux vomica: Fließschnupfen tagsüber, nachts verstopft; reizbar, überempfindlich, oft begleitet von Magensymptomen. Schlechter morgens, durch Alkohol und trockene Kälte. Verlangen nach Wärme und Ruhe.

Pulsatilla: Besonders in Übergangszeiten. Dicke, gelbe Absonderung, vor allem morgens, abends eventuell verstopft; weinerliche oder sehr milde Stimmung. Besser im Freien, an der frischen Luft. Verschlechterung in der Wärme und in geschlossenen Räumen. Wichtiges Symptom: wenig Durst!

Sabadilla: Heftiges, krampfartiges Niesen, Niesanfälle, wässriger, klarer Ausfluss, kälteempfindlich, allergischer Schnupfen. Warme Getränke bessern.

Silicea: Scharfe Absonderung, Nasennebenhöhleneiterungen, geschwächte Konstitutionen, langsame, verzögerte Reaktionen. Bettwärme, heiße Umschläge, Rotlicht bessern.

Teucrium marum: Chronischer, immer wiederkehrender Schnupfen. Geruchsverlust, schleimiges Sekret. Häufig angezeigt nach zu vielen Medikamenten und bei Polypenbildung.

Weitere Mittel: Corallium rubrum, Cinnaberis, Hydrastis, Mercurius, Kalium iodatum.

Heilpflanzen

- Sonnenhut
- Holunder
- Lindenblüte

In der Vorbeugung empfehlenswert: Sonnenhut (Echinacea angustifolia) DC. Das Wissen um die Heilwirkung dieser 30 bis 120 Zentimeter hohen, rosa bis purpurrot blühenden Zierpflanze ist den Indianern zu verdanken.

Sie haben entdeckt, dass Blüten, Blätter und Wurzeln die Abwehrkräfte steigern und Bakterien das Leben erschweren. Allerdings verlieren die Pflanzen getrocknet ihre Heilkraft, sodass fertigen Präparaten der Vorzug zu geben ist.

Auch als Begleitung zur Chemotherapie werden die Echinacea-Präparate eingesetzt. Ebenso helfen die Inhaltsstoffe auf Salbenbasis bei Wunden und schwer heilenden Hautkrankheiten, beispielsweise Schuppenflechte.

Bei fieberhaften Erkrankungen: Holunder (Sambucus niger L.)

Bei fiebrigen Erkältungskrankheiten ist es die getrocknete Holunderblüte, die, als Tee eingenommen, schweißtreibend und vorbeugend wirkt.

Zubereitung: 1/4 l Wasser mit zwei Kaffeelöffeln Blüten kalt zustellen, zum Sieden bringen und gleich nach dem Sieden abseihen. Eine andere Version: Dieselbe Menge Blüten mit kochendem Wasser übergießen und 10 Minuten ziehen lassen. Als Schwitztee sehr heiß und schluckweise trinken, vorbeugend lauwarm trinken. Zuckerbeigabe erübrigt sich wegen des wohltuenden Geschmackes.

Sebastian Kneipp über den Holunder

» **Auch die Holunderblüte reinigt, daran zweifelt niemand. Der Winter ist lang und es kann Fälle geben, in denen ein derart lösendes und schweißtreibendes Mittelchen überaus treffliche Dienste leistet. Schaden kann solcher Thee niemals bringen.** «

Linde (Tiliaceae):

Ebenso wie Holunderblüten wirken Lindenblüten schweißtreibend bei fiebrigen Erkältungskrankheiten und vorbeugend als Schutz davor.

Wenn alles schnupft, hustet und niest, wirkt täglich eine Tasse Lindenblütentee wie eine Tarnkappe – die Viren haben keine Chance.

Zubereitung: Für den Schwitztee 1/4 l kochendes Wasser über zwei leicht gehäufte Teelöffel Lindenblüten gießen, 10 Minuten ziehen lassen, abseihen.

Zur Vorbeugung reicht ein Teelöffel Blüten. Süßen mit Honig ist angezeigt – es verstärkt die Wirkung. Um bei Erkältungen das Schwitzen in Gang zu bringen, den Tee so heiß wie möglich trinken. Besteht die Vermutung, dass eine Erkältung im Anzug ist, nach etwa vier Stunden die nächste heiße Tasse trinken – die Krankheit müsste ausbleiben. Menschen, die ein schwaches Herz haben und deshalb meist Schwitzkuren meiden sollen, können ihre Abwehrkräfte trotzdem mit Lindenblütentee stärken – eben in mäßig warmer Version.

Kneipp

- Wickel
- Waschung

Bei Erkältungskrankheiten sind sowohl der Brustwickel als auch der Kurzwickel angezeigt. Ein kalter Brustwickel wirkt fiebersenkend, schonender ist allerdings ein kalter Wadenwickel oder bei Kindern nasse Socken.

Eine Fiebersenkung sollte nicht zu radikal erfolgen, da bei einer Temperatur von etwa 38 bis 39 Grad die Krankheitserreger ihre Vermehrung reduzieren und Fieber dadurch zur Heilung beiträgt.

Wenn ein Kind bereits einen Fieberkrampf hatte, muss das Fieber, wenn es über 38 Grad steigt, rasch gesenkt werden. Sollte man eine medikamentöse Fiebersenkung anstreben, müssen Arzt oder Apotheker konsultiert werden, da Aspirin z. B. bei Kindern nicht gegeben werden darf und auch

Paracetamol eine unerwünschte Wirkungen haben kann. Brustwickel, wenn bei einer Erkältungskrankheit die Bronchien mitbeteiligt sind, werden meistens warm angelegt. Man kann auch schleimlösende Kräuterabkochungen zusetzen. Sie wirken dann schleimlösend, schweißfördernd und mobilisieren das Immunsystem. Der Kurzwickel, als so genannter schweißtreibender Wickel, gilt als wirkungsvollste Maßnahme, ist allerdings relativ belastend. Er wird kalt angelegt, der Patient wird gut zugedeckt, auch der Kopf abgedeckt und nur das Gesicht bleibt frei. Nach etwa einer Stunde kommt es zum Schweißausbruch, der noch etwa 20 Minuten „ertragen" werden soll. Danach den Wickel abnehmen, gut abfrottieren und zurück ins warme Bett.

Eine besonders schonende Kneippanwendung bei fieberhaften Erkältungskrankheiten ist die Serienwaschung. Der Patient bleibt im Bett, der Pyjamaoberteil wird ausgezogen, danach wäscht man den Patienten mit einem kalten Lappen in raschen Zügen ab. Nicht abtrocknen, sofort zudecken zum Nachdunsten. In etwa einer halben Stunde wiederholt man die Anwendung und nach Bedarf noch ein- oder zweimal. Die Serienwaschung führt zur Schweißabgabe und damit zur Fiebersenkung und hilft vor allem die Atemwegsbeschwerden zu mildern. Sie kann auch zusätzlich zu einer Antibiotikatherapie gemacht werden. Bei nicht kompensiertem hohen Blutdruck und bei bestehenden Erkrankungen des Herzens dürfen der schweißtreibende Wickel und die Serienwaschungen nicht gemacht werden. Auf jeden Fall soll der Arzt davon unterrichtet werden.

Hausmittel

- Vitamin C
- Zink
- Fenchelsamen

Prof. Bankhofer hat gegen Erkältungskrankheiten eine Reihe bestens bewährter Naturheilkunde-Tipps zur Hand: Es ist erwiesen, dass die regelmäßige Aufnahme von Vitamin C unsere Abwehrzellen aktiviert. Das bedeutet: Kiwis, Orangen, Grapefruits, Paprikaschoten, Sauerkraut oder Vitamin-C-Präparate (Apotheke). Eine neueste Untersuchung an der Universität Philadelphia, USA, hat gezeigt: Das Spurenelement Zink hat einen die Schnupfenerreger zerstörenden Effekt. Zink ist in interessanten Mengen in Hähnchenfleisch, Milch, Milchprodukten sowie in Vollkornprodukten enthalten. Auch die Aufnahme von leicht und schnell resorbierbarem Zink D in Tablettenform (Apotheke) bringt Erfolg.

Wenn Sie einen zünftigen Schnupfen haben, bereiten Sie sich eine Woche lang jeden Tag eine Anti-Schnupfen-Suppe zu. Die gibt es nämlich!

Und hier ist das Rezept: Eine gehackte Zwiebel in wenig Fett glasig anrösten. Klein geschnittene Petersilienwurzel, Selleriewurzel, eine Karotte dazugeben, 1 Liter Wasser aufgießen, auf kleiner Flamme 10 Minuten köcheln. Jetzt 1/2 Esslöffel Gemüsebrühe (Reformladen) dazugeben, etwas Thymian und eine zerdrückte Knoblauchzehe sowie eine kleine geriebene Kartoffel. Kurz aufkochen. Eine Prise Majoran dazu, 10 Minuten zugedeckt ziehen lassen. Die heiße Suppe langsam löffeln und die Dämpfe dabei einatmen.

Es gibt ein uraltes und sehr wirkungsvolles Hausmittel, um die typischen ersten Zeichen einer Erkältung zu besiegen: Kochen Sie 1 Teelöffel Fenchelsamen 10 Minuten lang in 1 Tasse Milch. Dann durchseihen, 2 Teelöffel Melissengeist dazurühren und das heilsame Gebräu vor dem Zubettgehen sehr warm in langsamen, kleinen Schlucken trinken.

Feldenkrais®

Die Feldenkrais-Methode ist nach ihrem Erfinder, dem Physiker Moshe Feldenkrais (1904 – 1984) benannt. Die Methode ermöglicht, durch das Studium der eigenen Bewegungsabläufe im Alltag, die Sensomotorik zu schulen und dadurch Grenzen abzubauen, und zwar in mentaler und physischer Hinsicht. Die Feldenkrais-Methode ist für Menschen jeder Altersstufe als Hilfe zur besseren Bewältigung des Alltags geeignet, Vorkenntnisse sind keine notwendig.

Es ging Feldenkrais nicht darum, eine Gymnastik oder gar eine neue Art Physiotherapie zu schaffen, sondern es ging ihm in erster Linie um das Beobachten und Lernen, und zwar um ein Lernen von innen nach außen. Er war der Ansicht, dass jeder Mensch sich ein bestimmtes Bild von sich selbst im Laufe der Zeit gemacht hat und mehr oder weniger bewusst nach diesem Bild lebt und handelt. Gelingt es, dieses Bild zu verändern, ändert sich auch der Mensch, seine Einstellung, sein Sinnesempfinden, Fühlen, Handeln und Bewegen. Wenn es gleichzeitig möglich ist, gewisse Beschwerden (z. B. durch bisher eingeschränkte oder falsch gelenkte Bewegungsabläufe) zu bessern oder zu vermeiden, ist das ein angenehmer Nebeneffekt, aber nicht das Ziel der Feldenkrais-Methode. Feldenkrais sah Körper, Geist und Seele als untrennbare Einheit.

Er hat den Begriff des organischen Lernens geprägt, ein Lernen, das Kleinkindern eigen ist, das aber auch den Erwachsenen ein Leben lang leiten soll und zu wenig genützt wird. Das ständige Lernen aus Lust, Neugierde, Erstaunen, Freude an Überraschungen und dem Bedürfnis sich mitzuteilen, bedeutet immer wieder Eröffnung neuer Aspekte.

Die Feldenkrais-Methode wird in 2 Verfahren unterrichtet: 1. Funktionale Integration (Einzelstunden, der Klient lernt nonverbal mittels feiner Berührungen seine Bewegungsmuster zu erkennen) und 2. Bewusstheit durch Bewegung in Gruppenstunden mit verbaler Anleitung – über die Erkundung bestimmter Bewegungsabläufe wird exemplarisch gelernt.

Steigerung des Selbstvertrauens, besseres Lernvermögen auf allen Gebieten, Handlungskompetenz, Beziehungsfähigkeit, Leistungsfähigkeit, Spannungsabbau, Flexibilität, ökonomischere Bewegungsabläufe – darum geht es bei der Feldenkrais-Methode.

Die Lehrer müssen sich einer anerkannten Ausbildung unterziehen, die Wortmarke ist urheberrechtlich geschützt. Feldenkrais® wird in Gruppen an vielen Orten in Österreich, Deutschland und in der Schweiz angeboten.

Informationen:

www.feldenkrais.at
www.feldenkrais.de

Fersensporn

→ Kneipp → Heilpflanzen
→ Homöopathie

Unter dem Begriff „Fersensporn" verbirgt sich eine Entzündung an der Sohle der Ferse mit Belastungsschmerzen, vorrangig beim ersten Auftreten nach längerem Sitzen oder bei den ersten Schritten am Morgen. Die Entzündung betrifft den Fersenansatz der so genannten Plantarfascie, das ist jene Sehnenplatte, die die Längs-Gewölbekonstruktion des Fußes wie eine Bogensehne in ihrer Form erhält. Auslösend sind Überlastungen durch Übergewicht, stehende Berufe, Störungen der Statik des Fußes in Form von Senk- und/oder Spreizfuß bzw. Knick-Platt-Fuß; gelegentlich auch rheumatische Systemerkrankungen und Stoffwechselkrankheiten. Im Röntgen ist ein Knochensporn an der Unterseite des Fersenbeines sichtbar. Die Größe des Knochensporns steht in keinem unmittelbaren Zusammenhang mit den Beschwerden. Manche Menschen haben große Schmerzen und man sieht im Röntgen nur einen kleinen Sporn, bei anderen Menschen wird bei einer Röntgenaufnahme wegen eines anderes Problems zufällig ein großer Knochensporn entdeckt, der weder Schmerzen noch Behinderungen verursacht. Erste Maßnahme bei Schmerzen: den Druck auf den Fersensporn durch spezielle Schuheinlagen verringern. Bei bestehenden Senk-, Spreizfüßen das Fußlängs- und das Fußquergewölbe durch Einlagen stützen und für die Ferse eine ringförmige, innen hohle Abstützung. Dann: Übergewicht abbauen, Stoffwechsel kontrollieren, wenn notwendig, gezielte Diät einhalten (z. B. bei → Gicht) und normale Stoffwechselwerte anstreben. Unterstützend können entzündungshemmende Medikamente, lokal als Gel eingerieben oder in Form von Tabletten, eingenommen werden. Sehr hilfreich sind Dehnungsübungen der Wadenmuskulatur und der kurzen Fußmuskulatur. Bei sehr schmerzendem Fersensporn stehen auch weitere Behandlungsmöglichkeiten durch den Orthopäden zur Verfügung: Infiltrationen mit Lokalanästhetika und im Extremfall mit Kortison, Stoßwellenbehandlung oder Operation.

Es geht dabei darum, die Fußsohlensehnenplatte einzukerben, um den Druck zu vermindern und die feinen Nervenendigungen an der Beinhaut zu entlasten. Die Reduktion der Schmerzen fördert ein Abheilen der Entzündung. Fersensporne widersetzen sich leider manchmal vehement allen Behandlungen!

Es gibt auch einen „oberen" Fersensporn am Ansatz der Achillessehne. Hier müssen in erster Linie die mechanischen Faktoren ausgeschaltet werden, z. B. durch Schuhrandsanierung und Einlagen; sonst die Therapiemöglichkeiten gleich wie beim „unteren" Fersensporn.

Kneipp

▲ Kalte Kneippanwendung

Kälte hemmt die Entzündung, die Entzündungsmediatoren werden eingebremst, die Schmerzsensoren blockiert und die Leitung in den Nervenbahnen, die den Schmerz zum Gehirn transportiert, wird verzögert. Auch die Schwellung geht zurück und der Spannungsschmerz nimmt ab.

Damit lohnt sich, wie bei jeder Entzündung, auch beim schmerzenden Fersensporn die Therapie mit kalten Kneippanwendungen: kalte Lehmwasserwickel, kalte Fußbäder. Wenn man eine noch kältere Variante bevorzugt, setzt man die Kryotherapie (Temperaturbereich unter dem Gefrierpunkt) ein. Die Wirkung einer kalten Anwendung ist umso stärker, je weiter der Reiz temperaturmäßig vom Indifferenzpunkt der Haut entfernt ist.

Eiswasserkompressen: Dem Wasser, in welches man die Kompressen eintaucht, fügt man Eiswürfel zu. Für eiskalte Streichmassagen gefriert man im Tiefkühlfach in einem 1/4-Liter-Plastikbecher Wasser (mit einem Holzspatel in der Mitte als Griff) und benützt das Eis für Streichmassagen. In der Apotheke gibt es auch mit Silikon gefüllte Kompressen, die man im Kühlfach auf -6 bis -8 °C abkühlt und kalt anmodelliert. Sie werden kurz belassen. Sofort gebrauchsfertige Kryo-Kompressen, auf chemischer Basis, haben den Nachteil nur einmal verwendbar zu sein.

Heilpflanzen

- Weidenrinde
- Hagebutte
- Birke
- Hauhechel
- Löwenzahn

Die Weidenrinde hat eine schmerzstillende Wirkung. Der Tee wird gern bei Rheuma und Gicht eingesetzt, er hat auch eine etwas entwässernde Wirkung.

Rezeptur: 1 gehäufter Teelöffel getrockneter Weidenrinde wird mit 1/4 Liter kaltem Wasser zugestellt, zum Sieden erhitzt, dann 5 Minuten ziehen lassen, abseihen, trinken. Für Schwangere verboten.

Die Entwicklung eines Fersensporns hat auch mit Übergewicht und mit den Folgen falscher Ernährung zu tun. „Blutreinigungstees", wie sie im Volksmund heißen, sind daher eine zusätzliche empfehlenswerte Maßnahme.

Rezeptur: Hagebutte 25 g, Birkenblätter, Hauhechelwurzel, Löwenzahnwurzel, Löwenzahnkraut zu je 15 g. Zwei gehäufte Teelöffel der Teemischung werden mit 1/4 l siedendem Wasser übergossen und zehn Minuten lang ausgezogen. Zwei Tassen pro Tag sind die richtige Dosierung. Nach etwa vier Wochen muss eine längere Pause eingelegt werden.

Auch ein Umschlag mit verdünnter Arnika-Tinktur, Ruta-Tinktur (Weinraute) oder Beinwell-Tinktur ist durchaus sinnvoll.

Homöopathie

- Arnica
- Ruta

Wie bei allen Verletzungen ist Arnica auch beim Fersensporn das erste Mittel. Auch Ruta kommt bei schmerzhaften Verletzungen der Beinhaut in Frage.

Fettstoffwechselstörungen

→ Ernährung → Akupressur
→ Bewegung → Kneipp
→ Heilpflanzen

Störungen des Fettstoffwechsels zeigen sich als übermäßig hohe Konzentration von Cholesterin und Triglyzeriden im Blut. Sie sind vorrangig an der Entstehung und an der Entwicklung der Arteriosklerose beteiligt und sind damit entscheidende Risikofaktoren für Herzinfarkt, arterielle Durchblutungsstörungen und Schlaganfall.

Cholesterin und Triglyzeride sind normale Bestandteile des Serums. Wenn sie die in großen Studien erarbeiteten Grenzwerte übersteigen, werden sie zur Gefahr. Vereinfachte Labortests, mit aus der Vene entnommenem Blut, gestatten in allen Labors ihre exakte Bestimmung, einschließlich der Untergruppen. Bestimmt werden das gesamte Cholesterin, das HDL-Cholesterin (auch als das „gute" Cholesterin bezeichnet, da es am aktuellen Stoffwechsel teilnimmt und kein Risiko darstellt), das LDL-Cholesterin (das „schlechte" Cholesterin, das am Fortschreiten der Arteriosklerose maßgeblich beteiligt ist) und die Triglyzeride.

Außerdem wird noch der Quotient aus Gesamt-Cholesterin durch HDL-Cholesterin errechnet. Er sollte eher niedrig sein. Alle übrigen am Fettstoffwechsel beteiligten Substanzen sind wissenschaftlichen Untersuchungen oder speziellen Fragen des Fachmannes vorbehalten.

Ursache von Fettstoffwechselstörungen sind in erster Linie eine qualitative und quantitative Fehlernährung und ungenügender Verbrauch. Eine angeborene = genetische Störung tritt dem gegenüber weit in den Hintergrund. Sehr häufig ist die Verbindung mit der Zuckerkrankheit, da beide in enger stoffwechselmäßiger Beziehung stehen. Zusätzlich finden sich Häufungen bei Schilddrüsenunterfunktion und schweren Leber- und Nierenschäden. Nicht zuletzt müssen auch Stress und überreichlicher Alkoholgenuss als Ursache erwähnt werden.

Cholesterin ist eine fettähnliche Substanz, die ausschließlich in tierischen Produkten vorkommt.

Es wird als lebenswichtige Substanz vom Körper selbst gebildet und außerdem führen wir Cholesterin durch die Nahrung zu. Wir brauchen Cholesterin zur Bildung bestimmter Hormone, zur Synthese von Gallensäuren und es ist Bestandteil von Membranen, z. B. der Zellmembranen, die die Zellen nach außen hin abschließen. Cholesterin gibt ihnen die erforderliche Festigkeit, damit sie ihre Form behalten. Leider ist Cholesterin aber auch der Hauptübeltäter bei der Entstehung der Arteriosklerose (→ Arteriosklerose). Wenn wir zu viel Cholesterin im Blut haben, schreitet die Einengung der Arterien immer weiter fort und die Wände werden starrer. Wird ein Gefäß ganz verstopft, etwa im Herz oder Gehirn, kommt es zum Herzinfarkt oder Schlaganfall. Das Risiko steigt sprunghaft mit der Höhe des Cholesterinspiegels.

Eine Erhöhung des Triglyzeridspiegels zählt auch als Risiko arteriosklerotischer Gefäßveränderungen, insbesondere für den akuten Gefäßverschluss durch Gerinnselbildung. Besonders gefährdet sind die Herzkranzgefäße und die Gefäße der Beine, etwas weniger die des Gehirns. Triglyzeride sind Neutralfette und bestehen aus einem Molekül Glyzerin und drei Molekülen Fettsäuren. Diese Fette können mit der Nahrung aufgenommen (alle Nahrungsfette sind Triglyzeride) oder von der Leber selbst gebildet werden.

Die durch die Nahrung zugeführten Triglyzeride unterscheiden sich nach der Art ihrer Fettsäuren. Gesättigte Fettsäuren, wie sie in den tierischen Fetten dominieren, belasten das Stoffwechselgeschehen und fördern die Entwicklung der Arteriosklerose. Die ungesättigten Fettsäuren, die in den pflanzlichen Ölen höher repräsentiert sind, haben einen positiven Einfluss auf das Stoffwechselgeschehen. Der Triglyzeridspiegel im Blut ist nahrungs- und stoffwechselabhängig. Er ist durch Verkettung der Triglyzeride mit dem Zuckerstoffwechsel beim nicht gut eingestellten Diabetes mellitus erhöht und ist beim metabolischen Syndrom, besser bekannt als Wohlstandssyndrom, markant erhöht. Zu diesem Syndrom gehören neben dem erhöhten Blutzucker und den gesteigerten Triglyzeriden, Fettleibigkeit, eher niedriges HDL-Cholesterin, erhöhter Cholesterin-/HDL-Cholesterin-Quotient und erhöhter Harnsäureblutspiegel. Damit ist ein besonders ausgeprägtes Herz-Kreislauf-Risiko verbunden.

Fettstoffwerte im Serum:

Gesamtcholesterin	
Normalwert (Idealwert)	< 150 mg/dl
Grenzwert (Diät erforderlich)	150 – 200 mg/dl
Erhöht (behandlungsbedürftig)	> 200 mg/dl
HDL-Cholesterin Wünschenswert	> 55mg/dl
Quotient Cholesterin/HDL-Cholesterin Normalwert	< 5,0
LDL-Cholesterin Normalwert	< 130 mg/dl
Idealwert bei koronarer Herzkrankheit	< 100 mg/dl
Triglyzeride Normalwert	< 150 mg/dl
Grenzwert (Diät erforderlich)	150 bis 200 mg/dl
Erhöht (Diät dringend)	200 mg/dl bis weit darüber

Der Arzt wird den Triglyzeridwert immer in Zusammenhang mit den Cholesterinwerten und anderen Risikofaktoren beurteilen. Bei grenzwertiger Erhöhung sollte man versuchen, durch Diät mit Gewichtsreduktion und Bewegung die Werte zu senken. Wenn damit keine ausreichende Senkung erzielbar ist, muss eine meist problematische medikamentöse Behandlung unter Berücksichtigung der Cholesterinwerte versucht werden.

Unverändert wichtig sind trotz moderner Medikamente alle Lebensstilmaßnahmen im Sinne Kneipp'scher Ordnungstherapie: Stressabbau, mehr Bewegung, gesunde Ernährung, wenig Zucker, kein Alkohol. Alkohol bewirkt, dass die Triglyzeridwerte nach dem Essen stärker ansteigen. Wenn man an einer Erhöhung des Triglyzeridspiegels (= Hypertriglyzeridämie) leidet, gilt besonders zum Essen und danach strikte Alkoholabstinenz.

Ernährung

▲ Ernährungsumstellung

Jeder Arzt wird bei erhöhten Blutfettwerten zu einer Ernährungsumstellung raten. Es ist und bleibt in jedem Fall die Basis jeglicher Behandlung und kann durch nichts ersetzt werden. Menschen mit erhöhten Triglyzeridwerten sollten außerdem eine zu hohe Zuckerzufuhr vermeiden und auf Alkohol am besten verzichten.

Akupressur

▲ KS 6 ▲ G 20

Wenn sie es nicht schaffen, Ihre Diät konsequent durchzuführen, diesen Zustand aber ändern möchten, dann verwenden Sie neben regelmäßiger Ganzkörpermassage folgende Punkte:

KS 6 heißt „innerer Schranken" und liegt zwei Querfinger oberhalb der inneren Handgelenkquerfalte, in der Mitte zwischen Elle und Speiche. Dieser Punkt wirkt sich positiv auf die Psyche aus und hilft zudem gegen Müdigkeit und Brechreiz.

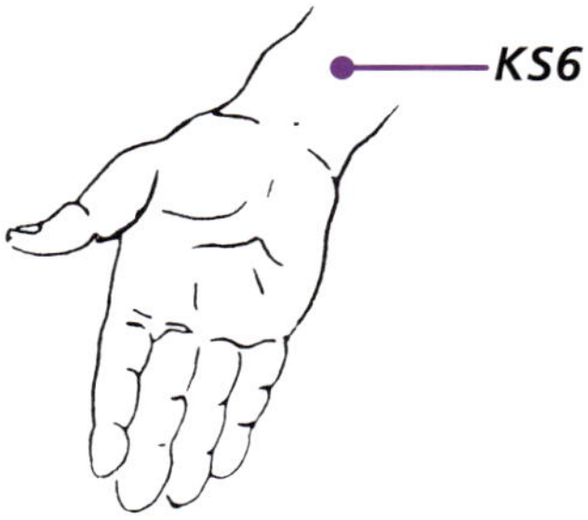

G 20 – heißt „Windteich" und liegt etwas innerhalb des so genannten Warzenfortsatzes auf dem Hinterkopf (diesen Knochenvorsprung tasten Sie gleich hinter dem Ohrläppchen).

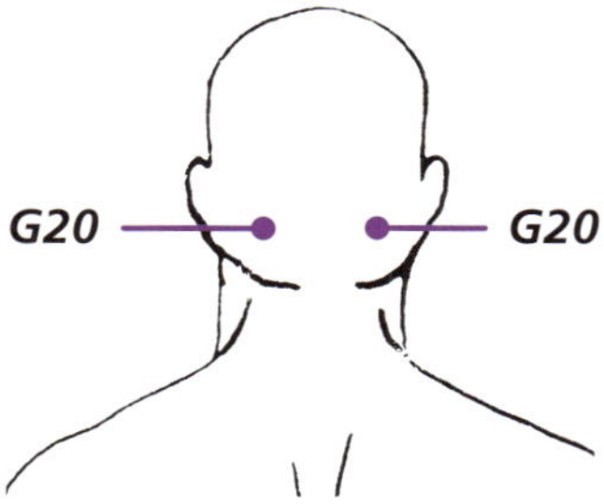

Bewegung

▲ **Regelmäßige körperliche Aktivität**

Regelmäßige Bewegung hilft, den Fettstoffwechsel zu verbessern. Es genügt schon eine relativ mäßige Bewegung – zügiges Spazierengehen, Walken, langsames Laufen, etwa 30 Minuten täglich. Die Trainingsintensität sollte man langsam steigern. Die Bewegung sollte während der 30 Minuten Trainingszeit zumindest 5 Minuten mit gesteigerter Intensität bei einer guten Pulsfrequenz erfolgen. Ein wöchentlicher Kalorienverbrauch durch Bewegung

Bei der Ernährung sind folgende Grundlagen zu beachten:

- ***Reduktion des Fettverzehrs auf 30 % der Tagesenergiemenge***

  Wenn Fett gegessen wird, dann weniger gesättigte Fettsäuren, mehr einfach und mehrfach ungesättigte Fettsäuren. Das bedeutet, wenig tierische Fette und mehr pflanzliche. Nur ein Drittel der Fettmenge sollte aus gesättigten Fettsäuren bestehen.
- ***Beschränkung der Cholesterin-Aufnahme auf unter 300 mg/Tag***
- ***Mehr Zufuhr von Ballaststoffen und komplexen Kohlenhydraten*** *durch reichlich Vollkornprodukte (besonders Hafer), Gemüse, Hülsenfrüchte, Kartoffeln und Obst, vor allem pektinreiche Sorten wie Äpfel, Birnen und Beerenobst.*
- ***Achtung beim Verzehr von eiweißreichen Lebensmitteln***

  Alle tierischen Eiweißquellen liefern auch Cholesterin. Empfehlenswert ist vermehrter Genuss von Fisch, Geflügel ohne Haut und magerem Fleisch mit niedrigem Fettgehalt.
- ***Verminderung des Kochsalzkonsums auf 5 – 6 g pro Tag***
- ***Anstreben des Normalgewichtes***
- ***Hohe Zufuhr von pflanzlichen Lebensmitteln***

  Sie enthalten Schutzstoffe, die der Entstehung der Atherosklerose entgegenwirken, wie z. B. Vitamin C, E, B_6, B_{12}, Folsäure, Karotin, Selen, Flavonoide, Phenolsäuren, Phytoöstrogene, sulfidhaltige Stoffe.

Bei der Ernährung sind folgende Grundlagen zu beachten:

1. *Beginnen Sie vorsichtig.*
2. *Trainieren Sie nicht einmal und dann wieder lange nicht. Nur regelmäßiger Sport hilft!*
3. *Steigern Sie Ihr Trainingsquantum langsam.*
4. *Vermeiden Sie Überanstrengung.*
5. *Vergessen Sie Ehrgeiz und Leistungsdenken. Beim Laufen oder Radfahren gibt es nur Sieger, egal, wie schnell oder langsam man unterwegs ist.*
6. *Kontrollieren Sie Ihre Pulsfrequenz.*

von etwa 1.200 kcal kann die Triglyzeridwerte um bis zu 20 mg/dl senken! Besonders Männer können allein mit Gewichtsreduktion und Bewegung sehr viel erreichen – eine Senkung des Triglyzeridwertes bis zu 33 % ist möglich.

Bei Frauen sind vergleichbare Erfolge leider nicht festgestellt worden. Wenn Übergewicht besteht, das unbedingt abgebaut werden muss, ist Bewegung aber trotzdem unverzichtbar.

Kneipp

- Ordnungstherapie

Um erhöhte Blutfettwerte zu senken, gibt es aus dem Kneipp-Wasser-Repertoire keine Empfehlung. Aber man sollte beachten, dass regelmäßige Wasseranwendungen ein Stück Ordnungstherapie sind und damit die für Bekämpfung einer Fettstoffwechselstörung notwendige konsequente Diät und Lebensführung durch Selbstdisziplin leichter fällt.

Heilpflanzen

- Artischocke
- Knoblauch
- Matetee
- Borretsch
- Nachtkerze

Zusätzlich zu Ernährungsumstellung und Sport können folgende Heilpflanzen bei zu hohen Blutfettwerten eingesetzt werden: Artischocke, Knoblauch, Matetee, Borretsch, Nachtkerze. Es gibt sie in zahlreichen Arzneispezialitäten, die einen standardisierten Wirkstoffgehalt aufweisen.

Rezeptur für einen blutfettsenkenden Tee: 30 g Rosmarinkraut, 15 g Bärlauchkraut, 15 g Mateblätter, 20 g Johanniskraut, 20 g Rautenblätter, 20 g Mistelkraut. 1 Esslöffel der Teemischung wird mit 1/4 Liter heißem Wasser überbrüht. 10 Minuten ziehen lassen und morgens und abends eine Schale trinken.

Heilpflanzen können nur zusätzlich verwendet werden – Störungen des Fettstoffwechsels müssen laufend kontrolliert und – wenn vom Arzt verordnet – medikamentös behandelt werden, um die große Gefahr für die Gefäße abzuwenden.

Fettsucht

→ Akupressur

Von Fettsucht spricht man, wenn der Body-Mass-Index (BMI) über 30, von extremem Übergewicht oder morbider Fettsucht, wenn der BMI über 40 liegt. Der Body-Mass-Index errechnet sich aus Körpergewicht dividiert durch Körpergröße in Metern zum Quadrat und kann nur zur groben Klassifizierung verwendet werden, da er nichts über den Körperfettanteil aussagt. An Tabellen ist er einfach abzulesen.

Übergewicht und schließlich Fettsucht entstehen dann, wenn man dem Körper über lange Zeit mehr Energie zuführt, als er verbraucht. Dieses Zuviel an Kalorien wird in Körperfett umgewandelt und in den Fettzellen gespeichert. Die Fettverteilung ist mit ein Indikator, wie hoch das Gesundheitsrisiko durch das Übergewicht ist. Bauchfett (vorwiegend Männer-Bierbauch, aber auch bei stark übergewichtigen Frauen und bei Frauen nach der Menopause) ist wenig stabil (schwabbelig), metabolisch aktiv, kann Organe belasten und stellt ein nicht unwesentliches Risiko für Herz-Kreislauf-Erkrankungen dar. Fett an den Oberschenkeln und Hüften (das bei manchen Frauen sehr ausgeprägt ist) ist eher stabil und das Gesundheitsrisiko ist wesentlich geringer. Ursachen für Übergewicht und Fettsucht sind sowohl ererbte Anlagen (man geht davon aus, dass etwa 30 bis 60 % der Gewichtszunahme erblich bedingt ist, sowohl enzymatische, als auch hormonale Faktoren und reduzierter Grundumsatz spielen dabei eine Rolle), aber auch psychosoziale Faktoren und der Lebensstil insgesamt. Meist besteht gleichzeitig ein ausgeprägter Bewegungsmangel und in der Ernährung werden fett- und zuckerreiche (kalorienreiche) Speisen bevorzugt.

Das Essen wird nicht nur zur Sättigung, sondern auch als Bewältigungsstrategie eingesetzt – Kummer, Stress, Aufregung, Spannungen, Einsamkeit, Kränkungen, Misserfolg, Langeweile werden mit Essen kompensiert. Übergewichtige essen nicht nur häufig schneller als Normalgewichtige, sie lassen sich schneller und leichter von äußeren Reizen zum Essen verführen und sie sind den auf „Mehrkonsum" ausgerichteten Angeboten der Lebensmittelindustrie (Supersize-Packungen, Vorteilspackungen, mehr Inhalt zum gleichen Preis) ausgeliefert als Normalgewichtige. Fettsüchtige sind aber keine einheitliche, sondern eine stark heterogene Gruppe, mit unterschiedlichen konstitutionellen und biologischen Voraussetzungen, mit unterschiedlichem Ess- und Ernährungsverhalten, mit unterschiedlichem Aktivitätsniveau. Verstärkt wird das Problem häufig dadurch, dass immer wieder Diäten versucht und erfolglos abgebrochen werden – das führt zu Versagensgefühlen, neuerlichem Frust, der dann wiederum mit Essen abreagiert wird.

Fettsucht stellt sich nicht nur im Rahmen des → metabolischen Syndroms als Risiko dar, sondern sie tritt sehr häufig mit Stoffwechselstörungen gemeinsam auf: DiabetesTyp II, Fettstoffwechsel- und Harnsäurestoffwechselstörungen kommen bei Übergewichtigen häufiger vor als bei Normalgewichtigen. Auch an Gelenk- und Wirbelsäulenproblemen leiden dicke Menschen häufiger und ihre Abwehrlage gegenüber Infektionen ist eher schlechter. Eine Gewichtsreduktion ist also angezeigt und das ist auch bei genetischer Anlage möglich. Bei ausgeprägter Fettsucht wird empfohlen, professionelle Betreuung und ärztliche Hilfe in Anspruch zu nehmen.

Akupressur

- ▲ KG 17
- ▲ Di 11
- ▲ MP 6
- ▲ Di 4
- ▲ G 20
- ▲ KG 4
- ▲ KG 12
- ▲ M 36
- ▲ B 21
- ▲ KS 6
- ▲ LG 4
- ▲ B 23

Die chinesischen Heilmethoden können bei Fettsucht eine sehr gute unterstützende Funktion ausüben. Jeder Mensch hat sein eigenes Normal- beziehungsweise Idealgewicht. Stark übergewichtige Menschen fühlen sich erfahrungsgemäß nicht besonders wohl – mit Ausnahme des Falstaff-Typs, der den Genuss liebt und alle Warnungen mit Gleichgültigkeit in den Wind schlägt. Dieses „Sich-Wohlfühlen" ist aber das entscheidende Kriterium. Ständige Müdigkeit, Potenzschwäche, übermäßige Schweißbildung – all das sind Anzeichen für zu hohes Körpergewicht.

Methoden aus der chinesischen Heilkunde zielen darauf ab, die Verdauung anzuregen und den Drang nach ständiger Nahrungsaufnahme herabzusetzen.

Zusätzlich wird eine Verbesserung der seelischen Situation angestrebt. Empfehlenswert ist, jeden Tag eine Ganzkörpermassage zu betreiben.

Nehmen Sie ein angenehm warmes und entspannendes

Informationen

Österreich:

Institut für Sozialmedizin der med. Universität Wien
Rooseveltplatz 3
Tel. (01) 42 77-646 01

Adipositasambulanz der Universitätsklinik für Innere Medizin III am AKH
Währingergürtel 18 – 20
Tel. (01) 4 04 00-4346

Deutschland:

Deutsche Adipositas Gesellschaft
Waldklausenweg 20, 81377 München
Tel. (0 89) 71 04-8358
www.adipositas-gesellschaft.de

Bad und streichen Sie mit einer Bürste (Naturborsten) oder mit den Fingern friktionierend vom Nacken her den Rücken entlang bis zum Steißbein. Bitten Sie am besten den Partner, Ihnen dabei behilflich zu sein.

Legen Sie sich anschließend auf den Rücken, geben Sie eine Hand auf den Bauch und massieren Sie nun leicht hundertmal im Uhrzeigersinn und genauso oft dagegen rund um den Nabel. Dann werden sowohl Schulter als auch Fußsohle links und rechts mit der Handfläche je 36-mal kreisförmig massiert. Drücken Sie dann folgende Punkte:

KG 17 – er liegt zwischen den Brustwarzen genau in der Mitte des Brustbeines und gilt als so genannter „Meisterpunkt für die Atmung".

KG 12 – diesen Punkt finden Sie, indem Sie vom Brustbein bis zum Nabel eine Linie denken. Halbieren Sie nun die Strecke zwischen Nabel und unterem Ende des Brustbeines (Schwertfortsatz). Genau in der Mitte liegt der Punkt KG 12. Er heißt auch „Mittlerer Kanal".

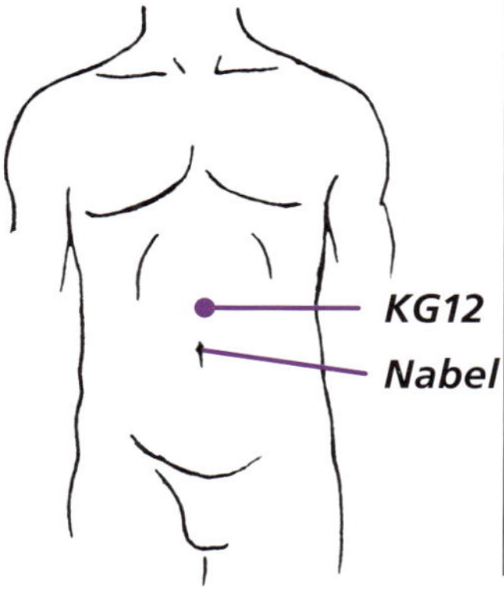

KG 12 hat entscheidende Bedeutung für die Verdauung – bei chronischen Magenbeschwerden ist dieser Punkt oft besonders empfindlich. Schon leichte Massage bringt meistens rasch Erleichterung.

Der Zusammenhang mit der Reduzierung des Hungergefühls ist wie folgt erklärbar: Die Stärkung der Verdauungsfunktion sorgt dafür, dass die für den Körper wichtigen Substanzen aus der Nahrung besser aufgenommen werden. Der „Körpercomputer", der uns mitteilt, wie viel wir essen müssen, um ausreichend mit Aufbaustoffen versorgt zu sein, kann darauf reagieren. Haben wir genügend Mengen an Nahrungsbausteinen erhalten, so lässt das Hungergefühl beim gesunden Menschen automatisch nach.

KG 12 findet auch gegen zu niedrigen Blutdruck aus ähnlichem Grund Anwendung: Bekommt der Körper durch gut funktionierende Verdauung genügend Energie, so fällt Energiemangel als Ursache des Unterdruckes weg.

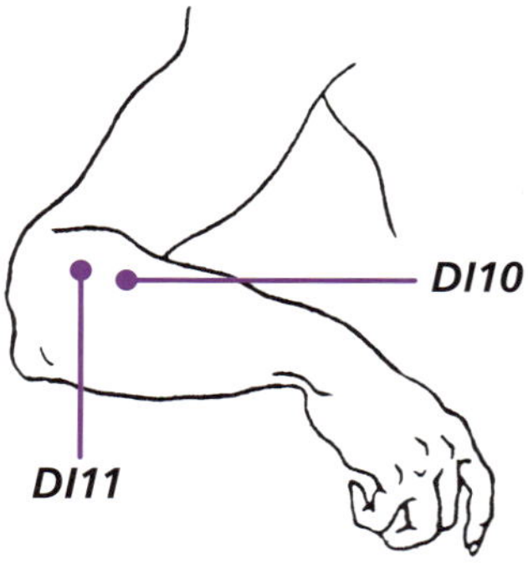

Di 11 liegt in der Ellbogenfalte (wenn Sie den Arm leicht anwinkeln) am daumenseitigen Ende.

M 36 – ein häufig verwendeter Punkt, der „Dreimeilen des Fußes“ genannt wird. Er befindet sich eine Handbreit unter der Kniescheibe, einen Querfinger seitlich außen. M 36 wird zur Kräftigung bei körperlichen und seelischen Erschöpfungszuständen gedrückt. Angeblich „dopten“ die Chinesen durch Akupunktur dieses Punktes ihre Soldaten, wenn diese lange Märsche zurückzulegen hatten.

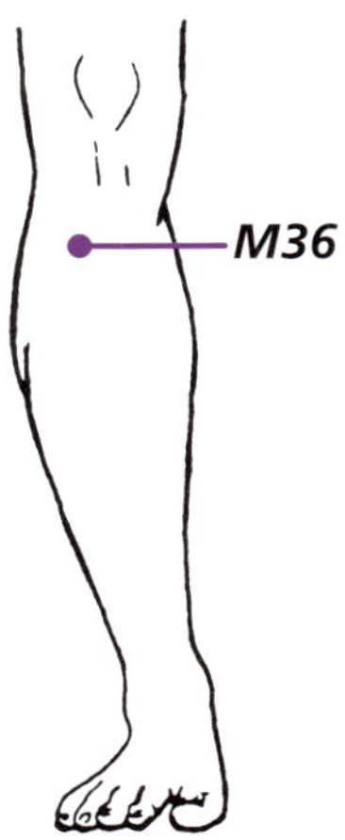

MP 6 liegt eine Handbreit über dem inneren Knöchel, am Hinterrand der Schienbeinkante.

B 21 – er liegt zwei Querfinger seitlich der hinteren Mittellinie in Höhe des Dornfortsatzes des 12. Brustwirbels.

Di 4 – befindet sich auf dem Handrücken zwischen dem 1. und 2. Mittelhandknochen.

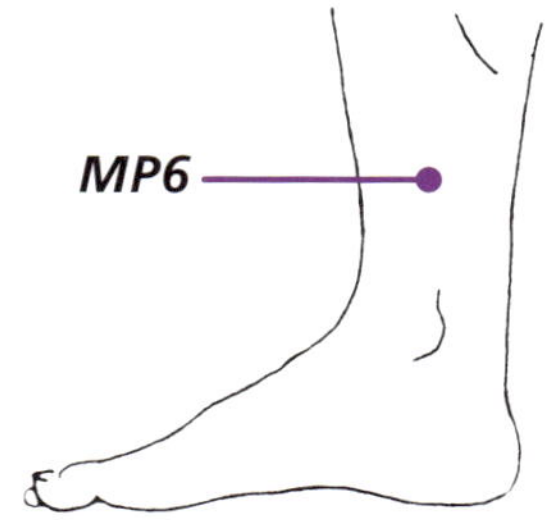

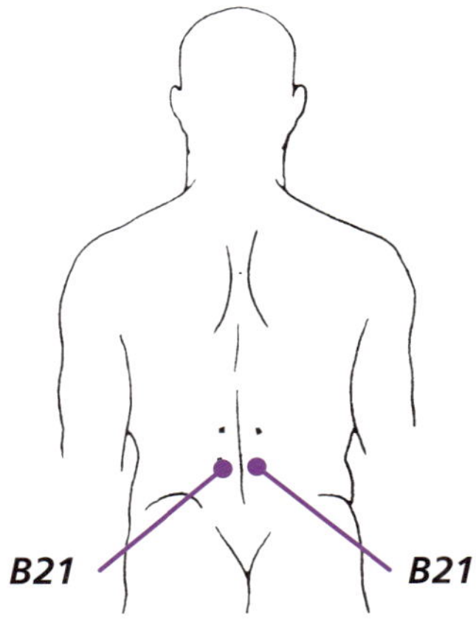

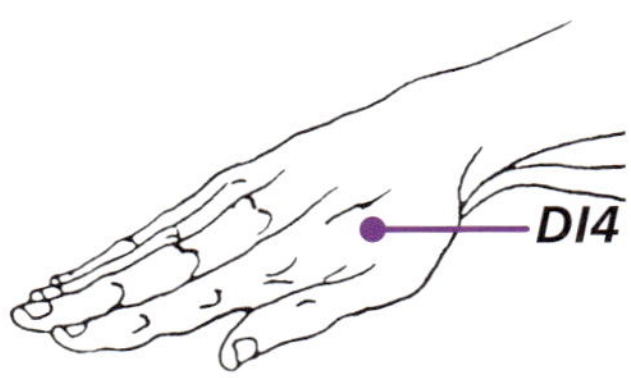

Wenn Sie Daumen und Zeigefinger fest gegeneinander pressen, entsteht ein Muskelwulst. Drücken Sie auf den höchsten Punkt dieses Muskelwulstes und Sie stimulieren bereits den Punkt „Dickdarm 4“.

Sollten Sie aufgrund bereits bestehender gesundheitlicher Störungen eine Diät verschrieben erhalten haben, diese aber nicht konsequent durchführen, dann verwenden Sie neben regelmäßiger Ganzkörpermassage verschiedene Punkte.

KS 6 heißt „innerer Schranken“ und liegt zwei Querfinger oberhalb der inneren Handgelenkquerfalte, in der Mitte zwischen Elle und Speiche. Dieser Punkt wirkt sich positiv auf die Psyche aus und hilft zudem gegen Müdigkeit und Brechreiz.

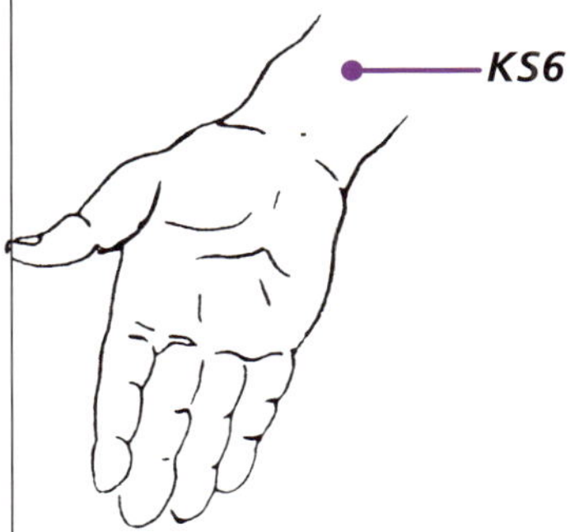

G 20 – heißt „Windteich“ und liegt etwas innerhalb des so genannten Warzenfortsatzes auf dem Hinterkopf (diesen Knochenvorsprung tasten Sie gleich hinter dem Ohrläppchen).

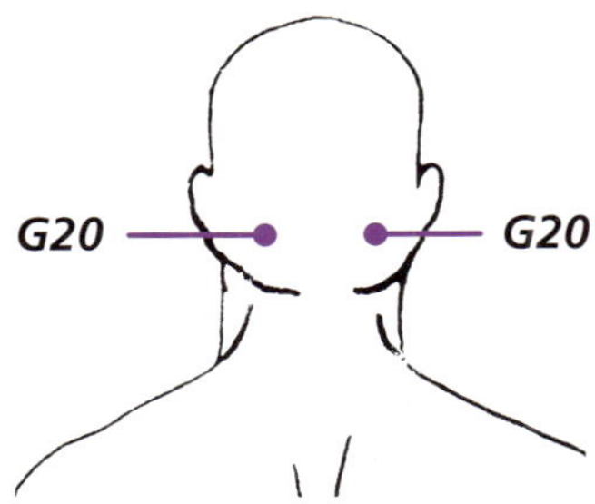

Im Zusammenhang mit Übergewicht treten sehr häufig Potenzstörungen auf. Da hilft Stimulierung durch Druck oder Erwärmung mit der

Moxazigarre (oder normaler Zigarette, die Sie so nahe an den Punkt halten, dass Sie die Hitze spüren, sich aber nicht verbrennen) folgender Punkte:

LG 4 – liegt unter dem Dornfortsatz des 2. Lendenwirbels. Hier müssen Sie zuerst den 4. Lendenwirbeldornfortsatz suchen, der in Höhe des oberen Beckenrandes liegt. Von dieser Stelle aus zwei Knochenvorsprünge auf der Wirbelsäule nach oben zählen. Chinesen nennen den Punkt „Mingmen", was so viel wie „das Tor zum Leben" bedeutet.

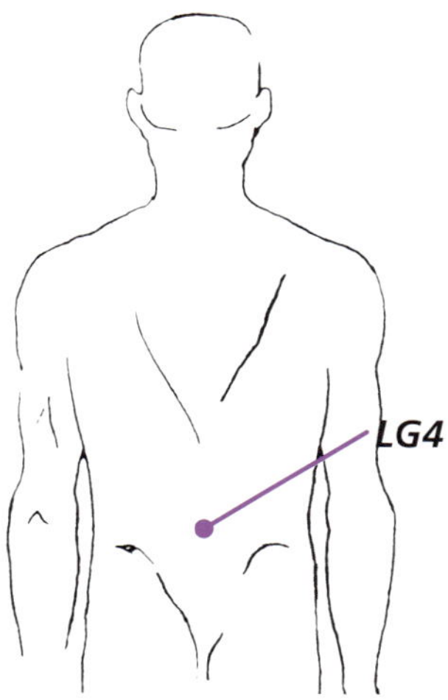

KG 4 – liegt drei Querfinger oberhalb des oberen Schambeinrandes in der vorderen Mittellinie.

Schließlich noch B 23 – „Shenshu", der „Zustimmungspunkt für die Niere"; die Niere übernimmt in diesem Zusammenhang in erster Linie die hormonelle Regulierung. Es geht vor allem um Hormone aus der Nebenniere, die im Sexualbereich und damit für die Vitalität wichtig sind.

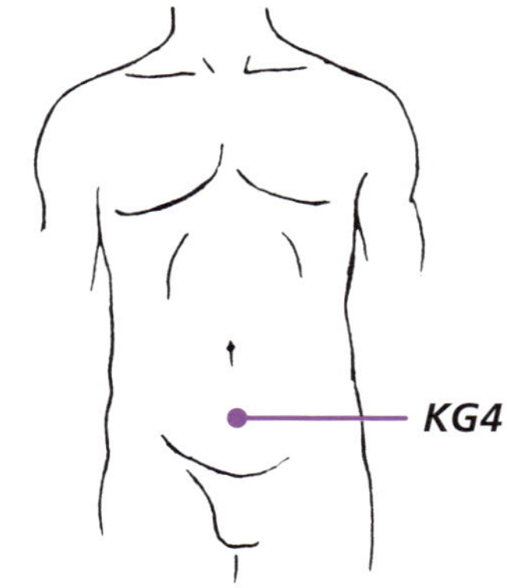

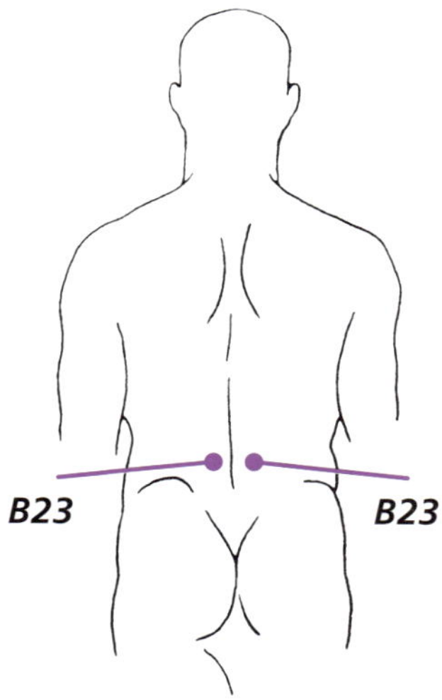

Fieber

→ Heilpflanzen
→ Homöopathie

Der Mensch ist ein homoiothermes (= konsequent seine Körperkerntemperatur haltendes) Wesen. Nur bei dieser Temperatur können die Enzyme den gesamten Stoffwechsel optimal gestalten. Bereits geringe Abweichungen führen zu Störungen, bis hin zu Ausfällen und beeinträchtigen den Allgemeinzustand erheblich. Eine Abweichung von 5 °C nach oben und 10 °C nach unten bedeutet bereits den Tod.

Der Körperkern umfasst das Körperinnere, in dem die lebenswichtigen, das Stoffwechselgeschehen beherrschenden Organe liegen. In den Hüllschichten nimmt die Temperatur allmählich ab und die Hauttemperatur liegt bei 29 – 32 °C. In der Kälte zieht sich die Körperkerntemperatur auf ein gerade noch ausreichendes, minimales Maß zurück. Umgekehrt dehnt sie sich in Wärme weiter nach außen hin aus. Das erklärt die gar nicht so einfache exakte Registrierung der Temperatur des Kerns und die Überlegungen, die dazu angestellt werden.

Die normale Körperkerntemperatur beim gesunden

Menschen beträgt um 37 °C, schwankt entsprechend den Aktivitäten innerhalb von 24 Stunden um etwa 0,6 °C. Der niedrigste Wert wird in den frühen Morgenstunden, der höchste Wert am späten Nachmittag bzw. abends (zwischen 16 und 20 Uhr) gemessen. Im Mastdarm gemessen beträgt die normale Temperatur von 36,4 bis 37,6 °C, unter der Achsel gemessen bis 37,2 °C. Die Körpertemperatur ist stark bewegungsabhängig und kann erst nach einer Stunde Ruhe exakt gemessen werden. Auch nach einem warmen oder heißen Bad ist die Temperatur bis etwa 1 °C erhöht. Mindestens 1 Stunde vergehen lassen, ehe man die Temperatur misst!

Bei Frauen erhöht sich die Temperatur etwas nach dem Eisprung und sinkt nach der Menstruation wieder ab. Schwangere im ersten Drittel der Schwangerschaft haben eine um 0,5 °C erhöhte Körpertemperatur.

Bei alten Menschen liegt die normale Körperkerntemperatur niedriger als bei jungen Menschen, nämlich zwischen 36,2 und 36,6 °C. Man misst die Temperatur mit modernen digitalen Fieberthermometern aus Kunststoff. Am genauesten ist die Temperaturmessung im After (rektal).

Abweichungen der Temperatur bei »rektaler« Messung

Ca. 25 °C	unterste Grenze, Lebensbedrohung
Unter 36 °C	Untertemperatur
37,1 – 37,7 °C	subfebrile Temperatur
37,8 – 38,5 °C	leichtes Fieber
38,6 – 39,0 °C	mäßiges Fieber
39,1 – 39,9 °C	hohes Fieber
40,0 °C und mehr	sehr hohes Fieber
42,6 °C	Eiweißgerinnung im Körper, mit dem Leben nicht vereinbar

Die Körpertemperatur wird im Gehirn, im Hypothalamus, der Regelzentrale, im Zusammenwirken mit der Hypophyse (Hirnanhangsdrüse, die die Drüsen mit innerer Sekretion steuert) reguliert. Auch wenn sich die Umgebungstemperatur schnell und stark ändert, wird die Körperkerntemperatur durch Wärmeproduktion oder vermehrte Wärmeabgabe, in engsten Grenzen gleich bleibend gehalten.

Fieber ist eine Kettenreaktion des Körpers, die durch bestimmte Viren, Bakterien, Würmer und Pilze, also Erreger und auch durch Toxine mit entsprechenden Vorgängen im Abwehrsystem ausgelöst wird. Vereinfacht dargestellt läuft der Vorgang so ab: Bestimmte Zellbestandteile, so genannte Pyrogene, werden in die Blutbahn ausgeschwemmt, diese bewirken die Abgabe hormonähnlicher Stoffe, die zu den Prostaglandinen zählen. Sie verstellen nun die „Temperaturregler“ im Gehirn, die peripheren Blutgefäße werden bei Kälteeinwirkung enger gestellt (Drosselung der Wärmeabgabe), die chemische Wärmeproduktion wird angeheizt – die Temperatur steigt. Dasselbe können unter Umständen auch weiße Blutkörperchen oder auch Tumorzellen bewirken. Bei Allergien und Rheuma kann es ebenfalls zur Bildung von Pyrogenen kommen. Wenn wir Aspirin zur Fiebersenkung nehmen, erfolgt die Fiebersenkung dadurch, dass Aspirin die Prostaglandine hemmt.

Die Überlebensgrenzen der Körpertemperatur betragen nach unten 27 °C und nach oben 42 °C (rektal gemessen). Darunter und darüber besteht Lebensgefahr und es muss mit bleibenden Schäden gerechnet werden. Der Temperaturbereich, in dem der Körper die Temperatur selbst regulieren kann (z. B. als Reaktion auf eine medikamentöse oder naturheilkundliche medikamentöse Kälte- oder Wärmetherapie), liegt zwischen 33 und 40,5 Grad C; darunter und darüber geht eine Regulierung nur durch Hilfe von außen (Aufwärmen und Abkühlen).

Man unterscheidet 5 Fiebertypen: beständiges Fieber (Tagesschwankungen weniger als 1 °C), hektisches Fieber (Schwankungen von über 2 °C innerhalb von 24 Stunden, auch fieberfreie Zeiträume kommen vor), wiederkehrendes Fieber (regelmäßige Fieberperioden wechseln mit fieberfreien Intervallen innerhalb von Tagen und Wochen ab), zeitweilig nachlassendes Fieber (Schwankungen von 2 Grad im Tagesverlauf, z. B. bei den meisten virusbedingten Infektionen der oberen Atemwege) und wellenförmiges Fieber (die Temperatur steigt beständig und normalisiert sich wieder im Verlauf von Tagen, gefolgt von neuerlichem Fieberanstieg).

Das Fieber an sich ist lediglich ein Risiko für vorgeschädigte Patienten (Erkrankungen des Herzens und des Kreislaufs, der Lunge usw.). Ansonsten beeinflusst es die Abwehrmechanismen des Körpers günstig und man sollte daher fiebersenkende Maßnahmen nur überlegt einsetzen. Auf jeden Fall ist bei fieberhaften Erkrankungen Bettruhe angezeigt.

Bei noch nicht geklärter Diagnose sollte man auf Fiebersenkung verzichten, um kein Symptom zu verschleiern. Schwere Erkrankungen – wie z. B. eine Lungenentzündung – können durch Fiebersenkung verkannt werden, was zu einer gefährlichen Verzögerung der Behandlung führen kann.

Viren stellen bei etwa 39 °C ihre Vermehrung ein und das körpereigene Abwehrsystem wird zu erhöhter Aktivität angeregt. Über 39,5 °C, im Mastdarm gemessen, ist auf jeden Fall zur Fiebersenkung zu raten. Bereits niedrigeres Fieber senkt man, wenn das Allgemeinbefinden des Patienten erheblich beeinträchtig ist und bei Kindern, die bereits einen Fieberkrampf durchgemacht haben.

Bei alten Menschen senkt man das Fieber eher medikamentös, weil länger dauernde kalte Anwendungen den daniederliegenden Kreislauf zusätzlich belasten und weil alte Menschen untrainiert Kälte an sich meist schlecht vertragen. Bei Kindern und jüngeren Erwachsenen sind Kneippwickel sehr gut anzuwenden.

Begleitsymptome bei Fieber

- **Befinden:** *Allgemeines Unwohlsein mit Kopf- und Gliederschmerzen, Lichtempfindlichkeit, Krankheitsgefühl, Schwäche, Appetitlosigkeit, Durst, Müdigkeit, Leistungsknick, Unruhe, Schlaflosigkeit, Kälteschauer, Frösteln oder Hitzegefühl.*
- **Haut und Schleimhaut:** *Anfangs kühl, dann rot, trocken und heiß. Es kommt eventuell zur Schweißbildung. Die Mundschleimhaut ist ausgetrocknet und gelegentlich borkig belegt. An den Lippen können Fieberbläschen auftreten. Glänzende Augen.*
- **Kreislauf und Atmung:** *Schneller Puls über 100, Herzklopfen, schnelle, oberflächliche Atmung. Bei Kollaps zusätzlich Blässe und Blutdruckabfall. Pro 1 °C Pulsanstieg um 5 – 10 Pulsschläge/Minute.*
- **Ausscheidung:** *Wenig Harnbildung und Stuhlverstopfung durch den Flüssigkeitsverlust (Schweiß). Der Harn ist dunkel gefärbt.*
- **Geist und Empfindung:** *Bei sehr hohem Fieber können Sinnestäuschungen, Bewusstseinstrübung und Unruhe auftreten. Bei Kindern sind Fieberkrämpfe möglich.*

Auch die Schweißproduktion der Schweißdrüsen steigt bei Fieber als Faktor der Wärmeabgabe. Die Verdunstung an der Körperoberfläche entzieht Wärme und lässt das Fieber sinken. Daher sind auch schweißtreibende Heilpflanzentees, die man noch dazu heiß trinkt, um die Wärmezufuhr zu erhöhen und schweißtreibende Wickel dazu geeignet, das Fieber zu senken.

Kneipp

- Kalter Wadenwickel
- Nasse Söckchen
- Oberkörperwaschung
- Kurzwickel

Wärmeentziehende Maßnahmen:

Auf natürliche Weise kann man mit kalten Wadenwickeln, nassen Söckchen oder auch mit Oberkörper-Serienwaschungen das Fieber senken. Man muss darauf achten, dass kalte Anwendungen nur bei guter Durchwärmung des Patienten angezeigt sind. Wenn der Patient fröstelt, sind kalte Anwendungen verboten. Auch nachher darf kein Frösteln aufkommen.

Kalter Wadenwickel: Man verwendet ein dünnes Baumwollhandtuch. Die Hälfte wird in kaltes Wasser getaucht, nur ganz wenig ausgewrungen und schnell im Zug-Gegenzug-Verfahren um die Wade gewickelt und die trockene Hälfte des Handtuchs darüber geschlagen. Keine Plastikfolie verwenden – zum Schutz gegen die Nässe kann man ein weiteres Handtuch über die Waden schlagen. Der Wickel bleibt, bis er warm wird und kann dann erneuert werden.

Nasse Söckchen: Man tränkt Baumwollsöckchen mit kaltem Wasser und zieht Wollsocken darüber – ist einfacher und schneller in der Anwendung als ein Wadenwickel und bei Kindern eher machbar.

Schweißtreibende Maßnahmen:

Die **Oberkörper-Serienwaschung** führt sanft zum Schweißausbruch und ist kreislaufschonender als der schweißtreibende Wickel und daher bei empfindlicheren, untrainierten Patienten günstiger. Der Patient entkleidet den Oberkörper und wird im Bett sitzend, beginnend an der rechten Hand in raschen Zügen kühl abgewaschen. Danach nicht abtrocknen, sofort zudecken. Nach etwa 20 Minuten kann man die Waschung wiederholen – so lange, bis der Schweißausbruch eintritt und/oder die erwünschte Fiebersenkung erreicht ist. Achtung: Nach Beendigung von kühlen Kneippanwendungen kann die Temperatur noch weiter fallen, daher bei 38 Grad aufhören.

Der **schweißtreibende Kurzwickel** ist eine sehr wirkungsvolle Maßnahme, er ist allerdings relativ belastend und daher für ältere Menschen und schwache Patienten nicht geeignet. Im Zweifelsfall muss immer der Arzt seine Zustimmung geben. Er reicht von der Mitte der Oberschenkel bis zur Achselhöhle. Er wird kalt angelegt und bleibt bis zum Schweißausbruch etwa 1,5 Stunden liegen. Der Wickel wird im Bett vorbereitet, der nicht fröstelnde Patient legt sich darauf. Dann wird das mit kaltem Wasser getränkte, gut ausgepresste Wickeltuch schnell unter Rücken und Gesäß durchgezogen und im Zug-Gegenzug-Verfahren der Reihe nach gewickelt: nasses Tuch, Zwischentuch, Wolldecke.

Dann wird der Patient gut im Bett eingepackt, auch der Kopf mit einem Handtuch, nur das Gesicht bleibt frei. Um den Schweißausbruch zu unterstützen, kann man vor dem Anlegen des Wickels eine Tasse Holunderblütentee oder Lindenblütentee trinken. Eventuell kann man auch eine Wärmflasche zu den Füßen legen. Der Patient darf sich durch den Wickel nicht beengt fühlen. Durch die Wärmestauung kommt es zu einer kräftigen Mobilisierung der Abwehrkräfte. Nach etwa 1 Stunde tritt der Schweißausbruch ein, der noch etwa 20 Minuten ertragen werden sollte.

Ein schweißtreibender Wickel eignet sich hervorragend bei durch Viren ausgelöste katarrhalische Infekte, aber auch als Zusatzbehandlung, wenn der Arzt Antibiotika verordnet hat.

Der Schweißausbruch führt außerdem zum Sinken des Fiebers. Nach Abnahme des Kurzwickels wird der Patient abfrottiert und kehrt sofort ins warme Bett zurück.

Wenn nach 1/4 Stunde noch kein Wärmegefühl zustande gekommen ist, muss der Wickel abgenommen werden. Wenn man annimmt, dass der Patient durch den kalten Wickel nicht genug Wärme entwickeln kann, verwendet man statt des nassen kalten Wickeltuchs eine warme oder heiße Auflage.

Anregende Maßnahmen:

Nach fieberhaften Erkrankungen mit Bettruhe ist es günstig, den Kreislauf sanft anzuregen und die Immunkraft wieder aufzubauen. Dazu eignen sich Kneippanwendungen ganz hervorragend. Folgender Therapieplan ist über mehrere Wochen empfehlenswert (siehe unten).

Heilpflanzen

- ▲ **Lindenblüte**
- ▲ **Holunderblüte**

Die beiden wichtigsten fiebersenkenden, schweißtreibenden Heilpflanzen sind Lindenblüte und Holunderblüte. Beide Tees werden bei Fieber sehr heiß und mit Honig gesüßt getrunken. Man kann Schwitztees auch parallel zu fiebersenkenden Kneippanwendungen wie Oberkörperwaschungen und Wadenwickel verabreichen, es kommt dadurch schneller zum Schweißausbruch und dadurch zur Fiebersenkung.

Rezeptur: Lindenblütentee: 2 leicht gehäufte Teelöffel Lindenblüten mit 1/4 Liter kochend heißem Wasser überbrühen, 10 Minuten ziehen lassen und abseihen.

Rezeptur: Holunderblütentee: 2 gehäufte Teelöffel Blüten mit 1/4 Liter kaltem Wasser zustellen, bis zum Sieden erhitzen, abseihen. Man kann die Holunderblüten aber auch gleich wie die Lindenblüten zubereiten.

Therapieplan – Hydrotherapie

	früh	vormittags	nachmittags	abends
Mo	Oberkörperwaschung		kaltes Armbad	Wassertreten
Di	Oberkörperwaschung		kaltes Armbad	Wassertreten
Mi	Oberkörperwaschung		kaltes Armbad	Wassertreten
Do	Oberkörperwaschung		kaltes Armbad	Wassertreten
Fr	Oberkörperwaschung		kaltes Armbad	Wassertreten
Sa	Oberkörperwaschung		kaltes Armbad	Wassertreten
So		Vollbad		

Homöopathie

- Aconit
- Phytolacca
- Bryonia
- Belladonna
- Ferrum phosphoricum

Der Homöopath beobachtet immer genau die Begleitumstände des Fiebers. Fieber ist aus seiner Sicht keine Krankheit, sondern der Körper geht mit einer Krankheit zielführend um. Die Lebenskräfte werden durch die Temperaturerhöhung angeregt, es kommt zu einem Reinigungsprozess. Unter homöopathischer Behandlung kann es unter Umständen sogar zu einer Verstärkung des Fiebers kommen – das ist vor allem bei Kindern und älteren Menschen beunruhigend und daher sollte man, wenn man Fieber homöopathisch behandeln möchte, bei Mangel an Erfahrung die Begleitung eines erfahrenen Homöopathen suchen.

Aconit: Bei Schüttelfrost, Unruhe, Angst, zu Fieberbeginn, wenn sich das Fieber rasch entwickelt.

Phytolacca: Fieber mit allgemeiner Drüsenbeteiligung, bei Halsentzündungen, vergrößerten Mandeln und Halslymphknoten.

Bryonia: Fieber aufgrund lokalisierter Entzündungen, trockene Schleimhäute, Husten.

Belladonna: Hohes Fieber, akuter Zustand, heiße, rote Haut, glänzende Augen, schneller Puls.

Ferrum phosphoricum: In den Anfangsstadien fieberhafter Erkrankungen, Ohrenschmerzen, grippale Infekte, am Beginn der Absonderungen bei katarralischen Infekten.

Fieberkrampf

→ Homöopathie

Der Fieberkrampf ist gekennzeichnet durch Bewusstlosigkeit sowie gleichseitige Zuckungen und Krämpfe von Armen und Beinen. Die Ursache ist unklar. Er tritt bei Kindern ab 6 Monaten bis zum 6. Lebensjahr auf und zwar bei raschem Temperaturanstieg infolge von Infektionen, z. B. Dreitagefieber. Ca. 3 bis 5 % der Kinder sind betroffen, bekannt ist auch eine familiäre Häufung. Der Anfall dauert zwei bis zu etwa zehn Minuten. Wenn das erste Mal ein Fieberkrampf auftritt, muss sofort ein Arzt (Notarzt) geholt werden und man fährt in die Kinderabteilung des nächstliegenden Krankenhauses. Beim Eintreffen des Arztes ist meistens schon alles vorbei. Eine gründliche ärztliche Durchuntersuchung ist aber in jedem Fall wichtig, um der Ursache des Krampfanfalls auf den Grund zu gehen. Der so genannte einfache Fieberkrampf verläuft in der Regel harmlos. Nach dem ersten Auftreten erhalten die Eltern vom Kinderarzt einen „Notfall-Plan" (krampflösende Zäpfchen, fiebersenkende Medikamente) und können mit dem Fieberkrampf umgehen. Ohne ärztliche Anweisung keine

Selbstbehandlung! Etwa ein Drittel der Kinder erleiden noch einmal einen Fieberkrampf und die Hälfte davon auch noch einen dritten. Ferner soll man bei wiederholten Fieberkrämpfen genau darauf achten, ob im Anfallsverlauf etwas anders ist als sonst und ob das Kind über starke Kopfschmerzen klagt (Hinweis auf eine Gehirn- oder Hirnhautentzündung). Es gibt aber auch komplizierte Verläufe, wenn der Fieberkrampf länger als 15 Minuten dauert, wenn er sich innerhalb von 24 Stunden wiederholt, wenn das Kind unter 18 Monaten ist oder wenn der Fieberkrampf einseitig beginnt oder überhaupt nur einen bestimmten Körperteil betrifft. Organische Ursachen müssen in diesem Fall ausgeschlossen werden. Fast alle Kinder mit Fieberkrämpfen entwickeln sich danach völlig normal.

Das statistische Risiko, später an Epilepsie zu erkranken, soll etwas höher sein, es gibt aber keinen wissenschaftlichen Hinweis, dass der Fieberkrampf sicher dafür verantwortlich ist.

Während des Anfalls muss man das Kind vor Verletzungen mit Decken und Polstern schützen und achten, dass die Atemwege frei bleiben – Erbrochenes und Speichel entfernen.

Bei Kindern, die schon einen Fieberkrampf hatten, wird man bei erstem Verdacht (z. B. das Kind ist besonders lästig, quengelig oder besonders müde etc.) Fieber messen und, wenn das Fieber über 38 °C steigt, mit der medikamentösen Fiebersenkung beginnen.

Homöopathie

- Arsen
- Belladonna
- Causticum
- Cicuta virosa
- Cina
- Ferrum phosphoricum
- Hyoscyamus
- Nux vomica
- Opium
- Stramonium
- Veratrum album

Es konnte beobachtet werden, dass im Moment nach der Verabreichung von fiebersenkenden Arzneien (auch nach kalten Wadenwickeln) ein Krampf auftrat.

Anscheinend kann der Organismus einen plötzlichen Hitzeentzug manchmal nicht verkraften und reagiert mit Verkrampfung, einem Kälteprozess.

Arsen, Belladonna, Causticum, Cicuta virosa, Cina, Ferrum phosphoricum, Hyoscyamus, Nux vomica, Opium, Stramonium, Veratrum album sind die in Frage kommenden homöopathischen Arzneien, die bei Fieberkrämpfen (unter ärztlicher Aufsicht) gegeben werden können. In Kürze die wichtigsten:

Belladonna: Kommt fast überall in der Akut-Homöopathie vor. Heiße Haut, rot, nass glänzende Augen, verwirrt, Halluzinationen. Heftige Verdrehung der Glieder und der Augen, Zucken, Zittern. Kalte Glieder, heißer Kopf. Es ist das meistgebrauchte Mittel bei Fieberkrämpfen.

Cicuta virosa: Bedrohliche Konvulsionen, Atemnot aufgrund der Krämpfe, Augen sehr starr durch Krämpfe der Augenmuskeln. Opisthotonus (= nach hinten überstrecken, wie auch bei Belladonna). Das ganze Nervensystem in hochgradiger Übererregung, Krämpfe breiten sich zentral aus, vom Kopf, oft auch von der Gegend des Herzens. Kinder greifen sich starr an die Brust. Nachher vollkommen ohne Erinnerung. Körper blau bis purpurfarben.

Hyoscyamus: Plötzliche Zuckungen, wandernde Krämpfe, oft nach Schreck. Schwäche durch anhaltendes, allerdings nicht hohes Fieber. Furcht vor fließendem Wasser. Möchte sich die Kleidung vom Körper reißen, da sie auf der Haut unerträglich scheint. Augen sehen wie verzogen aus, erholen sich oft nur langsam. Trockene und rissige Mundschleimhäute.

Nux vomica: Konvulsionen im Zusammenhang mit Verdauungsproblemen. Patienten sind reizbar, überempfindlich, reagieren mit Versteifung auf Berührung.

Stramonium: Ist in seiner Wirkung so heftig wie ein Erdbeben. Gemüt in Aufruhr, der Kranke flucht, zerreißt seine Kleider, redet heftig und wahnsinnig (Kent). Ängstliches Aussehen, Kind wacht erschreckt auf, schreit herum, erkennt niemanden. Alles ist viel schlimmer im Dunkeln. Verschlechterung: jede Erschütterung, jede Bewegung.

Bei Fieberkrämpfen versteht es sich von selbst, dass der behandelnde Arzt sofort zur Stelle ist oder der Notarzt gerufen werden muss und eine gründliche Untersuchung angeschlossen wird.

Fissur

→ Anorektalerkrankung

Flatulenz

→ Blähungen

Fraktur

→ Homöopathie
→ Kneipp

Knochenbrüche entstehen durch Einwirkung äußerer Gewalt und können heute durch Ruhigstellung und/oder operative Intervention medizinisch exzellent versorgt werden. Aber auch bei Knochenbrüchen kann man mit Naturheilmethoden die Heilung positiv beeinflussen! Abgesehen davon, kann man durch Vollwerternährung und laufendes körperliches Training (Festigung des Knochens) die Frakturgefährdung wesentlich verringern und bei trotzdem eingetretener Fraktur die Rehabilitationschancen erheblich verbessern.

Homöopathie

- **Arnica**
- **Symphytum**
- **Beinwell**

Erstes Mittel bei Knochenbrüchen ist Arnica und in weiterer Folge zur Kallusbildung Symphytum, Beinwell; bewährt hat sich: 4 Tage lang 2-mal 2 Kügelchen, 2 Wochen pausieren, wiederum 4 Tage lang nehmen, 2 Wochen Pause usw. Bei zu häufiger Einnahme kann es zu überschießender Knochenbildung kommen!

Kneipp

- Konsensuelle Reaktion
- Trockenbürsten

Bei Brüchen der Beine oder Arme, die durch Gips oder andere Versorgungsmaßnahmen ruhig gestellt werden, kommt es sehr oft in den ersten Tagen zu unangenehmen Schwellungen und Schmerzen. Hier kann man mit Kneippanwendungen sehr gut helfen, wenn man die so genannte konsensuelle Reaktion ausnutzt. Damit wird jene gleichsinnige Reaktion bezeichnet, die an der anderen Extremität zu beobachten ist – zwar in etwas abgeschwächter Form, aber mit durchaus gutem Ergebnis. Praktisch: Wenn sich jemand das Bein gebrochen hat, wird am gesunden Bein ein kalter Wickel angelegt – und die Schwellung und die Spannungs-schmerzen am gebrochenen, ruhig gestellten Bein gehen zurück.

Der Beinwickel reicht einschließlich des Fußes bis zur Leiste. Er wird auch zur Ableitung von übermäßiger Wärmeentwicklung eingesetzt, hilft hervorragend bei Krampfadern und Venenleiden und ist eine gute Möglichkeit, die durch einen Beinbruch aufgezwungene Ruhigstellung mit den dadurch gestörten Zirkulationsverhältnissen besser zu überwinden. Der Wickel bleibt liegen, bis er warm wird, dann wird er abgenommen. Man kann ihn öfter wiederholen, bis die Spannung im Gips nachlässt.

Zur allgemeinen Rehabilitation nach einer Fraktur eignet sich das gesamte Kneipp-Gesundheitsprogramm ganz besonders. Regelmäßiges Trockenbürsten hilft, den Kreislauf wieder in Schwung zu bringen. Das Trockenbürsten ist eine Kombination von Massage, Bewegung und Luftbad, wodurch eine besonders gute Hautzirkulation erreicht wird. Man beginnt im gut durchlüfteten Zimmer, wenn möglich, bei geöffnetem Fenster, vollständig entkleidet, mit dem Bürsten der rechten Fußsohle, weiter in großen Strichen das Bein aufwärts, einschließlich der Hüfte, dann in kleinen Kreisen von rechts unten bis hinauf und dann nochmals in großen Strichen. Gleich verfährt man mit dem linken Bein. Bauch und Kreuz werden im Uhrzeigersinn mit Kreisen bedacht, dann folgen die Arme. Beginnend an der rechten Hand aufwärts in großen Strichen, dann in kleinen Kreisen und nochmals in großen Strichen. Genauso verfährt man mit dem linken Arm. Die Brust wird in Achterschleifen gebürstet, der Rücken so gut man dazu kommt – oder vielleicht übernimmt der Partner die Bürstenmassage des Rückens. Die Dauer der ganzen Prozedur: 2 Minuten! Der Erfolg: Man macht Gymnastik, sorgt für eine hervorragende Hautzirkulation, hat dem ganzen Körper ein Luftbad zukommen lassen und fühlt sich erfrischt und positiv gestimmt.

Bei allen Beinbrüchen ist durch die erzwungene Ruhe die Gefahr des Übergewichts besonders groß und gerade Übergewicht ist für die Rehabilitation äußerst ungünstig, daher die Nahrungszufuhr gezielt auf vollwertige vitaminreiche, fett- und energiearme Lebensmittel und Zubereitungsarten ausrichten.

Frühsommer-Meningoenzephalitis (FSME)

Die FSME wird durch Viren ausgelöst, die zur Gruppe der Vlavi-Viren gehören. Zur gleichen Virenfamilie gehören auch das Hepatitis-C-Virus oder das Gelbfiebervirus – insgesamt etwa 70 verschiedene Viren, von denen aber ein Großteil für den Menschen ungefährlich ist. Das FSME-Virus wird in erster Linie durch die Zecke (Larven – rote Zecken, Nymphen und erwachsene Zecken – schwarze Zecken) übertragen, eine zweite sehr seltene Infektionsquelle ist unpasteurisierte Rohmilch. Die Viren leben in den Speicheldrüsen der Zecken und werden bereits beim Biss eines Wirts (Mensch oder Tier) übertragen. Es mindert das Infektionsrisiko also nicht, wenn es gelingt, die Zecke schnell zu entfernen. In Endemiegebieten, das sind jene Gebiete, in denen das Virus gehäuft auftritt, ist etwa jede 10. Zecke infiziert. In Österreich und auch in südlichen Teilen Deutschlands, besonders aber in Tschechien gibt es Endemiegebiete. Die einzig mögliche Vorbeugung ist die dreiteilige FSME-Impfung mit der ersten Auffrischung nach 3, und allen weiteren Auffrischungen alle 5 Jahre bzw. bei Menschen über 60 Jahren alle 3 Jahre. Nicht jeder Mensch, der mit dem FSME-Virus infiziert wird, erkrankt, das Krankheitsrisiko liegt bei etwa 30 %. Kommt es zur Erkrankung, verläuft sie in 2 Phasen: Die Inkubationszeit liegt zwischen 3 und 38 Tagen. Meist beginnen nach etwa 3 bis 7 Tagen grippeähnliche Symptome: hohes Fieber, Glieder- und Kopfschmerzen, bei manchen Menschen auch Magen- und Darmbeschwerden. Nach zwei bis vier Tagen klingt dieses virologische Stadium ab und 90 % der Erkrankten sind danach beschwerdefrei. Bei 10 % kommt es nach einem Intervall zu wiederkehrenden Beschwerden und schwerwiegenden Komplikationen. Das Virus befällt das Zentralnervensystem. Die Gehirnhäute, das Rückenmark, die Nervenwurzeln des Rückenmarks und das Gehirn können betroffen sein. Es kommt zu hohem Fieber mit starken Kopf- und Gliederschmerzen und unter Umständen zu neurologischen Ausfällen und Lähmungen, oftmals sind bleibende Schäden zu befürchten.

In den Endemiegebieten kam es früher, vor der Impf-Ära, alljährlich zu Todesfällen. Jetzt kommt es eher selten zu tödlichen Ausgängen, aber bleibende Schäden werden nach wie vor verzeichnet. Daher der ärztliche Rat zu aktivem Impfschutz.

Wird man in einem Endemiegebiet von einer Zecke gebissen und hat einen ungenügenden oder keinen Impfschutz, wendet man sich an den Hausarzt, der nach einem festgelegten Schema mit der Impfung beginnt.

Furunkel

→ Heilpflanzen
→ Homöopathie

Furunkel sind besonders tief gehende Entzündungen des Haarbalgs, die von verschiedenen Erregern, u. a. von Staphylokokken, ausgelöst werden. Er ähnelt anfangs einem Pickel, breitet sich aber schnell aus, erreicht Haselnuss- bis Hühnereigröße und ist auf Druck sehr schmerzhaft. Auch Fieber kann auftreten.

Furunkel treten auch als Komplikationen einer Stoffwechselkrankheit, z. B. einer Zuckerkrankheit, auf. Furunkel an der Nase oder an der Oberlippe gelten als besonders gefährlich, denn die Erreger können über die Blutbahn ins Gehirn gelangen und dort eine lebensgefährliche Komplikation verursachen. In diesem Fall – nicht drücken, nicht kauen, nicht sprechen, sofort zum Arzt!

Es gibt 2 Möglichkeiten der Behandlung: Einen Furunkel zur Reifung (indem man Wärme zuführt, mit Bestrahlungen, Zugsalbe etc.) zu bringen, der Arzt nimmt dann einen kleinen Schnitt vor, der Eiter entleert sich und der Furunkel heilt ab. Die 2. Möglichkeit ist, den Furunkel zur Resorption zu bringen, d. h., der Körper „saugt" sozusagen den Furunkel ohne wesentliche Eiterbildung auf – der Arzt unterstützt diesen Vorgang, indem er Antibiotika verordnet, welche die Bakterien bekämpfen.

Wenn der Furunkel nicht rasch heilt, muss in jedem Fall ein Arzt konsultiert werden.

Heilpflanzen

- ▲ Kamille
- ▲ Bockshornklee
- ▲ Heilerde
- ▲ Brennnessel
- ▲ Löwenzahn
- ▲ Hagebutte
- ▲ Faulbaumrinde

Kompressen mit Kamillentee wirken entzündungshemmend.

Bekannt ist auch die Bockshornkleesamenauflage, die erweichend, entzündungshemmend und auflösend wirkt. 2 Löffel zerstoßener Bockshornkleesamen werden unter ständigem Rühren mit Wasser zu einem dicken Brei eingekocht, diesen streicht man auf ein Leinentuch, das Tuch wird zusammengeschlagen und als heiße Kompresse auf den Furunkel gelegt. Darüber kommen ein trockenes Tuch und noch ein Wolltuch. 1 bis 2 Stunden einwirken lassen.

Von innen begegnet man dem Furunkel mit einem Blutreinigungstee und mit Heilerde.

Rezeptur Blutreinigungstee: Brennnesselblätter, Löwenzahnwurzeln, Löwenzahnblätter, Hagebuttenfrüchte, Faulbaumrinde mischen. 4 Teelöffel der Mischung mit kaltem Wasser übergießen, über Nacht zugedeckt stehen lassen, am nächsten Morgen aufkochen und abseihen. Morgens und abends eine Tasse trinken. Nicht für den Dauergebrauch!

Heilerde: 1 Esslöffel Heilerde in ein Glas kaltes Wasser geben und unter ständigem Rühren schluckweise trinken. Heilerde hat eine besondere Fähigkeit Giftstoffe zu binden. Man kann den Heilerde-Brei auch äußerlich anwenden. Dazu gibt man 3 bis 4 Esslöffel Heilerde in heißes Wasser, rührt daraus einen Brei und legt diesen auf die betroffene Hautstelle. Nach 20 Minuten warm abwaschen.

Homöopathie

- ▲ Belladonna
- ▲ Hepar sulfuris
- ▲ Mercurius
- ▲ Myristica
- ▲ Pyrogenium
- ▲ Silicea

Furunkel, Abszess, Eiterungen sind bei normaler Konstitution physiologisch gut behandelbar. Es handelt sich hierbei ganz offensichtlich um Reinigungsprozesse des Körpers. Die alten Ärzte sagten, die schlechten Säfte müssten nach außen treten. C. Hering: Das Aufschneiden ist nur in sehr seltenen Fällen ratsam, d. h., wenn man keinen homöopathischen Arzt haben kann, der es nie zu tun braucht.

Folgende Mittel bewähren sich häufig:

Belladonna: Hellrot, heiß, pulsierend. Die Rötung breitet sich strahlenförmig aus. Bevor sich eine Eiterung entwickelt. Die Tollkirsche wird rasch den Prozess zur Heilung, das heißt zur Reifung bringen.

Hepar sulfuris: Eiterung hat sich bereits gebildet, kommt noch nicht heraus. Rötung; Schmerzen, schlimmer im Freien, nachts und auch in der Kälte. Jede kleine Verletzung fängt zu eitern an. Unter Hepar wird die Eiterung vorangebracht oder vom Organismus absorbiert, aufgesogen und sozusagen wieder recycled. Die etwas höheren Potenzen (ab D_{12}) haben sich gut bewährt.

Mercurius: Geschwüriger Prozess mit harten, glänzenden Rändern. Stechende Schmerzen; schlimmer nachts. Klebriger, übel riechender Schweiß, Hautjucken, nachts und in Wärme verstärkt. Haarausfall. Es ist ein besonders tief und chronisch wirkendes Mittel.

Myristica: Wird auch als homöopathisches Messer bezeichnet. Bringt Eiterungsprozesse zur Heilung. Wie? Die Regenerationsvorgänge werden angekurbelt, entsprechend der Information des Arzneimittels, der Ähnlichkeit zwischen Arznei und Krankheitsprozess.

Pyrogenium: Für sich ausbreitende, tief sitzende Prozesse, mit Fieber, septischen Zuständen; Unruhe. Erleichterung durch Bewegung.

Silicea: Bei ungesunden, chronischen Prozessen. Dünner, wässriger Eiter; der Eiterungsprozess geht einfach weiter, auch nach der Entleerung. Fistelprozesse sprechen für Silicea. Besserung durch Wärme, warme Auflagen u. Ä.

Weitere Mittel sind Anthracinum, Arsen, Echinacea, Lachesis.

Fußreflexzonenmassage

Die Fußreflexzonenmassage geht von der Theorie aus, dass sich alle Organe des Körpers auf den beiden Fußsohlen widerspiegeln. Der Therapeut muss sehr gut geschult sein und mit seinen Händen auf den Fußsohlen jene Organprobleme, die sich durch einen erhöhten Spannungszustand ertasten lassen, erkennen. Der Masseur arbeitet mit seinen Fingerspitzen und wirkt über die Reflexzonen direkt auf die Organe ein, um die Durchblutung und den Energiefluss zu verbessern. Fußreflexzonenmassage kann auch sehr schmerzhaft sein, und es bedarf einer Serie von mindestens sechs bis zehn Behandlungen, um einen Erfolg zu haben. Während der Fußreflexzonenmassage kann es zu Schweißausbrüchen und sogar zu Kreislaufkollaps kommen. Für Schwangere ist Fußreflexzonenmassage verboten, desgleichen für Tumorpatienten, bei infektiösen und fieberhaften Erkrankungen, bei Erkrankungen im Venen- oder Lymphsystem. So wie bei jeder Behandlung von Beschwerden muss auch dieser Massage eine genaue ärztliche Diagnostik vorangehen. Vor allem zur Behebung funktioneller Störungen, zur Entspannung und zur Schmerzbekämpfung wird die Fußreflexzonenmassage eingesetzt. Vor Behandlungsbeginn sollte man sich versichern, dass der Masseur über eine ausreichende Ausbildung auf diesem Gebiet verfügt.

Gallenblasenprobleme

→ **Heilpflanzen**
→ **Ernährung** → **Kneipp**
→ **Hausmittel**

Die Gallenblase ist ein äußerst zartes Säckchen und liegt in der rechten Lebergrube. Die für die Verdauung der Fette unverzichtbare Galle wird in der Leber gebildet. Aus den beiden Leberlappen gehen zwei Gallengänge hervor, die sich noch in der Leber zu einem Gang vereinigen und in den Zwölffingerdarm münden. An der Leberpforte führt ein Seitengang zur Gallenblase, wo die Galle eingedickt und gespeichert wird. Muss aufgenommene Nahrung verdaut werden, erfolgt der Abruf. Über den Gallenblasengang steht die Gallenblase gemeinsam mit dem Ausführungsgang der Bauchspeicheldrüse mit den Gallengängen der Leber in Verbindung. Der große galleführende Gang mündet in den Zwölffingerdarm.

In 24 Stunden wird etwa 1 Liter Galle gebildet. Die Galle hat die Aufgabe, im Zwölffingerdarm das Fett in kleinste Klümpchen zu teilen, die dann vom Bauchspeicheldrüsensaft abgebaut werden können. Die Galle wird größtenteils über den Darm wieder ins Blut aufgenommen und gelangt so zurück in die Leber. Eine Unterbrechung des Gallekreislaufs ist für fast alle Krankheiten im Gallebereich verantwortlich. Am häufigsten sind Gallensteine und Gallenblasenentzündung. Gallensteine entstehen durch einen Kristallisationskern: Bakterien bei Infektionen, Gallestau, eingedickte Schleimeiweißkörper können eine Steinbildung auslösen, wenn ein Überangebot von Bilirubin oder Cholesterin vorhanden ist. Daher unterscheidet man auch Cholesterinsteine und Pigmentsteine (Pigment = Farbe, Bilirubin ist der gelblich-braune Gallenfarbstoff).

80 % der Gallensteine machen keine Beschwerden. Beschwerden entstehen, wenn ein Stein eingeklemmt wird und die Gallenwege sich verkrampfen – eine Kolik tritt im rechten Oberbauch mit krampfartigen wellenförmigen Schmerzen, die zum Rücken hin ausstrahlen, auf. Übelkeit, Erbrechen, Durchfall können dazukommen. Ursache ist meist eine fettreiche Mahlzeit oder auch eine emotionale Überforderung. Wenn der große Gallengang verlegt wird, entsteht relativ schnell eine Gelbsucht. Die akute Kolik wird mit krampflösenden Medikamenten und Wärme behandelt. Bei wiederholten Koliken ist eine Entfernung eher kurzzeitig anzuraten. Wir brauchen die Gallenblase nicht, sie ist nur ein Reservebehälter. Die Operation erfolgt meist durch Laparoskopie (Operation unter Sicht des Endoskops – durch drei kleine Einstiche in den Bauch. Die Operationswunde ist nicht groß und damit ist der Heilungsprozess sehr kurz).

Die Gallenblasenentzündung ist vorwiegend eine Folge von Gallensteinen, die die Gallenblase verschließen. Durch eingeschleppte Bakterien kommt eine Entzündung in Gang. Symptome: dumpfe Schmerzen im rechten Oberbauch, Erbrechen, hohes Fieber, die Bauchdecke ist gespannt, die Gallenblase ist tastbar und auch schmerzhaft.
Eine Gelbsucht kann auftreten, der Laborbefund zeigt erhöhte Leberwerte und die Leukozyten und das C-reaktive Protein sind erhöht. Bettruhe, lauwarme Tees und fettfreie klare Suppen dürfen gegeben werden. Der Arzt verordnet hoch dosiert Antibiotika und krampflösende Medikamente. Wenn innerhalb von 48 Stunden keine Besserung eintritt, muss operiert werden, um einen drohenden Durchbruch der Gallenblase in den Bauchraum oder – bei Verwachsungen – in den Darm zu vermeiden. Bei Besserung kann die notwendige Operation auf einen günstigen Zeitpunkt verschoben werden. Häufige akute Entzündungen führen zur chronischen Gallenblasenentzündung. Die Gallenblasenentzündung kann schwerwiegende Komplikationen machen, daher unbedingt Arzt beiziehen!

Heilpflanzen

- **Pfefferminze**
- **Artischocke**
- **Löwenzahnwurzel**
- **Wermut**

Zur Vorbeugung und nach akuten Veränderungen, gleich welcher Natur, ist es sinnvoll, den Gallenfluss mit Heilkräutern anzuregen, um die Steinbildung hintanzuhalten. Pfefferminze, Artischocke, Löwenzahnwurzel und Wermut sind die geeigneten Heilpflanzen dazu.

Die Pfefferminze bereitet man als Tee zu: 2 Teelöffel Pfefferminzblätter werden mit 1/4 l kochendem Wasser übergossen, 10 Minuten ziehen lassen und 3-mal täglich eine Tasse ungesüßt trinken (nicht für den Dauergebrauch). Man kann auch fertige Pfefferminztropfen (alkoholischer Auszug) in der Apotheke kaufen – 15 Tropfen mit Wasser eingenommen tun die gleiche Wirkung wie der Tee.

Artischocke kann man nur in fertigen Arzneispezialitäten kaufen – es gibt keinen Tee.

Die Löwenzahnwurzel soll die Neubildung von Gallensteinen verhindern helfen, wenn man 2-mal jährlich eine Kur von 3 Wochen macht. Man übergießt 2 Teelöffel Löwenzahnwurzel mit 1/4 l kaltem Wasser, erhitzt bis zum Sieden, kocht den Tee eine Minute, lässt 10 Minuten ziehen und seiht ab. 2-mal täglich eine Tasse Tee ist die richtige Dosierung!

Wermut ist ein ausgezeichnetes Galle- und Magenmittel (bei mangelhafter Stoffwechselleistung, bei Gastritis und Magengeschwüren; für Schwangere hingegen nicht geeignet). Man übergießt 1 Teelöffel Wermutkraut mit 1/4 l kochendem Wasser und lässt 10 Minuten ziehen. Der sehr bittere Tee wird ungesüßt getrunken – bei Bedarf oder als Kur drei Wochen lang 3-mal täglich. Auch den Wermut gibt es als alkoholischen Auszug – 15 bis 20 Tropfen auf ein Glas Wasser 3-mal täglich für die kurmäßige Anwendung.

Für Leber und Galle gibt es auch sehr gute Teemischungen, z. B. den Grazer Leber- und Galletee.

<u>Rezeptur:</u> Pfefferminzblätter, Schafgarbenkraut je 20 g, Früchte der Mariendistel und

Löwenzahnwurzel, je 10 g, Wermutkraut 20 g. 2 gehäufte Teelöffel der Mischung werden mit einer Tasse siedendem Wasser überbrüht. 5 bis 10 Minuten ziehen lassen, abseihen und 3-mal täglich trinken.

Ernährung

- Fettarme Nahrung
- Kleine Mahlzeiten

Wenn man Probleme mit der Galle hat, besteht eine Fettunverträglichkeit. Man muss unbedingt alle fettreichen Speisen, Kaffee und Alkohol meiden. Paniertes und Frittiertes, Schlagsahne, Nüsse, Schokolade, fetter Käse, Hülsenfrüchte, Eierspeisen, alle blähenden Speisen wie Kohl und Kraut sind ebenso ungünstig wie zu große Speisemengen. Auch frisches Obst wird oft schlecht vertragen. Das Essen soll weder zu heiß noch zu kalt sein, es sollte alles unterlassen werden, was den Bauch aus der Ruhe bringen könnte, also niemals zu viel essen, aber auch nicht fasten. Günstiger ist es, häufiger zu essen, damit die Gallenblase häufiger zu Aktivität angeregt wird. Übergewicht und Zuckerkrankheit begünstigen Gallenerkrankungen.

Kneipp

- Warmer Heusack

Im akuten Fall einer Gallenkolik ist der warme Heusack eine sinnvolle Maßnahme. Man kann ihn fertig in Drogerien kaufen oder auch selbst ein Leinensäckchen mit den Heublumen, den abgefallenen Blättern und Blüten auf der Tenne, füllen. Der Heusack wird über Dampf erhitzt oder mit Wasser besprengt und im Backrohr erhitzt – und auf den rechten Oberbauch gelegt. Mit einem vorbereiteten Wickel wird der Heusack befestigt.

Hausmittel

- Rettich
- Radieschen
- Milch
- Olivenöl

Prof. Bankhofers Tipp: Rettich und Radieschen sind ideal zur Stärkung der Galle. Eine neue medizinische Erkenntnis besagt: Es ist sinnvoll, abends 1/4 Liter Milch zu trinken. Das entleert die Gallenblase vor dem Zubettgehen. Dadurch wird die Bildung von Gallensteinen erschwert.

Berühmt ist die Olivenölkur bei Gallensteinen: Nehmen Sie morgens 30 g Olivenöl in kleinen Schlucken und legen Sie sich unmittelbar danach auf die rechte Seite ins Bett. Bleiben Sie 2 Stunden liegen. Sehr oft gehen dann schon der erste Grieß und sehr kleine Steinchen ab. Etwa 15 Minuten nach Einnahme konnte im Experiment eine Verdoppelung jenes Hormons nachgewiesen werden, das die Gallenblase entleert und den Bauchspeicheldrüsensaft fördert. Die Kur ist dennoch nicht unproblematisch, denn wenn zu große Steine abgehen, kann erst recht ein Stein eingeklemmt werden, was eine starke Kolik zur Folge hat und in der Regel nicht mehr über eine Sonde durch den Magen (ERCP) behoben werden kann.

Ganzheitliche Behandlung

Der ganzheitliche Behandlungsansatz geht davon aus, dass Körper, Geist und Seele eine untrennbare Einheit sind und zwischen dem Menschen, seinem sozio-ökonomischen Umfeld und der Natur eine enge Beziehung herrscht, die bei jeder Behandlung mit berücksichtigt werden muss. Die meisten Naturheilverfahren haben diesen ganzheitlichen Ansatz, der Prototyp und das beste Beispiel der Ganzheitsmedizin ist die Kneipptherapie. In der Kneipp'schen Lebensordnung werden alle jene Faktoren berücksichtigt, die die psychische Komponente einer Erkrankung erfassen, die die biologischen Rhythmen berücksichtigen und dem Patienten durch ein ordnendes System von Anwendungen Rückhalt geben. Die moderne, vollwertige Ernährung wird in der Kneipptherapie genauso berücksichtigt wie eine ausgleichende Bewegung mit entsprechendem Trainingseffekt.

Das zentrale Element der Kneipptherapie sind die Wasseranwendungen, die seit langem von vielen Ärztegenerationen empfohlen und wissenschaftlich untermauert werden. Ihr großer Wert für das Herz-Kreislauf-System und das Immunsystem steht heute außer Zweifel.

Die Heilpflanzen sind nicht nur wieder modern, sondern man kann mit Recht sagen, dass Sebastian Kneipp zu ihren Wiederentdeckern gehört.

Das Besondere an der Kneipptherapie liegt aber nicht in der großen Bedeutung der einzelnen 5 Säulen, sondern im Zusammenwirken dieser 5 Komponenten, die gemeinsam diesen umfassenden positiven Effekt ausmachen.

Ein weiterer wesentlicher Bestandteil eines ganzheitsmedizinischen Konzepts ist, dass die Eigenverantwortung des Menschen für seine Gesundheit besonders betont wird.

Nicht Arzt und Krankenkassen haben dafür zu sorgen, dass man gesund bleibt oder gesund wird, sondern der Mensch selbst muss die Initiative ergreifen, er muss gesundheitsschädigendes Verhalten unterlassen und seinen Körper und Geist aktiv mit gesundheitsfördernden Maßnahmen unterstützen.

Gastritis

→ Ernährung
→ Homöopathie
→ Heilpflanzen
→ Kneipp → Hausmittel

Gastritis ist eine Entzündung der Magenschleimhaut, entweder akut auftretend, chronisch fortbestehend oder zeitweilig immer wiederkehrend. Die akute Entzündung der Magenschleimhaut ist so häufig, dass man von einer Volkskrankheit sprechen kann. Der Betroffene wird von plötzlichen Druckschmerzen im Oberbauch, Aufstoßen, Rülpsen, Völlegefühl, Schmerzen zur Herzgegend hinziehend, Übelkeit und Brechreiz geplagt. Für eine Gastritis spricht, wenn die Schmerzen nach Nahrungsaufnahme schlimmer werden.

Alle Störungen des Magens wirken sich sehr nachteilig auf die Verdauungsvorgänge und auf das Wohlbefinden aus. Im Magen wird unsere Nahrung durchmischt und vorverdaut – Eiweiß wird z. B. bereits im Magen aufgespaltet, Fett hingegen wird nur „angedaut«.

Im sauren Magenmilieu wird der Speisebrei von Keimen befreit und danach in den Zwölffingerdarm weiterbefördert. Der Magen ist innen in Längsfalten mit der Magenschleimhaut ausgekleidet. In der Magenschleimhaut sitzen Drüsen, deren Zellen den Eiweißspalter Pepsin und Salzsäure produzieren. Eigene Zellen in der Magenschleimhaut produzieren Schleimstoffe, die die Magenschleimhaut vor den aggressiven Magensäften schützen. Diese Schleimschicht besteht aus Fett und Natron. Bestimmte Stoffe, die Prostaglandine, sind für das Gleichbleiben dieser Schutzschicht verantwortlich.

Die Säureproduktion des Magens wird nicht nur durch Hunger, Appetit sowie Einlangen von Nahrung im Magen ausgelöst, sondern auch durch Stress und Störungen des vegetativen Nervensystems sowie durch bestimmte Nahrungsmittel wie z. B. Süßigkeiten, Kaffee, Alkohol und durch den Keim Helicobacter pylori. Überschüssige Magensäure und eine nicht intakte Schleimschicht des Magens sind mitverantwortlich für das Entstehen einer Gastritis. Der Magenfeind Nummer 1 ist nicht selten das Bakterium Helicobacter pylori, das in der Schleimhaut des Magens siedeln kann. Er ist ein spiralförmiges Stäbchen und hat sich ideal dem Milieu im Magen angepasst. Mit seinen Geißeln dringt er in die Magenschleimhaut ein. Er erzeugt selber den Stoff Urease, mit dem er sich ein basisches Milieu schafft, um der Magensäure zu entgehen. Die Urease ist für die Magenschleimhaut giftig. Dort kommt es in der Folge zu Entzündungen, die Entzündungsstoffe schädigen zusätzlich die Magenschleimhaut, es kommt zu Aufschürfungen, die Schleimhaut schwillt an und der Arzt sieht in der Gastroskopie Blutausschwitzungen, Blutungen, Rötungen. Zusätzlich wird die Magensäureproduktion angekurbelt. Die Helicobacter-Infektion ist weltweit die häufigste Infektionskrankheit, mehr als die Hälfte aller 50-Jährigen sind in Mitteleuropa und nahezu 100 % in unterentwickelten Ländern mit dem Keim infiziert.

Es gibt aber auch Keimträger, die keine Beschwerden haben. Die Übertragung erfolgt wahrscheinlich mit verunreinigtem Wasser, Gemüse, Obst, durch Fliegen und Insekten, denn Helicobacter wird mit dem Kot ausgeschieden, direkt über den Speichel, von Eltern zu Kindern, von Kindern zu Kindern usw. Der Keim ist zu 100 % bei Patienten mit Magen- oder Zwölffingergeschwür vorhanden und verstärkt das Refluxleiden.

Die Gastritis wird mittels Magenspiegelung diagnostiziert. Bei der Magenspiegelung inspiziert der Untersucher die Schleimhaut auf entzündliche Veränderungen und entnimmt auch Gewebe. Damit lassen sich die Gastritis, das Vorhandensein des Helicobacter pylori und auch bösartige Veränderungen sicher feststellen. Es gibt auch einen Atemtest, durch den Helicobacter festzustellen ist, der Nachteil ist, dass kein direkter Gewebebefund von der Magenschleimhaut und damit keine sichere Gastritisdiagnose vorliegen. Ist der Helicobacter nachgewiesen, muss eine durch den Arzt verordnete medikamentöse Therapie mit 2 verschiedenen Antibiotika und einem Säureblocker (notwendig um die Wirksamkeit der Antibiotika zu verbessern) erfolgen.

Viele Medikamente, allen voran Rheumamittel (auch Aspirin), Blutgerinnungshemmer, Umweltgifte, hygienische Chemikalien, Alkohol usw. können ebenfalls eine Gastritis mit der sehr gefürchteten Geschwürsbildung auslösen – weil sie den ständig notwendigen Aufbau der Schutzschicht der Magenschleimhaut behindern. Dagegen gibt es Medikamente, die jenen Stoff enthalten, der diese schützende Schleimhautbarriere aufbaut. Muss eine Behandlung mit Rheumamitteln oder anderen „magenschädlichen« Medikamenten durchgeführt werden, gibt der Arzt im Bedarfsfall schon vorbeugend Schleimhautschützer.

Sonderformen der Gastritis sind außerdem noch die Riesenfaltengastritis, bei der die Schleimhautfalten stark wuchern (oft mit Helicobacter), und die seltene Antikörpergastritis, bei der durch Vorgänge im Abwehrsystem die eigenen Magenzellen angegriffen werden.

Bei einer Helicobacter-Infektion ist ausschließlich die medikamentöse Behandlung durch den Arzt heilend, Naturheilkunde dient dazu, die Schmerzen und unangenehmen Begleiterscheinungen zu lindern. Ihr Einsatz ist der so genannte empfindliche Magen, wo gelegentlich immer wieder, vor allem nach bestimmten Nahrungsmitteln, Beschwerden auftreten.

Ernährung

▲ Schonkost

In Ruhe essen, Zeit lassen, gut kauen. Keine großen Mahlzeiten. Gegen Sodbrennen hilft auch das langsame Trinken von zimmertemperiertem Mineralwasser mit einem hohen Bicarbonatgehalt. Keine in Fett ausgebackenen, sehr süßen, konservierten, salzigen oder stark gewürzten Speisen essen. Schokolade, Honig und andere Süßigkeiten meiden, keinen Alkohol und keinen Bohnenkaffee trinken. Keine oder nur milde kohlensäurehältigen Getränke trinken. Verstopfung ausschalten. Nach dem Essen sitzen oder gehen, nicht hinlegen, vor allem wegen der Refluxösophagitis (→ Refluxkrankheit).

Ausreichend trinken. Kein blähendes Gemüse, kein unreifes Obst und keine Nüsse essen. Bakterienhemmend wirken Knoblauch und Kren. Bei allen Magenproblemen sind Haferschleimsuppe, Reisschleimsuppe und Haferbrei günstig, genauso gekochte Kartoffeln oder gekochter Reis. Bei akuter Gastritis einige Tage lang nur klare Flüssigkost, Schwarztee und Kräutertee aufnehmen. Mit dem Verschwinden der Beschwerden kann man auf Haferschleimsuppe übergehen, danach leicht verdauliche Normalkost aufbauen. Bei den chronischen Formen ist oft eine langfristige Diät erforderlich. Allerdings hat diese Schonkost auch in manch anderer Richtung einen gesundheitlichen Wert.

Homöopathie

- Nux vomica
- Pulsatilla
- Bryonia
- Lycopodium
- Argentum nitricum
- Acidum sulfuricum

Dafür sind die chronischen oder rezidivierenden Formen der Gastritis ein dankbares Einsatzgebiet.

Nux vomica: Erfahrene Homöopathen kritisieren, dass sie von den weniger erfahrenen viel zu häufig bei allen Magen-, Darmstörungen gegeben wird. Wichtige Symptome: Saurer Geschmack, Sodbrennen, Übelkeit, Aufstoßen nach dem Essen, Aufgetriebenheit. Verstopfung mit erfolglosem Drang, Gefühl, als bliebe etwas zurück. Undisziplinierter Esser, mager. Typisch: reizbar, heftig, ehrgeizig, genau; empfindlich gegen Gerüche, Licht, Schmerzen. Schreibtischarbeiter, unzufrieden mit sich und der Welt. Magengegend empfindlich. Verschlechterung: trockene Kälte, Kaffee, Gewürze. Besserung: bei Regenwetter (energetische Entspannung), in Ruhe, abends.

Pulsatilla: Feinfühlige, sensible Naturen, denen bald etwas auf den Magen schlägt; Verlangen nach Aufmerksamkeit, seelisch leicht berührbar. Wechselhafte Zustände. Unverträglichkeit von Fett, schweren Mahlzeiten und geschlossenen Räumen. Braucht beinahe lebensnotwendig frische Luft. Langsame Verdauung, Essen liegt lange im Magen, der aufgetrieben ist. Lästige Verstopfung. Ganz typisch: kein oder kaum Durst. Ursache ist oft der Genuss von Eis, kalten Speisen oder zu fetter Nahrung.

Bryonia: Äußerst übellaunig, möchte in Ruhe gelassen werden, physisch und psychisch; z. B. verschlechtert jede Form der Bewegung den Schmerz; nach dem Essen (Verdauung ist auch Bewegung): Drücken im Magen, als läge dort ein Stein. Durst auf kalte Getränke, die bessern. Besser im Liegen, in Ruhe, durch festen Druck auf die schmerzenden Stellen. Verschlimmerung durch lokale Wärme. Mittel für kranke, sehr übellaunige Kinder.

Lycopodium: Brennendes Aufstoßen. Heißhunger, bringt aber kaum etwas hinunter. Beschwerden eher rechtsseitig. Stur, hartnäckig, ängstlich, depressiv, vertrocknet. Schlimmer gegen Abend und durch Lärm. Besser bei mittleren Temperaturen, Bewegung, frischer Luft, warmen Speisen.

Argentum nitricum: Ein psychisches Mittel. Besorgnis, Erwartungen, Prüfungsängste schlagen sich massiv auf den Magen, auch hoch gelegene Orte oder enge Räume verschlechtern das Befinden. Hektischer Mensch, immer zu wenig Zeit. Verschlimmerung durch Hitze und Aufregungen. Besser im Freien, nach Aufstoßen.

Acidum sulfuricum: Auch die Schwefelsäure entspricht gehetzten Menschen. Schnellesser; gelbe, leidende Gesichtsfarbe, Schwäche, Auszehrung. Schauergefühl im ganzen Körper. Sodbrennen, saures Erbrechen; wundmachende Stühle, Brennen im Mastdarm; Verlangen nach Stimulantien, die aber nicht vertragen werden; empfindlich gegen Kälte und Berührung; der ganze Mensch riecht sauer.

Weitere Mittel: Aconit (akute Entzündung nach kalten Speisen), Arsen (Eis, kaltes Essen), Colocynthis (Magenkoliken, Besserung: Wärme, Druck, Zusammenkrümmen), Antimon crudum (dicker, weißer Zungenbelag, Abneigung gegen Essen und Trinken, zänkische Stimmung), Asa foetida (Blähungen, Krämpfe der Speiseröhre und des Magens, Knödel steckt im Hals, Aufstoßen von viel Gas, widersprüchliche Symptome).

Bei hartnäckiger Gastritis ist die homöopathische Behandlung eine gute Möglichkeit.

Heilpflanzen

- Kamille
- Melisse

Das bekannteste Magen-Heilkraut ist die Kamille, aber auch Pfefferminze und Melisse gehören zur »Feuerwehr« bei akuten Schmerzzuständen, Übelkeit und Krämpfen. Wohltuend, lindernd wirken Tees aus Eibisch, Käspappel, Johanniskraut, Salbei.

Die anspruchslose Kamille, deren getrocknete Blüten verwendet werden, hat als Hauptwirkstoff ein sehr kompliziert zusammengesetztes Öl, das durch Glykoside, Cumarine und andere Bestandteile ergänzt wird. Ein bis zwei gehäufte Teelöffel Kamillenblüten mit einer Tasse heißem Wasser übergießen, 10 Minuten zugedeckt ziehen lassen. Gut warm, aber nicht heiß trinken. Kurmäßig dreimal täglich jeweils vor dem Essen eine Tasse.

Bei Magenschleimhautentzündung lindert die Rollkur: Am Morgen vor dem Aufstehen eine Tasse warmen Kamillentee schluckweise trinken, dann jeweils fünf Minuten entspannte Rückenlage, Seitenlage rechts, Bauchlage und Seitenlage links. Übrigens: Nur ungesüßt entwickelt Kamillentee seine Kräfte! Achtung: Kamillentee, täglich über lange Zeit (Jahre) getrunken, kann unter Umständen zu Schwindel, Bindehautentzündungen und nervöser Unruhe führen! Im hoch akuten Stadium nur schluckweise trinken.

Die Melisse ist im östlichen Mittelmeer zu Hause, aber auf einem warmen Platz mit etwas Pflege gedeiht sie auch bei uns im Garten. Die Blätter mit dem Melissenöl müssen vor der Blüte geerntet und schonend getrocknet werden. Das Öl wird vor allem zur Beruhigung eingesetzt – ein nervöses Herz lässt sich damit ebenso günstig beeinflussen wie ein nervöser oder verkrampfter Magen. Zwei Teelöffel Melissenblätter (geschnitten) mit 1/4 l kochendem Wasser übergießen und 10 Minuten zugedeckt ziehen lassen. Drei Tassen, über den Tag verteilt trinken.

Sebastian Kneipp über die Kamille:

» Kamillentee wird bei Erkältungen, besonders wenn diese fiebrige Zustände begleiten, bei Grimmen (heftigem Leibweh), Krämpfen, starken Congestionen (Blutwallungen) usw. verwendet; die Kamillensäckchen sodann, die trefflichen Wärmer bei verschiedenen Zuständen, sind in jedem Hause liebe Bekannte! «

Die folgende Teemischung für den Magen hat sich bei krampfartigen Magen- und Darmstörungen sowie nervösen Herz- und Magenbeschwerden bewährt. Auch Beschwerden wie Völlegefühl und Blähungen werden beseitigt.

Rezeptur: Pfefferminzblätter, Baldrianwurzel, zerstoßene Kümmelfrüchte, Kamillenblüten zu gleichen Teilen. 2 Esslöffel der Mischung mit 1/4 l kochendem Wasser überbrühen, 10 Minuten ziehen lassen und ungesüßt warm, aber nicht zu heiß trinken.

Bei allen akuten Magenerkrankungen mit Übelkeit und Erbrechen ist dieses Teegemisch besonders angezeigt:

Rezeptur: Kamillenblüten 30 g, Pfefferminzblätter 25 g, Schafgarbenkraut 20 g, Melissenblätter 10 g, Malvenblätter 10 g, Ringelblumenblüten 5 g. Etwa zwei Esslöffel Tee werden mit siedendem Wasser (ca. 150 ml) übergossen, bedeckt ca. 10 Minuten ziehen lassen. Es können bei Bedarf mehrere Tassen frisch zubereiteten Tees über den Tag verteilt getrunken werden.

Kneipp

▲ **Heusack**

Warme Heublumenauflagen oder ein Heusack sind zur Krampflösung günstig. Den Heusack kann man fertig in der Drogerie kaufen. Er wird über Dampf erhitzt oder man besprengt ihn mit Wasser und bringt ihn im Backrohr auf die entsprechende Temperatur (je nach verträglichen Hitzegrenze).

Man legt ihn auf den Magen und kann ihn mit einem vorbereiteten Wickel fixieren. Achtung – Temperaturprobe mit dem Handrücken machen, damit der Heusack nicht zu heiß ist. Heusäcke, die man fertig kauft, sind »Einmal-Produkte«.

Hausmittel

▲ **Bananen**

Prof. Bankhofer gibt folgenden Tipp: Eine Studie an der Universität von Birmingham unter der Leitung von Prof. Dr. Ralph Best hat ergeben: Täglich 3 Bananen können eine Gastritis verhindern. Die Inhaltsstoffe der Banane fördern den Aufbau der Magenschleimschicht, welche die Schleimhaut vor der aggressiven Magensäure schützt. Wer beruflich viel Stress hat und schon einmal ein Magengeschwür hatte, kann mit dem Konsum von Bananen die Gefahr einer Gastritis bis zu 75 Prozent reduzieren.

Außerdem schmecken Bananen gut …

Kneippverbände

Österreichischer Kneippbund,
Kunigundenweg 10, A-8700 Leoben,
Tel. (0 38 42) 2 17 18;
www.kneippbund.at

Deutscher Kneippbund e.V.,
Adolf-Scholz-Allee 6 – 8, D-86 825 Bad Wörishofen,
Tel. (0 82 47) 30 02-0;
www.kneippbund.de

Schweizer Kneippverband,
Weissensteinstraße 35, CH-3007 Bern,
Tel. (0 31) 3 72 45 43;
www.kneipp.ch

Gebärmuttermyom

Etwa jede fünfte Frau über dem 30. Lebensjahr leidet an dieser gutartigen Muskelgeschwulst der Gebärmutter. Wenn sie keine Schmerzen bereitet, hat sie auch keinen Krankheitswert. Das Wachstum wird durch einen erhöhten Östrogenspiegel begünstigt, daher kommt es nach dem Wechsel zu einem gewissen Stillstand. Ein Myom kann aber auch je nach Größe Druckgefühl und Schmerzen, Blutungen oder erhöhten Blasen- und Stuhldrang verursachen. Myome, wenn sie nicht zu groß sind, werden mit Hormonen behandelt. Größere Myome oder solche, die nicht hormonell behandelbar sind, müssen operativ entfernt werden (Gebärmutterentfernung), bzw. bei gebärfähigen Frauen eventuell ausgeschabt werden. In der Zeit der Operationsvorbereitung kann man mit Naturheilmitteln die Abwehrkraft und die körperliche Verfassung verbessern (→ Operationsvorbereitung).

Gelbsucht

Umgangssprachlich wird »Gelbsucht« oft als Synonym für »Hepatitis« (Leberentzündung) verwendet. Von Gelbsucht spricht man aber nur, wenn der Bilirubinspiegel (Gallenfarbstoff, normalerweise im Serum 0,6 bis 1,3 mg/dl) auf über 2,5 mg/dl Blut ansteigt. Dadurch werden Körperflüssigkeiten und Gewebe eingefärbt. Frühzeitig sichtbar wird die Gelbsucht an den Augen und an der Haut bzw. den Handflächen und den Fußsohlen.

Der Farbstoff Bilirubin entsteht durch den Abbau des Blutfarbstoffs Hämoglobin und wird über die Leber und die Gallenwege abgegeben.

Die Ursache eines zu hohen Bilirubinspiegels kann vor der Leber liegen: Durch einen übermäßigen Blutzerfall ist die Aufnahmekapazität der Leber überschritten. Sie kann in der Leber liegen: Durch eine Entzündung der Leberzellen ist die Arbeit der Leber eingeschränkt. Sie kann nach der Leber liegen – eine Abflussbehinderung, dadurch staut sich das Bilirubin zurück und steigert den Bilirubin-Spiegel im Blut.

Die an sich normale und unbedenkliche Neugeborenen-Gelbsucht entsteht durch einen gesteigerten Blutzerfall und noch unreife Leberzellen.

Eine angeborene Form der Gelbsucht ist Morbus Meulengracht-Gilbert, der durch eine schwächere Farbstoffausscheidung der Leber bedingt wird und nicht gefährlich ist.

→ Leberprobleme,
→ Hepatitis.

Gesichtsnervenlähmung

→ Chinesisch heilen
→ Homöopathie → Kneipp

Die Gesichtsnervenlähmung betrifft den Nervus fazialis, daher heißt die Gesichtsnervenlähmung auch Fazialisparese. Der Fazialisnerv ist einer von 12 Hirnnerven und besteht überwiegend aus motorischen Fasern. Er versorgt mit 3 Ästen die Gesichtsmuskeln und leitet Geschmacksempfindungen und Informationen an die Speicheldrüsen weiter u. v. m.

Man unterscheidet die periphere Gesichtsnervenlähmung, wo der Fazialisnerv in seinem Verlauf geschädigt ist, von der zentralen Nervenlähmung, der eine Schädigung im Gehirn oder Hirnstamm (z. B. Schlaganfall) zugrunde liegt.

Bei der Nervenlähmung durch → Schlaganfall ist meist nur der Mundast betroffen, Lidschluss und Stirnrunzeln sind möglich.

Die periphere Form tritt häufig nach einer Borreliose (→ Lyme- Borreliose) auf, aber auch nach einer → Gürtelrose (durch das Herpes-Zoster-Virus), nach → Mittelohrentzündungen, Schädelverletzungen oder auch Tumoren, vor allem in der

Ohrspeicheldrüse und seltener Tumore der Gehirnhäute, und durch Nervenzellgeschwülste sowie infolge operativer Läsionen. Diabetiker neigen vermehrt zum Auftreten einer Fazialisparese. Die periphere Form verläuft meistens schmerzlos und außer im Gesicht treten auch gelegentlich Arm- oder Beinlähmungen der betrofenen Seite auf. Eine umfassende Labor-Diagnostik und eine Rückenmarkflüssigkeitsuntersuchung sind nötig, um der Ursache auf die Spur zu kommen und diese entsprechend zu behandeln – Maßnahmen, die einen Krankenhausaufenthalt erfordern.

Die idiopathische Fazialislähmung (idios = eigen, pathos = leiden, bedeutet, nicht durch bekannte Ursachen bedingt) gehört zur peripheren Form, tritt ohne andere fassbare Erkrankung auf und betrifft jährlich etwa 10 bis 30 von 100.000 Personen. Als Ursache vermutet man eine Infektion des Nervs mit Viren, so wie sie auch an anderen Regionen auftreten und das Allgemeinbefinden nur leicht beeinträchtigen. Durch die Lage könnte der Nerv – er befindet sich in einem engen Knochenkanal –, wenn eine leichte Schwellung entsteht, mit zu wenig Blut versorgt werden, so dass die charakteristischen Lähmungen auftreten: Auf der betroffenen Seite hängt der Mundwinkel nach unten, es fehlt der Lidschluss und die Stirn kann nicht gerunzelt werden. Weitere Störungen sind: vermehrte Tränensekretion, intensiveres Hörempfinden, verminderte Speichelproduktion, Geschmacksstörungen, Gefühlsstörungen und Schmerzen im Bereich des Ohres.

Die ***Symptome*** *treten akut auf: Entweder man bemerkt das Vollbild der Erkrankung am Morgen nach dem Aufstehen oder es entwickelt sich tagsüber binnen weniger Stunden.*

Die ***Behandlung*** *muss schnellstmöglich eingeleitet werden. Studien zeigten, dass eine Kortisonstoßtherapie die Zeitspanne der Rückbildung und die generelle Rückbildung deutlich verbessert. Darüber entscheidet der Arzt, da es auch Gegengründe gibt, Nebenwirkungen möglich und eventuell Magenschutzmedikamente zusätzlich nötig sind. Weitere mögliche Behandlungen, deren Erfolg aber nicht gesichert ist, ist die Gabe von Vitamin-B-Präparaten (Vitamin B hat positive Wirkungen auf das Nervensystem) und durchblutungsfördernden Medikamenten (üblicherweise eine Infusionsbehandlung). Sehr wesentlich für die Prognose ist die Elektroneurographie (ab dem 10. Tag klare Aussagen), dabei wird die Nervenleitgeschwindigkeit im Seitenvergleich geprüft. Bei manchen Patienten wird zusätzlich eine Elektromyographie gemacht, damit einzelne Gesichtsmuskeln geprüft werden können. So kann die Diagnose und die Schwere der Lähmung gesichert und wertvolle Aufschlüsse über den Verlauf gewonnen werden.*

Bei den meisten Patienten tritt bei der idiopathischen Fazialisparese eine vollständige spontane Heilung innerhalb von 6 Wochen ein. Ein schlechter Verlauf ohne Rückbildung ist möglich, aber selten.

Ganz wesentlich sind spezifische Übungen für die Gesichtsmuskulatur, die einem geschulten Physiotherapeuten vorbehalten sind und die mit größter Konsequenz zu Hause fortgesetzt werden sollen; Lymphdrainagen des Gesichts können hilfreich sein. Auch Strombehandlungen der Gesichtsnerven sind hilfreich – allerdings nicht mehr als 10 bis maximal 20.

Besonders wichtig ist der Uhrglasverband des Auges, der die Austrocknung des Auges mit bleibenden

Schäden und das Eindringen von Keimen und Bindehautentzündungen vermeiden hilft, auch das regelmäßige Verwenden von Augentropfen ist unerlässlich, um das durch den fehlenden Lidschluss gefährdete Auge vor Folgeschäden zu bewahren.

Es versteht sich von selbst, dass man sofort nach Auftreten einer Gesichtsnervenlähmung den Arzt aufsucht, der einerseits eine umfassende Diagnostik einleitet, um möglichen Ursachen auf die Spur zu kommen und diese intensiv zu behandeln (z. B. Antibiotika bei Borreliose, Stoffwechseleinstellung etc.), und andererseits sofort unter Beiziehung eines Neurologen mit der zielgerichteten Therapie beginnt.

Chinesisch heilen

- Akupunktur
- Nahrungsmittel-unverträglichkeit
- Teemischungen

Für die Behandlung der Gesichtsnervenlähmung gibt es in der chinesischen Medizin erfolgreiche Konzepte mit Akupunktur und auch Elektroakupunktur. Chinesische Ärzte beziehen auch die Möglichkeiten von Nahrungsmittelunverträglichkeiten in die Behandlung mit ein, so wird häufig von einer Laktose- und Fruktoseunverträglichkeit ausgegangen. Die Behandlung wird mit besonderen chinesischen Teemischungen unterstützt, die Anwendung darf nur auf ärztliche Verordnung und genau nach Vorschrift erfolgen, da teilweise auch giftige Kräuter zum Einsatz kommen.

Homöopathie

- Causticum
- Gelsemium
- Rhus toxicodendron
- Cocculus
- Lachesis
- Nux vomica
- Opium
- Plumbum
- Apis
- Crotalus cascavella
- Sanguinaria

Lähmungen und sich daraus entwickelnde Schwächezustände sind ernst zu nehmende Zustände, die in die Hand eines erfahrenen Homöopathen gehören. Sind die Lebensenergien nicht zu ausgezehrt, wird man befriedigende Änderungen und Besserungen durch die potenzierten Arzneien beobachten können. Bei alten, vorbehandelten, sprich unterdrückten, Erkrankungen jedoch müssen wir sehr viel Geduld aufbringen, sofern Heilungen überhaupt noch möglich sind.

Einige wichtige Arzneien, die entsprechend zu unterscheiden sind:

<u>Nach Überanstrengung:</u> Causticum, Gelsemium, Rhus toxicodendron.

<u>Bei Schlaganfällen u. Ä:</u> Causticum, Cocculus, Gelsemium, Lachesis, Nux vomica, Opium, Plumbum.

<u>Halbe Seite betroffen, links:</u> Apis, Lachesis, Nux vomica, Rhus toxicodendron.

<u>Rechts:</u> Apis, Causticum, Crotalus cascavella, Rhus toxicodendron, Sanguinaria.

<u>Nach Durchnässung:</u> Causticum, Rhus toxicodendron.

<u>Nochmals:</u> Lähmungen und sich entwickelnde Schwächezustände sollten von einem erfahrenen Homöopathen behandelt werden.

Kneipp

- Organismus stärken

Bei der Fazialisparese können keine Wasseranwendungen mit direkter Wirkung empfohlen werden, aber im Sinn der Kneipp'schen Lebensordnung gibt es doch Empfehlungen: Die sehr unangenehme Lähmung zwingt zum Innehalten in unserem hektischen Leben, zu einem plötzlich erzwungenen unfeiwilligen Stopp. Sind die ersten notwendigen Untersuchungen vorbei und die physikalischen und medikamentösen Therapien in Angriff genommen, wird der Patient auf eine arge Geduldsprobe gestellt. Jeden Morgen der verzweifelte Blick in den Spiegel – ist es besser geworden, kann ich die Stirn runzeln? Es ist empfehlenswert, möglichst bald wieder der gewohnten Tätigkeit nachzugehen, um nicht psychisch in eine Krise zu kommen; nicht übertreiben, genügend Pausen einlegen, die Therapie durchführen. Die ordnende Kraft des Kneipp-Gesundheitsprogramms hilft auch bei solchen Ereignissen! Regelmäßige Kneippanwendungen kräftigen den Organismus – eine Oberkörperwaschung am frühen Morgen, danach noch 1/2 Stunde ruhen, am Nachmittag ein kaltes Armbad und am Abend Wassertreten, um den Schlaf zu fördern – der durch den Uhrglasverband, der auch in der Nacht getragen muss, doch erheblich gestört ist.

Gesichtsneuralgie

→ **Akupressur**
→ **Homöopathie**

Anfallsartige heftige Schmerzen im Versorgungsgebiet des Nervus Trigeminus (einer der Hirnnerven) bezeichnet man als Trigeminusneuralgie oder Gesichtsneuralgie. Meistens gehen die Schmerzen auch mit einer erhöhten Tränen- und Schweißproduktion einher, die Bindehaut der Augen kann gerötet sein.

Es gibt auch hier zwei nach den Ursachen definierte Formen. Bei der idiopathischen Trigeminusneuralgie (keine gesicherte Ursache) können die Auslöser dieser unangenehmen sekundenlangen Schmerzattacken Kälte, Zugluft, Niesen, Berührungen bestimmter Hautareale (der Triggerzonen, das sind kleine Hautareale, die auch Organbeeinträchtigungen und vor allem Schmerzen auslösen können), Sprechen, Kauen sein. Den kurzen Schmerzattacken folgen schmerzfreie Zeiten. Der symptomatischen Form hingegen liegt eine Ursache zugrunde: eine Erkrankung der Augen, der Zähne, eine Stirn- oder Nebenhöhlenentzündung, Stoffwechselkrankheiten (Diabetes!), Vergiftungen, mechanische Schädigungen z. B. bei einem Bruch, Hirntumore, Infektionen u. a. Der Schmerz kann bei der symptomatischen Form auch doppelseitig sein und den Schmerzanfällen kann ein Dauerschmerz folgen. Es versteht sich von selbst, dass mit einer genauen ärztlichen Diagnostik die Ursachen herausgefunden und behandelt werden müssen. Die Schmerztherapie selbst erfolgt durch den Arzt, normale Schmerzmittel reichen nicht aus, um die heftigen Schmerzen zu beseitigen. Wenn die konservative Therapie keinen Erfolg hat, gibt es auch operative Möglichkeiten.

Akupressur

▲ Di 4 ▲ M 44
▲ B 2

Die Akupressur kann bei der Behandlung der Trigeminusneuralgie zusätzlich zur Schulmedizin eingesetzt werden und kann am Beginn der Attacke gelegentlich allein wirksam sein. Es gilt hier die Regel, dass jeweils die Gegenseite des schmerzhaften Punktes behandelt werden soll – also immer die gesunde Gesichtshälfte. Zu Beginn der Akupressur werden Di 4 und M 44 als Fernpunkte behandelt. Dann werden die Punkte im Bereich der Augenbrauen (B 2), der Mund-Nasen-Falte, seitlich des Mundwinkels und im Bereich des Kiefers und Kiefergelenks pressiert (immer auf der dem Schmerz gegenüberliegenden Seite).

Die Punkte liegen alle im Bereich des Magenmeridians.

Mit Akupressur kann man bei Trigeminusneuralgie nur kurzfristig Erleichterung verschaffen, sehr gute Ergebnisse bringt jedoch die Akupunktur. Aber auch hier wird man die Medikamente bei dieser sehr schmerzhaften und schwer zu beherrschenden Krankheit nur langsam verringern können.

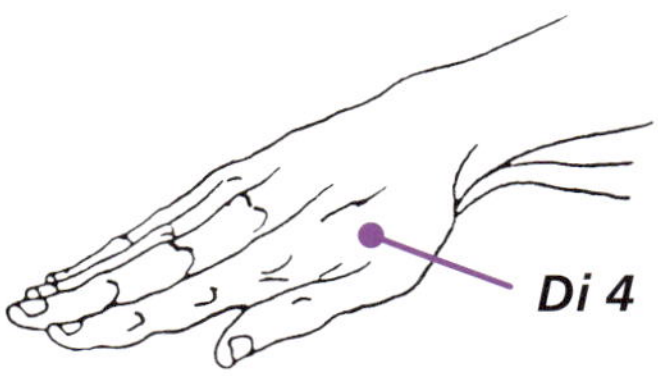

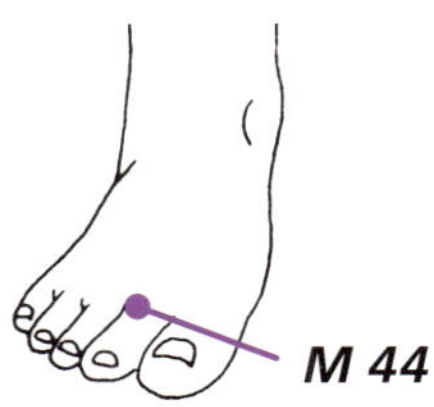

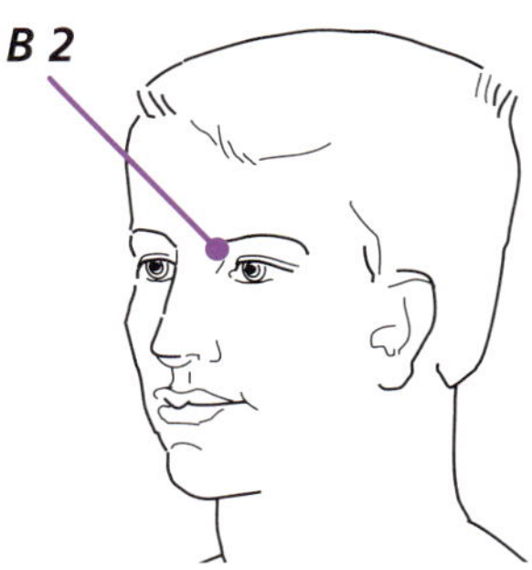

Homöopathie

- Aconitum
- Chamomilla
- Colocynthis
- Magnesium phosphoricum
- Glonoinum
- Arsenicum album
- Mezereum

Wer chronisch unter Schmerzen leidet, hat wahrscheinlich schon unzählige chemische Schmerzmittel zu sich genommen. Die üblichen, allopathischen, Schmerzmittel wirken immer über eine Ausschaltung der Nervenleitung, also eine Unterdrückung der natürlichen Lebensströme.

Die Chirurgie kennt auch die Entfernung von Nervenknoten, die mit den Schmerzen zu tun haben. Das kann aus homöopathischer Sicht nie eine Heilung sein. Wenn sich jedoch nach Anwendung sämtlicher anderer Methoden kein Erfolg einstellt, wird man unter Umständen zu solchen Maßnahmen greifen müssen.

Wer das rechte Mittel zu finden weiß, wird unter Umständen erstaunt über die schnelle Wirkung sein!

Aconitum: Bei Gesichtsneuralgie mit plötzlichem Auftritt nach trockenen, kalten Winden, Ärger; eventuell ist eine Seite rot, die andere blass; Schwellung; Taubheit; unruhige Ängstlichkeit; Aconitum ist ein Mittel, das am Beginn einer Erkrankung seine Hauptwirkung zeigt. Verschlechterung: Nachts, im warmen Zimmer. Früh genug verabreicht, heilt es sehr viele Krankheiten, bevor sie richtig zum Ausbruch gekommen sind.

Chamomilla: Schmerzen sind fast nicht auszuhalten, exaltierte, nicht zu beruhigende Patienten, größte Reizbarkeit, durstig; betroffene Stellen sind heiß. Verschlechterung: Hitze, nachts, Wind.

Colocynthis: Ein Mittel bei vielen Schmerzzuständen. Typisch ist die Besserung durch Druck, Wärme, Ruhe, Zusammenkrümmen.

Magnesium phosphoricum: Sehr ähnlich dem Colocynthis. Oft verwendet als Schüssler-Salz. Schüssler empfiehlt einige Tabletten der Potenz D_6 oder D_{12} zu zerkleinern und mit heißem Wasser verrührt (1/16 l) schluckweise zu trinken. Wenn Colocynthis nicht hilft, obwohl es die Symptome anzeigen, sollte man mit Magnesium phosphoricum fortfahren. Krampfartige Schmerzen, gebessert durch Wärme, Druck, Reiben, Zusammenkrümmen. Verschlechterung: Kälte, Nachts, Berührung.

Glonoinum: Heftige, berstende Schmerzen, als würden Körperteile zerrissen werden (wir haben potenzierten Sprengstoff, Nitroglyzerin, vor uns!). Reizbarkeit, pulsierende

Schmerzen, plötzliche Schwindelattacken. Besser durch Bewegung, kühle Anwendungen, im Laufe des Tages. Schlimmer im Liegen, nach dem Aufwachen und morgens, in der Sonne.

Arsenicum album: Eines der großen Mittel in der Homöopathie, spielt auch bei Neuralgien eine bedeutende Rolle. Schmerzen wie brennende, stechende Nadeln, oftmals stärkste, unerklärbare Neuralgien während eines grippalen Infektes, während einer Bronchitis. Wahlanzeigend sind wie immer die allgemeinen Symptome wie große, ängstliche Unruhe, keine Lage bringt Erleichterung; Durst auf kleine Mengen. Verschlechterung: nachts, durch Kälte. Besserung: warme Getränke, Wärme.

Mezereum: Eines der Hauptmittel bei Neuralgien ganz allgemein, wenn Wärme verschlechtert; doch Empfindlichkeit gegen kalte Luft; häufig verbunden mit Ausschlägen, Neuralgien nach Impfungen; in der Umgebung von toten Zähnen; oft bei Schmerzen bei oder nach Gürtelrose, wo es neben Rhus toxicodendron (Verschlechterung: durch Kälte, Ruhe; Besserung: Bewegung, Wärme) das Hauptmittel ist.

Gicht

→ Ernährung
→ Heilpflanzen
→ Kneipp → Hausmittel
→ Akupressur

Kaum eine andere Gelenkerkrankung kann so schmerzhaft sein wie die Gicht. Gichtanfälle treten meistens völlig überraschend in der Nacht auf. Die Bereitschaft zur Erkrankung ist zwar genetisch bedingt, aber der Lebensstil und vorrangig die Ernährung spielen eine bedeutende krankheitsfördernde Rolle. Gicht als Krankheitssymptom entsteht durch konzentrierte Harnsäure im Blut über das normale Maß hinaus, man spricht von einer Hyperurikämie (Harnsäure = Acidum uricum).

Harnsäurewerte im Blut

Oberer Grenzwert bei Männern: *bis 7,0 mg/dl*

Oberer Grenzwert bei Frauen: *bis 6,0 mg/dl*

Das Risiko eines Gichtanfalls steigt mit zunehmender Höhe der Harnsäurewerte. Bei Werten über 9 mg/dl kommt es im Jahr bei 5 % der Betroffenen zu Gichtanfällen. Das soll nicht heißen, dass geringe Erkrankungen harmlos sind. Auch das Risiko, Nierensteine zu bekommen, liegt für Betroffene höher als für gesunde Menschen. Harnsäure ist eine Substanz, die durch den Abbau von so genannten Purinen im Körper anfällt. Purine kommen in den Zellkernen tierischer und pflanzlicher Zellen vor. Der Körper bildet auch selbst Purine, und zwar täglich etwa 300 bis 400 mg, über die tägliche Nahrung werden etwa 600 mg Purine aufgenommen, daraus fallen insgesamt nach dem Stoffwechsel etwa 350 mg Harnsäure an.

Wenn nun die tägliche Ausscheidung der Harnsäure geringer ist, steigt der Harnsäurepool im Körper an. Die Bereitschaft, Harnsäure im Körper anzuhäufen, wird vererbt.

Selten hat die Gicht auch andere Ursachen: durch Krankheiten des blutbildenden Systems (durch vermehrten Zelluntergang fallen viele Purinbasen an) und durch Nierenfunktionsstörungen, wenn die Harnsäureausscheidung behindert ist, kommt es zur so genannten sekundären Gicht, ferner gibt es noch die seltene Form einer Störung des Purinabbaus (Xanthinurie) und eine seltene angeborene Form der Überproduktion von Harnsäure.

Die Folgen der Gicht beschränken sich nicht nur auf

Stadien der Gicht:

Stadium 1: *keine Symptome, aber erhöhte Harnsäurewerte*

Stadium 2: *der akute Gichtanfall*

Stadium 3: *mehr oder weniger langes Intervall zwischen 2 Gichtanfällen*

Stadium 4: *chronische Gicht mit Gichtknoten und nicht mehr rückgängig zu machenden degenerativen Gelenkschäden nach wiederholten akuten Attacken*

die äußerst schmerzhaften Gelenkerkrankungen, sondern die häufigsten Komplikationen sind Nierenschädigungen (Gichtniere) und die Bildung von Nierensteinen.

Ess- und Trinkexzesse, harntreibende Medikamente, Fasten und Stress können einen akuten Gichtanfall auslösen. Dieser kommt fast immer überraschend, meistens nachts mit sehr starken Schmerzen, so dass nicht einmal die Bettdecke am betroffenen Gelenk, das rot, heiß und angeschwollen ist, vertragen wird. Betroffen sind vorwiegend die Großzehengrundgelenke, aber ein Gichtanfall kann sich auch an anderen Gelenken, z. B. Knie, Sprunggelenk, Daumengrundgelenk oder an Fingergelenken zeigen. Die Schmerzen werden durch Harnsäure-Kristalle, die sich in den Gelenken ablagern, ausgelöst. Diese mechanische Reizung führt zu der schmerzhaften Entzündungsreaktion, entstehende Sauerstoffradikale können den Knorpel schädigen, der pH-Wert des Blutes sinkt ab, was wiederum die Lösung der Harnsäurekristalle und den Abtransport der Harnsäure über das Blut verschlechtert. Der Gichtanfall kann auch mit Fieber, Kopfschmerzen, aber auch mit uncharakteristischen Verdauungsstörungen und rheumatischen Beschwerden einhergehen. Im Labor zeigt sich eine erhöhte Blutsenkung und eine erhöhte Leukozytenzahl, ein erhöhter Harnsäurewert muss beim akuten Anfall nicht unbedingt vorliegen. Innerhalb von einigen Tagen – oft auch etwas verzögert – klingt das akute Geschehen wieder ab.

Bleibt die Gicht unbehandelt und es kommt in immer kürzeren Abständen zu Anfällen, entstehen irreversible Gelenkschäden und letztendlich Gichtknoten (Gichttophi), die die chronische Gicht kennzeichnen. Leider kommt es auch zu einer irreversiblen Schädigung der Nieren mit Nierensteinen und Nierenkoliken und vermehrten Harnwegsinfekten.

Der Arzt behandelt die Harnsäurestoffwechselstörung mit Medikamenten, die entweder die Bildung der Harnsäure hemmen oder deren Ausscheidung erhöhen.

Allopurinal ist seit Jahrzehnten die Standardtherapie, mit der bei gleichzeitiger Diät die Erkrankung mit ganz wenigen Ausnahmen beherrscht und die Spätschäden und auch die akuten Anfälle verhindert werden können.

Der akute Gichtanfall wird mit antirheumatischen, entzündungshemmenden, fiebersenkenden Medikamenten behandelt, auch Kortison kommt eventuell, sollte es nötig sein, zum Einsatz sowie das Gift der Herbstzeitlose, Colchicin, das ausschließlich durch einen Gichtanfall ausgelöste akute Gelenkschmerzen lindert.

Die Harnsäurestoffwechselstörung ist oft verbunden mit dem → metabolischen Syndrom, das ein hohes Risiko für Herz-Kreislauf-Erkrankungen darstellt.

Ernährung

- Purinarme Nahrung
- Reichlich Eiweiß
- Viel Wasser

Neben der genauen Einnahme der durch den Arzt verordneten Medikamente kommt der Ernährung ganz große Bedeutung zu.

Der wichtigste Faktor ist der Puringehalt der Nahrungsmittel. Purine sind Bestandteile der Zellkerne tierischer und pflanzlicher Produkte, also jedes besonders zellreiche Gewebe, wie die Haut von Geflügel und Fisch, Schweineschwarten, Innereien, Knochenmark ist sehr purinreich.

Fleischsorten unterscheiden sich in Bezug auf die Purine nur wenig, je magerer ein Fleisch ist, desto purinreicher ist es. Bei Fisch gibt es große Unterschiede: Hering und Forelle sind z. B. purinreich, Seezunge, Heilbutt und Scholle haben wesentlich weniger Purine. Nimmt der Wassergehalt von Lebensmitteln ab, steigt der Puringehalt. Einen sehr hohen Puringehalt findet man in Hefeflocken und Hefeprodukten. Hülsenfrüchte und manche Gemüsesorten (Schwarzwurzel, Sellerie, Spinat, Kohlsprossen, Spargel, Pilze) sind ebenfalls purinreich.

Zur Berechnung: 1 mg Purine ergibt 2,4 mg Harnsäure.

Die Diät bei Harnsäurestoffwechselerkrankungen sollte nicht mehr als 500 mg Harnsäure am Tag oder 3.000 mg in der Woche enthalten.

Eiweiß fördert die Harnsäureausscheidung – allerdings sind viele eiweißreiche Nahrungsmittel (Fleisch, Soja) auch purinreich, daher ist auf eine sorgsame Auswahl zu achten (magere Milchprodukte, Eier). Fleischextrakt und Innereien sind extrem ungünstig, aber auch Suppenwürfel.

Gekocht sind alle Nahrungsmittel am zuträglichsten, weil beim Kochen Purine ins Kochwasser ausgeschwemmt werden (bis zu 20 %). Kochwasser sollte weggeschüttet werden (daher keine Rindsuppe).

Unter den Kohlenhydraten führen nur Fruchtzucker und die Zuckeraustauschstoffe zu einem vorübergehenden Anstieg des Harnsäurespiegels.

Die Ballaststoffe haben auf den Harnsäurespiegel keinen Einfluss. Obst ist besonders empfehlenswert, alle Obstsorten haben wenig Purine. Durch eine fettreiche Ernährung wird die Harnsäureausscheidung gehemmt, daher soll man auch bei der Harnsäurestoffwechselstörung fettreiche Produkte nur sehr selten essen.

Je mehr Wasser getrunken wird, desto mehr Harnsäure wird ausgeschieden und desto günstiger ist das für den Harnsäurespiegel.

Alkohol sollte man meiden, da Alkohol die Harnsäurebalance (Bildung und Ausscheidung) negativ beeinflusst, außerdem ist Bier (auch alkoholfreies) sehr purinreich. Kaffee, Tee, Kakao sind unbedenklich. Übergewicht und Gicht hängen oft zusammen – wer viel und fettreich isst, isst oft auch viele purinreiche Lebensmittel. Jedoch: Bei Gicht nicht fasten, sondern die Ernährung umstellen, mehr Sport betreiben und das Normalgewicht anstreben. Durch Fasten wird die Harnsäureausscheidung gehemmt, so dass sogar ein akuter Gichtanfall ausgelöst werden kann!

Fleisch, Innereinen, Wurst	
Kalbsbries, gegart	1.468
Schweineniere, gegart	390
Schweineleber, gegart	289
Gänseleber, frisch	250
Schweineschnitzel, gegart	226
Schweinekotelett, gegart	211
Kalbsherz, gegart	210

Gemüse	
Schwarzwurzeln, gegart	74
Sellerie, frisch	70
Blattspinat, gegart	59
Mangold, gegart	59
Brokkoli, gegart	53
Kohlsprossen	47
Karfiol (Blumenkohl), gegart	45

Hülsenfrüchte und Produkte aus Hülsenfrüchten	
Erbsen, frisch	150
Sojasoße	76
Bohnen, weiß, gegart	75
Linsen, gegart	75
Tofu	65
Miso	60
Zuckererbsen, frisch	60

Fische und Fischkonserven	
Hering, geräuchert	221
Anchovis	189
Forelle, gegart	161
Hering, gegart	158
Tunfisch, Konserve in Öl, abgetropft	148
Krabben	147
Tintenfisch, gegart	128

Obst	
Marille, getrocknet	118
Rosinen	107
Feige, getrocknet	68
Erdbeeren	25
Weintraube	20
Marille	18
Banane	17
Kiwi	17

Getreide und Getreideprodukte	
Knäckebrot	79
Buchweizen, gegart	59
Vollkornbrot	57
Semmel	56
Grünkern, gegart	49
Hafer, gegart	40
Weizen, gegart	35

Harnsäuregehalt in mg pro 100 g

Weitere Informationen und viele Rezepte: Die moderne Harnsäurediät, erschienen im Kneipp-Verlag 2004.

Heilpflanzen

- Wacholder
- Brennnessel
- Birkenblätter
- Hauhechelwurzel
- Löwenzahnwurzel
- Löwenzahnkraut
- Goldrute

Heilpflanzen können unter Umständen in den Frühstadien in Verbindung mit Diät den Harnsäurewert in Grenzen halten, steigen die Werte höher und sind schon erste Gichtsymptome aufgetreten, dann unbedingt regelmäßig Allopurin einnehmen.

Mit Heilpflanzen kann man in der Regel die erforderliche Tagesmenge reduzieren. Unter den Heilpflanzen sind vor allem jene günstig, die die Harnorgane zur Aktivität anregen. Man sollte dazu genügend Wasser trinken – dann erfolgt regelrecht eine »Durchspülung« des Körpers und viel Harnsäure kann ausgeschieden werden. Bei Nierenproblemen: Arzt fragen.

Zu diesen besonders empfehlenswerten Kräutern gehören:

Wacholder (nicht bei Nierenerkrankungen und nicht in der Schwangerschaft), Brennnessel, Birkenblätter, Hauhechelwurzel, Löwenzahnwurzel, Löwenzahnkraut, Goldrute. Wacholderbeeren können kurmäßig eingenommen werden – diese Wacholderkur hat Sebastian Kneipp empfohlen: Man beginnt mit 4 Wacholderbeeren pro Tag, steigert jeden Tag um eine Beere, bis man am 12. Tag 15 Beeren isst, dann reduziert man wieder um eine Beere am Tag, bis man bei 4 Beeren angelangt ist. Einem alten Hausmittel zufolge soll es helfen, wenn man die schmerzenden Gelenke mit Wacholderspiritus einreibt.

Die anderen Kräuter kann man als Kräutertee zubereiten: Jeweils 1 Esslöffel voll mit 1/4 l siedendem Wasser überbrühen, 10 Minuten ziehen lassen, abseihen und trinken. Die Hauhechelwurzel kann man bis zu 1/2 Stunde ziehen lassen. Löwenzahnwurzel stellt man kalt zu, erhitzt zum Sieden, kocht noch 1 Minute und lässt dann 10 Minuten ziehen. Bei manchen Heilkräutern (z. B. Goldrute) lässt die Wirkung bei längerem Konsum nach – dem kann man vorbeugen, indem man nach 2 bis 3 Wochen eine Pause einlegt oder abwechselt.

Jeder Blutreinigungstee ist empfehlenswert – hier noch eine besondere Mischung zur Erhöhung der Wasserausscheidung.

<u>Rezeptur:</u> Löwenzahnwurzel, Löwenzahnkraut je 15 g, Schachtelhalmkraut, Birkenblätter, Hauhechelwurzel je 20 g und 10 g Pfefferminzblätter. Ein Esslöffel der Mischung wird mit 1/4 l siedendem Wasser übergossen und unter umrühren 15 Minuten lang ausgezogen. Nach dem Abseihen möglichst warm und schluckweise trinken. 2 Tassen Tee pro Tag über einen Zeitraum von 6 Wochen sind angezeigt.

Kneipp

- Kaltes Teilbad

Ein akuter Gichtanfall kann höllisch schmerzen! Am schnellsten und sichersten hilft eine eiskalte Kneippanwendung, das nimmt die Hitze und lindert augenblicklich die Schmerzen, schneller als jedes Schmerzmittel. Jede Berührung oder Bewegung tut weh – am geeignetsten ist daher ein kaltes Teilbad (je nach Gelenk), dem Wasser setzt man Eiswürfel zu, um die Temperatur möglichst tief zu halten. Man taucht das befallene Gelenk in das kalte Wasser und verweilt darinnen etwa 30 Sekunden. Man kann die Anwendung mehrmals wiederholen. Verboten ist das kalte Teilbad bei arteriellen Durchblutungsstörungen, das kalte Fußbad bei Erkrankungen des kleinen Beckens, Blasenentzündungen etc. Bei Herz-Kreislauf-Erkrankungen, z. B. Bluthochdruck: Arzt fragen. Begrenzte Kryopackungen nur auf das erkrankte Gelenk sind in der Regel auch bei nicht zu sehr fortgeschrittenen Durchblutungsstörungen möglich.

Homöopathie

- Apis
- Arnica
- Belladonna
- Colchicum
- Rhododendron

Als allgemeine und die Homöopathie unterstützende Maßnahme haben sich verschiedene Wickel, vor allem Heilerde, aber auch Topfen- oder Kohlumschläge sehr bewährt.

Apis, Arnica, Belladonna, Bryonia, Guaiacum, Ledum, Rhododendron, Rhus toxicodendron, Ruta, Thuja kommen häufig in Frage.

Apis: Stechende Schmerzen, Hitze, trockene Rötung, Schwellung.

Arnica: Jede Bewegung verschlimmert die Schmerzen. Berührungsempfindlich; hat Angst, es könnte jemand beim Vorbeigehen am schmerzenden Gelenk ankommen. Bett fühlt sich viel zu hart an.

Belladonna: Rot, heiß, plötzlich aufgetreten; pulsierender Schmerz. Kältegefühl, Durst.

Colchicum: Besonders bei Gichtanfällen ist die Herbstzeitlose seit altersher in der Volksheilkunde bewährt. Homöopathische Prüfungen bestätigten den Wert und brachten genauere Anwendungsmöglichkeiten an den Tag. Symptome: Die Körperteile sind hoch rot, heiß, geschwollen; reißende Schmerzen; steife Gelenke; Gefühllosigkeit. Innere Kälte. Verschlimmerung abends, nachts, bei Bewegung, bei Berührung (der Druck der Bettdecke kann unerträglich sein), bei warmem Wetter.

Rhododendron: Oft bei rheumatischer Erkrankung der kleineren Gelenke und deren Bändern. Gicht, Rheuma; schlimmer in der heißen Jahreszeit; bei Wetterwechsel, vor einem Gewitter, Erkältung und Ruhe. Besser am Beginn der Bewegung (Rhus schlechter am Beginn!).

Hat ein Arzneimittel am Beginn einer Erkrankung gut geholfen, dann aber nicht mehr, wird es mit großer Wahrscheinlichkeit irgendwann wieder angezeigt sein, vielleicht nach ein oder zwei Mitteln dazwischen.

Akupressur

- KS 6
- G 20

Sollten Sie Ihre Diät nicht konsequent durchführen können und immer wieder »über die Stränge schlagen«, dann verwenden Sie neben regelmäßiger Ganzkörpermassage folgende Punkte:

KS 6 heißt »innerer Schranken« und liegt zwei Querfinger oberhalb der inneren Handgelenkquerfalte, in der Mitte zwischen Elle und Speiche. Dieser Punkt wirkt sich positiv auf die Psyche aus und hilft zudem gegen Müdigkeit und Brechreiz.

G 20 – heißt »Windteich« und liegt etwas innerhalb des so genannten Warzenfortsatzes auf dem Hinterkopf (diesen Knochenvorsprung tasten Sie gleich hinter dem Ohrläppchen).

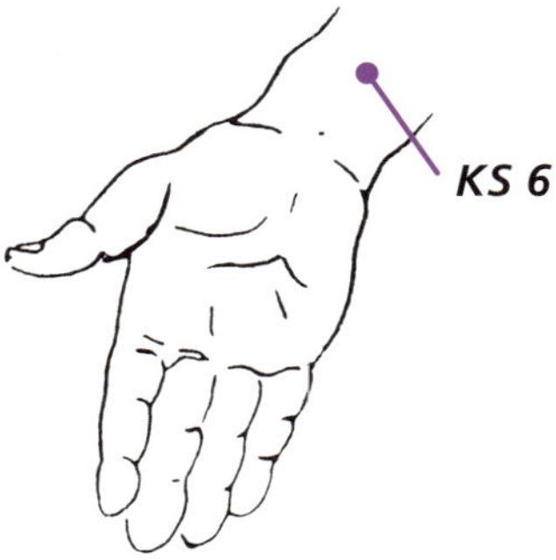

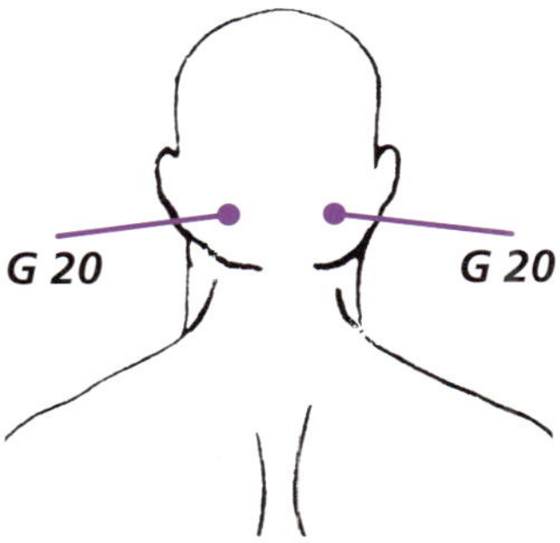

Grippe

→ Kneipp → Homöopathie
→ Ernährung
→ Heilpflanzen
→ Akupressur
→ Hausmittel

Die Influenza, die echte Grippe, ist eine Infektion mit sehr heimtückischen Viren (Influenza A und B mit verschiedenen und sich immer wieder ändernden Untergruppen), die im Gegensatz zu vielen anderen Viren, die auch die Schleimhäute und Atemwege befallen, schwerste Entzündungen verursacht, die vor allem bei älteren Menschen und vorgeschädigten Personen tödlich enden können.

Viren sind Organismen, die einen Erbträger (Gene des Virus = RNA) und eine Eiweißhülle haben und damit als eigenständige Lebewesen bestehen können. Viren brauchen, anders als Bakterien, die auch von Nährlösungen leben können, zu ihrer Vermehrung menschliche oder tierische Zellen, in die sie eindringen. In der Zelle vermehren sie sich. Ist die Zelle mit frisch gebildeten Viren übervoll, platzt sie, die Viren entleeren sich und dringen in neue Zellen ein. So entstehen in kürzester Zeit Hunderttausende dieser kleinen Erreger – die Infektion nimmt ihren Lauf. Virusinfektionen hinterlassen nach Ansteckung und Krankheit einen bis zu lebenslangen Schutz gegen diese Krankheit. Die Gedächtniszellen des Abwehrsystems des Körpers erkennen bei neuerlichem Eindringen die ihnen bekannten Erreger, lassen sie blockieren und verhindern eine neuerliche Infektion. Bei der Influenza funktioniert das leider nicht, da das Virus oft in kurzer Zeit seine Oberfläche, das heißt sein Aussehen, verändert (mutiert) und dadurch nicht erkannt wird. Viren befallen Menschen, aber auch Tiere (u. a. Vögel, aber auch Schweine und Pferde). Bei der Virenvermehrung in der Wirtszelle kann es zu Änderungen des Erbguts (RNA) und damit auch zu einer Umgestaltung der Eiweißhülle des Virus kommen.

Es kann in den Zellen auch zu einem Zusammentreffen von Viren aus tierischen und aus menschlichen Zellen kommen – und daraus eine Neuverteilung der Virusgene und eine neue Oberfläche resultieren, so dass das Abwehrsystem des Körpers einem völlig neuen Erreger gegenübersteht. Man versucht, dieser Tendenz zu begegnen, indem man weltweit auftretende Formen des Grippevirus mit zumindest endemischem Charakter in die Zusammensetzung des Impfstoffes mit einbezieht. Die Entwicklung und Produktion neuer ausreichender Impfstoffmengen erfordert allerdings eine gewisse Zeit, so dass es nie 100 %igen Impfschutz geben kann. Trotzdem ist die Impfung vor allem Risikopatienten dringend zu empfehlen, da der Impfschutz nach langjährigen Erfahrungen nicht nur gegen seine ureigenen Viren gerichtet ist, sondern auch einen Teilschutz gegen verwandte Viren bietet.

Die Übertragung erfolgt durch Tröpfcheninfektion. Beim »Anhusten« gelangen massenweise Viren in den neuen Organismus, dringen durch die Schleimhäute ein und suchen Zellen, in denen sie sich ungehemmt vermehren können.

Die Inkubationszeit beträgt etwa 18 bis 36 Stunden, die ansteckenden Viren bleiben vom Beginn der Inkubationszeit an viele Tage im Schleim der Atemwege, jederzeit fähig, um beim Husten und Niesen neue Organismen zu befallen. Das bedeutet, dass der Infizierte, aber noch nicht Erkrankte auch schon andere Menschen anstecken kann.

Die Grippe beginnt mit starkem Fieberanstieg, Kopf- und Gliederschmer-

zen, gelegentlich Schüttelfrost. Der Patient fühlt sich schwer krank. Danach setzt ein Katarrh der Atemwege ein, Schnupfen, Husten, Bronchitis oft mit zähem, membranösem Schleimbelag. Häufigste Komplikation ist die Lungenentzündung, entweder direkt durch die Viren verursacht oder durch eine bakterielle Superinfektion, da sich Bakterien auf den durch Viren geschädigten Schleimhäuten besonders leicht ansiedeln können.

Symptome sind Atemnot, Beschleunigung der Atemfrequenz (Kurzatmigkeit), verstärkter Husten und eine Verschlechterung des Allgemeinzustands. Bei bakterieller Ursache kann diese Verschlechterung blitzartig verlaufen!

Die Grippe ist, wie erwähnt, eine schwere Erkrankung, der Arzt muss unbedingt konsultiert werden – keine Selbstbehandlung wegen der Gefahr auftretender Komplikationen und schwerer Kreislaufbelastung.

Die Unterscheidung der echten Grippe von den vielen ebenfalls durch Viren verursachten grippalen Infekten kann nur der Arzt mit einigem Aufwand (auch an Zeit) treffen – entweder durch Virusnachweis oder wenn eine Grippewelle aufgetreten ist, einfacher anhand der aufgetretenen Symptome und des Verlaufs. Die Grippe wird über eine zentrale Registrierung der Virusnachweise wohl nicht lückenlos überwacht, aber doch die Neuinfektionen erfasst. Das virologische Institut der medizinischen Universität Wien (Virologisches Institut Erlangen) untersucht die Viren aus dem Schleim des Atmungstraktes von stationären Patienten und informiert die Ärzteschaft und die Gesundheitsbehörden, damit im Fall einer Epidemie Vorsorge getroffen werden kann. Die WHO überwacht die Grippe weltweit und bekommt die Meldungen der Labors auch über neu aufgetretene isolierte Viren, anhand dieser kann man dann voraussehen, wann und wo durch welches Grippevirus eventuell eine Epidemie auftreten kann. Nach diesen Erkenntnissen wird der Impfstoff hergestellt.

Neben Menschen in vorgerücktem Alter sind folgende besonders gefährdet: Patienten mit schlechter Abwehrlage, chronischen Allgemeinerkrankungen, Stoffwechselerkrankungen (Diabetes), Herz-Kreislauf-Erkrankungen, Lungenerkrankungen, Raucher, aber auch Kinder. Körperliche Erschöpfung und Klimawechsel belasten ebenfalls. Berufstätige, die ständig mit vielen Menschen zu tun haben (Ärzte, Krankenschwestern, Pfleger, Lehrer/-innen, Kindergärtner/-innen, Bahn- und Busbedienstete, Beamte mit Parteienverkehr usw.) sind ebenfalls mehr gefährdet. Ein weiteres Gefahrenmoment sind die heute üblichen Kommunikationsformen mit Händedruck und den manchmal wirklich ernst gemeinten Bruderküssen.

Der Arzt überwacht den Allgemeinzustand des Patienten und gibt im Fall einer Lungenentzündung hoch dosiert Antibiotika. Die modernen antiviralen Medikamente werden vom Arzt verordnet, wenn die Grippe noch im Frühstadium ist, der Verlauf der Grippe wird milder. Diese Medikamente können auf ärztliche Verordnung bei bestimmten Indikationen (Voraussetzungen) auch vorbeugend genommen werden, sind aber kein Impfersatz. Zur Fiebersenkung gibt es fiebersenkende Medikamente (Aspirin, Ibuprofen, Paracetamol). Aspirin darf Kindern nicht gegeben werden, da ein Zusammenhang von Viruserkrankungen und Aspirin als eine Ursache des Reye-Syndroms, einer akut lebensgefährlichen, meist tödlichen Erkrankung von Säuglingen und Kleinkindern mit massiver Störung aller Blutwerte, vermutet wird.

Die Grippeimpfung ist der beste vorbeugende Schutz. Die modernen Impfstoffe sind gut verträglich und werden nach Angaben der WHO (siehe S. 193) jährlich den auftretenden Viren angepasst. Sie ist etwa 6 Monate wirksam und soll jährlich im Herbst wiederholt werden. Für alte Menschen soll ein Adsorbatimpfstoff verwendet werden.

Kneipp

- **Kühle Waschung**
- **Ansteigendes Fußbad**

Naturheilkunde-Maßnahmen dienen dazu, die Symptome zu lindern. Kopfschmerzen, hohes Fieber, Muskelschmerzen sprechen gut darauf an. Bei fiebersenkenden Kneipp-Anwendungen ist darauf zu achten, dass bei Grippe der Kreislauf des Patienten daniederliegt.

Schweißtreibende Maßnahmen (Kurzwickel, Brustwickel, ansteigende Bäder) sind kreislaufbelastend, daher sind sie unter Umständen nicht angezeigt. Auch kühle Bäder können den Kreislauf belasten. Den Arzt unbedingt vorher fragen! Schonende fiebersenkende Maßnahmen wie kühle Waschungen sind hingegen fast immer möglich. → Fieber, → Erkältungen, → Kopfschmerzen.

Ganz zu Beginn einer Erkrankung, beim ersten Frösteln oder Niesen, bei den ersten Anzeichen kalter Füße ist ein ansteigendes Fußbad sinnvoll. Man kann wahrscheinlich bei einer Epidemie die echte Grippe damit nicht abwehren. Aber man bringt frühzeitig sein Abwehrsystem auf Hochtouren und durchblutet die Schleimhäute, die die erste Barriere gegen das Eindringen der Viren sind – gleichgültig, ob es sich um Grippeviren oder um die verschiedenen Erreger eines grippalen Infekts handelt.

Man stellt einen Eimer (Fußkneipper) in die Badewanne und stellt die Beine hinein. Der Oberkörper bleibt bekleidet. Das Wasser reicht bis knapp unter das Knie. Die Wassertemperatur sollte etwa 35 Grad betragen. Innerhalb einer Viertelstunde lässt man heißes Wasser zulaufen, bis die Temperatur etwa 42 Grad (bei labilem Kreislauf bis maximal 40 Grad C) erreicht hat. Dann bleibt man noch 5 Minuten mit den Beinen im Wasser, trocknet sie gut ab und legt sich ins Bett. Das bewirkt auf konsensuellem Weg eine sehr gute Durchblutungssteigerung der Schleimhäute des Nasen-Rachen-Raums, was den Viren das Eindringen erheblich erschwert.

Ein ansteigendes Fußbad ist bei schwererer Kreislauflabilität oder Venenproblemen nicht erlaubt.

In der Rekonvaleszenz mit Bewegung und Alltagsbelastungen sehr vorsichtig beginnen und steigern. Wenn es zu Schwierigkeiten kommt, ist die diagnostische Abklärung notwendig, da im Rahmen einer Grippe auch Organerkrankungen (z. B. eine Herzmuskelentzündung) ablaufen können.

Homöopathie

- **Ergänzung**

Die Homöopathie behandelt die Symptome → Fieber, → Erkältungen, → Kopfschmerzen.

Die Behandlung einer echten Grippe muss unbedingt dem erfahrenen homöopathischen Arzt überlassen werden, der abschätzen kann, ob aufgrund einer Epidemie ein besonderer Verlauf zu erwarten ist und auch Komplikationen rechtzeitig erkennen und die Gefahr entschärfen kann.

Seitens der Schulmedizin hat man keine Bedenken, die eigenen Maßnahmen durch homöopathische Medikamente zu ergänzen. Erfahrungsberichte sprechen durchaus für sinnvolle und effektive Kombinationen. Leider wird ein derartiges Konzept häufig zu einer Glaubensfrage hochstilisiert und in Frage gestellt. Es darf aber doch das Wohl des Patienten oberstes Gebot bleiben!

Ernährung

- Flüssigkeitsbedarf decken

Leicht gesüßte Tees, verdünnte Obst- und Gemüsesuppen, Kompotte, Mineralwasser, um den erhöhten Flüssigkeitsbedarf durch das Fieber auszugleichen. In der Rekonvaleszenz durch eine ausgewogene Kost mit viel frischem Obst und Gemüse den Körper kräftigen.

Heilpflanzen

- Ergänzung
- Tausendguldenkraut

Sie sind zur Ergänzung in einem Gesamttherapiekonzept geeignet. → Fieber, → Erkältungen, → Kopfschmerzen.

In der Rekonvaleszenz kann man den Appetit mit Tausendguldenkrauttee ankurbeln: 1 Teelöffel Tausendguldenkraut mit 1/4 Liter kaltem Wasser übergießen, bis zu 10 Stunden ziehen lassen, abseihen und erwärmen. Warm und schluckweise den sehr bitteren Tee eine halbe Stunde vor dem Essen trinken.

Außerdem ist es sinnvoll, die Abwehrkräfte mit Echinacea, dem roten Sonnenhut, zu stärken und mit Weißdorn den Kreislauf und das Herz zu kräftigen.

Akupressur

- LG 14
- Lu 7

Am Beginn einer virusbedingten Grippe kann man den Punkt LG 14 entweder massieren oder lokal erwärmen. Dazu auch Lu 7 massieren: Der Punkt liegt am daumenseitigen Ende der Handgelenkquerfalte (innen). An dieser Stelle wird in der westlichen Medizin der Puls gemessen, die chinesischen Ärzte benützen den Punkt Lu 7 zur Pulsdiagnose, die Schlüsse auf Art, Schwere und Ort der Beschwerden ermöglicht.

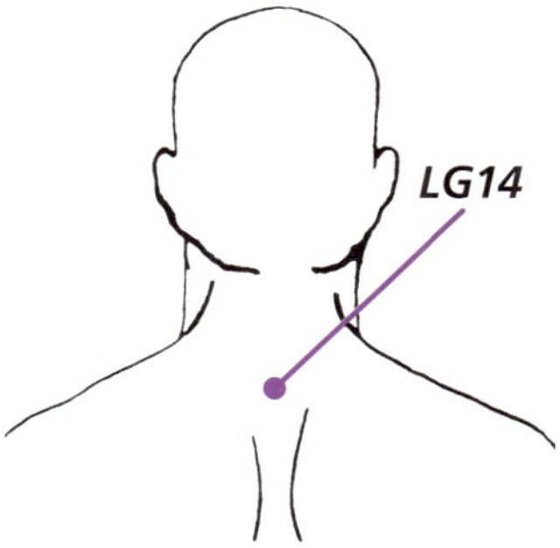

Lu 7 heißt »Engpass«, wird demnach als Kontrollstelle betrachtet. Gewissheit erlangt man natürlich auch nur mit Hilfe modernster Untersuchungen durch technische Geräte und in Laboratorien. Geschulte Ärzte erhalten aber durch diesen Punkt Auskunft über die Energiesituation des Körpers, besonders im Bereich des Atmungsorganes Lunge. Wenn wir ihn gegen das Globusgefühl verwenden, so wird die damit verbundene Müdigkeit als Energieschwäche und Schwäche in der Sauerstoffaufnahme durch die Lunge aufgefasst.

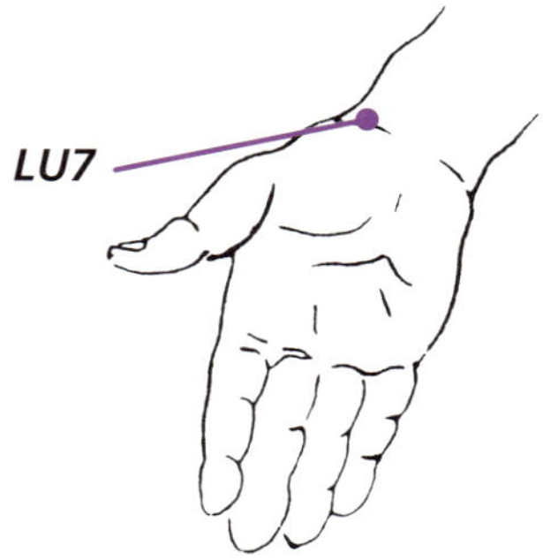

Gegen Kopfschmerz, Hustenreiz und Asthma bronchiale kann der Punkt ebenfalls zur Linderung gedrückt werden.

Schnupfen aufgrund einer Grippe, kann wie folgt gelindert werden: Drücken Sie jenen Punkt, der auf der Mittellinie der Stirn liegt, etwas hinter dem Haaransatz. Wenn Sie mit einem Finger der Verlängerung des Nasenrückens folgen, halten Sie genau die Mittellinie ein. Den Punkt sehr kräftig eine halbe Minute lang massieren. Haben Sie eine »verstopfte Nase«, drücken Sie zwei Punkte, die in der Ecke jedes Nasenflügels genau über dem Mundwinkel liegen. Ebenfalls mindestens eine halbe Minute fest kneten.

Hausmittel

- ▲ Hühnersuppe
- ▲ Inhalation

Prof. Bankhofer rät bei Schnupfen, der in der Regel auch Symptom einer echten Grippe ist, Suppe aus Hähnchenfleisch. Hähnchenfleisch enthält reichlich Zink und das wiederum fördert die Virenabwehr.

Bei hohem Fieber hat man oft auch rissige aufgesprungene Lippen. Prof. Bankhofer empfiehlt, die Lippen mit Weizenkeimöl zu pflegen oder Propolissalbe aufzutragen.

Ein wirksames Mittel, um die Schleimhaut der Atemwege, vor allem der Nase und des Rachens gegen Viren zu schützen, sind Inhalationen mit heißem Salzwasser. Bei Hitze stellen die Viren ihre Vermehrung ein und die durch die Inhalation gut durchbluteten Schleimhäute sind auch abwehrstärker. 1 Liter Wasser erhitzen, 2 bis 3 Esslöffel Kochsalz dazugeben, die aufsteigenden Dämpfe einatmen.

Gürtelrose

→ Akupressur
→ Homöopathie
→ Kneipp

Für die Gürtelrose sind Herpes-Viren verantwortlich, und zwar das Varicella-Zoster-Virus, das auch die → Windpocken (Schafblattern) auslöst. Das Virus, das erst vor nicht allzu langer Zeit geklärt werden konnte, fristet ein sehr eigenwilliges Dasein und wird sowohl über die Haut, über die Bindehaut der Augen als auch durch die Atemwege aufgenommen. Abgesehen davon, dass es zwei nicht idente Krankheitsbilder auslöst, kann es eindringen und jahre- bis jahrzehntelang oder gar ein ganzes Leben lang in den hinteren Spinalganglien schlummern, ohne eine Krankheit auszulösen. Lage und Art dieser Ganglien (= Nervenzellknoten) an den Öffnungen, wo die Nervenwurzeln des Rückenmarks den Wirbelkanal verlassen bzw. in diesem eintreten, bestimmen im Erkrankungsfall die Symptomatik. Praktisch ohne Altersbegrenzung, aber doch meist um das 45. Lebensjahr, kann es durch Minderung der Abwehrkraft zu einer Aktivierung des Virus kommen. Auslösend können andere Infektionen, die das Abwehrsystem fordern, Stress, Überforderungen, Tumore, Zuckerkrankheit, Chemotherapie oder Kortisonbehandlung sein. Auch meteorologische Einflüsse werden diskutiert, da es jahreszeitliche Häufungen gibt.

Wenn es zu einer Aktivierung des Virus kommt, entsteht eine Entzündung an den befallenen Spinalganglien und in Ausnahmefällen auch an den benachbarten Anteilen des Nervensystems, den Rückenmarkshäuten und dem Rückenmark. Charakteristisch ist der in der Regel einseitige Befall und die Entzündung der die Empfindungen leitenden Nervenfasern mit mehr oder weniger heftigen Schmerzen in ihrem Ausbreitungsgebiet bzw. Einstromgebiet.

Den Schmerzen folgen zuerst umschriebene Hautrötungen und dann treten charakteristische Bläschen auf, die sich entleeren können und später verkrusten. Je nachdem, wie viele Segmente befallen sind, sind die Ausdehnungen nach oben und unten mehr oder weniger groß.

*Das reicht von einigen Bläschen bis zu mehreren Handteller-großen Arealen.
Die Hautveränderungen schließen mit der Mittellinie ab. Ein sehr wesentliches*

diagnostisches Kriterium, da verlässliche Laborproben nur in Speziallabors zu machen sind und der Arzt nach dem Verlauf und dem Erscheinungsbild seine ersten und entscheidenden Schlüsse zieht.

Schmerzen und Ausdehnung des Ausschlags gehen nicht konform, die Schmerzen werden vorwiegend durch die Entzündung der Nervenfasern verursacht. Und die sind bekanntlich sehr heftig. Wenn nicht frühzeitig gezielt behandelt wird, können sie über lange Zeit, weit über die Abheilung des Ausschlags (1 – 2 Wochen) hinaus bestehen bleiben und die Lebensqualität erheblich beeinträchtigen.

Da häufig die Region im Bereich der Taille betroffen ist, entstand der Begriff Gürtelrose. Begleitbeschwerden sind nicht selten ein ausgesprochenes Krankheitsgefühl sowie Fieber und Appetitlosigkeit. Der Patient fühlt sich krank!

Gefährlich ist ein Befall der Augen, wo es zu Geschwüren an der Hornhaut mit nachfolgender Narbenbildung und damit Verlust des Scharfsehens kommen kann. Auch ein Befall des Gehörs durch Zoster-Viren ist gefährlich, da bleibende Hörstörungen und/oder Gesichtsnervenlähmungen drohen.

Bei regionalen heftigen Schmerzen und nachfolgendem Hautausschlag besteht der Verdacht auf einen Herpes zoster, der zwingt dazu, möglichst rasch einen Arzt aufzusuchen. Wenn er die Diagnose bestätigt, wird er sofort die Behandlung mit dem antiviralen (die Vermehrung der Viren verhindernden) Wirkstoff Aciclovir oder einem der beiden anderen bekannten antiviralen Medikamenten einleiten. Zusätzlich werden zum Schutz der Nervenfasern die Vitamine B_1, B_6 und B_{12} gegeben. Mit den relativ neuen antiviralen Mitteln werden die lang dauernden Schäden an den Nervenfasern und gegebenenfalls an der Hornhaut oder am Hörorgan zumindest begrenzt, wenn nicht hintangehalten.

Akupressur

- KS 8

Bei den starken Nervenschmerzen, die eine Gürtelrose auslöst, ist ein Versuch mit Akupunktur durch einen erfahrenen Akupunktur-Spezialisten angezeigt. Mit Akupressur kann man nur vorübergehend helfen. Einige Handpunkte sind wirksam: z. B. KS 8; (trägt den eindrucksvollen Namen »Platz der großen Mühe« und liegt genau im Zentrum der Handfläche). Manchmal hilft der Druck auf diesen Punkt gegen den Nachschmerz von Gürtelrose.

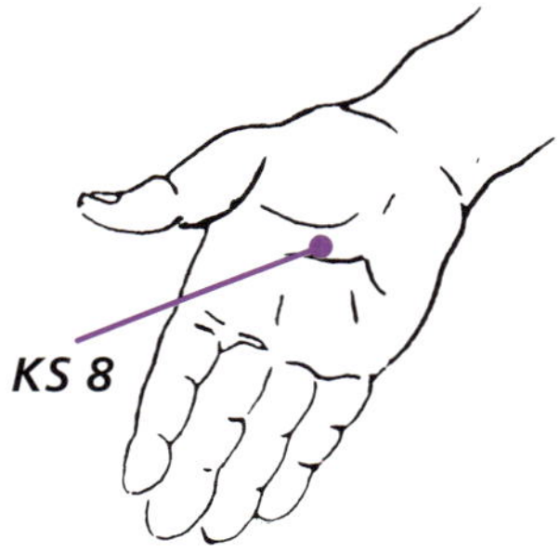

Homöopathie

- Arsenicum album
- Mezereum
- Rhus toxicodendron

Mittel, die gegen Nervenschmerzen eingesetzt werden, sind u. a.:

Arsenicum album: Eines der großen Mittel in der Homöopathie, spielt auch bei Neuralgien eine bedeutende Rolle. Schmerzen wie brennende, stechende Nadeln, oftmals stärkste, Schmerzen. Wahlanzeigend sind wie immer die allgemeinen Symptome, wie große, ängstliche Unruhe, keine Lage bringt Erleichterung; Durst auf kleine Mengen. Verschlechterung: nachts, durch Kälte. Besserung: warme Getränke, Wärme.

Mezereum: Eines der Hauptmittel bei Nervenschmerzen, wenn Wärme verschlechtert; doch Empfindlichkeit gegen kalte Luft; häufig verbunden mit Ausschlägen, Neuralgien nach Impfungen; in der Umgebung von toten Zähnen; oft bei Schmerzen bei oder nach Gürtelrose, wo es neben Rhus toxicodendron (Verschlechterung: durch Kälte, Ruhe; Besserung: Bewegung, Wärme) das Hauptmittel ist.

Kneipp

▲ **Vorbeugung**

Kneipp hat in diesem Zusammenhang nur in der Vorbeugung einen wichtigen Platz. Mit Kneipp stärkt man die Abwehrkräfte, um das Auftreten einer Gürtelrose hintanzuhalten. → Abhärtung.

Haarausfall

→ **Chinesisch heilen**
→ **Heilpflanzen**

Ein zuverlässiges Mittel gegen Haarausfall (= Alopezie) würde dessen Entdecker vermutlich zu einem der reichsten Menschen der Welt machen. Zu vielschichtig sind die Ursachen von Haarverlust, um jemals ein Patentrezept entwickeln zu können. Ein besonderes Bild bietet der kreisrunde Haarausfall, der oft ohne sichtbare Ursache beginnt und einen sehr unterschiedlichen Verlauf nehmen kann. Dieser als Aopecia areate bezeichnete Haarverlust betrifft einzelne, etwa Kinderhandteller-große Areale an den Kopf- und Barthaaren. Sie können zusammenfließen und dann beträchtliche Teile des Kopfes haarlos machen. Im Extremfall kommt es zu einem gänzlichen Verlust der Körperhaare, die auch nicht mehr nachwachsen. Bei begrenzten Ausfällen stehen die Chancen auf einen Neuwuchs relativ gut. Als Ursachen werden immunologische Vorgänge diskutiert, da man im Serum Antikörper gegen körpereigene Organe finden kann. Es ist aber keineswegs so weit, dass man daraus therapeutische Konsequenzen ziehen könnte. Einzige Therapie ist der Versuch, bei einzelnen Herden ein Medikament in die befallene Haut zu spritzen. Gelegentlich kommt es zumindest vorübergehend zu einem Neuwuchs.

Ein Haarausfall, wie er im Rahmen einer systemischen Hauterkrankung (z. B. Schuppenflechte) vorkommt, geht in der Regel mit einer Narbenbildung einher und ist von der Alopecia areata, die ohne Narbenbildung abläuft, zu unterscheiden.

Weitere auslösende Momente der diffusen Art von Haarverlust sind neben einer erblichen Veranlagung eine ganze Reihe von Krankheiten: Hormonstörungen, Blutkrankheiten (Mangel an roten Blutkörperchen oder an Blutzellen überhaupt), fieberhafte Infektionskrankheiten, Eiterherde (Mandeln, Blinddarm, Zähne usw.), Ernährungsprobleme, Einfluss von Giftstoffen, Medikamente, vor allem Chemotherapie; aber auch der körperlich-seelische Erschöpfungszustand, der aus zu großem und lange andauerndem Stress entsteht, muss mit einbezogen werden.

Diesen krankheitsbezogenen Haarverlusten, die einen mäßigen Prozentsatz der Bevölkerung betreffen, muss man den normalen

Rückgang der Kopfbehaarung gegenüber-stellen. Hier besteht sicherlich eine genetische Komponente, zu der sich Stressfaktoren und hormonelle Störungen gesellen können.

Oft tritt Haarausfall nur vorübergehend auf, das Haar wird nach Überwindung der Ursache von selbst, ohne jede ärztliche Behandlung, wieder dichter und kräftiger. In den meisten Fällen allerdings gilt das Scherzwort: »Haarausfall ist eine Krankheit, bei der es keinen Rückfall gibt.«

Namhafte Hautärzte vertreten die Meinung, dass Haarausfall bei Männern ein völlig normaler Zustand ist. Jedes Ankämpfen dagegen wäre sinnlos. Das mag für jenen Haarausfall gelten, der erst in fortgeschrittenem Alter mit »Geheimratsecken« beginnt und dem Träger eigentlich nie eine völlige, »spiegelblanke« Glatze beschert.

Wer jedoch schon Mitte 20 langsam, aber sicher sein Haupthaar verliert, sollte nichts unversucht lassen, diesen Zustand zu ändern. Teure Haarwuchsmittel, die in großen Mengen angeboten werden, bringen allerdings erfahrungsgemäß nur in ganz seltenen Fällen die gewünschte Wirkung. Chirurgische Transplantationen sind mühsam und auch teuer, bringen aber doch Teilerfolge.

Grundsätzlich gilt es, die Ernährungssituation der Haare zu verbessern. Ist die Durchblutung der Kopfhaut gestört, so können Nährstoffe nicht ausreichend an die Haarwurzeln gelangen. Das unterernährte Haar wächst nicht mehr weiter und fällt ohne Ersatz aus.

Alle durchblutungsfördernden Maßnahmen bringen daher Besserung: Diese sind aber nicht nur an Ort und Stelle zu setzen. Ein gut funktionierender Kreislauf und die Vermeidung von Risikofaktoren, die zur Verengung der Blutgefäße führen können (allzu üppige Ernährung, Rauchen und vor allem Stress), sind Grundvoraussetzungen.

Ein guter Rat: Aufwändige Diagnose- und Therapieangebote sollten vor Einleitung immer nach ihrem Nutzen hinterfragt werden!

Chinesisch heilen

- **Kopfhautmasssage**
- **N 1**
- **N 3**
- **N 16**
- **Le 5**
- **MP 9**

Die im Folgenden beschriebenen Massagegriffe dienen in erster Linie der Anregung der Kopfhautdurchblutung sowie auch der Beseitigung muskulärer Verspannungen, die bei nervösen Menschen fast immer auftreten. Hier sind sich die in der klassischen westlichen Massage und die in der TCM verwendeten Massagegriffe sehr ähnlich.

Klopfen Sie den ganzen Kopfhautbereich mit den Fingerkuppen der linken oder rechten Hand nicht zu fest mindestens hundertmal ab. Kopfschmerz darf dabei natürlich nicht entstehen.

Nun wird die Kopfhaut vorsichtig mit den Fingerkuppen vibrierend massiert (friktioniert) und sanft verschoben. Die Haare dürfen dabei nicht gerieben werden. Behandeln Sie den Kopf mehrere Minuten lang, mindestens fünfzigmal mit der Friktions- und Schiebetechnik. Ungeduldige haben wenig Chancen auf Erfolg.

Ziehen Sie regelmäßig (einige Male am Tag) an den Haaren. Dieser Griff ist besonders als Vorbeugung gegen Haarausfall geeignet. Fassen Sie jeweils ein Haarbüschel mit Daumen und Zeigefinger und ziehen es schräg nach unten. Aber nur zart und kurz ziehen! Der Vorgang wird zwanzig- bis dreißigmal wiederholt.

Natürlich bietet auch die chinesische Massage einige sehr gute Möglichkeiten an. Drücken Sie die folgenden Punkte jeweils 30 Sekunden lang.

N 1 – einer unserer Hauptpunkte. Die traditionelle chinesische Medizin geht von der Annahme aus, dass Haarprobleme mit dem Organkreis Niere zusammenhängen. Der Nierenmeridian spielt daher bei der Vorbeugung gegen Haarausfall und der Behandlung von sprödem, leicht fettendem Haar die Hauptrolle. Der Punkt liegt auf der Fußsohle.

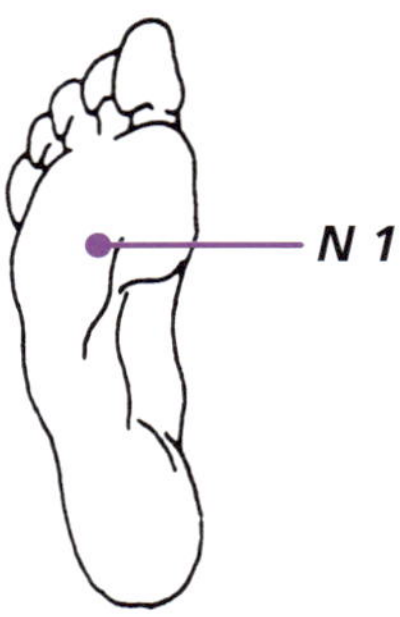

N 3 – befindet sich zwischen Innenknöchel und Achillessehne.

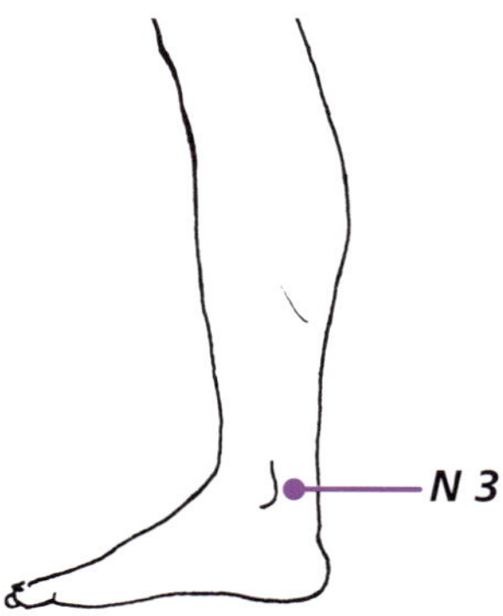

Le 5 – suchen Sie diesen Punkt sechs Querfinger oberhalb des inneren Knöchels.

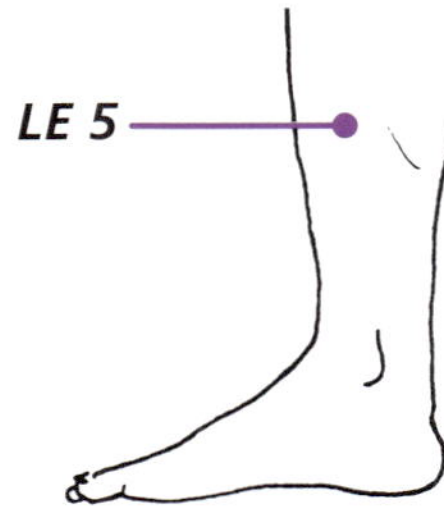

MP 9 – tasten Sie an der Innenseite des Kniegelenkes die obere Verbreiterung des Schienbeines. Darunter liegt der Punkt.

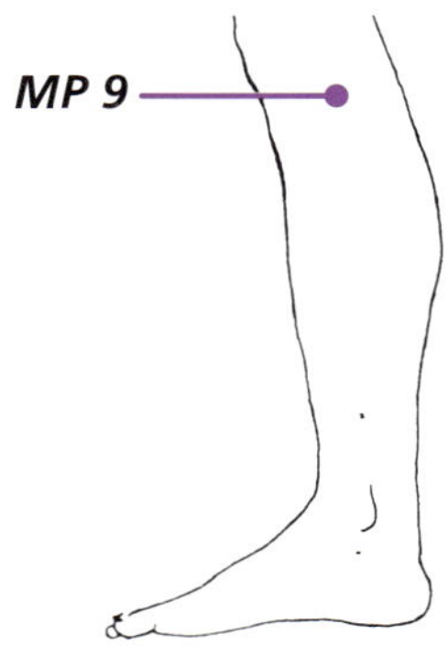

N 16 – ein Querfinger seitlich des Nabels. Massieren Sie auch die ganze innere Seite des Unterschenkels in Längsrichtung vom Knöchel bis zum Knie.

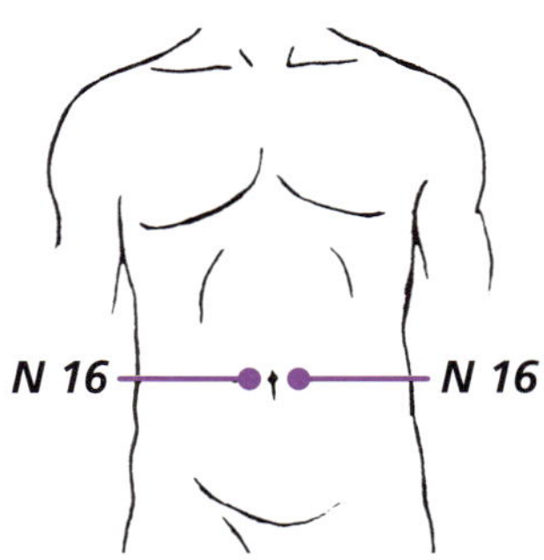

Heilpflanzen

- Birke
- Brennnessel
- Zinnkraut
- Hamamelis

Zu den so genannten »klassischen« Pflanzen, die bei Haarproblemen Verwendung finden, zählen die Birke und die Brennnessel. Extrakte beider Pflanzen sind Bestandteil zahlreicher Haarmittel. Oft wird auch Hamameliswasser beigemengt, auch dem Zinnkraut wird Wirkung bei Haarproblemen nachgesagt.

Brennnessel, Urtica urens, Urtica diocia: Ihre Wirkstoffe sind – neben der bekannten Ameisensäure – Histamin, Chlorophyll und Eisen, Enzyme, Mineralstoffe und ein Nesselgift. Brennnesseltee und -saft wirken harntreibend, erhöhte Harnsäure werden gesenkt; man hat damit vor allem bei herzbedingten Ödemen gute Erfahrung gemacht.

Äußerlich ist der Brennnessel-Spiritus sehr beliebt, er fördert vor allem die Durchblutung und reizt das Nervensystem der Haut – Wirkungen, die nicht nur bei neuralgischen und rheumatischen Schmerzen gefragt sind, sondern auch bei Haarproblemen. Dabei wird aber nicht die Ameisensäure der Brennhaare wirksam, sondern ein der Harzsäure nahe stehender Stoff.

Brennnesselabsud: Zwei Hand voll Brennnesseln mit 1/2 l kochendem Wasser übergießen, 5 Minuten ziehen lassen, abseihen und eine Tasse Essig dazugeben. Dieses Mittel, täglich zweimal in die Kopfhaut einmassiert, hilft gegen Schuppen und soll auch Haarausfall eindämmen.

Birke, Betula pendula: Sowohl der Saft aus den Blättern als auch ein aus der Rinde bereiteter Tee spielen als Arzneimittel eine Rolle. Auch der Birke wird wassertreibende Wirkung nachgesagt; sie soll vor allem gegen Wasseransammlungen im Gesicht (Tränensäcke), im Knöchelbereich usw. wirken, doch blieben Untersuchungen bisher – im Gegensatz zur Brennnessel – den Beweis schuldig.

Birkenwasser wird seit altersher mit der Haarpflege in Verbindung gebracht. Es bremst vor allem die Schuppenbildung, auch ein Nachlassen des Haarausfalles soll bei regelmäßigen Einreibungen beobachtet werden. Auf jeden Fall entfettet Birkenwasser das Haar.

Birkenblätter-Auszug: Acht Teelöffel getrocknete Birkenblätter in einer Schüssel mit 120 ml kochendem Wasser übergießen und 8 Minuten ziehen lassen. Die ausgekühlte, abgeseihte Flüssigkeit mit der gleichen Menge 90 %igem Weingeist mischen. Täglich eine geringe Menge etwa 5 Minuten lang in die Kopfhaut einmassieren und Haarausfall wird gebremst. In der Apotheke gibt es auch Fertigpräparate.

Das Zinnkraut (Schachtelhalm), das feuchten, lehmigen Boden bevorzugt, hat eine große Vergangenheit: Vor mehr als 300 Millionen Jahren, im Karbon-Zeitalter, erreichten seine Vorfahren Höhen bis zu 30 Metern. In seiner heutigen bescheidenen Höhe enthält es neben Gerbstoffen, Saponin und Bitterstoffen vor allem die Kieselsäure, die Haut und Haar gut tut. Gegen Schuppen und fettiges Haar ist Zinnkraut innerlich und äußerlich einzusetzen: Täglich zehn Tropfen Zinnkrauttinktur mit Wasser einnehmen und das Haar mit Zinnkrauttee (8 g Tee mit 1/2 l kochendem Wasser übergießen, abseihen) spülen.

Ein Haarwasser, das gegen Schuppen, fettiges Haar und empfindlichen Haarboden hilft, wird aus 40 g Brennnesseltinktur, vermischt mit 1/2 Teelöffel Arnikatinktur und 60 g Hamameliswasser hergestellt. Ein anderes Haarwasser wird mit Melissenöl angereichert, um dessen desinfizierende Wirkung zu nützen: 20 g Birkenblättertinktur mit drei Tropfen Melissenöl vermengen, abschließend 80 g Hamameliswasser hinzufügen.

Haarausfall und Schuppen werden oft auch mit Klettwurzelöl behandelt – am zweckmäßigsten vor dem Haarewaschen in die Kopfhaut einmassieren und eine Nacht lang einwirken lassen. Ein altes Hausmittel bei trockenem Haar: Obstessig in das letzte Schwemmwasser – die Mineralstoffe und Spurenelemente setzen sich fest, das Haar wirkt nicht mehr so stumpf. Obstessig ist auch Bestandteil des Lavendelessigs, der gegen fettes Haar einzusetzen ist: 100 g getrocknete Lavendelblüten, 40 g Salbeiblätter in 1 l Obstessig zwei Wochen in einer gut verschlossenen Flasche in die Sonne stellen. Dann abseihen und jeweils 10 ml auf 2 Liter Wasser für die Spülung verwenden.

Halsentzündung

→ **Homöopathie**
→ **Heilpflanzen**
→ **Akupressur** → **Kneipp**

Oft leidet der Rachen bei einer durch Viren verursachten Erkältungskrankheit mit. Der Hals ist trocken, er kratzt und man hat Schluckbeschwerden. Wenn das Lymphgewebe mit »stippchenartigen« Entzündungen mitbeteiligt ist und Fieber besteht, spricht man von einer Seitenstrangangina, der eine Infektion mit Streptokokken zu Grunde liegt. Auch die Mandeln können sich entzünden (→ Angina), die Erreger sind meistens Streptokokken, Pneumokokken und Staphylokokken.

Das Fieber kann recht hoch steigen, Kopfschmerzen, Abgeschlagenheit und schweres Krankheitsgefühl stellen sich ein. Ärztliche Therapie bei Angina ist notwendig. Aus einer Virusinfektion im Nasen-Rachen-Raum kann sich auch eine Kehlkopfentzündung entwickeln, rauer Hals und Heiserkeit stellen sich ein. → Kehlkopfentzündung. Bei Halsentzündung auf die Luftfeuchtigkeit im Raum achten, trockene Raumluft verschlimmert die Halsentzündung. Feuchte Tücher aufhängen. In der Apotheke gibt es desinfizierende Lösungen, mit denen man gurgeln kann.

Nochmals: Wenn im geröteten Hals eitrige Beläge sichtbar werden und wenn sich Fieber einstellt, Arzt konsultieren, um durch wirksame Therapie Komplikationen zu vermeiden, auch um eventuelle bedrohlichere Ursachen (Tumorbildung) auszuschließen. Naturheilkunde kann in allen Fällen ergänzend zur ärztlichen Therapie eingesetzt werden. Ihr hauptsächliches Einsatzgebiet sind die so häufigen unangenehmen Reizzustände im Rachenbereich, vor allem unter Mitbeteiligung der Stimmbänder mit Heiserkeit und gewissen Schwierigkeiten beim Sprechen. Diese gelegentlich als »Lehrerkrankheit« bezeichnete Störung wird durch Rauchen und Einatmung von Luftverunreinigungen aller Art gesteigert. Eine Erklärung für die Hartnäckigkeit und das schlechte Ansprechen auf die immer wieder erforderliche Therapie. Heilkräuter und Homöopathie sind ohne Nebenwirkungen und bringen immer wieder Erleichterungen. Das Rauchen und Mitrauchen muss natürlich eingestellt werden. Unter dem subjektiven Gefühl der Halsentzündung können auch nervös-vegetative funktionelle Störungen ablaufen. Patienten geben an, es stecke zeitweilig etwas im Hals, das weder herauf noch hinunter ginge, ohne dass es zu Atemnot käme. Wenn von ärztlicher Seite Entzündung und Tumorbildung ausgeschlossen werden können, muss naturheilkundliche Regulationstherapie einsetzen. Eventuell auch Psychotherapie.

Homöopathie

- ▲ **Aconit**
- ▲ **Belladonna**
- ▲ **Apis**
- ▲ **Mercurius**
- ▲ **Mercurius corrosivus**
- ▲ **Mercurius iodatus flavus**
- ▲ **Mercurius iodatus ruber**
- ▲ **Hepar sulfuris**
- ▲ **Phytolacca**

Aconit: Bei plötzlichem Beginn, nach kalten Winden, Aufregung, bei den allerersten Symptomen.

Belladonna: Eines der am häufigsten angezeigten und gebrauchten Mittel bei Halsentzündung. Heftige Symptome; Rötung, brennender Schmerz, Trockenheitsgefühl. Kälte oder Luftzug lösen die Beschwerden aus oder verschlimmern sie. Es ist selten ein Mittel für chronische Erkrankungen, es kann solche nur mildern, oft wird ein anderes, tiefer wirkendes Mittel nötig, wenn Belladonna nicht vollständig heilt.

Apis: Stechende Schmerzen, Hals wie zugeschnürt, verschwollen. Trockene Haut, kein Durst. Verschlechterung: Wärme, geschlossene, warme Räume, Druck, Berührung, abends. Besserung: Kälte, frische Luft.

Mercurius: Schwierig handzuhabendes Mittel; keine hohen Potenzen bei Unsicherheit in der Mittelwahl, äußerst seltene Gaben. Es kann zu langen und schweren Verschlimmerungen führen, wenn das Mittel falsch ist. Ekliger Mundgeruch, Zahneindrücke auf der Zunge, Speichelfluss. Unruhe, Auf- und Zudecken. Verschlechterung beinahe durch alles, Wärme (Bett, Zimmer), Kälte, Druck, nachts, Halswickel.

Mercurius corrosivus: Starke Entzündung; Schlucken schmerzhaft; rechts; erstreckt sich zum Ohr. Besserung: Wärme, leichter Druck. Verschlechterung: Kalte Getränke.

Mercurius iodatus flavus: Übel riechender Atem, käsige Stellen, dick belegte Zunge, Ränder eventuell rot. Kleine Geschwüre am Rachen, vor allem rechts. Besserung: Kalte Getränke, im Freien. Verschlechterung: Wärme, warme Getränke.

Mercurius iodatus ruber: Ulzerierende (geschwürige) Belege. Steifer Nacken; dunkelroter Rachen. Schmerzhafte, geschwollene Unterkieferdrüsen vor allem links. Verschlechterung: Morgens, nach dem Aufwachen.

Hepar sulfuris: Stechende Schmerzen, Splittergefühl, bis zum Ohr; eitrige Beläge. Besser durch Wärme, Schal, warme Getränke. Kälte, Wind, Zugluft verschlimmern. Oft Folgemittel nach Belladonna oder Phytolacca.

Lachesis: Beginn links, dunkelrotblau. Typisch ist die Besserung durch Kälte, frische Luft, kalte und warme Getränke. Schlimmer in der Wärme, nach dem Erwachen.

Phytolacca (Kermesbeere): Dunkelroter Rachen; brennende Schmerzen (glühendes Eisen), rechts stärker als links. Besserung: Wärme, Schlaf, Ruhe. Verschlechterung: Bewegung, Regen, feuchte Witterung.

Weitere Mittel: Mercurius cyanatus, ein hoch wirksames Mittel bei akuten, schweren Halsentzündungen, Heiserkeit, starken Schluckbeschwerden; außerdem Argentum nitricum, Cinnaberis, Lac caninum, Ferrum phosphoricum, Lycopodium, Sulfur (meist erstes Mittel bei Chronizität nach antibiotischer Behandlung).

Heilpflanzen

- Eibisch
- Holunder
- Kamille
- Thymian
- Salbei
- Johanniskraut
- Apfelessig
- Sonnenhut

Geben Hals und Rachen unmissverständliche Zeichen von sich, so ist der Einsatz von Eibischtee seit Jahrhunderten angezeigt. Es ist vor allem der hohe Schleimgehalt aus der Wurzel dieser Pflanze, die zur Familie der Malvengewächse zählt, der einerseits beruhigend wirkt, die Trockenheit mildert, andererseits das Aushusten erleichtert. Ein weiterer wichtiger Faktor ist die Stärke, sie bedingt auch die etwas ungewöhnliche Art der Teezubereitung.

Zubereitung: Zwei Teelöffel der geschnittenen Eibischwurzeln werden mit 1/4 l kaltem Wasser übergossen und 1/2 Stunde stehen gelassen, wobei gelegentlich umgerührt werden muss. Nach einem letzten gründlichen Umrühren die Flüssigkeit abseihen (Mull hat sich sehr bewährt) und auf Trinktemperatur erwärmen. Zum Gurgeln ungesüßt, als Hustenmittel mit Honig vermischt. Nur die Eibischwurzeln aus der Apotheke verwenden – diese sind garantiert ohne schädlichen Schimmel.

Folgende Teemischung für Inhalationen bei allen Atemwegserkrankungen, z. B. Schnupfen, Husten, Bronchitis, Nebenhöhlenerkrankungen, ist auch für Halsentzündungen geeignet. Die ätherischen Öle wirken gegen Bakterien, sind entzündungswidrig und wirken abschwellend auf die Schleimhäute. Der Tee ist auch zum Aufschnupfen bestens geeignet.

Rezeptur: Holunderblüten 40 g, Kamillenblüten 40 g, Thymianblätter 30 g. Zwei gehäufte Esslöffel der Teemischung in einem Topf mit 1/2 l kochendem Wasser übergießen; mit einem Tuch über dem Kopf 10 – 15 Minuten die Dämpfe einatmen.

Bei Halsschmerzen helfen entzündungswidrige Halsspülungen mit Salbei sowie Gurgeln mit Johanniskrautöl, Apfelessigwasser (ein Esslöffel Apfelessig auf ein Glas Wasser), Sonnenhutlösung (25 bis 30 Tropfen Sonnenhuttinktur auf ein Glas warmes Wasser). Man kann auch mit schwarzem Johannisbeersaft gurgeln und ihn trinken.

Wenn Fieber, Kopf- und Gliederschmerzen dazukommen, empfiehlt sich folgender Tee: Lindenblüten, Weidenrinde, Holunderblüten zu gleichen Teilen. 1 EL Teemischung wird mit einer Tasse heißem Wasser übergossen, 10 Minuten ziehen lassen, abseihen und dreimal täglich eine Tasse Tee trinken.

Akupressur

▲ Di 4

Massieren Sie bei einer Halsentzündung zwanzig Sekunden lang die Gegend am Hals zwischen den beiden Schlüsselbeinen. Den Einschnitt bezeichnet man als »incisura jugularis«. Zur Verstärkung wird Di 4 herangezogen.

Den Punkt Di 4 drücken Sie auch gegen chronische Halsschmerzen (die aber unbedingt vorher vom Arzt abgeklärt werden müssen).

Auch auf der Hand befindet sich ein Punkt gegen Halsschmerzen, Sie finden ihn, indem Sie am Daumen horizontal entlang des Nagelbettes eine Linie ziehen und dann eine zweite entlang des Nagels an der dem Zeigefinger zugekehrten Seite. Im Schnittpunkt beider Linien liegt der gesuchte Punkt, der mit dem Fingernagel oder einem Zahnstocher eine halbe Minute lang fest gedrückt wird. Bei einseitigem Halsschmerz nur den auf dieser Seite gelegenen Punkt drücken, ansonsten beide Punkte behandeln.

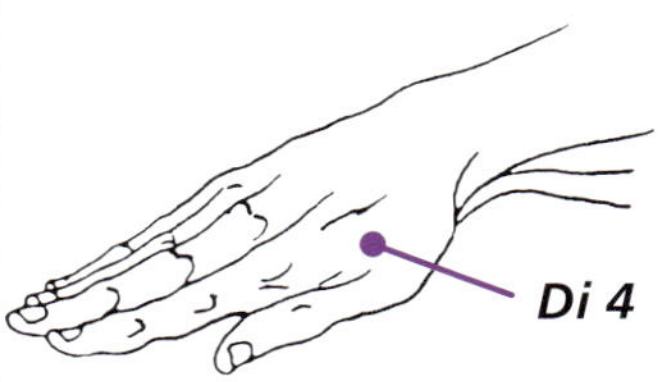

Kneipp

▲ Halswickel

Bei Halsentzündungen: Halswickel. Als Wickeltuch verwendet man ein dünnes Handtuch, das zur Hälfte entweder in kaltes Wasser oder heißen Heublumenabsud getaucht wird. Beim ersten Halskratzen sollte man den Wickel kalt anlegen, am besten am Abend vor dem Schlafengehen. Man kann damit einschlafen, am nächsten Morgen ist das Kratzen weg. Bei chronischen Entzündungen wird der Wickel warm angelegt.

Halswickel mit Leinsamen anlegen (Leinsamen mit verdünntem Apfelessig zu einem Brei kochen und daraus einen Halswickel machen).

Bei Kehlkopfentzündung ist die Inhalation einer milden Solelösung günstig. Nicht mit Kamillentee inhalieren, das trocknet die Schleimhaut noch mehr aus. Heiße Umschläge und warme Getränke helfen. Bei Kehlkopfentzündung sind Antibiotika nicht angezeigt, nur bei einer bakteriellen Mitinfektion auf ärztliche Verordnung.

Bei Neigung zu rezidivierenden Halsentzündungen ist die ganze Palette der Kneipptherapie angebracht.

Hämorrhoiden

→ **Heilpflanzen**
→ **Homöopathie**
→ **Lebensstil** → **Hausmittel**

Hämorrhoiden können die Lebensqualität sehr beeinträchtigen. 50 % der erwachsenen Bevölkerung, so schätzt man, in den Wohlstandsländern sind davon betroffen! Stauung und Entzündung und die damit verbundenen Schmerzen machen es schwierig zu sitzen oder zu stehen.

Das kleine Becken mit dem Enddarm und den Geschlechtsorganen ist bei Frauen, aber auch bei Männern eine reichlich mit Blut versorgte Körperregion. Dementsprechend sind die ableitenden Venen, nach dem Stoff- und Gasaustausch in den Kapillargefäßen, auch sehr weitläufig ausgebildet. Man unterscheidet den inneren Venenplexus (= Venengeflecht), der innerhalb der Analöffnung gelegen und von Schleimhaut bedeckt ist.

Er führt das Blut über die Pfortader zur Leber. Durch Druck von der Umgebung und bei Rückstauungen von der Leber her können sich diese Venen erweitern und zu Hämorrhoiden werden. Der äußere Venenplexus liegt außerhalb der Analöffnung, ist von Haut bedeckt und führt das Blut über die untere Hohlvene zum rechten Herzen. Er steht unter geringen Druckverhältnissen, neigt weniger zur Stauung und verursacht bei Erweiterungen weniger Beschwerden. Anders der innere Plexus, der zumindest zeitweilig z. B. beim Pressen beim Stuhlgang, beim Husten und Niesen, beim Rückstau aus der Leber und vor allem bei Frauen während der Schwangerschaft unter starker Druckbelastung steht. Als erste Stufe kommt es zu Erweiterungen und dadurch zu Störungen des Blutflusses und einer eventuellen Gerinnselbildung.

Es entstehen Knoten, die sich über die Schleimhaut vorwölben und durch Druck über die Analöffnung hinausgepresst werden können und deren Entleerung durch den Schließmuskel des Anus noch erschwert wird. Als Folge kommt es zu Schleimabsonderungen, zu mehr oder weniger ausgeprägten Blutungen und Entzündungen, die dann heftige Schmerzen auslösen können. Dieser Prozess kann sich langsam abspielen und als erstes Zeichen lediglich Blutspuren auf dem Papier nach dem Stuhlgang bieten. Zarte Blutungen haben auch keinen Einfluss auf das Blutbild, bei massiveren Blutungen im fortgeschrittenen Stadium kann das aber sehr wohl der Fall sein. Vor allem, wenn es zu einem akuten Einklemmen eines Knotens mit massiver Entleerung kommt. Ein derartiges meist auch sehr schmerzhaftes Ereignis erfordert rasche ärztliche Hilfe. Beim langsam fortschreitenden Verlauf ist aber auch eher frühzeitig eine Klärung erforderlich, da leichte Blutungen auch Zeichen einer Tumor- oder Geschwürsbildung im Dickdarmbereich sein können. Die Schwere der Erkrankung und ihr Verlauf sind sehr unterschiedlich und deshalb haben die Proktologen (Chirurgen, die sich im Besonderen mit den Analerkrankungen beschäftigen) eine Einteilung in 4 Grade entwickelt, aus denen sich die erforderlichen Maßnahmen ableiten lassen.

***Grad 1 und 2** sind der konservativen Therapie mit Salben und Zäpfchen und auch naturheilkundlichen Maßnahmen vorbehalten.*

*Bei **Grad 3** sollte schon ein chirurgisches Vorgehen in Erwägung gezogen werden und*

***Grad 4** bedarf des Chirurgen.*

Hämorrhoiden werden durch familiäre Anlage (Venenschwäche), durch langes Sitzen und Stehen, schwere körperliche Arbeiten in ungünstigen Positionen (in der Hocke z. B.), Übergewicht, Schwangerschaft, Verstopfung, erschwertes Wasserlassen bei Prostatavergrößerung und durch Lebererkrankungen gefördert.

Der Arzt stellt die Hämorrhoiden durch eine Rektaluntersuchung fest. Bei Blutauflage ist unbedingt eine umfangreiche Darmuntersuchung durchzuführen unter der Berücksichtigung der Beschwerden, ist die situationsgerechte Behandlung mit Salben, Zäpfchen, Sitzbädern, Umschlägen oder chirurgische Therapie festzulegen. Bei eher verzögertem Verlauf sind Naturheilverfahren gut wirksam.

Heilpflanzen

- **Eichenrinde**
- **Zinnkraut**
- **Hamamelis**
- **Faulbaumrinde**
- **Wasserpfeffer**
- **Rosskastanie**

Prof. Bankhofer rät: Nehmen Sie regelmäßig kühle Sitzbäder mit 3 Liter Eichenrindentee (auch gemischt mit Blutwurz) oder Zinnkrauttee. Sie können dem fertigen Tee auch Eiswürfel zusetzen, damit sich die Gefäße zusammenziehen.

Proktoskopische Gradeinteilung der Hämorrhoiden:

1. Grad: *Kleine innere Knoten, außen ohne sicht- oder tastbare Vorwölbung.*

2. Grad: *Innere Knoten, die sich beim Pressen vorwölben und sich nachher von selbst wieder zurückziehen.*

3. Grad: *Innere Knoten, die sich nach dem Pressen nicht spontan zurückziehen, aber mit dem Finger zurück gedrückt werden können.*

4. Grad: *Innere Knoten, die auch mit dem Finger nicht mehr zurückgedrückt werden können.*

Nützen Sie vor allem eine Neuentdeckung der Medizin: die Kraft aus dem uralten indianischen Hamamelis-Strauch. Jüngste Studien haben ergeben, dass damit hervorragende Erfolge erzielt werden können.

Bei einer 21-Tage-Behandlung mit Hamamelis kam es ab dem 3. Tag zu einer deutlichen Besserung, was Blutungen, Brennen, Schmerzen und Juckreiz betraf. Den Wirkstoff Eulatin aus der Hamamelis-Pflanze gibt es in der Apotheke als Zäpfchen und als Salbe. Zur Pflege kann auch sehr gut die Ringelblumensalbe eingesetzt werden, sie wirkt auch heilend auf die entzündete Haut.

Um den Stuhl weich zu halten und damit das Pressen zu reduzieren, kann man vorübergehend auf abführende Heilpflanzen zurückgreifen: Faulbaumrinde ist hier angezeigt. 1 Teelöffel Faulbaumrinde mit 1/4 Liter Wasser kurz aufkochen, abseihen. Oder etwa 12 Stunden in kaltem Wasser ausziehen, dann abseihen und erwärmen.

Ein guter Hämorrhoidentee hat entzündungshemmende, abführende und krampfstillende Komponenten.

<u>Rezeptur:</u> Kamille, Fenchel, Sennesblätter, Faulbaumrinde zu gleichen Teilen. 1 Teelöffel der Mischung mit einer Tasse heißem Wasser übergießen, 10 Minuten ziehen lassen, abseihen. Morgens und abends eine Tasse Tee trinken.

Bei leicht blutenden Hämorrhoiden ist der Wasserpfeffer angezeigt. Man trinkt täglich 1 Tasse Tee (1 Teelöffel Droge wird mit einer Tasse heißem Wasser überbrüht, 10 Minuten ziehen lassen, abseihen).

Zur Stärkung der Venen dient die Rosskastanie, die es in zahlreichen fertigen Arzneispezialitäten gibt, auch Salben und Zäpfchen stehen zur Verfügung. Letztere mildern auch Entzündung und Juckreiz.

Weitere Heilpflanzen zur Stärkung der Venen, auch bei Hämorrhoiden, sind: Der Steinklee als Tee (2 Teelöffel Droge mit einer Tasse Wasser überbrühen, 10 Minuten ziehen lassen, 3- bis 4-mal täglich eine Tasse Tee trinken, auch als Tinktur und Extrakt erhältlich), das Tigerkraut (Salbe und Tropfen, rezeptpflichtig) und der Mäusedorn, der auch den Juckreiz lindert und in Salben und Gels zur Verfügung steht.

Homöopathie

- Aesculus hippocastanum
- Hamamelis

Bei Venenproblemen und Hämorrhoiden gibt der Homöopath:

Aesculus hippocastanum: Altes Venenmittel; ist in unzähligen Venenpräparaten enthalten; hat eine kräftigende Wirkung auf die Venenwände. Wenn es sonst keine wesentlichen Beschwerden gibt, ist es das erste Mittel. Typisch: Kreuzschmerzen, träger Stuhlgang, Völlegefühl im Körper. Besserung im Freien. Dosierung: Urtinktur oder D_2 bis D_4, 3- bis 5-mal täglich als Kur über einige Wochen genommen.

Keine Arznei zeigt eine so umfassende Verwendbarkeit bei blutenden Fällen und gestörten Gefäßen (Clarke). Stechende Empfindung in den Venen, Varizen, Hämorrhoiden. Verletzungen bluten schnell und lang. Schlimmer durch Bewegung, an der frischen Luft und empfindlich auf Berührung.

Lebensstil

- Reinigung
- Bewegung

Am wichtigsten ist die sorgfältige Reinigung nach dem Stuhlgang mit warmem Wasser. Pflegende Salben auftragen. Für unterwegs feuchte Toilettentücher mitführen.

Ausreichend Bewegung ist vor allem für Sitzberufe notwendig, um die Venen zu entlasten. Ferner sollte man viel trinken und durch reichlich Obst und Vollkornbrot für eine geregelte Verdauung sorgen. Verstopfung ist die häufigste Ursache von Hämorrhoiden.

Hausmittel

- Eiskompressen

Legen Sie bei akuten, schmerzhaften Entzündungen Eiskompressen auf. Die Kälte zieht die Blutgefäße zusammen, mindert die Schwellung und lässt die Entzündung abklingen. Eis ist aber nicht für alle Patienten empfehlenswert – manche empfinden es als unangenehm. Also vorsichtig probieren.

Harnabgang, unfreiwilliger

→ Homöopathie
→ Heilpflanzen

Die Muskelmanschette, die den Harn in der Blase hält, besteht aus Muskeln, die nicht unserem Willen unterworfen sind, und Muskeln, die unserem Willen gehorchen. Die Nerven für Blase und Harnröhre kommen aus dem unteren Rückenmark. Ein feinst abgestimmter Regelmechanismus sorgt dafür, dass wir die Blase willentlich entleeren und den Harn auch im Schlaf und bei allen Anstrengungen des täglichen Lebens halten können. Kleinste Veränderungen können dieses Zusammenspiel stören und einen unfreiwilligen (unkontrollierten) Harnabgang hervorrufen.

Um die Ursache zu finden, muss man mehrere Arten des Harnabgangs unterscheiden:

***Stressinkontinenz:** Ursache ist ein vom Schließmuskel nicht mehr verkraftbarer erhöhter Druck im Bauchraum auf die Blase, durch Arbeit, Niesen, Husten, Pressen. Bei Frauen steckt nicht selten ein Hormonmangel (Östrogen) nach Totaloperationen und nach dem Wechsel, eine Beckenbodenschwäche* *oder eine Blasensenkung dahinter. Beckenbodenschwäche kann man mit intensiver Beckenbodengymnastik verbessern. Die Hormonsituation kann auf örtliche Behandlung mit Östrogenen ansprechen. Der Frauenarzt ist der richtige Ansprechpartner. Bei Männern kann es sich um Folgen nach einer Prostataoperation oder anderen Eingriffen, durch die der Schließmuskel in Mitleidenschaft gezogen wurde, handeln.*

Die ***Krampfblase*** *verursacht ein heftigstes, willentlich nicht beeinflussbares, vom vegetativen Nervensystem ausgehendes Zusammenziehen der Blase, was zu einem stoßweisen Harnverlust führt (Ursache sind ausgeprägte Entzündungen oder auch Schäden in den Steuerzentren im Rückenmark).*

Bei der ***Reflexschwäche*** *(Nervenblase) können die Muskelfasern des Ringmuskels, die normalerweise den unwillkürlichen Abgang des Harnes verhindern, und die Blase selbst nicht richtig zusammenarbeiten. Ohne Harndrang kommt es zum unfreiwilligen Harnverlust.*

Die ***Überlaufblase*** *(eine Überdehnung der Blase bei nicht rechtzeitiger Entleerung; der Harn kann nicht zur Gänze entleert werden, es bleibt ein Restharn) entsteht nicht nur durch mechanische Verengungen der Harnröhre (z. B. bei Prostatavergrößerung oder nach Entzündungen) oder Blasenhalsverhärtung, sondern auch durch Medikamente, z. B. Beruhigungsmittel, Betablocker, Antiparkinsonmittel und Antiepilepsiemedikamente. Auch Nervenschädigungen durch Zuckerkrankheit können dafür verantwortlich sein.*

Bei der ***Drangschwäche*** *kommt es zu strahlenweisem Harnabgang bei starkem »imperativen« Harndrang, der nicht gebremst werden kann. Verantwortlich sind ungehemmte starke Austreibungen der Blasenmuskulatur, die vom Verschlusssystem nicht aufgehalten werden können.*

Abflusshindernisse, Stressinkontinenz, Entzündungen und Tumore kommen in Frage, gelegentlich lässt sich die Ursache nicht finden.

Bei Kindern häufig das Bettnässen in Folge von psychosomatischen Störungen, durch Überforderung und Angst in der Schule, Sozialkonflikten der Eltern usw. Manchmal auch nach Krankheiten, die nicht richtig ausgeheilt wurden. Bei den vornehmlich psychischen Gründen sollte ein Psychotherapeut beigezogen werden; organtherapeutische Maßnahmen und Strenge sind vollkommen zwecklos.

Bei Frauen kann die Blasenschwäche schon ab dem 35. Lebensjahr auftreten, bei Männern wesentlich später und ab dem 65. Lebensjahr mit Zunahme der Prostataleiden deutlich steigend.

Bei der Behandlung muss vor allem versucht werden, die Ursache ausfindig zu machen, was besonders bei der Nervenblase sehr schwierig sein kann, weil hier die Störung der Nerven ausfindig gemacht werden muss, diese kann irgendwo zwischen Gehirn, Rückenmark und Nervenkörperchen der Blase liegen. Der Einsatz von Windeln und Vorlagen als Notmaßnahme ist zwar einfach, aber für den Betroffenen mit großen hygienischen und auch psychischen Problemen verbunden, bei langfristiger Verwendung eines Dauerkatheters sind, trotz aller technischen Neuerungen, Entzündungen vorprogrammiert.

Homöopathie

- Argentum nitricum
- Gelsemium
- Causticum
- Equisetum hiemale
- Staphisagria

Die Behandlung sollte in einer Klärung der Situation und homöopathischen Unterstützung der körperlichen Kräfte liegen.

Im Folgenden nur einige wichtige Mittel mit Leitsymptomen:

Argentum nitricum: Ängstliche, sehr pünktliche, gewissenhafte Kinder. Erwartungsspannung. Splitterartige Schmerzen. Nachts unfreiwilliger Harnabgang, tagsüber Nachtröpfeln, als Ergänzung zur Psychotherapie.

Gelsemium: Großes Nervenmittel. Lampenfieber, aufregende Neuigkeiten. Zucken der Augenlider, Zittrigkeit, Ermüdungsgefühl und völlige Schwäche bei Aufregung. Viel klarer Harnabgang, eventuell auch Durchfälle.

Causticum: Abgang unwillkürlich beim Husten, Niesen, im ersten Nachtschlaf, eventuell durch Erregung. Nach Operationen, auch bei Verlust der Empfindung für Harndrang.

Equisetum hiemale: Starker, dumpfer Schmerz, Folge von Albträumen. Manchmal Nierenschmerzen, Gefühl, als bliebe die Blase immer voll, auch nach Entleerung. Schmerzen nach Entleerung.

Staphisagria: Folge von Kummer, Kränkung, Enttäuschungen.

Ignatia: Stiller Kummer, introvertierte, empfindliche, widersprüchliche Naturen, Menschen, wechselnde Symptome.

Harnabgang beim Husten: Es kommen vor allem Causticum, Natrium muriaticum, Nux vomica, Pulsatilla und Sepia in Frage (Unterscheidung nach Leitsymptomen).

Heilpflanzen

- Salbei
- Kürbis

Es lohnt sich der Versuch, bei Blasenschwäche am Abend Salbeitropfen einzunehmen. Zur Stärkung der Blase bei einfacher Stressinkontinenz werden heute viele fertige Arzneispezialitäten angeboten, die z. B Extrakte aus den Kernen des Arzneikürbis enthalten und in vielen Fällen bei entsprechend langer Einnahme gute Effekte bringen.

Harnwegsentzündung

→ Homöopathie
→ Heilpflanzen
→ Kneipp → Hausmittel

Als Harnwege bezeichnet man Nieren (→ Nierenprobleme), Harnleiter, Blase (→ Blasenentzündung) und Harnröhre, beim Mann kommt die Prostata (→ Prostataleiden) dazu.

Die Harnröhrenentzündung

Bei Frauen ist, durch die Nähe der Harnröhre zu den Geschlechtsorganen, die Entzündung etwas häufiger, da Bakterien im Scheidenmilieu nicht selten sind und einen leichteren Zugang haben.

Bei älteren Frauen ist oft auch ein lokaler oder allgemeiner Östrogenmangel, der die schützende Schleimhaut beeinträchtigt, mit Schuld daran. Bei Männern liegt manchmal eine Entzündung der Prostata oder auch eine Harnröhrenverengung als Restzustand nach durchgemachter Entzündung zugrunde.

Ursache der Entzündung können auch Steinleiden oder Nervenstörungen sein. Auslöser der akuten Entzündung sind meistens bekannte Erreger wie Coli, aber auch Trichomonaden oder Candida albicans oder die Gonokokken (Erreger der Gonorrhoe = Tripper). Eine weitere Ursache ist der mechanische Reiz bei Verwendung eines Dauerkatheters, deshalb versucht man, diesen auch – wenn irgend möglich – zu vermeiden.

Symptome: Anfangs brennende Schmerzen beim Harnlassen, später ständiges Jucken und Brennen in der Harnröhre, manchmal ist Blut im Harn, die Bakterienzahl ist bei alleiniger Entzündung der Harnröhre meist nicht sehr hoch, man findet weiße Blutkörperchen im Harn, der Harnröhrenausgang ist hochrot, es besteht ein mehr oder weniger starker Ausfluss, der sich bei Frauen spontan entleert und bei Männern vor dem Harnlassen ausmassiert werden muss.

Im Ausfluss finden sich reichlich weiße Blutkörperchen und die Erreger können entweder direkt im Mikroskop nachgewiesen oder kulturell gezüchtet werden. Harnverhaltung oder Inkontinenz können die unangenehmen Begleiterscheinungen sein. Der Übergang vom akuten Geschehen zur Chronizität, zu chronischen Blasen- oder Harnwegsentzündungen sind beinahe immer die Folge von nicht adäquater Behandlung akuter Symptome.

Komplikationen sind ein Aufsteigen der Entzündung in die Blase und über die Harnleiter in die Nierenbecken sowie zur Prostata beim Mann. Wenn Trichomonaden im Spiel sind, kommt es oft zu Gelenkbeschwerden.

Die **Diagnose** kann anhand der Beschwerden und auf Basis der Laborproben (Harn- und Serumbefunde) gestellt werden. Zur genaueren Differenzierung der auslösenden Bakterien kann eine Harnkultur angelegt werden. Auf dieser Kultur wird gleichzeitig bestimmt, auf welche Antibiotika die Keime empfindlich sind. Zum Ausschluss eventueller sonstiger auslösender Ursachen können auch weitere gynäkologische und urologische Untersuchungen, einschließlich des Ultraschalls erforderlich sein, z. B. für den Nachweis eines Steines oder die Vergrößerung der Prostata. In der Regel wird das Ergebnis der Kultur nicht abgewartet und der Arzt verschreibt sofort ein Antibiotikum, das nach der Erfahrung in der Regel bei den Erregern von Harnwegsinfektionen wirksam ist. Sollte die Resistenzbestimmung (Empfindlichkeit der Bakterien) eine Unwirksamkeit ergeben, dann muss auf ein anderes Antibiotikum umgestellt werden. Auf jeden Fall kommt es bei unkomplizierten Harnröhrenentzündungen zu einem relativ raschen Abklingen. Leider sind Rezidive (Rückfälle) nicht selten. Ursache sind einerseits die zur Einnistung günstigen Schleimhautbedingungen und andererseits eine zu kurze Behandlungsdauer, wodurch noch ein Restbestand an Bakterien verbleibt oder eine undisziplinierte Einnahme durch den Patienten. Ein »Nichtansprechen« auf eine gezielte Antibiotika-Therapie macht unter Umständen eine weiterführende Diagnostik mit entsprechenden Behandlungskonsequenzen erforderlich.

Die Harnleiterentzündung

Sie kommt als eigenständige Erkrankung kaum vor, da eine bakterielle Entzündung von der Blase zum Nierenbecken aufsteigt. Kleine Steine können vom Nierenbecken mit dem Harn in den Harnleiter gelangen, dort in dem relativ engen Kanal stecken bleiben, Krämpfe auslösen und zu einer sekundären Entzündung führen.

Homöopathie

- Aconit
- Belladonna
- Cantharis
- Cannabis sativa
- Dulcamara
- Terebinthina
- Pulsatilla
- Arnica
- Sulfur

Homöopathen verteidigen ihre Therapie der Harnwegsinfektionen gegenüber der Lehrmeinung, dass es eine Domäne der Antibiotikatherapie wäre und die Gefahr der aufsteigenden Entzündung mit Befall der Nieren und vor allem eine Gefahr der Chronifizierung bestünde. Der Einwand dagegen ist die Erfahrung, dass es unter einigermaßen korrekter homöopathischer Behandlung so gut wie nie zu chronischen Blasen- oder Nierenkrankheiten kommt. Schwergewicht liegt wie so oft auf dem Wort korrekt!

Auf jeden Fall können durch Homöopathie und andere Naturheilverfahren gewisse Schwächen als Wegbereiter für Infekte sehr gut behandelt und die Organe gestärkt werden.

Wenn trotz homöopathischer Therapie kein Erfolg eintritt oder es häufig zu Rückfällen kommt, ist auf jeden Fall eine weitere diagnostische Abklärung nötig. Selbstverständlich müssen bestehende Erkrankungen bei homöopathischer Behandlung abgeklärt und mitbehandelt werden.

Die angezeigten homöopathischen Mittel im Einzelnen:

Aconit: Heiß, trocken (kein Schweiß). Verschlimmerung nachts, verbunden mit Angst und Ruhelosigkeit. Eventuell Harnverhaltung und Angst beim Harnlassen. Sehr rascher Beginn.

Belladonna: Ähnlich wie Aconit, jedoch nicht so plötzlich, weniger Angst, oft nach Unterkühlung. Trotz Fieber kalt.

Cantharis: Beim Harnlassen, brennender Schmerz. Unerträglicher, krampfartiger Harndrang. Tropfenweiser Harnabgang. Ruhelosigkeit, oft zornige Ungehaltenheit. Verschlechterung durch Kaffee und kaltes Wasser.

Cannabis sativa: Stiche in der Harnröhre, Brennen beim Harnlassen; Schmerzen ziehen eventuell in die Hoden; Verschleimung. Harnröhre oft besonders befallen, schlimmer durch Hinlegen.

Dulcamara: Folge von Durchnässung, Erkältung, kaltem Badeanzug, nassen Füßen. Brennender Schmerz. Urin hat oft schleimiges, eitriges Sediment (Ablagerung beim Stehen). Leichte Bewegung bessert. Verschlechterung nachts und durch feuchtes, kaltes Wetter.

Terebinthina: Blut im Harn; spärlich. Veilchengeruch des Harnes ist typisch, krampfartige Harnsperre.

Pulsatilla: Schmerzen verschlechtern sich beim Hinlegen. Oft unwillkürlicher Harnabgang beim Husten oder Niesen. Außerdem: Gemütsmäßige Empfindlichkeit, launisch, weinerlich. Oft wechseln die Symptome. Besserung an frischer Luft, obgleich oft Kälteschauer. Typisch: Wenig Durst! Wer viel Durst hat, braucht nur selten Pulsatilla!

Arnica: Das Verletzungsmittel der Homöopathie ist angezeigt bei Harnröhren- oder Blasenentzündung nach Katheterisierung. Auch nach Prostataoperationen sollte es gegeben werden, wenn Schwierigkeiten beim Urinieren infolge der Operation bestehen bleiben. Auch nach endoskopischer Nierensteinentfernung usw., wo das Endoskop, ein röhrenförmiges Instrument mit Sichtkanal, einem Geräte- und einem Spülkanal durch die Harnröhre in die Blase eingeführt wird. Das Gleiche gilt für die diagnostische Cystoskopie (Blasenspiegelung), die ebenfalls mit einem Endoskop durchgeführt wird.

Sulfur: Der Schwefel ist wieder einmal das erste Mittel, wenn Symptome, vor allem nach unterdrückenden Behandlungen, immer wiederkehren.

Weitere Mittel: Nux vomica (Reizblase mit erfolglosem Drang, Nierenkolik; Reizbarkeit, Kältegefühl, oft nach Exzessen in der Lebensführung), Mercurius corrosivus (schwere Symptomatik, Krämpfe, trübroter Urin, schleimig-eitrige Absonderungen; starkes Brennen in der Harnröhre, nichts bessert, nächtliche Schweißausbrüche), Hamamelis (Verletzungsgefühl, Blutungen), Staphisagria (empfindliche Schleimhäute, im Wochenbett, Gefühl, als ob ein Tropfen die Harnröhre hinunterliefe, Brennen ohne Harnabgang; Blasensymptome frisch verheirateter Frauen).

Heilpflanzen

- Ringelblume
- Salbei
- Bärentraubenblätter
- Petersilienfrüchte
- Ackerschachtelhalm
- Goldrute
- Ehrenpreis
- Stiefmütterchen

Heilkräuter sind bei leichteren bis mittelschweren Harnwegsinfektionen zum Teil allein und sonst auch in Kombination mit Antibiotika bestens geeignet. Einige haben ihren Wirkungsschwerpunkt bei der Bekämpfung von Entzündungen (Bärentraube, Orthosiphonblätter), andere bei der Entwässerung oder der Durchspülung (Birkenblätter, Brennnesselkraut, Schachtelhalmkraut und Bruchkraut), manche greifen auch in den Stoffwechsel ein. → Blasenentzündung. Zur Durchspülung kann man für den Aufguss mehr kochendes Wasser verwenden.

Eine geeignete Teemischung: Ringelblume, Salbei, Bärentraubenblätter, Petersilienfrüchte (gestoßen), Ackerschachtelhalm, Goldrute, Ehrenpreis, Stiefmütterchen zu gleichen Teilen. 1 gehäufter Esslöffel der Teemischung wird mit 1/4 Liter siedendem Wasser überbrüht. Kurz aufkochen lassen, 10 Minuten zugedeckt ziehen lassen, abseihen und schluckweise trinken.

Kneipp

- Warmer Heusack
- Lendenwickel

Ein warmer Heusack ist in jedem Fall schmerzlindernd. Nach ärztlicher Empfehlung kann man auch einen kalten Lendenwickel bei akuten Entzündungen oder auch einen warmen Lendenwickel bei Krämpfen im Bereich des kleinen Beckens anlegen. Bei allen Problemen des Urogenitalbereichs sind kalte Anwendungen an den Beinen verboten. Bei Neigung zu Rezidiven empfiehlt sich die breite Palette der Kneipp-Vorsorge mit Hydrotherapie, Bewegung, Vollwerternährung und Kneipp'scher Ordnungstherapie.

Hausmittel

- Wärme

Wärme, Wärmflasche (außer sie wird als unangenehm empfunden!), warme Kleider. Genügend Flüssigkeit.

Hautpilz (Dermatophyten)

→ Lebensstil

Pilze, die an Mensch und Tier Krankheiten auslösen können, zählen zur großen Pilzfamilie mit gewissen Besonderheiten. Vor allem handelt es sich um mikroskopisch kleinste Lebewesen, die in letzter Zeit erheblich an Bedeutung gewonnen haben. Mit Verbesserung der diagnostischen Möglichkeiten wissen wir, dass auch die tieferen Atemwege (das Bronchialsystem) und der Magen-Darm-Trakt befallen werden können und dies geschieht viel öfter, als man bisher angenommen hat. Seit langem sind die Pilzbesiedelungen der Haarböden und der Nägel bekannt.

An Haut und Haarboden zeigen sie sich durch flächenförmige kreisrunde juckende, schuppig rote entzündete Stellen, die nach einiger Zeit nach innen abblassen und nach außen anwachsen und konzentrische Ringe bilden. Der Fußpilz erzeugt eine grau-weiße verquollene Haut, meist zwischen den Zehen mit heftigem Juckreiz. Auch zwischen den Fingern und in den Hohlhänden kann es zum Pilzbefall kommen. Oft kommt es dabei zu Einrissen – das sind Eintrittspforten für andere Erreger. Die Schleimhäute werden vorwiegend von → Candida-Pilzen befallen – vor allem bei geschwächter Abwehrlage, z. B. nach Chemotherapie oder Operationen. Hormonelle Veränderungen (Pille, Schwangerschaft) und Stoffwechselerkrankungen erhöhen auch die Infektionsbereitschaft. Bei schweren Infektionserkrankungen kann ein Pilzbefall der inneren Organe zum lebensgefährlichen Problem werden. Beim Nagelpilz erkrankt meist zuerst das Nagelbett. Von hier aus dringen die Pilze zwischen den Nagelschichten vor, der Nagel verfärbt sich gelblichbraun, wird krümmelig und löst sich schließlich ab.

Ursache ist ein Wachstum des Pilzgeflechts. Der Pilz kann allerdings eine Zeit auf der Haut überleben, ohne eine Erkrankung auszulösen. Erst bei deutlicher Vermehrung zeigt die Haut Abwehrreaktionen – der Pilzbefall wird sichtbar. Hohe Luftfeuchtigkeit und Temperatur begünstigen die Ausbreitung des Pilzes, die z. B. an den Füßen, die in Kunststoffsocken und geschlossenen Schuhen stecken, ideale Bedingungen vorfinden. Die größte Ansteckungsgefahr droht von feuchten Holzrosten in öffentlichen Bädern, Saunen, Solarien, Dampfbädern.

Für die Antipilz-Behandlung stehen neben der eventuell zu behandelnden Grundkrankheit und der Stärkung des Abwehrsystems (→ Abhärtung) eine Vielzahl an hochwirksamen lokal anwendbaren Salben, Lotionen, Cremen mit pilzhemmenden Wirkstoffen zur Verfügung, die der Arzt individuell verschreibt.

Die Wirkstoffe lösen die Zellwände des Pilzes auf und zerstören seine Lebensgrundlage. Die Therapie muss auch nach Abklingen der Hautsymptome weitergeführt werden – eine 4- bis 6-wöchige Behandlung ist angezeigt. Beim Befall der Finger- und Zehennägel ist, entsprechend dem langsamen Wachstum, zur Beseitigung eine viel längere Lokalbehandlung notwendig. Außerdem gibt es seit mehreren Jahren ein Medikament, das in Tablettenform eingenommen wird und über die Blutbahn wirkt.

Diese Therapie muss streng ärztlich überwacht werden, da sie Nebenwirkungen haben kann. Die erforderliche Behandlungsdauer richtet sich nach dem Nachwuchs gesunder Nägel und beträgt etwa ein Jahr. Den Abschluss muss der Arzt bestimmen.

Lebensstil

- **Gesunde Ernährung**
- **Kneipp-Gesundheitsprogramm**

Ein gesunde Ernährung mit möglichst wenig Zucker und ein Lebensstil nach dem von Sebastian-Kneipp-Gesundheitsprogramm ist die beste Möglichkeit. Pilzinfektionen vorzubeugen. Bei Kneippanwendungen an den Füßen trocknet man immer die Zehenzwischenräume gut ab, um kein feuchtes warmes Milieu zu schaffen. Durch entsprechende Hygiene, einschließlich der Berücksichtigung, dass Pilze auch Haustiere befallen und von ihnen übertragen werden können, lässt sich der Hautpilz vermeiden. Den Säureschutzmantel der Haut intakt halten, indem man alkalifreie Seifen und keine aggressiven Haushaltsreiniger verwendet. Bei Pilzbefall Wäsche und Handtücher auskochen!

Hautprobleme

→ **Heilpflanzen**
→ **Hausmittel** → **Kneipp**

Die Beschaffenheit der Haut – ob trocken oder fett, empfindlich oder robust – hängt in erster Linie von den Erbanlagen ab. Daneben spielen Umwelt und Lebensstil eine wichtige Rolle. Unsere Haut lässt sich zwar nicht von Grund auf ändern, aber durch sorgfältige Pflege kann man sie schützen und durch unvernünftiges Verhalten schädigt man die Haut sichtbar.

Das Wichtigste in diesem Zusammenhang ist der Sonnenschutz. Es ist erwiesen, dass Sonnenbrände vor allem im jugendlichen Alter bei entsprechender Veranlagung die Gefahr für den bösartigen Hautkrebs, das Melanom, steigen lässt. Schuld daran ist der UV-Anteil aus dem Sonnenlicht, der in der Ozonschicht der Erde nicht ausgefiltert wird. Es gibt hier noch zwei Komponenten und die Hersteller von UV-Bräunungsgeräten versprechen, den gefährlichen Anteil auszufiltern. Damit wird die größte Gefahr wohl gebannt, es bleibt aber doch bei intensivem Gebrauch ein Restrisiko.

Melanom-gefährdet sind vor allem rotblonde Typen und mit zunehmend dunklerer Hautfarbe wird die Gefahr immer kleiner. UV-Licht greift direkt den Zellkern der Hautzellen an.

Die Haut hat leider ein »Elefantengedächtnis – sie merkt sich Sonnenbrände über Jahrzehnte. Jeden Sommer schön braun zu sein, spielt in diesem Zusammenhang eine sehr unheilvolle Rolle. Der Hautkrebs nimmt von den Pigmentzellen seinen Ausgang.

Der Hautarzt überprüft neu auftretende dunkle Hautveränderungen auf Asymmetrie, Begrenzung (scharf begrenzt = gutartig, unscharf begrenzt = Verdacht auf bösartig), Farbe, Durchmesser und Erhabenheit. Bei Verdacht wird eine histologische Gewebs-Untersuchung durchgeführt. Die einzig richtige Vorbeugung ist die Vermeidung von übermäßigem Sonnenlicht und vor allem von Sonnenbrand.

Am Meer und in den Bergen zumindest anfangs Schutz durch Kleidung und entsprechende Sonnenschutzmittel mit hohem Lichtschutzfaktor (Sun-Blocker-ähnlich!), Sonnenstudios besonders bei empfindsamer Haut meiden und auch sonst nur sehr gering dosiert benützen. Bei geringstem Verdacht auf eine Hautveränderung sofort einen Hautarzt aufsuchen. Im Übrigen lässt ein Zuviel an Sonne die Haut auch vorzeitig altern!

Spezielle Probleme sind die → Akne, das → Ekzem, das → Furunkel, der → Hautpilz. Ob trockene Haut, empfindliche Haut oder fette Haut – es gibt viele natürliche Rezepte für die Pflege.

Heilpflanzen

- ▲ **Lavendel**
- ▲ **Ringelblume**
- ▲ **Petersilie**
- ▲ **Salbei**
- ▲ **Hamamelis**
- ▲ **Frauenmantel**
- ▲ **Kamille**

Trockene Haut reinigen: Lavendel-Gesichtswasser. In 1/4 l destilliertes Wasser 3 Tropfen Lavendelessenz geben, einen Wattebausch tränken und die Haut reinigen.

Empfindliche, gerötete Haut spricht gut auf Waschungen und Kompressen mit Ringelblumentee an. Auch Ringelblumencreme ist hervorragend dazu geeignet, die Haut zu beruhigen und Entzündungen zum Abklingen zu bringen.

Fette Haut reinigen: Petersilien-Wasser. In 1/2 Liter warmes Wasser einen Bund Petersilie einlegen. Eine Messerspitze Borax dazugeben.

1 Stunde ziehen lassen, abseihen, die Haut damit waschen.

Salbei-Hamamelis-Tonikum bei fetter Haut: 3 Esslöffel Salbeiblätter mit 200 ml siedendem Wasser überbrühen, 10 Minuten ziehen lassen, abseihen und abkühlen lassen. Mit 40 ml Hamameliswasser und 40 ml Weingeist (90 %) mischen. Einen Wattebausch tränken und die Haut reinigen.

Frauenmanteltee innerlich bei fetter Haut: 2 Teelöffel Droge mit 1/4 Liter kaltem Wasser zustellen, zum Sieden erhitzen. Vom Feuer nehmen und 10 Minuten zugedeckt ziehen lassen. 3 Wochen lang täglich 2 Tassen Tee trinken. Zusätzlich kann man mit Frauenmanteltee auch Kompressen machen.

Gesichtsdampfbad (nur bei fetter Haut) mit Kamille, Pfefferminze oder Salbei. 1/4 Liter Wasser in einem großen Topf zum Sieden bringen, etwa 2 bis 3 Teelöffel Kräuter in das kochende Wasser geben, vom Feuer nehmen, das Gesicht 3 bis 5 Minuten darüber halten.

Rosmarin, Salbei, Lindenblüten, Arnika und Schafgarbe sind wertvolle Verbündete gegen fette unreine Haut – als Dampfbad oder Kompresse.

Masken mit Heilerde oder Kleie, die man mit Kamillentee anrührt, wirken entzündungshemmend, anregend auf den Stoffwechsel und binden Fett.

Hausmittel

- Sauerkraut
- Zitronensaft
- Weizenkleie
- Bananen

Prof. Hademar Bankhofer empfiehlt Sauerkraut zur Reinigung der Gesichtshaut. 100 g Sauerkraut gut ausdrücken und auf das Gesicht auflegen. 15 Minuten einwirken lassen, dann abnehmen und das Gesicht kühl abwaschen. Bei dieser Packung können wertvolle Mineralstoffe und Vitamine sowie die Milchsäure auf die Haut einwirken. Bei trockener und empfindlicher Haut danach eine Vitamin-E-haltige Creme auftragen. Bei fetter Haut ist Eincremen nicht nötig.

Reiner Zitronensaft als Gesichtswasser ist bei fetter Haut empfehlenswert, er wirkt zusammenziehend und macht die Haut geschmeidig und schön.

Reinigung mit Weizenkleie bei fetter Haut: 2 EL Weizenkleie und 4 EL Buttermilch mischen. Die Paste sanft in die Haut einmassieren und mit kühlem Wasser abwaschen.

Bananen-Quark-Packung bei trockener Haut: Eine Banane zerdrücken und mit 4 EL Quark (Topfen, 40 % F. i. T.) und 4 EL Milch mischen. Auf Gesicht, Hals und Dekolleté auftragen, 15 Minuten einwirken lassen und lauwarm abwaschen.

Kneipp

- Kalter Gesichtsguss

Kneipp-Fans bevorzugen das beste, wirkungsvollste und nicht zuletzt billigste Kosmetikum der Welt: den kalten Gesichtsguss.

Man beginnt mit dem drucklosen gebundenen Wasserstrahl an der rechten Schläfenseite und kreist langsam dreimal um das Gesicht unter Einschluss der Schläfen. Nach einer kleinen Atempause führt man den Strahl in einigen Längsstrichen auf und ab. Wieder eine Atempause einlegen und zum Schluss das Gesicht nochmals umkreisen. Der Gesichtsguss erfrischt nicht nur, sondern fördert durch die erhebliche reaktive Erwärmung der Gefäße die Durchblutung, ist somit die beste Vorbeugung gegen Faltenbildung und sorgt für eine wunderschöne rosige Gesichtsfarbe. Kontraindikationen sind Gesichtsnervenstörungen (Neuralgien).

Heiserkeit

→ Homöopathie
→ Heilpflanzen
→ Hausmittel

Heiserkeit kann infolge einer Erkältungskrankheit, einer Virusinfektion im Nasen-Rachen-Raum, auftreten, es kann aber auch eine Überbeanspruchung der Stimmbänder zugrunde liegen oder die Folge von lautem Sprechen in trockenen, rauchigen Räumen sein (→ Halsschmerzen). Heiserkeit kann sehr unterschiedlich, von leicht behindernd bis zu schwer belastend, auftreten. Auf jeden Fall ist eine Abklärung durch den Facharzt für Hals-, Nasen- und Ohrenkrankheiten erforderlich. Bei Heiserkeit muss man immer an eine Kehlkopfentzündung, aber auch an eine Tumorbildung denken und es muss der Ursache entsprechend behandelt werden. Wenn kein Fieber besteht, sind Antibiotika meist nicht nötig, lediglich schleimhautabschwellende Mittel; Belastung der Stimmbänder durch Sprechen vermeiden. Eine Stimmbandlähmung und damit Heiserkeit ist unter Umständen eine Komplikation bei einer Schilddrüsenentfernung. Je größer die Schilddrüse, umso größer das Risiko. Wenn ein Tumor in der Schilddrüse war, kann durch ihn der Nerv bereits vorher geschädigt worden sein.

Auch hier gilt die eindringliche Empfehlung: Erst die Diagnose, dann die Selbsthilfe. Wenn geeignet, kann aber mit den nachfolgenden Empfehlungen wirksam geholfen werden.

Homöopathie

- **Aconit**
- **Ammonium muriaticum**
- **Apis**
- **Arum triphyllum**
- **Arnica**
- **Atropinum sulfuricum**
- **Rumex**
- **Causticum**
- **Hepar sulfuris**
- **Phosphor**
- **Rhus toxicodendron**
- **Sulfur**
- **Mercurius cyanatus**

Folgende Arzneimittel kommen häufig in Frage:

Aconit: Ist wie so oft das erste Mittel bei Beginn eines Kehlkopfkatarrhs. Fieber, Frostschauer, trockene Haut; rascher Beginn, oft mitten in der Nacht.

Ammonium muriaticum: Trockener, kratzender, hackender Husten. Stiche in der Brust. Lockerer Husten, mit reichlichem Auswurf und rasselndem Schleim. Brustbeklemmung, Brennen an umschriebenen Stellen in der Brust. Husten mit reichlicher Absonderung. Verschlechterung: Beim Liegen auf dem Rücken oder auf der rechten Seite.

Apis: Heiserkeit; Hals glasig geschwollen, Schwellung innen und außen, Atemnot, Atmung beschleunigt und schwer. Kehlkopfödem. Hat das Gefühl, als ob er keinen weiteren Atemzug mehr tun könnte. Erstickungsgefühl; trockener, kurzer Husten. Wasser in der Lunge.

Arum triphyllum: Schwellung der Unterkieferdrüsen. Hals zusammengeschnürt und geschwollen; brennt, wie roh. Dauerndes Räuspern, Heiserkeit. Auswerfen von viel Schleim. Wundes Gefühl in den Lungen. Stimme unsicher, unkontrollierbar; schlimmer beim Reden, Singen.

Arnica: Stimmbandschwäche nach zu viel reden, Erschöpfung der Kehlkopfmuskulatur. Gurgeln mit in Wasser gelöster Tinktur wird den Kehlkopf stärken und erfrischen (etwa 7 Tropfen auf 1/16 l Wasser).

Atropinum sulfuricum: Finden wir meist unter Atropinum in den Arzneimittellehren. Kopf sehr heiß, Gehen verursacht stechende Schmerzen im hinteren Schädel und über den Augen. Optische Täuschungen, Schatten über den Gegenständen usw. Gesicht heiß und rot. Brennende Schmerzen, oft Trockenheit im Hals, vor allem beim Husten. Sehr starke Schluckbeschwerden, unter Umständen mit Erstickungsgefühl. Große Schwäche und Schwere der Glieder. Die Wirkung ist naturgemäß ähnlich Belladonna, zum Teil aber heftiger.

Rumex: Bei wundmachenden Kehlkopfkatarrhen mit Stimmverlust, Verlangen nach lokaler Wärme.

Causticum: Katarrhalische Aphonie, hohler, harter Husten. Verschlimmerung durch Kälte; Stimmbandlähmung bei Sängern und Rednern. Manchmal vollständiger Stimmverlust.

Hepar sulfuris: Chronische Kehlkopfentzündungen bei Sängern. Große Empfindlichkeit auf Zugluft, kalte Luft; schlechte, grantige Stimmung, große Unzufriedenheit.

Phosphor: Vor allem bei abendlicher Heiserkeit, Trockenheit, Empfindlichkeit des Rachens, Sprechen ermüdet, schmerzt; Wundheitsgefühl.

Rhus toxicodendron: Ist ebenfalls manchmal angezeigt nach Überlastung der Stimmbänder (Verletzungsmittel für den Bandapparat).

Sulfur: Wenn der Prozess chronisch geworden ist und sich auf andere gut ausgewählte Arzneien nichts verändert.

Mercurius cyanatus: Ein hochwirksames Mittel bei schweren akuten Krankheiten, wie Diphtherie und schweren ulzerösen (geschwürigen) Halserkrankungen, mit dem die alte Homöopathie ihre großen Erfolge feierte. Symptome: raues und wundes Gefühl im Hals, schlucken beinahe unmöglich, Heiserkeit; Schmerzen beim Sprechen. Große allgemeine Schwäche; sehr blasses Gesicht. Meist sind die Symptome nach dem Essen schlechter.

Weitere Mittel: Argentum metallicum, Argentum nitricum, Bryonia, Carbo vegetabilis, Drosera, Graphites, Gelsemium (Stimmverlust während der Menses), Acidum hydrocyanicum (Blausäure), Nux moschata (nach Schreck, hysterische Aphonie).

Heilpflanzen

- Salbei
- Kamille

Salbeitee kann zum Gurgeln oder Trinken eingesetzt werden. Kamillentee sollte man nur trinken, nicht inhalieren, da Kamillentee die Schleimhäute austrocknet. Wichtig ist, für frische Luft und eine höhere Luftfeuchtigkeit zu sorgen (nasses Handtuch über die Heizung legen).

Bei akuter Kehlkopfentzündung einen kalten Halswickel anlegen, bei chronischer Entzündung einen warmen Halswickel. Bei chronischer Kehlkopfentzündung wirkt ein Meeresaufenthalt am Atlantik sehr gut.

Hausmittel

- Zwiebel

Prof. Bankhofer empfiehlt: Schneiden Sie eine große Zwiebel in dünne Scheiben und legen Sie diese in einen Suppenteller. Gießen Sie etwa 1/4 Liter lauwarmes Wasser darüber. Zudecken, einige Stunden stehen lassen. Danach das Zwiebelwasser mit den ätherischen Ölen der Zwiebel trinken, mit einem Teil auch gurgeln. Das Rezept wird von vielen bekannten Sängern im Winter angewendet.

Hepatitis

→ Lebensstil → Bewegung
→ Homöopathie → Kneipp
→ Heilpflanzen
→ Ernährung

Hepar ist die Leber und mit der Endung -itis bezeichnet man ein Entzündungsgeschehen, somit versteht man unter Hepatitis eine Entzündung der Leber, die durch Viren, Bakterien, Pilze, Parasiten, Medikamente (z. B. Paracetamol), Alkoholmissbrauch, körpereigene Immunreaktionen, Anabolika oder Gifteinwirkung (z. B. durch das Gift des Knollenblätterpilzes oder Aflatoxine aus dem Schimmelpilz sowie bestimmte Umwelt- und Industriegifte wie DDT, Dioxin oder Insektizide) ausgelöst werden kann.

Die Leber steht im Mittelpunkt des Stoffwechselgeschehens.

Die von den Verdauungssäften aufbereiteten und vom Darm aufgenommenen Nährstoffe gelangen über den Pfortaderkreislauf direkt in das »Verarbeitungszentrum«, die Leber. Zugeführt werden aber auch Stoffe, die je nach Toxizität entweder eine akute oder bei langfristiger Zufuhr eine allmählich zunehmende Schädigung bewirken. Ein akutes Organversagen kann z. B. durch das Gift des Knollenblätterpilzes hervorgerufen werden. Bei chronisch verlaufenden Schädigungen wie dem Alkoholmissbrauch kommt es nach und nach zu Stoffwechselentgleisungen und zum Untergang einzelner und später immer mehr Leberacini (beerenartige mikroskopisch kleinste Gebilde, in denen die wesentliche Arbeit der Leber geleistet wird), die sich nicht erneuern können und durch funktionsunfähige Regenerate ersetzt werden. Das zieht immer mehr allgemeine Störungen (Stoffwechselentgleisungen) nach sich, bis es schließlich zu einem völligen Organversagen kommt. Es ist das Endstadium der Leberzirrhose (= Leberverhärtung, durch die Regenerate und die Einlagerung von Bindegewebe), die tastbar und durch bildgebende Verfahren sowie labormäßig nachweisbar ist. Im Endstadium ist nur mehr eine Organtransplantation lebensrettend.

Die oben angeführten sehr unterschiedlichen Auslöser einer Entzündung der Leber können das gesamte Organ oder nur Teile betreffen, z. B. durch Abszessbildung oder durch Abkapselung von Parasiten. Die so genannten hepatotropen Viren lösen direkt die Entzündung der Leber aus, für sie steht der Begriff Virushepatitis. Bisher sind sechs derartige Erreger bekannt, die mit den Großbuchstaben A, B, C, D, E, G bezeichnet werden. Die einzelnen leberspezifischen Viren lösen sehr unterschiedlich verlaufende Formen der Erkrankung aus, von kaum wahrnehmbaren Störungen bis zu schweren Krankheitsbildern.

Prinzipiell kann jede akute Hepatitis, mit für den Virustyp unterschiedlicher Frequenz, in eine chronische Form übergehen. Bei mehr als einem Drittel aller Hepatitis-Patienten mit chronischer Hepatitis mündet die Erkrankung in eine Leberzirrhose. 55 % der Leberzirrhosen werden durch Alkohol verursacht, 20 % dieser Extremschädigungen entstehen durch Virushepatitiden B und C.

Außerdem gilt eine Hepatitis mit vielen Regeneraten bzw. schon im Stadium der Zirrhose als Praekanzerose, d. h. es kann sich daraus ein Leberzellkarzinom (Leberkrebs) entwickeln.

Die Symptome, die auf eine Hepatitis hinweisen und sofort zum Arzt führen sollen sind Abgeschlagenheit, erhöhte Temperatur, Appetitlosigkeit, Übelkeit, Bauchschmerzen, gelegentliches Erbrechen und Durchfall.

Der Stuhl ist grau-gelb, der Urin dunkel, meist besteht eine → Gelbsucht (der Gehalt an Gallenfarbstoff im Blut nimmt zu, das macht sich zuerst an der Lederhaut der Augen bemerkbar) und starker Juckreiz. Die Diagnose, vor allem für die Abgrenzung, um welches Hepatitisvirus es sich handelt, erfolgt durch das Labor (Stuhl- und Blutuntersuchung).

Die Therapie erfolgt je nach Krankheitsbild, eine kausale Therapie einer Virushepatitis gibt es leider, mit Ausnahme der Hepatitis C, nicht.

Hepatitis A

Die Viren werden durch mit Spuren von Fäkalien verunreinigte Lebensmittel, verseuchtes Trinkwasser, bzw. damit gereinigte Lebensmittel, die später nicht mehr erhitzt werden oder Schmierinfektionen übertragen. Es ist die häufigste Viruserkrankung in Ländern mit niedrigem Hygienestandard. Tropische Landstriche in Afrika, Lateinamerika, Südostasien, die Karibik, aber auch der vordere Orient sind die typischen Hepatitis A-Länder. An der Adria und am Mittelmeer kann der Genuss ungenügend gegarter Meeresfrüchte (Muscheln) eine Übertragung nach sich ziehen, weitere Infektionsquellen sind »natürlich« gedüngte Gemüse und Salate und undichte Senkgruben. Durch den globalen Tourismus nimmt die Gefahr immer weiter zu. Etwa 15 bis 45 Tage nach Ansteckung kommt es zu grippeartigen Beschwerden mit Übelkeit, dumpfen Bauchschmerzen und Gelenkbeschwerden und Gelbsucht (muss nicht sein). Der Patient scheidet 1 – 2 Wochen vor Ausbruch und 2 – 3 Wochen nach Ausbruch der Erkrankung das Virus aus und gilt damit in dieser Zeit als Infektionsquelle. Den Diagnosebeweis liefert das Labor mit erhöhten Leberwerten und nachweisbaren Antikörpern gegen den spezifischen Erreger. Die Therapie beschränkt sich auf eine strenge Leberschonkost und zumindest anfangs Bettruhe. Die Hepatitis A heilt ohne Folgen komplikationslos ab und man bleibt lebenslang immun. Bei älteren Menschen kann es sehr schwere Verläufe geben.

Hepatitis B

Sie wird durch Körperflüssigkeiten übertragen: Blut, Speichel, Sekret der Scheide, Spermien, Muttermilch. Erhöhte Ansteckungsgefahr haben alle medizinischen Berufe, weiters Menschen mit ständig wechselnden Sexualpartnern und Drogenabhängige durch verunreinigte Spritzen. Schwangere können Hepatitis B auf das Neugeborene durch das Blut übertragen. Wenn man von Ländern mit niedrigem Hygienestandard absieht, gibt es keine regionalen Häufungen. Von der Ansteckung bis zum Ausbruch der Krankheit kann es bis zu 100 Tage dauern. Die Symptome sind ähnlich wie beim A-Virus, Gelenkbeschwerden sind meist ausgeprägter. Die Diagnose wird wieder aus dem Blut gestellt, wobei man auch unter akutem und chronischem Stadium unterscheiden und den Grad der Leberschädigung feststellen kann. Die Therapie ist mangels spezieller Möglichkeiten auf Allgemeinmaßnahmen ausgerichtet, der chronische Verlauf ist bei der Hepatitis B nicht selten und etwa Drittel der Patienten entwickelt eine Leberzirrhose.

Hepatitis C

Der Erreger wurde erst gegen Ende des vorigen Jhdts. gefunden und wird durch Blut, gelegentlich sexuell und während der Schwangerschaft von der Mutter auf das Kind übertragen. Das Virus hat Untergruppen, d. h. ähnliche, aber nicht ganz idente Formen, die offenbar auch bei dem recht unterschiedlichen Verlauf eine Rolle spielen. Außerdem kann sich das Virus im Körper des Trägers verändern und daher war es bisher nicht möglich, einen wirksamen Impfstoff herzustellen. Der Verlauf ist mitunter völlig symptomlos, kann aber den Allgemeinzustand erheblich verschlechtern und chronisch fortschreitend verlaufen. Die Bestätigung der Diagnose erfolgt labormäßig.

Durch die Routinekontrolle vor Operationen, um die Gefährdung des Operationspersonales zu reduzieren, entdeckte man, dass die Zahl der Virusträger die davon nichts wussten, erheblich groß ist. Etwa ein Drittel der chronisch Erkrankten bekommt Jahrzehnte später eine Leberzirrhose.

Für die Hepatitis C mit aktiver Symptomatik gibt es eine doch in hohem Grade wirksame Therapie (Erfolgsrate bis zu 80 %), mit dem Nachteil sehr hoher Kosten und erheblicher Nebenwirkungen. Diese Therapie sollte auf einer Fachstation zumindest eingeleitet werden.

Hepatitis D

Die Hepatitis D wird durch Blut übertragen, sie ist an die B-Infektion gekopppelt, mit dann deutlich schwererem Verlauf. 50 % der Fälle werden chronisch – mit allen Problemen.

Hepatitis E- und G-Viren

Hepatitis E- und G-Viren sind noch wenig erforscht, spielen aber offenbar als selbständige Erkrankung eine nur geringe Rolle.

Lebensstil

- Schutzimpfung
- Reisevorsorge

Gegen Hepatitis A und B gibt es eine kombinierte aktive Schutzimpfung, die innerhalb von 6 Monaten dreimal verabreicht wird und 10 Jahre Schutz bietet. Für alle Menschen, die viel reisen, ist die Impfung obligat, Pflegeberufe müssen sich gegen Hepatitis B impfen lassen.

Wer gegen B geschützt ist, ist es auch gegen D. Bei Reisen in Länder mit niedrigem Hygienestandard, wenn man als Rucksacktourist die Feriendomizile verlässt und in das Landesinnere fremder Länder reist, sollte man außer der Hepatitis A+B-Impfung auch alle anderen geforderten oder empfohlenen Reiseimpfungen rechtzeitig vor Reiseantritt bekommen. Ferner sollte man nichts essen, was nicht sicher gut gekocht ist.

Fremdblut zur Blutspende wird auf hepatotrope Viren getestet und damit kann eine Infektion mit höchster Wahrscheinlichkeit ausgeschlossen werden.

Wenn eine Hepatitis auftritt, sollte man vor allem danach trachten, alle Substanzen, die die Leber belasten könnten, wegzulassen. Dazu gehören neben Alkohol auch Medikamente, die man nicht unbedingt benötigt, z. B. Schlafmittel und Schmerzmittel (Lebergefährdung auf den Beipackzetteln angeführt).

Selbstverständlich keine Therapie ohne Arzt!

Bewegung

- Ausdauertraining

Die Leber ist das größte Entgiftungsorgan des Körpers, eine wichtige Rolle bei der Entgiftung spielen aber auch die Muskeln. Daher ist es von besonderem Vorteil, wenn man nach Abklingen der akuten Hepatitis, nach Besprechung mit dem behandelnden Arzt, Sport betreibt – das entlastet die Leber! In der Entgiftungsleistung entsprechen, soweit sich das quantifizieren, 25 Kilogramm Muskulatur 1 Kilogramm Lebergewebe. Bevor man nach der Rekonvaleszenz mit dem Sport beginnt, sollte man sich einem Belastungs-Gehtest unterziehen. Dabei werden auf ebenem Gelände 6 km in genau 60 Minuten zurückgelegt. Vor der Bewegung, 1 Stunde und 24 Stunden danach werden die Leberwerte kontrolliert und Herz und Kreislauf überprüft.

Die am besten geeigneten Sportarten sind wie immer in der Prävention ein mäßiges Ausdauertraining – Joggen, Walken, Rad fahren, Skilanglauf, Nordic Walking, Bergwandern.

Homöopathie

- Carduus marianus
- Absinthium
- Taraxacum officinalis
- Chelidonium
- Hepatodoron

Der Homöopath sieht die Leberentzündung, Hepatitis, als Folge einer Schwächung des Organs. Die auslösenden Viren finden im geschwächten Organ einen Boden, auf dem sie sich vermehren können, und unter Umständen zu bedenklichen Krankheitsverläufen führen.

Man unterscheidet die infektiöse von der Serumhepatitis und noch einige andere, wobei die Auslöser keine Rolle für die naturgemäße Behandlung spielen.

Erste Therapie muss, unabhängig von individuellen Prägungen, ein sehr vernünftiger Lebenswandel mit strikter Beachtung der Ernährung sein. Bettruhe ist nicht unbedingt erforderlich, jedoch weitgehende Schonung, abhängig von der Schwere des Geschehens. Die homöopathische Behandlung ist dem versierten homöopathischen Arzt vorbehalten!

Carduus marianus, die Mariendistel, der Wermut, Absinthium, oder der Löwenzahn, der den exotischen Namen Taraxacum officinalis trägt, und das Schöllkraut, Chelidonium, sind die vielleicht bekanntesten. Bei Lebererkrankungen, die nicht allzu ausgeprägt sind, keine zu argen Krankheitssymptome zeigen, kann man eines dieser Mittel oder auch ein Mischpräparat nehmen, in dem die Heilmittel als Tinkturen oder sehr nieder potenziert verwendet werden. Die Leber bekommt dadurch feinstoffliche und molekulare Kräfte, die die Regeneration beschleunigen. Ein bewährtes Mittel ist auch Hepatodoron, von dem dreimal täglich eine Tablette genommen wird, bei Besserung weniger.

Kneipp

- Feuchtwarme Kompressen
- Heilerde-Wickel

Äußerlich haben sich feuchtwarme Kompressen bewährt, die über die Leber gelegt werden. Das Tuch kann auch mit Kamillen- oder einem anderen Tee getränkt werden. Die Wickel wirken über die Haut auf die im Inneren liegenden Organe.

Desgleichen auch Heilerde-Wickel: Dabei wird ein Brei auf ein Tuch gestrichen und dieses auf die Leber gelegt.

Als Leberwickel dient auch der Kurzwickel nach Kneipp. Er reicht von der Achsel bis zur Mitte der Oberschenkel und wird warm angelegt.

Heilpflanzen

- Mariendistel
- Artischocke

Es gibt zahlreiche Heilpflanzen, die die Entgiftungsarbeit der Leber unterstützen. Allen voran die Mariendistel, eine der schönsten und größten Disteln. Diese Heilpflanze wurde pharmakognostisch besonders intensiv untersucht und klinisch getestet. Die Samen enthalten als vornehmlich wirksamen Bestandteil das Silymarin, das auch als Gegengift bei Knollenblätterpilzvergiftungen gegeben wird.

Die Mariendistel entfaltet bei einer Teekur ihre leberschützende und regenerierende Kraft. Ein Teelöffel Mariendistelsamen wird mit 1/4 l kochendem Wasser übergossen. 10 bis 20 Minuten ziehen lassen und ungesüßt vor dem Essen in kleinen Schlucken heiß trinken. Die Mariendistelsamen kann man auch mit Pfefferminzblättern mischen, das verbessert den Geschmack und die Wirkung. Die Pharmaforschung hat auch ein Fertigpräparat geschaffen, das Silymarin hochdosiert und standardisiert enthält. Auch die Artischocke ist für die Leber im Einsatz, ihr wirksamer Bestandteil ist das schon lange bekannte und viel verwendete Cynarin. Artischocken gibt es in zahlreichen Arzneispezialitäten mit standardisierter Wirkung.

Ernährung

- Vitamin C
- Traubenzucker
- Obst
- Gemüse
- Fettarme Milchprodukte

Bei der alkoholbedingten Hepatitis ist das Wichtigste, den Alkohol dauerhaft wegzulassen. Als Flüssigkeitszufuhr Obstsäfte mit Leitungswasser verdünnt. Während der akuten Hepatitis ist die Basisdiät kochsalzarm und fettarm.

Bei Leberschädigung sollte der Traubenzucker bevorzugt werden, weil der Abbau anderer Zucker für die Leber zusätzlichen Energieaufwand bedeutet. Mit dem Eiweißanteil in der Nahrung muss man vorsichtig sein, man soll nur Eiweiß von hoher biologischer Wertigkeit essen, um mit dem geringsten Aufwand die notwendige Eiweißzufuhr für den Körper sicher zu stellen. Dazu zählen fettarme Milchprodukte, zarter fettarmer Fisch und zartes fettarmes Fleisch.

Günstig sind u. a. Kartoffeln und Ei in Kombination. Allgemein fettarme Zubereitungen bevorzugen und insgesamt mit Fett sehr sparsam umgehen. Obst, Gemüse unter Ausschluss blähender Sorten, Salate, sind empfehlenswert. Am leichtesten verdaulich ist ein wenig Butter. Auf Bohnekaffee sollte verzichtet werden.

Herzinfarkt

→ Kneipp

Der Herzinfarkt ist das gefürchtete dramatische Ereignis, das plötzlich und ohne Vorsymptomatik auch in jungen Jahren auftreten kann. Meist kündigt er sich durch Angina pectoris (Brustenge), vor allem bei Belastung an und in der Vorgeschichte finden sich häufig familiäre Belastung, nicht sehr gewissenhaft ausgeschaltete Risikofaktoren usw. Ursache ist der akute Verschluss eines Koronargefäßes. Weil am Herzen die einzelnen Wandabschnitte jeweils nur von einem Gefäß versorgt werden (es kann kein anderes für das verschlossene eintreten), droht der Untergang der betroffenen Herzmuskelregion (= Infarkt). Die Gefäße werden nach und nach arteriosklerotisch verändert, die Wand wird verdickt und aufgeraut, das Lumen wird eingeengt und schließlich kann ein Gerinnsel auch das Restlumen verschließen. Die durch den Infarkt ausgelösten Symptome sind meist ein heftiges Druckgefühl auf der Brust mit Ausstrahlung in den linken Arm, verbunden mit Angstgefühlen hin bis zur Todesangst. Gelegentlich kann der Druckschmerz auch im Oberbauch oder in der Halsregion auftreten, gar nicht so selten gibt es überhaupt keine Beschwerden (bei kleineren betroffenen Bezirken) und der Infarkt wird bei späteren Untersuchungen als Narbenbildung (= alter Infarkt) diagnostiziert. Man spricht von »stummen Infarkten«. In der Mehrzahl sind es aber die dramatischen Symptome, die ein möglichst rasches intensivmedizinisches Handeln erfordern. Unmittelbare Auslöser des akuten lebensgefährlichen Geschehens sind psychische Überforderungen oder für den Patienten überdurchschnittliche körperliche Belastungen bei bestehender koronarer Herzkrankheit. Nicht selten sind schon Vorzeichen zu erkennen mit verstärkten Herzschmerzen, Müdigkeit und Leistungsknick.

Das gebildete Gerinnsel kann innerhalb der ersten Stunden aufgelöst werden und je kürzer der totale Verschluss gedauert hat, umso eher kann man das betroffene Herzmuskelgewebe retten. Unter günstigen Umständen kann der Infarkt überhaupt verhindert oder zumindest möglichst klein gehalten werden. Die flächendeckend zur Verfügung stehenden Notarztwagen sind für die Einleitung der Auflösung des Gerinnsels und die Überwachung des Herzens ausgerüstet und es kann somit schon beim Transport ins Krankenhaus die Therapie eingeleitet werden, die dann auf der kardiologischen Intensivstation intensiviert und fortgesetzt wird. Je nach Fall wird unter Umständen auch operativ versucht, das gefährdete Gewebe wieder mit Blut zu versorgen.

Die Ausdehnung des Infarkts ist weitgehend von der Größe des Gefäßes abhängig. Das reicht von kleinsten, meist in der Mehrzahl auftretenden, Mikroinfarkten über Daumennagelgröße bis Handtellergröße, lebensentscheidend ist vor allem die Schichtdicke. Wenn alle Schichten von innen bis außen betroffen sind und zugrunde gehen, kann der Herzmuskel durchreißen und es tritt innerhalb kurzer Zeit der Tod ein. Sonst ist für den Verlauf der Allgemeinzustand des Patienten, die bestehenden Schädigungen der übrigen Herzkranzgefäße und der Zustand des Herzmuskels entscheidend. Mit all den sehr aufwändigen intensivmedizinischen Einrichtungen konnten die Chancen, einen Herzinfarkt zu überleben, wesentlich verbessert werden. Trotzdem bedeutet er immer eine gewaltige Zäsur im Leben des Betroffenen (meist auch für die Familie) und deshalb ist der einzig richtige Weg eine rechtzeitige Vorbeugung.

In diesem Zusammenhang: Rechtzeitige Behandlung der → Arteriosklerose, konsequente Therapie der Risikofaktoren → Bluthochdruck, → Fettstoffwechselstörung und → Diabetes, Reduktion des Körpergewichts und regelmäßige Bewegung, Stressabbau und vernünftige fettreduzierte Ernährung mit reichlich Obst, Gemüse und Fisch helfen, dem Herzinfarkt vorzubeugen. Hat man einen Infarkt überstanden, gelten dieselben Maßnahmen als wirksame Sekundärprävention!

Kneipp

- **Regelmäßige Kneippanwendungen**
- **Bewegung**
- **Lebensstil**

Hydrotherapeutische Maßnahmen werden in der Rehabilitation eines Herzinfarkt-Patienten genau nach seiner individuellen Belastbarkeit eingesetzt und streng ärztlich überwacht in den Therapieplan eingebaut. Dasselbe gilt für die Bewegungstherapie. Das wichtigste Ziel der Rehabilitation ist, das Fortschreiten der koronaren Herzkrankheit abzubremsen und die Herzarbeit wirkungsvoll zu entlasten. Nach dem Aufenthalt in der Rehabilitationsklinik müssen alle Lebensstilmaßnahmen, die der Patient in der Kurklinik erlernt hat, weiter fortgesetzt werden. Dazu gehören Bewegung (am besten in der Koronargruppe, um Überforderungen zu vermeiden und trotzdem einen Trainingseffekt zu erreichen) und Entspannungsprogramme genauso wie eine gesunde Ernährung und regelmäßige Kneippanwendungen, soweit sie gut vertragen werden.

Herzklopfen

→ Akupressur
→ Heilpflanzen → Kneipp

Herzbeschwerden jeglicher Art gehören unbedingt ärztlich abgeklärt, da auch eine behandlungsbedürftige Herzerkrankung dahinter stecken kann. Nur wenn organische Ursachen auszuschließen sind, kommt die Diagnose »funktionelle Herzbeschwerden« zum Tragen.

Das Herz als zentrales Pumporgan, das ein Leben lang, von der embryonalen Phase bis zum letzten Atemzug schlägt, unterliegt einem außerordentlich feinsinnigen Steuerungssystem. Einerseits ist es in Ruhe auf Schongang (= Erholungsphase) bedacht, andererseits erfolgt bei Leistungsanforderung eine genau der Erfordernis entsprechende Mehrarbeit; nämlich mehr Blutausstoß und eine adäquate Zunahme der Herzfrequenz.

Die durch verschiedene Impulse informierte Steuerung läuft über die vegetativ-hormonale Regelzentrale im Zwischenhirn und ist unserem Willen nicht unterworfen. Störungen in diesem komplizierten Mechanismus durch psychische und physische Überforderungen führen zu Fehlleistungen und unzweckmäßiger Herzarbeit. Nicht nötige, beschleunigte Herzaktion, eventuell mit emotionaler Blutdrucksteigerung und gelegentlich auch einzelnen außertourlichen Schlägen (= Extrasystolen) und dem Gefühl vermeintlicher Atemnot, können bei organisch völlig gesunden Menschen auftreten. Man spricht von vegetativer Labilität (→Dystonie, vegetative) oder funktionellen Herzbeschwerden und meint damit, dass das unbewusste Nervensystem als Regulator versagt.

Die einzig befreiende Lösung ist ein mindestens dreiwöchiger, erholsamer Urlaub fernab von Sorgen, Problemen, Existenzangst, familiäre Zwistigkeiten und was sonst noch im Alltag negativ einwirkt.

Einen »Kururlaub«, wie ihn viele der jetzt schon betagten »Kneippianer« der Nachkriegs-Aufbaugeneration, die ganz auf Leistung getrimmt war, immer wieder absolviert haben. Trotz dieser Erfahrungen können sich die wenigsten Zeitgenossen dazu entschließen. Demnach bleibt nichts Anderes übrig, als mit den Schwierigkeiten zu leben und die schädlichen Auswirkungen auf andere Weise zu kompensieren.

Akupressur

▲ MP 3 ▲ B 65
▲ H 7 ▲ KS 8
▲ Lu 1

Vorbeugung und Behandlung zugleich erreicht man durch festen Druck auf die Punkte MP 3 und B 65.

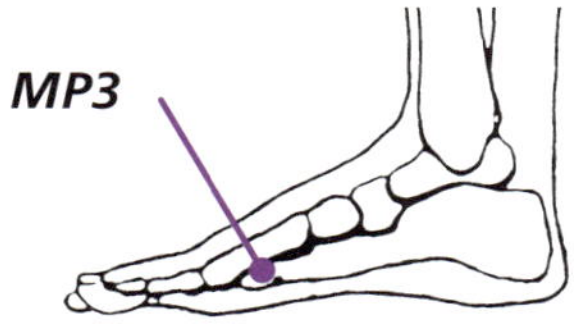

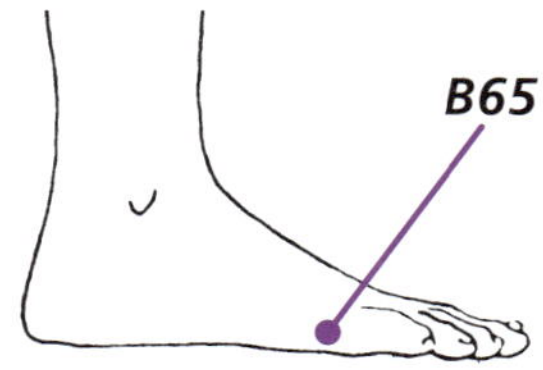

MP 3 liegt knapp hinter dem Grundgelenk der Großzehe, seitlich. B 65 befindet sich ebenfalls seitlich auf dem Fußrand, im vorderen Drittel. Beide Punkte sind deutlich druckempfindlicher als ihre Umgebung und können auch dadurch ziemlich leicht gefunden werden.

Auch einige Handpunkte sind wirksam: H 7; Handgelenkquerfalte innen, am Ende der Kleinfingerseite sowie KS 8 (trägt den eindrucksvollen Namen „Platz der großen Mühe" und liegt genau im Zentrum der Handfläche). Lassen Sie den Punkt Lu 1 von einem

Partner massieren. Sie finden den Punkt zwei Querfinger unterhalb des seitlichen Schlüsselbeinendes. In Richtung Oberarmknochen drücken.

Auch das hilft: Legen Sie ein warmes Handtuch auf die Brust und atmen Sie ruhig ein und aus.

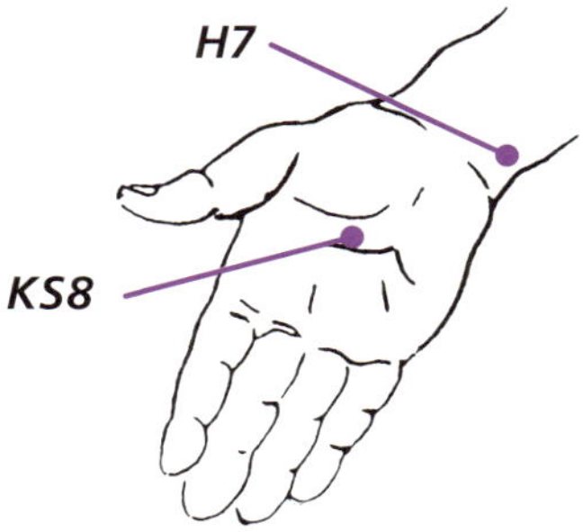

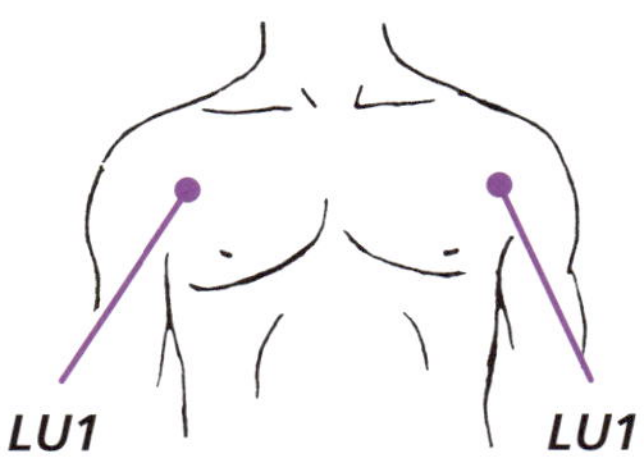

Heilpflanzen

- **Weißdorn**

Die klassische Heilpflanze für die kleine Herztherapie ist der Weißdorn (Crataegus), der in unseren Wäldern wächst und dessen Blüten vor allem in der Therapie Verwendung finden. Der Weißdorn hat sich in kurzer Zeit zu einem der meistgebräuchlichen Herzmittel entwickelt, die Hauptwirkstoffe sind Flavonoide, Catechine etc. Die Inhaltsstoffe des Weißdorns haben mit den Inhaltsstoffen des Fingerhuts nichts zu tun – der Weißdorn enthält keine digitalisähnlichen Substanzen. Der volle Effekt der Wirkung entsteht durch die Summe einer ganzen Reihe von Haupt- und Nebenwirkstoffen. Durch den Weißdorn wird vor allem eine bessere Durchblutung der Herzgefäße erzielt, die Herzmuskelzellen werden aktiviert und besser ernährt, die Anfallsbereitschaft bei der Angina pectoris wird herabgesetzt und subjektive Herzbeschwerden werden behoben.

Vor allem kann dem altersmäßigen Abbau der kardialen Leistungsfähigkeit begegnet werden. Dem Crataegus kommt offensichtlich auch eine regulierende Wirkung zu. Funktionelles Herzklopfen und funktionelle Extrasystolen lassen sich deutlich bessern.

Weißdorn ist keinesfalls geeignet zur Kupierung eines Angina-pectoris-Anfalles oder zur schnellen Überwindung einer Herzdekompensation, ebenso kommt dem Weißdorn keine blutdrucksenkende Wirkung zu. Wird eine milde blutdrucksenkende Wirkung erwünscht, ist Mistel zu empfehlen.

Anwendung: Nur eine lang dauernde kurmäßige Anwendung von Weißdornzubereitungen (Tee oder Tinktur) bringt eine Wiederherstellung der normalen Herztätigkeit. Am besten nimmt man 3-mal täglich eine Tasse Tee – oder 3-mal täglich 15 bis 20 Tropfen Tinktur mit etwas Wasser verdünnt.

Tee-Zubereitung: Zwei gehäufte Kaffeelöffel getrockneter Blüten (können auch mit getrockneten, zerkleinerten Früchten gemischt sein) mit 1/4 l siedendem Wasser übergießen und nach 10 Minuten abseihen.

Bei vielen Menschen sind Herz, Kreislauf oder Blutdruck etwas labil. Nicht so richtig krank, aber auch nicht ganz gesund – das ist jener Bereich, in dem Heilkräuter Hervorragendes leisten.

Kneipp

- **Herzkompresse**
- **Kaltes Armbad**

Empfehlenswert ist die kalte Herzkompresse. Ein kleines Handtuch wird ins kalte Wasser (eventuell mit einem Schuss Essig) getaucht und wenig ausgewrungen und auf das Herz gelegt. Die kalte Auflage wird mit einem Wickeltuch befestigt und bleibt so lange liegen, bis sie warm wird. In ähnlicher Weise wirkt ein kaltes Armbad von 40 Sekunden Dauer gegen funktionelles Herzklopfen. Ein geregelter Lebensstil und ausgeglichene Bewegung wirken grundlegend regulativ.

Herzkrankheit, koronare

→ Lebensstil
→ Ernährung → Kneipp
→ Heilpflanzen
→ Homöopathie

Ursache der koronaren Herzkrankheit ist die → Arteriosklerose, eine zunehmende Verengung der Gefäßlichtung der Herzkranzgefäße. Dadurch wird die Versorgung des Herzmuskels mit Nährstoffen und Sauerstoff beeinträchtigt.

Als Risikofaktoren für die koronare Herzkrankheit gelten alle Förderer der Arteriosklerose: Bluthochdruck, Fettstoffwechselstörung (hohes Cholesterin, hohes LDL- und niedriges HDL-Cholesterin), Diabetes, hohe Harnsäurewerte, Übergewicht, Rauchen, Stress, Bewegungsmangel. Genetische Faktoren sind zwar für die Disposition, eine Arteriosklerose auszubilden, verantwortlich, aber der ungesunde Lebensstil ist es, der das unheilvolle Geschehen in Gang setzt. Die Verengung der Gefäße am Herzen verursacht lange keine Beschwerden, da wir eine etwa 50 %ige Koronarreserve haben. Erst wenn die Verengung mehr als 50 % beträgt, kommt es bei durchschnittlicher, altersgemäßer Belastung zu Beschwerden.

Wenn sich die Gefäßlichtung weiter verengt und die 90%-Grenze erreicht, treten Beschwerden auch in Ruhe auf. Die Beschwerden werden nach ihrer häufigsten Charakteristik, nämlich Druck hinter dem Brustbein, als Angina pectoris = Brustenge bezeichnet. Die Beschwerden können auch im Oberbauch und in der Halsregion, vor allem aber mit Ausstrahlung in den linken Arm, lokalisiert sein. Der Krankheitsprozess verläuft meist in Schüben.

Vorerst erfolgt eine Schädigung der Gefäßinnenwand, Gefäßmuskelzellen beginnen an falscher Stelle zu wuchern und Fett zu speichern, ein Reizzustand setzt ein, die Wand wird zunehmend dicker und starrer, da auch Bindegewebseinlagerungen und letztlich auch Kalk hinzukommen. Die Arteriosklerose nimmt ihren Lauf und wenn nichts dagegen unternommen wird, kann es an der aufgerauten Gefäßwand und durch die angelagerten Blutplättchen zur Gerinnselbildung kommen, die das Gefäß restlos verschließen, der Herzinfarkt ist eingetreten!

Auf eine koronare Herzkrankheit deuten Herzschmerzen bei körperlicher Belastung, die in Ruhe wieder abklingen, hin. Der Schmerz kann auch durch Kälte, Aufregung, üppiges Essen, aber auch beim Stuhlgang ausgelöst werden. Typisch ist die gelegentlich sehr unterschiedliche Schmerzausstrahlung in den linken Arm, in beide Schultern, in Hals und Unterkiefer. Der Schmerz ist brennend, beengend, drückend, Angst kann hinzukommen. Die Schmerzen dauern kaum länger als 10 – 15 Minuten, werden in Ruhe besser und sprechen auf Nitroglyzerin-Gabe gut an. Dauern die

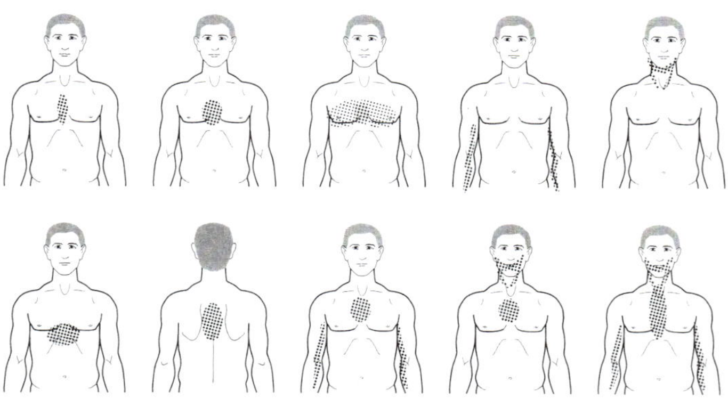

Möglichkeiten der Schmerzausstrahlung bei Herzenge.

Schmerzen länger – Verdacht auf Herzinfarkt. Man unterscheidet die stabile Herzenge (Häufigkeit, Umstände, die sie auslösen, und Dauer der Herzschmerzen bleiben gleich) und die instabile. Instabil ist eine Angina pectoris, die unvermittelt auftritt und bei der es zu einer plötzlichen Verschlimmerung der Symptome kommen kann. Letztere gilt als die weitaus höher Infarktgefährdende.

Der Arzt setzt zur Behandlung moderne Medikamente ein, die gleichzeitig auch den erhöhten Blutdruck mitbehandeln: Nitroglyzerin, Betablocker und Kalzium-an-tagonisten (Verdränger). Außerdem werden die Risikofaktoren behandelt, der Fettstoffwechsel medikamentös und durch Diät verbessert, der Diabetes optimal eingestellt. Gerinnungshemmende Medikamente halten das Blut flüssig und verbessern dadurch die Versorgung. Bei fortgeschrittenen Gefäßverengungen stehen chirurgische Möglichkeiten offen: die Dehnung der Herzkranzgefäße mit eingeführtem Ballon und hohem Druck, Stents (Implantate, die das gedehnte Gefäß offen halten) oder die Bypass-Operation, bei der mittels eines anderen Gefäßes das eingeengte Herzkranzgefäß umgangen wird.

Lebensstil

- Sport
- Stressabbau

Ein gesunder Lebensstil mit zumindest dreimal in der Woche Sport, eine fettarme, eher vegetarische Ernährung mit reichlich Fisch, Stressabbau und Nichtrauchen sind die wesentlichen Pfeiler der Vorbeugung und Behandlung.

Wenn eine koronare Herzkrankheit besteht, dann muss die sportliche Betätigung ärztlich überwacht werden, am besten schließt man sich einer Koronargruppe an. Jedenfalls darf die Bewegung keine Schmerzen auslösen. Für Koronarpatienten ist die Kälte schlecht, daher sind intensive kalte Kneippanwendungen oder Tauchbäder nicht angebracht und bei kalter Witterung ist besondere Vorsicht angezeigt. Unbedingt wichtig: Stress vermeiden!

Ernährung

- Vollwertige magnesiumreiche Mischkost

Es gelten die gleichen Richtlinien wie für → Diabetes, → Bluthochdruck, → Fettstoffwechselstörungen.

Eine vollwertige Mischkost mit möglichst viel Obst und Gemüse, möglichst fett- und zuckerarm ist empfehlenswert. Der positive Einfluss der Omega-3-Fettsäuren, wie sie in Fisch vorkommen, ist wissenschaftlich belegt.

Empfehlenswert ist eine magnesiumreiche Kost. Magnesium hemmt die Blutgerinnung und entspannt die Herzkranzgefäße. Weizenkleie, Weizenkeime, Kakao, Nüsse (Energiegehalt beachten), Hirse, Haferflocken sind reich an Magnesium.

Auch manche Mineralwässer zeichnen sich durch einen hohen Magnesiumgehalt aus: Rogaska (878 mg/l), Long life (197 mg/l), Appolinaris (124 mg/l) und Gleichenberger Johannisbrunnen (112 mg/l).

Kneipp

- Kalte und ansteigende Arm- und Fußbäder

Kalte oder wechselwarme Arm- und Fußbäder sind, je nach Belastbarkeit zumindest in den Anfangsphasen der koronaren Herzkrankheit und bei stabiler Angina pectoris und wenn vom behandelnden Arzt überwacht, in der beschwerdefreien Zeit möglich.

Der Patient muss seine individuelle Leistungsgrenze auch in Bezug auf hydrotherapeutische Maßnahmen genau kennen: Jedes Zeichen – auftretende Schmerzen, Herzrasen, Atemnot, Rhythmusstörungen,

Schweißausbrüche, Schwindel – muss sehr ernst genommen und die Anwendung sofort beendet werden. Vollbäder sind in jedem Fall kontraindiziert. Empfehlenswert sind – nach ärztlicher Erlaubnis – warme, ansteigende Armbäder (auch Hauff'sche Armbäder genannt), sie verbessern die Durchblutung des Herzens und können vor Belastungen oder bei Beschwerden lindernd wirken. Weniger belastend ist das auf den rechten Arm beschränkte ansteigende Armbad mit einem Temperaturanstieg von 32 auf 40 °C (pro Min. 1° steigern) Eine günstige Wirkung haben auch heiße Arm- oder Wadenwickel (nicht bei Venenproblemen oder fortgeschrittenen arteriellen Durchblutungsstörungen). Warme Anwendungen sind besonders im Winter empfehlenswert, etwa eine Stunde bevor der Patient ins Freie geht, denn die Kälte kann für Angina-pectoris-Patienten sehr unangenehm sein.

Durchführung des ansteigenden Armbads: Man setzt sich vor das Waschbecken, das mit warmem Wasser (ca. 32 °C) gefüllt ist und taucht die Arme (oder nur den rechten Arm) bis zu den Oberarmen ein. Im Laufe einer Viertelstunde lässt man heißes Wasser nachfließen, bis die Temperatur des Wassers etwa 40 °C erreicht hat. Darin verbleibt man noch 5 Minuten. Dann trocknet man gut ab und ruht etwa 1/2 Stunde (keine Kaltanwendung anschließen). Diese Anwendung kann man zwei- bis dreimal pro Woche und vor dem Hinausgehen ins winterkalte Freie durchführen. Auch gefäßbedingte Kopfschmerzen lassen sich damit recht gut abfangen. Bei instabiler Angina pectoris oder nicht beherrschtem Bluthochdruck dürfen diese Anwendungen nicht gemacht werden.

Heilpflanzen

- **Weißdorn**
- **Ginkgo Biloba**

Bei koronarer Herzkrankheit sind alle naturheilkundlichen Maßnahmen, auch die Verwendung von Kräutertees, mit dem behandelnden Arzt abzusprechen.

Die Wirkung des Weißdorns (Blüten und Blätter) auf die arteriosklerotisch veränderten Herzkranzgefäße, vor allem im frühen Stadium, ist nachgewiesen.

Empfehlenswert ist ein standardisiertes Präparat aus der Apotheke oder der Weißdorntee: 2 Teelöffel Weißdornblüten oder Blüten mit Blättern werden mit 1/4 Liter heißem Wasser überbrüht. 20 Minuten ziehen lassen, mit Honig süßen. 2- bis 3-mal täglich eine Tasse Tee ist die richtige Dosierung. Man kann keine unmittelbare Besserung erwarten, sondern der vollkommen unschädliche Weißdorntee muss über längere Zeit getrunken werden. Als alleinige Therapie ist Weißdorn in der Regel unzureichend, kann aber als Ergänzung die Attackenhäufigkeit senken und andere Medikamente reduzieren helfen.

Eine weitere Heilpflanze mit nachgewiesener Wirkung auf arteriosklerotisch veränderte Gefäße ist der Ginkgo Biloba. Die Wirkstoffe gibt es in Form standardisierter Arzneimittel (Tebonin und Tebofortam). Die durchblutungsfördernde Wirkung macht sich vor allem an den kleinen Gefäßen bemerkbar, die für die Sauerstoffversorgung des Gewebes zuständig sind.

Homöopathie

- **Aconit**
- **Latrodectus mactans**
- **Arnica**
- **Arsenicum album**
- **Cactus grandiflorus**

Die Behandlung der koronaren Herzkrankheit kann nur durch den Arzt erfolgen, eine homöopathische Behandlung erfordert sehr viel Erfahrung. Kein Risiko eingehen!

Im akuten Fall muss der homöopathische Arzt in der Lage sein rasch und effizient zu handeln. Mündige, wache Patienten können, wenn sie schon vorinformiert sind, auch mit Medikamenten bis zum raschen Einlangen der fachlichen Hilfe bereits sehr viel unternehmen, damit Ärgstes gebannt wird. Vor allem das Wichtigste ist Ruhe (leicht gesagt)! Eine ruhige Atmosphäre, ruhige Musik, sich nicht anstecken lassen von der Ängstlichkeit der Umgebung.

Aconit: Anfall kommt plötzlich (der deutsche Name: Sturmhut!), mehr oder weniger aus heiterem Himmel, mit Atemnot, Unruhe, Todesangst; Druck in der Brust; starker Durst. Auslöser: Ärger, Zorn, Schreck. Schlimmer nachts.

Latrodectus mactans: Eine der wesentlichen Arzneien bei akuter Herz-Symptomatik: Krampfartige Schmerzen erstrecken sich in den Arm, die Achsel; Gefühl der Schwäche am Herzen. Todesangst. Schreit vor Schmerzen, Todesgefühl (alles ähnlich dem Sturmhut – doch spezifischer und ausgeprägter) – gehört in die Hausapotheke bei Patienten mit entsprechender Gefährdung.

Arnica: Oft Zusammenbruch schlecht trainierter Menschen bei ungewöhnlicher Belastung. Stürzt nieder, gewaltiger Schmerz, Stich in der Herzgegend. Beginn mit nächtlichen Herzschmerzen. Fürchtet, es werde etwas Schreckliches passieren. Besser im Freien, in der frischen Luft. Charakteristisch: Heißer Kopf, zeitweise kalter Körper. Arnica in niederer Potenz oder täglich einige Tropfen der Tinktur ist eines der bewährten Stärkungsmittel für das Herz.

Arsenicum album: Schwächliche Menschen, entkräftet durch zehrende Krankheiten. Brennender Schmerz hinter dem Brustbein, ängstliche Unruhe, typisch die (mitter-) nächtliche Verschlimmerung, Patient wälzt sich hin und her, findet keine Ruhelage. Erschöpfung nach leichter Anstrengung. Angst vor dem Tode; Angst, allein gelassen zu werden.

Cactus grandiflorus: Leitsymptom ist die eiserne Faust ums Herz, Gewicht auf der Brust, Taubheit, Schwäche, Atemnot; beginnendes Herzversagen; Gefühl, als sei das Herz wund. Trostlose Stimmung, aber nicht die panische Angst wie bei Aconit. Oft mit Blutungen aus der Nase. Große Kälte des Körpers. Heftigste Schmerzen. Brust ist wie eingeschlossen von Drähten, die sich immer stärker zuziehen.

Man kann das Mittel anfangs alle fünf bis zehn Minuten geben, bei Beruhigung seltener oder: ca. fünf bis sieben Tropfen oder Kügelchen in ein Glas Wasser, alle paar Minuten davon einen Schluck trinken. Bei Besserung aufhören, abwarten; nur bei Rückkehr der Symptome Einnahme fortsetzen.

Herzmuskelentzündung

→ **Homöopathie**
→ **Heilpflanzen**
→ **Kneipp** → **Ernährung**

Die Herzmuskelentzündung (Myokarditis) kann im Rahmen einer durch Erreger ausgelösten Infektion, aber auch ohne erkennbare Ursache auftreten.

Greift die Entzündung auf den Herzbeutel über, spricht man von einer Perimyokarditis.

Davon abzugrenzen ist die Entzündung der Innenauskleidung des Herzens (Endocard), von der auch die Herzklappen überzogen werden. Diese Endocarditis kann vor allem zu Klappenveränderungen, im Sinne einer Verengung oder eines nicht mehr möglichen Schlusses, führen. Bei entsprechender Schwere bleibt dann nur mehr der operative Klappenersatz. Durch den Einsatz der Antibiotika ist sie allerdings relativ selten geworden und heute überwiegen die degenerativen Klappenveränderungen als Operationsindikation.

Wenn das Endocard an der Entzündung des Herzmuskels und Herzbeutels mitbeteiligt ist, spricht man von Pancarditis, eine lebensbedrohliche Krankheit.

Die häufigsten Ursachen der Myocarditis sind Viren (u. a. Mumps, Influenza, Coxsackieviren, Röteln, Hepatitis A und B) mit drohender Herzschwäche und Herzerweiterung. Auch Bakterien können ursächlich wirken, z. B. als Komplikation einer Diphtherie (ausgelöst durch das zellschädigende Diphtheriegift), einer Borreliose (→ Lyme- Borreliose), als Folge einer Infektion mit Staphylokokken oder Streptokokken mit oder ohne bakteriell bedingter Herzklappenentzündung. Oft besteht als Vorgeschichte eine Infektion der Atemwege oder des Magen-Darm-Trakts, von der sich der Patient nicht richtig erholt. Manchmal wird erst die Folge, die Herzschwäche (auch Herzversagen), diagnostiziert. Auch → Toxoplasmose, Malaria, Pilze und Parasiten können ursächlich verantwortlich sein.

Zusätzlich können noch immunologische Systemerkrankungen, Kollagenosen und Gefäßentzündungen, die Crohn'sche Krankheit und die Colitis ulcerosa (geschwürige Dickdarmentzündung) die Ursache bilden. Manchmal kann die Ursache nicht gefunden werden, wobei man an unbekannte Viren denkt. Symptome der Herzmuskelentzündung sind Schwächegefühl, Leistungsknick, Fieber, Gelenkschmerzen, Herzklopfen, Herzschmerzen, Herzjagen, Atemnot, niedriger Blutdruck als Folge der Herzschwäche.

Die Diagnose erfolgt durch das Labor mit verschiedenen Parametern, EKG, durch den Erregernachweis, Herzultraschall (Echocardiographie) und Röntgen, und gelegentlich durch Gewebsentnahme (Biopsie).

Die akute Herzmuskelentzündung bedarf einer intensiven stationären ärztlichen Behandlung mit Überwachungsmöglichkeit. Je nach Ursache werden Antibiotika bzw., so weit möglich, virushemmende Medikamente, Zytokine und gelegentlich Kortison eingesetzt.

Wichtig ist die ganz konsequente körperliche Schonung, strenge Bettruhe am Beginn der Krankheit und die genaue Einnahme der verordneten Medikamente.

Alles, was den Herzmuskel schädigt oder unnötig belastet, muss unterlassen werden: Alkohol, Nikotin, auch bestimmte Medikamente. Engmaschige EKG-Kontrollen helfen, den Heilungsverlauf richtig zu beurteilen, die Therapie anzupassen und Rehabilitationsmaßnahmen zeitgerecht einzusetzen.

Homöopathie

- ▲ **Arnica**
- ▲ **Digitalis**
- ▲ **Strophantus**

Die akute oder chronische Herzmuskelentzündung ist schulmedizinisch zu behandeln. Eine daraus resultierende Herzschwäche kann vom erfahrenen Homöopathen – eventuell als Zusatztherapie – behandelt werden.

Beim schwachen Herzen können einige Mittel in niederen Potenzen genommen werden, auch als Tinktur (sofern ungiftig). Wie oft und wie lange, kann naturgemäß nicht vorhersagt werden, es hängt vom Befinden des Patienten ab.

Als Regel gilt: Bei Besserung seltener, bei deutlicher Besserung eine Zeit lang pausieren, um bei Bedarf das Mittel wieder zu nehmen. Es geht hier weniger darum, die vorhandenen Lebenskräfte zu lenken, sondern spezifische Kräfte aus der Natur dem Organ zur Verfügung zu stellen.

Arnica: In niederen Potenzen (D_2, D_3 oder als Tinktur) ein bewährtes Stärkungsmittel. Dosierung: Zwei- bis dreimal täglich zwei bis drei Tropfen, einige Wochen lang genommen, dann wieder ausschleichen. Ausschleichen heißt: Jeden oder jeden zweiten Tag die Dosis langsam reduzieren. Treten Verschlechterungen des Leistungsvermögens ein, bedeutet dies, der Körper braucht diese natürlichen Lebenskräfte: Das Mittel wieder öfter einnehmen.

Digitalis: Der Fingerhut ist in der Tinktur giftig; Symptome: Anfangs langsamer Puls, der bei fortschreitender Krankheit jagend, unregelmäßig, flatternd wird. Der ganze Körper scheint zu zittern. Gemütszustand ist depressiv, ängstlich, verwirrt. Gefühl, als wolle das Herz zu schlagen aufhören. Herzklopfen nach Kummer. Schwächegefühl geht häufig vom Magen aus.

Strophantus: Stellt die Elastizität spröder Gewebe wieder her, besonders an Herzmuskel und -klappen. Nützlich bei Herzverfettung. Arteriosklerose, Ödeme durch Herzschwäche; wirkt wassertreibend, Herzasthma. Symptom: Brennen in der Speiseröhre.

Dosierung: 3- bis 7-mal täglich einige Tropfen der Potenz D_2/D_3 oder einige Tropfen in ein Glas Wasser, umrühren, anfangs öfter, dann stündlich, später einige Male am Tag einen Schluck.

Heilpflanzen

- Weißdorn
- Rosmarin

Hier gilt dasselbe wie bei der Homöopathie: Ausschließlich ergänzend zur ärztlichen Behandlung. Vor allem in der Rekonvaleszenz sind Heilpflanzen-Zubereitungen sinnvoll.

Der Weißdorn ist eine heimische, herzspezifische Pflanze, die stärkend wirkt. Kann als Tee, mit Honig gesüßt, oder Tinktur genommen werden (→ Herzklopfen).

Herzwein: Ein altes Mittel der Volksheilkunde bei Herzschwäche. Es gibt ihn in Apotheken zu kaufen, aber man kann ihn auch selber herstellen. 40 g Rosmarin (Zweige, Blüten, Blätter) auf 1 Liter Weißwein. Etwa 2 Wochen stehen lassen. Einnahme: Täglich zwei- bis dreimal ein Gläschen vor den Mahlzeiten.

Am Abend kann man zur Schlafförderung gezielt Heilkräuter einsetzen: Melissentee mit Honig, Baldriantee oder eine Schlafteemischung helfen, einen gesunden Schlaf zu fördern.

Kneipp

- Oberkörperwaschung
- Leberwickel

Während der akuten Entzündung ist strengste Ruhe einzuhalten. Nach deren Abklingen ist der Herzmuskel, der ja immer tätig bleiben muss, wieder allmählich an Belastungen heranzuführen. Kneippanwendungen mit ihrer feinen Dosierbarkeit sind ein gut geeignetes Instrumentarium. Beginnend in der Serie mit Oberkörperwaschungen und ganz vorsichtiger Steigerung der Intensität und Dauer von Tag zu Tag. Dazu eignen sich auch aufbauende Bewegungsübungen.

Musste man viele Medikamente einnehmen, mutete man der Leber doch eine Menge Entgiftungsarbeit zu. Es ist daher sinnvoll, die Leber mit einem heißen Leberwickel zu unterstützen. Der Wickel wird im Bett angelegt. Der Wickel reicht von der Achsel bis zu den Oberschenkeln. Man legt sich auf den vorbereiteten Wickel (Zwischentuch und Wolltuch), auf den rechten Oberbauch kommt eine warme Kompresse (ein kleines dünnes zusammengefaltetes Handtuch, das man in heißen Heublumenabsud taucht). Diese wird mit den Wickeltüchern angewickelt. Statt der Kompresse kann man auch einen Heusack verwenden. Einmal-Heusäcke gibt es fertig in der Drogerie zu kaufen. Sie werden über Dampf erhitzt, auf den rechten Oberbauch gelegt und wie die Kompresse als Wärmedepot festgewickelt. Der Wickel bleibt etwa eine 3/4 Stunde liegen. Er sorgt für eine sehr gute Durchblutung des Bauchraums, speziell der Leber. Danach ruht man noch eine halbe Stunde und kann dann, wenn man noch sehr warm ist, eine kühle Waschung anschließen.

Ernährung

- Blähende, fette Speisen vermeiden
- Sauermilchprodukte

Nach einer schweren Erkrankung muss die Nahrung besonders sorgfältig zusammengestellt und zubereitet werden, um dem Körper genügend Vitalstoffe zuzuführen und ihn vor Überforderung zu schützen. Vermeiden Sie alle blähenden fetten Speisen, verzichten Sie auf Koffein und geben Sie Kräuter- und Früchtetees oder grünem Tee den Vorzug. Vor allem schonend gegarter Fisch, fettarmes Hühnerfleisch, gedünstetes Gemüse – Karotten, Brokkoli, Fenchel, Zucchini, Speisekürbis – geben neue Kraft. Frisch gepresste Obst- und Gemüsesäfte, die man mit einem Kaffeelöffel Weizenkeimöl anreichert, sorgen für einen Vitaminschub.

Fettarme Sauermilchprodukte bringen den Darm wieder in Schwung und helfen eine gesunde Darmflora aufzubauen. Das ist besonders wichtig, wenn man längerer Zeit Antibiotika nehmen musste.

Manche Menschen schwören in dieser Zeit auch auf Basenpulver (aus der Apotheke), um die Entgiftung des Körpers zu fördern.

Herzschwäche

→ Heilpflanzen
→ Kneipp

Wenn das Herz nicht so viel Blut durch den Kreislauf pumpen kann wie benötigt, spricht man von Herzschwäche (Ruheschwäche, wenn die Probleme in Ruhe auftreten, sonst Belastungsschwäche). In der Regel sind es einzelne Abschnitte des Herzens – vornehmlich die linke Kammer – die versagen und das hat seine Auswirkungen auf die anderen Anteile des Herzens sowie den großen und kleinen Kreislauf. Die Herzschwäche ist keine »eigenständige« Krankheit, sondern immer Folge anderer Erkrankungen, die eine Schädigung des Herzens nach sich ziehen und wodurch die Lebensqualität erheblich beeinträchtigt wird. Vom Herzen (linke Kammer) wird, z. B. durch den Bluthochdruck, eine Mehrarbeit gefordert, die es mit seiner normalen Muskelmasse auf Dauer nicht bewältigen kann. Es reagiert zunächst mit einer Wandverdickung, die aber durch die vorgegebene Durchblutung über die Herzkranzgefäße begrenzt ist. Wenn die Belastung nicht reduziert wird (z. B. Senkung des Blutdrucks), kommt es zur mangelhaften Pumpleistung, zu einem Rückstau des Blutes. Ursachen der Herzschwäche sind nicht kompensierter Bluthochdruck, koronare Herzkrankheit (häufigste Ursache), Herzmuskel- oder Herzbeutelentzündung, degenerative Herzmuskelabnützung mit Rhythmusstörungen, Vernarbungen nach Infarkten oder ein Klappendefekt. Auch Lungenerkrankungen können eine Herzschwäche auslösen: Lungenfunktionsstörungen wie Bronchialasthma, Bronchitis, Lungenblähung oder Lungenentzündungen mit nachfolgender Narbenbildung steigern den Druck im kleinen Kreislauf und überfordern die rechte Kammer. Die Lunge wird durch das zurückgestaute Blut in ihrer Funktion mehr oder weniger stark beeinträchtigt. Dadurch kommt es zur Stauungsbronchitis mit Hustenreiz und Atemnot. Letztere kann so arg sein, dass der Patient nur sitzend schlafen kann und die Atemnot wird von rasselnden Atemgeräuschen begleitet. Zusätzlich können Vergiftungen, Alkohol und bestimmte Medikamente sowie Blutarmut Ursache des Herzversagens sein.

Symptome: Mehr oder weniger eingeschränkte Belastungsfähigkeit bis hin zur Atemnot bereits in Ruhe. Der Puls ist in der Regel be-

schleunigt, die obere Blutdruckgrenze (systolischer Wert) fällt ab und Herzrhythmusstörungen, vor allem Vorhofflimmern sind nicht selten. Es kommt zu einer Vermehrung der roten Blutkörperchen, um den durch die Herzschwäche verursachten Sauerstoffmangel im Gewebe auszugleichen (dadurch wird das Blut dicker und das Herz in der Folge noch mehr belastet).

Die Nieren werden schlechter durchblutet und es kommt zu Wasseransammlungen in den Beinen. Im Liegen werden die Nieren besser durchblutet und man muss in der Nacht häufig auf die Toilette.

Die Diagnostik erfolgt durch die Anamnese, das EKG, Laborparameter, das Herz-Lungen-Röntgen, durch den Ultraschall (Echocardiogramm) und wird erforderlichenfalls durch Lungenfunktionstests und Herzkatheter ergänzt. Auch nach weiteren krankhaften Organbefunden muss gesucht werden.

Die Herzschwäche, die Herzdekompensation entwickelt sich in der Regel über einen längeren Zeitraum und hat sehr unterschiedliche Stadien. Als Stauungszeichen im großen Kreislauf kann es zu Wasseransammlung in den Beinen und im Bauch- und Thoraxraum kommen.

Die inneren Organe können gestaut und dadurch in ihrer Funktion behindert werden. Um die Behinderung zu klassifizieren und auch als Richtlinie zur Therapie wird die Dekompensation in 4 Stadien eingeteilt:

<u>Stadium 1</u> – Herzschaden, aber keine Einschränkungen der Leistungsfähigkeit,

<u>Stadium 2</u> – leichte Einschränkungen, aber Fußmärsche bis zu 5 Kilometern noch möglich,

<u>Stadium 3</u> – stark eingeschränkte Belastbarkeit, leichte Hausarbeit noch möglich,

<u>Stadium 4</u> – jede körperliche Belastung verursacht Beschwerden, der Patient ist immobil, also praktisch bettlägerig.

In jeder Phase sollte die Therapie ärztlich festgelegt werden.

Das Spektrum der medikamentösen Therapie beinhaltet alle erforderlichen Medikamente gegen eine bestehende Grundkrankheit und zusätzlich wassertreibende, herzentlastende, gefäßerweiternde und herzkräftigende Maßnahmen. Tägliche Gewichtskontrolle, um eine ungenügende Ausschwemmung rechtzeitig zu erfassen, und laufende ärztliche Kontrollen zur Vermeidung von Komplikationen, z. B. Nierenschwäche, Gerinnselbildung oder Rhythmusstörungen, sind besonders wichtig.

Gelingt es, die der Herzschwäche zugrunde liegende Krankheit noch vor schwereren Folgeschäden erfolgreich zu behandeln, kann die Dekompensation hintangehalten werden und ein lebenswertes Leben über viele Jahre erreicht werden.

Naturheilkunde-Maßnahmen können gemeinsam mit dem Arzt zur Verbesserung der Lebensqualität eingesetzt werden, aber aufgrund der Komplexität einer Herzschwäche immer und ausschließlich nur dann, wenn es sinnvolle Ergänzungen sind, denen der behandelnde Arzt zustimmt. Das gilt selbst für so einfache Maßnahmen wie einen Abführtee oder auch für Kneippanwendungen.

Lebensstil

▲ **Schonung**

Lebensstilmaßnahmen: Körperliche Schonung, salzarme Kost, wenig Fleisch, viel Gemüse, Obst und Kartoffeln (kaliumreiche Nahrungsmittel bevorzugen, z. B. getrocknete Aprikosen), häufige kleine

Mahlzeiten, Flüssigkeitszufuhr auf etwa 1,5 Liter beschränken, strenger Alkoholverzicht, für leichten Stuhlgang sorgen. Reistage, Obsttage fördern die Ausscheidung und helfen bei der Entlastung.

Heilpflanzen

- **Weißdorn**
- **Adoniskraut**
- **Maiglöckchen**
- **Meerzwiebel**
- **Mistel**
- **Rosmarin**
- **Melisse**

Siehe → koronare Herzkrankheit: Der Weißdorn ist auch bei Herzschwäche eine geeignete Heilpflanze, denn die Wirkstoffe sorgen für eine Verbesserung der Durchblutung und der Herzleistung und haben einen günstigen Einfluss auf die Herzmuskelzellen. Weißdorn steht als Teedroge, aber auch als Tinktur und in vielen Arzneispezialitäten standardisiert zur Verfügung.

Als weitere Heilpflanzen bei Herzschwäche werden das Adoniskraut, das Maiglöckchen und die Meerzwiebel genannt. Wegen der möglichen Wechselwirkungen mit Herzmedikamenten (Hauptwirkstoffe mit digitalisartiger Wirkung) ist unbedingt der behandelnde Arzt zu fragen.

Unter keinen Umständen eine eigenmächtige Therapie!

Bei leichter, beginnender Herzschwäche ist folgende Kräuterteemischung, der Grazer Herz- und Kreislauftee, angezeigt: Mistelkraut, Weißdornblätter mit Blüten, Rosmarinblätter und Melissenblätter je 25 Gramm. 1 EL der Mischung wird mit 150 ml siedendem Wasser übergossen und abgeseiht. Morgens und mittags eine Tasse Tee trinken.

Eine andere Rezeptur eines herzstärkenden Tees, der die medikamentöse Therapie unterstützt: Weißdornblüten, Lavendel, Schlüsselblume mit Kelch, Rosmarin, Melisse, Raute, Mistel zu gleichen Teilen. 1 gehäuften Esslöffel der Mischung mit 1/4 l siedendem Wasser überbrühen, zugedeckt 10 Minuten ziehen lassen, abseihen und zweimal täglich 1 Tasse Tee trinken.

Kneipp

- **Kleine Kaltanwendungen**

Im Stadium 1 und 2 können kalte Oberkörperwaschungen und andere kleine Kaltanwendungen, z. B. ein regelmäßiger Knieguss oder das Wassertreten am Abend, durchaus den Allgemeinzustand verbessern und die Vitalität fördern. Auch Bürstenbäder sind angezeigt. Jede Behandlung, besonders aber ab Stadium 3, ist mit dem Arzt abzusprechen.

Heuschnupfen

- → **Homöopathie**
- → **Ernährung**
- → **Akupressur**

Ein Heuschnupfen (= allergische Rhinitis) entsteht durch eine Allergie. Häufig bei der Heumahd durch inhalierte Pollen ausgelöst, führte zur Bezeichnung Heuschnupfen. Eine Allergie ist eine Überreaktion des Immunsystems, es reagiert auf harmlose Stoffe, z. B. Pollen, unangemessen heftig. Es werden massig Antikörper gebildet, die Schleimhäute der oberen Atemwege werden entzündlich gerötet und schwellen an, man beginnt zu niesen. Neben einem harmlosen Schnupfen, meist mit Tränenfluss, kann es zu einem Befall der tieferen Atemwege, einem allergischen Asthma oder im Extremfall zu einem allergischen Schock kommen. Am wichtigsten ist es, bei Anfälligkeit das oder die auslösenden Allergene (z. B. Blütenstaub von Birken, Gräserpollen, aber auch andere Allergene wie die Hausstaubmilbe usw.) zu meiden. Der Pollenwarndienst in den Medien hilft dabei. Zur Klärung der Empfindlichkeit stehen dem Arzt mehrere Tests zur Verfügung. Bei quälendem Heuschnupfen wird sehr oft zu Hyposensibilisierung geraten, das ist eine langfristige Verabreichung des belastenden Allergens, bis dieses vertragen wird.

Das Allergen wird mit Impfung und neuerdings gegen einzelne Allergene auch in Tropfenform verabreicht, der Erfolg ist aber bei weitem nicht 100 %ig!

Obwohl man von wissenschaftlicher Seite intensiv an der Lösung des Problems arbeitet, ist es trotz Kenntnis des Mechanismus noch nicht gelungen, das Entstehen des ersten Schrittes zu finden. Es gibt auch nur Spekulationen, wieso diese Erkrankung in den letzten Jahrzehnten so im Vormarsch ist. Obwohl die Erkrankung vom allergischen Asthma und dem allergischen Schock abgesehen, nicht bedrohlich ist, ist sie doch sehr unangenehm und mindert das Wohlbefinden!

Homöopathie

- **Ambrosia artemisiifolia**
- **Arundo donax**
- **Euphorbium**
- **Naphtalinum**
- **Ranunculus bulbosus**

Folgende Mittel haben sich häufig bewährt, müssen aber wie immer individuell unterschieden werden und gehören daher in die Hände des Fachmannes:

Ambrosia artemisiifolia (Beifußblättrige Ambrosie): Wurde aus Amerika eingeschleppt und breitet sich nun langsam über Europa aus. Fast alle Menschen reagieren überempfindlich bei Kontakt. Ein großes, ungenügend geprüftes, aber empirisch sehr bewährtes Mittel beim allergischen Schnupfen.

Arundo donax: Leitsymptom ist unaufhörliches Jucken und Brennen in Augen, Nase, Gaumen, Ohren; dünne Absonderungen, die später dicker werden.

Euphorbium: Kopfmitbeteiligung, entzündete Augen, Nebenhöhlen, Rachenschmerzen.

Kalium iodatum: Unaufhörliches Niesen, Tränen, wundmachendes Sekret, Brennen in den Nasenlöchern, starke Augenbeteiligung, Schwellung der Lider; Verlangen nach frischer Luft. Besser bei Bewegung. Wärme und warmes Zimmer verschlimmern.

Naphtalinum: Heftiger Niesreiz, wundmachendes Sekret, Jucken, Augen entzündet, Zucken der Gesichtsmuskeln. Bei bekannter Allergie hat sich auch als Prophylaxe eine Gabe täglich bewährt.

Ranunculus bulbosus: Druck, Prickeln, Jucken in der Nasenwurzel, tief liegende Augenschmerzen. Schlimmer im Freien, bei Bewegung, durch feuchtes, stürmisches Wetter, abends, in kalter Luft.

Komplexmittel können nach Meinung homöopathischer Fachleute niemals die homöopathische Behandlung mit Einzelmitteln ersetzen, da sich diese genau nach den Beschwerden und der Konstitution des Patienten richten; sie sind aber als »Einstieg« in die Homöopathie unzweifelhaft bewährte Mittel.

Heuschnupfen kann z. B. durch Einnehmen folgender homöopathischer Mischung gemildert werden: Luffa operculata D_4, Cardiosperma D_3, Galphimia glauca D_3 je 5,0 ml, Aethanol 60 % je 50,0 ml.

Zur Vorbeugung nimmt man täglich 10 Tropfen, im Anfall ein- bis zweistündlich 10 Tropfen.

Ernährung

- **Heilfasten**
- **Basische Kost**
- **Histaminarme Nahrungsmittel**

Eine funktionierende Verdauung und eine gesunde Ernährung sind für Allergiker besonders wichtig. Der Versuch einer basisch ausgerichteten Kost lohnt sich auf alle Fälle. Auch Heilfasten ist für Allergiker eine gute Maßnahme. Es unterstützt die Darmsanierung und kann unter Umständen helfen, eine Allergie zu mildern oder zu besiegen. Nach dem Heilfasten steigt man dann in eine vorwiegend basische Kost ein. Basisch sind zum Beispiel die meisten Gemüsesorten, Obst, Kartoffeln, Getreide, Kastanien, Meeresalgen, gekeimte Sojabohnen und Kichererbsen. Säurebildner sind Fische, Fleisch, Geflügel, Eier, Fette, Schaf- und Ziegenkäse, gekochte Hülsenfrüchte, geschälter Reis, geröstete Nüsse, Nudeln, Backhefe und Fleischextrakt.

In jedem Fall vermeiden sollte man histaminhaltige Nahrungsmittel. Das Histamin ist ein Gewebshormon, das in Folge der Antikörperreaktion entsteht und die organischen Symptome wie Schnupfen, Bindehautentzündung etc. mit auslöst. Die Wirkung des mit der Nahrung aufgenommenen Histamins ist zwar wesentlich schwächer, aber es kann allergische Reaktionen auslösen oder diese verstärken. Histaminreiche Nahrungsmittel sind vor allem ausgereifte Käsesorten, lange lagernde Wurstwaren, Sekt, Tunfisch, Kaviar, magerer Schinken, Schweinefilet, Linsen.

Pollenallergiker sollen auch Honig, Bienenpollen, Gelee Royale etc. meiden, da im Honig, immer wieder auch Pollen enthalten sind, die unter Umständen allergische Reaktionen auslösen können.

Akupressur

▲ KG 22

Schnupfen aufgrund einer Erkältung, aber auch Heuschnupfen, kann wie folgt gelindert werden: Drücken Sie jenen Punkt, der auf der Mittellinie der Stirn liegt, etwas hinter dem Haaransatz. Wenn Sie mit einem Finger der Verlängerung des Nasenrückens folgen, halten Sie genau die Mittellinie ein. Den Punkt sehr kräftig eine halbe Minute lang massieren.

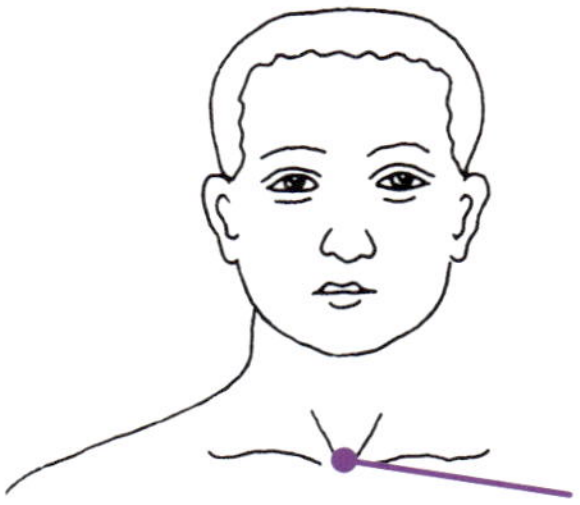

Haben Sie eine »verstopfte Nase«, drücken Sie zwei Punkte, die in der Ecke jedes Nasenflügels genau über dem Mundwinkel liegen. Ebenfalls mindestens eine halbe Minute fest kneten.

Einen Punkt finden Sie genau dort, wo die Augenbrauen zusammenlaufen würden, auf dem Nasenrücken.

Zusätzlich bei tränenden Augen: Im Bereich der inneren Augenwinkel befinden sich noch zwei Punkte, die rund 30 Sekunden gedrückt werden – und zwar in Richtung Nasenbein.

Leider werden allergische Asthmatiker immer wieder gerade dann von Atemnot befallen, wenn sie weder einen Arzt noch geeignete Medikamente parat haben – ein Risiko, das eigentlich nicht vorkommen sollte. Hier lohnt ein Versuch mit Akupressur: Zwischen den Schlüsselbeinen, am oberen Rand des Brustbeines liegt der entsprechende Punkt. Man nennt die Stelle »incisura iugularis«. Regelmäßige Akupressur dieses Punktes nützt schon vorbeugend gegen Atemnot, aber auch gegen hartnäckige Bronchitis sowie Husten.

Heilpflanzen

▲ Vorsicht Pflanzenfamilien

Bei der Verwendung von Heilpflanzen muss man beachten, dass Pollenallergiker besonders häufig von Kreuzallergien betroffen sind. Das heißt, sie reagieren auch allergisch auf Heilpflanzen, die mit den Pflanzen, gegen die sie allergisch sind, verwandt sind. Solche Pflanzenfamilien sind z. B.:

Rosengewächse: Apfel, Birne, Pfirsich, Brom-, Him- und Erdbeeren, Mandeln, Hagebutten, Kirschen, Marillen, Zwetschken, Pflaumen und Quitten.

Hülsenfrüchte sind mit Erdnüssen, Sojabohnen und Johannisbrot verwandt. Verwandte der Tomaten und der Kartoffel sind Melanzani (Auberginen), Chili, Tabak und Paprika.

Liliengewächse: Zwiebel und Knoblauch, auch Lauch (Porree), Schnittlauch, Bärlauch, Spargel, Aloe und Maiglöckchen. Auch die Kräuter Basilikum, Bohnenkraut, Minze, Lavendel, Majoran, Thymian, Ysop, Melisse, Oregano, Rosmarin, Salbei und Taubnessel gehören derselben Pflanzenfamilie an.

Zur Familie der Doldengewächse zählen Anis, Dill, Engelwurz, Fenchel, Karotten, Kerbel, Koriander, Kümmel, Liebstöckel, Myrrhe, Pastinak, Petersilie und Sellerie. Zu guter Letzt gehören auch noch Absinth (Wermut), Arnika, Artischocke, Chicoree, Chrysanthemen, Ringelblumen, Kamille, Löwenzahn, Schafgarbe, Sonnenblume und die, aus den Tropen auf unsere Märkte kommende, Topinambur einer gemeinsamen Pflanzenfamilie an. Zu dieser letztgenannten Familie gehört auch die tropische Chrysantheme Pyrethrum, deren Wirkstoff sich in vielen, vor allem »biologischen« Insektenvertilgungsmitteln findet.

Eigenvorsorge mit Berücksichtigung eigener Erfahrungswerte hat hier besondere Bedeutung.

Hexenschuss

→ Chinesisch heilen
→ Ernährung → Kneipp
→ Homöopathie

Der Hexenschuss ist ein akuter Schmerz, der vielfachen Ursprunges sein kann: Verheben, Verrenken, Verkühlung usw. Im Sommer sind Klimaanlage, Luftzug im Auto oder beim Radfahren mit Unterkühlung durch verdunstenden Schweiß, dazu dünne Kleidung oftmals die Auslöser für Beschwerden. Die Schmerzen sind plötzlich und sehr intensiv im Bereich der Lenden, die Rückenmuskulatur verkrampft sich, Schonhaltung und schmerzbedingte Bewegungseinschränkung folgen. Oft liegt eine Fehlhaltung oder eine degenerative Veränderung der Wirbelsäule zugrunde, eine ungeschickte Bewegung ist dann der Auslöser. Die Behandlung besteht aus Ruhigstellung, man liegt am besten auf harter Unterlage und nimmt schmerzdämpfende und muskelentspannende Mittel. Ursache können aber auch Bandscheibenschäden mit Läsionen der Nervenwurzeln, entzündliche Veränderungen oder Tumorbildungen sein. Daher sollte bei etwas hartnäckigeren Beschwerden eine exakte Durchuntersuchung erfolgen.

Chinesisch heilen

▲ Rückenmassage

Schmerzzustände lassen sich durch chinesische Massage beseitigen.

Vor der Massage soll die Stelle erwärmt werden (entweder durch Duschen oder mit Hilfe eines feuchtwarmen Handtuches).

Massieren Sie die Kreuzregion so, dass vier Finger der Hand neben der Wirbelsäule leichte Streichbewegungen auf- und abwärts durchführen. Erst großflächig massieren, dann mit vibrierenden Bewegungen kräftiger aufdrücken. Führen Sie auf diese Weise die Massage entlang der beiden Blasenmeridiane durch (Diese liegen zwei bzw. vier Querfinger seitlich der Mittellinie des Rückens.). Dann wieder mit der ganzen Handfläche massieren.

Ernährung

▲ Omega-3-Fettsäuren
▲ Vitamin E

Die entzündungshemmende Wirkung der Omega-3-Fettsäuren ist in vielen Studien belegt. Omega-3-Fettsäuren nimmt man mit Fisch auf, besonders Kaltwasserfische sind reich daran. Auch Vitamin E spielt bei der Entzündungshemmung eine Rolle, oft wird daher empfohlen, bei Hexenschuss oder Ischias hochdosiert Vitamin E einzunehmen. Vitamin E findet sich vor allem in Weizenkeimen.

Man darf sich allerdings nur in Einzelfällen einen durchschlagenden Erfolg erwarten.

Kneipp

- Wirbelsäulenguss
- Eisrolle

Prinzip ist die Unterbrechung der Schmerz-Krampf-Spirale. Die »falsche« Bewegung löst einen Schmerz und dieser einen Muskelkrampf aus. Dieser führt neuerlich zu Schmerzen und diese lösen über die Muskelspindel einen wieder stärkeren Krampf aus.

Ein Mechanismus, der sich spindelförmig hochschraubt. Eine Unterbrechung dieser Schmerz-Krampf-Spirale kann durch Lösung des Muskelkrampfes oder durch Dämpfung der Schmerzempfindung erfolgen. Wärme und Massagen lösen Krämpfe, Schmerzen werden durch Kälte und Infiltrationen gelindert.

Ein warmer Wirbelsäulenguss hilft, die schmerzbedingten Verspannungen der Muskulatur zu lockern. Das Badezimmer muss aber gut warm sein. Man lässt nun warmes Wasser (ca. 33 – 35 °C) von der Halswirbelsäule über die gesamte Wirbelsäule abwärts rinnen. Danach wird abgetrocknet und Ruhe gehalten. Bei akuten Schmerzen vorsichtig sein, das Wasser darf nicht zu warm sein. Dazu eine vorsichtige Lockerungsmassage.

Schmerzlinderung durch eine Eisrollenstreichung über die verspannten Muskelbereiche. Die Schmerzauslöser werden eingebremst und die Schmerzbahnen, die die Schmerzempfindungen zum Gehirn führen, werden blockiert. Eine bewährte, rasche Hilfe aus der Sportmedizin.

Homöopathie

- Rhus toxicodendron
- Calcium phosphoricum
- Nux vomica
- Bryonia
- Sulfur
- Ledum
- Guaiacum
- Pulsatilla
- Phosphor
- Ruta
- Kalmia

Wo genau sich die Beschwerden befinden, ist für die Wahl des Homöopathikums sekundär; einerlei, ob sie sich im Rücken, zwischen den Schulterblättern, im Bereich der Hals- oder Lendenwirbelsäule oder als Ischialgie im Bein lokalisieren – wesentlich ist der Charakter der Beschwerden und deren ursächlicher Auslöser.

Die beschriebenen Mittel haben weite Anwendungsgebiete, nicht nur im Bereich der Wirbelsäule und des Rückens, sondern auch bei zahlreichen Gelenk- und Muskelbeschwerden. Man soll sie wie immer nach den allgemeinen bzw. wichtigen individuellen Symptomen unterscheiden. Vertrauen Sie auch Ihrer Intuition!

Rhus toxicodendron: Folge von Abkühlung, nasser Kleidung (Schwitzen), Luftzug; auch oft nach Verheben. Rhus hat eine intensive Beziehung zu den tiefen Muskeln des Rückens. Große Unruhe. Alle Beschwerden sind in der Ruhe, im Liegen, nachts oder durch Kälte schlimmer. Verschlimmerung auch am Beginn der Bewegung. Lokale Wärme, anhaltende Bewegung bessern.

Calcium phosphoricum: Gutes Mittel beim steifen Hals nach Abkühlung, Luftzug usw. Krampfartige Schmerzen, Verschlechterung durch Bewegung (Unterschied zu Rhus toxicodendron), Luftzug, Kälte, durch Wetterwechsel; besser in Ruhe.

Nux vomica: Ist ein großes Mittel nach Verheben oder Verrenken bei Menschen mit schwachem Kreuz durch Bewegungsmangel, Stress, sitzenden Beruf. Die Schwäche wird schon länger gespürt. Eine eigentlich normale Bewegung – Schuhband zubinden, Auf- oder Absteigen vom Rad usw. – führt dann plötzlich zu heftigen Schmerzen. Kann sich im Bett nicht umdrehen, muss sich dazwischen aufsetzen. Schlimmer morgens, an der frischen Luft, durch Bewegung und Kälte. Besser bei feuchtem, nicht zu kaltem Wetter. Ruhe; Erleichterung direkt nach dem Stuhlgang (= Leitsymptom für Nux vomica).

Bryonia: Was auch immer die Ursache sein möge, die Zaunrübe wird das richtige Mittel sein bei Verschlimmerung durch jede Form der Bewegung und lokale Wärme. Meist großer Durst auf kühle Getränke. Auslöser kann ein kalter Wind, Ärger oder Zorn im Büro oder in der Familie sein. Schmerzhafte Steifigkeit im Kreuz, muss krumm sitzen. Oftmals angezeigt nach Unterdrückung des Schmerzes durch innerliche oder äußere Anwendungen.

Sulfur: Der Schmerz zieht deutlich in die Leistengegend, bei Männern eventuell in die Hoden; einzig flaches Liegen ist erträglich. Jede Bewegung und Wärme verschlechtern. Gefühl, als würden die Beine vor Hitze brennen.

Ledum: Schmerz, der von unten nach oben geht; z. B. vom Steißbein aufwärts. Schlimmer abends, nachts, durch lokale Wärme oder wenn es warm wird im Bett. Kalte, manchmal eiskalte Anwendung bessert, auch frische Luft tut gut.

Guaiacum: Ein hochgradig akut wirkendes Mittel. Stechende Schmerzen, unbewegliche Steifigkeit, Taubheit. Verschlimmerung durch Bewegung und durch Hitze. Besser durch Strecken und deutliche Kälte. Wenn nach einer Erkältungskrankheit Glieder- und Rückenschmerzen bleiben, denke man an Guaiacum (während der Grippe und bei Besserung durch Wärme Eupatorium per.). Manchmal kehren die Beschwerden immer zur gleichen Jahreszeit wieder.

Pulsatilla: Auch da Besserung durch Kälte und kühle Anwendungen und in frischer Luft. Kein Bedürfnis zu trinken. Minderung der Beschwerden durch leichte Bewegung. Schmerzen im Kreuz wie nach einer Verrenkung, Ischiasschmerzen, abends schlimmer. Die Kuhschelle passt gut für sich langsamer entwickelnde Beschwerden, wenn die typischen Symptome wie Berührbarkeit, Empfindlichkeit, usw. vorhanden sind.

Phosphor: Oft angezeigt bei Irritationen des Rückenmarkes. Steifheit im Rücken, im Nacken, beim Aufstehen vom Sitzen. Hitzegefühl, brennende Schmerzen an der Wirbelsäule, lähmungsartige Schwäche. Deutliche Besserung im Liegen, Bedürfnis nach kalten Getränken und Speisen.

Ruta: Prellungsschmerz im Kreuz, oft mit Atembeklemmung. Schießender Schmerz beim Gehen oder Bücken. Schwere und Ruhelosigkeit der Beine. Sitzen und Ruhe, kaltes und feuchtes Wetter verschlechtern. Besser durch Liegen auf dem Rücken und am Beginn der Bewegung.

Kalmia: Schmerzen, die von oben nach unten gehen; vom Nacken hinunter in die Hände oder in die Finger. Oft in Zusammenhang mit Herzkrankheiten. Schlimmer bei geringer Bewegung, nachts, bei Berührung. Besser beim Sitzen oder aufrechten Stehen. Essen bessert.

Sanguinaria: Ein vor allem (aber nicht nur) rechtsseitiges Mittel, Verspannung auf der rechten Seite, neuralgische Schmerzen, rechter Arm und rechte Schulter, wie gelähmt. Jede Erschütterung schmerzt. Seitliches Heben des Armes fast unmöglich.

Hühneraugen

Hühneraugen sind rundliche mehrere Millimeter große Hornhautverdickungen, die sich in den meisten Fällen an den Zehen befinden. Die Ursache für Hühneraugen ist ein ständiger umschriebener, lokaler Druck durch beengende Schuhe. Die Haut reagiert mit Verhornung und diese reicht dann kraterförmig – wie ein Dorn – in die Tiefe. Sie können sehr unangenehme Schmerzen verursachen. Hühneraugen können entweder durch den Arzt herausgeschält, durch flüssigen Stickstoff oder durch Strom entfernt werden. Eine andere Möglichkeit ist das Aufbringen von Salicylsäure, Schwefel oder Schmierseife in Lotionsform. Man trägt die Substanz auf und deckt das Hühnerauge mit einem Pflaster ab. Nach einiger Zeit (ein paar Tage) weicht die Verhornung auf und kann, wenn ausreichend erweicht – am besten in einem Seifenbad – entfernt werden. Mit gleicher Wirkung und wesentlich einfacher in der Handhabung werden spezielle, größenmäßig anzupassende Hühneraugenpflaster in der Apotheke angeboten. Niemals an einem Hühnerauge herumschneiden – das kann schwere Entzündungen nach sich ziehen.

Husten

→ **Lebensstil**
→ **Homöopathie**
→ **Heilpflanzen**
→ **Kneipp** → **Hausmittel**

Die Luftröhre und die Bronchien sind mit Zellen ausgekleidet, die feinste Flimmerhärchen tragen, die sich ständig in einheitlichen, rhythmischen Wellen bewegen. Ihre Aufgabe ist es, an der Bronchialwand anhaftende Fremdkörper – Staub, Ruß, Bakterien, Sekret – nach außen zu befördern. Unter normalen Umständen genügt dieser Transportmechanismus, um die Schleimhäute sauber zu halten (um die täglich anfallenden 50 bis 100 ml Bronchialschleim nach außen zu bringen) und auch Krankheitserregern einen Widerstand entgegenzusetzen. Dies in Zusammenarbeit mit den Antikörpern, die vor allem im Schleim der oberen Atemwege hoch präsent sind. Wenn krankheitsbedingt eine höhere Schleimmenge anfällt, reicht dieser ständige Reinigungsmechanismus nicht mehr aus. Wenn z. B. durch Viren und/oder Bakterien eine Entzündung der Schleimhäute mit stärkerer Durchblutung und erhöhter Schleimbildung ausgelöst wird, muss ein zusätzlicher Entleerungsprozess in Gang gesetzt werden und das sind die Hustenstöße, die reflexartig oder gewollt ablaufen. Reflexartig durch Schleimauflagerungen oder entzündlichen Reiz und gewollt, wenn man das Gefühl hat, es müssen die Atemwege gereinigt werden. Es ist also ein notwendiger Vorgang, der nur, wenn er in der Augenblickssituation (z. B. während dringender Gespräche oder eventuell nachts) stört, unterdrückt werden soll. Anders ist es beim so genannten »Reizhusten«. Eine Störung, die durch Reizstoffe in der Atemluft ausgelöst und bei Menschen, die viel sprechen müssen, auftreten kann. Im letzteren Fall spricht man deshalb von der »Lehrerkrankheit«. Hier löst die irritierte Schleimhaut einen Hustenreflex aus und durch den kräftigen Hustenstoß, wird die Irritation noch gesteigert. Das kann sich aufschaukeln und zu einem extremen Hustenanfall mit ausgeprägter Atemnot führen. Eine therapeutisch nicht leicht zu beherrschende Störung, obwohl harmlos, da keine Organerkrankung im eigentlichen Sinne zugrunde liegt.

Was passiert beim Husten?
Nach der Einatmung wird, nach dem Schluss des Kehldeckels, durch die Brustmuskulatur ein Druck aufgebaut, der durch die Bauch-

muskeln und das Zwerchfell verstärkt wird. Der erzeugte Druck ist das 100fache vom Druck bei offenem Kehldeckel. Nach dem plötzlichen Öffnen des Kehldeckels wird die zum Abhusten des Schleims notwendige Strömungsgeschwindigkeit der Atemluft von etwa 70 Stundenkilometern erreicht. Die Kraft des Atemstoßes ist von der Kraft der Atemmuskulatur abhängig und wird daher beim älteren Menschen allmählich schwächer.

Trotz Atemgymnastik und Bewegungstraining muss man damit rechnen, dass das »Aushusten« immer schwerer fällt und deshalb kommt der Vorbeugung, z. B. Grippeimpfung, gerade im Alter große Bedeutung zu. Nicht mehr aushustbares Sekret schränkt die Atemfläche ein und führt zu Atemnot, die bis zu schwerstem Sauerstoffdefizit und bis zum Ersticken führen kann.

Banaler Husten ohne Fieber gestattet eine Selbstbehandlung. Wenn er etwas länger als erwartet dauert, wenn er von Fieber begleitet ist, wenn das Sekret gelbgrün wird und eventuell Blutbeimengungen zu sehen sind, oder wenn der Husten bellend, mit pfeifenden Geräuschen bei der Einatmung, wird und Atemnot auftritt, ist unbedingt ärztlicher Rat einzuholen. Viele Ursachen kommen in Frage, die unter Umständen eine sehr differenzierte Diagnose (z. B. auch wegen der jetzt wieder häufiger werdenden Tuberkulose) und eine gezielte Therapie erfordern.

Der übliche Verlauf des katarrhalischen Infektes beginnt mit Schnupfen und/oder trockenem Husten. Es lässt sich noch kein Sekret aushusten. Die Entzündung der Schleimhäute verursacht brennende Schmerzen hinter dem Brustbein. Als Zeichen der Allgemeinerkrankung können Muskelschmerzen am Rücken und an den Extremitäten auftreten. Erst nach und nach entwickelt sich die Sekretbildung und damit schwinden die brennenden Schmerzen auf der Brust.

Es kommt zum feuchten Husten. Vorerst ist das Sekret nur schleimig. Wenn es gelb-grünlich wird, ist sofort ärztliche Hilfe in Anspruch zu nehmen, da eine bakterielle Infektion hinzugekommen sein kann. In dieser Phase bringt der Husten durchaus Erleichterung, da die Sekretaushustung eine Verbesserung der Atmung bringt. Bei länger dauernder Krankheit hat der Husten aber auch einen negativen Einfluss. Durch das

Krankheiten, die mit Husten einhergehen:

- *Banale Infekte, meist durch Viren ausgelöst*
- *Entzündungen der Atemwege durch andere Erreger (Bakterien, Pilze, Parasiten)*
- *Reizhusten durch mechanische Irritation der Schleimhäute*
- *Entzündungen der Atemwege durch Giftstoffe (Autoabgase, Nikotin und Beistoffe, usw.)*
- *Lungenasthma als immunologische Erkrankung*
- *Chronisch degenerative Lungenerkrankungen (Folge des Rauchens, selten eigenständig)*
- *Akute und chronische Entzündungen des Lungengewebes (Viren, Bakterien, Pilze, Parasiten)*
- *Tumorbildungen an den oberen Atemwegen und in der Lunge*
- *Stauungen im kleinen Kreislauf (Lungenkreislauf) durch Herzschwäche oder Klappenfehler*

ständige Husten und die Entzündung verliert die Lunge an Elastizität, es kommt zu einer Einengung der Bronchien, Lungenbläschen fallen aus, Bewegungsstörungen der Luftröhre treten auf, der Schleim kann auch durch ständiges, quälendes Husten nicht aus den Bronchien gebracht werden. Das chronische Lungenleiden mit allmählicher Überlastung des rechten Herzens nimmt seinen Lauf und wird nicht mehr umkehrbar. Ein Schicksal, das vornehmlich Raucher/-innen und beruflich Gefährdete trifft.

Lebensstil

- **Hustenmittel**
- **Huffing**

Hustenmittel: Hustenreiz dämpfende Mittel werden nur bei quälendem, trockenem Reizhusten, bei schwerer Störung der Nachtruhe oder wenn durch Husten Asthmaanfälle ausgelöst werden, vom Arzt verordnet. Diese Hustenmittel wirken auf das Atemzentrum und verhindern, dass der Hustenreflex ausgelöst wird. Damit wird aber auch der Schleim nicht abgehustet und das kann sich negativ auswirken. Sie dürfen nicht ohne ärztliche Verordnung in Eigenbehandlung eingenommen werden, da sie einerseits einen negativen Verlauf der Erkrankung provozieren können und andererseits enthalten die stärkeren Dämpfungsmittel Codein, das wohl ein leichteres, aber immerhin ein Suchtmittel ist.

Huffing: Es gibt auch einen Husten ohne Kehldeckelschluss, mit dem man ohne Ermüdung den Schleim auch aus tieferen Lungenteilen heraufbringen kann: das Huffing. Man stellt sich vor, man würde einen Spiegel sichtbar anhauchen (er beschlägt sich) und macht dabei den Ausruf »Haah«. Dies kann rasch hintereinander gemacht werden. Beim Huffing werden bei gleichzeitiger Bauchpresse die Bronchien der unteren Lungenteile aufgemacht und die Schleimentfernung verbessert. Besonders vorteilhaft ist das Huffing für Menschen nach Operationen oder mit Wirbelsäulen- oder Rippenverletzungen.

Vornehmliche Aufgabe der Lebensstilmedizin ist das Vermeiden von Schädigungen. Der schlimmste Schaden wird der empfindlichen Bronchialschleimhaut mit ihren zarten Flimmerhärchen durch das Rauchen zugefügt.

Eine einzige Zigarette lähmt die Flimmerhärchen 4 Stunden – sie arbeiten in dieser Zeit nur mit halber Intensität. Zusätzlich gehen sie allmählich zugrunde. Ein alter Raucher hat eine von Flimmerhärchen fast kahl geschorene Schleimhaut und die verbleibenden Reste können kaum mehr Sekret transportieren. Die Schleimproduktion geht aber unvermindert weiter und die Reinigung kann nur mehr durch Hustenstöße erfolgen. Der Raucherhusten ist schon das Anzeichen einer massiven Funktionsstörung des empfindlichen Bronchialsystems. Nachfolgend kommt es zu degenerativen Veränderungen am Lungengewebe, die Atemfläche wird verringert, die Durchblutung der Lunge wird erschwert und schließlich das rechte Herz überfordert. Als Endpunkt steht das Rechtsherzversagen, das dann nur mehr durch ständige Sauerstoffbeatmung – der Sauerstoffbehälter muss immer mitgetragen werden – einigermaßen zu beherrschen ist. Ein Lebensende, das sehr mühsam und quälend ist und nur sehr geringe Lebensqualität birgt.

Zusätzlich gilt es, verunreinigte Atemluft so weit als möglich zu vermeiden. Bei beruflicher Gefährdung ist der vorgeschriebene Atemschutz zu verwenden und die Freizeit sollte nicht in stickigen Lokalen oder in endlosen Autokolonnen, sondern in möglichst sauberer Luft und mit atemfördernder Bewegung verbracht werden.

Homöopathie

- Aconit
- Belladonna
- Rumex
- Bryonia
- Hyoscyamus
- Acidum hydrocyanicum
- Drosera
- Spongia tosta
- Ipecacuanha
- Sambucus nigra
- Pulsatilla
- Antimon
- Arsenicum album

Husten ist der wichtige reinigende Vorgang für die Lungen. In der Homöopathie hat es sich bewährt, den Husten in einen trockenen und einen mit Auswurf einzuteilen (wie es auch für die Medikation gilt). Trockener Husten erfordert Sekretbildung, feuchter erfordert Sekretverflüssigung und Förderung des Aushustens.

Trockener Husten

Aconit: Verzweifelt harter, heiserer, trockener Husten. Stürmischer Beginn, vor allem nach kaltem, trockenem Wind. Nächtliche Ruhelosigkeit. Hohes bis sehr hohes Fieber, Trockenheit. Leitsymptom: eine Wange rot, die andere weiß.

Belladonna: Auch da rascher Beginn. Schmerzhafter Kehlkopf, trockenes, wundes Gefühl im Rachen, kitzelnder, kurzer, bellender Husten, Heiserkeit, Keuchhusten, Krupp, oft blutiger Auswurf. Verschlechterung: Berührung, Bewegung, hinlegen. Besserung: Ruhe, halb aufrechte Lage im Bett.

Rumex: Höchst empfindlich gegen kalte Luft; Heiserkeit; schlimmer abends; nach Kälte; die Stimme wird unsicher. Kitzeln im Hals (-grübchen). Trockener, quälender Husten durch geringstes Einatmen kalter Luft; Patient hüllt den Kopf in die Bettdecke, um die Luft zu erwärmen; wenig oder gar kein Auswurf. Raues Gefühl in Kehlkopf und Luftröhre beim Husten. Oftmals wertvolles Begleitsymptom zur Bestimmung der Arznei ist vermehrter Harndrang oder -abgang.

Bryonia: Kann man Rumex gegenüberstellen. Harter, trockener, oft im Brustkorb schmerzender Husten; jedoch besser im Freien oder in der kühlen Luft! Verschlechterung: Eintritt ins warme Zimmer, Wetterwechsel auf warm und bei Bewegung. Besserung: im Freien; durch kräftigen, jedoch nicht warmen (!) lokalen Druck, in vollkommener Ruhe, möchte auch in Ruhe gelassen werden, da oft schlecht gelaunt und unleidlich. Trockenheit der Schleimhäute. Typisch im Sommer nach Überhitzung. Bryonia ist auch ein großes Mittel bei Entzündung der serösen Häute (Rippenfell), bei Lungenentzündung (solides homöopathisches Handwerk erforderlich!). Leitsymptom kann der große Durst auf Kaltes sein. Kinder, die Bryonia brauchen, wollen nicht getragen oder geschaukelt werden, sind unleidlich, man kann ihnen nichts recht machen, können die Eltern zur Verzweiflung bringen, dabei ist es doch so einfach: Sie in Ruhe lassen und Bryonia geben!

Hyoscyamus: Als homöopathisches Codein bezeichnet. Entnervender nächtlicher Reizhusten, krampfartig, trocken, beim Hinlegen; beim Reden; besser durch Aufsetzen.

Acidum hydrocyanicum (landläufig als Blausäure bekannt): Erstickender, krampfartiger Husten, Erbrechen, asthmatischer Husten. Geräuschvolle, erregte Atmung. Asthma mit Zusammenschnürung des Rachens. Keuchhusten, blaue Lippen.

Drosera: Einzige Fleisch fressende Pflanze Mitteleuropas; eines der großen Hustenmittel: Spastischer, trockener, quälender Husten, Keuchhusten; Anfälle folgen rasch aufeinander; kann kaum atmen; Erstickungsanfälle. Husten sehr tief und heiser. Gelber Auswurf mit Blutung aus Nase und Mund; Würgen. Tiefe heisere Stimme; Kehlkopfentzündung. Raues, kratzendes Gefühl tief im Schlund und im weichen Gaumen. Gefühl, als ob Krümel im Hals steckten oder eine Feder im Kehlkopf. Quälender, kitzelnder Husten bei Kindern – nicht unbedingt am Tag, aber beginnt, sobald der Kopf das Kissen berührt. Auch Asthma durch Sprechen mit Zusammenschnürung des Rachens.

Spongia tosta: Starke Trockenheit aller Luftwege. Heiserkeit; Kehlkopf trocken, brennend, eingeschnürt. Kehle berührungsempfindlich; Atmung kurz, keuchend, schwierig; Globusgefühl im Hals. Verschlechterung: beim Einatmen, vor Mitternacht. Besserung: nach Essen oder Trinken, besonders nach warmen Getränken oder Suppen (Spongia ist jodhaltig). Trockener, chronischer Reflexhusten (Herzbeteiligung). Husten von einem Punkt tief in der Brust, als ob es dort rau und wund wäre, kann nicht unterdrückt werden. Atemmuskulatur schwach; kann kaum sprechen. Beklemmung und Hitze in der Brust.

Ipecacuanha: Krampfartiger Husten; Kinder können steif sein, blaue Lippen, blaues Gesicht, können kaum atmen, reichliche zähe Schleimabsonderung; Übelkeit, wird besser durch Erbrechen, große Schwäche nach dem Anfall.

Sambucus nigra: Brustbeklemmung mit Druck im Magen und Übelkeit. Heiserkeit mit zähem Schleim in der Kehle. Anfallsartiger und erstickender Husten, um Mitternacht kommend, mit Weinen und Atemnot. Spastischer Krupp. Trockener Schnupfen, Nase trocken und verstopft. Lockerer, erstickender Husten. Beim Trinken muss das Kind von der Brustwarze lassen, Nase ist verstopft, kann nicht atmen. Kind wacht plötzlich auf, fast erstickend, wird blau und kann nicht ausatmen.

Weitere Mittel, die ebenfalls in Frage kommen: Cuprum (Krämpfe, Keuchhusten); Coccus cacti (Erbrechen von klarem Schleim, Würgen, oft Mittel nach dem Keuchhusten); Corallium rubrum (Reiz und Schleim im hinteren Rachenraum, rasch aufeinander folgende Hustenanfälle).

Rasselnder, lockerer Husten

Solcher Husten bedarf im Allgemeinen weniger häufig einer Intervention, da es sich meist (Ausnahme sind sehr schwache und alte Menschen) um einen Lösungsprozess handelt.

Pulsatilla: Vor allem morgens lockerer Husten nach der Nachtruhe mit verzögerter Entleerung; Auswurf abends. Besserung: frische Luft, im Freien, leichte Bewegung. Verschlechterung: abends, warmes Zimmer. Leitsymptom: Wenig bis kein Durst.

Antimon tartaricum (Brechweinstein), auch als Tartarus emeticus in der Homöopathie geläufig: Geschwächte, verfallene Patienten, zäher, weißer Schleim, der nicht befriedigend herauskommt, Lungen rasseln und sind voll. Atemnot, Lungenödem. Verschlechterung: im warmen Zimmer, im Liegen, nachts, dämpfige Luft. Besserung: aufsitzen, frische Luft.

Kalium bichromicum: Viel zäher, gelblicher, klebriger Schleim, der nur schwer heraufgebracht wird. Schmerz ober und hinter dem Brustbein. Chronische Sinusitis. Besserung: Wärme. Verschlechterung: entkleiden, Kälte.

Arsenicum album: Die Allgemeinsymptome führen meist zum Mittel – Ruhelosigkeit, Angst, große Schwäche, nächtliche Verschlimmerung, Erschöpfung, brennende Schmerzen in der Brust. Erstickender Katarrh, geräuschvolle Atmung, eventuell blutiger Auswurf, Durst nach warmen Getränken in kleinen Mengen.

Weitere Mittel beim feuchten Husten sind Kalium carbonicum, Ipecacuanha, Hepar sulfuris.

Bei Husten ist die Behandlung nur durch einen erfahrenen Homöopathen, der die bestehenden Symptome einzuordnen weiß und die gezielte Behandlung einrichtet, sinnvoll, Selbstbehandlung ohne Erfahrung kann hingegen gefährlich sein, denn die Atemwege sind lebenswichtige Organe! Arzt spätestens beiziehen, wenn der Husten länger als drei Tage dauert und keine Besserung eintritt, gilt auch für die Homöopathie.

Heilpflanzen

- Spitzwegerich
- Schlüsselblume
- Eibisch
- Thymian
- Wollblume
- Sonnentau

Die Heilkräuter gegen Husten haben in erster Linie eine schleimlösende und schleimverdünnende Wirkung. Man muss darauf achten mehr zu trinken, wenn man schleimlösende Arzneien oder auch Heilpflanzen verwendet. Dazu eignen sich Mineralwässer mit wenig Kohlensäure, denn Kohlensäure kann zu Blähungen mit nachfolgendem Zwerchfellhochstand und Behinderung der Atmung führen.

Spitzwegerich, Plantago lanceolata L.: Eigentlich sind alle drei Wegerich-Arten – auch der mittlere Wegerich und der Breitwegerich – als Heilpflanzen verwendbar, doch der Spitzwegerich hat eindeutig die Nase vorne. Mit seinem Schleim, den Bitterstoffen, der Kieselsäure und dem Glykosid Aucubin ist er ein ausgezeichnetes Hustenmittel, er hat auch eine, wenn auch bescheidene antibiotische Wirkung. Neben Husten, Heiserkeit, Asthma, Fieber und Erkältung ist Spitzwegerich auch bei → Keuchhusten oft symptomlindernd. Ein bis zwei Teelöffel Spitzwegerichblätter mit 1/4 l kochendem Wasser übergießen und 15 Minuten ziehen lassen. Mit Honig gesüßt, wird die Wirkung verstärkt.

Saft: Frische Spitzwegerichblätter (oder auch getrocknete) verreiben und mit etwas Wasser zum Sieden bringen. Ohne abzuseihen mit viel Honig vermischen. Einmal in der Stunde einen Teelöffel Saft geben.

Schlüsselblume, Primula veris (officinalis und elatior) L.: Bei diesem Frühlingsboten ist es das sehr reichlich enthaltene Saponin, das beim Abhusten zäher Sekrete Unterstützung leistet. Schlüsselblumen – die Wurzel ist vor allem gefragt – stehen als Tee (1 Teelöffel zerkleinerter Schlüsselblumenwurzeln mit 1/4 l Wasser aufsieden und 5 Minuten ziehen lassen. Blüten sind weniger wirksam. Zwei bis drei Tassen am Tag) und auch als Sirup (1 Teelöffel Wurzelstücke mit wenig Wasser rund 5 Minuten kochen, abseihen und mit Honig vermischen. Bei Bedarf löffelweise nehmen.) im Gesundheitseinsatz. Die Schlüsselblume ist für ältere Menschen mit Husten eine besondere Hilfe, da sie nicht nur das Aushusten erleichtert, sondern auch harntreibend wirkt und damit den Kreislauf und das schwache Herz entlastet. Eine Teemischung mit drei Teilen Schlüsselblumenwurzeln und je einem Teil Anis und Fenchel, gesüßt mit Honig, hilft bei fast allen Hustenproblemen.

Eibisch (Weiße Malve, Heilwurz), Althaea officinalis L.: Es ist vor allem der hohe Schleimgehalt aus der Wurzel dieser Pflanze, die zur Familie der Malvengewächse zählt, der einerseits beruhigend wirkt, andererseits das Aushusten erleichtert. Ein weiterer wichtiger Anteil ist die Stärke, die nicht herausgelöst werden soll und folgende Art der Teezubereitung erfordert: Etwa zwei Teelöffel der geschnittenen Eibischwurzeln werden mit 1/4 l kaltem Wasser übergossen und 1/2 Stunde stehen gelassen, wobei gelegentlich umgerührt werden soll. Nach einem letzten gründlichen Umrühren die Flüssigkeit abseihen (Mull hat sich sehr bewährt) und auf Trinktemperatur erwärmen. Zum Gurgeln ungesüßt, als Hustenmittel mit Honig vermischt. Nur Eibischwurzeln aus der Apotheke verwenden – diese sind garantiert ohne schädlichen Schimmel.

Thymian, Thymus vulgaris L.: Die auswurffördernde, krampflösende, entzündungshemmende Wirkung des Thymians ist vielfach belegt. Er wird als Tee allein oder in verschiedenen Teemischungen bei Husten, Bronchitis und Keuchhusten verwendet. Ein gehäufter Teelöffel Thymiankraut wird mit 1/4 Liter Wasser zum Sieden gebracht oder gleich mit siedendem Wasser übergossen. 10 Minuten ziehen lassen, abseihen und mit Honig gesüßt trinken. 3 Tassen täglich ist die richtige Dosierung. Es gibt auch fertige Sirupe, die Thymian enthalten. Thymian ist auch als Badezusatz sehr zu empfehlen, die ätherischen Öle werden über die Haut und über die Atemwege aufgenommen. Für ein Vollbad übergießt man 100 g Thymiankraut mit 1 Liter kochendem Wasser, 15 bis 20 Minuten ziehen lassen und dem Badewasser zusetzen.

Wollblume, Verbascum phlomoides (thapsiforme) L.: Die Wollblume (Königskerze) ist eine beliebte Heilpflanze gegen Husten, die Inhaltsstoffe wirken reizlindernd, schleimlösend und fördern das Aushusten. Wollblumen sind Bestandteil verschiedener Hustenteemischungen und werden selten allein verwendet.

Sonnentau, Drosera rotundifolia L.: Der Sonnentau wächst in den Hochmooren und ist eine Fleisch fressende Pflanze, deren Blattrosette mit Drüsenhaaren besetzt ist. Diese sondern ein zähes Sekret ab, in dem kleine Insekten hängen bleiben und dann durch ein anderes fermentartiges Sekret verdaut werden. Der Sonnentau ist vom Aussterben bedroht und darf nicht gesammelt werden. Die Medizin verwendet Sonnentau in Tinkturen und Fluidextrakten, auch gemischt mit Thymian-Zubereitungen als Hustenmittel, besonders für Kinder. Als Tee (Einzeldroge) angewendet, sollte man nicht mehr als eine Tasse täglich trinken, Überdosierungen können zu verstärkten Hustenanfällen führen. Gelegentlich ist Sonnentau Bestandteil von Teemischungen.

Zu den auswurffördernden Hustenmitteln gehört auch der Efeu (Hedera helix), der in Teemischungen oder als Fertigpräparat (Prospan) in den Handel kommt. Zur Steigerung der Widerstandskräfte ist das Zinnkraut (Herba Equiseti) zu empfehlen, womit man vor allem bei chronischen Bronchitiden Hilfe bringen kann.

Schleimlösend wirken Brusteinreibungen mit Eukalyptus-, Latschenkiefer- und Pfefferminzöl in Salben- oder Gelform. Man gibt sie auch in Mischungen zur Inhalation bei allen Atemwegserkrankungen, wie Schnupfen, Husten, Rachen- und Luftröhrenentzündung, Bronchitis und Erkrankungen der Nebenhöhlen. Die ätherischen Öle wirken entzündungswidrig und abschwellend auf die Schleimhäute und wirken außerdem antibakteriell. Nachfolgender Tee ist zum Freimachen der Nasen-

Bewährte Husten-Teemischungen:

Rezeptur:
Sonnentau 5 g,
Thymian 15 g,
Spitzwegerich 10 g.

Nach Genuss von Sonnentautee färbt sich der Harn dunkel! Es kommt zu einer Schleimproduktion, die man mit Tee aus schleimlösenden Heilpflanzen unterstützen kann:

Rezeptur:
Primelwurzel, Wollblumenblüten, Eukalyptusblätter zu gleichen Teilen. 1 Esslöffel Teemischung mit einer Schale heißem Wasser übergießen, 10 Minuten ziehen lassen, abseihen und dreimal täglich eine Schale trinken.

Rezeptur: *Malvenblüten 10 g, Wollblumen 10 g, Eibischblätter 20 g, Thymiankraut 10 g, Eibischwurzel 20 g, Süßholzwurzel 25 g, Anisfrüchte zerstoßen 5 g. Ein Esslöffel Teemischung mit einer Tasse heißem Wasser übergießen, 10 Minuten ziehen lassen, abseihen und dreimal täglich eine Tasse Tee trinken.*

wege bestens geeignet: Holunderblüten 40 g; Kamillenblüten 40 g; Thymianblätter 30 g. Zwei gehäufte Esslöffel der Teemischung in einem Topf mit 1/2 l kochendem Wasser übergießen; mit einem Tuch über dem Kopf 10 – 15 Minuten die Dämpfe einatmen.

Kneipp

▲ Heusack

Heusack und warmer Brustwickel sind die wichtigsten Kneippanwendungen bei Husten. Bei Fieber kann man auch fiebersenkende Wadenwickel einsetzen. Den Brustwickel kann man auch mit einer schleimlösenden Heilpflanzenabkochung (z. B. Thymian, Spitzwegerich oder Eukalyptus) tränken.

Zum Inhalieren eignet sich am besten 9 %ige Kochsalzlösung (Apotheke).

Hausmittel

▲ Zwiebel
▲ Kandiszucker

Prof. Hademar Bankhofer empfiehlt: Bereiten Sie sich selbst einen Hustensaft zu 500 g geschälte und zerkleinerte Zwiebeln mit 350 g Kandiszucker in 1 Liter Wasser erhitzen. Abseihen, mit Honig süßen, über den Tag verteilt einnehmen.

HWS-Syndrom

→ Hausmittel
→ Kneipp → Akupressur

Damit werden jene Beschwerden zusammengefasst, die von Fehlhaltungen, verschiedenen Abnützungserscheinungen, von Verletzungsfolgen, entzündlichen Veränderungen und Tumorbildungen der Halswirbelsäule ihren Ausgang nehmen.

Die Halswirbelsäule (HWS) ist der mit Abstand am besten bewegliche und auch am wenigsten fixierte Abschnitt des Achsenorgans – der Wirbelsäule. Zudem hat sie den nicht gerade leichten Schädel zu tragen und ist deshalb besonders anfällig gegen Fehlbelastungen, Überlastungen und Verletzungen. Eine weitere Besonderheit ist der Verlauf der arteriae vertebrales (das sind die Arterien, welche, grob ausgedrückt, die hintere Schädelgrube mit Blut versorgen) in einem Kanal durch die Querfortsätze der HWS. Damit gibt es drei störanfällige Elemente. Einmal können die für die Bewegung zuständigen Muskelgruppen im Nacken- und Schultergürtelbereich durch Fehlbelastungen schmerzhaft verspannt werden und zweitens können durch Bandscheibenschäden und durch knöcherne Veränderungen an den Wirbeln die Nervenwurzeln, die aus dem Rückenmark aus- und eintreten eingeklemmt werden. Behinderungen der Vertebralarterien können Durchblutungsstörungen im Schädelbereich mit verschiedenen Beschwerden auslösen.

Die Halswirbelsäule ist normalerweise, vor allem im unteren Bereich, nach vorne gekrümmt. Schon bei Kindern und später berufsbedingt, kann es durch Fehlhaltungen zu Formabweichungen mit vorzeitigen Abnützungen und entsprechenden Beschwerden kommen.

Bleibende Veränderungen sind dann seitliche Krümmungen, verstärkte Krümmung nach vorne oder Streckhaltung bzw. Überstreckung. Die dadurch fehlbelasteten Wirbel reagieren an Stellen mit übermäßigem Druck durch Knochenabbau und wo der Druck vermindert ist mit Knochenanbau (Spangenbildung). Dadurch werden sie deformiert und in ihrer Tragefunktion gestört. Die Bandscheiben, die Pufferelemente zwischen den Wirbelkörpern, werden durch Fehlbelastungen deformiert und ihre prall elastischen Ringe können sich vorwölben und auf das Rückenmark und die Nervenwurzeln drücken. Im Extremfall kann der harte Ring durchreißen und sich der weiche Kern nach außen ergießen – Bandscheibenbruch. Am häufigsten befallen ist die Bandscheibe zwischen dem 5. und 6. Halswirbel (C5 und C6) und etwas seltener zwischen 6. und 7. Halswirbel. Man spricht vom C6- und C7-Syndrom. Besondere Bedeutung kommt noch den kleinen Wirbelgelenken an den Fortsätzen zu, durch die erst die Beweglichkeit ermöglicht wird. Wie alle Gelenke können auch sie akut oder chronisch entzündet sein und deformiert werden. Von der Schwere der Veränderung hängt die Bewegungsfreiheit und zum Teil auch der Bewegungsschmerz ab.

Die wichtigsten Symptombilder beim HWS-Syndrom:

- *Akute, heftigste, sehr schmerzhafte Verspannungen mit weitgehender Bewegungsblockade im Nacken- und Schultergürtelbereich, meist nach extremen Bewegungen auftretend, im Volksmund »steifes Genick« genannt.*
- *Nervenschmerzen im Nacken, die in den Arm/die Arme oder in das Hinterhaupt ziehen.*
- *Akute oder bei bestimmten Haltungen auftretende Verspannungen und Schmerzen im Nacken- und Schultergürtelbereich, mit oder ohne Bewegungseinschränkung.*
- *Nacken- und Schultergürtelschmerzen, durch erzwungene Haltung auftretend, die sich bei lockerer Bewegung bessern.*
- *Bewegungseinschränkung der HWS mit Bewegungsschmerz oder Schmerzen bei extremen Bewegungen.*
- *Mehr oder weniger heftige ziehende Schmerzen von der HWS aus in einem oder beiden Armen, durch Irritation (Einklemmung) der Nervenwurzeln, die im HWS-Bereich aus dem Rückenmark austreten (abzugrenzen von ähnlich imponierenden Beschwerden bei Angina pectoris).*
- *Durch Strömungsdrosselung in den Vertebralarterien Schwindelgefühl und/oder Kopfschmerzen.*
- *Migräneartiger Kopfschmerz besonders nach dem Aufwachen am frühen Morgen durch ungünstige Lagerung bei Haltungsfehlern der HWS.*

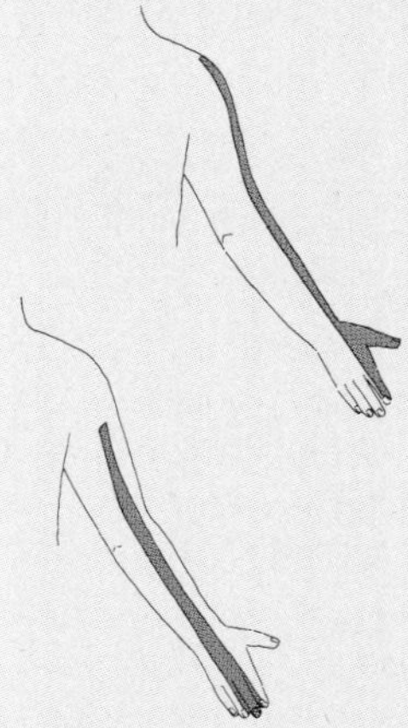

»Befallsmuster« der häufigsten Halsbandscheibenvorfälle der HWS-Bandscheibe.

In der Praxis ist es üblich, nach der regionalen Auswirkung von einem unteren und einem oberen HWS-Syndrom zu sprechen; wenngleich dies rein fachlich nicht unbedingt gerechtfertigt ist und der Fachmann schon näher differenziert.

Lediglich akut einsetzende, ohne neurologische Ausfallerscheinungen oder bei erzwungener Fehlhaltung auftretende Nackenschmerzen sind einer Eigenbehandlung zugängig. Plötzlich auftre-

tende Schwächen oder Lähmungen in den Armen erfordern rascheste neurochirurgische Hilfe, da nur durch rascheste Intervention eine bleibende Lähmung (Querschnittslähmung) vermieden werden kann. Dies ist allerdings ein sehr seltenes Ereignis bei Tumoren in den Halswirbeln mit plötzlichem Zusammenbruch eines Wirbels oder einem akuten Bandscheibenbruch (der kündigt sich in der Regel schon vorher an). Bei allen länger bestehenden und immer wieder auftretenden Beschwerden ist der Arzt zu Rate zu ziehen. Der Fachmann hat genügend Möglichkeiten, um eine für die gezielte Therapie notwendige Klärung der Ursachen durchzuführen.

Er wird vorerst anamnestisch klären: Art und Weise der Beschwerden, bei oder nach welcher Belastung sie auftreten, ob Besserung in Ruhe oder bei Bewegung usw. Als nächstes folgt eine klinische Untersuchung mit der Suche nach sichtbaren Fehlhaltungen, Druck- oder Klopfschmerzen, Nervendruckschmerzen, muskulären Verspannungen und Bewegungseinschränkungen bzw. Bewegungsschmerzen. Anamnese und Klinik gelten in der Wirbelsäulendiagnostik als wichtigstes Instrumentarium! Danach werden die bildgebenden Verfahren, allen voran das normale Röntgen, das in den meisten Fällen ausreichend ist, und, wenn notwendig, Computer-Tomographie oder Magnetresonanz-Tomographie und bei Tumorverdacht ein nuclearmedizinisches Bildverfahren angeschlossen. Bei röntgenologischem Verdacht auf Osteoporose ist eine Knochendichtemessung notwendig. Die Laboruntersuchungen haben nur in Einzelfällen Bedeutung. Erst wenn vom Arzt freies Licht gegeben wird, können Selbsthilfemaßnahmen zur Vorbeugung und Beseitigung lästiger Beschwerden in Anspruch genommen werden. Wobei auch jede ärztliche Maßnahme nur in Kooperation mit dem Patienten wirksam werden kann.

Entsprechend den außerordentlich vielfältigen Ursachen des HWS-Syndroms sind auch die ärztlichen Behandlungsansätze sehr breit gefächert. Gemessen an der Häufigkeit der Veränderungen stehen schmerzstillende und krampflösende Medikamente an oberster Stelle. Bei der meist vorliegenden Chronizität der Beschwerden bzw. Wiederholung von Attacken ist in den meisten Fällen die Ursache schon vorher ärztlich geklärt und der Patient hat seine nicht stereoidalen Antirheumatika und muskelentspannenden Medikamente vorrätig. Der Gebrauch der Antirheumatika, zu dem erforderlichenfalls ein Magenschutz genommen werden muss, soll immer von dem Grundsatz »so viel als notwendig und so wenig als möglich« bestimmt sein. Heftige akute Schmerzen im Sinne des »steifen Genicks« können durch Infiltrationen mit einem Lokalanästhetikum oder durch Kältetherapie bekämpft werden. Auch chiropraktische Behandlung kann Erleichterung bringen. Desgleichen eine Schaumstoffkrawatte zur Entlastung der Wirbelsäule.

Bei den diversen Symptombildern des HWS-Syndroms bietet die physikalische Therapie ein breites Spektrum an Möglichkeiten. Das beginnt mit gelenkter aktiver und passiver Bewegungstherapie – auch Unterwassertherapie, geht über klassische Massagen und spezielle Massageformen bis zu den verschiedenen Formen der Elektrotherapie mit Ultraschall und Magnetfeldtherapie. Der Einsatz erfordert allerdings fachliche Kompetenz und sollte dem physikalischen Mediziner vorbehalten bleiben. Wenn die konservativen Behandlungen keinen befriedigenden Erfolg erbringen und vor allem an den Wirbeln und den Bandscheiben Veränderungen vorliegen, die einer chirurgischen Therapie zugänglich sind, hat der Neurochirurg das Wort. Es wurden in den letzten Jahren minimal chirurgische, endoskopische Verfahren entwickelt, mit denen man oft das Auslangen findet und wenn nicht, dann muss radikal chirurgisch operiert werden. Zuständig ist an sich der Neurochirurg, doch gibt es mancherorts auch orthopädische Abteilungen, die sich damit befassen.

Weitere Informationen: »Wenn die Bandscheiben Probleme machen«, erschienen 2004 im Kneipp-Verlag.

Hausmittel

- **Salben**
- **Pflaster**
- **Gele**
- **Kalte Auflagen**

Salben, Pflaster, Gele sind für die meisten Patienten leicht zugänglich und bei schmerzhaften Nackenproblemen oft das erste Mittel, das zur Hand ist. Gele oder Salben können durch Wasserverdunstung kühlend wirken (Beipackzettel beachten), Pflaster und manche Rheumasalben wirken erwärmend und durchblutungsfördernd sowie entzündungshemmend und antirheumatisch.

Akute, heftige Schmerzen behandelt man kalt: kalte Auflagen, Quark- (Topfen-) Auflagen, Eiskompressen oder kühlende Salben (z. B. mit essigsaurer Tonerde).

Chronische, lang dauernde, immer wiederkehrende Schmerzen behandelt man mit milden Wärmepackungen, warmen Heusäcken, Rheumapflastern, Einreibemitteln (Rubrimente) oder Gele, die Menthol oder ätherische Öle enthalten und daher auf die Haut durchblutungsfördernd, gefäßerweiternd und wärmend wirken. Unterkühlungen mit Schal vorbeugen.

Kneipp

- **Kalte und warme Wickel/Auflagen**

Für Kneippanwendungen bei HWS-Syndrom gilt dasselbe wie oben. Akut: mit kalten Wickeln und Auflagen behandeln, um die Schmerz-Krampf-Spirale zu unterbrechen und eine eventuelle Entzündung der kleinen Wirbelgelenke zu bekämpfen. Der kalte Wickel, die kalte Kompresse wird abgenommen, sobald er/sie warm wird und kann bis zur Wirkung wiederholt werden.

Mit warmen und heißen Auflagen behandelt man chronische Prozesse, sie fördern eine tiefgreifende Durchblutung. Der Wickel/die Auflage wird abgenommen, wenn er/sie die wärmespendende Wirkung verliert. Nicht kalt nachbehandeln, sondern ins Bett legen und nachwirken lassen. Als Ergänzung zur Hydrotherapie immer gezielte Bewegungstherapie und seitens der Ordnungstherapie Fehlbelastungen vermeiden, wozu auch Übergewicht zählt.

Akupressur

- **Selbstmassage**

Vorbeugend gegen Nackenverspannung und Nackenschmerzen:

Zuerst mit acht Fingern vom Hinterhauptrand bis zum LG 14 5- bis 10-mal drücken, dann seitlich am Rand des Trapezmuskels bis zum LG 14 5- bis 10-mal friktionieren (reiben).

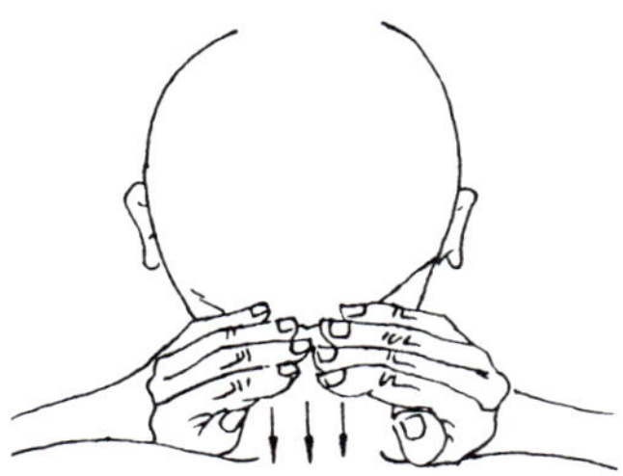

Mit dem Daumen den gegenüberliegenden G 20 drücken und reiben, dann nach unten bis zum Schlüsselbein drücken, links und rechts abwechselnd, 3 bis 5-mal.

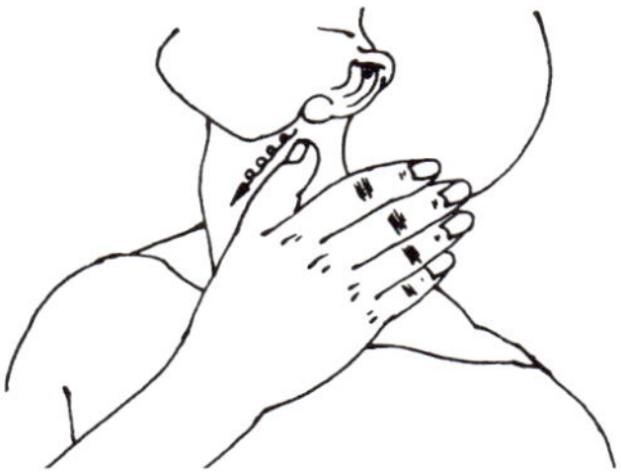

Kopf nach hinten neigen, mit dem Daumen und vier Fingern seitlich vom Kehlkopf nach unten gleiten bis zum Schlüsselbein, drücken, 3 bis 5-mal.

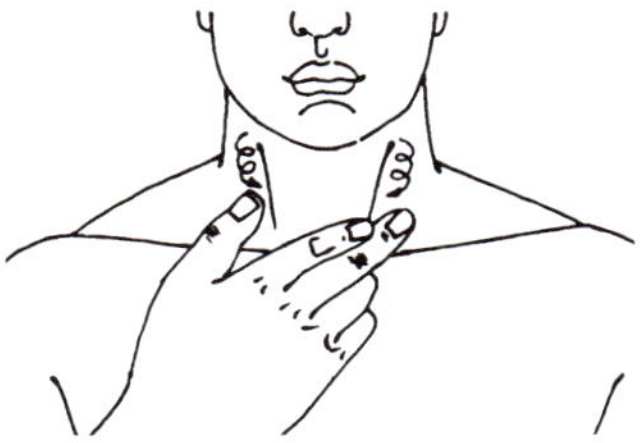

Den Kehlkopf leicht zusammendrücken und zart nach links und rechts bewegen. Zum Schluss den Brustbeinoberrand drücken.

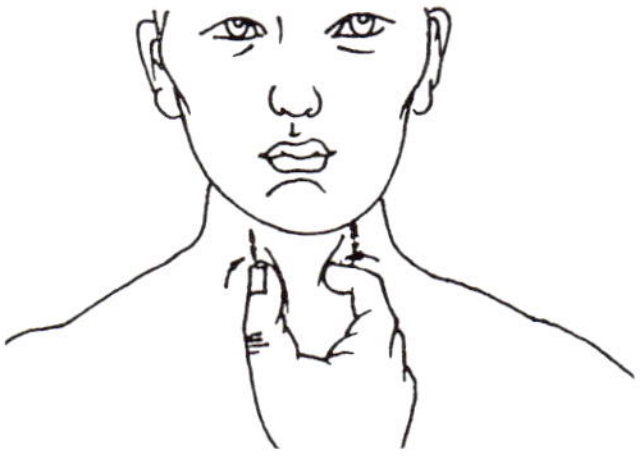

Hypertonie

→ Blutdruck, hoher

Hypotonie

→ Blutdruck, niedriger

Hyperventilation

→ Entspannung

Unter Hyperventilation versteht man eine gesteigerte Atmung, am häufigsten infolge großer Aufregung. Durch die verstärkte Atemfrequenz kommt es zu einer Verschiebung der Blutgase, der Kohlendioxid-Partialdruck im Blut sinkt ab und verursacht Schwindel, Brustbeklemmungen und auch Zirkulationsstörungen mit Ohnmachtsgefühl. Gleichzeitig sinkt der Kalziumspiegel im Blut und das kann zu tetanischen Krämpfen führen. Erste Hilfe leistet man, in dem man den Patienten in eine Plastiktüte atmen lässt, dadurch nimmt er mehr Kohlendioxid aus der abgeatmeten Luft auf und der Zustand normalisiert sich wieder. Gleichzeitig beruhigend auf den Patienten einwirken.

Entspannung

▲ Autogenes Training

Entspannngsmethoden sind die beste Methode, um die Neigung zur Steigerung der Atemfrequenz zu bekämpfen und die unangenehme Situation nicht aufkommen zu lassen. Bewährt ist das Autogene Training.

Impotenz, sexuelle Funktionsstörungen

→ Chinesisch heilen
→ Heilpflanzen
→ Ernährung
→ Hausmittel

Wir unterscheiden zwei Arten von Impotenz: die Beischlafunfähigkeit (impotentia coeundi) und die Zeugungsunfähigkeit (Impotentia generandi, Infertilität). Wobei die Impotentia coeundi vorübergehend oder endgültig gestört sein kann.

Libido (Lust): *Frigidität, Lustlosigkeit. Wird durch die Psyche wesentlich beeinflusst und durch Hormone gesteuert. Weitgehende Abhängigkeit vom psychischen und physischen Befinden und der situationsbedingten Atmosphäre.*

Depressionen, partnerschaftliche Probleme, Verhaltensstörungen und andere psychosoziale Störfaktoren können bei Mann und Frau eine augenblickliche oder längerfristige Verminderung der Libido verursachen, die von der Frau naturgemäß larviert (verborgen) werden kann. In solchen Fällen sind eine medikamentöse, psychorelaxierende, antidepressive Behandlung und eine Psychotherapie mit Ausschaltung überfordernder Verhaltensweisen (positive Lebensstilmedizin) effektiv. Auch Entspannungsübungen können zur Besserung beitragen.

Erkrankungen mit körperlichen Erschöpfungszuständen, Stoffwechselstörungen (z. B. schlecht eingestellter → Diabetes mellitus), hormonelle Störungen (durch Fehlfunktionen der Hypophyse, der Schilddrüse und Nebenniere), die Schädigung bestimmter Hirnareale (z. B. Frontalhirn, Temporalregion) können Libidoverlust bewirken. Wenn Erschöpfung und Stress die Ursachen sind, dann hilft nur, dem Körper wieder Ruhe zu gönnen und mit einem sorgfältig aufgebauten Trainingsprogramm für seine Regeneration zu sorgen.

Erektion: *Erektile Dysfunk-tion. Die Unfähigkeit des Beischlafs beim Mann ist Ausdruck eines Nicht- bzw. zu schwachen oder zu kurzen Anschwellens des Gliedes.*

Für die Erektion sind die intakte vegetative Nervenversorgung des Genitalorgans wichtig, aber auch intakte Arterien und Venen. Durch eine erotische Situation bzw. Vorstellung werden Nervenüberträgerstoffe freigesetzt, die zu einer Blutflusssteigerung in die Penisschlagadern auf über 700 % führen. Gleichzeitig bewirkt der Druck auf die Penisvenen, dass der Blutabstrom aus den stark durchbluteten Schwellkörpern abnimmt und schließlich ganz zum Erliegen kommt. Dadurch versteift sich der Penis, hebt sich und ist zum Geschlechtsverkehr bereit.

Nach der Ejakulation bewirkt der Sympathikusnerv eine Abnahme der Schwellung und Steifigkeit. Durch Stress kann die Gliedversteifung zu jeder Zeit gestört und unterbrochen werden – daher haben gestresste Männer auch häufiger eine erektile Dysfunktion. Nach Operationen im Beckenbereich (Prostata, Harnblase, Enddarm etc.) und auch nach einer Querschnittslähmung können die für die Erektion wichtigen vegetativen Nerven geschädigt sein und deshalb eine Erektionsstörung verursachen. Da die vegetativen Nerven sehr eng mit der Psyche in Wechselbeziehung stehen, kann die Erektion auch psychogen gestört sein: Minderwertigkeitsgefühl, Ängste, Probleme in der Partnerschaft, in der Persönlichkeit oder die Versagensangst, verdrängte Homosexualität etc. Die

Zahl der Erektionsstörungen steigt mit zunehmendem Alter, mit 65 Jahren sind etwa 25 % der Männer, mit einer wahrscheinlich nicht unbeträchtlich hohen Dunkelziffer, betroffen.

Anhaltende oder zeitweise auftretende Erektionsstörungen sind oft frühe Anzeichen für Zuckerkrankheit und sollen ein Hinweis sein, wenn sie noch nicht bekannt ist, danach zu fahnden. Gefäßstörungen, schwere neurologische und andere Stoffwechselerkrankungen können auch Erektionsstörungen auslösen; diese Krankheiten müssen selbstverständlich ursächlich behandelt werden. Allen voran die Zuckerkrankheit, die sowohl zur Verkalkung der Blut zuführenden Arterien als auch zur Schädigung der Penisnerven führen kann.

Besondere Beachtung sollte der psychischen Einstellung bzw. Bereitschaft beider Partner und dem »Aufeinander-Zugehen« geschenkt werden.

Auch manche Medikamente können Potenzstörungen (Libido und Erektion betreffend) verursachen: Antidepressiva, Schlaf- und Beruhigungsmittel, Neuroleptika, Kortison, Gichtmittel, Parkinsonmittel, Bluthochdruckmittel (sprechen Sie mit Ihrem Arzt darüber, es gibt Medikamente, die dieses Problem hintanhalten), Wassertreiber, Digitalis, Zytostatika und Drogen (z. B. Alkohol, Kokain, Heroin, Morphin etc.). Nikotin ist ein Risikofaktor: 75 % der impotenten Männer rauchen mehr als 25 Zigaretten täglich.

Die Ursachenfindung kann schwierig sein und schließt neben Laboruntersuchungen auch die Untersuchung der Nervenleitfähigkeit und der Muskeltätigkeit der Schwellkörper sowie eine Ultraschalluntersuchung der Penisgefäße ein. Vor allem muss auch das psychosoziale Umfeld durchleuchtet werden, denn sehr häufig sind es lediglich störende partnerschaftliche Verhaltensweisen oder psychisch verletzende Bemerkungen, die mit entsprechender Bereitschaft einfach ausgeräumt werden können.

Je nach Befund gibt es folgende Behandlungsmöglichkeiten:

Ausschaltung organischer und psychischer Störungen (Erkrankungen).

Viagra und andere Medikamente:

Die Substanz Sildenafil (Viagra) wurde als Herzmedikament eingesetzt und brachte eine interessante »Nebenwirkung« zutage: eine verlängerte Erektion. Viagra kann von sich aus keine spontane Erektion auslösen, denn es hat nichts mit der Auslösung von Lust und Lustempfinden zu tun. Es ist aber in der Lage, eine bereits bestehende, ungenügende Erektion zu verstärken und zu verlängern, weil es den Abbau der für die Durchblutung der Schwellkörper notwendigen Nervenüberträgerstoffe hemmt. Viagra (ähnliche Wirksamkeit haben Cialis und Levitra, aus der gleichen Stoffgruppe mit weniger aggressiven Nebenwirkungen, wie die Hersteller betonen) ist ein sehr wirksames Medikament und hat auch Nebenwirkungen. Bei Lebererkrankungen, eingeschränkter Nierenfunktion, bei reduzierter Herzleistung, wenn Medikamente gegen Angina pectoris eingenommen werden und bei einer bestimmten Augenerkrankung darf Viagra nicht genommen werden.

Es muss daher vom Arzt verschrieben werden und ist in Österreich und Deutschland nicht kassenfähig. Von einer Beschaffung über andere Quellen ist dringend abzuraten, weil bei erektiler Dysfunktion zunächst die ärztliche Abklärung notwendig ist. Eine weitere Möglichkeit ist das Medikament

Apomorphin, das im Gehirn den Erektionsmechanismus unterstützt und auch für Patienten mit Bluthochdruck, Diabetes und koronarer Herzerkrankung – nach ärztlicher Verordnung – in Frage kommt.

Als weitere Behandlung kann man durch Schwellkörperautoinjektionstherapie (SKAT) bei einem sehr hohen Prozentsatz eine Erektion erreichen. Dabei werden Mittel (z. B. Papaverin, Prostaglandin) lokal mit einer Fertigspritze nahezu schmerzfrei selbst in den Schwellkörper injiziert. Weitere Möglichkeiten bieten der Erektionsring und Vakuumgeräte sowie Penisimplantate. Die Wahl der bestgeeigneten Möglichkeit obliegt dem Fachmann.

***Ejakulation:** Eine verzögerte oder ausbleibende Ejakulation (Samenerguss) kann durch Nervenschädigung, Verletzungen, nach Operationen oder durch psychische Störungen bedingt sein. Der weitaus häufigere vorzeitige Samenerguss (Ejakulatio praecox) hat in der Regel eine psychische Ursache und ist mit Psychotherapie, Verhaltenstherapie und chinesischer Medizin (Akupressur, Entspannungsübungen etc.) zu behandeln. Er kann auch durch bestimmte Riten im Sexualleben verzögert werden. Folgende Hilfe bietet sich durch die Wahl der Position an: Der Mann liegt auf dem Rücken, die Frau sitzt auf ihm. Das ist für den Mann die psychisch und körperlich weniger verspannende Position. So kann auch die Frau das Tempo bestimmen und durch das Ziehen an den Hoden bzw. am Hodensack die sexuelle Erregbarkeit des Mannes dämpfen. Eine zusätzliche Hilfe kann es sein, den Zeitpunkt für den Geschlechtsverkehr auf den Morgen zu verlegen. Auch die Geduld und das Verständnis für den Partner sind bezüglich der Psychohygiene sehr wichtig.*

Der Orgasmus ist ein rein psychisches Gefühlserleben mit lokaler Stimulation, das gleichzeitig mit der Ejakulation auftritt, wobei es sowohl beim Mann als auch bei der Frau zu rhythmischen Muskelkontraktionen kommt.

Die Rückbildungsphase ist beim Mann durch die Mitwirkung des Parasympathikus relativ kurzfristig.

Viagra und andere Medikamente nicht ohne ärztliche Erlaubnis einnehmen!

Chinesisch heilen

- Selbstmassage
- Tuinamassage
- Fremdmassage

Erektionsschwäche:

Typ »Nierenschwäche« – Impotenz, Vertigo (Schwindel), Tinnitus, Gedächtnisstörung, Konzentrationsstörung, Depression, kalte Hände und Füße, Gesichtsfarbe blass, dünner und weißlicher Zungenbelag (ZB), blasser Zungenkörper (ZK), Puls zart.

B 23, LG 4, KG 4, KG 2, MP 6. Evtl. bei Appetitstörung M 36 und bei Vertigo G 20. Hier ist auch die Moxibustion günstig.

Typ »Psychovegetative Dysregulation« – Impotenz, wenig Appetit, depressiv, unruhiger Schlaf, Palpitationen, Ängste, kurzatmig, schwitzt leicht, ZK blass, ZB dünn weißlich, Puls zart.

B 15, B 20, M 36, MP 6, KG 4. Bei Schlafstörungen H 7 und KS 6 oder B 15, B 23, KG 6, H 7, MP 6.

Typ des »kräftigen jungen Mannes« – unzureichende bzw. schwache Erektion

B 23, LG 4, B 32, KG 4, MP 6, Le 2 oder Le 3.

Typ des »müden jungen Mannes« – unzureichende bzw. schwache Erektion. Vertigo, Niedergeschlagenheit, Depression, weiches Knie, Kreuzschmerzen, ZK blassrosa, Puls zart.

KG 4, KG 6, M 36, N 3 oder B 23, LG 4, B 26, MP 6.

Selbstmassage:

1. Mit dem Daumenbauch auf KG 8 (Nabel), KG 4, KG 2, je 30 – 60 Sekunden lang drücken.
2. Mit der Hand am Unterleib im und gegen den Uhrzeigersinn jeweils 30-mal kreisen.
3. Mit den Händen beiderseits der Lendenwirbelsäule auf und ab massieren. Bis zur lokalen Erwärmung ca. 60-mal.
4. Mit beiden Handflächen das Glied drücken und drehen, dann an der Eichel halten und das Glied nach vorne ziehen. 3-mal insgesamt.
5. Mit beiden Händen den Hodensack halten, dann leicht zusammendrücken, dann die Hoden mit den Händen leicht klatschen, 50-mal.
6. Den Anus zusammendrücken, kurz halten, dann locker lassen, nicht zu schnell, 15-mal.
7. Mit dem Mittelfingerbauch den Beckenboden (KG 1, zwischen After und Hodensack) 30-mal drücken und zirkeln.

Vorzeitiger Samenerguss:

Typ: Erschöpfung: KG 1, MP 6, KG 6, LG 4, B 23. Die Moxibustion ab MP 6 kann zusätzliche Verstärkung bringen.

Typ: Weicher Stuhl, Verdauungsprobleme: KG 1, B 20, B 15, M 36, MP 9; bei starken Ängsten zusätzlich B 47.

Typ: leicht erregbar, innere Unruhe, Schlafstörung, Kreuzschmerzen: N 3, N 7, B 23, B 15, H 7, H 3.

Tuinamassage:

a) Fremdmassage

Die chinesische Tuinamassage durch den Partner oder den Masseur ausgeführt wird als Fremdmassage bezeichnet.

1. G 34-Massage

1.1. Sitzend, zuerst mit dem Daumenbauch die Region G 34 beim Einatmen fester drücken, beim Ausatmen locker lassen, 8-mal.

1.2. Mit den Fäusten die Region G 34 16-mal klopfen.

1.3. Im und gegen den Uhrzeigersinn die Region G 34 mit dem Daumenbauch 16-mal kreisen.

1.4. Mit den warmen Handflächen die Region G 34 16-mal kreisen.

2. KG 4-Massage

Soll vor und nach einem Geschlechtsverkehr durchgeführt werden. Insgesamt 10-mal.

2.1. Mit dem Daumenbauch den KG 4 drücken, fester beim Einatmen, locker beim Ausatmen, 9-mal.

2.2. Mit dem Kleinfingerball den KG 4 im und gegen den Uhrzeigersinn 16-mal friktionieren.

2.3. Die beiden Hände warm reiben, mit der warmen Handfläche den KG 4 drücken und locker lassen, 6-mal.

3. KS 6- und MP 29-Massage

3.1. Mit Daumen und Zeigefinger gleichzeitig an KS 6 und 3E 5 im und gegen den Uhrzeigersinn je 36-mal friktionieren. Den Druck langsam erhöhen und locker lassen. Am Ende noch den KS 6 drücken, 7-mal (bis Deqi-Gefühl).

3.2. Mit dem Knöchel des Mittelfingers B 20 drücken, beim Einatmen fester, beim Ausatmen locker,

7-mal. Mit dem Kleinfingerball B 20 im und gegen den Uhrzeigersinn 16-mal friktionieren. Die Hände warm reiben, mit der warmen Handfläche B 20 drücken, für etwa 5 Minuten halten.

b) Selbstmassage:

1. Im Kopfbereich die Punkte B 2, B 1, die Augäpfel, die »Sonne« drücken, dann die Zähne aufeinander schlagen (mit den Zähnen klappern), den Nasenrücken reiben, mit den Händen das Gesicht massieren, sich mit den 5 Fingern »kämmen«; jeweils 30 Sekunden.
2. Die Brust in Querrichtung reiben, dann von der rechten Schulter zum linken Rippenbogen reiben, dann von der linken Schulter zum rechten Rippenbogen reiben, je 5-mal. Anschließend Oberbauch und Unterbauch je 5-mal reiben, danach noch am Rücken, beiderseits der Wirbelsäule, vom Rippenbogen zum Gesäß reiben, je 10-mal.
3. Die Beine und die Arme vom Rumpf in Richtung Finger bzw. Zehen drücken und reiben, besonders die Fußsohle.
4. Die Partnerin stimuliert mit ihren Händen den Penis bis knapp vor der Ejakulation, dann stoppt sie den Vorgang. Der Ablauf wird wiederholt. Die Reizschwelle der sexuellen Erregbarkeit des Mannes wird dadurch erhöht.
5. Beim Geschlechtsverkehr zieht die Frau Hoden und Hodensack leicht nach unten, die sexuelle Erregbarkeit des Mannes wird gedämpft, die Ejakulation wird verzögert.

Zeugungsunfähigkeit:

Typ: innere Unruhe, Mundtrockenheit, Tinnitus, Kreuzschmerzen, Zungenkörper (ZK) rot, ZB fehlend: KG 3, KG 1, B 26.

Wenn Tinnitus, Vertigo Le 3, 3E 5 dazu; wenn Mundtrockenheit dann N 3, N 6 dazu; wenn innere Unruhe und Hitzegefühl dann KS 6 und H 7 dazu; wenn starkes Schwitzen dann Dü 3, H 6; wenn Kraftlosigkeit im Kreuz und in den Beinen dann B 23 und B 58 dazu.

Typ: vermindertes sexuelles Verlangen, Errektionsstörung oder Ejakulatio praecox: KG 4, MP 6. Wenn Errektionsstörung dann B 23, B 32 dazu; wenn Ejakulatio praecox dann G 34 dazu; wenn Kraftlosigkeit im Kreuz und in den Beinen dann B 58 dazu; wenn Schlafstörung, Palpitationen dann KS 6 und B 15 dazu.

Typ: Verdauungsstörung, Ejakulatio praecox, Libidomangel, Kältegefühl im Kreuz, Nykturie (nächtliches Wasserlassen), Zungenkörper blass und plump, Puls tief oder zart: B 23, B 47 (wird auch »Palast der Samen« genannt), KG 4, M 36, MP 10, MP 6. Wenn Libidomangel dann H 7 und LG 20 dazu; wenn Nykturie dann B 13 und KG 9 dazu; wenn Kältegefühl im Kreuz dann LG 4 dazu. Die Punkte B 23, B 47 und KG 4 sollen jeweils 20 Minuten mit Moxa behandelt werden.

Typ: so genannte »Nierenschwäche« mit Vertigo (Schwindel), Müdigkeit, Vergesslichkeit, Schwächegefühl im Kreuz und an den Beinen, Lockerung der Zähne, Zungenkörper blass, feucht, Puls leer: M 36, MP 12, N 26, N 23, KG 6.

Wenn Vertigo dann LG 20 und den Punkt am 2. Zeh für Schwindel dazu; wenn Müdigkeit und Vergesslichkeit dann B 15, H 7 dazu; wenn Zahnlockerung dann M 2; wenn vermehrter Haarausfall dann B 17 dazu.

Tuinamassage:

a) Fremdmassage:

Die chinesische Massage wird anfänglich jeden 2. – 3. Tag, dann alle 7 Tage vom Masseur durchgeführt.

1. Der Patient liegt auf dem Rücken, der Masseur steht links vom Bett, mit dem Daumen drückt und

friktioniert er 5 Minuten auf KG 4, dann je 1 Minute MP 10 und MP 6.

2. Der Patient liegt auf dem Bauch, der Masseur steht rechts vom Bett, mit dem Daumen drückt und friktioniert er die Punkte B 17, B 20, B 23, B 32 bis B 34, insgesamt 5 Minuten.
3. Die Hände fest auf die Lendenmuskulatur, in der Mitte des Beckenkammes (die Lendenaugen), legen und auf und ab kräftig bis zur Erwärmung schieben.
4. Mit den Fäusten die Lendenaugen je 20-mal friktionieren.
5. Mit den Fäusten die Lendenaugen 10-mal klopfen.
6. Mit den Daumen die Lendenmuskulatur auf und ab schieben, bis zur Erwärmung.
7. Der Patient soll selbst morgens und abends in der Seitenlage, ohne Polster, die Zunge am harten Gaumen, gedanklich konzentriert auf die Region seines Nabels (Purpurfeld, Energiezentrum), die Beine angewinkelt, mit dem rechten Mittelfinger KG 1 60-mal gegen den Uhrzeigersinn friktionieren. Dann in der Rückenlage mit dem linken Mittelfinger Le 12 (in Mitte der Leistenbeuge) 60-mal im Uhrzeigersinn friktionieren.
8. Der Masseur friktioniert mit der Handwurzel den Blasenmeridian vom Lendenbereich bis Gesäß 36-mal auf und ab.
9. Zum Schluss werden die Punkte MP 10 und MP 6 je 30 Sekunden lang gedrückt.

b) Selbstmassage:

Am besten vor dem Schlafen täglich und regelmäßig praktizieren.

1. Mit den warmen Händen die Lendenregion auf und ab 18-mal reiben.
2. Mit Mittelfingern und Zeigefingern beider Hände das Steißbeinende 36-mal friktionieren.
3. MP 6 drücken und friktionieren, 81-mal.
4. N 1 (so genannter »Plexus solaris« der Fußreflexzone entsprechend) drücken und friktionieren, je 100-mal.
5. Den Unterbauch reiben, besonders die Regionen KG 2, KG 6 und KG 4, 3 Minuten.
6. Das Kreuzbein reiben, 2 Minuten.
7. MP 6 drücken, 1 Minute.

Die Zeichnungen zu den genannten Punkten finden Sie auf Seite 258 f.

Heilpflanzen

- Ginseng
- Bockshornklee

Ginseng kann bei psychisch-physischen Erschöpfungszuständen hilfreich sein und auch die Eleutherokokkwurzel wird dagegen eingesetzt und hat dadurch positive Auswirkung auf eine durch Stress verursachte Impotenz. In der Volksmedizin werden das Brasilianische Potenzholz (Lignum Muira puama) und die Blätter der mexikanischen Damiana als sexuelles Stärkungsmittel angewandt. Ein einheimisches Volksheilmittel ist der Bockshornklee-Samen als Tee (1 Teelöffel Samen mit einer Tasse kochendem Wasser übergießen, 20 Minuten ziehen lassen, abseihen). Noch besser soll das Samenpulver wirken, das in der Türkei mit Honig vermischt als Sexualtonikum angeboten wird. In Ungarn vermischt man Brennnesselsamen mit Honig.

Weitere Heilpflanzenratschläge bei psychischer Erschöpfung → Burn-out-Syndrom.

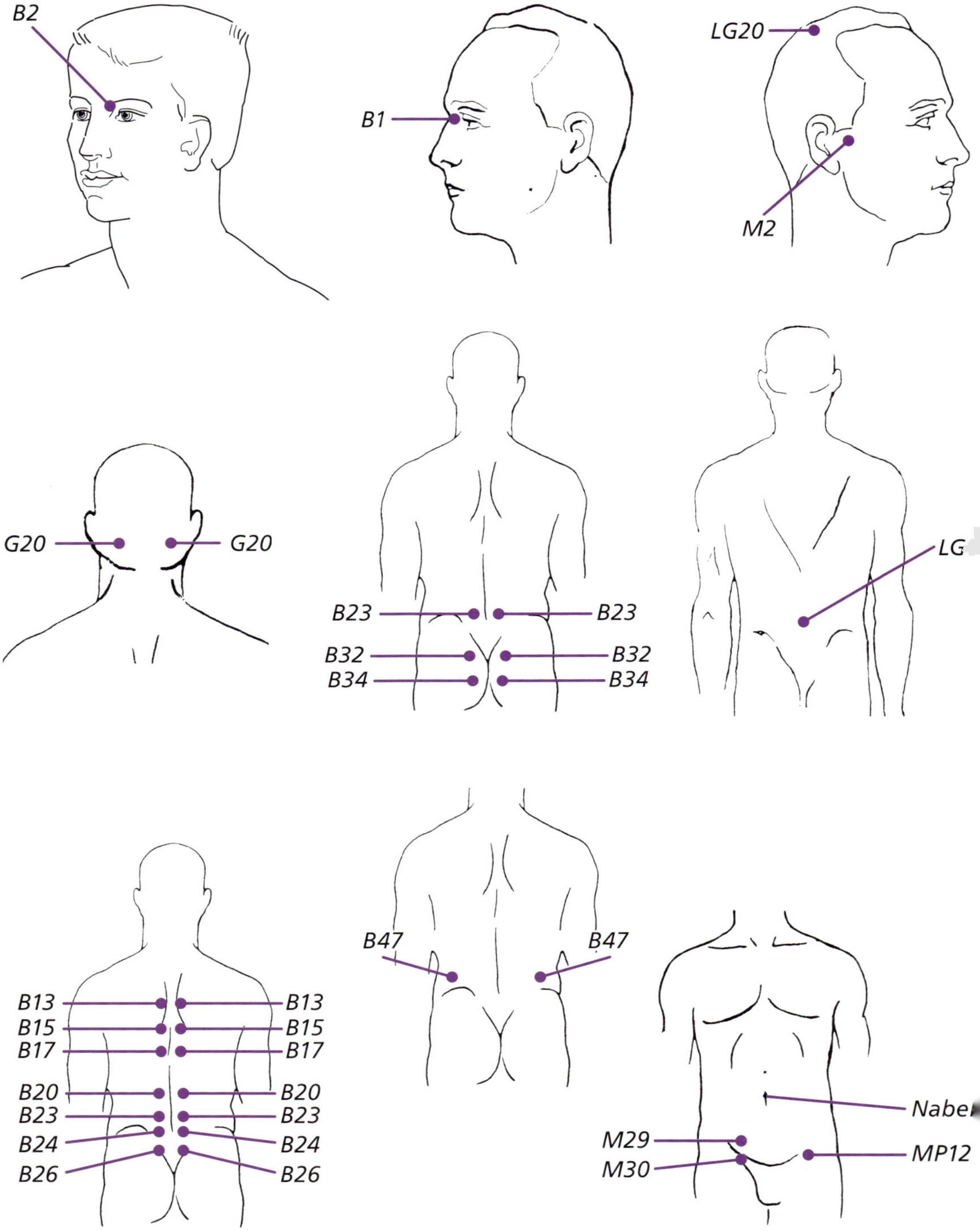
B2
B1
LG20
M2
G20
G20
B23
B23
B32
B32
B34
B34
LG
B13
B13
B15
B15
B17
B17
B20
B20
B23
B23
B24
B24
B26
B26
B47
B47
Nabe
M29
M30
MP12

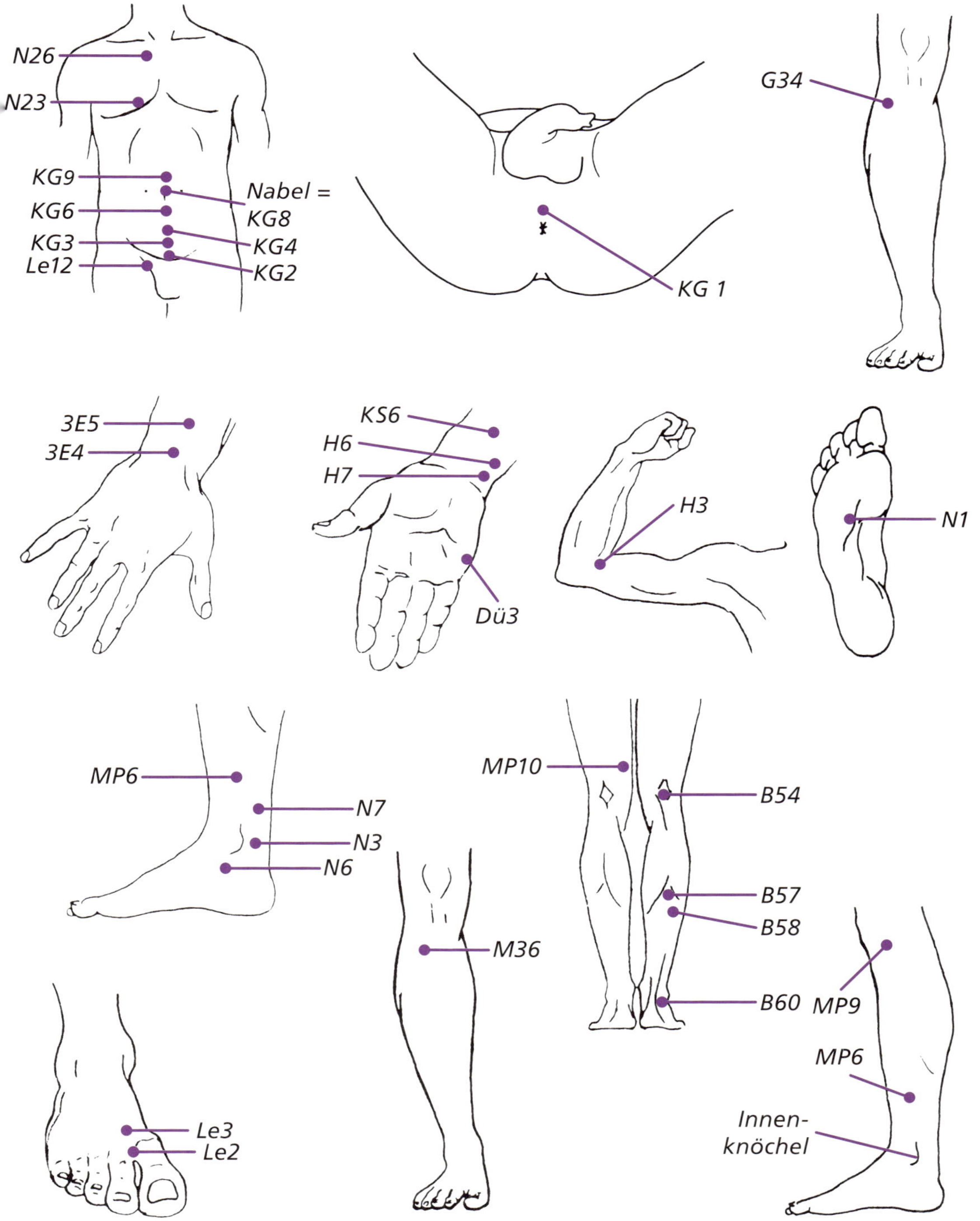
N26
N23
KG9
Nabel =
KG8
KG6
KG3
KG4
Le12
KG2
KG 1
G34
3E5
3E4
KS6
H6
H7
Dü3
H3
N1
MP6
N7
N3
N6
MP10
B54
B57
B58
B60
M36
MP9
MP6
Innen-
knöchel
Le3
Le2

Ernährung

- Austern
- Trüffel
- Stierhoden

Alle Völker kennen bestimmte Nahrungsmittel, die die sexuelle Lust und Kraft erhöhen. Die alten Ägypter schrieben dem Salat höchst anregende Wirkung zu, während der indische Freiheitskämpfer Gandhi keine Milch trank, weil ihm die zu anregend erschien. Oft sind es auch besonders teure Lebensmittel, der diese Kraft zugeschrieben wird. Bei uns gelten Kaviar, Austern und Trüffeln als Aphrodisiaka, auch der Hoden von Stieren, der Taurin enthält, steht ganz oben auf der Liste der erotisierenden Nahrungsmittel. Der wissenschaftliche Nachweis der Wirkung steht aus, wohl aber beflügeln Fantasie und Selbstvertrauen nach dem Genuss…

Am wichtigsten ist jedenfalls die gesunde Ernährung, um Risikofaktoren wie Übergewicht, → Fettstoffwechselstörungen, → Bluthochdruck und vor allem → Diabetes zu vermeiden, denn diese haben den negativsten Einfluss auf die Erektionsfähigkeit.

Hausmittel

- Meeresfrüchte
- Austern
- Vollkornprodukte
- Weizenkeime
- Hähnchenfleisch
- Papayas
- Mangos
- Melonen
- Birnen
- Ananas

Prof. Bankhofer weist darauf hin, dass amerikanische Wissenschaftler herausgefunden haben, dass der Mann beim Samenerguss relativ viel Zink verliert und Mangel an Zink sowie Vitamin A allmählich zur Schwächung der Liebeskraft führen. Zink ist reichlich in Meeresfrüchten, Austern, Vollkornprodukten, Weizenkeimen und Hähnchenfleisch enthalten.

Eine Studie in Stockholm von Prof. Dr. Rolf Gunderssen hat ergeben, dass der reichliche Genuss von Papayas, Mangos, Melonen, saftigen Birnen und frischen Ananas die Liebeskraft fördert. Auch Sellerie und Artischocken leisten ihren Beitrag dazu.

Eine Studie aus dem Libanon hat ergeben, dass die Anzahl der Spermien binnen 8 Monaten auf das Fünffache stiegen, wenn die Männer dreimal täglich Blütenpollenkapseln zu sich nahmen.

Influenza

→ Grippe

Insektenstiche

→ Lebensstil
→ Hausmittel

In unseren Breitengraden verursachen Insekten – mit Ausnahme der Zecken – keine großen Gesundheitsprobleme. Eine weitere Ausnahme sind Bienen und Wes-pen für Personen, die gegen deren Gift allergisch sind, sie können einen gefährlichen anaphylaktischen Schock erleiden, sofortige Hilfe durch den Notarzt ist lebensrettend → Allergie. Anders die Insekten in subtropischen oder tropischen Regionen: Dort wird vor allem die Malaria durch Stechmücken übertragen und die Schlafkrankheit von der Tsetse-Fliege. Informationen über gefährdete Gebiete erteilen die Institute für Tropenmedizin der jeweiligen medizinischen Universitäten (www.tropenmedizin.de, www.tropenmedizin.at).

Stechmücken: *Nur weibliche Exemplare stechen, sie brauchen das Blut zur Fortpflanzung. Einzige Folge:*

Ein unangenehmer, quälender Juckreiz, den man bekämpfen sollte, um Infektionen durch ständiges Kratzen zu vermeiden.

Bienen-/Wespenstiche: *Beim gesunden Menschen bewirken sie eine umschriebene Schwellung mit Brennen und Rötung, die aber nach einigen Tagen wieder restlos verschwindet.*

Zeckenstiche: *Zecken übertragen die nicht selten gefährliche → FSME und die durch Spirochäten hervorgerufene → Lyme-Borreliose, die dramatisch verlaufen bzw. jahrelang schwere gesundheitliche Probleme machen kann. Gegen FSME soll man sich in Endemiegebieten unbedingt durch die ausgezeichnet wirksame und praktisch nebenwirkungsfreie Impfung schützen. Borreliose kann man gut behandeln, wenn sie rechtzeitig diagnostiziert wird – hier hilft nur das Wissen des Betroffenen, der bei verdächtigen Hauterscheinungen sofort einen Arzt aufsucht und auch bei sekundären Gelenkerkrankungen an die Borreliose-Infektion denkt. Die Klärung kann relativ einfach im Labor erfolgen, heute in der Rheumatologie schon eine Selbstverständlichkeit.*

Lebensstil

- **Kleidung**
- **Essigsaures-Tonerde-Gel**

In Mückenzeiten langärmelige Kleidung tragen, die Haut mit Repellents behandeln. Stiche mit Essigsaure-Tonerde-Gel behandeln, das lässt den Juckreiz abklingen.

Hausmittel

- **Essig**
- **Zwiebel**
- **Tomatenpflanze**

Prof. Bankhofer empfiehlt folgende Hausmittel, um Bienen und Wespen abzuwehren: Man erhitzt Essig und füllt eine Schale damit. Der Geruch vertreibt Insekten. Oder: Der Duft von gekochten oder gebratenen Zwiebeln wird von Wespen und Bienen gleichermaßen gemieden. Wenn man eine Tomatenpflanze in einem Töpfchen am Fenster zieht, wird man von Insekten verschont – der Geruch der Pflanze vertreibt sie.

Irisdiagnostik

Die Irisdiagnostik gibt es seit 1881 in einem Lehrbuch eines ungarischen Arztes. Sie geht davon aus, dass man jede Krankheit in den Augen erkennen kann. Der menschliche Körper und seine inneren Organe sollen sich auf der Iris abbilden, und zwar die rechte Körperhälfte auf der rechten Regenbogenhaut, und die linke Körperhälfte auf der linken Regenbogenhaut. Irisdiagnostiker stellen aus dem Aussehen der Iris ihre Organ-Diagnose. Die Methode wird von der Schulmedizin abgelehnt, da nach bisherigem Wissen jede Grundlage dafür fehlt. Zu groß ist die Gefahr, dass Krankheiten übersehen und Leiden falsch diagnostiziert werden.

Ischias

→ Kneipp → Lebensstil
→ Bewegung → Akupressur
→ Hausmittel

Auch als Ischialgie (= Ischiasschmerzen) oder Lumboischialgie (= Kreuz-Ischiasschmerzen) bezeichnet.

Darunter werden Schmerzen im untersten Wirbelsäulenbereich mit Ausstrahlung in das Versorgungsgebiet der Ischiadicus-Nerven, das heißt in die Beine, verstanden. Dorthin leitet der Ischiadicus seine motorischen Impulse und bezieht von dort die Empfindungen, die dann über das Rückenmark zum Gehirn geleitet werden.

Die Wurzeln des Ischiadicus entspringen aus den untersten Abschnitten des Rückenmarks, in dem Bereich der Wirbelsäule, der den stärksten Belastungen seitens des Körpergewichtes und von der Verschiedenheit der Haltung her (liegend, sitzend oder stehend) ausgesetzt ist. Folglich finden sich dort auch die ausgeprägtesten Formveränderungen und degenerativen Umbauten mit Beeinträchtigung des Wirbelkanals, in dem das Rückenmark geschützt verläuft, und der Öffnungen, durch die die Nervenwurzeln austreten. Die meist einseitig auftretenden Schmerzen sind vorrangig durch Abnützung der Wirbelkörper, der Wirbelbögen und der kleinen Wirbelgelenke, in Verbindung mit Bandscheibenschäden, verursacht. Eher selten sind Nervenentzündungen, Stoffwechselstörungen (z. B. der »diabetische Fuß«), Systemerkrankungen und Tumore die Ursache. Die hauptsächlich in den Beinen empfundenen Schmerzen gehen vornehmlich von der Wirbelsäule aus und deshalb muss in erster Linie dort mit der Anamnese, mit der klinischen Untersuchung (Sehen, Betasten und Funktionsprüfung) und den bildgebenden Verfahren angesetzt werden.

Die Schmerzen beginnen gelegentlich plötzlich, wenn durch eine besondere Belastung (z. B. Heben schwerer Gegenstände) die Bandscheibe seitlich nach hinten in den Rückenmarkskanal verschoben wird. Dort kommt es dann zum Druck auf das Rückenmark und die Nervenwurzeln, je nach Ausmaß der Vorwölbung oder des Vorfalls zu mehr oder weniger starken Schmerzen, aber auch zu Gefühlsstörungen und im Extremfall zu Lähmungen der Muskeln im Versorgungsgebiet der Ischiadicusnerven. Die Schmerzen werden verstärkt durch Beugung in der Hüfte und Streckung im Kniegelenk (Lasègue'scher Handgriff), vor allem auch bei verstärkter Bauchpresse beim Husten oder Niesen.

Die Beugung der Halswirbelsäule kann ebenfalls schmerzhaft sein und zwischen den Dornfortsätzen der unteren Lendenwirbelsäule besteht meist ein Druckschmerz mit Klopfschmerz in diesem Wirbelsäulenbereich. Zudem ist in der Regel die Lendenmuskulatur verspannt und die Beweglichkeit eingeschränkt, weil die Wirbelsäule in einer Zwangshaltung fixiert wird.

Wesentlich gravierender sind Bandscheibenvorfälle zur Mitte des Kanals hin, da es dann zu beidseitigen Nervenstörungen und nicht selten auch zu Störungen der Blasen- und Mastdarmfunktion kommt. Die Gefahr, dass die Schädigung nicht wieder rückgängig zu machen ist, bedingt eine rasche ärztliche Intervention, vor allem, wenn schon Nervenausfälle vorliegen.

Nervenentzündungen können auch auf ein Herdgeschehen zurückzuführen sein: Eitrige Zähne, Mandeln, Nebenhöhlen usw, also alle Herdgeschehen, können einen Nerv irritieren; desgleichen auch Alkohol und Nikotin! Hier werden die berühmt-berüch-

tigten freien Radikale beziehungsweise die Verände-run-gen im Grundsystem als Ursache diskutiert.

Wenn man sich erhitzt auf eine kalte Unterfläche setzt, muss man mit Ischiasschmerzen rechnen. Auch chronische Verstopfung und ein Gebärmuttervorfall können die Schmerzen auslösen.

Wenn kein akutes Geschehen mit dringlicher Operationsindikation vorliegt, wird der Arzt konservativ behandeln (lokale Infiltrationen, antirheumatische und muskelentspannende Medikamente, Einreibungen und physikalische Behandlungen). Wenn nach einiger Zeit keine Besserung eintritt, muss an ein operatives Vorgehen gedacht werden.

Weitere Ursachen → Kreuzschmerzen.

Zur Schmerzbekämpfung bei örtlich auftretenden Beschwerden sollten die Patienten neben den Medikamenten gegen Entzündungen, Schmerzen und Verspannungen am besten im Stufenbett liegen.

Nach einigen Tagen sollten die Schmerzen abklingen. Vor Chiropraktik und manuellen Behandlungen im akuten Stadium muss gewarnt werden – manchmal tritt zwar anfangs eine Verbesserung ein (es kann auch abrupt schlechter werden), aber der Schmerz kann wiederkehren.

Hilfreich ist gelegentlich eine sanfte Streckung: Der Behandler sitzt am Fußende des Bettes, hebt den Knöchel des Patienten, ohne Schmerz auszulösen, wenige Zentimeter an und zieht ganz leicht in der Längsrichtung, nach einigen Sekunden wird der Zug vermindert, dann wieder ein wenig verstärkt (rhythmische Extraktion). Dadurch kann es zur Lösung der Verspannung kommen – aber wie gesagt: Vorsicht ist angezeigt!

Kneipp

- **Kältetherapie**
- **Lumbalguss**
- **Heusack**
- **Wechselfußbäder**

Im akuten Stadium kann man, wenn es angenehm empfunden wird, kalte Kompressen auf die Kreuzregion geben und mit Kryotherapie (= Kältetherapie, z. B. Eisrollen-Massage oder Kältepackungen aus der Apotheke) behandeln.

Nach Besserung der akuten Schmerzen kann man mit Wärmebehandlung fortsetzen. Maßgeblich für den Wechsel von kalt auf warm sind die subjektiven Empfindungen des Patienten. Moorpackungen, der Heusack und der heiße Lumbalguss sind die Erfolg versprechenden Anwendungen, um die Verspannungen zu lösen und die Durchblutung in der Region zu verbessern. Beim heißen Lumbalguss sitzt man am Wannenrand, der gebundene, drucklose Wasserstrahl wird auf die Lendenregion gerichtet. Man beginnt mit einer Temperatur von etwa 34 °C und steigert die Temperatur des Wassers, je nach Verträglichkeit, langsam auf etwa 42 °C.

Der Guss dauert mehrere Minuten, danach wird gründlich abgetrocknet und nachfolgend Bettruhe, eventuell mit Hochlagerung der Beine, zur besseren Entspannung der Kreuzregion, eingehalten.

Den Heusack erhitzt man über Dampf, nicht im Wasser, dann bereitet man einen Wickel im Bett vor, legt den Heusack darüber, der Patient legt sich darauf und der Wickel wird im Zug-Gegenzug-Verfahren festgewickelt.

Wer zu Ischiasbeschwerden neigt, sollte auf warme Füße achten. Regelmäßige Wechselfußbäder sorgen dafür! Man stellt 2 Behälter (einen mit warmem Wasser, 37 bis 38 °C, einen mit kaltem Wasser gefüllt) in die Badewanne oder Brausetasse und setzt sich bequem davor. Nun gibt man die Beine etwa 5 Minuten ins warme, dann 30 Sekunden ins kalte Wasser. Zwei- bis dreimal wechseln. Bei schlechter Wiedererwärmung kann man warm abschließen, sonst sorgt man mit Bewegung für Wiedererwärmung.

Wenn man nur einen geeigneten Behälter für das warme Fußbad zur Verfügung hat, kann man das kalte Fußbad auch durch eine kalte Abgießung der Füße (rechts bei der kleinen Zehe beginnen) ersetzen. Dies in Verbindung mit vorbeugenden Lockerungsübungen.

Lebensstil

- Schweres Heben vermeiden
- Körpergewicht

Als Ischiaspatient sollte man schweres Heben vermeiden und Schuhe mit weichen, gedämpften Sohlen tragen. Ein wesentliches Element ist auch das Körpergewicht – ein großer Bauch belastet die Lendenwirbelsäule.

Bewegung

- Rückengymnastik

Einen entscheidenden Beitrag zur Vorbeugung von Ischiasproblemen und zur Vermeidung weiterer Schmerzattacken ist die Rückengymnastik unter fachlicher Leitung. Die Kneipp-Aktiv-Clubs bieten erstklassige Kurse. Man erlernt die wichtigsten Übungen und sollte sie täglich zu Hause durchführen, um das Muskelkorsett zu kräftigen und die Haltung zu verbessern. Haltungsschwäche, besonders wenn sie mit Fehlhaltung verbunden ist, bedingt durch Sitzberufe und Bewegungsmangel, ist die häufigste Ursache für Ischialgie. Deshalb sollte eine sitzende Tätigkeit immer wieder zumindest kurzfristig für Bewegungsübungen unterbrochen werden. Bei ungenügender Muskelstütze verkrümmt sich die Wirbelsäule allmählich zum Rundrücken, eventuell mit Hohlkreuz, und dadurch werden die Bandscheiben verschoben: Bei Buckelbildung bewegen sich die Bandscheiben nach hinten in den Wirbelkanal hinein, bei Hohlkreuzbildung nach vorne und bei seitlicher Verbiegung auf die Gegenseite.

Homöopathie

→ Hexenschuss

Akupressur

- B 60
- B 50
- B 57

Wer sich lange auf einen kalten Stein setzt, womöglich erhitzt nach einer Wanderung, muss mit entzündlichen Veränderungen des Ischiasnervs und daher mit Schmerzen rechnen. Außerdem: auf warme Füße achten!

Im Falle einer Ischialgie drücken Sie die Punkte B 60 (zwischen Außenknöchel und

Kneippverbände

Österreichischer Kneippbund,
Kunigundenweg 10, A-8700 Leoben,
Tel. (0 38 42) 2 17 18;
www.kneippbund.at

Deutscher Kneippbund e.V.,
Adolf-Scholz-Allee 6 – 8, D-86 825 Bad Wörishofen,
Tel. (0 82 47) 30 02-0;
www.kneippbund.de

Schweizer Kneippverband,
Weissensteinstraße 35, CH-3007 Bern,
Tel. (0 31) 3 72 45 43;
www.kneipp.ch

Achillessehne – laut Prof. Bischko ein wichtiger Punkt gegen alle Schmerzen) und B 50 (in der Mitte der Gesäßquerfalte).

Ischiaskranke sind hier ohnedies sehr schmerzempfindlich, sodass der Punkt leicht zu finden ist. Die Druckempfindlichkeit kann so weit gehen, dass der Kranke nicht lange sitzen kann, ohne Schmerzen zu bekommen. Beim Sitzen drückt nämlich oft der Sesselrand genau auf den Ischiasnerv. Daher auf ergonomisch richtige Sitzmöbel achten. Nicht alles, was angeboten wird, ist gut und das eigene Empfinden ist der beste Maßstab.

Auch der Punkt B 57 eignet sich für Selbstbehandlung gegen Ischiasschmerz. Der

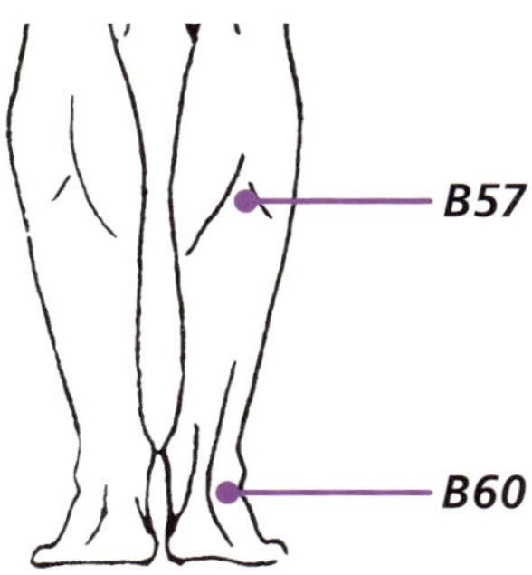

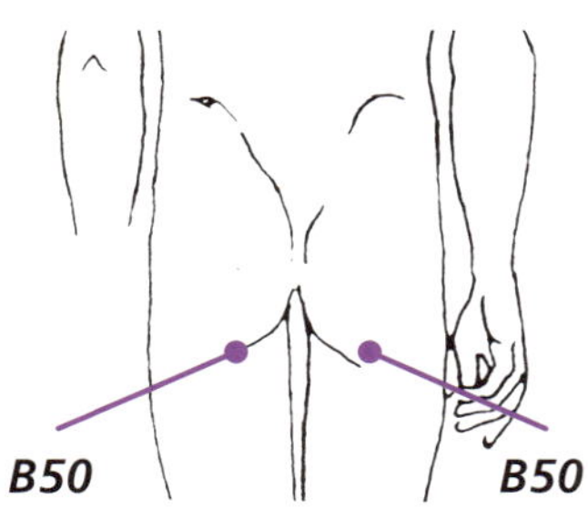

Punkt wird »Bergstütze« genannt. Sie finden ihn auf folgende Weise: Strecken Sie den Fuß kräftig nach vor – es entsteht in der Wadenmitte eine Delle, in der der gesuchte Punkt B 57 liegt. Hier drücken Sie auch bei Wadenkrämpfen nach einem Lauftraining.

Die genannten Punkte werden zuerst leicht, dann allmählich kräftiger punktförmig massiert, jeweils etwa 30 Sekunden lang.

Nach der Akupressur sollte man den gesamten Blasenmeridian mehrmals streichen, besonders dort, wo die Beinmuskulatur stark verspannt ist. Meistens werden die Schmerzen schon durch diese Maßnahme deutlich geringer.

Besonders schmerzempfindliche Punkte können Sie lokal erwärmen und damit ebenfalls gute Erfolge erzielen.

Der Blasenmeridian verläuft auf dem Rücken in zwei Bahnen (von einem Partner massieren lassen): Eine Bahn liegt zwei Querfinger, die andere vier Querfinger von der Mittellinie entfernt. Die Bahnen ziehen dann weiter über die Hinterseite der Oberschenkel, überkreuzen einander dort und laufen in der Kniekehle wieder zusammen. Von hier zieht nur noch eine Bahn über die Wade in Richtung des äußeren Knöchels. Die Hinterseite der Beine kann man durchaus selbst massieren.

Hausmittel

- Senfwickel
- Kohlblätter

Prof. Bankhofer empfiehlt, bei länger dauernden Ischiasbeschwerden (nicht bei akutem Auftreten) einen Senfwickel. Besorgen Sie 100 g Senfmehlpulver aus der Apotheke und verrühren Sie dieses mit warmem Wasser zu einem dicken Brei. Diesen streichen Sie auf ein Leinentuch und legen es für 15 Minuten auf die schmerzende Stelle.

Dieser Umschlag wirkt stark durchblutungsfördernd und daher erwärmend. Achtung: Senfmehl kann Hautreizungen verursachen. Daher zunächst auf dem Handrücken vorsichtig versuchen, ob Sie dieses Hausmittel auch vertragen.

Ein anderes sehr gutes Hausmittel ist die Auflage von Kohlblättern. Man verwendet dazu die äußeren Blätter von Wirsing oder Weißkohl, entfernt den harten Strunk und walzt dann die Blätter mit einer Flasche, um sie weich zu machen. Dann erwärmt man sie in warmem Wasser oder Schweineschmalz und legt sie auf die schmerzenden Stellen, mehrere Blätter übereinander. Man kann sie mit einem Wickel befestigen und über Nacht einwirken lassen.

Eine ebenfalls stark erwärmende und heilsame Wirkung

zeigt ein Meerrettich-Umschlag. Man vermengt frisch gerissenen Meerrettich mit wenig Öl und trägt den Brei auf ein Leinentuch auf. Die Haut mit einer Fettsalbe oder mit Schweinefett vorher einreiben. Auf die schmerzende Stelle auflegen und eine Stunde einwirken lassen.

Wer sich lange auf einen kalten Stein setzt (womöglich erhitzt nach einer Wanderung), muss mit entzündlichen Veränderungen des Ischiasnervs und daher mit Schmerzen rechnen. Vor allem Frauen leiden unter diesen Beschwerden durch chronische Verstopfung und verlagerte Gebärmutter. Gicht und Rheuma sind weitere mögliche Auslöser.

Kaltfuß, kalte Hände

→ **Chinesisch heilen**
→ **Homöopathie** → **Kneipp**
→ **Heilpflanzen**
→ **Bewegung**

Kalte Füße, kalte Hände, Kältegefühl im Bauch und in der Kreuzgegend – all diese Anzeichen deuten auf eine mangelhafte Blutversorgung hin. Blut ist ja nicht nur der Transporteur für Zellen und Stoffe, sondern befördert auch Wärme, um überall im Körper die erforderliche Temperatur zu haben.

Unter Kaltfuß versteht man in der Regel eine schlechte Blutumverteilung. Den Gesetzen eines Regelsystems (wie sie aus der Technik bekannt sind) folgend, wird durch die Regelzentrale und den von ihr mobilisierten Kernen des Zentralnervensystems, in Verbindung mit dem Hormonsystem, in jede Körperregion so viel Blut geleitet, wie im Augenblick benötigt wird. In Ruhe wird gedrosselt, im Sinne eines Sparsystems, und bei Belastung bzw. bei Unterkühlung erfolgt eine Steigerung, wie sie dem augenblicklichen Bedarf entspricht. Dieses Regelsystem ist so wie alle unsere Regelsysteme (des Blutdrucks, des Herzens, der Atmung usw.) vom vegetativen Nervensystem, von emotionalen Einflüssen, vom augenblicklichen Ermüdungszustand und von Sinneseindrücken abhängig. Wird es überfordert oder ist das System an einer Stelle gestört, kann es zu Fehlfunktionen kommen, die dann der vegetativen Dystonie zugeordnet werden. Im gegenständlichen Fall äußert es sich, durch ungenügende Wärmezufuhr, als Kaltfuß oder Kältegefühl in einer anderen Region. Dies geschieht, obwohl die Arterien völlig intakt sein können und keine Verengung durch Arteriosklerose zeigen müssen.

Allerdings darf ein Kaltfuß oder ein Kältegefühl in anderen Regionen nicht von vornherein dem funktionellen Bereich zugeordnet werden. Es muss immer nach degenerativen Gefäßveränderungen gesucht werden, da die Symptome eine Trennung nicht zulassen.

Allerdings stehen bei Durchblutungsstörungen der Beine mehr die Krämpfe in den Waden bei Belastung, die sich nach Anhalten bessern, im Vordergrund und erst in zweiter Linie kommt das Kältegefühl hinzu *→ Arteriosklerose.*

Auf die Selbsthilfe bei schweren Durchblutungsstörungen, wie sie sich bei

Vorliegen von mehreren Risikofaktoren wie Zuckerkrankheit, Fettstoffwechselstörungen, Rauchen, Bluthochdruck usw. oder bei Personen, die an bestimmten Gefäßkrankheiten leiden entwickeln können, soll hier nicht näher eingegangen werden.

Chinesisch heilen

- ▲ N 2
- ▲ MP 6
- ▲ MP 9
- ▲ M 36
- ▲ N 3
- ▲ N 7
- ▲ KG 4
- ▲ B 47
- ▲ B 32
- ▲ B 23

Die Chinesen kennen bewährte Mittel gegen Durchblutungsstörungen in den Extremitäten ohne nähere Angaben über degenerative Gefäßveränderungen. Drücken Sie die nachfolgenden Punkte:

N 2 (gehört zum Nierenmeridian und liegt auf der höchsten Stelle des Fußgewölbes, am inneren Rand des Fußes. Er findet auch bei Menstruations- und Blasenstörungen Verwendung.) MP 6 (vier Querfinger oberhalb der Spitze des inneren Knöchels am Hinterrand des Schienbeines).

MP 9 (tasten Sie bei gebeugtem Knie an der Innenseite bis zur Kniekehle. Dort finden Sie einen runden Knochenvorsprung, der der oberen Verbreiterung des Schienbeines entspricht. Knapp darunter liegt der gesuchte Punkt).

Lokale Erwärmung (Moxibustion) mit Hilfe von Moxazigarren empfiehlt sich an folgenden Punkten: M 36 (eine Handbreit unter der Kniescheibe, ein Querfinger seitlich außen), N 7 (suchen Sie zuerst den Punkt N 3, der in der Mitte der Strecke zwischen innerem Knöchel und Achillessehne liegt. N 7 befindet sich drei Querfinger oberhalb dieses Punktes, etwa einen Querfinger vom hinteren Rand des Schienbeines entfernt), KG 4 (etwa drei Querfinger oberhalb des Schambeines, genau in der Mittellinie). Die genannten Punkte können natürlich auch durch Daumendruck behandelt werden.

Wenn Sie unter ständigem Kältegefühl in der Kreuzbeinregion leiden, drücken Sie die Punkte B 47 (er liegt in der Ebene des Dornfortsatzes des zweiten Lendenwirbels, vier Querfinger seitlich der Mittellinie), B 23 (befindet sich in gleicher Höhe wie B 47, zwei Querfinger von der Mittellinie entfernt) und schließlich noch B 32 (entspricht dem 2. Sakralloch – liegt also auf dem Kreuzbein).

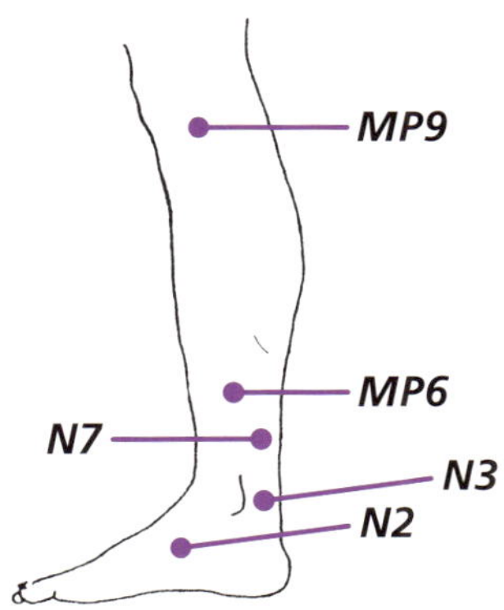

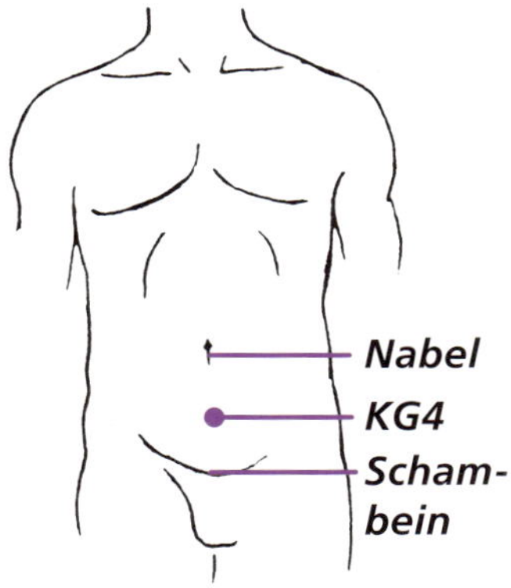

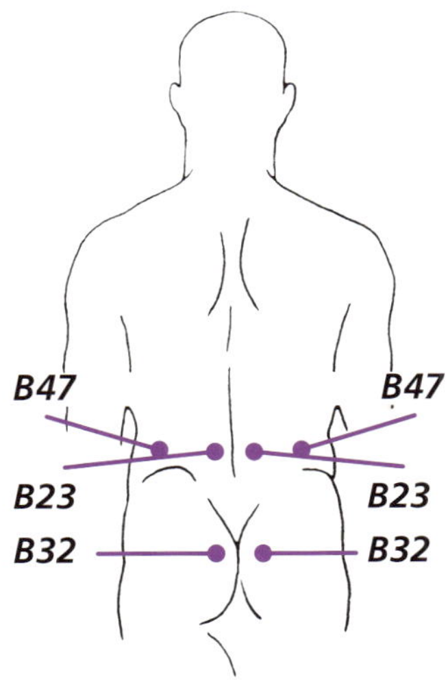

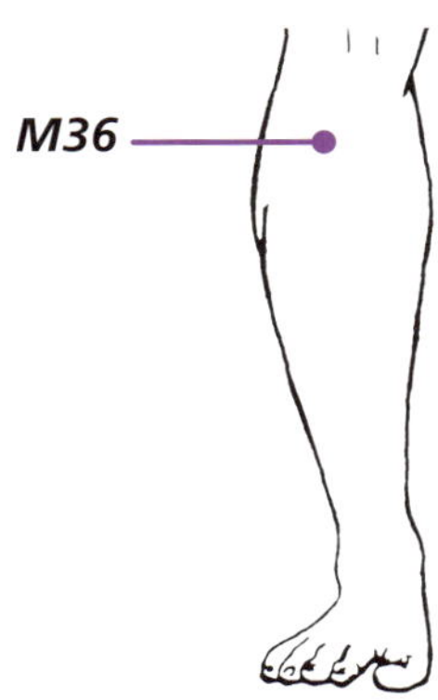

Homöopathie

- Lachesis
- Nux moschata
- Pulsatilla
- Silicea
- Veratrum album

Bei Aufregung oder vegetativer Symptomatik denke man vor allem an: Lachesis, Nux moschata, Pulsatilla, Silicea, Veratrum album. Bei Unerträglichkeit der Bettwärme kommen am ehesten Camphora, Ledum, Secale cornutum oder Sulfur in Frage. Die Mittel müssen anhand der allgemeinen Symptome unterschieden werden.

Kneipp

- Wechselfußbad
- Wechselarmbad

Die besten Kneipp-Anwendungen für kalte Füße und Hände ohne arteriosklerotische Gefäßveränderungen sind das Wechselfußbad und das Wechselarmbad.

Fußbad: Zwei Fußbadewannen werden mit warmem (38 °C) und mit kaltem Wasser gefüllt. Mit beiden Beinen zuerst 5 Minuten ins warme Wasser und dann 10 Sekunden ins kalte Wasser tauchen.

Das Ganze zwei- bis viermal wiederholen. Im Anschluss daran warme Socken anziehen. Bei regelmäßiger Anwendung gehören kalte Füße der Vergangenheit an. Außerdem wird dadurch die Neigung zu Erkältungskrankheiten vermindert.

Wechselarmbad: Das Wechselarmbad kann man sehr gut in einem Doppelwaschbecken durchführen. Der Ablauf funktioniert gleich wie beim Fußbad, nach kaltem Abschluss Armkreisen und so für Wiedererwärmung sorgen. Da mit den Armen auch die Beine mitreagieren, ist das Wechselarmbad eine gute Anwendung für Durchblutungsstörungen der Beine (wenn diese im vorgeschrittenen Stadium nicht mehr thermisch behandelt werden können).

Bei schlechter Wiedererwärmung kann man auch warm abschließen

Heilpflanzen

- Rosmarin
- Arnika
- Weißdornblätter

Bei kalten Händen und kalten Füßen empfehlen sich Bäder mit durchblutungsfördernden Heilpflanzen: zum Beispiel Rosmarin. Im Bad kann zusätzlich eine Bürstenmassage gemacht werden, die die Wirkung verstärkt. Eine bewährte durchblutungsfördernde Heilpflanze ist auch Arnika, für innerliche Anwendung darf man sie nicht überdosieren. Für den Tee nimmt man 1 – 2 Teelöffel getrockneter Blüten und übergießt diese mit kochendem Wasser. Vor dem Abseihen 10 Minuten ziehen lassen. Auch Arnikatinktur kann man mit Wasser verdünnen, und zwei- bis dreimal täglich mindestens drei, höchstens zehn Tropfen einnehmen.

Verbessern lässt sich die Durchblutung auch von innen mit Weißdornblütentee: Zwei Teelöffel mit einem 1/4 l kochendem Wasser überbrühen, 20 Minuten ziehen lassen, je nach Bedarf mit Honig süßen.

Oft sind auch Einreibungen mit kampferhaltigen Lotionen oder anderen ätherischen Substanzen (Rosmarin, Lavendel usw.) sinnvoll.

Bewegung

- Regelmäßiges Training

Durch Bewegung wird vom Regelsystem gefordert, eine vermehrte Durchblutung der bewegten Region zu veranlassen. Im Falle des Kaltfußes usw. funktioniert dieses Regelsystem nicht klaglos und kann aber durch Training allmählich wieder zur Norm zurückgeführt werden. Störfaktoren, wie übermäßiger Stress, psychosoziale Schwierigkeiten und alles was die Regelzentrale extrem belastet, sollten allerdings ausgeräumt werden.

Karies

→ Lebensstil → Ernährung
→ Heilpflanzen

Unter Karies versteht man die Zerstörung des harten Zahnschmelzes durch die sauren Stoffwechselprodukte von Bakterien. Karies entsteht durch fest haftende Zahnbeläge (»Plaques«), die man nur durch gewissenhaftes Putzen entfernen kann. Diese Beläge sind der Nährboden für Bakterien. In Gegenwart von Zucker oder zuckerhaltigen Stoffen produzieren die Bakterien Säuren, die imstande sind, aus dem diamant-harten Zahnschmelz das Kalzium herauszulösen und diesen weich und brüchig zu machen. Dieser erste Defekt am Zahnschmelz ist als weißer Fleck sichtbar. Bei weiterem Vordringen wird nun auch das Zahnbein angegriffen.

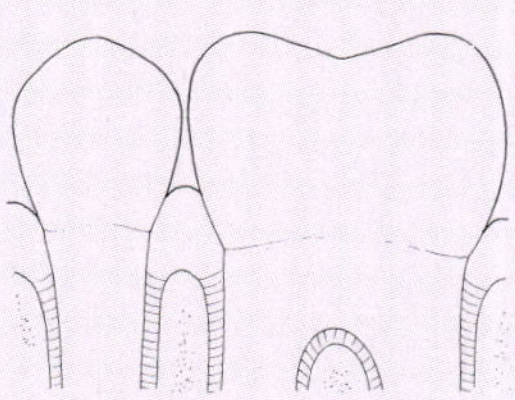

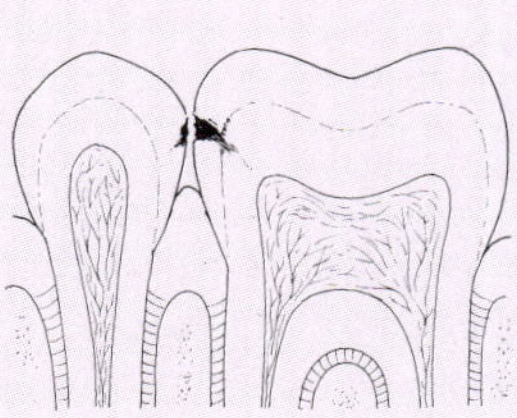

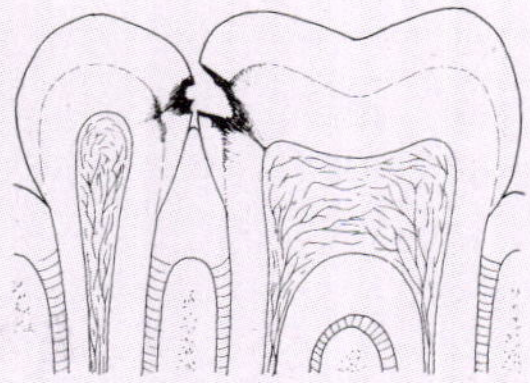

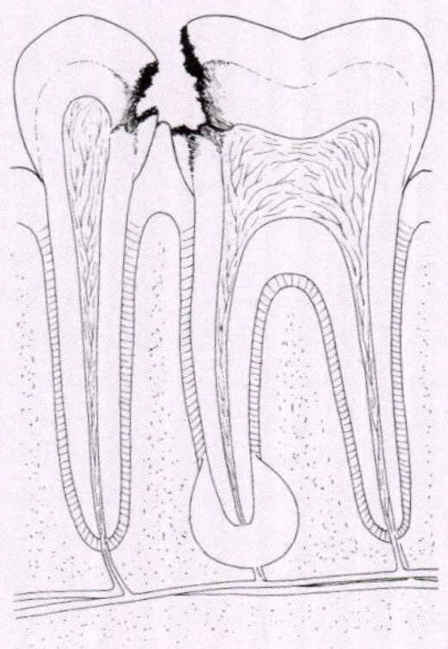

Der Prozess kann dann sehr schnell auch auf das Zahnmark übergehen und Entzündungen mit Zahnverlust hervorrufen. Das Zahngewebe kann sich nicht regenerieren. Karies wird durch die Art der Zuckerstoffe, durch die Dauer der Zuckereinwirkung, durch die Zusammensetzung und durch die Menge der bakteriellen Zahnbeläge beeinflusst.

Schützend gegen Karies wirken der Speichel, häufiges Putzen, die Verwendung von Spüllösungen, die Chlorhexidin enthalten, und Fluor. Haften Beläge länger an den Zähnen, nehmen sie aus dem Speichel Mineralstoffe auf und werden hart. Solcher »Zahnstein« lässt sich dann nur mehr vom Zahnarzt mit Ultraschall und Schabern entfernen.

Die zahnschädlichen Bakterien (Streptococcus mutans und Laktobazillen) bevorzugen alle Zuckerarten, am meisten Haushaltszucker, danach kommen Fruchtzucker oder Traubenzucker. Besonders schädlich sind in dieser Hinsicht Konfekte, Bananen, Ahornsirup und Honig, denn durch die klebrige Konsistenz haften diese Lebensmittel besonders gut auf den Zahnbelägen und verhindern die natürliche Reinigung durch den Speichel.

Eiweiß und Fett hingegen hemmen Karies. Auch Stärke wirkt kariesfördernd, Studien zufolge ist z. B. die Stärke in Kartoffelchips besonders kariogen. Zuckeraustauschstoffe (Xylit, Sorbit, Mannit, Isomalt usw.) haben hingegen keine kariesfördernde Wirkung. Das Süßungsmittel Xylit wird in Kaugummis verarbeitet, da es eine wissenschaftlich gut belegte karieshemmende Wirkung hat.

Besonders gefährdet sind die Zähne von → Bulimie-Kranken, da durch die Magensäure beim Erbrechen der Zahnschmelz beschädigt werden kann. → Reflux kann ebenfalls Zahnschäden verursachen, auch nächtliches Zähneknirschen, das einen ausgeprägten Verlust von Zahnmasse bewirken kann.

Während der Schwangerschaft ist durch den zusätzlichen Bedarf an Mineralstoffen das Gebiss der werdenden Mutter gefährdet. Sie sollte daher besonders auf kalzium- und fluorreiche Ernährung achten. Eine Überversorgung mit Fluor bewirkt das Gegenteil. Säuglinge, die früh auf Kuhmilch umgestellt werden, weisen eine höhere Karies-Anfälligkeit auf, desgleichen Frühgeborene mit sehr niedrigem Geburtsgewicht. Vitamin D und Kalzium sind sehr wichtige Nährstoffe für Baby's Zahngesundheit.

Die größte Gefahr für Babys Zähne besteht in der Übertragung von kariesfördernden Bakterien von Erwachsenen auf die Kinder ***– niemals Schnuller oder Babybesteck in den Mund nehmen!***

Lebensstil

- ▲ Mundhygiene

Karies hat in hohem Maß mit dem Lebensstil zu tun. Entscheidend ist eine richtige Mundhygiene – Verwendung von Zahnseide, Zahnzwischenraum-Bürstchen, fluorhaltiger Zahnpasta, Mundspülungen mit Chlorhexidin – nach jeder Mahlzeit. Wenige größere Mahlzeiten am Tag sind weniger zahnschädlich als viele kleine Zwischenmahlzeiten. – Leider ein Widerspruch bei der Zuckerkrankheit! Fruchtsäfte aus Zitrusfrüchten und Vitamin C (vor allem in Lutsch- und Kaubonbons!) schwächen den Zahnschmelz und bieten zusätzlich der Karies ein leichtes Spiel. Nach säurehaltigen Getränken den Mund mit Wasser ausspülen, aber nicht gleich Zähne putzen, da man den geschwächten Zahnschmelz schädigen kann. Bei Kleinkindern verwüsten zuckerhaltige Tees und Getränke, besonders, wenn ständig an der Saugerflasche genuckelt wird, die Zähne und führen zu dauerhaften Schäden bei der Entwicklung des bleibenden Gebisses. Kinder sollten so schnell wie möglich von der Saugerflasche entwöhnt werden. Harte, grobe Rohkost und Vollkornbrot sind gut für die Zähne, der Apfel als »Zahnputzersatz« hingegen war und ist ein Märchen oder ein frommer Wunsch → Zahnprobleme.

Kleinkinder sollte man frühzeitig und spielerisch an den Besuch beim Zahnarzt gewöhnen, um in späteren Jahren, wenn einmal eine unangenehme Behandlung nötig ist, nicht noch das Problem einer neuen, ungewohnten Situation zu haben.

Ernährung

- ▲ Kalzium
- ▲ Phosphor
- ▲ Fluor

Die Vitamine D und A sowie die Mineralstoffe Kalzium und Phosphor haben entscheidenden Einfluss auf die Zahngesundheit. Vitamin-D-Mangel kommt bei Kindern heute dank der Vitamin-D-Prophylaxe zur Vorbeugung von Rachitis selten vor.

Vitamin D wird außerdem unter Sonnenbestrahlung in der Haut gebildet und daher ist unser Vitamin-D-Status von unseren Lebensgewohnheiten abhängig. Vitamin-D-reich sind u. a. Lebertran, Hering, Lachs, Tunfisch, Sardine, Heilbutt, Ei, Fleisch, Milch.

Die Zähne sind auf eine täglich ausreichende Kalziumzufuhr angewiesen. Die Empfehlung für die tägliche Zufuhr liegt bei Erwachsenen zwischen 1.000 und 1.200 mg Kalzium und kann allein mit Milch und Milchprodukten gedeckt werden. Lactose-Intolerante und Menschen, die keine Milch vertragen (Milch-Allergiker) oder mögen, müssen Kalzium substituieren und auch Kalzium-angereicherte Lebensmittel verwenden.

Phosphor ist in Knochen und Zähnen fest an Kalzium gebunden und sollte auch immer in einem ausgewogenen Verhältnis zu Kalzium stehen. Lebensmittel mit einem relativen Phosphorüberschuss sind für die Zahn- und Knochengesundheit ungünstig, da Phosphor mit Kalzium für den Körper unlösbare Verbindungen eingeht und damit unter Umständen einen Teil des Kalziums blockiert. Die Empfehlung für die tägliche Zufuhr liegt zwischen 700 und 1.250 mg. Phosphor ist in sehr vielen Lebensmitteln enthalten, wie in Fleisch, Eiern, Fleisch. Ein Mangel kommt praktisch nicht vor.

Fluor härtet den Zahnschmelz und steigert die Festigkeit der Zahnsubstanz, außerdem hemmt es die Mundbakterien. Es ist daher besonders sinnvoll, Zahnpasten und Mundwässer mit Fluor zu verwenden, weil es direkt an den Zähnen wirksam werden kann. Aber auch die Aufnahme von Fluor über den Magen-Darm-Trakt erfolgt schnell, wenngleich man die empfohlene Tageszufuhr von 3,1 mg (Frauen) bis 3,8 mg (Männer) kaum mit Nahrungsmitteln erreichen kann. Fluorhaltig sind besonders Schwarztee (ein Liter etwa würde die empfohlene Tageszufuhr decken), aber auch Kabeljau, Lachs, Sojabohnen, Kartoffeln, Hühnerbrust, Spinat usw. Man kann auch fluorhaltiges Mineralwasser und fluoridiertes Speisesalz verwenden. Achtung: Fluor soll nicht überdosiert werden, das würde die Ultrastruktur des Zahnschmelzes schädigen.

Insgesamt ist für die Zahngesundheit eine gemischte vollwertige, zuckerarme Kost mit einem gesunden Anteil an »harten« Lebensmitteln und Rohkost sowie zuckerfreie Getränke (Mineralwasser, Schwarztee) zu empfehlen.

Heilpflanzen

- ▲ **Verschiedene Kräuterabkochungen**

Zur Schmerzbehandlung als erste Hilfe gibt es einiges aus der Pflanzenwelt → Zahnprobleme. Aber auch zur Bekämpfung schädlicher Bakterien im Mund kann man Kräuterabkochungen einsetzen. Im Speziellen sind das: Bärentraubenblätter, Bittersüßstängel, Myrrhe, Isländisch Moos, Melissenblätter, Rettich, Schafgarbe, Salbei, Spitzwegerich, Thymian, Zimt.

Karpaltunnelsyndrom

→ **Hausmittel**
→ **Homöopathie**

Das Karpaltunnelsyndrom wird durch die Einengung des Karpaltunnels, einem Kanal, der an der Beugeseite der Hand von den hohl angeordneten Handwurzelknochen und einem darüber laufenden kräftigen Band gebildet wird, verursacht. Darinnen verlaufen, an sich geschützt, die Beugesehnen der Finger und vor allem der Nervus Medianus.

Die Sehnen sind bei diversen Arbeiten sehr starken Belastungen ausgesetzt, können entzündlich verändert werden, mit nachfolgender Narbenbildung und engen dann den Tunnel ein. Es kann auch das abdeckende Band verdickt werden oder die Handwurzelknochen können Auswüchse bekommen – alles einengende Momente mit Einklemmung des Medianus, wobei jene Menschen, die von Haus aus einen relativ engen Kanal haben, besonders gefährdet sind. Es betrifft vor allem Menschen zwischen dem 40. und 60. Lebensjahr (etwa 0,1 bis 5 % der Bevölkerung), mehr Frauen als Männer, und tritt besonders häufig an der Arbeitshand auf.

Auslösend ist meist eine Überbeanspruchung der Hände durch Computerarbeit, Nähen, Bügeln, schwere belastende Arbeiten, z. B. mit dem Presslufthammer, aber auch durch Gehhilfen (Krücken, Rollstuhlfahrer). Zuckerkranke und Nierenkranke (besonders Dialysepflichtige) haben ein erhöhtes Risiko daran zu erkranken, desgleichen Schwangere, Personen mit Schilddrüsenunterfunktion, Hormonersatztherapie und entzündlichen rheumatischen Erkrankungen. Bestimmten Medikamenten (Antirheumatika, Beruhigungsmittel, Lithium) wird ebenso eine Begünstigung der Entwicklung eines Karpaltunnelsyndroms zugeschrieben.

Symptome durch Einklemmung des Nervus Medianus: Gefühlsstörungen (Kribbeln, Ameisenlaufen, »Einschlafen der Hände«) vor allem in den Nachtstunden, Schmerzen, die nicht nur in der Hohlhand und den Fingern auftreten, sondern sich bis in die Oberarm- und Nackenregion ausbreiten können und öfter als HWS-Syndrom fehlgedeu-tet werden. Feinmotorikdefizite entstehen durch abnehmendes Hautgefühl, von dem vor allem die Fingerkuppen des Zeige- und Mittelfingers, aber auch des Daumens und der dem Daumen zugewandte Teil des Ringfingers betroffen sind (entsprechend der Versorgung durch den Nervus Medianus). Die übrigen, nicht vom Nervus Medianus versorgten Handbereiche sind nicht betroffen. Immer wieder auftretende Schmerzen, Schwäche mit deutlicher Schrumpfung des Daumenballens, Ungeschicklichkeit, in stärker ausgeprägten Fällen auch Lähmungen, sind die Symptome, die eine chirurgische Intervention unbedingt notwendig machen. Diagnose: Gefühlsstörungen werden durch Klopfen auf das Querband (Tinel'sches Zeichen) oder durch maximale Beugung im Handgelenk (Phalen-Test) ausgelöst. Die Kraftminderung, und wenn nicht entlastet wird später auch Lähmung, betrifft in erster Linie den Daumen, der nicht mehr richtig abgestreckt und zum kleinen Finger bewegt werden kann – eine gravierende Einschränkung bei vielen Greif-Tätigkeiten.

Neben der Anamnese und der klinischen Untersuchung (Sehen, Betasten, Funktionsprüfung) kommt der Messung der Nervenleitgeschwindigkeit (NLG) des Nervus Medianus (exakt messbar), diagnostisch eine große Bedeutung zu. Zuerst ist meist die sensible Leitung und später auch die motorische verlangsamt. Eine operative Behandlung sollte niemals ohne durch NLG gesicherte Diagnose durchgeführt werden. Das Röntgen und auch der Ultraschall zeigen, ob es darüber hinaus noch Verknöcherungen, Verkalkungen oder Fehlstellungen des Handgelenks zu berücksichtigen gilt.

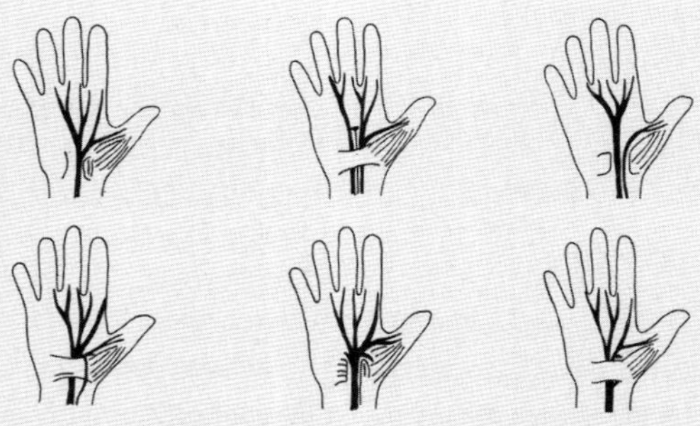

Der Handnerv kann in seinem Verlauf verschiedenste Variationen aufweisen. Daher soll die Diagnose und Therapie des Karpaltunnelsyndroms nur von Fachleuten durchgeführt werden.

Die konservative Therapie versucht, durch allgemeine Maßnahmen den Druck auf den Nervus Medianus zu verringern: durch Arbeitspausen, Vermeidung von extremen Belastungen, physiologisch richtige Arbeitsgeräte (z. B. ergonomische Computertastaturen), Lagerungsschienen, die den Karpaltunnel erweitern und bei Entzündungen lokal durch entzündungshemmende Medikamente. Kurzzeitig führen bei Entzündungen auch Kortikoid-Injektionen zu einer Besserung.

Wenn konservative Möglichkeiten nicht zum Ziel führen oder die Raumverhältnisse im Handgelenkbereich es erfordern, ist die Operation das Mittel der Wahl. Wenn möglich wird heute der endoskopischen Methode (ohne Hautschnitt) wegen rascherer Heilung der Vorzug gegeben. Ansonsten muss über dem Handgelenk eröffnet werden. Bei der Operation (Dauer etwa 1/2 Stunde) werden nach Möglichkeit alle beengenden Einflüsse beseitigt.

Nach der Operation (man bleibt maximal 2 Tage im Spital) verzichtet man eine Zeit lang auf das Tragen von Ringen, da es zu Schwellungen kommen kann – die unter Umständen mit dem Verlust eines Fingers enden können! Nach der Operation soll so früh wie möglich mit einem Übungsprogramm begonnen werden. Weitere Informationen: »Karpaltunnelsyndrom«, erschienen im Kneipp-Verlag, 4. Auflage, 2002.

Hausmittel

- **Kaltes Wasser**
- **Heilerde**
- **Essigwasser**
- **Arnika-Tinktur**
- **Quark**

Kaltes Wasser (eventuell sogar mit Eiswürfelzugabe), Kompressen mit Heilerde, Essigwasser, verdünnte Arnika-Tinktur oder Quark (Topfen) führen in den Anfangsstadien schnell zum Verschwinden der unangenehmen Empfindungen, wie sie vor allem in der Nacht oder in den frühen Morgenstunden auftreten, und sorgen dafür, dass eventuell vorhandene Schwellungen durch Überlastungen zurückgehen. Ansonsten im chronischen Stadium eher warm behandeln und Bewegungsübungen ohne Belastungen machen.

Homöopathie

- **Arnica**
- **Hypericum**
- **Rhus toxicodendron**

Nach der Operation kann man homöopathisch den Heilungsprozess verbessern: Arnica ist immer das erste Mittel bei Operationen; bei Nervenverletzungen wie beim Karpaltunnelsyndrom Hypericum, Rhus toxicodendron.

Katarakt

→ **Star, grauer**

Kehlkopfentzündung

→ Kneipp → Hausmittel
→ Homöopathie
→ Heilpflanzen

Hustenreiz, Brennen, Kitzeln im Hals, raue Stimme, Heiserkeit, Halsschmerzen – diese Symptome lassen den Arzt an eine Kehlkopfentzündung denken. Die akute Kehlkopfentzündung ist meist virusbedingt und erstreckt sich nach und nach auf alle oberen Atemwege, eventuell mit den üblichen Allgemeinsymptomen. Bei der chronischen oder subakuten Reizung handelt es sich um eine übermäßige Beanspruchung der Stimme in trockenen rauchigen Räumen – meist mit schlechter Stimmtechnik verbunden.

Bei der Untersuchung sieht der Arzt, dass die Stimmlippen geschwollen und rot sind. Man sollte nicht sprechen, da durch den Luftstrom die Schleimhaut noch zusätzlich gereizt wird, natürlich nicht rauchen und warme Tees trinken. Wichtig ist die Inhalation (mit einem Inhalator) von 0,9 % Kochsalzlösung (aus der Apotheke) oder verdünnter Gleichenberger oder Emser Sole. Inhalieren mit Kamillentee und anderen Heilpflanzen ist wegen der austrocknenden Wirkung nicht empfehlenswert, da das die Schleimhäute noch weiter reizen kann. Eine Ausnahme bildet Gurgeln mit schleimreichem und schleimlockerndem Eibischtee. Schleimlösende Mittel bringen nichts, einen Schnupfen hingegen sollte man behandeln, damit durch die Atmung bei offenem Mund die Schleimhäute nicht noch stärker ausgetrocknet werden. Günstig sind Meerwasser-Nasensprays (Sterimar), abschwellende Mittel dürfen nicht gegeben werden, da sie die Austrocknung der Schleimhäute fördern. Am wichtigsten ist die absolute Schonung und es ist günstig, die Luftfeuchtigkeit durch Aufhängen feuchter Tücher zu erhöhen.

Der Arzt kann entzündungshemmende Medikamente verordnen (z. B. Aspirin, nicht für Kinder). Kehlkopfentzündungen sollten nicht bagatellisiert werden, denn nicht auskuriert, droht eine sehr hartnäckige Chronifizierung mit wenig Chancen auf Gesundung. Heilverfahren mit gleichzeitigem Milieuwechsel und der Möglichkeit der Schonung der Stimmbänder sollten eher frühzeitig angepeilt werden. Heilsam ist ein dreiwöchiger Aufenthalt am Meer mit einer starken Brandung (Atlantik) oder ein Kuraufenthalt in Mitteleuropa in Bad Ems, Bad Reichenhall, Bad Aussee, Bad Ischl und Bad Gleichenberg (mit Gradierwerken zur Soleinhalation).

Wenn eine Heiserkeit länger als etwa 3 bis 4 Wochen dauert, ist unbedingt eine Untersuchung beim HNO-Arzt erforderlich, der bei Verdacht Gewebsproben entnimmt, um eine Krebserkrankung auszuschließen.

Kneipp

▲ Halswickel
▲ Ansteigendes Fußbad

Der Halswickel ist das Mittel der Wahl. Er wird bei der akuten Entzündung kalt angelegt und abgenommen, wenn er warm wird. Gegebenenfalls wiederholen. Wenn die Entzündung schon einige Tage dauert, sollte man den Wickel warm oder heiß anlegen.

Man verwendet dafür jeweils ein dünnes Baumwollhandtuch, faltet es längs und taucht es zu einem Drittel in kaltes oder heißes (Verträglichkeit prüfen) Wasser. Dann legt man den feuchten Teil rasch um den Hals und schlägt den trockenen Teil darüber. Zur Fixierung kann man einen Schal oder einen Rollkragenpullover benutzen. Ein Temperatur ansteigendes Fußbad hilft, auf reflektorischem Weg den Hals- und Rachenraum gut zu durchbluten und ist daher auch ein geeignetes Mittel bei Kehlkopfentzündung.

Hausmittel

- Salbeitee
- Lungenkrauttee
- Schweineschmalz

Prof. Bankhofer empfiehlt: Bei Kehlkopfentzündung sollten Sie mit Salbeitee gurgeln. Machen Sie eine Kräutertee-Kur mit Lungenkrauttee. Trinken Sie täglich 3 Tassen.

Reiben Sie äußerlich den Hals mit Schweineschmalz ein und wickeln Sie ein Wolltuch darüber.

Homöopathie

- Aconit
- Belladonna
- Apis
- Mercurius corrosivus

Ausschlaggebend für die Wahl des richtigen homöopathischen Mittels sind die Symptome. Bei Verdacht auf Kehlkopfentzündung: Arzt beiziehen.

Aconit: Bei plötzlichem Beginn, nach kalten Winden, Aufregung, bei den allerersten Symptomen.

Belladonna: Eines der am häufigsten angezeigten und gebrauchten Mittel bei Halsentzündung. Heftige Symptome; Rötung, brennender Schmerz, Trockenheitsgefühl. Kälte oder Luftzug lösen die Beschwerden aus oder verschlimmern sie. Es ist selten ein Mittel für chronische Erkrankungen, es kann solche nur mildern, oft wird ein anderes, tiefer wirkendes Mittel nötig, wenn Belladonna nicht vollständig heilt.

Apis: Stechende Schmerzen, Hals wie zugeschnürt, verschwollen. Trockene Haut, kein Durst. Verschlechterung: Wärme, geschlossene, warme Räume, Druck, Berührung, abends. Besserung: Kälte, frische Luft.

Mercurius corrosivus: Starke Entzündung, Schlucken schmerzhaft, rechts, erstreckt sich zum Ohr. Besserung: Wärme, leichter Druck. Verschlechterung: Kalte Getränke.

Heilpflanzen

- Eibisch

Eibischtee ist bei Kehlkopfentzündung angezeigt. Es ist vor allem der hohe Schleimgehalt aus der Wurzel dieser Pflanze, die zur Familie der Malvengewächse zählt, der einerseits beruhigend wirkt, andererseits das Aushusten und die Atmung erleichtert. Ein weiterer wichtiger Faktor ist die Stärke, sie bedingt auch die etwas ungewöhnliche Art der Teezubereitung.

Zubereitung: Etwa zwei Teelöffel der geschnittenen Eibischwurzeln werden mit 1/4 l kaltem Wasser übergossen und 1/2 Stunde stehen gelassen, wobei gelegentlich umgerührt werden muss. Nach einem letzten gründlichen Umrühren die Flüssigkeit abseihen (Mull hat sich sehr bewährt) und auf Trinktemperatur erwärmen. Zum Gurgeln ungesüßt, als Hustenmittel mit Honig vermischt konsumieren. Nur Eibischwurzeln aus der Apotheke verwenden – diese sind garantiert ohne schädlichen Schimmel.

Kinderkrankheiten, allgemein

→ Prophylaxe
→ Homöopathie

Die Auseinandersetzung mit Erregern von Kinderkrankheiten und Krankheiten ganz allgemein ist ein notwendiger Erfahrungsprozess in der Auseinandersetzung mit der Natur. Als Kinder lernen wir schon sehr früh die Natur mit ihren Schwierigkeiten und Aufgaben, Härten und Schmerz kennen; auch lernen wir, diese Probleme aus eigener Kraft zu überwinden: Körper und vor allem Gemüt gehen gereift aus all dem hervor. Das kindliche Abwehrsystem muss sich entwickeln – und zu diesem Prozess ist der Kontakt mit vielen Krankheitserregern, einschließlich der in den aktiven Impfstoffen (wie sie im allgemeinen Impfplan empfohlen werden) enthaltenen, notwendig. Die durch die Impfungen gebildeten spezifischen Antikörper gliedern sich als natürlicher Vorgang ein und man vermeidet dadurch eventuelle Komplikationen (z. B. Gehirnentzündung bei Masern) mit lebenslangen Folgen.

An den so genannten durch Erreger ausgelösten Kinderkrankheiten können grundsätzlich auch Erwachsene erkranken. Da aber der Organismus Antikörper bildet, die ihn in der Regel den Rest des Lebens schützen, erkranken naturgemäß fast nur Kinder daran – daher auch die Zuordnung als Kinderkrankheiten. Wenn sie tatsächlich im vorgerückten Alter auftreten, haben sie meist einen schwereren Verlauf. Die klassischen Infektionskrankheiten sind aber nicht die einzigen durch Erreger ausgelösten Krankheiten, die im Kindesalter auftreten, sondern im Schnitt sind es etwa 10 bis 12, glücklicherweise meist recht harmlose, infektiöse Krankheiten. Vorweg die durch etwa 70, wenn man die Untergruppen zählt, durch rund 200 verschiedene Viren ausgelösten Erkältungskrankheiten, die Kinder oft sehr lange plagen und zu Rezidiven neigen. Einige können unbeachtet ablaufen, andere wiederum rufen hohes Fieber hervor und das Kind fühlt sich sehr krank. Kranke Kinder brauchen im besonderen Maße Trost, Verständnis (ganz besonders wenn es durch die Krankheit zu Rückschritten in der Entwicklung kommt), ein wenig Unterhaltung (aber keine wilden Fernsehprogramme, eher ruhiges Vorlesen oder eine Hörkassette), ein klein wenig Verwöhnen, ständig die Nähe eines Elternteils oder zumindest einer verständnisvollen Bezugsperson, Sicherheit und Ruhe.

Die meisten Eltern erkennen sofort, wenn ihren Kindern »etwas fehlt«: Sie sind anhänglicher, vielleicht sogar lästig, haben glasige Augen, keinen Appetit, sind blass und teilnahmslos, husten, klagen über Ohren-, Hals-, Kopf-, Gliederschmerzen oder Bauchweh (bei noch nicht sprachgewandten Kleinkindern eine sehr häufige Angabe) und bekommen Durchfall oder Erbrechen. Nach diesem Vorstadium tritt oft hohes Fieber mit weiterer Verschlechterung des Allgemeinzustandes bis zum deliranten Zustand auf und eventuell kommen dann Hautausschläge und die krankheitstypischen Symptome dazu.

Der Verlauf kann aber auch anders sein: gutes Allgemeinbefinden, Appetit, gute Laune und ein Hautausschlag, der sich höchstens auf das Gemüt der Eltern schlägt!

Säuglinge sind in den ersten Monaten noch durch die von der Mutter übertragenen Antikörper geschützt, erkranken sie dennoch, sollte man sie bei jeder Erkrankung zum Kinderarzt bringen. Ihr Immunsystem ist noch schwach ausgeprägt, so dass sie rasch schwer erkranken können. Bei Erbrechen und Durchfall droht die sehr ernst zu nehmende Gefahr der Austrocknung. Deshalb gehören Kleinkinder und Kinder, wenn sie einen kranken Eindruck machen, zumindest zur Klärung der Diagnose zum Arzt. Das gilt selbstverständlich auch, wenn man ein Kind naturheilkundlich behandeln lassen möchte. Auch in der Naturheilkunde steht vor jeder Behandlung immer die genaue ärztliche Diagnose.

Eher selten kommt es vor, dass bei schlechter Abwehrlage des Kindes Krankheitserreger in großer Zahl in die Blutbahn eindringen und eine schwere Blutvergiftung und Entzündungserscheinungen an inneren Organen hervorrufen. Es besteht Lebensgefahr und nur sofortige intensivmedizinische Betreuung kann das Fortschreiten aufhalten. Gefahr in Verzug ist immer, wenn das Kind apathisch wird, eine graublasse Hautfarbe bekommt und Bewusstseinstrübung eintritt.

Viele schwere Kinderkrankheiten haben heute durch die gute Ernährung, durch eine gezügelte, nicht übertriebene Hygiene und gute allgemeine soziale Verhältnisse, vor allem aber durch die Impfvorsorge ihren Schrecken verloren. Lassen Sie sich nicht von »Ewig-gestrigen« beirren und schützen Sie ihr Kind durch die vorgesehenen Impfungen – rechtzeitig und konsequent!

Prophylaxe

- **Homöopathie**
- **Kneippanwendungen**

Wird in der Umgebung eine Kinderkrankheit bekannt und Sie wollen verhindern, dass Ihr Kind davon betroffen wird, gibt es die Möglichkeit der homöopathischen »Prophylaxe«.

Sprechen Sie mit einem homöopathischen Arzt darüber – es werden die potenzierten Arzneimittel gegeben, die bei den einzelnen Krankheiten besprochen werden.

Allerdings kann es auch geschehen, dass die Krankheit heftiger auftritt, dafür aber schneller verläuft.

Auch Kneippanwendungen härten Kinder ab. Die wichtigste Prophylaxe – neben den schon erwähnten Impfungen – ist aber Spiel und Spaß täglich an der frischen Luft und eine gesunde Ernährung.

Vor allem sollte man nicht aus übertriebener Vorsicht Kinder beim »ersten Lüftchen« nicht mehr ins Freie lassen.

Homöopathie

- **Sulfur**
- **Psorinum**

Die einzelnen homöopathischen Behandlungsvorschläge finden Sie bei den Krankheiten, nur zu Komplikationen und Nachbehandlung vorweg:

Komplizierte Verläufe beobachtet man als Folge einer konstitutionellen (oder erworbenen) Schwäche: Der Körper ist nicht in der Lage, kräftige Krankheitszeichen hervorzubringen. Die Krankheitszeichen und Symptome sind Reaktionen des Immunsystems – und deshalb bereits Zeichen einer Bewältigung. Diese Sichtweise mag vielleicht ungewohnt sein, dennoch ist es so.

Es ist immer problematisch, wenn der Organismus bei akuten, exanthemischen Krankheiten den Ausschlag (»Reinigungsprozess«!) nicht hervorbringen kann. Dann besteht, vereinfacht dargestellt, die Gefahr, dass die Krankheit nach innen schlägt.

Nach Ende einer Kinderkrankheit kann es zur kompletten Ausheilung nötig sein, Sulfur, Psorinum oder eine andere Nosode, eventuell die der durchgemachten Krankheit zu geben, damit Krankheitsreste vom aktivierten Organismus ausgeräumt werden und vorhandene Krankheitsanlagen, so genannte Dispositionen, verschwinden. Allerdings Inanspruchnahme nur, wenn sich das Kind nicht richtig erholt und unter genauer Anweisung eines erfahrenen Homöopathen!

Heilpflanzen

- Fenchel
- Anis
- Kümmel
- Majoran
- Safran
- Veilchenwurzel
- Heidelbeere
- Spitzwegerich
- Johanniskraut
- Salbei
- Baldrian
- Hopfen

»Schreikinder«

»Schreikinder sind Gedeihkinder« hieß es früher einmal. Mittlerweile weiß man, dass Babys so gut wie nie grundlos schreien. Dennoch steht die besorgte Mutter oft vor einem Rätsel: Das Kleine ist gefüttert, frisch gewickelt und hat die Schmusestunde hinter sich – es müsste eigentlich zufrieden im Körbchen liegen. Tut es aber nicht. Es schreit, dass die Wände wackeln.

Blähungen könnten die Ursache sein. Der klassische Tee dagegen ist aus Fenchel; er wirkt krampfstillend gegen Koliken. Proteste dagegen sind selten – der Tee liegt auf der bevorzugten Geschmacksebene der Säuglinge. Auch Anis und Kümmel wirken hervorragend. Etwas ungewöhnlich, aber den Versuch wert ist eine Salbe gegen Blähungen – eine Salbe aus Majoran! Es gibt sie in vielen Apotheken und Drogerien. Schließlich ist das Baby nach den Mahlzeiten nicht immer geneigt, weitere Flüssigkeit aufzunehmen.

Zubereitung: Einen Teelöffel Majoran zu Pulver zerstoßen und mit einem Teelöffel Weingeist übergießen. Nach einigen Stunden fügt man einen Teelöffel frische Butter dazu und erwärmt die Mischung etwa 10 Minuten lang im Wasserbad. Nach dem Abseihen ist die aromatisch duftende Salbe – die sich allerdings nicht lange hält – gebrauchsfertig.

Anwendung: Gegen Blähungen rund um den Nabel einreiben. Die Majoran-Salbe, vorsichtig außen und innen in die Nase geschmiert, bremst auch Schnupfen.

Zahnen

Ein anderes Problem, das Babys zum Schreien und Eltern zur Verzweiflung treibt, ist das Zahnen. Wenn das Zahnfleisch prall geschwollen ist und schmerzt, kann eine sanfte Massage mit Safran Linderung verschaffen. Früher wurde auch die so genannte Veilchenwurzel (sie riecht zwar nach dieser Blume, stammt aber von einer Irisart) den Kleinen zum Beißen gegeben oder ein Leinensäckchen mit Kalmuswurzel aufgelegt – Hilfsmittel, die auch heute nicht zu verachten sind.

Durchfall

Durchfall und die damit verbundenen Schmerzen bringen Babys ebenfalls zum Weinen, Heidelbeeren helfen.

Heidelbeere (Schwarzbeere), Vaccinium myrtillus L.: Heidelbeersträucher können bis zu 30 Jahre alt werden. Die dunkelblauen, gereiften Früchtchen haben viele Vitamine, dazu Pektin sowie Zitronen- und Apfelsäure. Für die Kleinen sind getrocknete Heidelbeeren gleich doppelt gut: Zum einen stopft der hohe Gerbstoffanteil, der sich erst im Darm entfaltet und den Magen schont, zum anderen hat der blaue Farbstoff eine entzündungs- und bakterienhemmende Wirkung, so dass das schmerzhafte Wundsein unterbleibt.

Drei gehäufte Esslöffel getrocknete Heidelbeeren mit 1/2 l kaltem Wasser aufkochen, 10 Minuten am Kochen halten und dann abseihen.

Anwendung: Im Fläschchen wie andere Teearten. Sobald der Stuhl des Babys deutlich blau ist – meist nach ein bis zwei Tagen – ist das Ziel erreicht.

Achtung: Kleinkinder und Babys mit Durchfall sollte man, wenn der Zustand sich nicht bald bessert, zum Kinderarzt bringen; Austrocknung und Kreislaufschwäche durch Verlust von Wasser und Elektrolyten können bedrohlich werden.

Husten

Mit Ausreden zur Verzögerung des Zu-Bett-Gehens sind Kinder große Meister, aber wenn es heißt: »Mami, ich muss husten und kann nicht schlafen«, so ist das nur selten eine Notlüge. Ein guter Partner gegen Husten ist Spitzwegerich, da er – mit Honig angereichert – gut schmeckt und von den Kleinen meist ohne Überredungskünste genommen wird. Auch Anistee ist wirkungsvoll einzusetzen. Bei Keuchhusten ist Thymian-Sirup (in Apotheken, Drogerien und Reformhäusern erhältlich) eines der besten Mittel, denn das ätherische Öl wird über die Lungenbläschen ausgeschieden, kann also seine Wirkung »vor Ort« entfalten. Auch als Badezusatz entwickelt Thymian seine Kräfte: Die ätherischen Öle werden über die Haut resorbiert und die flüchtigen Anteile werden eingeatmet.

Ein weiterer Helfer gegen Husten ist der Thymiansirup. Als Heilpflanze wird das ganze Kraut zur Zeit der Blüte verwendet. Die ätherischen Öle Cymol, Thymol und Carvacrol sowie Gerbstoffe und Harz sind für die auswurffördernde, krampfstillende und entzündungshemmende Wirkung verantwortlich. Der wildwachsende Thymian der Mittelmeerländer hat besonders viel ätherische Öle. Mehrmals täglich einen Teelöffel Sirup, in schweren Fällen alle zwei Stunden.

Bettnässen

Wenn sich auch mittlerweile herumgesprochen hat, dass Bettnässen bei größeren Kindern (und Erwachsenen) kaum einmal eine Erkrankung der Organe (lediglich etwa 3 Prozent), sondern vor allem ein psychisches Problem ist, so belastet es doch Mutter und Kind gleichermaßen. Hier kann Johanniskrauttee die Wende zum Besseren bringen. Er wirkt über das Nervensystem, der Inhaltsstoff Hypericin beruhigt. Auch Johanniskrautsäfte und Dragees wirken gut. Dazu die ganze Palette der Kneipp'schen Ordnungstherapie.

Schulstress

Liebevolle Zuwendung, Beruhigung und etwas psychische Aufhellung sind auch größeren Kindern dienlich, wenn die Schule zur Belastung wird. Neben dem bereits mehrfach erwähnten Johanniskrauttee gehört auch Salbei zu jenen Pflanzen, die Lebensfreude vermitteln, ebenso beruhigen Baldrian, Hopfen und Melisse. Ein probates Mittel, um nervösen Kindern im Schulstress zu helfen, ist auch Apfelschalentee, nur mit Honig gesüßt.

Zubereitung: Frische oder getrocknete, ungespritzte Apfelschalen mit kochend heißem Wasser überbrühen, zwei bis drei Minuten ziehen lassen, abseihen und mit Honig süßen.

Honig wirkt übrigens auch leistungssteigernd – allerdings führen nicht hohe Einzeldosen, sondern regelmäßiger Genuss zum erwünschten Ziel: ein widerstandsfähiges, gesundes und fröhliches Kind, das Schulprobleme meistert.

Auf folgende Teemischungen sprechen besonders Kinder an, die nervös und unruhig sind, sich schwer konzentrieren können und mit der Schule Probleme haben:

Rezeptur: Passionsblumenkraut 30 g, Melissenblätter 30 g, Hopfenzapfen 20 g.

Drei gehäufte Teelöffel der Teemischung mit 1/4 l siedendem Wasser übergießen und in bedecktem Gefäß etwa 15 Minuten lang ausziehen.

Eine bewährte Teemischung gegen Blähungen und bei krampfartigen Beschwerden im Magen-Darm-Bereich ist der »Grazer Kindertee«:

Pfefferminzblätter 15 g, Kamillenblüten 40 g, Fenchel 25 g, Malvenblätter 15 g, Baldrianwurzel 5 g.

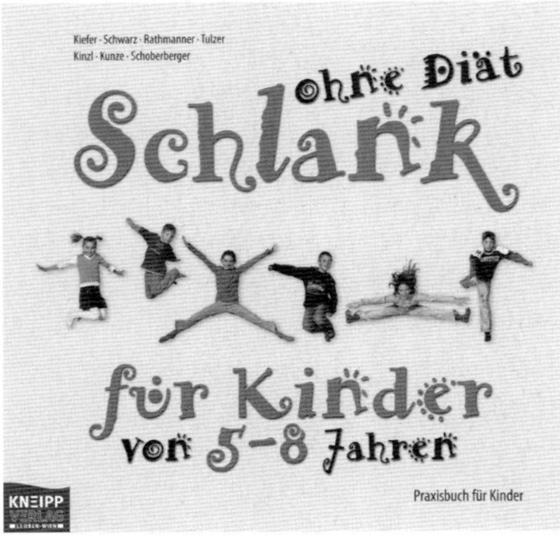

KIEFER, SCHOBERBERGER ET AL.

Schlank ohne Diät für Kinder von 5 – 8 Jahren

Inkl. Handbuch für Eltern

144 + 168 Seiten, zahlr. Abb.

ISBN 978-3-7088-0402-6

€ 19,90

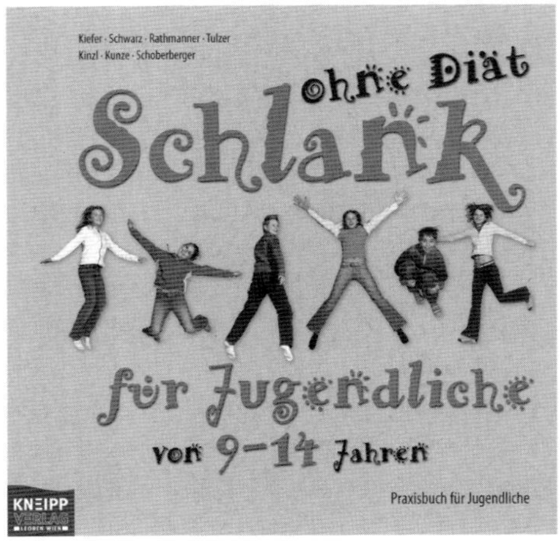

KIEFER, SCHOBERBERGER ET AL.

Schlank ohne Diät für Jugendliche von 9 – 14 Jahren

Inkl. Handbuch für Eltern

144 + 168 Seiten, zahlr. Abb.

ISBN 978-3-7088-0403-3

€ 19,90

Übergewicht bei Kindern und Jugendlichen ist nicht nur ein psychisches Problem – auch die Gesundheit des Kindes wird dadurch stark beeinträchtigt. Eltern erfahren in diesem Buch von einem interdisziplinären Expertenteam das Wichtigste über die Ursachen von Übergewicht und lernen, die körperlichen und seelischen Auswirkungen auf Ihr Kind verstehen.

Ernährungs- und Bewegungsinformationen sowie ein spezielles Kapitel über Essstörungen helfen bei der Bewältigung des Problems. Ziel des Programms ist, dass das Kind oder der/die Jugendliche sich wohler fühlt, fitter und beweglicher wird und lernt, Essen richtig zu genießen.

Schlank ohne Diät für Kinder und Schlank ohne Diät für Jugendliche besteht jeweils aus einem Elternbuch (für beide Altersstufen gleich) und einem Praxisbuch für Kinder, abgestimmt auf das jeweilige Alter.

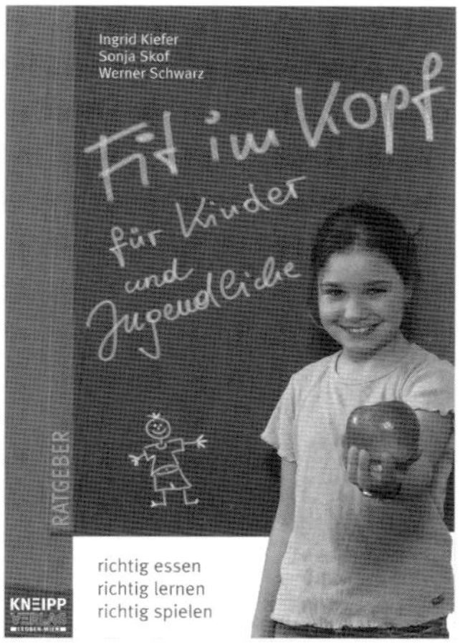

INGRID KIEFER, SONJA SKOF, WERNER SCHWARZ

Fit im Kopf für Kinder und Jugendliche

174 Seiten, zahlr. Abb.
Softcover mit Klappen, inkl. 2 Poster
ISBN 978-3-7088-0400-2
€ 14,90

Die hier gezeigten, richtigen Lerntechniken helfen bei der Bewältigung von Aufgaben, Leistungsschwächen beim Rechnen, Lesen oder Rechtschreiben ganz gezielt zu bekämpfen und die Konzentration zu fördern. Die richtige Organisation des Nachmittags ist genauso wichtig wie gezielte Vereinbarungen zwischen Eltern und Kindern – Motivation ist das Zauberwort. Hyperaktiven Kindern, Legasthenikern und Hochbegabten sind eigene Kapitel gewidmet. Leistungsfördernd ist auch die richtige Ernährung. Welche Nährstoffe sind wichtig für das Gehirn? Das Buch bietet Anleitung in Form von vielen schmackhaften Rezepten.

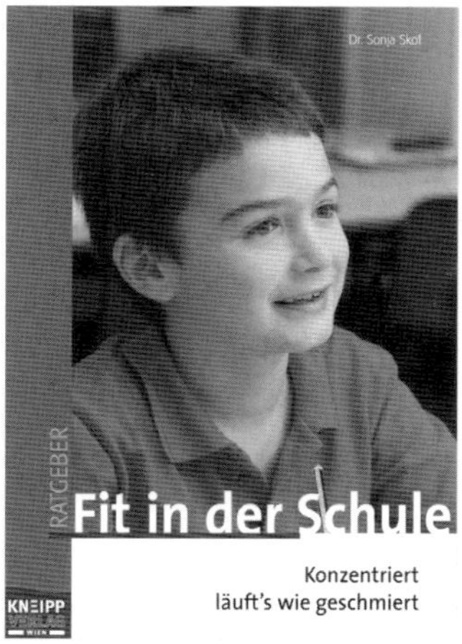

DR. SONJA SKOF

Fit in der Schule

128 Seiten, zahlr. Abb.
Softcover mit Klappen
ISBN 978-3-7088-0434-7
€ 14,90

Dieses Praxisbuch für Kinder und Jugendliche ist für die Altersstufen 6 – 12 Jahre konzipiert und bietet ein Trainingsprogramm mit 14 Einheiten zur Verbesserung der Konzentration, der Wahrnehmung, der Denk- und Merkfähigkeit und des Gedächtnisses. Jede Trainingsstunde beginnt mit einer Fantasiereise nach Australien, die der Entspannung dient, und widmet sich dann anhand von Übungen und Lernspielen den unterschiedlichen Themen. Eltern können dieses Training mithilfe des Buches mühelos zu Hause durchführen, es eignet sich aber genauso gut als Begleitbuch für Kinder, die in schulpsychologischer Betreuung sind.

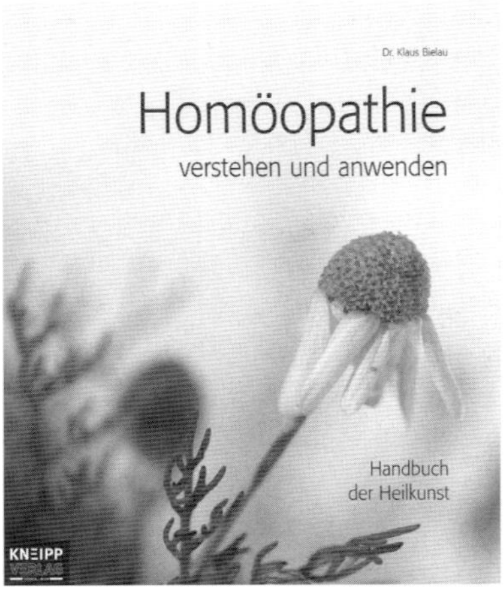

DR. MED. KLAUS BIELAU

Homöopathie verstehen und anwenden

300 Seiten, zahlr. Abb.
Hardcover mit Schutzumschlag
ISBN 978-3-7088-0023-3
€ 29,90

Dieses umfangreiche, prexisbezogene Handbuch ermöglicht es, die Wirkungsweise der Homöopathie zu verstehen und die Mittel selbst anzuwenden. Sie erfahren alles Wissenswerte über die honöopathischen Arzneien, Potenzierung, Einnahme, Möglichkeiten und Grenzen. Das Buch ist nach Beeschwerden – über 100 häufig vorkommende Erkrankungen – geordnet.

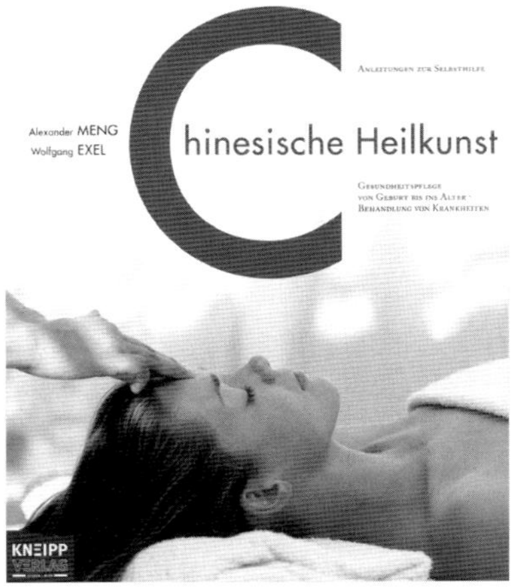

PROF. DR. MED. ALEXANDER MENG
PROF. DR. MED. WOLFGANG EXEL

Chinesische Heilkunst

360 Seiten, zahlr. Abb.
Hardcover mit Schutzumschlag
ISBN 978-3-7088-0352-4
€ 29,90

Die traditionelle chinesische Medizin (TCM) ist als Naturheilverfahren längst anerkannt. Sie wird ergänzend zur Schulmedizin, aber auch selbstständig angewendet. Dieses Buch erklärt die Prinzipien der TCM, informiert über Behandlung von Krankheiten, Vorbeugung und Gesundheitspflege und enthält viele Anleitungen zur Selbsthilfe.

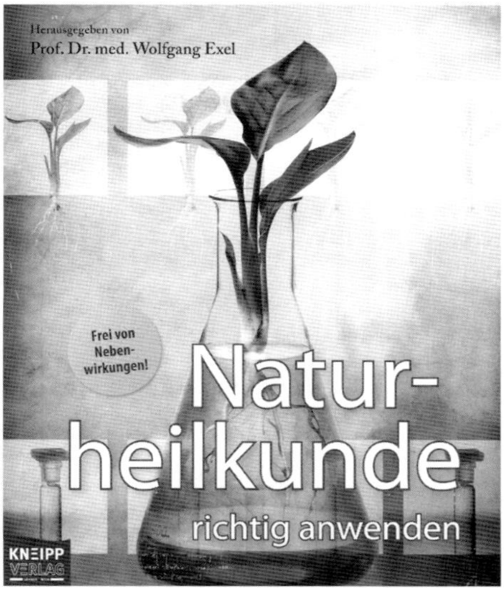

PROF. DR. MED. WOLFGANG EXEL (HG.)

Naturheilkunde richtig anwenden

570 Seiten, zahlr. Abb.
Hardcover
ISBN 978-3-7088-0367-8
€ 29,90

Ein umfassendes Nachschlagewerk zur Naturheilkunde: Der erste Teil des Buches erklärt die einzelnen Naturheilverfahren von Aderlass bis Yoga, deren Vorteile und Risiken u.v.m. Im zweiten Teil finden Sie eine Reihe von häufigen Beschwerden, die sich mit sanften Methoden gut beeinflussen lassen: von Akne über Kinderkrankheiten, Regelbeschwerden, Verdauungsproblemen bis Zahnschmerzen. Die Anwendung ist leicht verständlich und gut nachvollziehbar beschrieben. Unter Mitarbeit zahlreicher Experten, herausgegeben von Prof. Dr. med. Wolfgang Exel, Allgemeinmediziner und Gesundheitsexperte der Kronenzeitung.

Kind, hyperkinetisch

Kinder, die keine Ruhe geben, überspannt, nervös, unkonzentriert, reizbar und zappelig sind, werden als »hyperkinetisch« (überbeweglich) bezeichnet. Das Kind ist dauernd in Bewegung, kann keinen Augenblick ruhig sitzen, kann sich nicht in Ruhe mit einer spielerischen Tätigkeit beschäftigen, fühlt sich in seiner Haut nicht wohl; irgendetwas klemmt, irgendetwas passt nicht. Keine akuten Schmerzen, keine Fieberschübe, keine deutlichen Krankheitssymptome – sondern etwas, das das Kind und mit ihm seine Umgebung unzufrieden sein lässt.

Viele Kinder sind durch Schule oder Kindergarten und nicht zuletzt durch ehrgeizige Eltern oder Großeltern mit diversen Aufgaben überfordert und dadurch überreizt und kompensieren durch Hektik. Wichtig wäre dagegen eine ausgeglichene häusliche Atmosphäre, ein »warmes Nest«, mit einem gesunden partnerschaftlichen und nicht patriarchalischen Verhältnis zwischen Eltern und Kindern. Eine der wesentlichen Ursachen ist sicherlich der Fernseher. Eltern berichten, dass ihre Kinder nach dem Fernsehkonsum wie ausgewechselt seien, hektisch, aufgekratzt, aggressiv, und dass sie das am Vorabend Gesehene imitieren usw.

Etwaige steckende oder unterdrückte Krankheiten müssen gesucht und behandelt werden! Vorrangig ist allerdings das soziale Umfeld. Wie ist die Atmosphäre zu Hause? Sind beide Elternteile von Ehrgeiz besessen und im Dauerstress? Leben sie in Harmonie oder muss das Kind dauernd Auseinandersetzungen miterleben? Wird das Kind hin- und hergeschubst? Ist es ein Schlüsselkind? Fühlen sich die Eltern selbst in ihrer Umgebung wohl und geborgen und sind sie einigermaßen zufrieden?

Ein weiterer wichtiger Aspekt ist die Bewegung. Unruhe und mangelnde Konzentrationsfähigkeit können auch Symptom eines Bewegungsmangels sein, denn Kinder sind wesentlich körperbetonter und brauchen ausreichende körperliche Forderung, um psychisch ausgeglichen und um geistig belastbar (aufnahmefähig) zu sein.

Zum Problem des Fernsehens: Kinder sind formbar; haben noch kein eigenes Unterscheidungsvermögen, keine eigene Kritikfähigkeit. Kinder leben nach dem Weltbild und aus den Kräften der Umgebung, vor allem der Eltern. Die Bilder, die Töne, ein guter Teil der Inhalte aus dem Fernsehen stülpen sich wie eine Wolke der Fremdheit über die Köpfe der Zuseher und im Besonderen der Kinder, lähmen jede eigene Aktivität, vor allem die Phantasie.

Nicht selten verursacht der Fernseher ständig Streit in der Familie. Wenn es denn schon sein muss, wählen Sie die Programme genau aus, die Ihr Kind mit Ihnen gemeinsam ansieht und werten sie das Fernsehen durch Gespräche über das Gesehene auf. Benützen Sie den Fernseher nicht zur »Ruhigstellung«.

Die Frage, ab wann man bei einem überaktiven Kind von einer Störung sprechen kann, lässt sich nicht einfach beantworten. Wohl dann, wenn es trotz guter Begabung Schwierigkeiten in der Schule hat, wenn seine Umgebung mehr oder weniger massiv beeinträchtigt ist (ältere Geschwister, Lehrer, Mitschüler).

Familientherapie, Entspannungsverfahren, bei älteren Kindern ein Selbstinstruktionstraining werden von Kinderpsychologen eingesetzt, um die Situation zu verbessern, und es steht auch ein Medikament zur Verfügung, das für ein paar Stunden ein weniger impulsives Verhalten bewirkt. Allerdings ist dieses nur nach ganz strenger Indikation vom Arzt zu verordnen, es werden eventuell Langzeitfolgen in Richtung einer Suchtgefährdung diskutiert. Bei schwer gefährdeten Kindern, die durch das hyperkinetische Syndrom eine Entwicklungsstörung erfahren würden, kann es, richtig eingesetzt, sehr segensreich sein.

In erster Linie sollte man aber versuchen, durch ordnungstherapeutische Ansätze dem Kind Sicherheit und Geborgenheit zu vermitteln. Klare Grenzen, ein gut geregelter Tagesablauf und viel Bewegung, wenig Schimpfen, viel Lob und Wärme können sehr hilfreich sein. Vor allem schulden Eltern ihren Kindern die Ausschaltung psychosozialer Spannungen in ihrem partnerschaftlichen Bereich.

Diskutiert wird kontroversiell der Einfluss der Ernährung. Man meint, dass die in Limonaden und vielen Fertiggerichten enthaltenen Phosphate dazu beitragen, das hyperkinetische Syndrom zu verstärken. Da eine extreme (auch unter Umständen eine im Vergleich zu den Mitschülern sehr gesunde) Ernährung das Kind weiter isolieren kann, muss man Vor- und Nachteile sehr genau überprüfen. Nicht zu vergessen ist die positive Komponente der gemeinsamen Nahrungsaufnahme im Familienkreise.

Kind, Wachstumsschmerzen

→ **Homöopathie**

Durch das rasante Längenwachstum der langen Röhrenknochen, Aufbau des Bewegungs- und Stützapparates, Änderung der statischen und mobilen Knochen- und Muskelgefüge können sich Schmerzen (zwischen dem 4. und 16. Lebensjahr) einstellen. Sie treten meistens abends oder nachts, vor allem außerhalb der Gelenke auf und betreffen den Weichteilbereich, vorwiegend der Beine und Füße. Sie sind weder gefährlich noch besorgniserregend und vergehen von selbst. Wenn die Schmerzen häufiger wiederkehren und Schwellungen oder Fieber dazukommen oder das Kind die Beine nicht richtig bewegen kann, sollte man zum Kinderarzt gehen.

Eine sanfte Massage hilft, auch das Einreiben mit Ringelblumentinktur oder einem kühlenden Gel kann hilfreich sein. Manchen Kindern tut Wärme gut, dann ist eine durchblutungsfördernde Salbe (z. B. Arnika) besser. Vor allem Bewegung im warmen Wasser bringt gute Linderung. Keine extreme sportliche Belastung.

Homöopathie

- Rhus toxicodendron
- Eupatorium perfoliatum
- Guaiacum
- Calcium phosphoricum
- Acidum phosphoricum
- Magnesium phosphoricum
- Pulsatilla

Nach den allgemeinen Symptomen unterschiedlich kommen in Frage:

Rhus toxicodendron (Wärme und Umhergehen bessern); Eupatorium perfoliatum (die Knochen schmerzen; periodisch wiederkehrend, als wollten sie brechen; grippale Symptome); Guaiacum (fröstelig, aber Hitze verschlechtert, kühle Umschläge bessern, Herzklopfen); Calcium phosphoricum (dünne, erfrorene Kinder, reißende Schmerzen); Acidum phosphoricum, Magnesium phosphoricum (starke Schmerzen), Pulsatilla (Wärme ist unangenehm, weinerlich, wenig Durst).

Klimakterische Beschwerden

→ Wechselbeschwerden

Kniegelenkprobleme

→ Lebensstil → Kneipp
→ Hausmittel
→ Heilpflanzen

Das Kniegelenk hat beim Gehen und Laufen die volle Last des Körpergewichts jeweils auf dem Standbein zu tragen und bei stoßartigen Bewegungen kommt außerdem der Pufferfunktion eine besondere Bedeutung zu. Seitlich einwirkende Kräfte müssen vom Kniegelenk, das als Scharniergelenk nur für Streckung und Beugung ausgebildet ist, abgefangen werden und ist somit auch Dreh-, Verschiebe- und Knickbewegungen ausgesetzt.

Die tragenden Teile bilden Schienbein und Oberschenkelknochen mit den beiden kräftigen Rollen, den Condylen. Der dritte Knochen im Kniegelenk ist die Patella, die Kniescheibe. Sie ist ein Schaltknochen, der in die Sehne des großen, vierköpfigen Oberschenkelmuskels (Quadriceps) eingebettet ist und lenkt die Kraft bei der Kniestreckung um. Das Wadenbein ist zwar nicht direkt am Gelenk beteiligt, trägt aber den Ansatz des äußeren Seitenbandes und unterstützt das Schienbein. Das Kniegelenk ist aus 3 Abschnitten zusammengesetzt: die innere Oberschenkelrolle mit dem inneren Schienbeinplateau, die äußere Oberschenkelrolle mit dem äußeren Schienbeinplateau und die Kniescheibe mit ihrer schildartigen Gelenkfläche an der Vorderseite der Oberschenkelrollen. Die knöchernen Gelenkteile werden von der bindegewebsartigen, mehrschichtigen Gelenkkapsel umhüllt, die innen mit der das Kniegelenk dicht abschließenden Gelenkinnenhaut ausgekleidet ist. In die Gelenkkapsel sind die Faserbänder eingebaut. Die Muskulatur führt das Gelenk aktiv, die Seitenbänder dienen der Festigkeit des sehr beanspruchten Gelenks. Der Kontakt der beiden Gelenkkörper wird von der Muskulatur und den Bändern und besonders durch die beiden im Inneren des Gelenkes befindlichen Kreuzbänder gewährleistet. Die Kreuzbänder tragen Sensoren, die dem Gehirn wichtige Informationen über die Stellung und Beanspruchung des Gelenks übermitteln. Die gelenkbildenden Knochen sind mit hyalinem Gelenkknorpel überzogen, der im gesunden Gelenk für ein reibungsfreies Gleiten verantwortlich ist. Er ist hart, elastisch und verformt sich bei Belastungen, hält dem entstehenden Druck stand und nimmt seine ursprüngliche Form bei Entlastung wieder an. Er hat keine Gefäße und wird von der Gelenkflüssigkeit durch Diffusion und zum kleinen Teil vom Knochenmark her ernährt. Diese Gelenkflüssigkeit wird von der Gelenkinnenhaut gebildet und beträgt im gesunden Knie nur einige Milliliter. Der Gelenkknorpel verliert mit zunehmendem Lebensalter an Elastizität und wird daher anfälliger für schädigende Einflüsse. Meist ist das der Ausgangspunkt für degenerative Veränderungen an den Kniegelenken, der Gonarthrose. Die Ernährung des Knorpels ist von Bewegung abhängig, damit wird die Diffusion (Schwammeffekt) verbessert. Die zwei Menisken sind »Lückenfüller« aus elastischem und verformbarem derbfasrigen Gewebe, die zwischen Oberschenkelknochen und Schienbein liegen, um den Kontakt der beiden Knochen zu optimieren und seitlich einwirkende Kräfte mit abzufangen. Die Menisken stehen durch Bänder miteinander und dem hinterem Kreuzband in Verbindung. Man spricht deshalb vom Binnenapparat des Kniegelenks. Die Menisken werden teilweise mit Blutgefäßen und Nerven von der Gelenkkapsel her versorgt, teilweise erfolgt die Ernährung wie beim Knorpel durch Diffusion. Der große, starke Oberschenkelmuskel als Kniestrecker und eine Gruppe von 7 Muskeln an der Ober- und Unterschenkelrückseite als Kniebeuger bewegen das Kniegelenk.

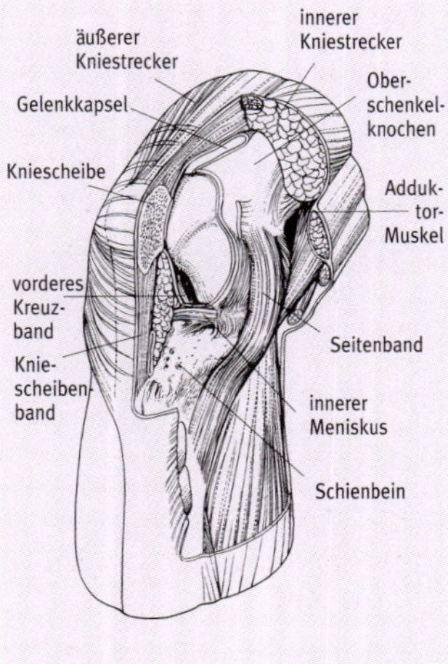

Kniegelenkprobleme können in jedem Alter auftreten, bei Kindern sind sie oft wachstumsbedingt.

Sportler verletzen sich häufig am Meniskus, am Gelenkknorpel und seit Einführung der hohen Schischuhe am vorderen Kreuzband. Unbehandelt führen diese Verletzungen nicht nur zur Instabilität, sondern auch zu frühzeitigen Abnützungserscheinungen.

Ab dem 60. Lebensjahr hat nahezu jeder Mensch degenerative Veränderungen an den Kniegelenken, was nicht unbedingt auch Behinderung oder Schmerzen bedeutet. Entzündliche rheumatische Erkrankungen, wie chronische Gelenkentzündung, Gicht, Infektarthritis usw. lassen sich am Kniegelenk beobachten.

Kniegelenkerkrankungen sind heute gut behandelbar – es steht eine Fülle von konservativen und operativen Möglichkeiten zur Verfügung.

Allen Behandlungsentscheidungen – ob ärztlich oder nur »Hausmittel« – muss eine exakte Diagnose vorangestellt werden. Der Arzt befragt den Patienten genau zur Krankengeschichte, er schließt die klinische Untersuchung – sie ist auch heute noch in der Rheumatologie der wichtigste Teil zur Diagnosestellung und Auswahl der Therapie – an (Betrachten, Befühlen, Bewegungsprüfung, Rotationstests, Gangbild, Vergleich mit dem gesunden Knie, Punktion bei stark geschwollenem Knie mit Erguss, usw.). Das normale Röntgen gibt Aufschluss über die knöchernen Veränderungen und mit weiteren bildgebenden Verfahren kann man auch die Weichteile, vor allem den Binnenapparat darstellen.

- *Am besten bewährt hat sich die Magnetresonanz-*

tomografie, mit der man auch kleinste Einrisse in den Menisken und an den Kreuzbändern erfassen kann. Ihr Einsatz ist allerdings bei Herzschrittmacher und Metallimplantaten nicht zweckmäßig und auch in den ersten drei Monaten einer Schwangerschaft soll sie nicht gemacht werden.

- *Die Computertomografie, bei der Röntgenstrahlen verwendet werden, allerdings in wesentlich geringerer Dosierung als beim normalen Röntgen, ist in der Regel weniger aussagekräftig.*
- *Bei der Szintigrafie wird dem Patienten ein radioaktives Mittel in die Vene gespritzt, das sich am Knie je nach Erkrankung unterschiedlich anlagert. Sie wird vor allem bei Tumorverdacht eingesetzt, ansonsten ist sie verzichtbar.*
- *Die Ultraschalluntersuchung kann, bei entsprechender Erfahrung des Untersuchers, sehr gut die Magnetresonanztomografie ersetzen.*

Für die Kniebefundung ist auch das Labor zur Feststellung des Entzündungsgrades und zur Erhebung von Hintergrundkrankheiten wichtig: wie hoch sind die Entzündungsparameter, ist der Harnsäurewert erhöht, sind Rheumafaktoren positiv bzw. erhöht, liegt ein Diabetes vor, usw. Auch eventuellen Infektionen kann im Labor nachgegangen werden.

Die Beschwerden

In der Folge kann hier nur als erste Orientierung auf die wichtigsten Beschwerden und ihre möglichen Ursachen kurz eingegangen werden. Die Behandlungsmöglichkeiten der modernen Medizin sind sehr umfangreich, können nur erwähnt werden und gehören in die Hände des Fachmannes.

***Belastungsschmerz:** Die häufigsten Störungen sind Schmerzen beim Bergabgehen bzw. Stiegenhinuntersteigen, nicht beim Gehen auf ebenen Wegen oder Bergangehen.*
Ursache: Degenerative Knorpelschäden als Zeichen einer schon etwas ausgeprägteren Arthrose.

***Blockade** – das Knie lässt sich mehr oder weniger plötzlich nicht bewegen.*
Ursachen: entweder ein Meniskusschaden oder ein freier Gelenkkörper, ein Riss in einem der Kniebänder und/oder eine Kniescheibenluxation.

***Streckhemmung:** Plötzlich auftretend – eine Struktur ist zwischen den Gelenkteilen eingeklemmt.*
Ursachen: wie bei der plötzlichen Blockade ein beschädigter Meniskus, freier Gelenkkörper, eine Schleimhautfalte, ein Gelenkknorpelstück oder eine akute Entzündung.

Allmählich auftretende – Muskelverkürzungen, Knochensporne, Knochendeformierungen wie bei der sich allmählich entwickelnden Arthrose oder nach Entzündungen. Im fortgeschrittenen Stadium kommt in der Regel auch eine Beugehemmung hinzu.

***Einknicken:** Wenn man nicht mit voller muskulärer Kraft geht, knickt das Knie plötzlich ein.*
Ursachen: ausgeprägtere generelle arthrotische Veränderungen, seltener Schäden des Kniebinnenapparates, geschwächte Muskulatur mit gedehntem Bandapparat = Schlottergelenk (nach Verletzungen oder ungenügender Bewegung).

***Geräusche im Knie:** Ein »Knacken« bei jüngeren Menschen, wenn keine Beschwerden bestehen, ist völlig harmlos. Sonst kommen u. a. Kniescheibenprobleme bei gedehntem Muskelbandapparat in Frage.*

Typische »Reibegeräusche« beim älteren Menschen lassen fast immer auf eine Arthrose schließen. Das spürbare und meist auch hörbare Reiben entsteht durch Aufrauungen des Gelenkknorpels meist in Verbindung mit degenerativen Knochenveränderungen.

Die Zeichen der Entzündung

Rötung: *Das Knie kann teilweise oder ganz betroffen sein, die Farbe kann von hellrot bis dunkelrot variieren und ist in der Regel mit den anderen Entzündungszeichen Überwärmung, Schwellung und Schmerzhaftigkeit, ev. auch Fieber, verbunden. Nach erster Hilfe mit kalten Kompressen sofort zum Arzt. Abklärung der Ursache und frühzeitige Therapie können schwerere Schäden verhindern.*

Schmerz: *Ist immer ein Alarmzeichen. Schmerz in Ruhe spricht eher für ein Entzündungsgeschehen, z. B. bei Aktivierung einer Arthrose. Schmerz bei Belastung weist auf einen mechanischen Schaden hin (Meniskus, Knorpel, Knochen, Bänder). Oft sind Ruhe- und Belastungsschmerz auch kombiniert, da mechanische Schäden Entzündungen auslösen können.*

Schwellung: *Die entzündliche Schwellung betrifft den gesamten Gelenkbereich. Die Schwellung durch einen Erguss im Gelenk beginnt mit Wülsten seitlich oberhalb der Kniescheibe und bei entspannter, gestreckter Lagerung des Beines sitzt die Kniescheibe nicht mehr fest auf den Gelenkenden auf, sondern wird hochgedrückt. Je nach Art des Ergusses, ob auf entzündlicher oder nicht entzündlicher Basis, finden sich entsprechende Begleiterscheinungen. Es bleibt dem Arzt überlassen, die Ursache zu klären und die notwendige Behandlung einzuleiten.*

Therapieoptionen

Medikamente:
Die medikamentöse Behandlung (gleich ob Tabletten, Dragees, Kapseln, Injektionen, Infusionen) hat zum Ziel, die Schmerzen und Entzündungen zu lindern, den Gelenkstoffwechsel zu verbessern, vor allem auch dem Gelenkknorpel genügend Aufbaustoffe zur Verfügung zu stellen, die Funktion der Weichteile zu verbessern und gestörte Funktionen durch Beeinflussung der Regelkreise (z. B. Durchblutung) im Sinne einer ganzheitlichen Regulationstherapie zu normalisieren.

An Medikamenten stehen durch den Arzt verordnete nichtsteroidale (nicht kortisonhaltige) Antirheumatika (NSAR) zur Verfügung, die schmerzstillend, entzündungshemmend und auch fiebersenkend wirken. Leider weisen diese hochwirksamen Medikamente unerwünschte Nebenwirkungen, vor allem auf den Magen auf und deshalb wird heute meist schon routinemäßig ein Magenschutzmedikament dazu eingenommen. Die neuere Forschung hat hier bereits weniger magenfeindliche NSAR gefunden, allerdings ganz indifferent sind auch diese nicht. Auf jeden Fall gehört diese Medikamentengruppe in die Hand des Arztes. Als Alternative zu diesen wirksamen Medikamenten bietet sich Phytodolor an, ein Pflanzentherapeutikum aus Eschenrinde, Zitterpappel und Goldrutenkraut, das umfangreich klinisch getestet wurde und eine gute entzündungshemmende und schmerzstillende Wirkung zeigt, aber auch nicht kritiklos verwendet werde darf. Kortison, das als stärkste entzündungshemmende Substanz angesprochen werden kann, wird auf Grund seiner beträchtlichen Nebenwirkungen nur mehr als Notlösung in Extremsituationen eingesetzt. Injekti-

onen in das Gelenk, die bei starken Schmerzen noch immer verwendet werden, haben sich als nicht sinnvoll herausgestellt, da längere Zeit nach der Verabreichung der degenerative Abbau des Gelenks rascher fortschreitet. Weiters gibt es Medikamente, die Stoffe enthalten, welche sich in der Knorpelgrundsubstanz finden. Sie können entweder geschluckt oder in das Gelenk gespritzt werden. Für beides finden sich klinische Untersuchungen, die die Wirkung belegen.

Physikalische Therapie:
Die physikalische Medizin kann, obwohl in die Schulmedizin integriert, auch den natürlichen Heilverfahren zugeordnet werden. Sie nützt natürliche physikalische Phänomene und Gesetzmäßigkeiten zur Vorbeugung, Behandlung und Therapie.

Sie gliedert sich in: Bewegungstherapie mit allen Formen der Bewegung, klassische Massage und Massagesonderformen, wie Lymphdrainage, Bindegewebsmassage; Thermotherapie = Wärmetherapie aller Temperaturbereiche über dem absoluten Nullpunkt und daher auch Einschluss der Kryotherapie (hierzu zählt auch die Kneipp'sche Hydrotherapie); Elektrotherapie mit allen Stromformen, auf Gleichstrom basierend (Galvanisation, nieder-, mittelfrequente und die im elektromagnetischen Wellenbereich liegenden hochfrequenten Stromformen), Ultraschalltherapie, Lasertherapie und Magnetfeldtherapie. Mit diesem großen Spektrum bietet die physikalische Therapie für all die mannigfaltigen Krankheitsbilder der Kniegelenke immer einen guten Zugang.

Bewegung im Trockenen oder im Wasser und Massagen (wobei das erkrankte Knie nicht massiert wird, sondern nur die das Gelenk bewegende Muskulatur) können die Weichteile gegebenenfalls lockern und/oder kräftigen, den Bewegungsumfang verbessern und Schmerzen lindern. Thermotherapie im Warmbereich mit Kneipp'schen Anwendungen oder Peloiden kann hier unterstützend eingesetzt werden. Kryotherapie (Kältetherapie) im Bereich von Null Grad Celsius (Eis) bis hinab zu minus 157 °C (vernebelter flüssiger Stickstoff) zählt zu den stärksten Entzündungshemmern und vermag kurzfristig auf Entzündung basierende Schmerzen zu beseitigen. Lymphdrainagen können helfen Schwellungen abzubauen. Galvanisationen, die Behandlungen mit Gleichstrom, wirken gefäßerweiternd und schmerzlindernd, und die zur Hochfrequenz gehörige Mikrowelle erwärmt das Gewebe in der Tiefe, steigert die Durchblutung, verbessert damit den Stoffwechsel und wirkt ebenfalls schmerzlindernd. Ultraschall wirkt in der Tiefe erwärmend und krampflösend. Die Magnetfeldtherapie wird schon seit langem bei Knochenbrüchen zur besseren Heilung ein-

Häufige Symptome:

- *Bamstigkeit*
- *Blockade*
- *Bewegungseinschränkung*
- *Einknicken*
- *Geräusche*
- *Rötung, Überwärmung*
- *Schmerz*
- *Schwellung*

Therapieoptionen:

- *Hausmittel und Kneipp*
- *Medikamente*
- *physikalische Therapie*
- *operative Methode*

gesetzt. Ihre Wirkung bei Weichteil- und Gelenkbeschwerden wird zurzeit an vielen Instituten sehr intensiv untersucht und es zeichnen sich schon bestimmte Indikationen, vor allem für pulsierende Magnetfelder, ab. In absehbarer Zeit wird sich ein Indikationskatalog erstellen und damit das derzeit noch recht dubiose Geschäft mit den zum Teil sehr teuren Geräten in geregelte Bahnen lenken lassen. Jedenfalls sollen vorderhand diese Geräte, die nicht von den Krankenkassen bezahlt werden, vor dem Kauf zuerst gründlich über einen längeren Zeitraum ausprobiert werden. – Die Vielfalt der Möglichkeiten der physikalischen Therapie erfordert ein entsprechendes Fachwissen und der Einsatz ist daher dem Fachmann vorbehalten. Allerdings gibt es genügend Verfahren, die nach Klärung der Diagnose und fachlicher Anweisung zuhause allein oder mit einer Hilfsperson durchgeführt werden können. Zum Teil stellen die Krankenkassen Leihgeräte zur Verfügung.

Kniehülsen und Kniebandagen bieten eine gewisse Stützwirkung. Sie stimulieren die kniestabilisierende Muskulatur und verhindern damit Mikrobewegungen des Kniegelenks und somit auch Schmerzen. Nach Operationen werden Kunststoffschienen mit eingebauten Gelenken getragen, darunter sollte ein Gummistrumpf getragen werden. Generell gilt: Die Bandagen und Hilfsmittel beim Gehen und Stehen tragen, beim Liegen ablegen, um Blutstauungen und Schwellungen zu verhindern.

Wann immer eine Entlastung der Kniegelenke erforderlich ist, sollte eine Gehhilfe (Stock oder Armstütze) verwendet werden. Ein Teil des Körpergewichtes kann dann vom Arm getragen werden und außerdem wird bei schwereren Gelenkveränderungen die Fallneigung reduziert. Je schwerer die Veränderung, umso eher sollte eine Armstütze an Stelle eines Stocks Verwendung finden. Die Tragfähigkeit ist unvergleichlich besser und falsche Eitelkeit ist hier fehl am Platz.

Operative Methoden

Gelingt es nicht, mit konservativen Methoden das Knie schmerzfrei und funktionsfähig zu bekommen, muss an eine der operativen Möglichkeiten gedacht werden – eine Entscheidung, die der Fachmann mit dem Patienten, nach entsprechender Information, zu treffen hat. Die Entscheidung über die Wahl des Eingriffes fällt heute durch die erheblich verbesserten Operationstechniken und ausgezeichneten Erfolgschancen wesentlich leichter.

Die Arthroskopie ermöglicht nicht nur eine sehr genaue Diagnostik, da alle Bereiche des Gelenks direkt begutachtet werden können, sondern auch exakte Behandlungen mit Messer, Fräse oder Lasersonden durch einen Kanal des Sichtgerätes, mit nur sehr geringer Beeinträchtigung des gesamten Gelenkes, mit geringem postoperativem Schmerz und relativ rascher Rehabilitation. Der leistungsstarke Powerlaser wird zur arthroskopischen Behandlung von Gelenkoberflächen, von Knorpelgewebe (Glättung und Härtung), Meniskus und Gelenkinnenhaut verwendet, insbesondere Meniskusdefekte lassen sich so hervorragend behandeln. Über den Langzeitwert von Knorpelglättungen gibt es noch gegensätzliche Meinungen, der Augenblickwert ist aber in jedem Fall gut. Freie Gelenkkörper, die Einklemmungen und Schmerzen erzeugen, müssen in jedem Fall entfernt werden, auch hier ist die Athroskopie die beste und einfachste Methode. Bei sonstigen chirurgisch-orthopädischen Interventionen ist eine operative Gelenkeröffnung nach wie vor unumgänglich. Auf all die Möglichkeiten bis hin zum Gelenkersatz, soll hier nicht näher eingegangen werden.

Lebensstil

- **Gewichtskontrolle**
- **Bewegung**

Gerade für die tragenden Gelenke ist die Vermeidung des Übergewichts ein entscheidender Faktor. Die Kräfteeinwirkung auf das Kniegelenk nimmt bei Übergewicht exponentiell zu! Der zweite wichtige Faktor ist die Bewegung. Nur durch regelmäßige Bewegung wird der Gelenkknorpel ausreichend ernährt und sein Stoffwechsel in Gang gehalten. Mit anderen Worten: Bei Kniegelenkproblemen sind frühzeitig ärztlicher Rat und Behandlung zu suchen, denn der »Schongang« schadet dem Knorpel und degenerativen Veränderungen (→ Arthrose) wird so der Weg bereitet. Besonders Bewegung in warmem Wasser ist vorteilhaft für das Knie, denn durch den Auftrieb können Abläufe trainiert werden, die an der Luft nicht möglich wären. Das Wasser übt außerdem einen hydrostatischen Druck auf die Gelenkkapsel aus, die Temperatur des Wassers lockert verspannte Muskulatur und fördert die Durchblutung der Gelenke.

Kneipp

- **Kalte Wickel und Auflagen**
- **Heilmoor**
- **Heusack**
- **Kräuterbäder**

Kniegelenkschmerzen im akuten Stadium, z. B. nach Unfällen, müssen kalt behandelt und ruhig gestellt werden. Eisrollen, Eispackungen aus der Apotheke, aber auch heparinhaltige Gele bei Blutergüssen wirken lindernd und blockieren den Schmerz. Mit der Kälte wird ein Bluterguss rasch gestoppt und gerinnungshemmendes Gel fördert die Resorption, die Schwellung geht zurück. Kälte stoppt am schnellsten und besten akute Schmerzen.

Kalte Wickel oder Auflagen sind die richtigen Kneippmaßnahmen bei akuten entzündlichen Beschwerden.

Das Wickeltuch kann man auch in Lehmwasser oder Alkohol tauchen, beides verbessert den Wärmeentzug. Die Wickel werden abgenommen, sobald sie ihre kühlende Wirkung verlieren. Man kann sie mehrmals erneuern.

Bei chronischen Beschwerden und lang andauernden, immer wieder schmerzhaften Abnützungsprozessen verwendet man Heilmoor, den warmen Heusack oder warme Kräuterbäder.

Heilpflanzen

- **Haferstroh**
- **Kalmus**
- **Heublumenabsud**
- **Senfmehl**
- **Zinnkraut**

Als Badezusätze eignen sich Haferstroh (gehäckselt, für ein Vollbad 1 Kilogramm mit einigen Litern Wasser aufkochen, abseihen, dem Badewasser zusetzen), es enthält Kieselsäure und wirkt entzündungshemmend, Kalmus (250 Gramm mit einem Liter kaltem Wasser zustellen, gut aufkochen, abseihen, dem Badewasser zusetzen), Heublumenabsud (für ein Vollbad 750 Gramm Heublumen in einigen Litern Wasser aufkochen, ziehen lassen, abseihen und dem Badewasser zusetzen), Senfmehl (auf Verträglichkeit prüfen, stark hautreizend, 2 bis 3 Esslöffel für ein Fußbad mit Wasser zu Brei verrühren und auf 50 Grad erhitzen, dem Badewasser zusetzen) und Zinnkraut (250 Gramm in einem Liter Wasser aufkochen, ziehen lassen, abseihen, dem Badewasser zusetzen).

Kollaps

→ Akupressur
→ Homöopathie → Kneipp
→ Heilpflanzen

Unter Kollaps versteht man das plötzliche Absinken des Blutdrucks, wodurch das Gehirn zu wenig Sauerstoff bekommt und dies führt bis zur Bewusstlosigkeit. Der Patient bricht zusammen. Dadurch kommt er in eine horizontale Lage und diese verbessert wieder die Durchblutung des Gehirns, das Bewusstsein kehrt zurück.

Der Kreislaufkollaps unterscheidet sich vom lebensgefährlichen Schock dadurch, dass sich der Patient durch das Fallen (das natürlich Verletzungen nach sich ziehen kann!) und Tiefertreten des Kopfes von selbst wieder erholt und es zu keinem gravierenden Sauerstoffmangel mit eventuell nachfolgenden Schäden im Gehirn kommt. Beinhochlagerung fördert noch den Blutzustrom zum Gehirn und verkürzt die Erholungsphase.

Unter orthostatischem Kollaps versteht man ein Absinken des Kreislaufs bei raschem Aufrichten von der Horizontale in die Vertikale, wenn z. B. nachts das Telefon läutet. Ursache ist eine mangelnde Anpassung des Kreislaufes durch eine gestörte Kreislaufregulation. Der Nachweis erfolgt durch den Stehversuch und mehrere Blutdruckmessungen im Liegen und im Stehen, wobei sich beim Stehen ein deutlicher Blutdruckabfall von etwa 20 mmHg nach 5 Minuten und mindestens weiteren 10 mmHg nach 10 Minuten zeigt. Unter Umständen muss der Versuch wegen beginnenden Kollapses abgebrochen werden.

Derartige Kreislaufstörungen müssen immer ärztlich abgeklärt werden, da sich auch eine ernste Erkrankung dahinter verbergen kann, etwa eine Schwäche der Nebennierenrinde, ein Nebennierentumor oder eine Nervenkrankheit.

Akupressur

▲ KS 9 ▲ LG 26
▲ N 1

Oft sind Kinder betroffen, wenn sie länger in einer Gruppe stehen müssen (z. B. im Chor), bei großer Hitze und schlechter Luft.

Man kann, wenn man die erste Unsicherheit, das erste Augenflimmern spürt, sofort mit dem Daumennagel den Punkt KS 9 pressen, abwechselnd beidseitig links und rechts jeweils eine halbe Minute. Sollte der Kollaps schon passiert sein, kann der Ersthelfer den Schockpunkt LG 26 fest mit dem Nagel pressen.

Bei Fieberkrämpfen, bei allen großen und kleinen Anfällen kann dieser Hauptschockpunkt sofort zur ersten Hilfe fest gepresst werden. Bis der Arzt kommt, ist der Patient meist schon wieder bei Bewusstsein. Ein weiterer Schockpunkt liegt auf der Fußsohle N 1, man kann ihn fest pressen. Selbst Neugeborene, die nicht gleich schreien, sprechen auf diesen Punkt schnell an und man kann alle klinischen Maßnahmen damit unterstützen.

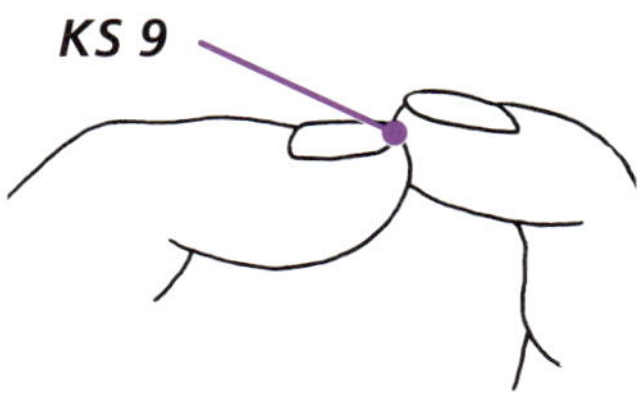

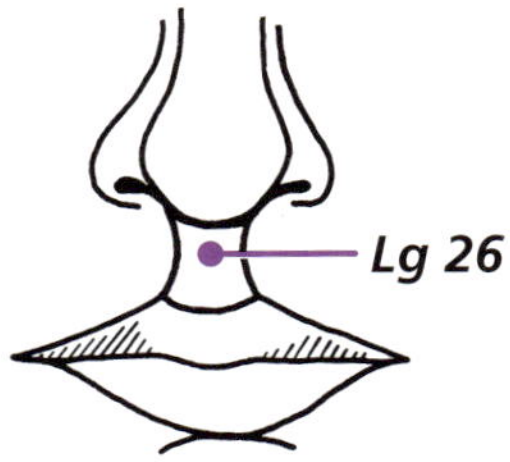

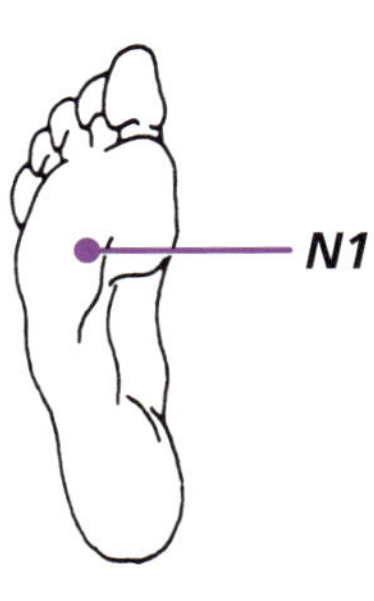

Homöopathie

- Veratrum album
- Tabacum
- China
- Cocculus

Es bedarf einiger Übung in der Homöopathie, die vielen Arzneien bei Schwindelanfällen, Schwäche, niedrigem Blutdruck, Kollapsneigung korrekt zu unterscheiden.

Hinweis: Schwindel- und Kollapsneigung ärztlich abklären!

Für den Hausgebrauch:

Veratrum album: Schwindel, Schwäche, blaue Lippen, blaue Hände und Füße, kalter Schweiß, große Kälte, aber Verlangen nach kalten Getränken.

Tabacum: Schwäche mit starker Übelkeit; Totenblässe mit eiskalter Haut; nach Luftmangel; überhitzte und/oder überfüllte Räume, Seekrankheit. Verschlechterung bei Öffnen der Augen; verschwommenes Sehvermögen. Besser im Freien und durch frische, kühle Luft. Auch nach dem Genuss von zu vielen oder starken Zigaretten (Zigarren oder Pfeifen) und entsprechenden Symptomen.

China: Schwäche nach Verlust von Körpersäften, die lange anhalten, z. B. durch Stillen, chronische Durchfälle, aber auch länger dauernde exzessive Lebensführung.

Cocculus: Schwäche durch Schlafmangel, Schwäche durch lang dauernde Krankenpflege, Schwindel und Übelkeit durch Fahrten mit Schiff oder Auto (vielleicht das am häufigsten benutzte Reisemittel der Homöopathie). Etwa eine halbe Stunde vor Abfahrt, in der Folge so oft wie nötig. Vegetative Empfindlichkeiten können sich auf diese Weise dauerhaft bessern.

Weitere Mittel: Arsenicum album (Schwäche nach Überanstrengung der Muskeln, Bergsteigen). Coca (Schwindel, Kreislaufversagen in größeren Höhen), Anarcadium (Schwäche nach mentaler Anstrengung).

Kneipp

- Kalte Oberkörperwaschung
- Kaltes Armbad
- Wassertreten
- Sauna
- Bürstenbad

Besonders bei Kollapsneigung am Morgen oder bei nächtlichem Aufstehen ist die Kneipptherapie das Mittel der Wahl, um die gestörte Kreislaufregulation ins Lot zu bringen.

Eine morgendliche kalte Oberkörperwaschung vom Bett aus mit einer halben Stunde Nachruhezeit hilft, den Kreislauf so zu regulieren, dass die Kollapsneigung beim Aufstehen und am Vormittag hintan gehalten wird.

Außerdem ist es empfehlenswert, vor dem Aufstehen noch im Bett Gymnastik zu machen, z. B. liegend Radfahrbewegungen mit den Beinen in der Luft, dann den Lagewechsel nicht abrupt, sondern vorsichtig durchführen.

Aufsetzen, Füße aus dem Bett, ein paar Venenübungen machen (Fußschaufeln abwechselnd stark strecken und anziehen) und dann erst aufstehen.

Am frühen Nachmittag hilft ein kaltes Armbad, das Mittagstief zu überwinden und am Abend sorgen ein paar Minuten Wassertreten für einen guten Schlaf.

Auch die Sauna ist eine gute Möglichkeit, die Kreislaufregulation zu verbessern – nicht übertreiben, vorsichtig an die trockene Hitze in der Saunakabine gewöhnen und erst nach mehreren Wochen einen Aufguss absolvieren (muss aber nicht unbedingt sein, wenn man sich bei der plötzlich ansteigenden Luftfeuchtigkeit nicht wohl fühlt).

Eine weitere Möglichkeit aus dem Kneipp-Repertoire ist das Bürstenbad. Man sorgt für Frischluft, entkleidet sich vollständig und beginnt an der herzfernsten Stelle zum Herzen hin in kreisenden Bewegungen und langen Strichen die Haut sanft zu bearbeiten.

Das wesentliche Ordnende und Regulierende der Kneipptherapie zur Harmonisierung des Regelzentrums liegt in der täglichen Anwendung über einen langen Zeitraum.

Heilpflanzen

- ▲ **Ginseng**
- ▲ **Arnika**
- ▲ **Rosmarin**
- ▲ **Fichte**

Die bei niedrigem Blutdruck (→ Blutdruck, niedriger) empfohlenen Heilpflanzen sind auch bei Kollapsneigung angezeigt. Im Besonderen sind das Ginseng, Arnika, Rosmarin und Fichte in den verschiedenen Zubereitungen (Fichte und Rosmarin z. B. auch als Badezusatz).

Kopfläuse

Nach Jahrzehnten relativer Ruhe sind Kopfläuse wieder im Vormarsch – Kindergärten, Schulen, vor allem im Herbst und Winter werden heimgesucht. Kopfläuse sind 1 – 4 mm große Insekten, die im Kopfhaar leben und keine Krankheiten übertragen. Kinder mit langen, dichten Haaren sind bevorzugt – Läuse lieben es warm. Läuse saugen Blut aus der Kopfhaut, mit dem Speichel spritzen sie eine Substanz ein, sodass man den Stich nicht spürt. Diese Substanz ruft dann später als allergische Reaktion der Haut den Juckreiz hervor, nicht selten entsteht durch das Kratzen ein Kopfläuseekzem.

Läuse legen Eier, die mit einer Klebesubstanz an das Haar geklebt werden – man nennt die ovalen Eier und Eihüllen Nissen. Sie sehen aus wie Schuppen, lassen sich aber nicht abstreifen.

Die Ansteckung erfolgt blitzschnell von Kopf zu Kopf – eine Mütze wird getauscht, zwei Kinder stecken die Köpfe zusammen, Haar wird geschüttelt und schon ist die Laus übergelaufen. Kopfläuse haben nichts mit mangelnder Pflege oder dem sozialen Status zu tun – sie können jeden treffen.

Bei Läusebefall muss die ganze Familie mitbehandelt werden – eine einzige überlebende Laus genügt, um das Übel von vorn beginnen zu lassen. Das Mittel der Wahl ist ein Shampoo aus einem Pyrethrum-Extrakt, mit dem jede Haarsträhne exakt behandelt werden muss. 30 bis 60 Minuten muss der Extrakt einwirken und nach 7 – 10 Tagen muss die Behandlung wiederholt werden, damit Larven, die in ihren Eihüllen noch nicht getötet wurden, auch ausgerottet werden. Sprays sind ungünstig, denn Pyrethrum sollte nicht mit dem Schleimhäuten des Atmungstrakts in Berührung kommen. Erweisen sich die Läuse als resistent – was in manchen Städten leider der Fall ist, kann man auch eine chemische Keule einsetzen, chemisch hergestellte Artverwandte des Pyrethrums. Alternative aus Pflanzenölen hergestellte Läusemittel, z. B. aus Teebaumöl, sind unzuverlässig bei der Bekämpfung des Läuseproblems.

Allgemeine Maßnahmen: Haare schneiden, Fingernägel kurz schneiden, damit keine Kratzverletzungen passieren, sämtliche Kuscheltiere, Kuscheldecken etc. wandern in die Waschmaschine oder 3 Tage in den Tiefkühlschrank –

die Kälte überleben Läuse nicht. Ein Nissenkamm hilft, abgestorbene Nissen zu entfernen. Wenn man das Haar vorher mit Essigwasser wäscht, geht die Entfernung der Nissen leichter. Kämme, Bürsten in heißes Seifenwasser legen. Die gesamte Wäsche der Familie mindestens mit 60 Grad waschen oder möglichst heiß trocknen.

Auf jeden Fall Kindergarten, Schule und Freunde benachrichtigen, auch wenn das unangenehm ist – das verlangt die Fairness anderen Familien gegenüber.

Kopfschmerzen

→ **Lebensstil**
→ **Chinesisch heilen**
→ **Kneipp** → **Homoöpathie**
→ **Heilpflanzen**
→ **Hausmittel**

Etwa die Hälfte der Menschen leidet gelegentlich an Kopfschmerzen, ungefähr 10 % an Migräneattacken, Frauen ca. 2,5-mal so häufig wie Männer.

Primäre Kopfschmerzen sind als Krankheit an sich aufzufassen. Dazu gehören die → Migräne, Spannungskopfschmerzen und der → Clusterkopfschmerz.

Sekundäre Kopfschmerzen sind Begleiterscheinungen anderer Erkrankungen: Bei grippalen Infekten und prinzipiell bei allen fieberhaften Allgemeinerkrankungen, bei akuten Nebenhöhlenentzündungen, Bluthochdruckkrisen (ständiger Bluthochdruck macht meist keine Schmerzen), bei Fehlhaltungen und/oder schlechter Lagerung sowie Erkrankungen und Verletzungen der Halswirbelsäule und auch bei Augenerkrankungen. Niedriger Blutdruck, Unterzuckerung und Schilddrüsenunterfunktion können ebenfalls als Begleitsymptom Kopfschmerzen auslösen; insbesondere, wenn bereits die Neigung zu primären Kopfschmerzen besteht. Es versteht sich von selbst, dass die dem sekundären Kopfschmerz zugrunde liegende Erkrankung ursächlich behandelt werden muss. Auch manche Medikamente, Alkohol, Drogen, Nikotin, Koffein, Koffeinentzug, selten Nahrungsmittelzusätze wie Glutamat können Kopfschmerzen auslösen, ebenso Kohlenmonoxid, Benzin, Lösungsmittel, Rauchgase. Es gibt aber auch andere bedrohliche Ursachen: Gehirntumore, Gehirnhaut- und Gehirnentzündungen und Gefäßereignisse (Gehirnerweichung, Gehirnblutung, Gefäßaneurysma = sackartige Erweiterung von Arterien, die platzen kann) im Gehirn. Wenn in stummen Regionen auftretend, müssen keine sonstigen Ausfallserscheinungen bestehen.

Folgende Alarmsymptome erfordern rasche ärztliche Hilfe:
*Wenn die Schmerzen **plötzlich**, sozusagen aus »heiterem Himmel« auftreten und der Betroffene sonst selten unter Kopfweh leidet.*

*Wer **in der Nacht** mit Kopfschmerzen erwacht, sollte diese Erscheinung ernst nehmen und die Ursache klären lassen.*

*Manchmal wird Kopfschmerz durch **Husten** verstärkt. Das kann harmlose*

Ursachen haben, aber auch von einer Störung des zentralen Nervensystems herrühren.

***Kinder**, die unter Kopfschmerzen leiden, sind grundsätzlich zum Arzt zu bringen!*

*Bei **älteren Leuten** können plötzlich auftretende Kopfschmerzen einen drohenden Schlaganfall ankündigen.*

*Keine Selbstbehandlung bei Kopfschmerzen, die nach **Sturz oder Schlag** auf den Kopf entstanden sind, auch wenn die Verletzung schon Wochen zurückliegt.*

*Kopfschmerzen, die mit **Fieber, Erbrechen** oder gar mit **Verwirrung** einhergehen, bedürfen raschester Klärung und einschlägiger Behandlung.*

Anders ist es natürlich, wenn Sie nach einer feucht-fröhlichen Feier am nächsten Morgen mit einem »Kater« aufwachen. Dann leisten Ihnen die empfohlenen Maßnahmen ebenso gute Dienste. Sie sind aber auch nur als Unterstützung zu betrachten und können die viel besprochene vernünftige Lebensweise nicht ersetzen.

Kopfschmerz tritt nicht selten im Zuge einer starken nervlichen Anspannung auf. Dann eignen sich zur Behandlung neben naturheilkundlichen Maßnahmen, vor allem aktive Entspannungsübungen. Auch alle passiven Entspannungsmaßnahmen, wie ruhiges Liegen in der Badewanne, helfen.

Wer öfter unter primären Kopfschmerzen leidet, sollte zum Arzt gehen. Als Faustregel gilt: Die Einnahme von Kopfschmerz-Medikamenten sollte maximal an 10 Tagen pro Monat und drei Tage hintereinander erfolgen. Alles, was darüber hinausgeht, ist bedenklich – und zwingt zum Besuch beim Arzt!

Wenn Schmerzmittel zu häufig eingenommen werden, verändert sich die Schmerzverarbeitung im Gehirn, die Schmerzrezeptoren werden empfindlicher, die Folge sind immer häufigere Schmerzattacken, gegen die ständig Kopfschmerzmedikamente eingenommen werden. Es entsteht möglicherweise ein durch Medikamente induzierter Kopfschmerz.

Außerdem können die Schmerzmittel, über einen langen Zeitraum eingenommen, Schäden an den Nieren, der Leber und am Verdauungstrakt erzeugen. Beim Dauerkopfschmerz durch Medikamente hilft nur ein Entzug unter ärztlicher Aufsicht, entweder ambulant oder besser stationär.

Wer häufig unter Kopfschmerzen leidet und durch eine umfassende Untersuchung eine organische Ursache ausgeschlossen hat, sollte möglichst gezielt natürliche Heilmethoden einsetzen, um der Gefahr eines Dauerkopfschmerzes und eventuellen Organschäden auszuweichen.

Die Migräne ist eine Sonderform *→ Migräne.*

Lebensstil

- **Bewegung**
- **Arbeits-Ruhe-Rhythmus beachten**
- **gesunde Ernährung**
- **kein Nikotin**

Einige Veränderungen am Lebensstil können schon sehr hilfreich und unterstützend sein:

Denken wir an eine relativ einfache und ausgeglichene Lebensführung mit viel Bewegung an frischer Luft und ausreichend Schlaf. Beachtung der biogenen Rhythmen, vor allem des Arbeits-Ruhe-Rhythmus.

Den Fernsehkonsum auf ein Minimum einschränken und dieses Minimum sehr kritisch auswählen. Kein Nikotin (Gefäßverengung), Maßhalten beim Essen.

Wer durch die Bildschirmarbeit belastet wird: Monitor so oft wie möglich ausschalten; versuchen, sich einen der nahezu strahlungsfreien LCD-Bildschirme zu beschaffen.

Die Kneipptherapie mit ihren 5 Komponenten kann sehr gut zur Regulierung von Kopfschmerzen eingesetzt werden, vor allem wenn sie Ausdruck eines gestörten Regelmechanismus sind.

Chinesisch heilen

- Ohrreflexzone
- TENS
- Qigong
- MP 3
- MP 4
- B 63
- B 10
- M 41
- N 1

Wenn der Patient das Pech hat, auf die bisherige Behandlung durch die Schulmedizin nicht optimal anzusprechen, dann wird vom Patienten die Akupunktur oft als der letzte Weg beschrieben. Nach unserer Erfahrung kommt es damit in mehr als 70 % der Fälle zu einem positiven Ausgang.

Für eine optimale Behandlung ist eine exakte TCM-Differentialdiagnose (Bianzheng) Pflicht. Aus der Sicht der TCM unterscheiden wir je nach Krankheitsbild 6 typische Arten von Kopfschmerzen:

- Stagnation von Leber-Qi
- Hyperaktivität des Leber-Qi bei Yin-Mangel
- Allgemeiner Mangel an Qi und Xue
- Phlegma verlegt die kleinen Äste des Meridiansystems
- Wind-Symptomatik

Die Bianzheng-Diagnose nach TCM ist für den TCM-Arzt ein effizientes Konzept für die Akupunktur-Praxis. Es handelt sich hierbei um keine wissenschaftliche Erklärung im westlichen Sinn. Pro Akupunktur-Behandlung verwendet der Arzt etwa 12 dünne Einwegnadeln. Das Setzen der Nadel ist praktisch schmerzlos. Dann wird die Nadel kurz händisch gedreht und für etwa 20 – 30 Minuten liegen gelassen. Ein sehr wohliges Gefühl verspürt der Patient während des Liegens. Nach einer Behandlungsserie von etwa 15 Sitzungen empfehlen wir eine Pause von 3 – 6 Monaten einzuhalten.

Eine vollkommene Heilung ist meistens auch bei optimalem Therapieeinsatz kaum möglich.

Neben Migräne lassen sich mit Akupressur auch Kopfschmerzen, die von verspannter Nackenmuskulatur herrühren, erfolgreich behandeln:

Drücken Sie mit dem Daumen die Punkte MP 3, MP 4, B 63, B 10 und M 41 fünfmal je fünf Sekunden lang sehr kräftig. Die Punkte können Sie zwar unseren Skizzen entnehmen, wir wollen die Lokalisation dennoch zusätzlich genau beschreiben.

Den Punkt MP 3 finden Sie knapp hinter dem 1. Mittelfußknochen. Er ist auch wirksam gegen Durchfall, Erbrechen und Darmbeschwerden verschiedener Art.

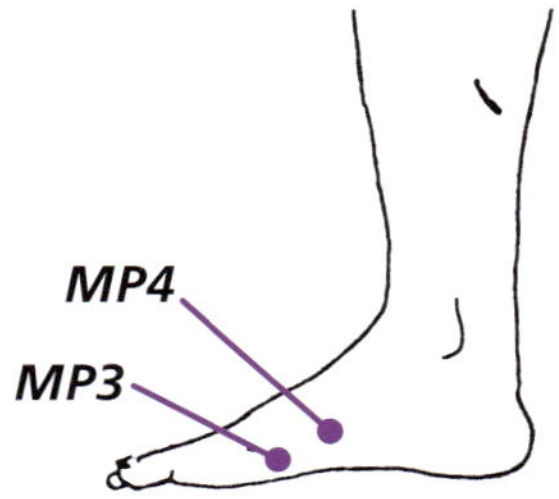

MP 4 heißt der »Fürstenenkel« und liegt auf der Fußinnenseite, etwa am höchsten Punkt des Fußgewölbes. Drücken Sie ihn bei Magenschmerzen und Darmbeschwerden.

B 63 ist das so genannte »Goldtor«. Die Stimulierung dieses Punktes nützt nicht nur gegen Kopfschmerzen, sondern hat auch gute Wirkung bei Schmerzen im Sprunggelenk, in den Lenden und im Bein. Der Punkt liegt einen Querfinger vor und unterhalb des äußeren Knöchels.

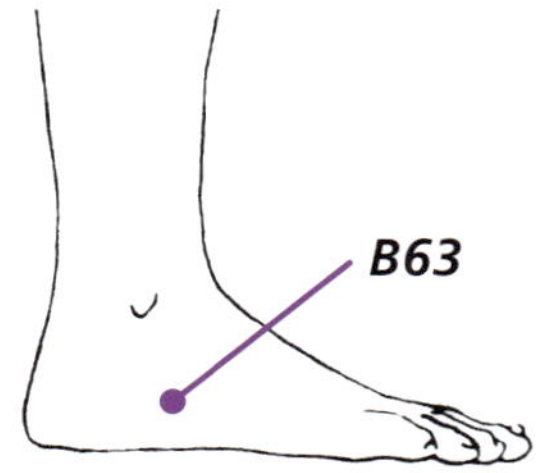

B 10 heißt »Himmelssäule«, weil er am Ansatz des Kapuzenmuskels am Hinterkopf liegt. Sie finden die »Himmelssäule« etwa einen Querfinger seitlich der hinteren Körpermittellinie in Höhe des Haaransatzes. Neben Kopfweh kann man damit auch Nackensteifheit, Schlafstörungen, Schmerzzustände im Hals sowie Heiserkeit nach zu starker Beanspruchung der Stimmbänder lindern.

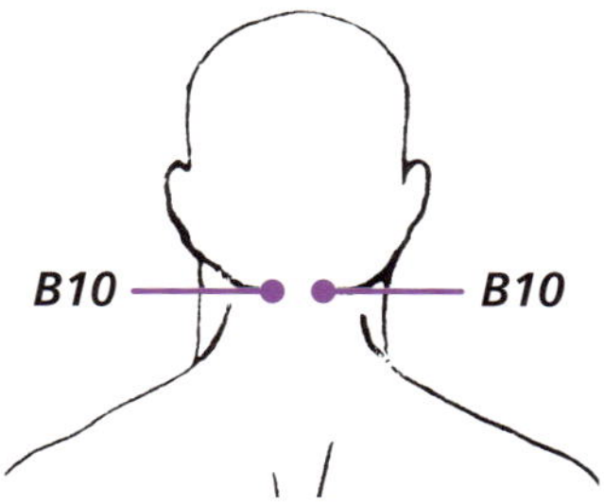

Einen weiteren Punkt gegen Kopfschmerzen finden Sie in der Mitte der vorderen Querfalte des Sprunggelenkes – es handelt sich um M 41, der auch der Linderung von Beschwerden im Sprunggelenk dienen kann.

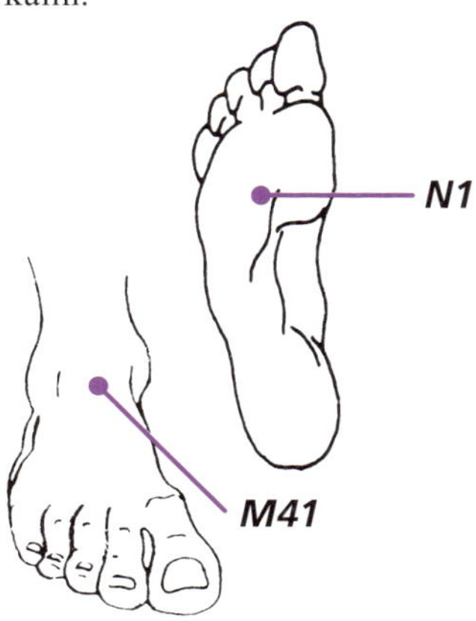

Nachdem Sie die beschriebenen Punkte wie empfohlen gedrückt haben, gehen Sie bitte dazu über, den Fuß von der Sohle bis zum Knie leicht hin und her zu streichen, zu massieren. Danach Fußsohle und Unterschenkel etwas fester kneten. Nun wieder von der Fußspitze bis zum Knie streichen.

Ist diese Behandlung abgeschlossen, drücken Sie mit dem Daumen oder mit Hilfe eines abgerundeten Holzstabes neuerlich den Punkt MP 4 sowie den Punkt N 1 mehrmals je fünf Sekunden lang. Der Schmerz, den Sie dabei empfinden, wird allmählich geringer – ein Zeichen, dass die Behandlung wirkt.

Jetzt kommt nochmals die »Himmelssäule« an die Reihe; der linke und der rechte Punkt B 10, der mit beiden Daumen gleichzeitig gedrückt wird. Verstärken Sie dabei etwas den Druck im linken Punkt B 10 (diese Übung wird auch als B10-Massage-Gymnastik bezeichnet).

Kneipp

- ▲ ansteigendes Armbad
- ▲ kalter Knieguss
- ▲ Wassertreten

Kneippanwendungen lassen sich hervorragend gegen Kopfschmerzen einsetzen. Allen voran das ansteigende Armbad, das vor allem auch bei beginnenden Migräneattacken auf die das Gehirn versorgenden Gefäße wirkt. Das Wasser im Waschbecken soll zu Beginn etwa 32 Grad haben, dann lässt man langsam heißes Wasser zufließen, bis eine Temperatur von 42 Grad erreicht ist. Noch 5 Minuten darin verweilen, danach die Arme gut abtrocknen und 1/2 Stunde Ruhe einhalten. Bei gefäßbedingten Kopfschmerzen ist der kalte Knieguss oder auch das Wassertreten angezeigt. Diese Anwendungen wirken reaktiv erweiternd auf die Gefäße und daher ableitend.

Homöopathie

- ▲ Kephalodoron
- ▲ Nux vomica
- ▲ Gelsemium
- ▲ Pulsatilla
- ▲ Acidum phosphoricum
- ▲ Belladonna
- ▲ Iris versicolor
- ▲ Spigelia
- ▲ Sanguinaria
- ▲ Bryonia

Kopfschmerzpatienten machen die Erfahrungen, dass all unsere chemischen Wundermittelchen zwar den momentanen Schmerz nehmen, jedoch nicht dauerhaft wirken. Was geschieht? Es kommt zur Betäubung = Lähmung der Schmerzen ohne ursächliche Aufarbeitung des

Problems. Dauernde Einnahme ist jedoch nicht nur fragwürdig, sondern zumeist auch schädlich. Die Behandlung mit homöopathischen Arzneien richtet sich nach den Symptomen und hat eine dauerhafte Selbstheilung zum Ziel.

Ein Mittel, das sich häufig bewährt hat, ist Kephalodoron der Firma Weleda, in der Schweiz unter Biodoron erhältlich (enthält Eisensulfat und Quarz).

Dosierung: Einige Male halbstündlich eine halbe Tablette in wenig Wasser aufgelöst, dann eventuell stündlich. Wie immer bei Besserung aufhören.

Nux vomica: Kopfschmerz nach Festen, Alkohol, Tabak (ob ein Mittel nach Ausschweifungen sinnvoll ist, sei dahingestellt); grantiger Gemütszustand, Verschlechterung im Freien, beim Denken, nach dem Essen.

Gelsemium: Bandgefühl um den Kopf; Beginn am Hinterkopf, nach vorne ziehend; Schmerz und Schwere der Augen; Doppelbilder oder verschwommenes Sehen; Schmerz in der Schläfe, strahlt aus ins Ohr; Schwindel, Zittrigkeit; benommener, dumpfer Gemütszustand; Verschlechterung: Aufregung, Neuigkeiten, Kälte und Feuchtigkeit. Besserung: Druck, frische Luft, eventuell Kaffee oder schwarzer Tee, erhöhtes Liegen.

Pulsatilla: Wandernde, stechende Schmerzen, nach Überarbeitung; tränendes Auge auf der befallenen Seite. Weint leicht; traurige Stimmung, Stimmung wie Aprilwetter. Besserung: Zuneigung, Trost, im Freien. Verschlechterung: Geschlossene Räume. Typisch: Wenig oder kein Durst.

Acidum phosphoricum: Verwirrung, Schwere des Kopfes, der sich wie zermalmt anfühlt; die allgemeinen Symptome sind wesentlich: große nervliche Schwäche; nach Enttäuschungen, Überforderungen, Konzentrationsschwäche, Verzweiflung; sehr blasses, fahles Gesicht. Besserung: Wärme, Ruhe. Verschlechterung: Anstrengung, Reden.

Belladonna: die Tollkirsche, Retter in der Not für akute Fälle. Pochender, pulsierender Schmerz (Herzschlag hallt wider), besonders Stirne oder Hinterkopf; Kinder schreien oft bedenklich; rotes, glänzendes Gesicht, glänzende, kranke Augen, klopfende Schläfenadern. Ursache: häufig Sonne oder Zugluft (Klimaanlagen). Besserung: Druck, Kopfpolster fest um den Kopf gewunden; halb aufrechtes Sitzen. Verschlechterung: Berührung, Licht, Geräusche, Zugluft! Überempfindlichkeit aller Sinne. Wer das Nahen von Kopfschmerzen nach Zugluft oder einer Klimaanlage spürt, kann eventuell vorbeugend Belladonna nehmen.

Iris versicolor: Gallenkopfschmerz; der Magen ist oft beteiligt, Übelkeit; klopfende, scharfe Schmerzen; Erbrechen, danach Besserung. Beginnt typisch mit verschwommenem Sehen; Sonntagsmigräne – die Entspannung lässt den Druck der Woche aufkommen. Besserung: Dauernde Bewegung. Verschlechterung: Ruhe, abends, nachts.

Spigelia: Vor allem linke Seite betroffen; drückender Schmerz beim Augendrehen und in den Schläfen, echte Neuralgie. Besserung: Erhöhtes Liegen. Verschlechterung: Berührung, Bewegung, Geräusche.

Sanguinaria: Migränemittel; beginnt morgens am Hinterkopf; erstreckt sich zum Auge; meist rechts! Schmerz nimmt an Heftigkeit zu, Erbrechen der letzten Mahlzeit. Besserung: Schlaf, flaches Liegen.

Bryonia: Berstender, zersplitternder Schmerz, wie von innen mit einem Hammer; ganz typisch: Verschlimmerung schon durch kleine Bewegungen, sogar nur der Augäpfel; Durst nach reichlich kühlen Getränken; sehr reizbar; Verschlechterung: Wärme, Bewegung. Besserung: Kräftiger Druck, eventuell kühle Auflagen.

Weitere Mittel: Silicea (am Hinterkopf beginnend, frostige Patienten); Cimicifuga (über dem Auge, neuralgischer

Gesichtsschmerz, Depressionen, wie eine Wolke um den Kopf, Gefühl, als würde sich das Gehirn öffnen und schließen, Uterus-Beteiligung); Cocculus (Schmerz mit Übelkeit beim Fahren im Auto oder am Schiff) …

So weit einige häufig gebrauchte Kopfschmerzmittel. Bleibt der Kopfschmerz trotz homöopathischer Behandlung, wird er im Laufe der Zeit noch stärker, sind weitere Untersuchungen angezeigt.

Heilpflanzen

- Gänsefingerkraut
- Weidenrinde
- Kamille
- Quendel
- Eisenkraut
- Basilikum
- Majoranöl
- Lavendelöl

Kopfschmerzberuhigender Tee: Gänsefingerkraut, Weidenrinde zu gleichen Teilen.

Bei Migräneanfällen wird folgender Tee empfohlen:

Kamille, Quendel, Eisenkraut, Basilikum zu gleichen Teilen. 4 Teelöffel werden in 1 l kochendes Wasser gegeben, 10 Minuten ziehen gelassen, 1/2 l wird sofort in kleinen Teilen getrunken, der Rest über den Tag verteilt. Bei Übelkeit eignet sich auch Melissentee zur Beruhigung des Magens.

Weitere Kräuter-Tipps: Bei Migräneanfällen kann man Feldthymian (Quendel = Herba Thymi serpylli) unter das Kopfkissen legen. Feldthymian in zwei kleinen Leinensäckchen über Dunst erhitzen und auf die Schläfen legen, darüber ein Tuch, bringt auch Schmerzlinderung.

Das Einreiben von 1 bis 2 Tropfen Majoranöl oder Lavendelöl auf die schmerzenden Schläfen kann ebenfalls Erleichterung bringen.

Hausmittel

- Wärmflasche
- rohe Kartoffelscheiben
- Magnesium
- Saftkur

Prof. Hademar Bankhofer empfiehlt folgende Hausmittel: Legen Sie eine mit heißem Wasser gefüllte Wärmflasche auf den Kopf. Lassen Sie die heiße Luft Ihres Haarföns auf die Schmerzstellen auftreffen. Tragen Sie eine warme Wollmütze. Die Gefäße weiten sich, der Schmerz lässt nach.

Viele ältere Menschen leiden unter Krampf-Kopfschmerzen, wenn die Temperaturen steigen. Versuchen Sie ein uraltes Hausmittel: Schneiden Sie eine rohe Kartoffel in Scheiben und legen Sie sich diese auf die Stirn. Wenn die kühlende Wirkung nachlässt, dann legen Sie neue Kartoffelscheiben auf. Der Saft der Kartoffel hat eine krampflösende Wirkung.

Untersuchungen der Deutschen Gesellschaft für risikofreie Therapie in Oldenburg haben ergeben, dass 82 Prozent aller Migräneanfälle in den Morgenstunden mit einem relativ hohen Mangel am Mineralstoff Magnesium einhergehen. Für eine rasche Hilfe nützt keine magnesiumhaltige Nahrung (Nüsse, Vollkorn, Soja), sondern ein Magnesium-Drink: Lösen Sie ein Briefchen Magnesium-Granulat in 1/8 Liter Mineralwasser auf und trinken Sie in kleinen Schlucken. Oder nehmen Sie ein Magnesiumpräparat aus der Apotheke.

Auch eine Saftkur gegen Migräne kann sehr erfolgreich sein, weil das reichliche Trinken und die Zufuhr von Vitaminen, Mineralstoffen und Spurenelementen die Ausscheidung von belastenden Stoffwechselschlacken fördern.

Wenn die Migräne wieder besonders quält, trinken Sie morgens, mittags und abends je 1/4 Liter Gemüsesaft und essen Sie nichts. Bei Hunger sind eine Portion Müsli oder ein Teller Haferschleimsuppe erlaubt. Und hier das Rezept des Saftes: 300 g Rote-Bete-Saft, 100 g Karottensaft, 100 g Selleriesaft, 30 g Rettichsaft und 2 Esslöffel Kartoffelsaft werden gemischt.

Krebs

→ **Heilpflanzen**
→ **Homöopathie**

Unter Krebs versteht man eine schrankenlose Gewebewucherung, der eine unkontrollierte Zellvermehrung zugrunde liegt. Dadurch wird gesundes Gewebe verdrängt und zerstört. Dem Körper werden Nährstoffe vorenthalten, da der bösartige Tumor die Nährstoffe für sich beansprucht. Bösartige Tumore haben auch die Eigenschaft, Zellen abwandern zu lassen, die sich in dem vom ursprünglichen Tumor entfernten Geweben ansiedeln und dort zu neuerlichen Wucherungen (Metastasen = Sekundärblastome) führen.

Der Erforschung von Arzneimitteln zur Krebsbehandlung wird heute an allen einschlägigen Instituten sehr viel Zeit und Geld gewidmet und die Forschung macht auch immer wieder große Fortschritte. Zugegebenermaßen allerdings bisher ohne generellen durchschlagenden Erfolg, aber immerhin »Etappensiege«.

Eine ganze Reihe von Krebsarten ist heute, vor allem bei rechtzeitiger Erfassung heilbar. Und das ist möglich, da die modernen diagnostischen Verfahren das Erkennen von Tumoren bereits in sehr frühen Stadien ermöglichen. Leider fehlen zu diesem Zeitpunkt vielfach noch Symptome und so versucht man, dieses Manko durch regelmäßige Vorsorgeuntersuchungen auszugleichen.

Man unterscheidet Karzinome und Sarkome, je nach Gewebeart, von der sie ihren Ausgang nahmen. Die Einteilung von Krebserkrankungen folgt nach ihrem Ursprung, nach ihrem histologischen Bau und nach mikrobiologischen Charakteristiken, nach denen auch die Aggressivität des Tumors und die Ansprechbarkeit auf Chemotherapie abgeleitet werden können.
Als Ursachen von Krebs gelten Einflüsse, die die genetische Kontrolle der Zellvermehrung zerstören und deren Reparatur verhindern. Dazu zählen chemische und physikalische Einwirkungen (z. B. Auslösung von Hautkrebs durch übermäßige Sonnenbestrahlung – UV-Licht), gewisse Hormone, Immunstörungen, chronische Organveränderungen, aus denen sich ein Krebs entwickeln kann (so genannte Praecancerosen, z. B. Leberschrumpfung) und auch Viren werden als Auslöser diskutiert. Eine gewisse Bedeutung kommt bei bestimmten Krebsarten, z. B. dem Brustkrebs, der Vererbung zu. Fehlverhalten, wie sie in der Lebensstilmedizin diskutiert werden, haben eine sehr wesentliche Bedeutung. Der unheilvolle Einfluss des Rauchens ist bekannt, aber auch Alkohol ist ein Zellgift und hat – insbesondere bei Leberschädigung durch chronischen Missbrauch – die Rolle des Wegbereiters für ein Krebsgeschehen.

Übergewicht korreliert mit bestimmten Krebsen und auch der Einfluss von bestimmten Nahrungsmitteln und deren Zusatzstoffen wird sehr intensiv diskutiert, z. B. der Zusammenhang zwischen sehr häufigem Konsum von »roten« Fleischsorten und Darmkrebserkrankungen.

Die krebsfördernde Wirkung von Schimmelpilzgiften aus verdorbenen Nahrungsmitteln ist nachgewiesen. Desgleichen gibt es Zusammenhänge zwischen dem ständigen Genuss von stark gebräunten bzw. angekohlten Speisen und über offenem Feuer gegrillten Fleisch und der Häufigkeit des Auftretens von Krebserkrankungen.

Genauso intensiv wie auf dem Gebiet möglicher Therapieoptionen sucht man auch in Richtung Vorbeugung. Fest steht, dass vor allem Obst und Gemüse sowie Getreide eine Reihe von

Schutzstoffen gegen eine mögliche Krebsentwicklung haben. Dazu zählen Vitamine, Mineralstoffe, sekundäre Pflanzenstoffe wie Duft- und Farbstoffe usw. Diese Schutzstoffträger sollten wir täglich reichlich aufnehmen, um diese Sparte im Kampf gegen den Krebs voll zu nützen.

Das Wichtigste aber ist die regelmäßige ärztliche Vorsorgeuntersuchung. Sie gewährleistet, dass eine beginnende Krebserkrankung schon im frühest möglichen Stadium aufgedeckt wird und eine Behandlung optimale Chancen auf Erfolg hat. Die Möglichkeit, eine jährliche Vorsorgeuntersuchung in Anspruch nehmen zu können, ist eine der größten Errungenschaften unseres Gesundheitssystems!

Die moderne Krebstherapie stützt sich auf operative, medikamentöse (chemotherapeutische und hormonelle) und strahlentherapeutische Behandlungen und ist eine interdisziplinäre Aufgabe für Fachärzte, die je nach Art des Tumors und dessen Stadium maßgeschneiderte Konzepte erstellen.
Neben den immer wieder neu entdeckten Tumor hemmenden Medikamenten wurden auch schon eine Reihe von Medikamenten entwickelt, die die Verträglichkeit der medikamentösen und der Strahlentherapie erheblich verbessert bzw. deren Nebenwirkungen reduziert. Für die den Patienten nicht unerheblich belastende Chemotherapie ist der enge, vertrauensvolle Kontakt mit dem behandelnden Arzt, der die Therapie den persönlichen Erfordernissen und Bedürfnissen des Patienten anpasst, außerordentlich wichtig. Der Patient kann durch eine innere positive Einstellung sehr wesentlich zum Erfolg der Behandlung beitragen. Naturheilkundliche Maßnahmen bringen vielfach ergänzende Hilfe oder tragen zur besseren Verträglichkeit der Therapie bei. Der die Behandlung leitende Arzt muss aber immer befragt bzw. informiert werden. Nicht engstirnige Onkologen sind immer bereit, vernünftige Zusatztherapien aus der Naturheilmedizin in ihr Therapiekonzept aufzunehmen.

Eine alleinige Therapie mit naturheilkundlichen Möglichkeiten ist auf jeden Fall sinnlos und dem Patienten gegenüber verantwortungslos.

Heilpflanzen

- **Mistel**
- **Rote Bete**
- **Krallendorn**
- **Angelikawurzel**

Seit altersher ist die Mistel eine der großen Heilpflanzen, die bei den Druiden, den alten Priesterärzten, als Symbol für das Ewige verehrt wurde – da sie ein Immergrün ist, symbolisch die Grenzen der Natur überschreitet und im Winter, wenn die übrige Vegetation ruht, ihre größte Kraft entfaltet. Außerdem ist sie, wie der Tumor, ein Parasit, ernährt sich von den Lebenskräften der Wirtspflanze. Die Wirksamkeit besteht darin, dass dem Organismus sowohl die Information als auch die Lebenskräfte der Pflanze zur Verfügung gestellt werden. Erzielbar sind nachhaltigere Wirkungen der Chemo- und Strahlentherapie, das heißt nicht entfernbare Tumoren haben ein verzögertes Wachstum, Rezidive treten später auf, tumorspezifische Schmerzen werden gemildert und die Schmerztherapie kann reduziert werden.

Alles in allem bringt die Mistelzusatztherapie nicht nur einen Zeitgewinn sondern auch eine Steigerung der Lebensqualität. Auch hier sei noch einmal darauf hingewiesen, dass jede zusätzliche Therapie mit dem behandelnden Arzt besprochen werden muss.

Es stehen verschiedene standardisierte Mistel-Präparate mit empirisch gefundener Indikation zur Injektion zur Verfügung. Die Patienten oder deren Angehörige können das sehr einfache Spritzen unter die Haut (subkutan) erlernen. Sind die Injektionspräparate nicht angezeigt, kann auf die Mistel-Urtinktur zurückgegriffen werden.

Aus der Palette an zusätzlich möglichen Therapien seien erwähnt: Rote Bete, Krallendorn, Angelikawurzel. Auch pflanzliche Enzympräparate gibt es, denen eine zellaufbauende Wirkung zugesprochen wird.

Homöopathie

- Arsenicum album
- Asterias rubens
- Carbo animalis
- Conium
- Lycopodium
- Acidum nitricum
- Phosphor
- Phytolacca
- Silicea

Neben den Fragen nach der Verwirklichung des eigenen Lebens, neben der psychischen Auseinandersetzung (vor allem auch mit den Angehörigen) kennt die Homöopathie Anwendungen, die das Immunsystem, also die Lebenskräfte, zum Teil sehr spezifisch stärken, ohne zu behaupten, sie könne die Krebskrankheit heilen. Manchmal ist Heilung möglich, das hängt vom Vitalitätszustand und vielen anderen Faktoren ab. Nicht zu selten kommt es jedoch zu langfristigen Besserungen, die alle Erwartungen übertreffen.

Entsprechend der individuellen Symptomatik können viele verschiedene Mittel in Frage kommen:

Arsenicum album, Asterias rubens (der Seestern, man beachte die äußere Ähnlichkeit mit malignen Tumoren), Carbo animalis (Tierkohle), Conium, Lycopodium, Acidum nitricum, Phosphor, Phytolacca, Silicea; zusätzlich Carcinosinum oder andere Nosoden, an die auch bei der so genannten Krebsdiathese – das sind familiär gehäuft vorkommende bösartige Krankheiten – gedacht werden soll.

Kreuzschmerzen

→ Lebensstil
→ Chinesisch heilen

Die Wirbelsäule, oder besser das Achsenorgan, bildet das zentrale, tragende Stützorgan im menschlichen Körper. Sie besteht aus knöchernen Wirbeln und den dazwischen gelagerten Knorpelringen (Bandscheiben), die eine Pufferfunktion zu erfüllen haben.

Im Bereich des Kreuz- und Steißbeins sind die Wirbel miteinander verschmolzen, während 7 Halswirbel, 12 Brustwirbel und 5 Lendenwirbel hingegen beweglich sind und nur über Gelenke miteinander kommunizieren.

Das Rückgrat verfügt normalerweise über Krümmungen die dem Raumbedarf der inneren Organe entsprechen. Festigkeit erhält dieser massive, gegliederte Apparat durch starke Bänder und Muskeln. Letztere wirken wie ein natürliches Korsett. Das ist deshalb notwendig, weil vor allem auf dem unteren Teil der Wirbelsäule das gesamte Gewicht des Rumpfes lastet.

Die Lendenwirbelsäule und die Übergänge zur unteren Brustwirbelsäule und zum Kreuzbein sind die statisch und mechanisch am meisten beanspruchten Teile. Kein Wunder, dass Schäden und damit Schmerzen besonders häufig in diesem Bereich auftreten. An dieser Stelle wirken sich Beuge- und Drehbewegungen am stärksten aus.

Kreuzschmerzen haben viele mögliche Ursachen: Rheumatische Schmerzen vom Achsenorgan aus stehen wohl an erster Stelle. Dazu gehören vor allem degenerative Veränderungen und angeborene oder erworbene Haltungsfehler mit sekundärer Beeinträchtigung des Rückenmarks und den entspringenden Nervenwurzeln.

Schlechte Haltung mit abnormaler Belastung führen entweder von sich aus zu Schmerzen oder verschlimmern bereits bestehende, auf Degeneration beruhende Beschwerden. Überbeanspruchung durch einseitigen Sport ist besonders schädlich – etwa bei Tennisspielern, Leichtathleten (Diskuswerfen, Hammerwerfen, Kugelstoßen, Speerwerfen), aber auch bei Golfspielern.

Neben der Überbelastung führt auch das Gegenteil zu Störungen: Wer nie Sport betreibt, wird die Erfahrung machen, dass seine Muskeln mit zunehmendem Alter schlaff und leistungsuntüchtig werden. Bei Bewegungsfaulen verkümmern nicht nur Arm- und Beinmuskeln – auch das Muskelkorsett der Wirbelsäule wird immer schwächer. Krümmungen nehmen dann immer weiter zu und führen zu Rundrücken oder Rundhohlrücken.

Schlechte Haltung ist überdies oft eine Ausdrucksform psychischer Missempfindung (Depression). Traurige Menschen nehmen eine ganz typische gebeugte Haltung im Bereich der Hals- und Brustwirbelsäule und des Schultergürtels ein. Auch Erkrankungen an den Nieren, am unteren Magen-Darm-Trakt und den inneren Geschlechtsorganen können sich durch Schmerzen im Lendenwirbelsäulenbereich äußern. Nicht selten kündigt sich eine Grippe durch starke Kreuzschmerzen an. Eitrige Zähne, Mandeln, Nebenhöhlen usw. können, ebenso wie Alkohol und gelegentlich Nikotin, zur gleichen Symptomatik führen. Allerdings sind sie dann meist nicht auf die Lumbalregion beschränkt, sondern strahlen in die Beine aus. Tritt ziehender Schmerz im Oberschenkel auf, der bis über die Knie, ja sogar bis zu den Zehen reichen kann, so spricht man im Volksmund von »Ischias« und meint eine Störung des kräftigsten Nervs im Körper, des Nervus ischiadicus → *Ischias*.

Setzen Schmerzen akut ein, muss unbedingt ein Neurologe, Neurochirurg oder Orthopäde aufgesucht werden, weil ein so genannter Bandscheibenvorfall die Ursache sein kann. Die Bandscheibe ist entweder vorquellend und drückt auf Nervenwurzeln oder es kommt zum »Bruch« des derben Bandringes und die weiche Masse im Kern der Bandscheibe tritt aus. Ohne rasche Behandlung kann es zu Lähmungen mit lebenslangem Siechtum kommen.

Die einzuschlagende Therapie richtet sich nach der Ursache der Schmerzen.

Lebensstil

- **hartes Bett**
- **Duschgymnastik**
- **Wirbelsäulengymnastik**
- **Rückenschwimmen**

Zur Vorbeugung: Bevorzugen Sie harte Sessel mit geraden Lehnen und unbedingt auch »harte« Betten. Wenn die Betteinlage bereits durchgelegen ist, lassen Sie als einfachste Gegenmaßnahme vom Tischler ein auf das Rahmenmaß zugeschnittenes Brett liefern. In den meisten Fällen ist es möglich, dieses Brett unter die Matratzen zu schieben. Sie werden staunen, wie gut Sie trotzdem schlafen und wie rasch sich aber auch Ihre Kreuzbeschwerden bessern.

Prof. Willi Dungl hat Duschgymnastik empfohlen. Lassen Sie die Wirbelsäule täglich fünf Minuten lang mit warmem Wasser anprasseln, führen Sie dann noch unter der Brause gymnastische Übungen durch – immer locker bleiben.

Selbst der Vorgang des Abtrocknens kann in das Hilfsprogramm eingebaut werden. Führen Sie mit dem Handtuch, das Sie in beide Hände nehmen, waagrechte und diagonale Reibbewegungen auf dem Rücken durch. Das fördert die Durchblutung und stärkt außerdem die Muskulatur. Auch im Alltag haben Sie oft die Möglichkeit, vorbeugende Gymnastik zu betreiben. Wenn Sie durch eine Tür treten, vergessen Sie beispielsweise nicht, mit den Händen abwechselnd so hoch wie möglich über den Rahmen zu greifen – so als hätten Sie die Absicht, Kirschen vom Baum zu holen.

Falls Sie an einem Schreibtisch arbeiten, sitzen Sie immer möglichst aufrecht. Rutschen Sie gelegentlich an den vorderen Rand der Sitzfläche und machen Sie Lendenwirbelsäulen-Gymnastik in Form von abwechselndem Überstrecken und Krümmen. Lassen Sie absichtlich öfter etwas fallen (Bleistift, Radiergummi usw.) – je häufiger Sie sich nach verschiedenen Richtungen bücken müssen, desto besser für Ihre Wirbelsäule.

Daheim gibt es noch einige gezielte Übungen: Legen Sie sich auf den Rücken und bringen Sie die gebeugten Knie bis zum Bauch. Fassen Sie nun mit beiden Händen die Knie und richten dann den Oberkörper so weit wie möglich auf. Oder legen Sie sich mit gestreckten Unterschenkeln auf ein Bett und strecken Sie nun den ganzen Körper so durch, dass sich das Gesäß möglichst weit vom Boden abhebt. Bei der Streckbewegung einatmen, beim Herunterlegen ausatmen.

Auch Schwimmen dient der Vorbeugung. Für die Gesundheit ist Rückenschwimmen wesentlich günstiger als Brustschwimmen. Vor allem bei bereits bestehenden Schmerzen soll der Körper möglichst flach auf dem Wasser liegen und nicht wie beim Brustschwimmen stark durchgebogen sein. Schließlich schadet auch zu tiefe Wassertemperatur. Wer aus Gesundheitsgründen schwimmt, sollte Wasser mit mindestens 26 °C wählen; optimal wären 35 °C, denn je tiefer die Wassertemperatur umso weniger entspannen sich verkrampfte Muskel.

Liegt laut ärztlicher Diagnose nur verspannte Muskulatur vor, so hilft neben den beschriebenen Maßnahmen für die ganze Wirbelsäule noch eine spezielle Entlastungsmethode. Stützen Sie sich mit beiden Armen zwischen 2 Tischen usw. ab und lassen die Beine locker baumeln. Die Wirbelsäule wird auf diese Weise sanft gestreckt und die Nervenwurzeln vom Druck der harten Muskeln befreit.

Chinesisch heilen

- **Akupunktur**
- **Fußreflexzonenmassage**
- **Auriculotherapie**

All diese Maßnahmen können durch chinesische Massage unterstützt werden; Schmerzzustände lassen sich noch nachhaltiger beseitigen.

Vor der Massage soll die Stelle erwärmt werden (entweder durch Duschen oder mit Hilfe eines feuchtwarmen Handtuches). Massieren Sie die Kreuzregion so, dass vier Finger der Hand neben der Wirbelsäule leichte Streichbewegungen auf- und abwärts durchführen. Erst großflächig massieren, dann mit vibrierenden Bewegungen kräftiger aufdrücken. Führen Sie auf diese Weise die Massage entlang der beiden Blasenmeridiane durch. (Diese liegen zwei bzw. vier Querfinger seitlich der Mittellinie des Rückens.) Dann wieder mit der ganzen Handfläche massieren.

Zum Schluss massieren Sie noch einige lokale Punkte: B 25 (zwei Querfinger seitlich des 4. Lendenwirbelfortsatzes, in Höhe des oberen Beckenrandes), B 23 (»Zustimmungspunkt der Niere« – er liegt in Höhe des 2. Lendenwirbelfortsatzes, zwei Querfinger seitlich der hinteren Mittellinie. Den 2. Lendenwirbel-Dornfortsatz finden Sie, wenn Sie vom 4. Fortsatz auf Höhe des oberen Beckenrandes noch zwei Erhöhungen nach oben zählen. Die Niere hat übrigens in der traditionellen chinesischen Medizin eine Schlüsselfunktion als Organ, das unsere »Lebensenergie« speichert. Von den Nieren gehen Vitalität und Potenz aus, sie dienen demnach nicht nur der Harnausscheidung) und B 47 (liegt auf gleicher Höhe wie B 23, nur statt zwei Querfinger vier Querfinger von der Mittellinie entfernt). Unmittelbar darauf soll die verspannte Bauchmuskulatur vom Nabel bis zum Schambeinoberrand massiert werden.

Nach dieser lokalen Massage folgt die ziemlich schmerzhafte Fußreflexzonenbehandlung. Die entsprechende Zone finden Sie auf der Fußsohleninnenkante, also vom Zehenballen weg bis zur Ferse. Je nach Lokalisation der Beschwerden im Rückgrat werden auch auf der Fußsohle einzelne Abschnitte besonders schmerzempfindlich sein. Am besten lässt man diese Behandlung von einem geschulten Masseur durchführen. Massiert wird so lange, bis der Schmerz bei gleich bleibendem Druck deutlich nachlässt.

Die Wirbelsäule und auch die Organe des Körpers spiegeln sich auch im Bereich der Ohrmuscheln wider. Diese Erkenntnis macht sich die so genannte Auriculotherapie zunutze. Akupunkteure erzielen durch Einstechen der Nadeln in bestimmte Punkte auf dem Ohr beeindruckende Erfolge.

Auch Sie können bei örtlichen Wirbelsäulenschmerzen das Ohr zur Behandlung heranziehen. Betasten Sie die Ohrmuschel kräftig mit Daumen und Zeigefinger – dort, wo der Druck als schmerzhaft empfunden wird, massieren Sie 30 Sekunden lang.

Gegen chronische Beschwerden hilft Druck auf die Punkte M 36 (eine Handbreit unter der Kniescheibe, einen Querfinger seitlich nach außen) und G 34 (genau unter dem Wadenbeinköpfchen, kann aber auch etwas davor oder dahinter liegen. Besonders druckempfindlich bei Muskel- und Sehnenbeschwerden sowie Störungen der Gallenblase).

Die lokale Erwärmung der Punkte B 23, B 47, B 25, LG 4, M 36 und LG 14 ist ebenfalls Erfolg versprechend.

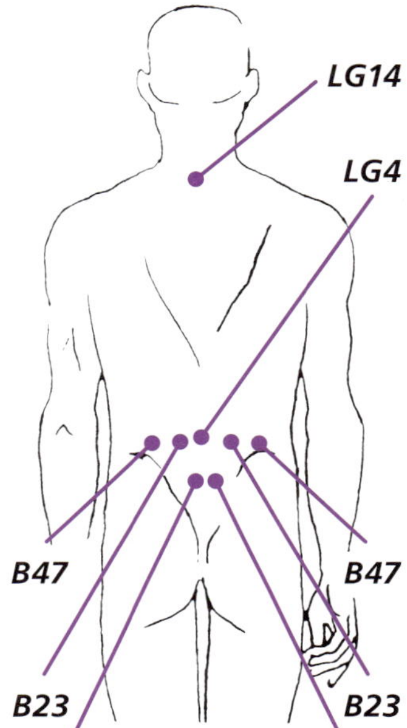

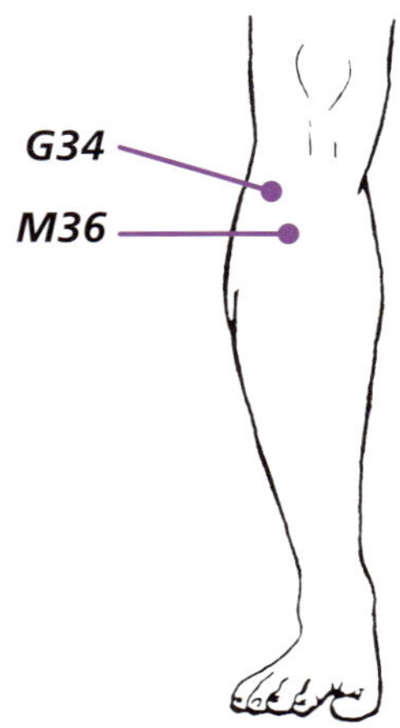

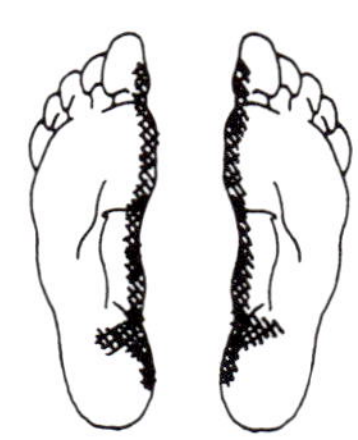

Kneipp

→ Ischias

Heilpflanzen

→ Ischias

Homöopathie

→ Hexenschuss

Kropf

→ Ernährung
→ Lebensstil

Der Begriff Kropf drückt herkömmlicherweise lediglich die Vergrößerung der Schilddrüse aus, wie sie früher in jodarmen Gegenden infolge eines Jodmangels bzw. auch Zink- und Selenmangels gang und gäbe war. Es war und ist dies ein Unterfunktionskropf, wo die Schilddrüse versucht, durch Vergrößerung die Unterfunktion auszugleichen. Andererseits kommt es bei der Basedow'schen Erkrankung, bei der aus ungeklärter Ursache infolge einer Autoimmunerkrankung eine Überfunktion der Schilddrüse besteht, auch zu einer mehr oder weniger ausgeprägten Vergrößerung. Durch die heutigen Untersuchungsmethoden unterscheiden wir aber nicht mehr nur zwischen Über- und Unterfunktion, sondern können auch einzelne abgeschlossene Areale innerhalb der Schilddrüse in ihrer Funktion erfassen. So unterscheiden wir Zysten, warme (mit Überfunktion) und kalte (mit Unterfunktion und Verdacht auf Bösartigkeit) Knoten. Auch die so genannte Hashimoto-Thyreoiditis, eine Autoimmunbasis-bedingte Schilddrüsenentzündung, die ebenfalls zur Bildung eines kleinen Kropfes führen kann, ist abzugrenzen.

In Jodmangelgegenden dominiert der Jodmangelkropf. Der Jodmangel innerhalb der Schilddrüsenzelle übt einen Wachstumsreiz auf dieses kleine, aber lebenswichtige Organ aus. Jod ist ein unentbehrlicher Bestandteil der von der Schilddrüse gebildeten Schilddrüsenhormone, die eine Vielzahl von Stoffwechselvorgängen in unserem Körper steuern und von zentraler Bedeutung sind. Bei Jodmangel gleicht das Organ dies zunächst mit Wachstum aus, danach kommt es zur Unterfunktion.

Die Vergrößerung der Schilddrüse kann Atemprobleme durch Einengung der Luftröhre und Sprechbehinderungen durch Lähmung der Stimmbänder auslösen. Ist Jodmangel die Ursache einer Unterfunktion, muss die Behandlung auf jeden Fall Jod enthalten. Gemeinsam mit Jod wird Schilddrüsenhormon zugeführt, was zu einer Rückbildung der Vergrößerung führt.

Mit zunehmendem Alter kommt es an der Schilddrüse zur Ausbildung der oben angeführten Zysten und Knoten, die meistens gutartig sind und nicht operiert werden müssen, solange sie eine gewisse Größe nicht überschreiten. Wenn sie allerdings eine allgemeine Schilddrüsenüberfunktion, die durch Medikamente nicht zu stoppen ist, auslösen, muss eine Teilresektion erfolgen. Bei Verdacht auf Bösartigkeit bringt die Feinnadelbiopsie die Entscheidung zur Operation; sie wird auch im Zweifelsfall durchgeführt. Nach der Operation, bei der je nach Situation ein Teil oder das gesamte Schilddrüsengewebe entfernt wird, muss man meist ein Leben lang Schilddrüsenhormone einnehmen, um eine Unterversorgung zu vermeiden. Schilddrüsenstörungen müssen mit den heute zur Verfügung stehenden exakt abgeklärt und vom Fachmann behandelt werden. Nur die Jodprophylaxe liegt in der Hand jedes Einzelnen.

Schilddrüsensymptome

Unterfunktion: *Antriebslosigkeit, Neigung zu Inaktivität und Übergewicht, Gleichgültigkeit, alle Lebensfunktionen gebremst*

Überfunktion: *Unruhe, Hyperaktivität, Gewichtsabnahme, Handschweiß, alle Lebensfunktionen eher gesteigert*

Die Symptome können mehr oder weniger ausgeprägt und unter Umständen auch larviert sein!

Schilddrüsendiagnostik

Klinische Untersuchung: *Größe der Schilddrüse und eventuell tastbare Knoten*

Normales Röntgen: *Größe und Verdrängung oder Einengung der Luftröhre*

Ultraschalluntersuchung: *Größe der Schilddrüse, benachbarte Lymphknoten*

Nuklearmedizinische Untersuchung: *Exakte Einzelheiten mit Differenzierung von Zysten und Knoten*

Feinnadelbiopsie: *Punktion, um Bösartigkeit zu erfassen oder abzugrenzen*

Labordiagnostik: *Schilddrüsenhormone und weiterer spezieller Laborparameter zur genaueren Differentialdiagnose*

Ernährung

- jodreiche Ernährung
- jodreiche Mineralwässer
- jodiertes Speisesalz

Um dem Jodmangel-Kropf vorzubeugen, ist eine jodreiche Ernährung sinnvoll. Jodreich sind Schellfisch, Lachs, Scholle, Miesmuscheln, Kabeljau, Goldbarsch, Heilbutt, Hering, Tunfisch. Ohne Fisch gelingt es kaum, den Jodbedarf von etwa 200 Mikrogramm täglich zu decken. Jodreiche Mineralwässer sind u. a. Sicheldorfer, Ausseeer Heilquelle, Gleichenberger Konstantinquelle, Radenska. Ferner sollte man darauf achten, jodiertes Speisesalz zu verwenden. Eine ausreichende Jodversorgung ist vor allem in der Schwangerschaft wichtig, um Mutter und Kind ausreichend mit Jod zu versorgen.

Lebensstil

- nicht rauchen

Schilddrüsenerkrankungen sind häufig, Frauen sind öfter betroffen. Am stärksten Frauen, die bis zum Eintritt einer Schwangerschaft rauchen oder deren Partner raucht, denn Nikotin stört die Jodverwertung und der Jodbedarf ist durch die Schwangerschaft erhöht. Aber Achtung, auch eine Jod-Überversorgung ist für das Kind gefährlich. Keinesfalls darf eine Schilddrüsenhormon-Einnahme während der Schwangerschaft beendet werden – eine engmaschige ärztliche Kontrolle ist angezeigt, um das Kind vor einer Frühgeburt und vor Missbildungen zu schützen.

Krupp-Syndrom

→ Lebensstil

Der Begriff Krupp war in der ersten Hälfte des vorigen Jahrhunderts der → Diphtherie, der so genannten Halsbräune, vorbehalten. Mit Klärung der viralen Ursache und der pathologischen

Grundlage wurde die Diphtherie ausgeklammert und heute wird damit ein typisches Krankheitsbild mit einem harten, bellenden Husten und einer ziehenden, behinderten Einatmung (inspiratorischer Stridor) durch eine entzündliche Kehlkopfenge unterhalb des Kehldeckels, verstanden. Krupp kommt in der Regel vom 1. bis zum 7. Lebensjahr, eher selten auch früher oder später, vor.

Symptome des Krupp-Syndroms: *Nach kurzen katarrhalischen Vorboten mit eher leichtem Schnupfen und Husten, meist mitten in der Nacht, plötzliche Verschlechterung mit bellendem Husten, ziehenden Geräuschen bei der Einatmung durch Behinderung in den Atemwegen und Atemnot. Die Kinder sitzen mit erschreckten, großen Augen im Bett, Wangen gerötet, bei längerem Bestehen sind die Lippen und gelegentlich auch die Wangen bläulich verfärbt. Der Husten ist schmerzhaft und beim Einatmen werden unter Umständen die Halsgrübchen und die Zwischenrippenräume eingezogen. Das Krankheitsbild entspricht der Schwere der Atembehinderung.*

Auslöser sind verschiedene Viren, wie Parainfluenzaviren, Influenza-A- und -B-Viren, RS- Viren usw. Je nach Auslöser und dem individuellen Zustand des Abwehrsystems können die Auswirkungen mehr oder weniger dramatisch sein.

Es kommt zu einer akuten Kehlkopfentzündung mit entzündlicher Schwellung durch Flüssigkeitseinlagerung unterhalb des Kehldeckels und außerdem zum Fortschreiten der Entzündung auf die oberen und unteren Atemwege. Durch die meist vorhandenen häutchenförmigen Beläge kann es zu einer weiteren Verengung der Luftröhre kommen, die Einatmung erheblich behindert.

Abzugrenzen ist der virale Krupp von der durch Bakterien (meist Haemophilus influenzae, Typ B) ausgelösten Entzündung des Kehldeckels, der Epiglottitis. Eine sehr ernst zu nehmende, meist hochfieberhafte Erkrankung, die sofort fachgerechter Behandlung bedarf. Beim Krupp besteht kaum

Fieber, wenig Speichelfluss, starke Heiserkeit, aber doch unterschiedliche Schwere der Erkrankung. Der Heilungsverlauf ist gut, die Wiederholung häufig. Wegen der Gefahr der Atemnot bis zur Bewusstseinsstörung und Muskelerschlaffung sowie der Verwechslungsgefahr mit der Kehldeckelentzündung ist die sofortige Spitalseinweisung angezeigt.

Lebensstil

- ▲ **Entspannung**
- ▲ **Haemophilus influenzae-Vorbeugung**

Stress und Aufregung verstärken alle Krupp-Symptome – insbesondere soziale Belastungen der Kinder und mangelnde Obsorge, das heißt zu wenig Nestwärme.

Gegen die Gefahr der Kehldeckelentzündung durch das Bakterium Haemophilus influenzae ist die vorbeugende Impfung das Mittel der Wahl!

Laktose-Intoleranz

→ Ernährung

Wenn der Milchzucker als Bestandteil der Milch nicht vertragen wird, spricht man von Laktose-Unverträglichkeit. Zur Verdauung des Milchzuckers ist ein Enzym, die Laktase, notwendig. Es wird im Darm gebildet und spaltet den Milchzucker in Galaktose und Glukose. Wenn dieses Enzym (unzureichende Produktion = sekundärer Mangel, ererbtes Produktionsdefizit (selten) = primärer Mangel) fehlt, gelangt der Milchzucker in untere Darmabschnitte und wird dort von den Darmbakterien als Nährstoff genutzt. Dabei entstehen Säuren und Gase, die wiederum zu vermehrtem Flüssigkeitseinstrom in den Darm führen. Die Folge: Durchfall, Bauchschmerzen, Blähungen, Völlegefühl.

Etwa 20 % der europäischen Bevölkerung leidet an Mangel oder ungenügender Produktion von Laktase und haben eine Laktose-Unverträglichkeit. In Afrika oder Australien liegt diese Zahl ganz erheblich höher. Es ist keine Erkrankung im eigentlichen Sinn, sondern eine mangelhafte Anpassung – der Säugling verträgt viel Laktose, die in der Muttermilch vorhanden ist, die Enzymbildung nimmt im Lauf des Lebens mehr oder weniger stark ab. Meist treten die Beschwerden erst ab etwa einer Menge von 200 ml Milch/Tag (= 10 g Laktose) auf, selten kommt es schon bei geringeren Mengen zur Unverträglichkeit. Treten die Erscheinungen bereits bei ganz kleinen Mengen auf, eventuell kombiniert mit Ausschlägen etc., muss auch an eine Milchallergie gedacht werden – ärztliche Abklärung ist unbedingt erforderlich.

Um dennoch den Kalziumbedarf durch Milchprodukte zu decken, kann auf Sauermilch und Käse ausgewichen werden. Damit kann einem Kalziummangel, der ein Risikofaktor für die gefürchtete → Osteoporose ist, vorgebeugt werden. Bei sehr empfindlichen Personen, die Käse ablehnen und auch Sauermilchprodukte schlecht vertragen, muss die Kalziumunterversorgung anders kompensiert werden. Dazu gibt es Laktase-Präparate zum Einnehmen, die je nach Ausmaß des Laktasemangels und der beabsichtigten Milchzuckeraufnahme dosiert werden. Die Einnahme muss aber ärztlich überwacht werden.

Ernährung

- laktosefreie Milchprodukte
- kalziumreiche Nahrungsmittel
- Nahrungsergänzungsmittel

Laktose-intolerante Menschen sollten die Zutatenliste bei Fertig- oder Halbfertigprodukten, aber auch bei Schokolade, Desserts usw. genau beachten. Auch Brot und Backwaren können Milch oder Molke bzw. Milchzucker enthalten. Sauermilchprodukte haben weniger

Milchzucker, da die Milchsäurebakterien die Laktose schon im Produkt zum Teil abgebaut haben. Hartkäse ist praktisch laktosefrei, hier wurde die Laktose während des längeren Reifungsprozesses nahezu vollständig abgebaut.

Um einem Kalziummangel vorzubeugen, empfehlen sich neben der Verwendung von laktosefreien Milchprodukten kalziumreiche Mineralwässer und kalziumangereicherte Fruchtsäfte, bzw. unter Umständen (nach ärztlicher Beratung und labormäßiger Kontrolle!) die Einnahme von entsprechenden Nahrungsergänzungsmitteln.

Laktosegehalt verschiedener Lebensmittel in g/100 g

Milchpulver	38,0 – 51,5
Kondensmilch	9,3 – 12,5
Eiscreme	5,1 – 6,9
Milch (Vollmilch, Haltbarmilch)	4,8 – 5,0
Magertopfen	4,1
Kaffeeobers, 15 % Fett	3,8 – 4,0
Jogurt	3,7 – 5,6
Kefir	3,5 – 6,0
Buttermilch	3,5 – 4,0
Rahm-, Doppelrahmfrischkäse	3,4 – 4,0
Desserts (Fertigprodukte: Cremes, Pudding, Milchreis, Grießbrei)	3,3 – 6,3
Rahm, Obers	2,8 – 3,6
Schmelzkäse, 10 – 70 % F. i. T.	2,8 – 6,3
Hüttenkäse, 20 % F. i. T.	2,6
Crème Fraîche	2,0 – 3,6
Molke	2,0 – 5,2
Topfen, 10 – 40 % Fett	2,0 – 3,8
Butter	0,6 – 0,7

Kalziumgehalt von Mineralwässern in mg/l

Aubad-Quelle	431,26
Donatquelle	420
Long Life	263
Jovina	260
Preblauer Auenquelle	251,7
Alpquell	242,9
Astoria	216,2
Radenska	211,4

Legionärskrankheit (Legionellose)

Erreger der Legionärskrankheit sind Legionellen (hauptsächlich Legionella pneumophila, daneben noch weitere 18 verschiedene Formen). Sie verursachen schwere atypische → Lungen- und Rippenfellentzündungen.

Die Erreger kommen in geringer Konzentration im Wasser natürlich vor, und vermehren sich in Warmwasseranlagen bei Temperaturen von 30 bis 45 Grad. Bei mehr als 55 Grad sterben sie ab. Werden sie mit feinsten Wassertröpfchen eingeatmet (etwa durch Befeuchtungsgeräte oder über Brausen), lösen sie schwere Atemwegsinfektionen und Allgemeinerkrankungen aus, die bei Menschen mit geschwächtem Abwehrsystem häufig tödlich enden. Die Krankheit wurde erstmals 1976 in einem Hotel beobachtet, in dem sich amerikanische Kriegsveteranen trafen. Sie ist mit Antibiotika – eventuell in Kombination – behandelbar, die Schwierigkeit liegt in der rechtzeitigen und richtigen Diagnose. Die Legionellose ist in Mitteleuropa seltener als in Amerika.

Leistenbruch

→ Lebensstil

Die Bezeichnung »Leistenbruch« steht ganz allgemein für den Begriff »Bruch«, weil der Leistenbruch die häufigste Art des Bruches ist.

Ein Bruch entsteht durch das Hindurchtreten von Eingeweiden durch eine Lücke in der mehrschichtig, kräftig aufgebauten Bauchwand. Brüche können angeboren sein, wenn sich die im frühembryonalen Stadium offenen Körperhöhlen nicht zur Gänze schließen. Sie können aber auch bei Bauchwandschwäche (die angeboren sein oder sich im fortgeschrittenen Lebensalter entwickeln kann) oder durch plötzliche Druckerhöhung im Bauchraum (z. B. beim Husten, beim Heben und Tragen schwerer Lasten, durch Pressen bei Verstopfung oder beim Harnlassen) auftreten. Beim inneren Bruch erfolgt die Ausstülpung in eine vorgebildete Tasche des Bauchfells, bleibt also innerhalb der Bauchhöhle. Beim äußeren Bruch (wesentlich häufiger) tritt der Bruch durch die sogenannte Bruchpforte aus der Bauchhöhle heraus und wird außen sichtbar. Der Leistenbruch (liegt im Leistenbereich) ist mit den Narbenbrüchen nach Bauchoperationen der häufigste Bruch und betrifft hauptsächlich Männer. Je nach Größe besteht der Bruchinhalt aus Teilen des Bauchnetzes, des Dünn- und gelegentlich auch Teilen des Dickdarms, vornehmlich der Sigmaschlinge. Wenn sich der Bruch bei Druckentlastung der Bauchhöhle, im Liegen, wieder in die Bauchhöhle zurückschieben lässt, spricht man von »reponibel«. Ist der Bruchinhalt bereits verklebt und/oder ist er schon so groß, dass er nicht mehr zurückbefördert werden kann, ist er »irreponibel«. Normalerweise geht der Bruch bei genügend großer Bruchpforte und nicht verklebtem Bruchinhalt beim entspannten Liegen von selbst wieder zurück, oder er kann mit sanften, massierenden Bewegungen zurückbefördert werden. Wenn sich der Bruch plötzlich nicht mehr bewegen lässt und einen brennend stechenden Schmerz verursacht, ist eine Einklemmung wahrscheinlich. Der Bruchinhalt kann durch die Einklemmung (vornehmlich der ver- und entsorgenden Gefäße) akut anschwellen. Sofort zum Arzt! Nur geübte Hände dürfen versuchen, den eingeklemmten Bruch, der starke Beschwerden verursacht, eventuell unter Beihilfe von schmerz- und krampflösenden Mitteln, wieder zu reponieren. Kann die Einklemmung nicht behoben werden, ist eine möglichst rasche Operation angebracht, um ein Absterben der eingeklemmten Darmteile zu verhindern.

Der Operateur kann mit dem Ultraschall sehr gut Aufschlüsse über die anatomischen Verhältnisse gewinnen und damit gezielt seinen Operationsplan festlegen. In diesem Zusammenhang ist auch die Beurteilung der Hoden notwendig, da der Samenleiter mit eingeschlossen sein kann.

Sanierung: Operativ, meistens mittels Endoskop (Bauchspiegelung). Der Bruchinhalt wird zurückbefördert, der Bruchsack entfernt und die Bruchpforte möglichst fest chirurgisch verschlossen. Bei zu großem Operationsrisiko und zu hohem Alter behandelt man konservativ: der Bruch wird händisch zurückbefördert und ein Bruchband mit einer Pelotte, die die Bruchpforte verschließt, getragen, um einen neuerlichen Vorfall zu verhindern. Dies ist aber nur eine Nothilfe, da das wirkungsvolle Tragen des Bruchbandes sehr mühselig ist und die Lebensqualität beeinträchtigt.

Lebensstil

- ▲ **Gymnastik**
- ▲ **leicht verdauliche Ernährung**

Bei ererbter Bindegewebsschwäche lohnt es sich ganz besonders, die Bauchmuskeln durch Gymnastik zu kräftigen. Das rasche Anheben schwerer Lasten sollte man unterlassen und Hilfe suchen. Eine geregelte Verdauung sorgt für normale Druckverhältnisse im Bauchraum. Auch manche Sportarten erhöhen den Druck im Bauchraum stark und können schaden: Gewichtheben, Ringen, Kugelstoßen usw. sind verboten; Kanufahren und Rudern sind bei bekannter Schwäche der Bauchdecke ungünstig.

Leukämie

→ **Lebensstil**

Leukämie ist eine Sammelbezeichnung für bösartige Veränderungen der normalerweise mit lebensnotwendigen Aufgaben betrauten weißen Blutkörperchen. Die auslösende(n) Ursache(n) der Erkrankung werden von den weltweit forschenden Instituten und Kliniken nach verschiedenen Richtungen diskutiert. Inzwischen hat sich das Wissen um Diagnose und Therapie der bösartigen Bluterkrankungen zu einer Fachdisziplin entwickelt, die speziellen Teams vorbehalten bleibt. Daher an dieser Stelle nur eine oberflächliche Information mit dem Hinweis, bei welchen Beschwerden an den Beginn einer Leukämie zu denken ist.

Am Beginn stehen die Vorläuferzellen der weißen Blutkörperchen. Tumorzellen treten rasch in den Kreislauf über und werden in den ganzen Körper ausgeschwemmt. Grob gesprochen unterscheidet man die lymphatische (das Lymphgewebe betreffend) von der myeloischen (die segmentierten weißen Blutkörperchen mit ihren verschiedenen Formen betreffend) Leukämie, sowie akute und chronische Verlaufsformen.

Die Symptome entstehen, wenn die normalen weißen Blutkörperchen von den minderleistungsfähigen verdrängt werden und es zu einer erhöhten Krankheitsanfälligkeit, zu Blässe, Leistungsabfall, Blutarmut, Blutungen kommt und wenn die Tumorzellen die Funktion der Organe mindern. Milz, Leber und Lymphknoten können vergrößert sein. Die Diagnose erfolgt in den speziellen Abteilungen, durch Anamnese, durch die klinische Untersuchung, durch Punktion des Knochenmarks, allenfalls durch weitere Organuntersuchungen und durch das Labor. Die Behandlung der Leukämie wird nach sehr präzisen Therapiekonzepten auf Spezialabteilungen, mit nicht nur ärztlichen sondern auch pflegerischen Spezialisten, phasengerecht durchgeführt. Gewisse Formen, vor allem im Kindesalter, können bereits eine beachtlich hohe Heilungsquote erreichen, und diese Zahl steigt von Jahr zu Jahr.

→ *Krebs*

Lebensstil

- **psychische Betreuung**
- **Bewegung**
- **Vollwerternährung**

Während der stationären Therapie werden die Patienten auch psychisch betreut. In den Zwischenphasen, in häuslicher Pflege, kommt den Verhaltensweisen erhebliche Bedeutung zu. Allem voran setzt man die positive Einstellung im Kampf gegen die schwere Erkrankung und die belastende Therapie. Diese von der Naturheilmedizin schon seit langem angesprochene Komponente wird nunmehr auch von klinischer Seite als immer wichtiger eingeschätzt. Es ist nicht nur eine Frage der momentanen Lebensqualität, sondern hat offensichtlich auch einen entscheidenden Einfluss auf den Therapieerfolg. Der Belastungsfähigkeit angepasste Bewegung in frischer Luft mit entsprechenden Naturerlebnissen und gesunde Vollwerternährung tun ein Übriges. Jede eventuelle Zusatztherapie muss mit dem Behandlungsteam abgesprochen werden.

Lichttherapie

Die Lichttherapie ist eine relativ neue Behandlungsform bei saisonabhängigen Depressionen. Es ist nicht geklärt, warum manche Menschen diese Depression bei verlängerter nächtlicher Dunkelheit bekommen und die Masse der anderen Menschen völlig unempfindlich ist. Diskutiert werden Anomalien bei der Ausschüttung bestimmter Hormone oder Botenstoffe, möglicherweise reagieren auch die Augen von Betroffenen anders auf den Lichteinfall und komplexe, nicht steuerbare Vorgänge im Gehirn könnten außerdem mitspielen. In der Praxis hat man den Eindruck, dass gewisse prädestinierte Persönlichkeitsstrukturen eine große Rolle spielen. Ungeachtet dessen hat sich die Lichttherapie als wirksam erwiesen.

Die Lichttherapie ist eine Behandlung dieser saisonbedingten Depressionen mit Speziallichtboxen, die eine Lichtstärke von 10.000 Lux aufweisen (zum Vergleich: in normal ausgeleuchteten Räumen herrscht durchschnittlich eine Lichtstärke von 300 Lux). Für die gewünschte antidepressive Wirkung genügt eine tägliche

Bestrahlung von etwa 15 Minuten bis 1 1/2 Stunden, egal zu welcher Tageszeit. Die ersten Erfolge lassen sich meist nach 1 bis 2 Wochen täglicher Behandlung feststellen. Die angebotenen Lichtboxen bestehen aus einem Kunststoffkasten, Leuchtstoffröhren, einer glänzenden Folie und einer Filterscheibe, die das Licht gleichmäßig verteilt und den UV-Anteil herausfiltert. Vor Beginn einer Lichttherapie sollte eine augenärztliche Untersuchung erfolgen. Bei bestehenden Netzhautproblemen oder anderen Augenproblemen, z. B. einer erhöhten Lichtempfindlichkeit, die auch durch manche Medikamente hervorgerufen werden kann, ist die Zustimmung des Augenarztes erforderlich.

Parallel mit der Lichttherapie ärztlich verordnete Antidepressiva lassen sich gut kombinieren, potenzieren die Wirkung und die Dosis kann meist reduziert werden. Die richtige Positionierung vor dem Licht und die Konsequenz in der Anwendung der Lichttherapie sind für den Erfolg ausschlaggebend. Weitere Informationen: Norman E. Rosenthal, Siegfried Kasper: »Lichttherapie«, erschienen im Kneipp-Verlag 2004.

Luftröhrenentzündung

Kommt praktisch nie isoliert vor, sondern ist immer mit Entzündungen der oberen und/oder unteren Atemwege verbunden. Vordergründig ist der intensive, brennende Schmerz hinter dem Brustbein, der den Patienten in der Regel zum Arzt führt. Bei längerem Bestehen muss zum Ausschluss gravierender Veränderungen ein Thoraxröntgen und eventuell eine Bronchoskopie (Spiegelung der Bronchien) durchgeführt werden. Naturheilkundliche Maßnahmen nur mit ärztlicher Zustimmung.

Siehe → Bronchitis.

Lungenentzündung

Bei der Lungenentzündung (= Pneumonie) ist die Entzündung nicht auf die Schleimhäute der Atemwege beschränkt, sondern schließt das Lungengewebe mit den Lungenbläschen, wo der Gasaustausch stattfindet, sowie das dazwischen liegende Bindegewebe mit den Gefäßen und Nerven mit ein. Der Befall ist in der Regel auf gewisse, mehr oder weniger große Bezirke der Lunge beschränkt und dieser betroffene Bereich fällt für die Sauerstoffaufnahme und Kohlensäureabgabe aus.

Je nach Ausdehnung, nach dem allgemeinen Zustand der Lunge (meist gut bei jungen Menschen und mehr oder weniger reduziert bei älteren) und auch abhängig vom aktuellen Erreger, entwickelt sich die Schwere der Erkrankung. Der Befall mit den auslösenden Erregern oder chemischen Stoffen kann direkt die Atemwege betreffen. Es kann aber auch im Rahmen anderer allgemeiner oder Organerkrankungen zu einer Pneumonie kommen. Dementsprechend ist das mögliche Erregerspektrum sehr groß. Als Erreger der Lungenentzündung kommen in Frage: Bakterien (Pneumokokken, Streptokokken. Staphylokokken, Haemophilus influenzae usw.), verschiedene Viren, Pilze und in seltenen Fällen auch Parasiten. Auch chemische Stoffe können sie auslösen und Bakterien können sich dann hinzu gesellen. Nicht selten ist auch der zusätzliche Befall durch Bakterien bei durch Viren ausgelösten katarrhalischen Infekten mit nachfolgender Pneumonie. Deshalb der dringende Hinweis, bei banalem Husten und Schnupfen durchaus die Naturheilmedizin in Anspruch zu nehmen, bei längerem Bestand und schlechtem Ansprechen auf natürliche Maßnahmen keine Zeit zu verlieren und den Arzt aufzusuchen.

In der Regel geht der Infektionsweg über einen Erstbefall der Schleimhäute der Atemwege und greift von dort auf das Lungengewebe über. Bei allgemeinen oder Organerkrankungen erfolgt die Ausbreitung der Erreger über die Blutbahn. Die bakterielle Lungenentzündung beginnt meist mit hohem Fieber und Schüttelfrost, Husten mit rostbraunem, später eitrig-gelbem Auswurf. Der Arzt kann durch die klinische Untersuchung meist schon die Diagnose stellen. Die Laboruntersuchungen ergeben erhöhte Entzündungsparameter, neben eventuell sonst noch vorhandenen krankhaften Befunden, wie Veränderungen im roten Blutbild, erhöhtem Zucker usw. Das Röntgen gibt Aufschluss über den Befall des Lungengewebes und dessen Ausdehnung. Bei stationärer Behandlung – und das ist bei älteren oder vorgeschädigten Menschen (Diabetiker, Herz-Kreislauf-Kranke, Bettlägerige aus welchem Grund immer, chronisch Lungenkranke, Alkoholkranke, Menschen mit bösartigen Tumoren in chemotherapeutischer Behandlung, HIV-Infizierte, usw.) notwendig – wird auch ein Abstrich zur Klärung der Erreger abgenommen und nach deren Identifikation geprüft, auf welche Antibiotika sie ansprechen.

Das Ergebnis dieser Untersuchung, die einige Tag dauert, wird aber üblicherweise nicht abgewartet, sondern gleich mit der Gabe eines Antibiotikums begonnen, das aus Erfahrung auf die meisten in Frage kommenden Erreger anspricht. Je nach eventueller Resistenz wird dann gewechselt.

Der angeführte besonders gefährdete Personenkreis sollte unbedingt durch die gut wirksame und gefahrlose Impfung gegen den häufigsten Erreger, die Pneumokokken, geschützt werden.

Einzelne Erregergruppen bilden Lungenentzündungen, die vom üblichen Verlauf und dem klinischen Bild abweichen und deshalb als »atypische Pneumonie« zusammengefasst werden. Die möglichen Erreger sind Viren, Chlamydien, Pilze, Mykoplasmen und Legionellen. Obwohl diese Formen nicht so dramatisch beginnen, können dennoch Grippeviren (Impfen schützt!) und andere Erreger schwere Lungenentzündungen hervorrufen. Die Diagnose ist mitunter etwas schwierig und bedarf des Fachmanns. Jede Lungenentzündung ist eine schwere Erkrankung, der Patient hat Schmerzen beim Atmen und Husten, die Atmung ist schnell und hechelnd und der Kreislauf durch die reduzierte Sauerstoffzufuhr sehr belastet.

Naturheilkundliche Maßnahmen können helfen, das Allgemeinbefinden zu verbessern, die Selbstheilungskräfte zu unterstützen und das Fieber zu senken, sowie den Husten zu lindern.

→Fieber, →Bronchitis, →Husten.

Lyme-Borreliose

→ Lebensstil

Erreger ist die Spirochäte Borrelia burgdorferi, die schon lange vorher entdeckt wurde, ehe man sie als Erreger einer endemischen Erkrankung im Orte Lyme in Connecticut identifizieren konnte. Der korkzieherartige Erreger wird beim Zeckenbiss übertragen, allerdings nicht sofort beim ersten Festbeißen, sondern erst nach längerem Saugen. Die Wahrscheinlichkeit einer Infektion ist innerhalb den ersten 24 Stunden relativ gering und steigt ab dem zweiten Tag erst richtig an. Somit hat man schon eine gute, sehr sichere Vorbeugemöglichkeit, wenn man im Anschluss an den Aufenthalt in Wald und Flur, nach einem Duschbad den Körper nach festgesaugten Zecken absucht und diese gegebenenfalls gleicht entfernt. Kommt es tatsächlich zu einer Infektion, dann verschwindet in der Regel die übliche daumennagelgroße Bissrötung nicht, sondern wächst nach zwei oder mehreren Tagen allmählich auf Handtellergröße und größer an und blasst in der Mitte ab. Auch an anderen Körperstellen können derartige Rötungen auftreten. Man spricht dann von einer wandernden Rö-

tung = Erythema migrans. Gleichzeitig kann es zu einer Schwellung der regionalen Lymphknoten, die sich in die Abwehr miteinschalten, kommen. Diese Hautphase wird nicht selten von einem grippeähnlichen Symptombild mit Fieber, Muskelschmerzen usw., begleitet. Monate nach dem Ausschlag beobachtet man in Amerika in etwa 15 % der Fälle neurologische Störungen, in den Zeckengebieten Mitteleuropas eher seltener. Auch Veränderungen am Herzmuskel mit Reizleitungsstörungen usw. treten auf. Vor allem sehen wir in unseren Regionen (mit ansteigender Zahl von etwa 1980 bis 1995 und jetzt, durch die frühzeitige Behandlung, wieder rückläufig) später akut auftretende Gelenkentzündungen, besonders an den großen tragenden Gelenken mit allen klinischen und labormäßigen Zeichen der akuten Arthritis.

Der Nachweis der Erkrankung kann im frühen Stadium schon aus dem Bild der Hautrötung gestellt werden und nach einer Latenzzeit lassen sich Antikörper gegen die Borrelien relativ einfach, neben den labormäßigen Entzündungsparametern, nachweisen. Wenn als Borreliose erkannt, sollte möglichst rasch mit der durchaus gut wirksamen Antibiotikatherapie begonnen werden. Die Erreger sprechen gut an, allerdings ist in der Regel eine längerfristige Therapie, über die Abheilung hinaus – eventuell in mehreren Zyklen – notwendig. Auch die neurologischen Komplikationen sowie Störungen am Herzmuskel und an den Gelenken haben dann eine positive Rückbildungstendenz.

Eine prophylaktische Antibiotikagabe nach jedem Zeckenbiss ist nicht zweckmäßig (mit Rücksicht auf den eher seltenen Befall) und wegen der guten Therapiemöglichkeiten auch nicht notwendig.

Lebensstil

▲ Selbstmaßnahmen nach Risikoaussetzung

Die FSME-Impfung schützt nicht vor Borreliose. Für die Borreliose gibt es keine Impfung. Zur Expositionsprophylaxe nach Aufenthalt in der freien Natur den Körper nach Zecken absuchen, wobei die reifen, schwarzen Zecken gut zu erkennen sind, während nach den sehr kleinen, rotbraunen Larven äußerst genau gesucht werden muss. Die festgefressenen Zecken mit einem Tuch oder einer Pinzette sachgerecht, entgegen den Urzeigersinn vorsichtig herausdrehen. Hunde sollten Zeckenhalsbänder tragen, da sie neben den üblichen europäischen Zwischenwirten, wie Schafen und Rotwild, auch als so genannte »falsche Zwischenwirte« die Population der Zecken fortbilden können.

Lymphdrainage

Das Lymphgefäßsystem unterstützt als unser zweites Gefäßsystem, mit einem eigenen Aufgabenkreis, das Blutgefäßsystem und hilft beim Abtransport von Flüssigkeit und Fremdstoffen aus den Geweben. Es besteht aus den sehr zarten, in die Gewebe eingelagerten Lymphgefäßen, die sich allmählich zur Zentrale hin vereinigen und größer werden. Regional sind die Lymphknoten gewissermaßen als Filter dazwischengeschaltet, indem sie Fremdkörper, Krankheitserreger und Tumorzellen aus den Lymphen herausfiltern. Sind sie blockiert oder werden sie wegen Tumorbefall entfernt, kommt es zu einem Stau der Lymphflüssigkeit und damit zu einer Indikation der Lymphdrainage. Die Lymphknoten haben als »lymphatisches« Gewebe auch ihre Aufgaben im Rahmen des Immunsystems, ebenso wie die kindliche Thymusdrüse, die Milz, die Mandeln und das sehr umfangreiche lymphatische Gewebe des Darmes.

Die Lymphdrainage soll den Abtransport von gestauter Lymphflüssigkeit über die zarten Venengefäße mit ihren Klappen und den eventuell blockierten Lymphknoten verbessern und beschleunigen. Die mitunter hochgradig gestaute Gewebsflüssigkeit mit erheblichen Spannungsschmerzen soll gemildert und die Ausscheidung von Fremdstoffen ganz allgemein gefördert werden. Besonders positiv wirkt sie bei Lymphstauungen, nachdem bei Brustkrebs die regionalen, von Krebs befallenen Lymphknoten entfernt wurden.

Ferner ist sie nach sonstigen Stauungen in den Beinen, bei alten Blutergüssen und nach einer Gipsabnahme günstig. Gegenindikationen sind Krebserkrankungen und befallene, regionale Lymphkoten, akute Entzündungen und akute Thrombosen. Die Massage erfolgt mit einer sanften, weichen, streichend-kreisenden und pumpenden Technik. Sie soll nur von gut ausgebildeten und entsprechend erfahrenen Masseuren angewendet werden. Wenn es um die Behandlung von Krankheiten oder die begleitende Therapie bei Krankheiten geht, muss die Lymphdrainage unbedingt mit dem behandelnden Arzt abgesprochen werden.

Magenbeschwerden

→ Ernährung → Akupressur
→ Heilpflanzen
→ Homöpathie → Kneipp

Der Magen ist ein wesentlicher Bereich des Hohlorgans Verdauungstrakt mit einer kräftigen muskulären Wand, die unserem Willen nicht unterworfen ist, das heißt vegetativ über Regulationsmechanismen (Aktivator ist der Vagusnerv, der Parasympathikus, und sein Gegenspieler ist der hemmende Sympathikus) gesteuert wird. Außen ist das Organ mit einer feinen Haut überzogen, so dass es sich gegenüber seiner Nachbarschaft im Bauchraum gut bewegen kann. Innen ist der Magen mit einer längsgefalteten Schleimhaut ausgekleidet, in der die Magendrüsen die Verdauungssäfte – bei durchschnittlicher Ernährung bis zu 2 Liter in 24 Stunden – produzieren und abgeben. Die Hauptzellen erzeugen den Eiweißspalter Pepsin, die Nebenzellen schützende Schleimstoffe und die Belegzellen Salzsäure, die nicht nur der Nahrungsaufbereitung, sondern auch der Abtötung säureempfindlicher Bakterien und sonstigen Erreger dient. Weiters wird noch das Magenhormon Gastrin freigesetzt, dem eine Steuerungsfunktion zukommt: Es regt über den Blutweg die Produktion von Salzsäure an und stoppt diese in einer Rückkoppelung wieder, wenn der Mageninhalt sauer ist. Weitere im Magen aktive Enzyme haben die grobe Aufbereitung der Kohlenhydrate und Fette zur Aufgabe. Durch peristaltische Kontraktionen (in Längsrichtung laufende Einschnürungen) wird der teilweise aufbereitete Nahrungsbrei durchgeknetet und weiter zum Magenausgang befördert. Ein Nervengeflecht in der Magenwand steuert die schubweise Entleerung der Nahrung. Die Speisen bleiben je nach Zusammensetzung durchschnittlich 1 bis 5 Stunden im Magen. Die kürzeste Verweildauer haben Flüssigkeiten (davon am kürzesten das kalte Wasser), da sie den Magen über eine eigene Schleimhautstraße, unabhängig von der sonstigen Magenfüllung, passieren. An Nährstoffen hat Zucker die geringste und Fett die längste Verweildauer im Magen.

Das Fassungsvermögen ist individuell sehr verschieden und beträgt im Durchschnitt etwa 1,5 Liter.

Die Beschwerden des kranken Magens, die in der Mitte des Oberbauches lokalisiert werden und nicht selten zum Rücken hin ausstrahlen, können der Vielfalt der Ursachen entsprechend sehr unterschiedlich sein. Sie geben dem Fachmann vielfach auch schon einen Hinweis auf die Ursache. Sie reichen vom Völlegefühl über Drücken, Brennen, Krämpfe und Schmerzen bis zum typischen Nüchternschmerz. Sie können relativ früh nach der Nahrungsaufnahme oder erst später, nach dem Konsum bestimmter Speisen und/oder während oder nach psychischen Belastungen auftreten. Völlegefühl und Übelkeit können bis zum Erbrechen führen, Appetitlosigkeit kann sich ebenso wie Heißhunger in der Anamnese finden und vor allem ist fast immer ein Missbrauch an den Genussgiften – Alkohol, Nikotin und Koffein – festzustellen. Auch tageszeitliche Schwankungen sind möglich. Die Entzündung des Magens mit allen möglichen Begleit-

Übersicht über Erkrankungen des Magens

- *Vegetative Fehlsteuerung*
  - *Verzögerte oder beschleunigte Magenpassage*
  - *Ungenügender Mageneingangsverschluss mit Magensaftrückfluss*
- *Zwerchfellbruch mit teilweiser Verlagerung in den Brustraum*
- *Akute Entzündung der Magenschleimhaut mit oder ohne Geschwürsbildung*
- *Chronische Entzündung der Magenschleimhaut mit oder ohne Geschwürsbildung*
- *Befall mit dem die Entzündung und Geschwürsbildung fördernden Helicobacter pylori*
- *Zur leichten diffusen Blutung neigende (haemorrhagische) Entzündung*
- *Blutung aus einem am Boden eines Geschwürs eröffneten Gefäßes*
- *Gutartige Tumoren der Schleimhaut (Polypen) und in den Wandschichten*
- *Bösartige Tumoren in verschiedenen Formen und unterschiedlichen zellulären Ursprungs*

oder Nachfolgeerscheinungen (Geschwür oder Blutung und letztlich Krebsentwicklung) ist ein typisches Beispiel einer psychosomatischen Erkrankung, wie sie in unserer hektischen Zivilisation immer häufiger auftreten. Vorausgehend sind funktionelle Störungen der Magenfunktion durch psychische Überforderungen, auf die nicht sinngemäß reagiert, sondern durch Genussmittel-Missbrauch geantwortet wird. Bei entsprechender Neigung und Veranlagung entsteht eine Entzündung der Magenschleimhaut als organische Veränderung, die sich nach und nach als selbständige Erkrankung weiter entwickelt und den oben skizzierten dramatischen Verlauf nehmen kann.

Im Bereich der funktionellen Störungen und ersten Entzündungszeichen liegt ein breites Einsatzgebiet für die Naturheilmedizin vor. Das setzt aber voraus, dass bei allen länger dauernden Beschwerden in der Magengegend eine exakte Diagnose gestellt und falsche Verhaltensweisen korrigiert werden. Erforderlichenfalls – etwa bei schlechtem Ansprechen auf naturheilkundliche Maßnahmen – müssen alle schulmedizinischen Möglichkeiten eingesetzt werden. Auch dabei sind naturheilkundliche Methoden eine willkommene und sinnvolle Ergänzung.

Zur Diagnose: Grundlage ist wie immer eine ausführliche Anamnese. Dazu kommen Laboruntersuchungen, eventuell das Magenröntgen, das allerdings schon weitgehend durch die aussagekräftigere Gastroskopie (endoskopische Untersuchung), die direkte Bilder liefert und Gewebeentnahmen zur mikroskopischen Untersuchung gestattet, verdrängt wurde. Bei Tumorbildungen kommt noch die Computertomographie hinzu.

Nicht nur als ergänzende Maßnahme, sondern absolut vorrangig hat bei allen Behandlungen des Magens die Lebensstilmedizin zu stehen. Sowohl die psychischen Überforderungen als auch die gesundheitsgefährdenden Verhaltensweisen, einschließlich des Missbrauchs von Genussgiften, sind zu ändern, denn nur dann kann auch ein dauerhafter Erfolg erwartet werden.

Da die funktionellen Magenbeschwerden und ersten organischen, entzündlichen Veränderungen (→ Gastritis) sehr gut behandelbar sind, aber zu wenig ernst genommen werden, ist die Zahl der sich daraus entwickelnden Magengeschwüre unverhältnismäßig hoch.

Manche Autoren nehmen an, dass bis zu 20 % der Bevölkerung einmal im Leben davon heimgesucht werden, Männer 4-mal öfter als Frauen. Magengeschwüre können auch mit anderen Organkrankheiten – z. B. der Niere oder der Bauchspeicheldrüse – vergesellschaftet sein. Auch durch Medikamente, wie Rheumamittel, Schmerzmittel, Kortison usw. können sie ausgelöst werden. Meistens ist der Keim Helicobacter pylori (→ Gastritis), der auch bei völlig Gesunden gefunden werden kann, daran beteiligt. Das Magengeschwür entwickelt sich aus einem oberflächlichen Schleimhautdefekt (Erosion), der sich mehr oder weniger rasch flächenmäßig und auch in die tieferen Schichten der Magenwand ausbreiten kann. Mit der Größenzunahme steigen die Schmerzen und führen auch den nachhaltigsten gesundheitlichen Ignoranten zum Arzt. Ursachen sind eine Störung im Gleichgewicht der aggressiven zu den schützenden Magensekreten, die bereits erwähnten psychischen Faktoren, hormonelle Dysfunktionen und der Keim Helicobacter pylori. Beim floriden Magengeschwür verschlimmert

Essen die bohrenden, brennenden, nagenden Schmerzen mit Aufstoßen, nüchtern sind die Beschwerden geringer. Beim Geschwür im Zwölffingerdarm ist umgekehrt der Nüchternschmerz charakteristisch, der sich nach Nahrungsaufnahme bessert.

Die Behandlung besteht in gesunder Lebensführung, Diät und Medikamenten. Unter den Medikamenten sind die Antacida (bereits gebildete Säure wird neutralisiert), etwa 1 und 3 Stunden nach dem Essen einzunehmen, anzuführen. Die Mittel der Wahl sind aber die H2-Säureblocker, die die Säureproduktion von vornherein regulieren, und die noch moderneren Protonenpumpenhemmer. Es gibt auch hervorragende Magenschutzmedikamente, die eine Schutzschicht auf die verletzte Schleimhaut legen und eine weitere Zerstörung durch Pepsin und Salzsäure verhindern. Zur Entfernung des Helicobacter pylori werden neben Protonenpumpenhemmern zusätzlich Antibiotika, gegen die der Keim empfindlich ist, eingenommen.

Der Heilerfolg muss durch eine weitere Magenspiegelung kontrolliert werden.

Ein in die Tiefe wachsendes Magengeschwür kann ein Gefäß arrodieren und zu einer mehr oder weniger intensiven Blutung führen – erkennbar an blutigem Erbrechen oder an Blut im Stuhl, der Stuhl ist durch Einwirkung der Salzsäure des Magens auf das Blut tiefschwarz (»teerschwarz«) gefärbt. Geringe Sickerblutungen können einfach laborchemisch nachgewiesen werden. Massive Blutungen sind eine gefährliche Komplikation, die sofortiger Klärung und Behandlung bedarf. Ist im Magen keine Ursache zu finden, müssen andere Blutungsquellen gefunden und behandelt werden. Dazu zählen u. a. Gefäßblutungen der Speiseröhre, aufgebrochene Geschwüre bei ➔ Colitis, blutende Tumorbildungen im Darm oder ein blutender Darmpolyp oder Darm-Divertikel (➔ Divertikulose). 80 % der Blutungen aus dem oberen Verdauungstrakt stoppen von selbst – worauf man sich aber nicht verlassen kann – denn bei den restlichen 20 % ist höchste Gefahr im Verzug. Wenn es nicht gelingt, die Blutung schon bei der Endoskopie zu stillen, muss operiert werden.

Gutartige Polypen des Magens machen keine Beschwerden und werden oft zufällig entdeckt. Wenn sie gestielt und nicht zu groß sind, lassen sie sich bei der Endoskopie leicht entfernen. Nach Möglichkeit sollen sie immer entfernt werden, da sie die Vorstufe zum Magenkrebs sein können. Allenfalls konsequente Beobachtung.

Bei Magenkrebs sind einige Prädispositionen gesichert: Ein nicht dominanter Erbfaktor, Träger der Blutgruppe A haben ein höheres Risiko, ebenso Menschen mit Polypen und häufiger Gastritis sowie bestimmten Formen der Anämie. Die krebsverursachende Rolle des Keims Helicobacter pylori steht außer Zweifel!

Auch die Ernährung spielt eine Rolle – Nitrosamine, die sich aus Nitraten und bestimmten Eiweißstoffen bei der Ernährung bilden (wenn man z. B. häufig Geräuchertes isst), haben eine sehr negative Auswirkung. Auch Glutamat (allerdings nur in höchsten Dosen, wie sie praktisch nie verwendet werden können) steht im Verdacht, Krebs zu fördern. Gesunde, frische Kost scheint die beste Schutzfunktion für den Magen zu haben – das gilt eigentlich für alle Krebsarten!

Der schrankenlos in verschiedener Form wachsende Magenkrebs macht im Frühstadium wenig Symptome. Erst nach und nach treten Appetitlosigkeit, Übelkeit, Völlegefühl, untypische Verdauungsbeschwerden, manchmal Blutungen und später Schmerzen, Erbrechen, Blutungen und vor allem Gewichtsverlust auf.

Therapie der Wahl ist, wenn noch möglich, die radikale operative Entfernung. In den frühen Stadien bestehen gute Heilungschancen. Eine hochgezogene Dünndarmschlinge übernimmt mit der Zeit sehr gut die Funktionen des Magens. Mit operiertem Magen muss man die notwendigen Kontrolluntersuchungen regelmäßig durchführen, da nicht nur Rezidive auftreten können, sondern es bei manchen Operierten auch zu Beschwerden bei der Nahrungsaufnahme kommen kann und man die ergänzende Zufuhr mancher Vitamine und Mineralstoffe sicherstellen muss.

Ernährung

- **trockenes, fettarmes Gebäck**
- **Milch- oder Haferbrei**
- **magere Milchprodukte**
- **Kompotte**
- **Tee**

Eine eigene Ulkus-Diät (Ulkus = Geschwür) gibt es nicht. »Säurelocker«, die Entzündungen und Geschwürsbildung fördern, sollen gemieden werden. Dazu zählen alle Röstprodukte, Kaffee, Paniertes, Frittiertes, geräucherte oder gepökelte Speisen, frische Backwaren, Süßigkeiten, schwer verdauliche Hülsenfrüchte, Kohl und schwer verdauliches Gemüse, Zitrusfrüchte, alle starken ätherischen Öle in Gewürzen, Zwiebeln, Alkohol und Nikotin.

Empfehlenswert sind Zwieback, gewässerter Milchbrei, Haferbrei, Haferschleimsuppen, trockenes Brot mit wenig Olivenöl.

Magere Milchprodukte können gegessen werden, da der magensaftlockende Kalziumgehalt durch das Milcheiweiß und das Milchfett kompensiert wird.

Die wichtigste Regel lautet: Nur dann essen, wenn Appetit vorhanden, und nur das, worauf man wirklich Appetit hat (also kein Dogma). Der kranke Körper (der gesunde wesentlich weniger) weiß in der Regel ziemlich genau, was er braucht!

Man denke an trockenes Gebäck (nicht unbedingt Vollkorn – dieses belastet den geschwächten Verdauungsapparat), Toast, Salz-Feingebäck, Suppen, geschabte Äpfel, Kompotte usw.

Trinken: Keine – oder zumindest keine unverdünnten – Obstsäfte und auch kein kaltes, chloriertes Wasser (nur wenn Sie über eine gute Berg- oder Waldquelle verfügen), in der Regel auch nicht das süße Coca-Cola, sondern Tees: Minze, Melisse, Johanniskraut, Salbei, Käspappel, eventuell schwarzer oder grüner Tee.

Kneippverbände

Österreichischer Kneippbund,
Kunigundenweg 10, A-8700 Leoben,
Tel. (0 38 42) 2 17 18;
www.kneippbund.at

Deutscher Kneippbund e.V.,
Adolf-Scholz-Allee 6 – 8, D-86 825 Bad Wörishofen,
Tel. (0 82 47) 30 02-0;
www.kneippbund.de

Schweizer Kneippverband,
Weissensteinstraße 35, CH-3007 Bern,
Tel. (0 31) 3 72 45 43;
www.kneipp.ch

Bei akuten Magenbeschwerden gilt der Diätplan I

Frühstück:	milder Schwarztee ohne Zucker mit etwas Milch oder Kräutertee aus Fenchel, Kümmel, Salbei oder Kamille
Jause:	Haferschleimsuppe, gesalzen
Mittagessen:	Reisschleimsuppe gesalzen, Knäckebrot mit Butter
Nachmittag:	normaler Zwieback und Tee
Abendessen:	Reisschleim- oder Haferschleimsuppe oder Grießbrei oder gedünsteter Reis

Bei deutlicher Besserung gilt der Diätplan II

Frühstück:	Gewässerte Milch oder milder Schwarztee mit etwas Milch oder Kräutertee, Toastbrot mit Butter, etwas magerer Schinken
Jause:	geschlagene Bananen und ein mageres Jogurt
Mittagessen:	Karottencremesuppe, kleine Portion gekochter Fisch mit Kartoffelpüree, Kompott ohne Zucker
Nachmittag:	Tee, Zwieback, altbackenes Brot mit Butter, etwas Gervais
Abendessen:	milde Rindsuppe mit Nudeln, kleine Portion magerer Schinken mit Topfen (Quark), altbackenes Brot mit Butter

Wenn die Schmerzen seit 48 Stunden nicht mehr aufgetreten sind, gilt Diätplan III

Frühstück:	Milch oder Schwarztee mit Milch, Grahambrot, Knäckebrot mit Butter, etwas milde Schinken
Jause:	Jogurt, Kompott mit Süßstoff
Mittagessen:	magere Rindsuppe mit Nockerln, gewürzarmes Kalbsragout mit Vollkornnudeln, gekochte Karotten, Kompott ohne Zucker
Nachmittag:	Brötchen, Kekse mit etwas Butter und Kamillentee, eine kleine Banane
Abendessen:	klare Fischsuppe, Reisauflauf mit Süßstoff

Akupressur

- MP 4
- MP 6
- KG 15
- KG 12
- Di 11
- B 20
- B 21
- MP 9
- G 34
- M 36
- LG 12
- Di 4
- KS 6
- N 1
- M 41

Neben der klinischen Therapie drücken Sie zur Kräftigung des Magens folgende Punkte: MP 4, MP 6, KG 15 (an der Spitze des processus xyphiodeus – des so genannten Schwertfortsatzes am unteren Rand des Brustbeines) und KG 12. KG 12 – auch als »mittlerer Kanal« bezeichnet – liegt auf der Mittellinie der Körpervorderseite, genau auf halbem Weg zwischen Schwertfortsatz und Nabel. Der Name »mittlerer Kanal« ist sehr zutreffend, denn genau darunter liegt der Magen.

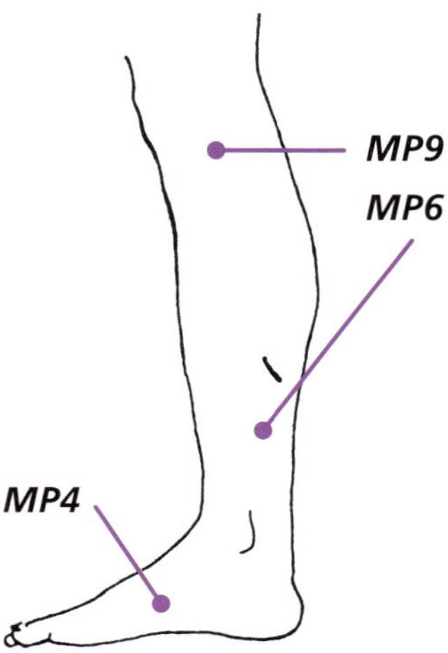

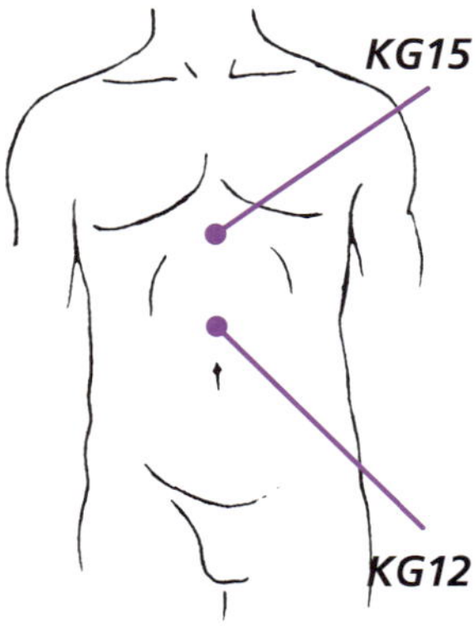

Menschen mit chronischem Magenleiden sind an dieser Stelle besonders schmerzempfindlich. Schon eine leichte Massage kann Erleichterung bringen. Warum man diesen Punkt auch bei niedrigem Blutdruck anwendet, ist leicht erklärbar: Die Verdauung bildet bekanntlich eine wichtige Energiequelle. Eine Stärkung der Verdauungsfunktion bringt dem Körper somit mehr Energie und der niedrige Blutdruck, Symptom des Energiemangels, steigt. Der Körper hat überdies mehr Kraft, um gezieltes Gefäßtraining (etwa in Form einer Kneipp-Kur) durchzustehen. Durch Behandlung des Punktes KG 12 wird optimale Verdauung, Aufnahme und Verteilung der angebotenen Nahrungsmittel erzielt.

Weitere Punkte: Di 11, B 20 (suchen Sie den Dornfortsatz des 11., also vorletzten Brustwirbels; vom unteren Rand zwei Querfinger seitlich), B 21 (dies ist der so genannte Zustimmungspunkt für den Magen und liegt knapp unterhalb des Punktes B 20. Genauer: zwei Querfinger seitlich des 12. Brustwirbeldornfortsatzes. Diese Stelle wiederum ertasten Sie mühelos, denn der 12. Brustwirbelkörper hat nur noch ganz kurze Rippen.)

MP 9: Setzen Sie sich auf einen Sessel und beugen Sie das Knie. Dann tasten Sie an der Innenseite der Kniekehle einen Knochenvorsprung, der der oberen Verbreiterung des Schienbeines angehört. Genau unter diesem Knochenvorsprung liegt der – meist ohnedies deutlich empfindliche – Punkt. Wie schon sein Name »Milz-Pankreas« sagt, wird hier auch die Bauchspeicheldrüse besonders angesprochen. Dieses Organ ist bei der Verdauung sehr wichtig.

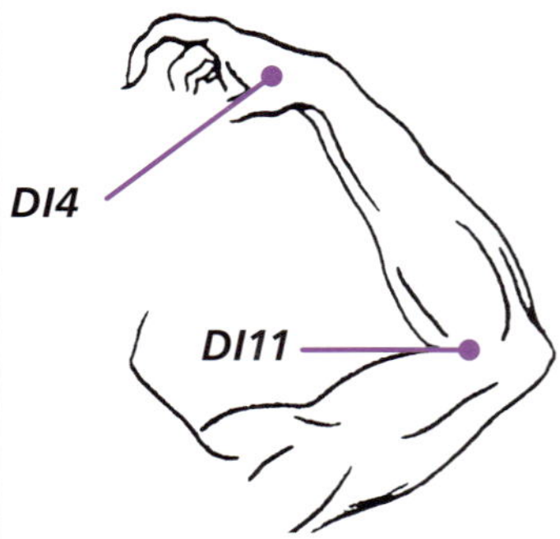

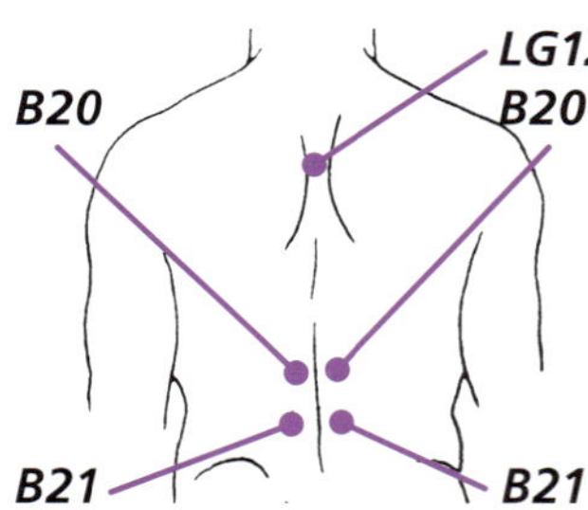

Bei entzündlichen Veränderungen der Magenschleimhaut (Gastritis) muss der Arzt feststellen, ob eine Übersäuerung vorliegt (hyperacide Gastritis), oder ob – vor allem bei älteren Menschen – zu wenig Magensäure produziert wird (atrophische Gastritis). Bei zu viel Magensäure drücken Sie den Punkt G 34 (genau unterhalb des Wadenbeinköpfchens an der Unterschenkelaußenseite. Appetitlosigkeit, Völlegefühl und Blähungen hängen häufig mit einer Störung der Gallenblasenfunktion zusammen – über eine Stimulierung der Punktes G 34, der ja auf dem Gallenmeridian liegt, kann Linderung erreicht werden).

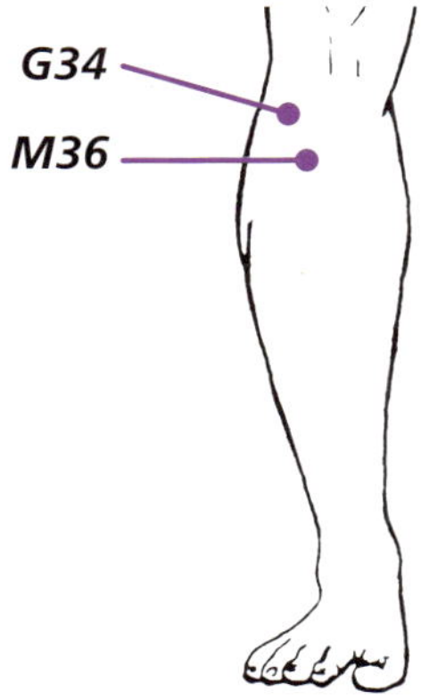

Bei mangelnder Magensäure drücken Sie den Punkt M 36 (eine Handbreit unter der Kniescheibe, einen Querfinger seitlich nach außen).

Setzen Sie als weitere Hilfsmittel bei Magenbeschwerden eine gute Bürste mit Naturborsten ein. Massieren Sie damit den Magen- und den Milz-Pankreas-Meridian von den Zehen bis zum Knie.

Der Milz-Pankreas-Meridian zieht von der Großzehe in Richtung Innenknöchel und von dort entlang der Schienbeininnenkante weiter nach oben. Der Magenmeridian beginnt bei den Zehen und verläuft über den Vorderfuß an der vorderen Seite des Unterschenkels aufwärts.

Erwärmen Sie dann auch lokal die Punkte M 36, MP 4, MP 6, B 21 und LG 12, indem Sie das glühende Ende einer Zigarette an die Punkte halten, ohne aber die Haut zu verbrennen.

Schmerz ist immer ein Warnsignal! Sind aber starke, krampfartige Magenschmerzen laut ärztlicher Diagnose nicht auf ernste Ursachen, die rasches Handeln erfordern, zurückzuführen, bringt das Drücken folgender Punkte rasche Linderung: Di 4 und KS 6. Um die gewünschte Wirkung zu erzielen, müssen Sie in diesem Fall länger und kräftiger drücken.

Auch der Punkt B 21 ist bei Magenkrämpfen meist empfindlich; dessen Stimulierung trägt zur raschen Krampfbeseitigung bei. KS 6 wirkt zusätzlich gegen Übelkeit und Brechreiz.

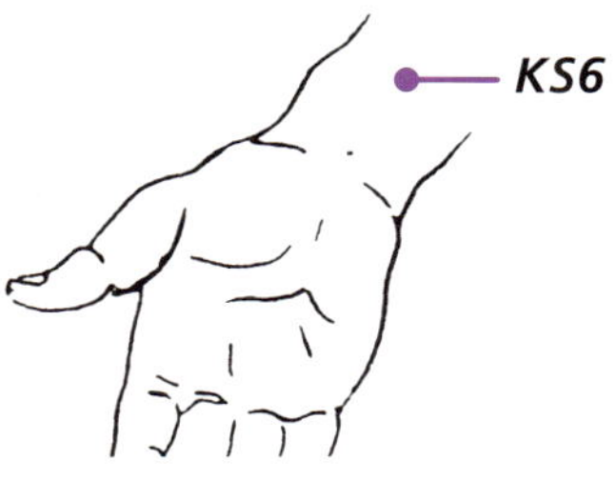

Selbst große Tierfreunde werden einen »Kater« wenig schätzen. So nennt man vorwiegend in Österreich jenen unangenehmen Zustand, der sich nach einer feuchtfröhlichen Nacht am nächsten Morgen einstellt. Der Schädel »brummt«, der Magen »rebelliert« – beides sind Auswirkungen übermäßigen Alkoholgenusses.

Übelkeit und meist damit verbundene Verspannung der Rückenmuskulatur lassen sich durch Massage der Punkte B 20 und B 21 beseitigen. Wie erwähnt, liegen diese Punkte in Höhe des 11. bzw. 12. Brustwirbeldornfortsatzes, zwei Querfinger seitlich davon. Sie beginnen die Behandlung am besten damit, dass Sie den Punkt N 1 auf der Fußsohle mit dem Daumen ziemlich stark 100-mal kreisförmig massieren. Dann drücken Sie mit beiden Daumen die Hinterfläche des Unterschenkels mit jeweiligem kurzem Absetzen von der Achillessehne bis zur Kniekehle. Das hat eine stark beruhigende Wirkung.

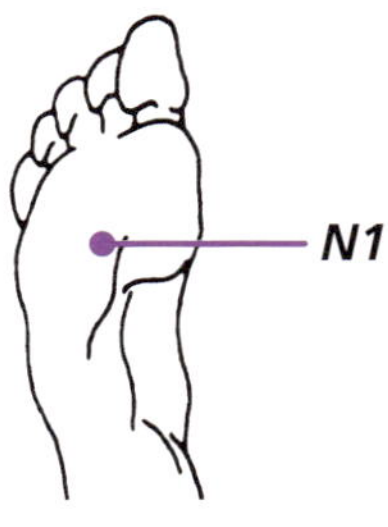

Anschließend drücken Sie M 36 und M 41 bzw. massieren Sie vom Punkt M 36 (eine Handbreit unter der Kniescheibe, einen Querfinger seitlich außen) entlang der Schienbeinvorderkante, bis im Magen ein wohliges Gefühl entsteht. Das kann einige Minuten dauern.

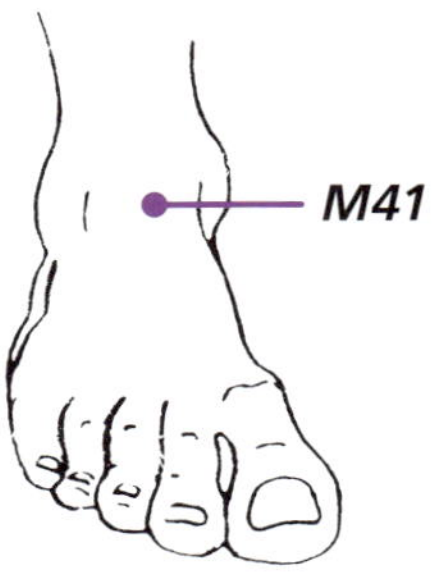

Bitten Sie einen Partner, am Rücken die Zonen B 20 und B 21 mit den Daumen mittelstark vibrierend zu massieren. Die mechanische Reizung dieser Punkte fördert über Nervenreflex die Verdauungsfunktion und wirkt sich auf Muskelverspannungen positiv aus.

Betreiben Sie Akupressur-Gymnastik: Auf einem Sessel sitzend legen Sie beide Mittelfinger übereinander und platzieren diese in der Mitte des Oberbauches (zwischen Brustbein und Nabel). Üben Sie leichten Druck aus. Beim Einatmen neigen Sie sich nach hinten und beim Ausatmen halten Sie sich wieder aufrecht.

Heilpflanzen

- **Melissengeist**
- **Wermut**
- **Verdauungstees**
- **Magentees**
- **Kamille**
- **Käspappel**
- **Pfefferminze**
- **Süßholz**

Bei einfachen Formen der Magenverstimmung, meist durch Überlastung des Verdauungsorgans, genügt es, Melissengeist (eventuell in Kombination mit anderen Pflanzenauszügen) oder Artemisia-absinthum-Tinktur (Wermut) zu nehmen. Einige Tropfen in ein wenig Wasser wirken anregend auf die Magenschleimhäute (nicht anzuwenden bei bekannter Gastritis oder bei Sodbrennen durch überschießende Magensäure).

Bei Magenbeschwerden sind folgende Teemischungen (nicht bei Gastritis oder überschießender Magensäure) empfehlenswert:

Verdauungstee: Papain 3 g – 5 g, Harongarinde oder -blätter, Wermut, Kümmel, Tausendguldenkraut, Kamille je 20 g. 1 Esslöffel Drogenmischung mit einer Tasse heißem Wasser übergießen, 15 Minuten ziehen lassen, abseihen und dreimal täglich zu oder knapp nach den Mahlzeiten trinken.

Magentee: Kamille, Pfefferminze, Wermut, Tausendguldenkraut, Johanniskraut, Engelwurz, Kalmuswurz, Enzianwurz zu gleichen Teilen. 1 bis 2 gehäufte Kaffeelöffel mit 1/4 l kaltem Wasser zustellen, aufkochen, 10 Minuten zugedeckt ziehen lassen, abseihen und vor jeder Hauptmahlzeit 1 Tasse Tee ohne Zucker trinken.

Bei Abneigung gegen warme Getränke den Tee auskühlen lassen.

Die geeigneten Heilpflanzen bei Magengeschwür oder Gastritis sind: Kamille, Käspappel, Pfefferminze, Süßholz. Nach diagnostischer Klärung bei den leichteren Formen eine sehr zweckmäßige Therapie.

Homöopathie

→ **Gastritis**

Kneipp

- **warmer Guss (Solarplexus)**
- **Heublumenauflagen**
- **Leberwickel**
- **Lebensordnung**

Bei Magenbeschwerden oder Übelkeit und Erbrechen hilft auch, den Solarplexus (in der Mitte des Oberbauches) im Uhrzeigersinn mit warmem Wasser zu begießen. Das entspannt, beruhigt und lindert Krämpfe.

Warme Heublumenauflagen sind ein bewährtes Mittel zur Linderung von Magenkrämpfen. Entweder man tränkt das Wickeltuch in warmem Heublumenabsud und legt dann einen Wickel an, oder besser und nachhaltiger wirksam, man verwendet einen Heusack, den man mit Wasser besprengt und im Backrohr erhitzt. Das feuchte Wärmedepot wird auf den Magen gelegt und mit einem Wickel fixiert.

Ein warmer Leberwickel einmal in der Woche sorgt für eine bessere Durchblutung dieses wichtigen Organs – die Wärmezufuhr im Oberbauch hat auf den gesamten Verdauungsapparat Auswirkungen.

Dem Abbau der höchst maßgeblichen psychischen Faktoren bei den Erkrankungen des Magens kann die Kneippsche Lebensordnung mit Stressabbau, regelmäßigem Schlaf und ausreichend Erholungsphasen dienlich sein. Vielfach lassen sich allein damit die Magenprobleme in den Frühphasen weitgehend bessern. Ein regelmäßiges Kneipp-Programm, über einige Wochen durchgeführt, trägt zur folgenfreien Stressbewältigung nicht unwesentlich bei.

Bewegung

Anregungsgymnastik aus dem Liegen heraus. Nachmittags Sport in verschiedenen Arten (wandern, Rad fahren, Wiederaufnahme des früher betriebenen Tennis). Abendspaziergang. Zum Wochenende Segelturn.

Ernährung

Vollwerternährung mit regelmäßigen Mahlzeiten mit gepflegter Esskultur.

Ordnungstherapie

Auseinandersetzung mit der Problematik. Autogenes Training. Neuformung der Beziehungen zu den Arbeitskollegen. Rückhalt in der Familie.

Hausmittel

- Heilerde
- Kohletabletten
- Kartoffelsaft

Heilerde: Vor allem die grüne Heilerde, Terra verde, ist als Adsorbens (Bindemittel) be-

Therapieplan

	früh	vormittags	nachmittags	abends
Mo	Oberkörper-waschung		Knieguss	Wassertreten
Di	Oberkörper-waschung		Vollbad mit Melisse	Wassertreten
Mi	Oberkörper-waschung		Schenkelguss	Wassertreten
Do	Oberkörper waschung		Vollbad mit Melisse	Wassertreten
Fr	Oberkörper-waschung		Schenkelguss	Wassertreten
Sa	Oberkörper waschung		Vollbad mit Fichte	Wassertreten
So		warmer Leberwickel		

währt. Es bindet etwaige Giftstoffe, führt diese zur Ausscheidung. Einen Löffel Heilerde in ein Glas Wasser geben, etwa eine halbe Stunde (oder länger) ziehen lassen, schluckweise trinken; davor immer wieder aufrühren. Besonders geeignet bei überschießender Magensäure und Gastritis.

Carbo vegetabilis: Kohletabletten; ähnliche Wirkung wie die Heilerde; bindet Gifte. Anwendung: Je nach Schwere zwei bis vier Tabletten zerdrücken, in ein wenig Wasser oder Tee auflösen und schlucken.

Prof. Bankhofers Hausmitteltipp: Der vor vielen Jahren verstorbene Schweizer Heilpflanzenforscher und Apotheker Walther Schoenenberger hat ein spezielles Rezept erprobt, das sich seither vielfach bewährt hat: Besorgen Sie sich bei Magenbeschwerden aus dem Reformladen eine Flasche Kartoffelsaft und trinken Sie einige Zeit 2-mal täglich vor den Mahlzeiten 1/8 Liter in kleinen, langsamen Schlucken. Der Kartoffelsaft bindet überschüssige Magensäure und bringt schnell Erleichterung.

Magnetfeldtherapie

Für die Magnetfeldtherapie wurden verschiedene Technologien entwickelt, um die Magnetfeldwirkung zu verstärken. Die heilende Wirkung von Magnetfeldern beschrieb bereits Hippokrates. Allerdings verwendete er lediglich statischen Magnetismus. Heute wird vornehmlich Wechselfeldmagnetismus in verschiedenen technischen Varianten angewandt. In den letzten Jahren wurden in zahllosen Instituten für physikalische Therapie Untersuchungen zur Verifizierung der Wirksamkeit und zur Erarbeitung von gesicherten Indikationen angestellt. Es liegen auch schon aussagekräftige Teilberichte vor: Gesicherte Ergebnisse für die Wirksamkeit der Magnetfeldbehandlung gibt es bei verzögerter Knochenbildung nach Knochenbrüchen, außerdem zeichnen sich gute Ergebnisse bei verschiedenen Formen des Weichteilrheumatismus, allerdings mit ganz bestimmten Formen der Applikation ab. In den nächsten Jahren sind weitere Indikationsbereiche und seriöse Richtlinien zu erwarten.

Leider ist bei der Magnetfeldtherapie sehr viel unseriöse Geschäftemacherei im Spiel, und eine Fülle von teuren Produkten werden mit überzogenen Heilversprechen an schmerzleidende Menschen verkauft. Das betrifft sowohl die Magnetmatratzen wie auch selbstklebende Folien, Halsketten u.v.m. Wenn Sie sich mit Magnetfeldtherapie befassen wollen, wenden Sie sich an die Arbeitsgemeinschaft für Physioenergetik in Wien oder an einen Facharzt für physikalische Medizin.

Arbeitsgemeinschaft für Physioenergetik

Frimbergergasse 6
A-1130 Wien
+43 (1) 8 79 38 26-10
+43 (1) 8 79 38 26-19
office@physioenergetik.at

Schwangere, Menschen mit Herzschrittmachern oder Krebserkrankungen sollen keine Magnetfeldtherapie durchführen.

Makrobiotik

Die Makrobiotik ist eine Weltanschauung. Die Grundidee stammt aus dem Zen-Buddhismus und wurde vom Japaner George Oshawa (1893 – 1966) weiterentwickelt. Oshawa teilte die Lebensmittel nach ihrem Yin- und Yang-Gehalt ein. Jede Speise soll so zusammengesetzt sein, dass Yin und Yang in ausgeglichenem Verhältnis von 5 : 1 sind. Vollgetreide soll genau von dieser Beschaffenheit sein und gilt daher in der Makrobiotik als das idealste Nahrungsmittel. Oshawa teilte die Ernährung weiters in 10 Stufen ein. Wer die oberste Stufe erklimmen will, soll sich nur von Getreide ernähren. Auch Flüssigkeit soll dann nur mehr beschränkt zugeführt werden.

Ferner lehnte Oshawa jede Nahrung ab, die von weit herkommt, weiters künstlich gedüngtes Obst und Gemüse, Eier, Zucker, Süßigkeiten, gesüßte Getränke, Kaffee und Tee. Für gewisse Krankheiten empfahl er bestimmte Stufen seines Ernährungskonzepts, um diese zu heilen. Dass seine Vorstellungen unrealistisch und unhaltbar, ja zum Teil gefährlich sind, versteht sich von selbst. Für Säuglinge und Kleinkinder kann eine makrobiotische Ernährung lebensgefährlich sein und auch für Erwachsene ist die Makrobiotik ungeeignet, da sie Mangelerscheinungen nach sich zieht und in keiner Weise den modernen Ernährungsempfehlungen entspricht.

Malaria

Die Erreger der Malaria sind Einzeller (Plasmodien), die beim Stich durch befallene Anophelesmücken übertragen werden. Die Krankheit kommt daher in jenen Regionen vor, in denen diese Stechmücke ein für sie als Lebensraum geeignetes, feuchtwarmes Milieu findet und es Erreger gibt.

Früher war dies auch in den Mittelmeerländern, in moorig-sumpfigen Gebieten, der Fall, doch dort gelang die Ausrottung. In feuchtwarmen, tropischen Ländern mit niedrigem Sozial- und Hygienestandard, gedeihen nach wie vor die Anophelesmücken und mit ihnen die keineswegs ausgerotteten Malaria-Plasmodien.

Sie stellen bei Reisen in diese Länder eine große Gefahr dar, vor der man sich durch vorbeugende Einnahme von plasmodientötenden Medikamenten schützen muss.

Das ist gar nicht mehr so einfach, da es zwar einige sehr wirksame Medikamente gibt, aber zunehmend resistente Stämme auftreten, die für bestimmte Regionen unterschiedliche Medikamente notwendig machen. In manchen Ländern sind auch zweifach Vorbeugungen notwendig. Vor Reisen in Länder mit Malaria sollte

man sich in Fachzentren genau informieren:
www.tropenmedizin.de
www.tropenmedizin.at

Die Malaria, vor allem ihre schwerste Form, die Malaria tropica ist trotz aller Möglichkeiten eine höchst gefährliche Infektionskrankheit. Die Erreger werden beim Stich der weiblichen Anophelesmücke übertragen und befallen die roten Blutkörperchen, in denen sie sich vermehren. Schließlich platzen die roten Blutkörperchen und es kommt zu einem Fieberschub, begleitet von Kopfschmerzen, Übelkeit, Durchfall und Erbrechen. Die Frequenz und die Intensität der Attacken variieren je nach Form. Die Inkubationszeit zwischen Infektion und Ausbruch beträgt etwa 1 – 4 Wochen, kann aber auch bis zu einem Jahr dauern. Dann liegt es mitunter fern, bei einem Fieberschub an die Malaria zu denken. Die Infektionsgefahr ist naturgemäß in der Regenzeit und danach am höchsten.

Weltweit sterben jährlich etwa 2,7 Millionen Menschen an Malaria und etwa 12.000 Touristen erkranken jährlich bei ihren Besuchen in den verseuchten Ländern und Regionen.

Die Gesellschaft für Tropenmedizin empfiehlt zusätzlich zu einer Expositionsprophylaxe (langärmelige Kleidung, mückenabwehrende Repellents) auch die Einnahme von für die Region kompetenten Chemotherapeutika, wenn im Reisezielland tagtäglich Infektionen vorkommen.

Malaria ist nicht von Mensch zu Mensch übertragbar und sie ist heilbar, wenn sie rechtzeitig erkannt wird. Keineswegs ist sie aber ein Indikationsbereich für Naturheilmedizin.

Mandelentzündung

→ **Angina**

Masern

→ **Homöopathie**

Masern ist eine durch Viren bedingte Infektionskrankheit, die durch Tröpfcheninfektion übertragen wird und nach der Erkrankung eine lebenslange Immunität hinterlässt. Sie wird zu den Kinderkrankheiten gezählt. Die Inkubationszeit beträgt etwa 10 bis 14 Tage. Die Kinder sind bereits 5 Tage vor Ausbruch des Ausschlags Überträger und bleiben es, bis der Ausschlag abgeklungen ist. Beginn mit grippalen Symptomen: Schnupfen, Husten, Bindehautentzündung, manchmal Durchfall und immer hohes Fieber. Nach dem ersten Schub kurzfristige Besserung, dann erneuter Fieberanstieg. Der typische, meist juckende Hautausschlag beginnt häufig mit Flecken (samtartig verdickt, gerötet, manchmal weiß wie Kalkspritzer) der Mund- und Wangenschleimhaut. Hinter den Ohren oder am Hals sieht man rote Flecken, dann breitet sich der Ausschlag auf Kopf und Gesicht sowie auf den Körper hin aus. Es sind kleine Flecken mit Knötchen, die zusammenlaufen; anfangs ist der Ausschlag hellrot, bekommt dann einen Stich ins Bläuliche. Typisch ist die starke Bindehautentzündung.

Die Kinder machen nicht selten einen schwer kranken Eindruck.

Schon bei Verdacht auf Masern sollte man einen Arzt beiziehen, der das Kind regelmäßig besucht, um mögliche Komplikationen rechtzeitig zu erkennen. Bei komplikationslosem Verlauf werden nur die Symptome behandelt (→Fieber, →Halsschmerzen, →Husten, →Bindehautentzündung), bei bakterieller Superinfektion werden Antibiotika vom Arzt verordnet. Sofort den Arzt holen, wenn es dem Kind wieder schlechter geht, nachdem der Ausschlag ausgebrochen ist, oder wenn Krämpfe, Benommenheit und/oder ein steifes Genick auftreten. Die Masern-Gehirnentzündung als schlimme Komplikation äußert sich durch diese Symptome und trifft etwa eines von 5.000 Masernkindern. Leider bleiben meist mehr oder weniger ausgeprägte Störungen zurück.

Die wichtigste Vorbeugung besteht in der gut verträglichen Impfung, die sicheren Schutz bringt!

Homöopathie

- Pulsatilla
- Aconit
- Belladonna
- Apis
- Antimon tartaricum
- Chamomilla
- Euphrasia
- Morbillinum
- Masern-Nosode
- Sulfur
- Tuberculinum

Prophylaxe, wenn im Kindergarten oder in der Nachbarschaft Masern »umgehen« und das Kind nicht geimpft ist: Meist Pulsatilla, evtl. Aconit oder Belladonna, hängt von den Symptomen ab. Obwohl: Die Erkrankung ist dann meist nicht zu vermeiden!

Wenn die Masern ausgebrochen sind, soll die homöopathische Behandlung vom erfahrenen Arzt durchgeführt werden, um auch bei homöopathischer Behandlung mögliche Komplikationen rechtzeitig zu erkennen und sofort fachgerecht zu behandeln.

Pulsatilla: Gelbliche, milde Absonderungen aus Augen und Nase; kein oder wenig Durst; schlimmer nachts. Besserung an der frischen Luft.

Apis: Ödematöse Haut, Ausschlag sieht geschwollen aus, ebenso die Unterlider und das Zäpfchen im Hals; trockene Haut, kein Durst, hohes Fieber. Kind deckt sich ab.

Antimon tartaricum: Daran denken wir bei begleitenden Symptomen der Lunge, rasselnden Atemgeräuschen; Schwäche; weiße Zunge.

Chamomilla: Brennen im Gesicht, eine Wange rot, die andere weiß; Schwitzen an der Kopfhaut. Exaltierter Gemütszustand; dem Kind kann nichts recht gemacht werden, sehr schmerz- und geräuschempfindlich. Die psychischen Symptome sind ausschlaggebend für die Wahl von Chamomilla.

Euphrasia: Masern mit heftiger Augenbeteiligung. Bindehäute entzündet; wunde, rote, geschwollene Lidränder. Bei entsprechender Symptomatik kann das Mittel einen heftigen Masernanfall in einen einfachen verwandeln; es verschafft Wohlgefühl, beseitigt den Ausschlag, reguliert das Fieber, erleichtert Husten, Schnupfen und andere katarrhalische Symptome (Kent, Repertorium).

Morbillinum, die **Masern-Nosode**, **Sulfur** oder **Tuberculinum** – eines dieser Mittel kann angezeigt sein, wenn der Ausschlag nicht richtig herauskommt, bei langsamer Erholung oder falls Schwäche und Krankheitsanfälligkeit (Schnupfen, Husten) bestehen bleiben.

Mayr-Kur

60 bis 80 % der Immunabwehr befinden sich in unserem Verdauungssystem. Der österreichische Arzt Franz Xaver Mayr folgerte seinerzeit mit dem damaligen Wissensstand, dass Krankheiten, die auf einer mangelhaften Funktion des Magen-Darm-Trakts beruhen, universelle Auswirkungen auf den gesamten Organismus haben müssen. Durch Behebung dieser Störungen lassen sich nach den erarbeiteten Erfahrungen tatsächlich verschiedene Krankheiten positiv beeinflussen.

Dazu zählen Erkrankungen, die mit dem Immunsystem in Zusammenhang stehen und die auf einer Fehlfunktion der Nahrungsaufnahme beruhen, wie mangelhafte Leistungsbereitschaft, Hautunreinheiten usw. Die Mayr-Kur, die von über 700 Ärzten in Deutschland und Österreich gepflogen wird, ist keine einfache »Milch-Semmel-Kur«, sondern eine Heilmethode, die individuell angepasst wird. Selbstverständlich bringt ein Kuraufenthalt in einer Mayr-Klinik darüber hinaus die Vorteile eines stressfreien Kurortmilieus, in dem man schneller gesundet. Jedoch kann man die Mayr-Kur mit entsprechender Konsequenz auch ambulant durchführen – das ist für viele Betroffene oft beruflich oder familiär der einzig mögliche Weg.

Die Mayr-Kur beginnt mit dem Teefasten, verbunden mit Einläufen, warmen Bädern und Massagen mit speziellen Griffen und Strichführungen im Bauchraum, um den Darm zu entlasten. Das Teefasten geht nach einer vom Arzt festgelegten Dauer in die Milch-Semmel-Kur über. Bei Menschen mit Eiweißallergien wird abgewandelt, das Prinzip bleibt aber gleich. Die Erziehung zum langsamen Kauen ist wichtig. Altbackene Semmeln werden in fingerdicke Scheiben geschnitten und so lange in kleinen Bissen gekaut, bis ein süßlicher Geschmack entsteht. Die Milch wird leicht erwärmt, darf aber nicht getrunken, sondern muss »gegessen« werden. Dazu werden tagsüber Kräutertees getrunken, jedes Hungergefühl wird sofort durch Teetrinken bekämpft, bei starkem Hunger kann auch zwischendurch eine Semmel gegessen werden.

Während der gesamten Kur wird immer wieder Glaubersalz zur vollständigen Darmentleerung genommen. Im Rahmen der Mayr-Kur wird von geschulten Ärzten oder Masseuren regelmäßig eine manuelle Bauchbehandlung (Darmmassage) durchgeführt. Sie

Informationen

Mayr-Österreich:

Internationale Gesellschaft der F.X.-Mayr-Ärzte
Iglerstraße 51-53
6080 Igls
www.fxmayr.com

Mayr-Deutschland:

Deutsche Gesellschaft für ganzheitliche F.X.Mayr-Medizin e. V.
Ziegelberger Straße 3
87730 Bad Grönenbach
www.mayr-gesellschaft.com

soll den Lymphfluss verbessern und eine Regelung der Darmtätigkeit bewirken. Dauer und Verlauf der Kur hängen vom Zustand des Patienten ab. Nach der Kur geht man auf eine milde Ableitungsdiät über. Alle faser- und fettreichen Lebensmittel werden gemieden. Magerkäse, Topfen, weiche Eier, gekochtes und gedünstetes mageres Fleisch, Fisch, Kartoffeln, altbackenes Gebäck, Haferflocken und Nudeln sind erlaubt.

Diese Ableitungsdiät sollte einige Wochen beibehalten werden. Danach geht man zu einer gesunden Normalkost mit reichlich frischem Obst und Gemüse über.

Menière‘sche Erkrankung

→ Lebensstil

Die Menière'sche Erkrankung (Morbus Menière) geht vom Innenohr aus. Ausgelöst wird sie durch eine Flüssigkeitsansammlung (Ödembildung) im Labyrinth, die einen plötzlichen Überdruck erzeugt, und die mitunter sehr dramatischen Symptome auslöst. Vorweggenommen sei, dass der Mechanismus der Erkrankung mit den anfallsartigen, meist einseitigen Attacken noch keineswegs voll geklärt ist.

Anfallsartig entstehen ein Drehschwindel mit Übelkeit und Erbrechen, einseitige Ohrgeräusche, ein Druckgefühl im Ohr mit Hörstörungen und Allgemeinsymptome wie Herzklopfen mit Schweißausbrüchen. Im kranken Ohr werden Töne höher empfunden. Der Schwindelanfall ist so stark, dass die Patienten nicht mehr aufrecht stehen können und sich hinlegen müssen. Nach einigen Stunden gehen die Beschwerden allmählich zurück und können sich nach einigen Tagen oder Wochen wiederholen.

Die Krankheit kann sich über Jahre erstrecken, auch beide Ohren befallen und bei wiederholten Anfällen bleibt eine gewisse Schwerhörigkeit bestehen.

Ein höheres Risiko für Menière haben psychisch labile Menschen. Stress und Wetterfühligkeit (Föhn), seelische Belastungen, Alkohol- und Nikotinmissbrauch können Auslöser sein.

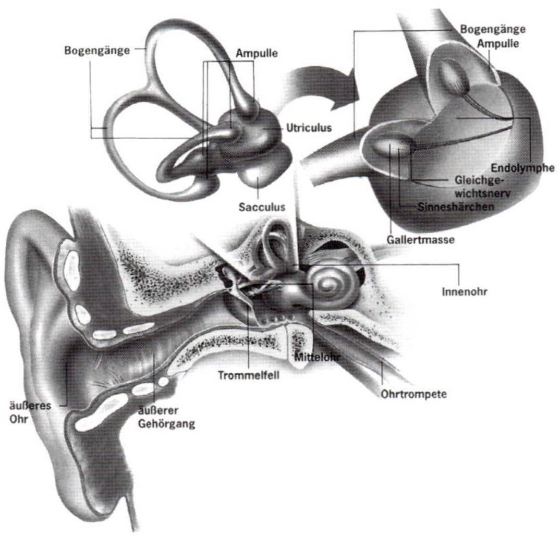

Eine genaue ärztliche (auch HNO-Arzt beiziehen) Diagnostik muss andere Ursachen des → Schwindels, z. B. einen Tumor oder sonstige Innenohrstörungen, ausschließen. Die Behandlung des Morbus Menière erfolgt symptombezogen durch Bettruhe während des Anfalls sowie durch ärztlich verordnete Mittel gegen den Schwindel und die Übelkeit, durchblutungsfördernde und wassertreibende Mittel. Nach dem Anfall müssen sie wieder abgesetzt werden, die Mittel werden nur verabreicht, um den Leidensdruck zu mindern. Eine Blutdruckeinstellung, wenn der Blutdruck erhöht ist, ist in jedem Fall angezeigt. Auch Langzeitmedikamente werden mit wechselndem Effekt gegeben. Bisherige Operationsversuche haben wenig Erfolg gezeitigt.

Achtung: ein Schleudertrauma der Halswirbelsäule durch einen Unfall kann ganz ähnliche Attacken auslösen!

Meningitis

Darunter versteht man eine Entzündung der Hirn- und/oder Rückenmarkshäute, die allseits das zentrale Nervensystem umgeben. Die Erkrankung kann eigenständig durch Bakterien, Viren, Toxine oder Strahlenbelastung entstehen oder im Rahmen anderer Allgemeinerkrankungen als bedrohliche Komplikation hinzukommen. Häufig greift die Erkrankung auch auf das Gehirn über. Wichtigste Symptome, die als Alarmzeichen gewertet werden müssen, sind Nackensteifigkeit, Benommenheit, Kopfschmerzen, mehr oder weniger stark reduzierter Allgemeinzustand und Fieber.

Die Diagnose erfolgt durch Punktion (Kreuzstich) des Rückenmarkskanals und Untersuchung des austretenden Liquors. Aus der Anzahl der weißen Blutkörperchen kann die Schwere der Entzündung abgeleitet werden und eventuelle Erreger oder Toxine lassen sich nachweisen. Bei einer bakteriellen Infektion erreichen die Bakterien das Gehirn über das Blut, indem sie die natürliche Barriere, die so genannte Blut-Liquorschranke überspringen – Kinder sind häufiger betroffen. Die Erkrankung beginnt mit Abgeschlagenheit und leichtem Fieber, nach einigen Tagen setzen starke Kopfschmerzen und die Nackensteifigkeit ein, das Fieber steigt meist sehr hoch an. Die Virusmeningitis verläuft mit ähnlichen Symptomen, der Fieberanstieg ist etwas geringer ausgeprägt. Bei bakterieller Meningitis werden hoch dosiert Antibiotika gegeben. Bei Verdacht auf Meningitis ist sofortige Spitalsaufnahme erforderlich. Die einzig mögliche Vorbeugung besteht darin, dass man für Kinder alle Möglichkeiten des Impfschutzes gegen so genannte Kinderkrankheiten ausschöpft, die als Komplikation eine Gehirnhautentzündung nach sich ziehen können.

Entsprechend der vielfältigen Ursachen sind auch die Krankheitsverläufe, selbst bei ein und demselben Erreger, individuell sehr unterschiedlich. Die Erkrankung kann nach relativ kurzer Zeit wieder ohne Folgen abklingen, kann aber auch schwere Folgen nach sich ziehen. Bei Kindern sind die Restitutionsressourcen sehr groß.

Metabolisches Syndrom

→ Kneipp

Das metabolische Syndrom ist ein relativ junger Begriff, der sich in medizinischen Lexika, die kaum zehn Jahre alt sind, noch nicht findet. Er ergab sich aus den metabolischen (=stoffwechselmäßigen) Zusammenhängen des Zucker- und Fettstoffwechsels. Während früher die Einstellung (Kompensation) der Zuckerkrankheit völlig auf den Blutzucker und die Zuckerausscheidung ausgerichtet war, ergab die jüngere Grundlagenforschung die engen Verflechtungen mit dem Fettstoffwechsel. Heute ist man in der Diabetologie wohl um die möglichst konsequente Normalisierung des Blutzuckers im Tageslauf bemüht, weiß aber, dass dies nur mit gleichzeitiger konsequenter Beherrschung des Fettstoffwechsels möglich ist. Man hat auch erkannt, dass durch Übergewicht – vor allem der Stamm-betonten Fettsucht um den Bauch, mit einem Body-Maß-Index über 30 – und erhöhten Fettwerten, eine latente Zuckerkrankheit manifest werden kann. Männer und Frauen nach den Wechseljahren sind von dieser Form des Übergewichts besonders betroffen, da sie meist um den Bauch herum das überschüssige Fett ablagern. Den dort ansässigen Fettzellen wird eine besondere Aktivität hinsichtlich der freien Fettsäuren im Stoffwechselgeschehen zugeschrieben. So zählen die erhöhten Neutralfette, aber auch das erhöhte, die Arteriosklerose fördernde LDL-Cholesterin, bei gleichzeitigem Absinken des die Gefäße schonenden HDL-Cholesterins, die Erhöhung des Blutdrucks und die Neigung zur Erhöhung der Harnsäure im Blut (»Gicht«), zum metabolischen Syndrom. Diese Veränderungen bedingen bei entsprechender Veranlagung eine Abnahme der sonst genau nach Bedarf abgestimmten Produktion von Insulin in den Beta-Zellen in der Bauchspeicheldrüse. Wenn man mit Glukose belastet, ist die Insulinausschüttung reduziert und außerdem wirkt das in der Blutbahn befindliche Insulin schlechter bei der Einschleusung in die Zelle. Das wird als Insulinresistenz bezeichnet und kann auch als Vorstufe zum manifesten Diabetes auftreten.

Dazu kann noch ein Anstieg von Fibrinogen, einem Faktor in der Blutgerinnung, kommen. Alle diese Veränderungen nehmen mit der Entstehung des bauchbetonten Übergewichts ihren Anfang!

Ein metabolisches Syndrom besteht, wenn 3 dieser Faktoren zutreffen:

- *Triglyzeride über 150 mg/dl*
- *Bauchumfang über 102 cm (Männer), 88 cm (Frauen)*
- *Nüchternblutzucker über 110 mg/dl*
- *Blutdruck über 130/85*
- *HDL-Cholesterin unter 40 mg/dl*

Kneipp

▲ **Kneipp-Programm**
▲ **Bewegung**

Eine gesunde Lebensführung nach dem Kneipp-Gesundheitsprogramm hilft wirksam, der Entstehung des metabolischen Syndroms entgegenzuwirken. Regelmäßige Gymnastik in den Gruppen der Aktiv-Clubs, gemeinsame Wanderungen, Radfahrten und vieles mehr beugen vor – in der Gruppe geht vieles leichter!

Migräne

→ Kneipp
→ Ernährung

Die Migräne ist ein primärer heftiger Kopfschmerz, betrifft etwa 12 % der Bevölkerung, Frauen dreimal häufiger als Männer, und wird durch eine funktionelle Regulationsstörung der Blutgefäße in Gehirn und Hirnhaut ausgelöst. Heftige Begleiterscheinungen sind Übelkeit, Erbrechen, Sehstörungen, Hörstörungen und Geruchsüberempfindlichkeit. Auch Durchfall ist möglich. Migräne kann bereits im Kindesalter (3 bis 4 Jahre) erstmalig auftreten, wobei z. B. Wachstumsschübe oder hormonelle Umstellungen in der Pubertät, aber auch Schulstress und belastende familiäre Situationen auslösend sein können. Ein Erstanfall nach dem 50. Lebensjahr kommt kaum vor.

Ein Migräneanfall kann wenige Stunden bis 3 Tage lang dauern und in der Schwere von eher leicht bis stark behindernd variieren.

Die Anlage dazu wird vererbt. Für einzelne Sonderformen hat man einen Gendefekt am Chromosom 19 als Ursache der Erkrankung feststellen können. Für andere Migräneformen stehen die Beweise für die genetische Determination noch aus. Die Ursachen für den Beginn einer Migräneattacke konnten noch nicht gefunden werden. Wahrscheinlich ist es eine Kombination aus Reizüberflutungen, die zu einer Fehlsteuerung im Hirnstamm und zu einer verstärkten Ausschüttung von Neurotransmittern (Serotonin) führt, was wiederum eine entzündliche Reaktion der Gefäße auslöst. Die Durchblutung der Gefäße ist gestört, dadurch sind auch die mit der Migräne verbundenen Ausfallssymptome (»Aura«, z. B. sehen von Blitzen, halbseitige Gesichtsfeldeinengung, Sprach- und Hörstörungen) erklärbar.

Die entzündliche Reaktion löst eine plötzliche Gefäßerweiterung aus, die zu den heftigen Kopfschmerzen führt. Gleichzeitig wird das Brechzentrum erregt, Übelkeit bis zum Erbrechen setzt ein.

Man unterscheidet zwischen einer einfachen Migräne (vorwiegend durch Kopfschmerzen charakterisiert) und einer Migräne mit »Aura«-Vorboten vor den Kopfschmerzen in Form von neurologischen Ausfallserscheinungen verschiedener Ausprägung.

Migräne-Patienten mit ausgeprägter Aura haben ein erhöhtes Risiko für Schlaganfall und müssen daher besonders bedacht sein, alle anderen Risikofaktoren (Bluthochdruck, Fettstoffwechselstörungen, Diabetes, Nikotin, Stress) auszuschalten.

Bei Migräne-Patientinnen, die die Pille nehmen, einen hohen Blutdruck haben und noch dazu rauchen, erhöht sich das Risiko, einen Schlaganfall zu erleiden um ein Vielfaches.

Die unmittelbare Attacke kann durch Stress, durch Hormonschwankungen, durch bestimmte Wettersituationen, aber auch durch gewisse Nahrungsmittel ausgelöst werden. Emotionale Belastungen – nicht nur Kummer und Frustration, sondern auch Heiterkeit und Vorfreude, etwa zu Beginn einer lang ersehnten Reise oder beim Besuch lang und freudig erwarteter Freunde – können Migräne auslösen. Unregelmäßige Mahlzeiten, Licht und Lärm, Änderungen der Schlafgewohnheiten sowie körperliche Anstrengungen sind ebenfalls als Migräneauslöser bekannt.

Gegen Migräne gibt es sehr wirksame Medikamente, die Triptane, die der Neurologe sorgsam verschreibt, da sie keineswegs harmlos sind. Bei verschiedenen bestehenden Krankheiten dürfen sie nicht oder nur mit größter Vorsicht genommen werden. Auf eventuell notwendige Begleitmedikation macht der Arzt aufmerksam. Normale Schmerzmittel sind bei Migräne nur in geringem Maße wirksam und können, wenn man sie zu lange regelmäßig einnimmt, zu einem medikamenteninduzierten Dauerkopfschmerz führen. Wenn der Patient unter starken Magen-Darm-Beschwerden leidet, soll vor dem Migränemedikament ein Mittel zur Verbesserung der Darmperistaltik genommen werden.

Bei sehr häufigen Anfällen, bei ausgeprägten neurologischen Ausfallserscheinungen, die lang andauern und bei Unverträglichkeit der Medikamente für den Anfall, kann der Arzt eine medikamentöse Prophylaxe verschreiben. Die Durchführung einer Dauerprophylaxe muss fachärztlich überwacht werden.

Kneipp

- ansteigendes Armbad

Eine besondere Kneippmaßnahme ist dazu geeignet, einen beginnenden Migräneanfall abzufangen: das temperaturansteigende Armbad. Man setzt sich vor das Waschbecken, die Anfangstemperatur sollte etwa 32 °C betragen. Dann lässt man langsam heißes Wasser zufließen, sodass die Wassertemperatur pro Minute um 1 °C steigt, bis eine Wassertemperatur von etwa 40 bis 42 °C erreicht ist. Bei dieser Temperatur verweilt man einige Minuten. Dann Arme abtrocknen, ankleiden und mindestens eine halbe Stunde nachruhen. Das ansteigende Atmbad führt zu einer Regulierung der Gehirngefäße und kann daher einen Migräneanfall, der mit der Verengung der Blutgefäße beginnt, abfangen.

Weitere naturheilkundliche Maßnahmen → Kopfschmerzen.

Ernährung

- vollwertige Mischkost
- Magnesium
- Vitamine des B-Komplexes

Von einigen Nahrungsbestandteilen ist nachgewiesen, dass sie Migräneanfälle begünstigen: das sind bestimmte biogene Amine, Tyramin und Histamin.

Tyramin-Gehalt einiger Lebensmittel

Käse	je nach Dauer und Art der Fermentation	70 – 1.400 µg/g
Wein	Riesling	0,6 µg/ml
	Sherry	3,6 µg/ml
	Chianti	25,4 µg/ml
Obst und Gemüse	Tomaten	4 µg/g
	Bananen	7 µg/g
	Avocado	23 µg/g

Histamin-Gehalt einiger Lebensmittel

		mg / 100 g
Fisch	Tunfisch	1.090
Käse	Emmentaler	1.020
Wurst	Schinken, mager	920
Gemüse	Broccoli	65
Alkohol	Rotwein	48

Jeder Migränepatient muss herausfinden, welche Nahrungsmittel er in welchen Mengen verträgt – hier gibt es keine allgemeinen Richtlinien. Besondere Vorsicht ist bei folgenden Nahrungsmitteln angebracht:

Ungünstig für Migränepatienten sind in jedem Fall große Blutzuckerschwankungen, daher ist großer Wert auf eine vollwertige Mischkost mit reichlich Obst, Gemüse und Vollkornbrot, jedoch mit wenig niedermolekularen Kohlehydraten (so genannte süße Zucker) zu legen.

Eine besondere Bedeutung im Rahmen der Migränekost hat das Magnesium, da es an der Übertragung von Nervensignalen beteiligt ist. Auch die Gruppe der B-Vitamine, die als »Nervenvitamine« bekannt sind, sollen reichlich zugeführt werden.

Magnesiumreich sind Getreideprodukte, Nüsse, Naturreis, Müsli, Spinat, Brokkoli etc.

Mögliche Migräne auslösende Nahrungsmittel:

- *Schokolade*
- *Nüsse, vor allem Walnüsse*
- *Käse, Sorten individuell austesten*
- *Alkohol, vor allem Rotwein und Bier*
- *Fischkonserven, Fischpasten*
- *Rohwurst, Innereien*
- *Zitrusfrüchte*
- *Fertigprodukte, wie Brotaufstriche, Suppenwürze, Dosenfisch u. a.*

Vitamin B_1-, B_6- und B_{12}-reiche Nahrungsmittel

B_1	**mg / 100g**
Hefeflocken	7,40
Sojaschrot	2,20
Weizenkeime	2,00
Sonnenblumenkerne	1,90
Hefe	1,00
B_6	**mg / 100g**
Sardine	0,96
Kalbsleber	0,90
Rindsleber	0,83
Lachs	0,82
Sonnenblumenkerne	0,60
B_{12}	**µg / 100 g**
Rindsleber	65
Kalbsleber	60
Schweineleber	39
Kalbsniere	28
Hühnerleber	23

Milchschorf

Der Milchschorf tritt bei Säuglingen an Kopf, Stirn und Wangen auf und ist ein erster Hinweis auf eine mögliche spätere Neurodermitis-Erkrankung. Auf der Haut bilden sich juckende Schuppen und Krusten, die mit zunehmendem Alter von selbst wieder verschwinden. Tatsächlich wird der Milchschorf oft durch Kuhmilch ausgelöst, der Verursacher kann aber auch ein anderes Allergen sein. Daher empfehlen manche Kinderärzte, Babys möglichst lang zu stillen oder hypoallergene Säuglingsmilch zu verwenden, wenn in der Familie Allergiker sind. Während der Stillzeit müssen Allergikerinnen darauf achten, dass sie Allergene in Nahrungsmitteln streng meiden, genauso histaminreiche Nahrung, da sich Ausschläge oder andere allergische Symptome auch auf das Baby übertragen können.

Der Ernährungsplan eines Milchschorf-Babys oder allergiegefährdeten Kleinkindes muss mit dem Kinderarzt besprochen werden. In vielen Fällen verschwindet der Milchschorf, wenn der Darm des Kindes über mindestens 6 Monate vom Kontakt mit Kuhmilch oder einem anderen Allergen, das man identifiziert hat, verschont bleibt. Das Behandlungskonzept muss vom Arzt erstellt werden und darf nicht durch unkoordinierte Eigeninitiative gestört werden. Die Haut eines Milchschorf-Babys bedarf besonders sorgfältiger Pflege.

Misteltherapie

Die Mistel ist nicht nur zu Weihnachten eine dekorative Pflanze, sondern hat auch in der Naturheilmedizin eine jahrhundertelange Tradition. Die milde blutdrucksenkende Wirkung wird als empirisch gesichert betrachtet, wenngleich objektive, experimentelle Beweise noch ausstehen (→ Blutdruck, hoher). Belegt und unbestritten ist ihre stimulierende Wirkung auf die Abwehrzellen im Körper und besonders als begleitende Therapie bei Krebserkrankungen während der Chemotherapie, aber auch in der Krebsnachsorge zur Verzögerung von Rückfällen.

Die Mistel ist die einzige grüne (chlorophyllhaltige) Pflanze in der Natur, die kugelförmig wächst und nicht – wie es der gewohnten Ordnung entspräche – dem Licht, der Sonne entgegen. Außerdem ist sie, wie der Tumor, ein Parasit – sie ernährt sich von den Lebenskräften der Wirtspflanze. Aus dieser Sicht heraus wurde die Mistel von der anthroposophischen Medizin in die Tumortherapie eingeführt. Für die Mistelpräparate werden Blätter und Stängelspitzen (Herba visci) verwendet. Der Pflanzenextrakt enthält eine Fülle von Wirkstoffen, von denen viele noch nicht untersucht sind. Die Viscotoxine entfalten eine zytostatische Wirkung. Es versteht sich von selbst, dass bei jeder Krebserkrankung ein naturheilkundliches Verfahren nur zusätzlich zur Schulmedizin eingesetzt werden kann. Jedoch kann man mit Naturheilkunde sehr oft Schmerzen lindern, den Körper kräftigen, die Lebensqualität verbessern und die Lebenserwartung steigern. Die Wirkung der Chemo- oder Strahlentherapie wird offenbar gesteigert, ohne sie ersetzen zu können, und die Nebenwirkungen werden gemildert.

Nur verbohrte Fanatiker verzichten heute noch auf die Möglichkeiten moderner Onkologie!

Mittelohrentzündung

Auslöser einer Mittelohrentzündung (Otitis media) sind meistens Infektionen in der Nase und im Rachenraum (in den oberen Atemwegen). Erreger sind Streptokokken, Haemophilus influenzae und Viren, die katarrhalische Entzündungen auslösen, welche durch Bakterien superinfiziert sind. Auch als Komplikation bei Masern und Mumps ist sie möglich und bei Scharlach war sie früher häufig, heute ist sie seltener zu erwarten. Durch die verstopfte Nase, vergrößerte Polypen und angeschwollene Schleimhäute funktioniert der Druckausgleich des Mittelohrs nicht mehr und der entstehende Unterdruck verursacht Schmerzen. Die Erreger führen dann zur Entzündung und Sekretbildung (zuerst blutig, dann blutig-serös und schließlich eitrig). Die Mittelohrentzündung löst starke Ohrenschmerzen, Fieber, Kopfschmerzen, Schwerhörigkeit, Schwindel und Ohrensausen aus. Der Arzt sieht das gerötete, angespannte Trommelfell.

***Komplikationen:** Die Entzündung greift nicht selten auf die Nachbarorgane über – das kann bis zur Hirnhautentzündung führen. Bei einer eitrigen Infektion verschreibt der Arzt Antibiotika, auch chirurgische Eiterentlastung (stichförmige Spaltung des Trommelfells) kann notwendig sein. Die Erkrankung kann chro-*

Mittelohrentzündungen werden ausgelöst durch:

- *Infektionen in Nase und Rachenraum mit Streptokokken, Haemophilus influenzae und Viren*
- *Bakterielle Superinfektionen*

Komplikationen bei:

- *Mumps*
- *Masern*
- *Scharlach (selten)*

nisch werden, wenn Entzündungen oder Tubenkatarrhe häufig auftreten – dann drohen Wucherungen mit Hörminderung, die nur operativ saniert werden kann.

Vor allem Kleinkinder und Babys leiden aufgrund der engen anatomischen Verhältnisse häufig an Mittelohrentzündungen, wenngleich diese in jedem Lebensalter auftreten können. Ärztliche Behandlung, praktisch immer mit Antibiotika, ist notwendig. Als erste Hilfe bei Ohrenschmerzen kann man dem Baby zu trinken geben (fördert den Druckausgleich), warme Tücher auflegen, bei größeren Kindern abschwellende Nasentropfen verabreichen.

Der Tubenkatarrh (Entzündung der Eustachischen Röhre, der Verbindung von Rachen und Mittelohr zum Druckausgleich) ist eine unangenehme, lästige Erscheinung – wenn zum Beispiel durch angeschwollene Schleimhäute der Tube der Druckausgleich des in der Paukenhöhle entstehenden Unterdrucks verhindert wird, oder wenn durch sehr schnelle Änderung der Druckverhältnisse der Luft (bei der Landung im Flugzeug, beim raschen Bergabfahren mit der Seilbahn oder im Lift eines Hochhauses) der Druckausgleich durch Schlucken, Sprechen etc. nicht rasch genug erfolgen kann. Der dadurch entstehende Unterdruck kann sogar zum Zerreißen des Trommelfells führen – auch ein nicht seltener Tauchunfall! Ein Überdruck in der Paukenhöhle, z. B. beim Start, kann meist leichter entweichen. Vorbeugung: abschwellende Nasentropfen vor dem Landen verwenden, wenn man einen Schnupfen hat. Mit Schnupfen nicht tauchen.

***Keinesfalls** die Ohren mit irgendwelchen Wattestäbchen, Wattekügelchen, Ohren-Hausmitteln, Ohrenkerzen etc. »behandeln«. Diese können zu ernsten Verletzungen führen und bringen nichts, weil die Ursache des Problems von außen unerreichbar ist. Einzig und allein die Zufuhr von Wärme hilft – Wärmeflasche, erwärmte Kamillensäckchen, Haube mit Ohrenschützern etc.*

Mit Naturheilkunde kann man die zugrunde liegende Erkältung behandeln (→ Erkältung) und bei Fieber hilft auch ein hitzestauender Wickel.

Moor

Moore zählen zur Gruppe der Peloide, das sind Stoffe mit hoher Wärmekapazität, guter Wärmeleitfähigkeit und protektiv wirkenden Inhaltsstoffen. Äußerliche Mooranwendungen (Moorbäder und Moorpackungen) haben in erster Linie die Aufgabe eines Wärmedepots und werden bei rheumatischen Leiden, bei chronischen Entzündungen – insbesondere bei Frauenkrankheiten (Eierstockentzündungen etc.) – sowie Problemen im Bereich des Bewegungsapparats, z. B. nach Verletzungen, eingesetzt, um eine tiefgreifende Erwärmung und Durchblutungsförderung zu erreichen. Nicht erlaubt – mit Ausnahme kleiner lokaler Anwendungen – sind Moorbehandlungen für Bluthochdruckpatienten, bei anderen schweren Herz-Kreislauf-Erkrankungen, bei Venenleiden (z. B. Krampfadern), bei Tumoren, und beschränkt in der Schwangerschaft.

Moor-Trinkkuren werden gelegentlich zur Behandlung von Magen-Darm-Störungen eingesetzt, denn Moor hat wie Heilerde eine adsorbierende Wirkung und bindet Giftstoffe.

Moore entstanden durch Verlandung und je nach ihrer Entstehung unterscheidet man Hochmoore, Tiefmoore und Flachmoore. Unter Sauerstoffabschluss fand in den Mooren ein Umwandlungsprozess der Pflanzen statt, eine Humifizierungsprozess, bei dem Huminsäuren entstanden. Das sind Gerbsäuren, die dem Moor seine rötlich-schwarze Farbe geben und auch ihren therapeutischen Wert haben. Die Inhaltsstoffe des Heilmoors sind entzündungshemmend und desinfizierend und aufgrund des Wasserbindungsvermögens hat Moor sehr gute thermophysikalische Eigenschaften. Jedes Moor hat aufgrund der Pflanzenwelt, aus der es entstanden ist, ganz spezifische Inhaltsstoffe und ist in seiner Art einzigartig.

In den Kurorten wird Moor meist frisch gestochen und mit Thermalwasser verrührt zur Anwendung gebracht: Moorpackungen mit einer Temperatur von 46°C, Moorbäder mit maximal 42 °C. Moor kann man auch im Handel kaufen und selbst mit warmem Wasser angerührt anwenden. Es wird auch für zahlreiche Kosmetika eingesetzt, um die wertvollen Inhaltsstoffe des Moors für die Haut zu nutzen.

Multiple Sklerose

→ Kneipp
→ Homöopathie

Die Ursache dieser chronisch-entzündlichen Erkrankung mit herdförmigem Verlust und Vernarbung (Sklerosierung) der Nervenfaserumhüllungen ist trotz intensiver Forschung unbekannt. Sie ist keine Erbkrankheit, aber genetische Faktoren können nicht ausgeschlossen werden. Sie betrifft Gehirn und Rückenmark.

Der Beginn – meist zwischen dem 20. und 35. Lebensjahr, häufiger bei Frauen als bei Männern – ist oft schubartig. Der Verlauf ist entweder primär-chronisch mit langsamer Verschlechterung oder schubartig-fortschreitend. Mitunter bilden sich die Symptome vorübergehend wieder ganz zurück, mitunter bleiben Veränderungen teilweise oder ganz bestehen. Es gibt sehr milde und symptomarme Verläufe, in den meisten Fällen sieht man viele Jahre hindurch nur leichte Zeichen der Krankheit, aber leider gibt es auch ein schnelles Fortschreiten. Die frühen Symptome sind kurz und untypisch – Schwindel, Sehstörungen, Gangstörungen, Zittern der Hände, eine allgemeine Müdigkeit kann bestehen. Nervenlähmungen, spastische Lähmungen, Beeinträchtigung der Muskulatur und des autonomen Nervensystems, Nervenschmerzen und seelische Veränderungen prägen den Verlauf.

Die Diagnose erfolgt durch Untersuchung der Hirnflüssigkeit mit Feststellung der charakteristischen Entzündungsparameter und durch Magnetresonanztomographie des Schädels. Die Therapie hat sich in den letzten Jahrzehnten sehr stark verbessert und wird je nach Verlauf vom behandelnden Neurologen festgelegt. Interferone, Kortison und Immunsuppressiva kommen je nach Verlauf zum Einsatz, mitunter werden Verläufe mit sehr seltenen Schüben auch gar nicht behandelt. Daneben werden die verschiedenen Symptome therapiert.

Der langsame Verlauf, die enorme psychische Belastung des Patienten und seiner Umgebung und nicht zuletzt die oft ungünstige Prognose lassen die Betroffenen nach jeden Strohhalm greifen.

Dies ist ein Nährboden für gewissenlose Geschäftemacher aus dem medizinischen Graubereich, die ihre völlig wirkungslosen Methoden sehr geschickt anpreisen, um Geld zu machen. Man kann nur zur Vorsicht mahnen und empfehlen, alles mit dem Arzt ihres Vertrauens zu besprechen.

Kneipp

- Entspannung
- Lebensordnung
- Physiotherapie
- Leberwickel

Besonders wichtig ist Entspannung, eine ausgeglichene Lebensführung nach der Kneippschen Lebensordnung und Physiotherapie (Gymnastik), damit die vorhandenen Fähigkeiten bestmöglich geübt und die psychischen Schwierigkeiten bewältigt werden können.

Da fallweise sehr starke Medikamente eingenommen werden, ist es sinnvoll, die Leber bei ihrer Entgiftungsarbeit mit einem Leberwickel zu unterstützen. Der Wickel reicht von der Achsel bis zur Mitte der Oberschenkel und wird im Bett vorbereitet. Der Patient legt sich darauf, dann kommt eine warme, in Heublumenabsud getauchte Auflage auf den rechten Oberbauch und wird mit dem Wickel festgewickelt.

Statt der Heublumenauflage kann man auch einen Heusack verwenden, den man mit Wasser besprengt und im Backrohr erwärmt (Temperatur auf Hautverträglichkeit prüfen). Der Leberwickel wird abgenommen, wenn er erkaltet (etwa nach 45 Minuten). Nicht nach dem Essen anwenden.

Homöopathie

- individuelle Abstimmung durch den Arzt

Die Homöopathie verzeichnet gelegentlich Erfolge bei der Behandlung der multiplen Sklerose, wenn früh genug damit begonnen wird. Je länger die pharmakologische Behandlung dauert, desto geringer werden die Chancen, durch regulierend wirkende Mittel die körpereigenen Regulationen wiederherstellen zu können. Homöopathische Mittel, die in Frage kommen, müssen vom erfahrenen homöopathischen Arzt durch die Symptome und das Repertorium bestimmt werden. In jedem Fall ist eine homöopathische Zusatzbehandlung aber vom Homöopathen mit dem behandelnden Neurologen abzustimmen.

Mumps

→ Homöopathie
→ Ernährung

Mumps ist eine ansteckende, durch Tröpfcheninfektion übertragene Viruserkrankung, die in der Regel eine lebenslange Immunität erzeugt. Sie befällt hauptsächlich die Ohrspeicheldrüsen, die anschwellen und dem Gesicht des erkrankten Kindes etwas Hamsterartiges verleihen. Die Kinder klagen über Schmerzen beim Kauen, in den Ohren oder bei Kopfbewegungen. Auch die anderen Speicheldrüsen sind in der Regel mitbeteiligt.

Die Erkrankung selbst geht mit bisweilen hohem Fieber einher, heilt aber ohne Nachfolgen ab, anders die Komplikationen in Form von Bauchspeicheldrüsenentzündungen, Entzündungen der Gehirnhäute und des Gehirns sowie bei Buben die Entzündung der Hoden. Letztere zählt zu den häufigsten Ursachen der männlichen Unfruchtbarkeit. Um das zu verhindern, muss die Erkrankung pflegerisch sehr ernst genommen werden.

Eine kausale Behandlung gibt es nicht, nur die Symptome (die Schmerzen) kann man lindern: entweder durch Umschläge, warm oder kalt, je nachdem wie das Kind (evtl. der Erwachsene) es angenehm empfindet oder auch durch Schmerzmittel, die der Arzt verschreibt. Die einzig sinnvolle Möglichkeit ist die zeitgerechte, gut verträgliche Schutzimpfung.

Homöopathie

- Belladonna
- Pulsatilla
- Mercurius
- Lachesis
- Barium carbonicum

Belladonna: Ist das Hauptmittel; geschwollene, gerötete Drüsen, berührungsempfindlich. Ohrmitbeteiligung, schlimmer rechts.

Pulsatilla: Beidseitige Schwellung, weinerlich. Zunge weiß, wenig oder kein Durst, auch bei hohem Fieber; schwitzt kaum. Besserung: Kalte Getränke. Verschlechterung: Nachts. Bei Mitbeteiligung der Hoden das erste Mittel.

Mercurius: Das potenzierte Quecksilber (manchmal auch Mercurius vivus oder Mercurius solubilis Hahnemani genannt) ist ein außerordentlich bewährtes Mittel bei Mumps. Starker Speichelfluss, übler Mundgeruch, mittleres Fieber. Schwitzen (vor allem nachts) bessert nicht.

Lachesis: Bei ausgesprochener Linksseitigkeit und den Allgemeinsymptomen, wie an anderer Stelle beschrieben.

Barium carbonicum: Bei schwächlichen, kränkelnden Kindern, wenn sich die Schwellung nicht zurückbilden will, Vergrößerung der Mandeln. Eventuell auch Parotidinum, die Nosode.

Ernährung

- Breikost

Da die Kinder beim Kauen Schmerzen haben, sollte man ihnen eine breiige Kost anbieten: Kartoffel- und Gemüsepürees, Suppen, Pudding, Kompott. Fette Speisen sollten weggelassen werden, da sie eine vermehrte Tätigkeit der Verdauungsdrüsen bedingen und Saures sollte man vermeiden, da es die Speichelproduktion anregt und schmerzt.

Muskelkater

→ Kneipp
→ Heilpflanzen

Der Muskelkater beschreibt vorübergehende Beschwerden nach einer großen Belastung, die meist erst am nächsten Tag auftreten. Untrainierte Personen sind gefährdeter als trainierte, einen Muskelkater zu bekommen. Trainierten Sportlern passiert der Muskelkater dann, wenn sie eine neue Sportart oder ungewohnte Bewegungen ausführen.

Früher schrieb man den Muskelkater einer verstärkten Milchsäurebildung zu, die sich bei starker Belastung im anaeroben Bereich im Muskel ablagert. Diese Theorie lässt sich nicht halten, denn Muskelkater entsteht weniger bei kurzen Höchstbelastungen im anaeroben Bereich, wo es zur Laktatanreicherung kommt, sondern eher nach langen, anstrengenden Bewegungen.

Heute geht man davon aus, dass bei starker Überbeanspruchung (z. B. beim Bergabgehen, wo die Muskeln den Körper immer wieder entgegen der Schwerkraft abbremsen müssen) vor allem in der Dehnungsphase (die Muskelfaser muss »über sich hinauswachsen«) feine Risse ent-

stehen, die Flüssigkeitseinströmungen in das Gewebe provozieren. Dadurch entstehen Entzündungsreaktionen, deren Abbauprodukte dann an den Nerven Schmerzen verursachen. Außerdem wird durch die Flüssigkeit der Muskel hart und verspannt und die Durchblutung vermindert, was ebenfalls wieder schmerzt. Diese durch die feinen Muskelrisse in Gang gesetzte Reaktion ist eine Erklärungshypothese, warum der Muskelkater nicht gleich, sondern erst nach ein paar Stunden ausgeprägt vorhanden ist und sich dann langsam wieder abbaut.

Kneipp

- **Schenkelguss**
- **Wassertreten**
- **Heublumenbad**

Folgt man dieser Theorie, dann begegnet man dem Muskelkater, indem man kurz nach Beendigung des Sports die stark belasteten Muskeln kalt behandelt (z. B. Schenkelguss oder Wassertreten), um die Entzündungsreaktion zu bremsen. Am nächsten Tag sollte man, wenn der Muskelkater noch da ist, eine warme oder wechselwarme Behandlung durchführen, um die Durchblutung zu fördern (z. B. Heublumenbad). Rein empirisch weiß man seit langer Zeit um den guten Erfolg dieser Behandlungen. Vor allem die kalte Anwendung unmittelbar nach der Belastung hat einen echten vorbeugenden Effekt. Wenn es dennoch zu einem Muskelkater kommt, fällt er wesentlich moderater aus.

Heilpflanzen

- **Essigsauretonerde**
- **Fichtennadelöl**
- **Kiefernöl**
- **Eukalyptusöl**
- **Melissengeist**
- **Kampfer**

Unmittelbar nach dem Sport eventuell kühlende Essigsauretonerde-Gels, mit Arnika angereichert.

Am nächsten Tag, wenn der Muskelkater noch da ist, kann man mit durchblutungsfördernden Einreibungen die Verspannungen der Muskeln lösen: Fichtennadelöl, Kiefernöl, Eukalyptusöl, Melissengeist, Kampfer. In der Apotheke sind viele fertige Einreibungen und Tonika gegen Muskelkater erhältlich.

Nagelprobleme

→ **Ernährung**
→ **Hausmittel**
→ **Homöopathie**

Entsprechend dem allgemeinen Vormarsch von Pilzerkrankungen, nehmen diese Erreger bei den Problemen mit den Finger- und Zehennägeln einen ganz wesentlichen Platz ein. Entweder breitet sich der Pilz vom Nagelbett her aus, oder die Pilze schieben sich von der Schnittfläche her zwischen den Lagen des Nagels vor. Letzteres ist eher seltener und tritt vor allem bei schlecht gepflegten Nägeln auf. Die beste Voraussetzung finden Pilze im feuchtwarmen Milieu, wenn Hände oder Füße häufig mit Wasser in Kontakt sind und schlecht abgetrocknet werden. Äußerlich erkennbar sind sie durch die Verdickung und die gelbliche Farbe des Nagels, wobei der Nagel allmählich spröde, dann krümelig und schließlich zerstört werden kann. Die Beseitigung des Nagelpilzes (Nagelmykose) kann sehr langwierig sein. Zuerst versucht man pilzhemmende Lösungen oder Gele und wenn damit kein Erfolg erzielt wird, geht der Arzt auf Antipilzmittel in Tablettenform über. Man nimmt dann zum Beispiel von einem bekannt wirksamen

Medikament (Itraconazol, Tbl. zu 200 mg) 4 Monate lang, in jedem Monat eine Woche hindurch 2-mal täglich 1 Tablette. Wenn beides nicht zum Ziel führt, muss der Nagel entfernt und anschließend antimykotisch lokal behandelt werden.

Für Nagelbetteiterungen sind in den meisten Fällen Bakterien und gelegentlich auch Pilze, oder beides verantwortlich. Bei Diabetes besteht ein erhöhtes Risiko, sich häufig Nagelbetteiterungen zuzuziehen, und wie alle Entzündungen beim Zuckerkranken heilen auch sie nur schwer ab. Die Entzündung des Nagelbetts (Paronychie) tritt vor allem dann auf, wenn die Haut ständig gereizt wird. Das passiert, wenn der Nagel entweder zu kurz oder an den Rändern zu stark abgeschrägt wird. Durch den mechanischen Reiz bildet sich ein wucherndes Narbengewebe (ein so genanntes »wildes Fleisch«), das Teile des Nagels überwachsen kann und sehr schmerzhaft ist. Dem Hautarzt zeigen! Sind Bakterien vorhanden, wird er entsprechende Salben oder auch einzunehmende Antibiotika verschreiben. Ist die Nagelbetteiterung zu weit fortgeschritten, hilft manchmal nur, den Nagel abzuziehen und das Nagelbett zu sanieren.

Brüchige Nägel sind entweder auf aggressive chemische Substanzen zurückzuführen oder Pilze und Bakterien lassen die Nägel brüchig werden. Es können auch Stoffwechsel- oder Hormonerkrankungen, z. B. der Schilddrüse, dahinter stecken. Nagelprobleme weisen manchmal außerdem auf einen Mangel an Eisen oder Vitamin B12 hin. Man sollte aber niemals Eisen aus »eigenem Antrieb« zuführen, denn Eisentherapie gehört in die Hand des Arztes.

Ernährung

- **Vollwertige Mischkost**
- **Goldhirse**
- **Gelatine**
- **Rote Fleischsorten**
- **Vitamin B_{12}**
- **Sojaprodukte**
- **Milchprodukte**

Eine ausgewogene, vollwertige Mischkost mit reichlich frischem Obst und Gemüse sowie Getreide und Fisch hält den gesamten Stoffwechsel im Lot und nützt auch den Nägeln. Vermehrt kann man Goldhirse in den Speiseplan einbauen, auch Gelatine schützt die Nägel. Eisen führt man mit roten Fleischsorten zu und Vitamin B_{12} mit Hefe, Sojaprodukten, Eiern, Vollkorn, Milchprodukten.

Hausmittel

- **Zitronensaft**
- **Olivenöl**
- **heißes Seifenwasser**
- **Alkohol**
- **Bockshornkleesamen**
- **Kamille**
- **Arnika**

Gegen brüchige Nägel: eine Woche lang die Nägel morgens und abends mit Zitronensaft einreiben. Handbäder in warmem Olivenöl, dem man etwas Zitronensaft zufügt, kräftigen die Nägel.

Eine weitere Intensiv-Nagelkur: 2 El Honig und 2 EL Öl mischen. 1 Eigelb und 1 EL Salz dazugeben. Fingernägel in dieser Mischung eine Woche lang täglich 10 Minuten baden.

Hausmittel bei Nagelbetteiterungen: Nagel in heißem Seifenwasser oder in Alkohol baden. Ebenso kann eine heiße Bockshornkleesamenauflage gemacht werden.

Weiters: Ichthyol, die schwarze Salbe, die aus Ölschiefer gewonnen wird und antiseptische Eigenschaften hat.

In Apotheken erhältlich!

Prof. Hademar Bankhofer rät: Kamille und Arnika zu gleichen Teilen mischen. 1 El mit einer Tasse heißem Wasser übergießen, ziehen lassen, abseihen und den Finger darin baden.

Homöopathie

- Anthracinum
- Apis
- Hepar sulfuris
- Lachesis
- Myristica
- Silicea
- Sulfur

Anthracinum (aufeinander folgende, chronische Eiterungen, brennende Schmerzen), Apis (ödematöse Schwellung, stechende Schmerzen), Hepar sulfuris, Lachesis (sehr schlechte Heilung, Bildung von wildem Fleisch, blaurote Umgebung), Myristica, Silicea und Sulfur sind die häufig in Frage kommenden Mittel.

Hierher gehören auch eingewachsene Zehennägel, die weder antibiotisch noch chirurgisch behandelt werden müssen, wenn das rechte Arzneimittel aus der Homöopathie gefunden wird.

Nasenbluten

→ Hausmittel

Die Ursachen von Nasenbluten (Epistaxis)sind verschiedenartig und meist harmlos. Häufigste Ursache: Unter der Nasenschleimhaut befindet sich nicht selten ein sehr oberflächlich verlaufendes, nicht gut geschütztes Venengeflecht, das schon durch kleine Irritationen (heftiges Nasenputzen oder ein gar nicht so heftiger Schlag auf die Nase) kräftig bluten kann. Die verlorene Menge sieht nach viel aus, ist aber meist nicht sehr groß. Selbst ein bescheidener Teelöffel voll, etwa 5 Milliliter, kann größere Spuren hinterlassen.

Bei Erwachsenen und vor allem bei älteren Menschen kann starkes Nasenbluten Hinweis auf einen Bluthochdruck sein. Die Gefäßwände stehen dabei unter einer höheren Druckbelastung und es genügen schon kleinere Anstrengungen, um ein Gefäß zum Platzen zu bringen.

Nasenbluten kommt bei Kindern und bei Jugendlichen in der Pubertät häufig ohne besondere Ursache vor. Auch bei verschiedenen Sportarten (insbesondere Kampfsport) gehört Nasenbluten zu den häufigsten Verletzungsfolgen – ein leichter Schlag auf die Nase genügt schon. Auch der Feuchtigkeitsgrad der Raumluft spielt eine Rolle. Die Schleimhäute der Nase sind stark durchblutet und die trockene Raumluft ist ein Reiz, der schadet.

Kommt dann eventuell noch ein Schnupfen dazu und trocknet das Sekret krustig ein, kann die Schleimhaut leicht defekt werden und damit ein Gefäß eröffnen.

Problematisch und gefährlich ist Nasenbluten bei unkontrolliertem, erhöhtem Blutdruck und bei krankhafter oder medikamentös ausgelöster Senkung der Blutgerinnung. Dann auch bei leichtem Nasenbluten zum Arzt!

Hausmittel

- Blutstillende Substanzen
- Löschblatt
- Kalte Umschläge

Kopf nicht in den Nacken neigen – Blut rinnt in den Rachen und gelangt in den Magen, kann Übelkeit auslösen. Nicht hinlegen, denn das verstärkt den Blutstrom zum Kopf hin und fördert die Blutung.

Nur mit blutstillenden Substanzen behandelte Streifentampons in die Nase stopfen, alles andere ist der Blutgerinnung eher abträglich.

Kopf leicht vornüberbeugen.

Ein Stück Löschblatt unter die Zunge legen, das stoppt die Blutung (nicht wissenschaftlich bewiesen, aber wirksam).

Kalten Umschlag auf Nacken und Stirn legen um die Blutung zu stoppen.

Ein interessanter Tipp: Mit der flachen Hand den Blutenden aufwärts zweimal gegen die Stirn schlagen – stoppt tatsächlich häufig die Blutung!

Die Nasenflügel mit Daumen und Zeigefinger 10 Minuten kräftig zudrücken – auch ein probates Mittel.

Nasennebenhöhlenentzündung

Die Nasennebenhöhlen sind Hohlräume, gewissermaßen im Nebenschluss der oberen Atemwege. Obwohl nicht direkt in den Atemstrom mit einbezogen, können Entzündungen der dortigen Schleimhäute auf die Auskleidungen der Nebenhöhlen übergreifen. Die Verbindungen sind mehr oder weniger große Öffnungen, die sich bei einer entzündlichen Schwellung völlig verschließen können, sodass kein Sekretabfluss mehr möglich ist. Bakterien und Viren können dennoch eindringen und zu eitrigen Entzündungen führen. Werden sie nicht sofort konsequent behandelt, neigen sie zur Chronizität und können in Intervallen immer wieder aufflackern.

Meistens sind die Kieferhöhlen (Sinusitis maxillaris) und das Siebbein betroffen, seltener die Stirnhöhle oder die Keilbeinhöhle. Die Symptome sind starke Kopfschmerzen, die vom Ort des Geschehens ausgehen. Kieferhöhle und Siebbein verursachen Kopfschmerzen am Morgen, vor allem im Oberkieferbereich, an der Stirn und hinter den Augen – beidseitig. Durch Bücken wird der Kopfschmerz stärker. Die Nase ist verschlossen und läuft. Die entzündete Stirnhöhle macht Schmerzen im inneren oberen Augenwinkel, die sich beim Bücken verschlechtern. Klopfschmerz im Stirnbereich, wie auch über den anderen befallenen Nebenhöhlen. Keilbeinhöhleninfektionen hingegen machen dumpfe Schmerzen, die in den Hinterkopf ziehen.

Nebenhöhlenentzündungen mit Eiterung müssen fachärztlich behandelt werden. Nicht spontan abfließendes Sekret muss durch Punktion oder Eröffnung entleert und die Höhle mit Antibiotika gereinigt werden. Dazu Antibiotika ganz allgemein.

Vor dem mechanischen Eröffnen wird man abschwellende Tropfen zum Eröffnen versuchen. Sonst – Schmerzmittel einnehmen, warme, trockene Wärme tut gut. Zur Inhalation physiologische Kochsalzlösung aus der Apotheke. Vor dem Inhalieren sollte man abschwellende Nasentropfen nehmen, damit das Sekret ungehindert ablaufen kann.

Eine ganze Reihe naturheilkundlicher Maßnahmen dienen dazu, Schnupfen und → Erkältungskrankheiten zu behandeln sowie → Kopfschmerzen zu lindern, und damit auch gegen Neben-

höhlenentzündungen wirksam vorzubeugen und gegebenenfalls wirksam zu behandeln. – Eine Domäne der Naturheilmedizin!

Neuralgien

→ **Homöopathie**
→ **Heilpflanzen**

Als Neuralgien (Nervenschmerzen) bezeichnet man im Allgemeinen Schmerzen im Ausbreitungsgebiet bestimmter Nerven bei normaler Sensibilität der Nerven. Neuralgien können u. a. im Gesicht (Trigeminus- oder Ziliarneuralgie), im Arm (Plexus-Brachialis-Neuralgie), den Beinen (→ Ischias) auftreten. Eine organische Ursache ist meistens nicht feststellbar. Oft ist ein Zusammenhang mit einer Entzündung (Zähne, Nasennebenhöhlen, Ohren) augenfällig.

Neuralgien stehen oft in Zusammenhang mit meteorologischen Einflüssen, von Tumorgeschehen, von Entzündungen (z. B. Gürtelrose) oder nach Verletzungen (z. B. Phantomschmerz nach Amputation). Fortgeschrittenes Alter begünstigt Neuralgien.

Bei organbezogenen Schmerzen spricht man z. B. von einer Otalgie (Algor = Schmerz), das sind Ohrschmerzen, oder von Ovarialneuralgie (Eierstockschmerzen), wenn keine Zeichen einer krankhaften Organveränderung feststellbar sind. Streng genommen ist jeder Schmerz, egal wo, eine Neuralgie, da der registrierte Schmerz erst durch die nervale Weiterleitung zum Gehirn ins Bewusstsein gelangt.

Die moderne Schmerztherapie differenziert hier allerdings schon etwas weiter.

Eine Trigeminusneuralgie ist das blitzartige Auftreten von heftigen Schmerzen im Bereich des Gesichtsnervs (Trigeminus) in dem von ihm versorgten Gebiet; manchmal mit tränenden Augen und Schwindel. Eine besonders therapieresistente Neuralgie, die oft allen Behandlungsversuchen, einschließlich der Naturheilmedizin, trotzt.

Wenn der Neuralgie Entzündungen oder narbige Veränderungen zugrunde liegen, kann der Heilungsprozess oft lange dauern, mit immer wiederkehrenden stärkeren Schmerzattacken.

Die Behandlung erfolgt nach dem üblichen Konzept der Schmerztherapie medikamentös. Bei Erfolglosigkeit ist je nach Situation eventuell auch an eine operative Lösung der Nerven zu denken.

Naturheilkundliche Methoden und physikalische Therapie haben oft erstaunliche Erfolge, gehören aber immer in fachlich versierte Hände!

Homöopathie

- Aconitum
- Chamomilla
- Colocynthis
- Magnesium phosphoricum
- Glonoinum
- Arsenicum album
- Mezereum
- Spigelia
- Hypericum
- Ranunculus bulbosus

Wer das rechte Mittel zu finden weiß, wird erstaunt über die nicht selten schnelle erfolgreiche Wirkung sein.

Aconitum: Vor allem bei Gesichtsneuralgie; plötzlicher Auftritt nach trockenen, kalten Winden, Ärger; eventuell ist eine Seite rot, die andere blass; Schwellung; Taubheit; unruhige Ängstlichkeit; Aconitum ist ein Mittel, das am Beginn einer Erkrankung seine Hauptwirkung zeigt. Verschlechterung: nachts, im warmen Zimmer. Früh genug verabreicht, heilt es sehr viele Krankheiten, bevor sie richtig zum Ausbruch gekommen sind.

Chamomilla: Schmerzen sind fast nicht auszuhalten, exaltierte, nicht zu beruhigende Patienten, größte Reizbarkeit, durstig; betroffene Stellen sind heiß. Verschlechterung: Hitze, nachts, Wind. Besserung: Kinder lassen sich durch Herumtragen beruhigen. Häufig bei Kindern angezeigt.

Colocynthis: Ein Mittel bei vielen Schmerzzuständen. Typisch ist die Besserung durch Druck, Wärme, Ruhe, Zusammenkrümmen.

Magnesium phosphoricum: Sehr ähnlich dem Colocynthis. Oft verwendet als Schüssler-Salz. Schüssler empfiehlt einige Tabletten der Potenz D_6 oder D_{12} zu zerkleinern und mit heißem Wasser verrührt (1/16 l) schluckweise zu trinken. Wenn Colocynthis nicht hilft, obwohl es die Symptome anzeigen, sollte man mit Magnesium phosphoricum fortfahren. Krampfartige Schmerzen, gebessert durch Wärme, Druck, Reiben, Sich-zusammen-Krümmen. Verschlechterung: Kälte, nachts, Berührung.

Glonoinum: Heftige, berstende Schmerzen, als würden Körperteile zerrissen werden (wir haben potenzierten Sprengstoff, Nitroglyzerin, vor uns!). Äußerste Reizbarkeit, pulsierende Schmerzen, plötzliche Schwindelattacken. Besser durch Bewegung, kühle Anwendungen, im Laufe des Tages. Schlimmer im Liegen, nach dem Aufwachen und morgens, in der Sonne.

Arsenicum album: Eines der großen Mittel in der Homöopathie, spielt auch bei Neuralgien eine bedeutende Rolle. Schmerzen wie brennende, stechende Nadeln, oftmals stärkste, unerklärbare Neuralgien während eines grippalen Infektes, während einer Bronchitis. Wahlanzeigend sind wie immer die allgemeinen Symptome, wie große, ängstliche Unruhe, keine Lage bringt Erleichterung; Durst auf kleine Mengen. Verschlechterung: nachts, durch Kälte. Besserung: warme Getränke, Wärme.

Mezereum: Eines der Hauptmittel bei Neuralgien, wenn Wärme verschlechtert; doch Empfindlichkeit gegen kalte Luft; häufig verbunden mit Ausschlägen, Neuralgien nach Impfungen; in der Umgebung von toten Zähnen; oft bei Schmerzen bei oder nach Gürtelrose, wo es neben Rhus toxicodendron (Verschlechterung: durch Kälte, Ruhe; Besserung: Bewegung, Wärme) das Hauptmittel ist.

Weitere Mittel: Belladonna, Spigelia (Gesichtsneuralgie, Gefühl, als sei das Auge zu groß; brennende, stechende Schmerzen), Cimicifuga, Hypericum (nach Nervenverletzungen, Amputationswunden, Zahnneuralgien nach Extraktion), Ranunculus bulbosus (scharfe, stechende Schmerzen, die dem Lauf der Nerven folgen.

Heilpflanzen

▲ **Weidenrinde**

Weidenrinde: Bei rheumatischen, neuralgischen, fiebrigen und grippeähnlichen Erkrankungen.

Zubereitung: 1 gehäuften Teelöffel mit 1/4 Liter kaltem Wasser zustellen, langsam aufkochen, 5 Minuten ziehen lassen, abseihen und zweimal täglich eine Tasse trinken. Die Teezubereitung ist im Allgemeinen gut verträglich, Schwangeren ist von der Verwendung abzuraten.

Neuraltherapie

Ihr Erfinder war Dr. Ferdinand Huneke in der ersten Hälfte des 20. Jahrhunderts. Er wollte seiner migränegeplagten Schwester mit einem »Schmerzstiller« helfen und injizierte, eigentlich versehentlich, in die Vene, statt in die Muskulatur.

Ein kleiner Kunstfehler, der eigentlich nicht hätte passieren dürfen, der aber ein unglaubliches Ergebnis brachte. In Sekundenschnelle war seine Schwester vom schrecklichen Kopfschmerz befreit.

»Sekundenphänomen« nannte Huneke diese überraschende Besserung und jeder Neuraltherapeut kann gelegentlich dieses interessante, immer wieder beeindruckende, allerdings nicht vorhersagbare Ereignis erleben.

Die Störfeldtheorie, die der Neuraltherapie zugrunde liegt, besagt, dass kranke Organe, Entzündungen, Verletzungen oder Narben danach, »störende Impulse« ausschicken. Die Nervenzellen im Bereich eines solchen Störfeldes weisen eine reduzierte Spannung auf (man kann sie in Millivolt messen). Diese störenden Impulse verbreiten sich im Körper über das allerorts anzutreffende Grundsystem nach Pischinger. Dort, wo sich Schwachstellen finden, entstehen Krankheiten und Schmerzen. Durch die Neuraltherapie werden die Störfelder ausgeschaltet. Sie zu finden ist allerdings eine nicht immer einfache Sache. Mitunter ist eine langwierige Suche notwendig.

Beherdete Zähne, Narben an den Mandeln und auch oberflächliche Narben am Körper und der »gynäkologische Raum« gelten als besonders »störfeldverdächtig«.

Die Suche kann entweder organbezogen oder beim Segmentverfahren nach der Ausbreitung der nervlichen Versorgung erfolgen.

Die Neuraltherapie ist im Gegensatz zur Akupunktur eine echte Injektionstherapie. Ein Lokalanästhetikum, meist Xylocain, Lidocain oder Procain, wird verwendet. Der Therapeut infiltriert nach genauen Regeln in die Tiefe der Gewebe und spritzt dann mehrere Male örtlich direkt in die Haut. Das heißt, er setzt »Quaddeln«. Die Behandlung muss in der Regel, auch nach Auffindung von Störfeldern, mehrere Male durchgeführt werden, sie »greift«

dann immer länger! In der Orthopädie und in der Rheumatologie werden Infiltrationen mit Lokalanästhetika zur Unterbrechung der Schmerz-Krampf-Spirale häufig bei Beschwerden des Bewegungsapparates, bei Neuralgien, Kopfschmerzen, bei Weichteilrheumatismus sowie bei Ischias, Hexenschuss, Allergien und Trigeminusschmerzen eingesetzt.

Die Neuraltherapie gehört in die Hände eines dafür ausgebildeten Arztes.

Information

Österreichisch med. Gesellschaft für Neuraltherapie

Bahnhofbichl 13
6391 Fieberbrunn
Tel.: +43 (0) 5354/52120-0
Fax: +43 (0) 5354/5300-731
E-mail: oenr@tirol.com

Neurodermitis

→ **Heilpflanzen**
→ **Kneipp**
→ **Hausmittel**

Die Neurodermitis (atopisches = nicht lokalisiertes Ekzem, atopische Dermatitis = Hautentzündung) ist eine häufig schubweise und chronisch verlaufende, nicht ansteckende Entzündung der Haut, die vor allem Säuglinge, Kinder und junge Erwachsene betrifft und nach dem 30. Lebensjahr in der Regel verschwindet. Eine erbliche Komponente gilt als gesichert. Kinder von Allergikern haben ein höheres und Babys mit → Milchschorf ein hohes Risiko, an Neurodermitis zu erkranken. Die Neurodermitis ist keine Allergie im üblichen Sinn, sie ähnelt zum Teil der Psoriasis oder einer Autoimmunerkrankung. Meistens beginnt die Erkrankung noch im ersten Lebensjahr und bei relativ vielen Kindern – leider nicht immer – verschwindet sie wieder, ohne erkennbaren Therapieerfolg bis zum 4. Lebensjahr. Auslösend können katarrhalische Infekte, Stress auslösende Faktoren, aber auch Schwitzen in kratziger Wäsche oder Reizstoffe im Essen (Zitrusfrüchte und andere, nicht immer erhebbare Reizstoffe) sein. Es kommt zur entzündlichen Bläschenbildung mit Juckreiz, unscharf begrenzten Hautrötungen, Schuppen, Nässen und Vergröberung des Hautbildes. Im Blut ist das Antikörper IgE erhöht. Bei Babys sind vor allem Gesicht und Hals sowie der Windelbereich betroffen, bei Jugendlichen der Nacken und die Gelenkbeugen, beim Erwachsenen bleibt oft nur mehr ein Handekzem. Das größte Problem ist der Juckreiz, der zum Kratzen führt und dadurch immer wieder Hautinfektionen nach sich zieht. Die Neurodermitis bessert sich im Sommer und verschlechtert sich im Winter.

Bei den meisten Patienten gibt es unter den Augen eine sehr charakteristische Hautfalte, als Einzelfalte oder Doppelfalte, die auf ein atopisches Ekzem hinweist. Auch die Augenringe sind meistens stärker ausgeprägt. Die Haut ist oft sehr trocken, daher muss ihrer Pflege besondere Sorgfalt gewidmet werden, um pathogenen Keimen kein leichtes Spiel zu liefern. Seifen und andere Waschsubstanzen sollen gemieden werden und für die Pflege durch rückfettende Cremes ist regelmäßig zu sorgen. Die Frage der Nahrungsmittelabhängigkeit wird kontroversiell diskutiert. Es schadet aber nicht, nach möglichen Allergenen zu fahnden. Das können z. B. Kuhmilcheiweiß oder Hühnereiweiß, Fisch, Ei, Schokolade, Nüsse, Erdbeeren, Zitrusfrüchte und Soja sein. Schließlich kommt Neurodermitis oft gemeinsam mit Asthma oder Heuschnupfen vor. Die Behandlung beschränkt sich darauf, die Entzündungen der Haut zu verbessern, den Juckreiz zu lindern und die Haut insgesamt zu pflegen. Verlaufsmäßig können nur mit genauer Selbstbeobachtung die störenden und die den Zustand verschlechternden Faktoren gefunden und gemieden werden.

Der Kinderarzt verschreibt für ganz schlimme Entzündungsherde Kortisonsalben. Kortison darf nur unter genauer ärztlicher Kontrolle verwendet werden, weil übermäßige langfristige Kortisonbehandlungen zu einer substanzeigenen Schädigung der Haut führen können. Neue Medikamente bei schweren Verläufen sind so genannte topische Immunmodulatoren, die direkt auf das Immunsystem der Haut wirken. Sie sind derzeit das Objekt ausgedehnter klinischer Erprobungen. Bei durch Keime bedingten Infektionen setzt der Arzt Antibiotika, in Salbe- oder Tablettenform, ein. Den ärztlichen Anweisungen ist dabei genau zu folgen. Um den Juckreiz zu mildern, können auch Antihistaminika gegeben werden.

Neurodermitis ist jedenfalls keine ursprünglich psychische Erkrankung, wie früher oft behauptet wurde, aber psychische Belastungen können zu erheblichen Verschlechterungen führen. Neurodermitis-Kinder haben oft auch eine »dünne Haut« – nämlich im übertragenen Sinn von Feinfühligkeit. Bei der Behandlung müssen alle Faktoren mit einbezogen und alle Möglichkeiten der Schulmedizin, der Naturheilkunde und der Sozialhygiene eingesetzt werden. Die Eltern müssen gemeinsam mit dem Arzt herausfinden, wie sie ihr Kind am besten betreuen können!

Heilpflanzen

- **Kamille**
- **Ringelblumensalbe**
- **Johanniskrautöl**

Die Kamille ist seit jeher im Einsatz, wenn es darum geht, wunde Haut zu pflegen. Aber Achtung: Kamille trocknet auch aus, daher nur bei Rötungen (als Zeichen der Entzündung) und wunden Stellen auflegen.

Ringelblumensalbe ist hervorragend geeignet, empfindliche Haut zu pflegen und sie wirkt auch gegen lokale Entzündungen. Ein anderes gutes Hautpflegemittel ist Johanniskrautöl. Man muss immer vorsichtig versuchen, ob das Kind das natürliche Hautpflegemittel gut verträgt.

Kneipp

- **Bäder**
- **Kalte Abgießungen**

Man hat herausgefunden, dass Neurodermitis-Patienten auf Kälte schneller mit Gefäßverengungen reagieren als »normale« Menschen. Dem muss man Rechnung tragen, will man bei einem Neurodermitis-Kind versuchen, mit kleinen Kneippanwendungen zu regulieren. Neurodermitis-Kinder sollen maximal 2-mal pro Woche baden. Nach dem Bad kann man eine kurze kühle Abgießung vornehmen, wenn es dem Kind Spaß macht – keinen Stress provozieren!

Hausmittel

- **Stutenmilch**

Prof. Hademar Bankhofer empfiehlt einer neuen Studie zufolge Stutenmilch für Neurodermitis-Patienten. Eine groß angelegte Studie hat bewiesen, dass durch die regelmäßige Zufuhr von Stutenmilch das

Hautbild bei der Hälfte der Teilnehmer signifikant verbessert wurde. Man führt das darauf zurück, dass Stutenmilch der Muttermilch am ähnlichsten ist, eine hohe biologische Wertigkeit aufweist, günstig für die Darmflora ist (manche Mediziner vermuten, dass der Ausgangspunkt der Neurodermitis überhaupt im Darm liegt und die Hauterscheinungen die Folge einer umfassenden Darmstörung sind) und die Funktion der Leber und Bauchspeicheldrüse verbessert. Stutenmilch gibt es auch in Form von Nährstoffpulvern in der Apotheke.

Nierenprobleme

→ **Homöopathie**
→ **Heilpflanzen** → **Kneipp**
→ **Hausmittel**

Die Nieren sind die wesentlichen Organe für Ausscheidung und Wasserhaushalt im Körper. Ihre Bedeutung wird dadurch unterstrichen, dass sie paarig angelegt sind und täglich von etwa 1.700 Liter Blut durchströmt werden, aus dem sie alle Stoffe, die ausgeschieden werden müssen, herausfiltern.

Sie haben den Harn zu bereiten, mit dem schädliche Stoffwechselendprodukte entfernt, das Milieu im Gewebe reguliert, der Flüssigkeitshaushalt ausgeglichen und die Wasserstoff-Ionen-Konzentration zur Aufrechterhaltung des pH-Werts (Säuregehalt) des Blutes konstant gehalten wird. Auch an der Blutbildung durch Erzeugung hormonähnlicher Substanzen und an der Kreislaufregulation sind die Nieren beteiligt.

Jede der beiden Nieren besteht aus 1,2 Millionen kleiner Bauelemente, den Nephronen, von denen jedes einzelne als Miniorgan Harn bilden kann. Jedes Nephron besteht aus einem Nierenkörperchen (Glomerulus) und aus einem Nierenkanälchen. In den Nierenkörperchen werden etwa 170 Liter Primärharn aus dem Blut herausgefiltert. Beim Durchströmen der einzelnen Abschnitte des Nierenkanälchens werden diejenigen im Primärharn gelösten Stoffe, die für den Körper von Wert sind (z. B. Glukose, Aminosäuren), und 99 % des Wassers wieder rückresorbiert. So entsteht der konzentrierte Sekundärharn (etwa 1,5 Liter am Tag). Er wird im Nierenbecken gesammelt und dann über Harnleiter, Blase und Harnröhre ausgeschieden.

Zahllose Stoffwechselendprodukte und Schadstoffe, auch mit toxischem Charakter, müssen über die Nieren entsorgt werden. Dauert eine übermäßige Belastung zu lange an, kann es zu Entzündungen mit Funktionseinschränkungen und letztlich zum Nierenversagen kommen.

Die ***chemischen Schmerzmittel*** *erhielten in diesem Zusammenhang traurige Berühmtheit. Bei der Gewichtung der toxischen Nierenschädigung spielt auch die Veranlagung eine Rolle.*

Die Erkrankungen der Nieren als Ausscheidungsorgane und des den Harn aus den Nierenkanälchen sammelnden Nierenbeckens mit den damit verbundenen ableitenden Harnwegen kön-

nen außerordentlich vielgestaltig sein. Über die nach außen hin nur muskulär verschlossenen Harnwege können Krankheitserreger eindringen und eine Entzündung auslösen – bei Frauen, mit kürzerem Zugangsweg zur Blase, häufiger als bei Männern. Erst im fortgeschrittenen Alter, mit Vergrößerung der Prostata, rückt das männliche Geschlecht wieder in den Vordergrund. Diese Blasenentzündungen werden oft schlecht oder überhaupt nicht behandelt und so kann die Entzündung weiter aufsteigen und zur Nierenbeckenentzündung führen. Wird auch dem zu wenig Beachtung geschenkt, kann die Entzündung auf das eigentliche Nierengewebe (Glomeruli, Nierenkanälchen, mit den dazugehörigen Gefäßen, Nerven und Füllgewebe) übergreifen und zu einer Nierenentzündung – einer Pyelonephritis führen. Aus dem anfangs banalen Infekt ist eine sehr ernst zu nehmende Erkrankung geworden.

Ein anderer Zugang für Erreger zum Nierengewebe (= Nierenparenchym) ist die Blutbahn. Es kann zu verschiedenen Formen der akuten Entzündung, den verschiedenen Formen der Glomerulonephritis mit Untergang einzelner Nephronen, bis zur Abszessbildung kommen. Akute Nierenentzündungen können auch in chronische Entzündungen übergehen und allmählich zum Untergang des Nierengewebes führen.

Das Nierenbecken mit seinen trichterförmigen Verwinkelungen ist auch die »Geburtsstätte« der Nierensteine. Sie können im Nierenbecken verbleiben, an Größe zunehmen und den Ausgang des Harnleiters verschließen oder in noch kleinerem Zustand in den Harnleiter rutschen und dort eingeklemmt werden.

Der Auspressversuch der Hohlorgane erzeugt heftigste Koliken, die ärztlicher Intervention bedürfen. Steine müssen nicht unbedingt Koliken auslösen, sind aber immer Reizkörper, die die Schleimhäute der Harnwege mechanisch irritieren und zur Entzündung führen.

Die beiden Nieren können auch durch eine Einengung der sie versorgenden Gefäße, wenn in 24 Stunden nicht mehr die notwendigen 1.700 Liter Blut hindurchgepumpt werden können, an Funktionstüchtigkeit verlieren. Man spricht dann von einer Nephrosklerose, wenn vor allem auch die kleineren Gefäße betroffen sind.

Ein akutes Nierenversagen ist die dramatische Komplikation von akuten Nierenentzündungen, toxischen Schädigungen (z. B. Schmerzmittelmissbrauch, toxische Endprodukte bei Stoffwechselstörungen, wie Ketokörper beim Diabetes) und bei schweren Allgemeinerkrankungen mit daniederliegendem Kreislauf, wenn der Blutdruck nicht mehr ausreicht, um die Nieren für ihre Funktion ausreichend zu durchbluten.

Bei zugrunde liegender akuter Entzündung bestehen Fieber, Schmerzen in der Nierengegend und beim Harnlassen, Übelkeit und gelegentlich Erbrechen, ein Rückgang der Harnmenge und Flüssigkeitsansammlungen im Gewebe. Im Harn finden sich rote und weiße Blutkörperchen und kleine

Die wichtigsten Nierenerkrankungen im Überblick

- *Nierenbeckenentzündung*
- *Nierenentzündung*
- *Nierensteine*
- *Nephrosklerose*
- *Akutes Nierenversagen*
- *Chronisches Nierenversagen*

Eiweißzylinder. Die nierenbezogenen Laborwerte sind erhöht. Sie sollen bei allen Nierenerkrankungen in eher kürzeren Abständen kontrolliert werden, da sie eine gute Aussagekraft über den Funktionszustand der Nieren haben.

Bei chronischen, progredient verlaufenden Entzündungen, wo nach und nach immer mehr Nephronen zugrunde gehen, bei allmählich wachsenden Tumoren und bei chronischen Abflussbehinderungen, entwickelt sich ein allmähliches Nierenversagen.

Das akute Nierenversagen kann in relativ kurzer Zeit lebensbedrohend werden und nur mit rasch einsetzender Dialyse (= Blutwäsche) kann das Leben des Patienten gerettet werden: Ein Verfahren, das technisch schon sehr hoch entwickelt ist, aber die regulierende Wirkung der Nieren noch immer nicht vollständig nachahmen kann. Je nach Ursache und Grad der Schädigung des Nierenparenchyms vergehen bis zur Wiederherstellung nach akutem Nierenversagen oft Monate. Eine gezielte nephrologische, medikamentöse Behandlung trägt viel zur Rehabilitation bei, wenngleich oft erhebliche Funktionseinschränkungen zurückbleiben. Naturheilkundliche Maßnahmen können ausschließlich nach Rücksprache mit dem behandelnden Arzt zusätzlich zur Verbesserung der Lebensqualität eingesetzt werden.

Das sich chronisch entwickelnde Nierenversagen bedarf laufender labormäßiger Kontrollen, um zu entscheiden, ob eine medikamentöse Therapie allein noch ausreichend ist oder der Funktionsausfall zusätzlich schon eine Dialyse erfordert. Als letzter Ausweg bleibt dann die Organtransplantation, die den Anfangsschwierigkeiten längst entwachsen ist.

Nierenbeckenentzündung

Das Nierengewebe ist bei einer aufsteigenden Entzündung in den Harnwegen gelegentlich mit betroffen. Zuckerkrankheit, Nervenstörungen, Schmerzmittelmissbrauch, Magen-Darm-Störungen begünstigen die Erkrankung. Infektionen in den Harnwegen müssen einer konsequenten Antibiotikatherapie unterzogen werden, um die Ausbreitung zu den Nieren hin zu vermeiden. Es versteht sich von selbst, dass diese Behandlung mit den erforderlichen Kontrollen in die Hände des Arztes gehört.

Die Ernährung bei der Nierenbeckenentzündung muss leicht verdaulich sein und viel Flüssigkeit enthalten, sodass innerhalb von 24 Stunden mehr als 2 1/2 Liter Harn produziert werden. Scharfe Gewürze sollen gemieden werden.

Ernährung bei Nephritis

Bei der Nierenentzündung muss eine Beschränkung von Eiweiß (unter 0,6 Gramm pro Kilogramm Körpergewicht pro Tag) und von Kochsalz (unter 1,2 Gramm) erfolgen. Die Gesamtkalorienzufuhr soll nicht gedrosselt werden. Die tägliche Harnausscheidung muss gemessen werden und die Trinkmenge soll der Harnmenge des Vortags plus einen halben Liter betragen. Alkohol ist bei allen Nierenproblemen untersagt, dasselbe gilt für Nikotin. Bei chronischen Entzündungen und dauerhaften Funktionseinbußen ist eine ständige Beschränkung von Eiweiß notwendig. Die Kaliumaufnahme muss gedrosselt werden und die Flüssigkeitsaufnahme ist strenger zu beschränken. Der Arzt achtet besonders darauf, dass keine Flüssigkeitsansammlungen im Körper bestehen, danach richtet sich auch die Kost. Die Komplikation einer unsachgemäßen Behandlung mit Ernährungsfehlern ist das Chronischwerden, an dessen Ende die Schrumpfniere und das Nierenversagen stehen können.

Nierensteine

Am Beginn jeder Steinbildung steht ein Kristallisationskern aus körpereigenem Material. Wenn ein bestimmter Stoff im Harn so konzentriert ist, dass er ausfällt, lagert er sich an den Kristallisationskern an. Der Gesunde verfügt über kristallhemmende Substanzen, die das Wachstum der Kristalle verhindern, der »Steinbildner« hat einen Mangel an diesen Substanzen. Nierensteine entstehen an den Papillen bzw. in den Kelchnischen des Nierenbeckens. Harnleitersteine werden, wenn sie nicht zu groß sind, unter Krämpfen zur Blase geleitet. Am häufigsten sind die harten Kalziumoxalatsteine. Phosphatsteine sind feiner und werden durch Infektionen der Harnwege begünstigt, weil Infektionen durch Bakterien den Harn basisch machen und basischer Harn die Löslichkeit von Phosphat vermindert. Eine Erhöhung der Harnsäure im Blut fördert die Bildung von Harnsäuresteinen, die sich bei jedem fünften Gichtpatienten finden. Diese zackigen, harten Steine schädigen die Schleimhaut. Die Folgen sind Entzündungen und Harnstauungen, wenn der Stein den Harnleiter verlegt. Der Stein wirkt als Fremdkörper und begünstigt Infektionen, Entzündungen, Geschwüre und Abszesse. Ruhende Steine in den Nierenkelchen oder im Nierenbecken machen, wie der Name schon sagt, kaum Beschwerden, wandern die Steine in den Harnleiter, können starke, wellenartige Schmerzen einsetzen. Eine Kolik dauert Minuten bis Stunden und kann Schweißausbrüche bis hin zum Kollaps verursachen. Der Arzt behandelt sofort mit schmerz- und krampflösenden Medikamenten, der Harnfluss muss gefördert werden und örtliche Wärmezufuhr (Wärmeflasche, Wickel) vermindert die Krämpfe. Im akuten Stadium verzichtet man am besten auf Nahrung und Flüssigkeit, erst wenn die Schmerzen vorbei sind, soll man innerhalb von 24 Stunden eine Flüssigkeitsmenge von 2 – 3,5 Litern zu sich nehmen, sofern keine Gegengründe bestehen.

Homöopathie

- **Apis**
- **Berberis**
- **Arsenicum album**
- **Belladonna**
- **Kalium bichromicum**
- **Lycopodium**
- **Solidago**
- **Terebinthina**

Die Behandlung von Nierenproblemen muss immer dem erfahrenen Arzt vorbehalten bleiben, zu gefährlich sind die Komplikationen, die durch unsachgemäße Heilungsversuche entstehen können.

Apis: Das Gift der Biene hat eine ausgeprägte Beziehung zu den Nieren. Bei akuteren Prozessen angezeigt (Nierenentzündung, Glomerulonephritis usw.). Wichtige Symptome sind Gesichtsschwellung, Schwellung der Lider, Harnverhaltung, Durstlosigkeit, Trockenheit der Haut durch Störung des Flüssigkeitshaushaltes; Nierenwassersucht, stechende Schmerzen. Besserung durch kühle Umgebung, kühle Wickel.

Arsenicum album: Ein wichtiges Mittel bei chronischer, auszehrender Nephritis, ängstlicher Unruhe. Nächtliche Verschlimmerung. Anämie (graue Gesichtsfarbe); charakteristisch: Hinfälligkeit und Schwäche.

Belladonna: In mancher Beziehung das Gegenteil zu Apis; Schwitzen, Rötung, Kältegefühl, Durst während Fieber; glatte Haut. Rascher Beginn, ausgeprägte Symptomatik, Lichtempfindlichkeit. Pulsierender Schmerz im Rücken und in der Blase, Blut im Harn. Keine (noch keine) pathologisch-anatomischen Befunde. Alle rasch wirkenden Mittel erzeugen bei Gesunden schnell und heftig auftretende Beschwerden, wobei keine Gewebsveränderungen vorhanden sein müssen!

Berberis: Das in einer großen Zahl der Fälle bewährte Mittel zu Beginn der Behandlung. Blasen- und diffuse Nierenschmerzen, die sich über den ganzen Körper erstrecken können, vor allem in den

Rücken und in die Oberschenkel, häufig Gelenkmitbeteiligung. Urin mit Ablagerung und Schleim. Gefühl, als wäre der ganze Körper geschwollen. Ringe unter den Augen, Mundtrockenheit. Wichtiges Mittel bei Nierenkolik. Bewegung verschlechtert.

Kalium bichromicum: Beginnende Nierenentzündung (Nephritis), Blässe, Fieberlosigkeit (= meist ein Mangel an Lebenskraft), langsame Entwicklung der Krankheiten. Nach dem Harnlassen scheint ein Tropfen zurückzubleiben; fadenziehender, zäher Schleim im Urin, dadurch u. U. Blockierung des Harnlassens. Diffuser, drängender Schmerz im Bereich der Nieren.

Lycopodium: Das große Nierenmittel in der Homöopathie, das aber leider häufig falsch angewendet wird und aus diesem Grund auch eine ausgeprägt ungünstige Wirkung zeigen kann. Ein Mittel, das bei tief eingreifenden, alten Krankheiten, die sich langsam entwickelten, in Frage kommt.

Organveränderungen, Sklerosierung (Steinbildung), Schwäche, Kälte, eventuell Rechtsseitigkeit der Beschwerden. Rückenschmerzen, die durch das Harnlassen leichter werden.

Kinder weinen vor dem Harnlassen. Verlangen nach warmen Getränken, bei Nierenschmerzen oft rotes Sediment im Urin. Vorsicht bei höheren Potenzen (über D200).

Solidago: Seit jeher ist die Goldrute ein bewährtes Mittel in der Volksheilkunde bei Harnwegserkrankungen. Geringe Harnmenge; Ablagerungen im Urin; Nierenschmerz; manchmal sauer riechender Harn.

Terebinthina: Terpentin ruft Entzündungen von Niere und Blase hervor, ist dementsprechend ein häufiges Nierenmittel. Müdigkeit, trockene Zunge, kalter, feuchter Schweiß, krampfartige Nierenschmerzen, dunkler, wolkiger Harn, Schwäche nicht so ausgeprägt wie bei Arsen.

Jede akute Erkrankung schlägt sich auf die Nieren, Nierenwassersucht.

Homöopathie bei Nierenkolik

- Belladonna
- Berberis
- Cantharis
- Colocynthis
- Dioscorea

Belladonna: Klopfender Schmerz im Bereich der Nieren.

Berberis: Wenn nur unklare heftige Schmerzen vorhanden sind.

Cantharis: Brennender, zusammenziehender Schmerz, erstreckt sich in die Blase.

Colocynthis: Wärme und Zusammenkrümmen bessern.

Dioscorea: Scharfe, plötzliche Schmerzen strahlen in entlegene Regionen wie Arme oder Beine aus, vor allem rechts. Verschlechterung: im Liegen, durch Zusammenkrümmen, abends und nachts. Besserung: im Freien, beim Umhergehen, Strecken (im Gegensatz zu Colocynthis).

Heilpflanzen

- Bärentraube
- Orthosiphonblätter
- Birkenblätter
- Löwenzahn
- Brennnesselkraut
- Schachtelhalmkraut
- Bruchkraut
- Wacholder
- Liebstöckel
- Petersilie
- Teemischungen

Die Zahl der Pflanzen, die bei Störungen der Harnwege einzusetzen sind, ist groß.

Einige haben ihren Wirkungsschwerpunkt bei Entzündungen (Bärentraube, Orthosiphonblätter), andere bei der Entwässerung oder der Durchspülung (Birkenblätter, Löwenzahn, Brennnesselkraut, Schachtelhalmkraut und Bruchkraut), manche greifen auch in den Stoffwechsel ein. Wacholder, Liebstöckel und Petersilie sind z. B. bekannte Küchengewürze, die auf den urologischen Trakt einwirken.

Bärentraube (Sandbeere, Wilder Buchs), Arctostaphylos uva-ursi L.: Der immergrüne, der Preiselbeere ähnliche Strauch ist ein Bodendecker mit roten, säuerlich schmeckenden Beeren. Es sind allerdings nicht die Beeren, sondern die Blätter, die als Heilmittel zur Entgiftung der Nieren sowie der ableitenden Harnwege und der Blase verwendet werden. Da das Kochen der Blätter die bitteren – und für die Wirkung unnötigen – Gerbstoffe freisetzt, werden Bärentraubenblätter kalt angesetzt. Ein bis zwei Teelöffel der Blätter werden mit 1/4 l kaltem Wasser übergossen und 12 bis 24 Stunden unter fallweisem Umrühren stehen gelassen. Nach dem Abseihen auf Trinkwärme bringen. Zwei- bis dreimal täglich eine Tasse trinken. Der Wirkstoff Hydrochinon kann sich bei saurem Harn nicht entfalten, daher bei einer Kur Fruchtsäfte, Sauerkraut, saures Obst und Ähnliches meiden.

Achtung: Werden die Blätter wie Tee heiß ausgezogen, so kann es wegen der großen Gerbstoffmenge zu Magenbeschwerden kommen. Bärentraube kann wehenfördernd sein – nicht für Schwangere geeignet!

Bruchkraut, Herniaria glabra L.: Das Bruchkraut ist in unserer heimischen Flora häufig vertreten, aber kaum bekannt, weil es unscheinbar ist. Die während der Blüte gesammelte und getrocknete Pflanze enthält Saponine, Flavonoide, Cumarine und Gerbstoffe und hat sich den Ruf erobert, sehr krampflösend zu wirken, vor allem bei chronischen Blasenentzündungen und spastischem Harndrang. Das Kraut mit kaltem Wasser übergießen, dann bis zum Sieden erhitzen und nach einigen Minuten abseihen.

Teemischungen: Bei akuten Blasenkatarrhen oder zur Desinfektion von Blase und Niere eignet sich der »Grazer Blasen- und Nierentee« besonders: Zinnkraut, Bruchkraut, Birkenblätter, Bärentraubenblätter, Pfefferminzblätter zu gleichen Teilen.

Etwa 2 Esslöffel Tee werden mit siedendem Wasser (ca. 150 ml) übergossen, bedeckt ca. 15 Minuten ziehen gelassen und dann abgeseiht. Drei- bis viermal täglich sollte eine Tasse des frisch zubereiteten Tees getrunken werden.

Viel zu trinken ist die beste Vorbeugung gegen Blasen- und Nierensteine. Als Kräutertee eignet sich sehr gut folgende Mischung, die reichlich und über längere Zeit getrunken werden muss: Löwenzahnwurzeln mit Kraut 30 g, Birkenblätter 20 g, Brennnesselblätter 20 g, Hagebuttenfrüchte mit Kernen 10 g, Brombeerblätter 10 g, Himbeerblätter 10 g.

Drei Esslöffel dieser Mischung werden mit 1 l siedendem Wasser übergossen und 15 Minuten lang ausgezogen. Nach dem Abseihen über den Tag verteilt trinken.

Wenn es darum geht, die Aktivität der Niere zu steigern und zu vermehrter Wasserausscheidung anzuregen, ohne die Niere zu reizen, dann ist der »Grazer Wassertreibende Tee« die richtige Wahl: Wacholderbeeren, Zinnkraut, Stiefmütterchenkraut, Liebstöckelwurzel, Hauhechelwurzel zu gleichen Teilen.

Etwa 2 Esslöffel Tee werden mit siedendem Wasser (ca. 150 ml) übergossen, bedeckt ca. 10 Minuten ziehen gelassen und abgeseiht. Drei- bis viermal täglich eine Tasse davon trinken.

Kneipp

- Heusack
- Warmer Wickel
- Ordnungstherapie

Bei Erkrankungen der Nieren oder der ableitenden Harnorgane dürfen keine kalten Anwendungen an den Beinen gemacht werden. Bei Koliken und Krämpfen bewähren sich warme Auflagen, z. B. ein Heusack oder warme Wickel.

Wenn man eine akute Nierenentzündung durchgemacht hat, sollte man unbedingt auf eine ausgeglichene Lebensführung im Sinne der Kneippschen Ordnungstherapie achten. Es lohnt sich, mit kleinen Kneippanwendungen, z. B. einer täglichen Oberkörperwaschung am Morgen, vom Bett aus, die Abwehrkräfte zu verbessern und auch regelmäßiger Sport fördert das Wohlbefinden.

Hausmittel

- ▲ **Teekuren**
- ▲ **Wärmeanwendungen**
- ▲ **Diät**

Nieren- und Blasenbeschwerden brauchen ärztliche Hilfe, denn leicht kann Selbstmedikation in Richtung Kurpfuscherei mit negativem Ergebnis gehen. Gänzlich abzulehnen ist die Selbstbehandlung bei krampfartigen Schmerzen, Fieber und bei trübem oder rötlichem Harn. Hausmittel, wie Teekuren, Wärmeanwendungen und eine sinnvolle Diät können zur Unterstützung der Therapie des Arztes, aber mit seinem Wissen, eingesetzt werden, bzw. wenn man mit einer Teekur vorbeugen möchte.

Obstipation

→ **Heilpflanzen**
→ **Akupressur** → **Kneipp**
→ **Hausmittel**

Der Darm ist ein glattmuskuläres, rhythmisch tätiges Hohlorgan in dem der Inhalt aufbereitet, vermischt, fortbewegt und stufenweise, so weit als möglich, aufgenommen wird. Er unterliegt, wie andere Organe auch, einer autonomen, das heißt unserem Willen nicht unterworfenen Regulation; ist aber im positiven wie im negativen Sinne trainierbar. Der Dickdarm hat morgens von 5 bis 7 Uhr seine maximale Aktivitätszeit und daher ist es auch wichtig, sich am Morgen zur Entleerung, für den Stuhlgang, ausreichend Zeit zu nehmen. Ein Ansatzpunkt für die längerfristige Therapie der Obstipation (=Verstopfung). Nahrungs- und Flüssigkeitszufuhr mit ausreichend Ballaststoffen gibt dem Darm Fülle und stimuliert ihn. Ein Glas Wasser, Saft oder ein warmes Frühstücksgetränk, dazu ein ballaststoffreiches Müsli mit frischen Früchten sind Grundlage für eine geregelte Verdauung.

Verstopfung selbst ist keine Krankheit, aber sie ist Symptom vieler Erkrankungen. Wenn keine organische Ursache zugrunde liegt, spricht der Arzt von habitueller (ständiger) Obstipation. Im Allgemeinen versteht man darunter, wenn über einen längeren Zeitraum weniger als 3 Stühle pro Woche abgesetzt werden. Der Irrglaube, dass man jeden Tag Stuhl haben müsse, hat zum weltweit hohen Verbrauch von Abführmitteln geführt!

Leider wird Verstopfung sehr häufig »eigenverantwortlich« über lange Zeit mit allmählich steigendem Verbrauch von Abführmitteln bekämpft, was nicht nur das Problem meist nicht löst, sondern den Darm weiter in die Trägheit führt und dadurch eigentlich erst recht zu Schwierigkeiten führt.

Der von einer habituellen Verstopfung betroffene Darmabschnitt ist der Dickdarm, in dem der Verdauungsprozess schon weitgehend abgeschlossen ist und nur mehr Wasser und Mineralsalze aus dem Brei resorbiert werden. Die oberste Steuerung der Verdauung erfolgt in den vegetativen Zentren des Gehirns und ist auch von anderen Bereichen, zum Beispiel von Emotionen, abhängig. So fördert nicht nur die Nahrungsaufnahme, sondern auch psychische Erregung den Weitertransport des Speisenbreis Richtung Mastdarm, was zum Durchfall führen kann. Normalerweise signalisieren die oberen Mastdarmfühler, dass der Mastdarm gefüllt ist und lösen eine Stuhlentleerung aus. Störungen der Wandspannung des Dickdarms, fehlende oder schwache Reflexe, eine schwache Bauchpresse, die das Weiterbefördern des Darminhalts beim Stuhlgang unterstützt, die Beschaffenheit der Nahrung, der Anteil an Flüssigkeit, körperliche Tätigkeit oder Bewegungsmangel und der seelische Zustand beeinflussen die Darmpassage. Die Stuhlmenge hängt von der Nahrungszusammensetzung (Eiweißkost macht sehr wenig, Getreide, Obst und Gemüse, das heißt Nahrung mit einer großen Menge an Ballaststoffen, hingegen viel Stuhl), der Aufnahme der Nahrung im Dünndarm, der Resorption von Wasser und der Darmflora – das sind die normalen Bakterien, die unter anderem auch die Zellulose im Darm aufspalten – ab.

Verstopfung reagiert oft schon nach kurzer Zeit positiv auf eine Umstellung der Ernährung. Ballaststoffe mit viel Flüssigkeit, reichlich fettarme Sauermilchprodukte, die eine gesunde Darmflora fördern, mehr Bewegung (Laufen, Schwimmen, Radfahren) – und schon funktioniert der Stuhlgang wieder.

Erfahrungsgemäß leiden mehr Frauen als Männer an Verstopfung. Auch als unerwünschte Wirkung von manchen Medikamenten und Nahrungsmitteln (z. B. Schokolade) sowie als Begleiterscheinung von Operationen und Krankheiten kann sich Verstopfung einstellen. Die Folgen von Verstopfung sind nicht nur körperliches Unwohlsein, Müdigkeit, Kopfschmerz und Völlegefühl. Aufgrund einer Schädigung der Leber durch Giftstoffe, die über den Darm in die Leber gelan-gen, können auch andere Organe »mitleiden«. Chronische Verstopfung über eine lange Zeit kann zur Ausbildung von Darmdivertikeln führen, kleinen Ausstülpungen in der Darmschleimhaut. Wenn sich diese entzünden, kann sich eine sehr unangenehme → Divertikulitis einstellen, die unter Umständen schwere Komplikationen wie Bauchfellentzündung nach sich zieht. Chronische Verstopfung wird auch mit einem erhöhten Darmkrebsrisiko in Verbindung gebracht.

Wenn sich die Verstopfung plötzlich einstellt, ohne dass man in den Lebens-umständen Ursachen sehen kann, sollte ein Facharzt konsultiert werden, um organische Ursachen auszuschließen.

Abführmittel zeigen in den meisten Fällen momentan den gewünschten Effekt, sie sind aber keine Dauerlösung. Dasselbe gilt für Heilpflanzen mit abführender Wirkung! An Arzneimitteln unterscheidet man Quellmittel (Laxasoft, Leinsamen), Darmstimulantien (anthrachinonhaltige Kräuter, Dulcolax und Guttalax), Gleitmittel (Glyzerinzäpfchen), Laktulosepräparate (Laevolac) und Präparate aus der Gruppe der osmotischen Abführmittel.

Eine gute Möglichkeit, der Verstopfung vorzubeugen ist Bewegung!

Verstopfung begünstigende Faktoren sind:

- *Ballaststoffarme Kost*
- *Flüssigkeitsmangel*
- *Weglassen des Frühstücks*
- *Zeitmangel und Unterdrückung des Stuhldrangs*
- *Bettruhe*
- *Bewegungsmangel*
- *Ungewohnte Umgebung*

Eine organische Erkrankung des Dickdarms muss durch Darmspiegelung ausgeschlossen werden, wenn

- *die Verstopfung akut beginnt*
- *sich die Symptome bei chronischer Verstopfung ändern*
- *sich Gewichtsverlust einstellt*
- *sichtbar oder chemisch nachweisbar Blut im Stuhl ist*
- *in der Familie Dickdarmkrebs vorkommt*
- *sich Bauchschmerzen einstellen*
- *sich Verhärtungen im Bauchraum tasten lassen*

Heilpflanzen

- Faulbaum
- Sennesblätter und -früchte
- Lein (Flachs)

Faulbaum (Schwarzerle), Frangula alnus Mill.: Der bis zu sechs Meter hohe Strauch gehört zu den Kreuzdorngewächsen. Verwendet wird die Rinde, allerdings erst nach einjähriger Trockenzeit, denn frisch genossen erzeugt sie Brechreiz. Einen Teelöffel geschnittene Rinde mit 1/4 l kaltem Wasser kurz aufkochen und abseihen. Oder: Die Rinde 12 Stunden lang in kaltem Wasser unter mehrmaligem Umrühren ausziehen lassen und dann abseihen. Lauwarm vor dem Schlafengehen trinken.

Sennesblätter und Sennesfrüchte, Cassia senna L.: Verwendet werden die getrockneten Fiederblättchen (Blätter), bzw. die reifen, getrockneten Früchte. Abhängig von Größe und Gewicht des Patienten verwendet man einen halben bis gehäuften Teelöffel der getrockneten Blätter bzw. Früchte auf 1/4 Liter Wasser für den Kaltansatz. Der Tee wird am besten morgens angesetzt und am Abend getrunken. Nach etwa 8 – 10 Stunden setzt die erwünschte Wirkung ein.

Da Faulbaumrinde, Sennesblätter und -früchte sowie Aloe und Rhabarber auf den Dickdarm wirken (für Schwangere und Stillende sind alle nicht erlaubt), sollen diese – wie alle Abführmittel – nur als »Nothelfer« und nicht ständig verwendet werden. Für Frühjahrs- und Herbstkur-Teemischungen sollte man auf Zusätze von anthrachinonhaltigen Kräutern verzichten, da diese Kuren länger als drei Wochen dauern und dann die nachteiligen Folgen auch im Gemisch schon spürbar sind.

Lein (Flachs), Linum usitatissimum L.: Als Mittel gegen chronische Verstopfung sind die öl- und schleimhaltigen Samen mit ihrem großen Quellvermögen interessant. Leinsamen vermehrt das Volumen des Darmes, der dadurch ausgelöste Dehnungsreiz animiert die Peristaltik (Eigenbewegung des Darmes) und Stockendes gerät wieder in Gang. Allerdings: Geduld ist nötig! Leinsamen zerquetschen oder grob mahlen, aber nicht einweichen – er soll erst im Darm quellen. Mit Fruchtmus oder Honig vermischt (auch mit Milchzucker 1:1) ist die Wirkung noch nachhaltiger. Morgens und abends jeweils mindestens zwei Esslöffel voll. Dazu 1/2 Liter Flüssigkeit trinken.

Akupressur

- 3 E 6
- MP 15
- MP 6

Wenn man organische Ursachen ausgeschlossen hat und eine gesunde Ernährung sowie Sport noch nicht zum Erfolg führen, kann man folgende Punkte drücken:

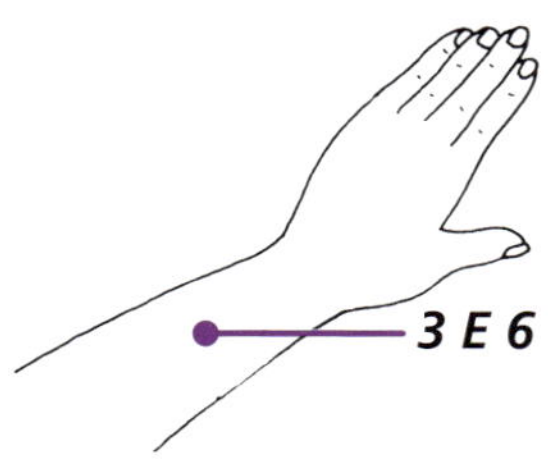

Am Unterarm beiderseits an der Außenseite in der Mittellinie von der Haupthandfalte 4 Querfinger aufwärts liegt der Punkt 3 E 6, mit dem man die Darmfunktion stimulieren kann. Am Bauch kann man die beiden Punkte MP 15 leicht vibrierend behandeln oder sanft gegen den Uhrzeigersinn umkreisen. Diese beiden Punkte in Höhe des Nabels, wenn man von den Brustwarzen eine gerade Linie nach unten zieht, liegen genau über dem Dickdarm. Zur Regulierung des Wasserhaushalts kann noch der Punkt MP 6 oberhalb des Innenknöchels behandelt werden – die Erfahrung hat gezeigt, dass schon nach 3 Behandlungen Erfolge zu verzeichnen sind.

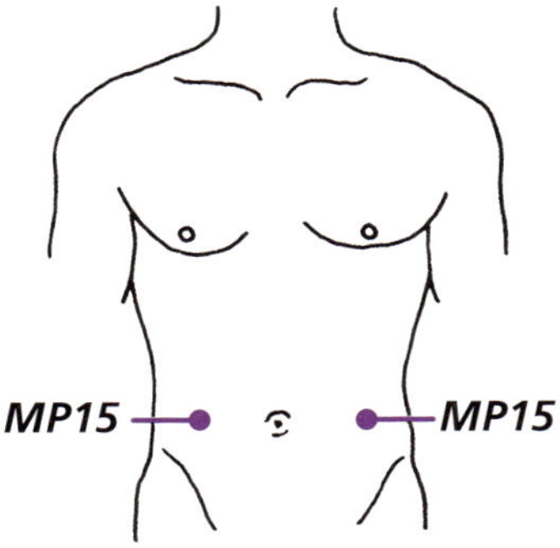

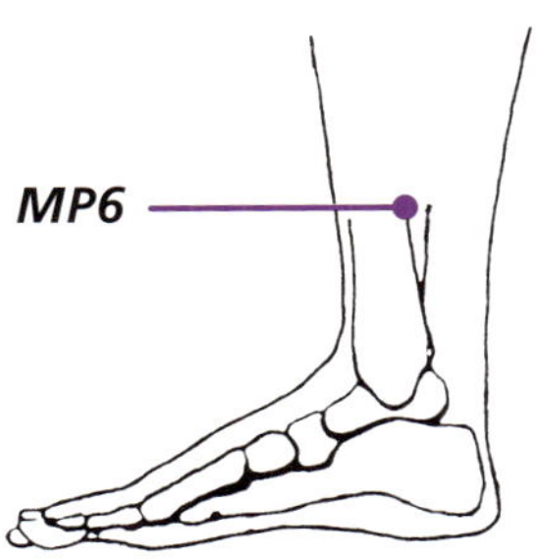

Geheimrezepte bei Verstopfung

Straßburger Krautsalat

Rohes Sauerkraut mit fein und klein geschnittenen Äpfeln, Ananas, Mandarinen, Rohnen (rote Rüben) und Weichseln vermengen. Ganz wenig geriebenen Zwiebel dazu, eine Spur Knoblauch und pro Portion 1/2 Teelöffel Olivenöl.

Roter Flohpudding

Rote Ribiseln mixen und mit dickem Birnenmus vermischen. Zu je 1/4 l dieser Mischung gibt man 1 großen Esslöffel Flohsamenhüllen. Gut durchrühren und in Schalen füllen, kalt stellen. Nach 30 Minuten ist der Pudding fertig. Mit ganzen Beeren verzieren. Etwas Staubzucker darf sein.

Für alle Gelegenheiten: »HAIS« …

Ein Nomadengericht aus dem 13. Jahrhundert ist ein sicherer Tipp gegen Verstopfung. Man nehme folgende Zutaten: 1/2 kg zerstoßene Brotrinde (von Vollkornbrot) oder – etwas einfacher – dieselbe Menge Vollkornbrösel, je 130 g Datteln, Mandeln und Pistazien. Mit einigen Esslöffeln Sesamöl gut verkneten und so würzen, wie man es gerne mag. Die geknetete Masse zu Kugeln rollen und je nach Geschmack mit etwas Zucker bestreuen. Verfeinern mit Gewürznelkenpulver, Kardamom und Zimt. Passt besonders gut zu Früchtetee.

»Süße Bällchen«

Zutaten: 1 Tasse kurz eingeweichte Rosinen, 1 Tasse geriebene Mandeln, 1 Tasse Sonnenblumenkerne (2 Tage gekeimt), 1/2 Tasse entkernte Datteln, 1 kleiner Beutel Kokosraspeln.

Mit Ausnahme der Mandeln und Kokosraspeln alles im Mixer pürieren. Nun die geriebenen Mandeln darunter rühren und – bis eine gewisse Festigkeit erreicht ist – die Kokosraspeln mit einarbeiten. Mit dem Löffel abstechen und kleine Bällchen rollen, diese in den Kokosraspeln wälzen. Die fertigen Bällchen 24 Stunden lang im Kühlschrank rasten lassen und mit Mandel-»Öhrchen« servieren.

Kneipp

- Oberkörperwaschung
- Gymnastik
- Gesundes Frühstück

Das Kneipp-Gesundheitsprogramm mit seinen 5 Säulen ist ideal geeignet, auch die Verdauung in richtige Bahnen zu lenken. Der Tag sollte mit einer kühlen Oberkörperwaschung vom Bett aus beginnen, um Anlaufschwierigkeiten zu regulieren. Nach einer Nachruhezeit von 1/2 Stunde vertreiben dann 5 Minuten Gymnastik, beginnend mit Radfahrbewegungen im Bett, den Rest der Anlaufschwierigkeit. Dann nehme man sich Zeit für ein gesundes Frühstück mit Vollkornbrot oder Müsli und Tee oder Kaffe, sowie einem großen Glas verdünntem Fruchtsaft oder Mineralwasser. Am wichtigsten ist es, für die Stuhlentleerung am Morgen genug Zeit einzuplanen.

Abschließend sei noch einmal darauf hingewiesen: Suchen Sie bei Verdauungsstörungen fachlichen Rat!

Hausmittel

- Viel trinken

Bevor die sitzende Lebensweise und die verfeinerten Nahrungsmittel uns die Darmträgheit bescherten, hatten nur der Adel und das reiche Bürgertum mit diesem Übel zu kämpfen.

Gleichwohl musste dieses heikle Thema schon damals verbreitet gewesen sein, denn zahlreiche Hausmittelchen und Geheimrezepte sind überliefert. Auch für diese Hausmittel gilt: Die Verstopfung lässt sich nicht allein mit Quellmittel bekämpfen, sondern nur wenn gleichzeitig genügend getrunken wird.

Wird zu wenig Flüssigkeit aufgenommen, leidet man ärger an Verstopfung als zuvor, ja sogar die Gefahr eines Darmverschlusses kann entstehen, wenn z. B. ein gesundes Müsli ohne ausreichend Flüssigkeit konsumiert wird.

Das einfachste Mittel: Am Morgen nüchtern ein Glas abgestandenes Wasser trinken.

Sebastian Kneipp über das Sauerkraut

» **Sauerkraut ist der Besen, der den Darm so richtig reinigt. Die fleißigen Krautesser werden am ältesten!** «

Ohrpfropfen

→ **Hausmittel**

Druckgefühle im Ohr und Schwerhörigkeit können ihre Ursache auch im verschließenden Ohrenschmalz haben. Unter keinen Umständen mit spitzen Gegenständen oder den gebräuchlichen Wattestäbchen versuchen, den Pfropfen herauszubekommen. Man schiebt ihn damit nur weiter hinein und unangenehme Verletzungen am Trommelfell können die Folge sein. Am einfachsten ist es zweifelsohne, zum Arzt zu gehen. Er leitet warmes Wasser ins Ohr und spült den Ohrenschmalzpfropfen damit heraus.

Hausmittel

- Wärmeflasche

Prof. Bankhofer empfiehlt: Sie können zu Hause eine Gummiwärmflasche mit heißem Wasser füllen. Dann breiten Sie ein Leinentuch darüber und legen sich mit dem verstopften Ohr darauf. Während der Nacht lässt die Wärme den Ohrpfropfen schmelzen und er fließt aus.

Operationsvorbereitung

→ Kneipp

Wenn eine Operation nicht aufgrund eines Notfalls erfolgt, oder ein möglichst früher Termin zweckmäßig ist und der Termin nach verschiedenen Kriterien geplant werden kann, ist vieles möglich, um die Belastung klaglos zu überstehen und die Rekonvaleszenz zu verkürzen.

Vor jeder Operation sollten akute und subakute Entzündungen und fieberhafte Erkrankungen abgeklungen sein. Die heute übliche Operationsfreigabe durch den Internisten, nach Erhebung der Herz-Kreislauf-Verhältnisse und aller einschlägigen Laborparameter mit der Einleitung eventuell notwendiger medikamentöser Maßnahmen, gibt Gewähr für eine bestmögliche Bewältigung der Operation.

Nach Empfehlungen des Arztes kann eine genau abgestimmte Nährstoffsubstitution zweckmäßig sein, oder der Arzt wird andere Maßnahmen ergreifen, um die Abwehrkräfte des Patienten zu stärken.

Zwiespältig wird die Berücksichtigung des Biorhythmus zur Terminwahl beurteilt. Noch gibt es keine eindeutigen Beweise, die einer strengen wissenschaftlichen Kritik standhalten können. Dessen ungeachtet kann man Patienten, die die bisherigen Fakten für ausreichend finden, nur empfehlen, sie möglichst bei ihrer Planung mit einzubeziehen. Allein die persönliche Überzeugung bedeutet schon einen wesentlichen Beitrag zum Gelingen der Operation. Die von Dr. Flies 1973 erstmals beschriebenen Biorhythmen kennen einen körperlichen Rhythmus von 23 Tagen, einen emotionalen Zyklus von 28 Tagen und einen geistigen Zyklus, der alle 33 Tage neu beginnt. Den persönlichen Biorhythmus kann man mit verschiedenen Programmen berechnen lassen ***(www.gesundheitstrends.de)****. Nach diesen rhythmischen Richtlinien soll man jene Tage meiden, an denen mehr als eine Kurve unter der Neutrallinie liegt. Auch die Mondphasen sollen der Volkserfahrung nach Einfluss haben und demnach sollte man Operationen an Vollmondtagen vermeiden, am günstigsten seien die Tage des abnehmenden Mondes. Allerdings konnte bei einer retrospektiven Studie an Hand von 14.000 Krankengeschichten der Einfluss des Mondes auf den Operationsverlauf nicht bestätigt werden.*

Die Jahreszeiten mit ihren meteorologischen Eigenheiten haben bewiesenermaßen einen Einfluss auf den Heilungsverlauf.

Einige Beispiele: Krampfadernbehandlungen sollten nicht im Sommer durchgeführt werden, denn in der Sommerhitze sind Blutergüsse und Schwellungen ausgeprägter. Außerdem sind die Stützstrümpfe, die man danach tragen muss, im Sommer unangenehm. Operationen an den Füßen (z. B. Hammerzehen) sind im Winter zu vermeiden, weil das wochenlange Gehen mit Verbänden bei Schnee und Kälte schlecht möglich ist.

Frauen haben vor oder während der Menstruation eine erhöhte Blutungsneigung – Operationstermine zu diesem Zeitpunkt sind ungünstig. In der ersten Zyklusphase sind sie für Frauen am günstigsten, da man zu dieser Zeit, wenn keine Empfängnisverhütung betrieben wird, auch eine Schwangerschaft sicher ausschließen kann und Röntgenuntersuchungen sowie Medikamente kein Problem darstellen.

Mindestens 1 Monat vor einer Operation die Antibabypille absetzen und erst frühestens 2 Monate danach, wegen des Thromboserisikos, wieder beginnen.

Kneipp

- Wasseranwendungen
- Ernährung
- Heilpflanzen
- Bewegung
- Lebensordnung

Schon oft wurde darauf hingewiesen, dass ein regelmäßig durchgeführtes Kneipp-Programm mit Wasseranwendungen, einer vollwertigen Ernährung, Heilpflanzen und ausreichend Bewegung die Ausgeglichenheit der Organfunktionen und damit deren Belastbarkeit sowie die Abwehrkräfte sehr positiv beeinflusst. Über all diesen täglichen Programmen steht die Lebensordnung als wichtigster Teil des Kneipp-Gesundheitsprogramms. Es geht darum, Arbeit und Ruhe, Leistung und Freizeit in ein ausgewogenes Verhältnis zu bringen. Über- und Unterforderungen sollen nicht langfristig hingenommen werden und müssen möglichst rasch im Freiraum kompensiert werden. Stress schwächt das komplizierte Abwehrsystem – darauf ist besonders bei der Operationsvorbereitung Bedacht zu nehmen und alle überfordernden Faktoren sollten so weit wie möglich vermieden werden.

Osteoporose

→ Ernährung
→ Bewegung
→ Homöopathie

Auch das Knochensystem als stabiles Grundgerüst unseres Bewegungs- und Stützapparates ist ein lebendes Gewebe, das einem ständigen Ab- und Aufbau unterworfen ist. Eine natürliche Notwendigkeit, da sich der Knochen in seiner Form zunächst durch das Wachstum ständig verändern muss und sich auch geänderten Druck- und Zugverhältnissen, z. B. durch Gewichtszunahme oder Sport, anzupassen hat. Zusätzlich wird dadurch den im Laufe der Jahre auftretenden Ermüdungserscheinungen im Knochengewebe vorgebeugt. Die Knochen haben generell eine äußere kompakte Schicht (Kompakta) und im Inneren, an den besonders belasteten Stellen (an den Enden der Röhrenknochen, im Inneren der Wirbelkörper usw.), ein nach den Gesetzen der besten Tragfähigkeit aufgebautes Gerüst an Knochenbälkchen (Spongiosa).

Die langen Röhrenknochen haben im Schaft große Hohlräume, in denen wesentliche Anteile des Blutzellen bildenden Knochenmarks und Fettgewebe gelegen sind. Die den Abbau besorgenden Osteoklasten und die den Knochen aufbauenden Osteoblasten liegen in der Matrix, der Muttersubstanz des Knochens. Die Aktivität dieser beiden entgegengesetzt wirkenden Zelltypen wird durch einen Informationsaustausch und vor allem durch den Belastungsreiz sowie durch hormonelle Einflüsse (Sexualhormonspiegel, Parathormon) gesteuert. So bewirkt ein Absinken des Östrogenspiegels nach dem Wechsel

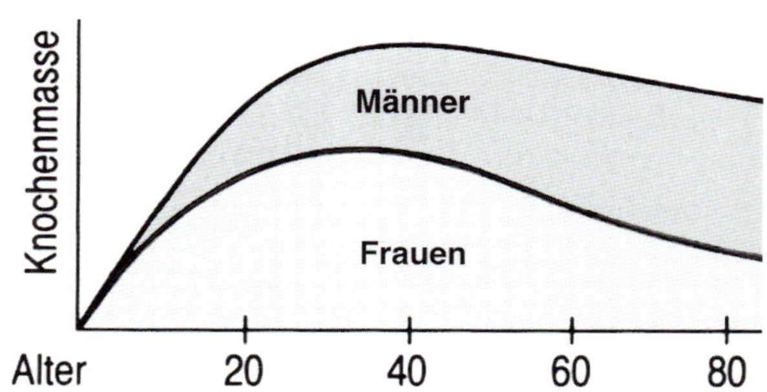

Aufgrund anatomisch größerer Knochen haben die Männer auch bedeutend mehr Knochenmasse.

die Mobilisierung von Zytokinen, die ihrerseits die Osteoklasten aktivieren und einen beschleunigten Knochenabbau bewirken. Umgekehrt bedeutet körperliche Aktivität für die Osteoblasten einen kräftigen Reiz zur Knochenneubildung, wenngleich die dafür maßgeblichen Mechanismen noch keineswegs voll geklärt sind. Die Entwicklung des Knochens (der Knochenmasse) über ein Menschenalter durchläuft mehrere Stadien. Ein Neugeborenes hat ein sehr unausgereiftes, kalziumarmes Skelettsystem. Während der Kindheit und Pubertät erhöht sich der tägliche Kalziumeinbau bis zum Vierfachen. Hormone, körperliche Aktivitäten und Ernährung bestimmen nun die Knochenmasse. Auch nach Abschluss des Längenwachstums wird noch Kalzium eingelagert. Bei den Buben bewirkt das männliche Geschlechtshormon Testosteron einen um etwa zwei Jahre verzögerten Wachstumsabschluss. Etwa Mitte des dritten Lebensjahrzehnts wird die höchste Knochenmasse erreicht, dann halten sich Osteoklasten und Osteoblasten etwa 1 1/2 Jahrzehnte lang die Waage.
In dieser Zeit kann durch sportliche Betätigung eine möglichst große Knochenmasse, gewissermaßen als Vorrat, aufgebaut werden, um den anschließend unausweichlich dominierenden Knochenabbau prozentuell möglichst gering zu halten. Während der Mann eine gleichförmige Geschlechtshormonproduktion (Testosteron, das der Osteoklastentätigkeit entgegenwirkt) bis ins höhere Alter aufweist, reduziert sich bei der Frau – genetisch festgelegt – die Östrogenproduktion. Der Hormonabfall führt nun zu einer relativ raschen Abnahme der Knochendichte, die bis zu 3 – 4 % pro Jahr betragen kann. Allmählich geht der Knochenumbau dann wieder in eine ruhigere Phase über. Bei Männern beträgt die jährliche Abbaurate etwa 0,3 – 0,5%. In den Wechseljahren ist hauptsächlich die Wirbelsäule vom Knochenabbau betroffen, danach vor allem die oberen und unteren Enden unserer Röhrenknochen, also die Unterarme und Oberschenkel.

Insgesamt sind während des gesamten Lebens Frauen Knochenbruch-gefährdeter als Männer, jedoch können ältere Männer mit Risikofaktoren für Osteoporose auch die Bruchzone erreichen, und in ähnlicher Weise gefährdet sein wie Frauen. Der Knochenaufbau ist hauptsächlich (zu rund 80 – 85%) genetisch determiniert. Etwa 15 – 20 % sind unser Spielraum, den wir durch gesundheitsbewusstes Verhalten nutzen können, um die Knochenfestigkeit zu optimieren. Vorbeugung ist das oberste Prinzip. Durch ausreichende Bewegung und kalziumreiche Ernährung kann man eine hohe Knochendichte

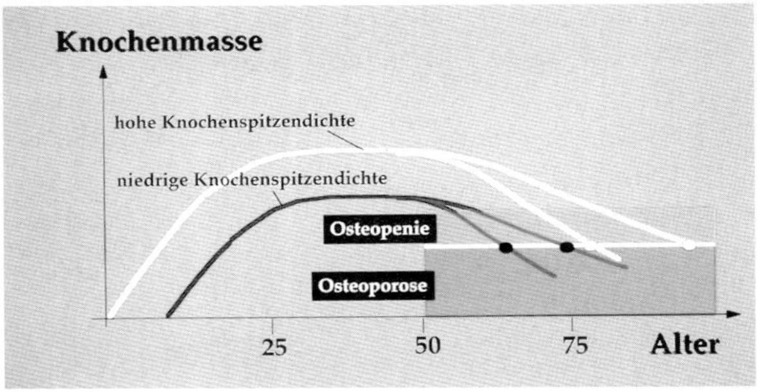

Das Kurvenbeispiel führt vor Augen, dass in Abhängigkeit von der erreichten Höhe der Knochenspitzenmasse die Zone gesteigerter Knochenbrüchigkeit bei normalem oder überstürztem Abbau nach dem Wechsel in äußerst unterschiedlichem Alter erreicht wird (hier zwischen dem 63. und 90. Lebensjahr).

erreichen, und im Klimakterium das Ausmaß des Knochenschwundes bremsen.

Frauen, die als Mädchen sehr spät die erste Regelblutung bekommen haben sowie Frauen, die vor dem 47. Lebensjahr in den Wechsel eintreten, sind einem erhöhten Osteoporoserisiko ausgesetzt. Wenn Verwandte ersten Grades eine Osteoporose hatten, besteht eine familiäre Belastung. Erkrankungen, die mit längerer Bettlägrigkeit einhergehen fördern den Knochenabbau.

Desgleichen eine bestehende Schilddrüsenüberfunktion, ein insulinpflichtiger Diabetes, Nieren- oder Leberfunktionsstörungen, Nebenschilddrüsenüberfunktion, entzündliche Magen-Darm-Erkrankungen, Tumorerkrankungen, Alkoholabhängigkeit und Rauchen.

Folgende Medikamente können das Osteoporoserisiko erhöhen: Kortison, Schilddrüsenmedikamente, antiepileptische Mittel, Heparin, Lithium und Zytostatika. Bei Verdacht auf Osteoporose auf Grund einer so genannten verstärkten Strahlengängigkeit im normalen Röntgen und eventuell schon sichtbaren knöchernen Veränderungen, vor allem auch nach der Schmerzsymptomatik im Wirbelsäulenbereich, wird eine Knochendichtemessung (Osteodensitometrie) durchgeführt. Es stehen verschiedene Verfahren zur Verfügung, wobei die örtlichen Möglichkeiten mit eine Rolle spielen. Es sollte nach Möglichkeit nur die Knochendichte an der meist belasteten Lendenwirbelsäule und/oder am Oberschenkelhals der schmerzhaften Seite durchgeführt werden (am häufigsten verwendet: DXA-Verfahren und quantitative CT). Die einfachere Messung am Unterarm ist nicht sehr zielführend, da obwohl gleichsinnig laufend, die lokale Knochendichte graduell sehr unterschiedlich sein kann.

Durch frühzeitiges Erkennen und osteodensitometrische Dokumentation einer Osteoporose, sowie durch rechtzeitig einsetzende Behandlung kann man der Osteoporose jedenfalls wirksam entgegentreten. Bei Verdacht auf Osteoporose werden auch Laboruntersuchungen und eventuell eine Knochenbiopsie (Gewebsuntersuchung) durchgeführt, um andere Ursachen eines gestörten Knochenstoffwechsels auszuschließen. Die im Körper am meisten belasteten Skelettanteile, das sind die Wirbelkörper der Lendenwirbelsäule und die oberen Enden der Oberschenkelknochen, sind naturgemäß am meisten frakturgefährdet. Osteoporose kann an sich schon durchaus lästige Schmerzen verursachen, zumal sie zu einer vermehrten degenerativen Veränderung der Wirbelsäule führt. Am häufigsten sind die unteren Lendenwirbelkörper von ersten osteoporotischen Einbrüchen, oft schon nach minimalen Unfällen, betroffen. Die Tragik besteht ja darin, dass ältere Menschen mit reduziert belastungsfähigen Knochen, durch Gleichgewichtsstörungen, Sehstörungen usw., in höherem Maße unfallgefährdet sind. Wirbelkörperfrakturen werden von starken, dumpfen Schmerzen begleitet, die mit Bettruhe und schmerzstillenden Mitteln bekämpft werden müssen.

Eventuell muss eine stationäre Aufnahme im Krankenhaus erfolgen. Bei komplizierten Frakturen gibt es neue Methoden der operativen Behandlung, die in absehbarer Zeit routinemäßig zur Verfügung stehen werden. Der Knochenbruch verheilt normalerweise durch Kallusbildung und die Schmerzen gehen allmählich zurück. Nach zwei Wochen sollte die vorsichtige Mobilisierung wieder möglich sein und ein eventuell während der akuten Phase erforderliches Stützmieder wieder abgelegt werden, um einem Schwund der Wirbelsäulenmuskulatur vorzubeugen. Eine regelmäßige Wirbelsäulengymnastik sollte nach dem Ereignis unbedingt durchgeführt werden, um die Muskulatur zu kräftigen.

Außerdem sollte man darauf achten, ungünstige Bewegungsabläufe wie das Tragen schwerer Lasten und Drehbewegungen des Rumpfes zu vermeiden. Das Ziel ist, Schmerzen zu begegnen und die Gefahr von neuerlichen osteoporotischen Knochenbrüchen zu reduzieren.

Die Behandlung der Osteoporose

Vor Jeder Therapie müssen selbstverständlich andere Knochenerkrankungen, vor allem Tumorbildungen, exakt ausgeschlossen werden. Es steht heute fest, dass Frauen mit erhöhtem Osteoporoserisiko infolge Veranlagung und/oder geringer maximaler Knochendichte durch Bewegung und kalziumreiche Ernährung allein nicht ausreichend geschützt werden können, um der durch den Östrogenabbau anwachsenden Osteoporosegefahr zu begegnen. Die Behandlung beinhaltet heute als Basistherapie ein Kalziumpräparat in der Kombination mit Vitamin D und je nach Gefährdung eine zusätzliche Medikation, die streng ärztlich zu verordnen ist. Ältere Menschen, die unter Umständen Vitamin D und Kalzium mangelhaft aufnehmen, sollten auf eine Substitution von 1000 mg Kalzium und 800 IE Vitamin D pro Tag zurückgreifen. Eine groß angelegte Studie hat nachgewiesen, dass dies zu einer 30%igen Reduktion von Oberschenkelhalsbrüchen führt. Östrogene nahmen bis vor kurzem in der Behandlung der Osteoporose den zentralen Stellenwert ein. Man erreichte damit zweierlei: Die beeinträchtigenden Wechseljahrbeschwerden wie Hitzewallungen, Gemütsschwankungen, Veränderungen im Genital-Schleimhautbereich usw. lassen sich damit beherrschen und der Knochenabbau wird gebremst. Allerdings stellte sich in Doppelblindstudien heraus, dass für Frauen durch die Hormonbehandlung das Risiko von Herz-Kreislauf-Erkrankungen stieg: Herzinfarkte, Schlaganfälle, Venenthrombosen und Lungeninfarkte traten unter Hormonbehandlung nachweislich häufiger auf. Außerdem kam es auch zu einem Anstieg des Brustkrebsrisikos, dafür zeichnete in erster Linie das Gelbkörperhormon verantwortlich. In der wissenschaftlichen Diskussion pro und contra Hormonersatztherapie ist sicher noch nicht das letzte Wort gesprochen – dennoch gilt derzeit die Maxime, eine Hormontherapie nur bei Frauen mit ausgeprägter klinischer Wechselsymptomatik zu empfehlen – Osteoporose allein wird nicht als ausreichende Indikation gesehen.

Ferner wird nun die neue Stoffgruppe der Bisphosphonate (Raloxifen und auch Risedronat, Etidronat, Alendronat) eingesetzt. Raloxifen, als erstes zugelassenes Präparat, ist so strukturiert, dass es in einem Fall die Wirkung des Östrogens blockiert und im anderen Fall im Gewebe eine östrogenartige Wirkung entfalten kann. Außerdem schaltet es die Wirkung des köpereigenen Östrogens aus, das heißt, es wirkt dem Brustkrebs entgegen, die Herz-Kreislauf-protektive Wirkung bleibt dabei erhalten!

Diese neuen Hormonsubstanzen sind sehr gut geeignet, Frauen, die mit niedriger Knochendichte in den Wechsel kommen, zu schützen. In Bezug auf den Osteoporoseschutz sind sie der Hormonersatztherapie, nach den bisherigen, schon sehr umfangreichen Erfahrungen und der Aufbereitung für 1-mal wöchentliche Einnahme, zumindest gleichwertig.

Ein anderes Hormon, das Parathormon, steht ebenfalls zur Osteoporosebehandlung, aber nicht für die Routine zur Verfügung. Das körpereigene Parathormon wirkt normalerweise umgekehrt, es fördert den Knochenabbau und schadet damit dem Knochen. Unter einem ausgeklügelten Verfahren wird jedoch ein umgekehrter Effekt erzielt. Durch eine schubweise Verabreichung des Parathormons wird ein markanter Anstieg der Tätigkeit der knochenanbauenden Zellen erzielt. Nachteil: Das Parathormon muss täglich gespritzt werden (mittels eines »Pens«), es ist außerdem sehr teuer und wird nur für schwerste Osteoporosefälle genehmigt.

Internet

www.osteoporose-selbsthilfe.at
www.osteoporose.cc
www.netzwerk-osteoporose.de
http://osteoporose-dop.org
www.osteoporose-deutschland.de
www.osteoswiss.ch

Für gebrechliche Osteoporosepatienten mit hohem Frakturrisiko sind die Bisphosphonate die Mittel der Wahl. Diese speziellen Phosphatverbindungen haben einen besonderen Aufbau und werden ausschließlich von den Knochen aufgenommen, wo sie sich anlagern und zu einer dichteren und kompakteren Knochenstruktur führen. Der Knochenabbau wird gebremst und der Knochenstoffwechsel beruhigt. Vor allem die Gefahr von Wirbeleinbrüchen lässt sich mit Bisphosphonaten drastisch reduzieren. Wichtig bei den Bisphosphonaten ist, sich genau an den ärztlich verordneten Einnahmemodus zu halten, wenn die Substanz als Tablette verabreicht wird. Die auch erhältliche Injektionsform bzw. Infusion wird kaum genützt. Weitere, allerdings wenig genützte Substanzen in der Osteoporosetherapie sind Strontiumsalze. Die natürlichen Calcitonine sind Hormone (verwendet wird das dem menschlichen am nächsten stehende Calcitonin vom Lachs in Form von Nasenspray oder Injektion), die die Tätigkeit der knochenabbauenden Zellen lähmen ohne die knochenanbauenden Zellen zu beeinträchtigen und außerdem eine schmerzlindernde Wirkung zeigen. Calcitonine werden häufig nach frischen Wirbeleinbrüchen für einige Wochen verschrieben.

Für jede sonstige Therapie bleibt als Basis eine ausreichende Zufuhr von Kalzium und Vitamin D.

Ernährung

- **Kalzium**
- **Vermeidung von Phosphat und Oxalat**

Kalzium ist unentbehrlich für viele Stoffwechselprozesse in unserem Körper, daher muss der Kalziumspiegel immer aufrechterhalten werden. Wird zu wenig Kalzium mit der Nahrung zugeführt, wird dieses mit Hilfe von Hormonen aus den Knochen herausgelöst. Das gilt es hintan zu halten durch den täglichen Konsum kalziumreicher Lebensmittel. Mit ca. 1.500 mg Kalzium pro Tag wird der Bedarf berechnet.

Für ältere Menschen muss dieser Wert eher bei 2.000 mg angesetzt werden. Man muss davon ausgehen, dass der gesunde Mensch täglich ungefähr 400 mg Kalzium über Harn und Stuhl ausscheidet, und nur etwa ein Drittel aus der Nahrung von der Darmschleimhaut aufgenommen wird. Die Kalziumaufnahme vermindert sich außerdem ab dem 50. Lebensjahr. Für den Kalziumeinbau in die Knochen benötigt man Vitamin D, das man am besten mit ausreichend Fisch (Hering, Lachs, Makrele), Ei und Margarine deckt.

Vitamin D wird im Körper unter Einfluss von Sonnenstrahlen in eine wirksame Form übergeführt und daher ist eine tägliche Sonnenbestrahlung von 10 Minuten gut für die Knochen. Phosphat- und oxalatreiche Lebensmittel behindern die Kalziumaufnahme.

Phosphatreich sind Wurstwaren, Schmelzkäse, viele Limonaden und Fertigprodukte. Phosphate werden auch als

Lebensmittelzusatzstoffe, gekennzeichnet mit den Nummern E 450 und E 338-341 auf den Zutatenlisten, verwendet.

Oxalatreiche Nahrungsmittel sind Tomaten, Kakao, Mangold, Spinat und Rhabarber. Beim Kakao ist die Gefahr, durch Oxalat die Kalziumresorption zu behindern nicht groß, da die Kakaobohne auch selbst Kalzium enthält, und daher nur ein geringer Teil des Kalziums der Milch durch Oxalat gebunden wird.

Am besten funktioniert die Kalziumaufnahme aus Milchprodukten, Kalzium aus Gemüse kann ebenfalls schlechter resorbiert werden, und die Kalziumaufnahme aus Getreide wird durch die Phytinsäure blockiert.

Bewegung

- **Laufen**
- **Tägliche Bewegungsübungen**

Es ist heute gesichert, dass regelmäßiges Ausdauertraining (Laufen usw.) zu einer Steigerung der Knochenmasse führt. Der Knochen ist an sich sehr »träge« angelegt, d. h., er reagiert nur auf die unmittelbare Aktivität. Legt man an Belastung zu, wird der Knochenanbau stimuliert, hört die Bewegung auf, wird diese Wirkung sofort wieder eingestellt.

Nur tägliche Bewegung führt zu einer kontinuierlichen Steigerung der Knochendichte! In vielen Kneipp-Aktiv-Clubs werden heute Osteoporose-Turngruppen geführt.

Die speziellen Übungen fördern nicht nur ein besseres Körpergefühl, sondern sie dienen auch zur Schulung der Reflexe und der Reaktionsfähigkeit, was die Gefahr von Stürzen erheblich vermindert.

Kalziumreiche Lebensmittel

	mg/ 100 g
Mohn, gemahlen	1.475
Parmesan	1.200
Emmentaler	1.000
Alpenkäse	1000
Hartkäse	900
Schnittkäse	800
Mondseer	800
Gouda	750
Sesam, frisch	738
Edamer	700
Traungold	700
Bierkäse	600
Schlosskäse	450
Schafkäse	540
Mozzarella	403
Camembert	400
Weichkäse	400
Brie	250
Feigen, getrocknet	224
Milchschokolade	214
Haselnüsse, geröstet	209
Brunnenkresse	180

Außerdem wird durch eine entsprechende Lockerung der Muskulatur erreicht, dass schmerzbedingte Verspannungen nachlassen und so wieder Freude an der Bewegung gefunden wird. Zur Osteoporosevorbeugung selbst ist es wichtig, die Übungen täglich durchzuführen!

Ein Wort zum Spitzensport von Frauen: Er führt durch die extreme Trainingsbelastung oft zur Störung in der Produktion von Geschlechtshormonen – mit allen negativen Auswirkungen für den Knochenstoffwechsel, die durch den ständigen Bewegungsreiz nicht aufgewogen werden!

Einige Vorschläge zur homöopathischen Behandlung von Osteoporose sollen dazu dienen, bei leichteren Formen in Verbindung mit gesunder, kalziumreicher Ernährung und Bewegung auch einen alternativen Behandlungsweg zu überlegen.

In jedem Fall muss die Behandlung der Osteoporose ärztlich erfolgen, um andere Knochenerkrankungen auszuschließen.

Der Verlauf ist durch Knochendichtemessungen ständig zu kontrollieren, um kein unnötiges Risiko einzugehen.

Parkinson

→ Lebensstil

Ein Prozent der 60-Jährigen und drei Prozent der über 80-Jährigen leiden an der Parkinson'schen Krankheit. Schuld ist das Fehlen des Botenstoffes Dopamin im Gehirn, der für die Durchführung flüssiger Bewegungsabläufe notwendig ist. Dadurch kommt es zu den für Parkinson typischen Symptomen wie Bewegungsstörungen, Muskelanspannung und unwillkürlichem Zittern. Leider ist die Alzheimer-Krankheit oft mit Parkinson vergesellschaftet. Die Lebenserwartung ist bei Parkinsonpatienten nicht verkürzt.

Die wichtigsten Parkinson-Symptome sind:
Bewegungsverlangsamung, Ruhezittern, Muskelsteifigkeit, Haltungsstörungen.

Je älter der Patient ist, desto häufiger kommen auch andere altersbedingte Störungen bis hin zur Demenz dazu. Die frühesten Zeichen der Parkinsonkrankheit sind einseitige Störungen der feinmotorischen Geschicklichkeit. Der Gang des Parkinsonpatienten wird schlurfend, daher nimmt auch die Gefahr von Stürzen zu. Das Sprechen wird eintöniger und leiser, es kann zu Speichelansammlungen im Mund und zu Problemen mit dem Essen kommen. Durch Störungen des inneren Nervensystems kann es zu Schlafstörungen, vermehrtem Harndrang, Stuhlverstopfung und Atembeschwerden kommen. Betroffene stürzen bei der Diagnose oft in ein Stimmungs-tief, das bis zur schweren Depression führen kann. Bei der Diagnose ist es wichtig, andere Krankheiten von Parkinson abzugrenzen, vor allem Gefäßleiden im Gehirn können ähnliche Symptome erzeugen. Den entscheidenden Hinweis liefert die Computertomografie, die bei Parkinson unauffällig bleibt. Parkinson verläuft langsam, chronisch und fortschreitend. Der Verlauf ist schwer vorauszusagen.

Die wirksamste Arzneisubstanz ist L-Dopa, die in der richtigen Dosierung die Symptome verbessert. Das Problem liegt in der richtigen Dosierung, bei Überdosierung kommt es zu unkontrollierten Bewegungsausbrüchen, bei Unterdosierung ist es wirkungslos. Die Kombination mit anderen Arzneimitteln darf nur sehr sorgfältig und ausschließlich vom behandelnden Arzt festgelegt werden. Die Langzeiteinnahme ist in Bezug auf die Wirksamkeit schwierig, da die Patienten zwischen Bewegungslosigkeit und Bewegungsdrang hin und her pendeln. L-Dopa darf nicht plötzlich reduziert oder abgesetzt werden – das kann zu lebensbedrohlichen Zuständen führen. Wenn die Langzeitbehandlung kein gutes Ergebnis mehr bringt, gibt es auch die Möglichkeit der elektrischen Stimulation.

Sehr wichtig für Parkinsonpatienten sind Physiotherapie, Heilmassagen, Atem-, und Sprachübungen, auch Gehirnjogging-Maßnahmen sind sinnvoll (im Gegensatz zu Demenzpatienten).

Lebensstil

- ▲ Kneipp-Programm
- ▲ Ausgewogene Ernährung
- ▲ Kräutertees
- ▲ Johanniskraut

Ein geordneter Lebensstil im Sinne des Kneipp-Programms ist auch für Parkinsonpatienten hilfreich. Stress und Überforderung vermeiden. Mit einer ausgewogenen Ernährung kann man Verdauungsstörungen hintanhalten, mit Kräutertees kann man sich bemühen, Schlafstörungen vorzubeugen, und mit dem Johanniskraut eine milde antidepressive Wirkung erreichen. Jede Maßnahme ist aber mit dem behandelnden Arzt abzusprechen.

Paradontose

→ Zahnfleischprobleme

Pfeiffer'sches Drüsenfieber

→ Drüsenfieber

Polyarthritis, progressiv chronische (PCP auch CP) = Rheumatoide Arthritis (im anglikanischen Raum)

→ Ernährung → Kneipp
→ Bewegung

Es handelt sich um eine exquisit chronische Erkrankung des entzündlichen rheumatischen Formenkreises mit den Zeichen der Autoimmunkrankheit, wo das fehlgeleitete Immunsystem eigenes Gewebe angreift und zerstört. Eine zumeist schwere Erkrankung, die im europäischen Raum etwa 1 – 2 % der Bevölkerung betrifft. In manchen Gebieten der Erde werden bis zu 5 % genannt. Andere rheumatische Autoimmunkrankheiten sind wesentlich seltener und beschränken sich auf einzelne Fälle. Der nicht selten sehr dramatische Verlauf ist wohl der Grund dafür, dass es kaum eine andere rheumatische Erkrankung gibt, an der so viele renommierte Wissenschafter weltweit in Instituten und Kliniken arbeiten, wie an der CP. In der Tat wurden schon exakteste Erkenntnisse über den Mechanismus, den Verlauf und über therapeutische Ansatzpunkte erarbeitet. Leider ist es bisher noch keinem Forscherteam gelungen, das erste Agens, das die Erkrankung auslöst, zu finden. Hier gibt es nach wie vor nur Theorien, die sich wohl auf plausible Kombinationen gründen, aber noch nicht beweiskräftig belegt sind. Was nach dem ersten Schritt geschieht, weiß man schon sehr genau und die pharmazeutische Forschung bringt immer wieder neue Behandlungsmöglichkeiten. Allerdings gibt es vorderhand keine Aussichten auf eine Heilung, lediglich die äußerst schweren Verläufe, die in tristester Behinderung enden, kann man doch hintanhalten.

Die Erkrankung entsteht in der Regel kurz nach dem 20. Lebensjahr, wenn man die üblicherweise als eigene Krankheit betrachtete, eher seltene Polyarthritis im Kindesalter ausschließt. Neubeginn im 4. und 5. Lebensjahrzehnt gehört eher zu den Ausnahmen. Frauen sind häufiger betroffen als Männer. Die Erkrankung verläuft in Schüben mit akuten Entzündungen von Gelenken, die sich nach einiger Zeit wieder beruhigen – allerdings mit Restzuständen – und nach mehr oder weniger langem Intervall neuerlich auftreten. Wird nichts unternommen, kommt es allmählich zu schwersten Deformierungen der befallenen Gelenke. Während des entzündlichen Schubes mit typischen, schmerzhaften Gelenkschwellungen ist anfangs in erster Linie die zarte Innenschicht der Gelenkkapsel betroffen. Das Stratum synoviale, das gut durchblutet und mit vielen Nerven ausgestattet ist und das die Gelenkschmiere erzeugt, beginnt zu wuchern und frisst den Knorpel sowie im weiteren Verlauf auch den Knochen förmlich weg. Die Folge der wiederkehrenden entzündlichen Schübe ist eine allmähliche Zerstörung der befallenen Gelenke.

Die ersten schmerzhaften Gelenkschwellungen zeigen sich an den kleinen Fingergelenken. Am häufigsten sind die Grund- und Mittelgelenke der Finger, charakteristischerweise symmetrisch, an beiden Händen betroffen. Bei etwa 20 % der Patienten gehen die Erkrankungen von den großen Gelenken aus, die Hälfte davon entfällt auf die Kniegelenke. Im Labor findet man während der Schübe beträchtlich erhöhte Entzündungsparameter, die auch im Zwischenstadium nie zur Norm zurückkehren. Bei einem Teil der Patienten ist der so genannte Rheumafaktor, ein Immunkomplex, nachweisbar (allerdings auch bei einem kleinen Prozentsatz der nicht erkrankten Bevölkerung). Ist er nachweisbar, spricht man von einer seropositiven Polyarthritis, ansonsten von einer seronegativen. Im Röntgen findet sich im Gelenkbereich eine gelenknahe Abnahme der Knochendichte und im weiteren Verlauf sind Knorpel und Knochen deformiert. Die Dauer der Entzündungsphasen sowie ihre Intensität und Häufigkeit sind starken Schwankungen unterworfen. Während der Schübe sind die schon deformierten Gelenke kaum beweglich und in den Intervallen besteht eine typische Morgensteifigkeit. Obwohl nicht akut entzündlich verändert, dauert es bis zu einer Stunde, bis die befallenen Gelenke wieder einigermaßen bewegt werden können. Neben den Gelenkveränderungen kommt es durch Bewegungsmangel auch zu einem Muskelschwund der regionalen Muskulatur.
Der Krankheitsverlauf ist sehr unterschiedlich: vom einmaligen Schub bis zu schweren Behinderungen. Bei schweren Gelenkveränderungen bleibt dann die Schmerzsymptomatik auch zwischen den Schüben bestehen. Im höheren Alter kommt es manchmal zum Stillstand, sodass keine neuerlichen Schübe auftreten. Die Therapie, die unbedingt vom Fachmann,

Einteilung der chronischen Polyarthritis nach dem Schweregrad
(nach Steinbrocker, wobei die Veränderungen an den am meisten betroffenen kleinen Fingergelenken maßgebend sind):

Stadium I:	*Gelenkschwellung ohne Deformierung*
Stadium II:	*Zusätzliche Einschränkung der Beweglichkeit und Schrumpfung der Muskulatur zwischen den Mittelhandknochen am Handrücken*
Stadium III:	*Klinisch und röntgenologisch nachweisbare Deformierung, starke Muskelschrumpfung und beträchtliche Einschränkung der Beweglichkeit*
Stadium IV:	*Zusätzlich Versteifung eines der befallenen Gelenke*

vom Rheumatologen, konzipiert werden soll, gliedert sich in 3 Abschnitte. Vordergründig ist die unmittelbare Bekämpfung der akuten, schmerzhaften Schübe. Dies geschieht mit NSAR (nicht steroidale Antirheumatika), von denen es mehrere Gruppen mit unterschiedlicher Verträglichkeit gibt und die sehr individuell eingesetzt werden müssen, eventuell mit Magenschutzmedikamenten. Nur im Extremfall wird Kortison gegeben.

Davon abzugrenzen ist die medikamentöse Basisbehandlung. Die Intervalle der Schübe möglichst weit auszudehnen und ihre Intensität zu mildern, um möglichst geringe Schäden an den Gelenken zu hinterlassen, ist ihr Ziel. Hiefür gibt es eine Reihe von Medikamenten, die je nach Schwere der Erkrankung und nach Verträglichkeit ausgewählt und eingesetzt werden müssen. In letzter Zeit gibt es ein neues Präparat aus der Gruppe der Zytokine, das gerade bei schweren Formen allen anderen überlegen ist, und nach den bisherigen Studien die früher mehr oder minder unaufhaltsamen extremen Gelenkdeformierungen hintanhalten kann. Allerdings muss diese Therapie stationär eingeleitet werden und ist sehr kostenintensiv. Für leichtere Formen der Erkrankung ist es von fachlichen Überlegungen her weder notwendig noch zweckmäßig.

Die dritte Schiene der Therapie sind die chirurgischen Möglichkeiten. Die beste Behandlung, wenn die Gelenkzerstörung noch nicht weit fortgeschritten ist, besteht in einer operativen (auch arthroskopischen, je nach Ausdehnung der Zerstörung) Entfernung der entzündlich verdickten und wuchernden Gelenkkapselinnenschicht. Zumeist können dadurch ein längerer Stillstand erreicht, die Schmerzen wesentlich verringert und der augenblickliche Zustand und Bewegungsumfang bewahrt werden. Eine Zerstörung der aggressiven Innenschicht mit radioaktiven Substanzen wird zurzeit kaum verwendet. Bei höhergradig deformierten Gelenken bleibt noch die Möglichkeit eines künstlichen Gelenkersatzes. Man kann damit gelegentlich doch längerfristige Hilfe bringen.

Die physikalische Medizin bietet eine Palette von Möglichkeiten, die der Facharzt phasengerecht einsetzt, um diese schmerzhafte Erkrankung in Schach zu halten.

Alles in allem ist es, zumindest vorderhand noch, eine sehr lange (meist lebenslange) Therapie!

Abschließend noch eine Klarstellung zur Findung der Diagnose. Es ist selbst für den Rheumatologen oft schwierig, in den Anfangsphasen eine präzise Diagnose zu stellen. Es gibt keine frühen Labormöglichkeiten und das klinische Bild ist anfangs auch oft nicht sehr aufschlussreich. Andererseits soll mit einer Basisbehandlung möglichst früh begonnen werden, um Deformierungen der Gelenke frühzeitig zu verhindern. Daher rechtzeitig zum erfahrenen Fachmann!

Ernährung

- ▲ **Vegetarische Diät**

Manche Patienten berichten von einer Besserung durch eine vegetarische Diät. Nachdrückliche Bestätigungen dafür sind ausständig.

Kneipp

- → **Kalte Wickel**
- → **Kryotherapie**
- → **Warmer Heusack**
- → **Heilbäder**

Im akuten Schub ist Kälte günstig, die Schmerzen zu lindern und die Entzündung zu bremsen. Dazu eignen sich kalte Wickel, mit Lehmwasser angereichert, oder die Kryotherapie, entweder als Eisrolle oder als Kompresse, die man in Eiswasser taucht.

Ist die akute Phase durchgestanden, wird eine behutsame, lockernde Wärmebehandlung durchgeführt: Warme Heusäcke sind für ein längeres Wärmedepot gut geeignet. Liegen die Schübe weit auseinander, kann man auch mit einer Therapie in Schwefelthermal- und Radon-Heilbädern recht gute Ergebnisse erzielen.

Bewegung

- Bewegungstherapie
- passives Bewegungstraining
- Elektrotherapie

Sobald nach dem Schub die akute Entzündung abklingt, sollte wieder mit Bewegungstherapie begonnen werden; ganz vorsichtig ohne zu belasten.

Im fortgeschrittenen Stadium kann mit einer Hilfsperson ein passives Bewegungstraining nach genauer ärztlicher Anleitung durchgeführt werden. Damit beugt man der drohenden Bewegungseinschränkung vor.

Elektrotherapie gehört in die Hände des Fachmannes.

Polyneuropathie

Unter Polyneuropathie versteht man die Erkrankung mehrerer Nerven, die zur Störung der Bewegung und der Gefühlsempfindung führt: Lähmungen, Sensibilitätsstörungen, Krämpfe, Schmerzen treten auf. Häufigste Ursachen sind: Alkoholmissbrauch, Vergiftungen mit Schwermetallen und Zuckerkrankheit (→ Diabetes). Eine Polyneuropathie kann bei vielen Stoffwechselerkrankungen begleitend auftreten.

Beim Alkoholmissbrauch wird diese Störung meist durch eine Fehlernährung und einen gravierenden Vitamin-B-Mangel ausgelöst. Abstinenz und Vitamin-B-Substitution können die Störung zum Abklingen bringen.

Jeder 2. Diabetiker leidet nach einer Krankheitsdauer von mehr als 10 Jahren zumindest zeitweilig unter diesen Nervenstörungen, die vor allem an Füßen und Unterschenkeln nächtlich auftreten und quälende Schmerzen verursachen.
In Verbindung mit arteriosklerotisch veränderten Gefäßen kann es an den Beinen zu Nekrosen kommen. Die Qualität der Blutzuckereinstellung und der regelmäßigen Blutzuckerkontrolle spielen die wichtigste vorbeugende Rolle.

Vordergründig ist in allen Fällen die Bekämpfung der Grundkrankheit!

Prämenstruelles Syndrom

→ Regelbeschwerden

Prostatitis, Prostatavergrößerung

- → **Lebensstil**
- → **Homöopathie**
- → **Heilpflanzen**
- → **Ernährung**
- → **Hausmittel**

Die Prostata oder Vorsteherdrüse gehört zu den männlichen Geschlechtsorganen und bildet den Knotenpunkt zwischen Harn- und Samenleiter. Sie hat normalerweise die Größe einer Kastanie, gliedert sich in eine Innen- und in eine Außenzone und wird von einer Kapsel aus festem Gewebe umschlossen.

Die Prostata bildet die Samenflüssigkeit, die zur Bewegung und zum Überleben der Samen notwendig ist. In dem Abschnitt, wo die Ausführungsgänge der Samenbläschen in die Harnröhre münden, umschließt sie fest die Harnröhre. Die Samenbläschen liegen etwas oberhalb der Prostata und beherbergen den Samen. Beim Orgasmus verursachen die Muskeln der Prostata unwillkürlich ein blitzartiges Ausstoßen des Samens und sorgen durch Verschluss der Harnblase dafür, dass keine Vermischung zwischen Harn und Samenflüssigkeit stattfindet. Die vom Drüsengewebe produzierte, leicht saure Samenflüssigkeit enthält verschiedene Eiweißstoffe, unter anderen das prostataspezifische Antigen (PSA), einen wichtigen Tumormarker zur Abklärung, ob ein Verdacht einer bösartigen Veränderung der Prostata vorliegt. Das PSA ist nicht nur in der Samenflüssigkeit, sondern auch im Blut nachweisbar und kann relativ einfach bestimmt werden. Zurzeit ist man bemüht, einfachere Methoden zu entwickeln, um durch Abgrenzung von Untergruppen des PSA die Aussagekraft zu verbessern. Ein anderer Eiweißstoff im Prostatasekret ist die Reduktase. Wird die Reduktase in ihrer Wirkung gehemmt, führt dies zu einer Verkleinerung der Prostata, was bei der Behandlung der benignen Prostatahyperplasie (Vergrößerung) auszunützen versucht wird. Wachstum und Steuerung der Prostata sind hormonell bedingt, sie selbst erzeugt keine Hormone. Für die Prostata sind die männlichen Geschlechtshormone, deren wichtigster Vertreter das Testosteron ist, das in den Hoden (Leydig-Zellen) erzeugt wird, und kleine Mengen von weiblichen Geschlechtshormonen (Östrogene) bedeutsam. Den jungen Mann kann die Prostata mit Entzündungen plagen, beim älteren Mann verursacht die altersbedingte Vergrößerung eine Einengung der Harnröhre und damit eine Behinderung der Harnentleerung. Der Prostatakrebs gilt als häufigster Krebs des alten Mannes.

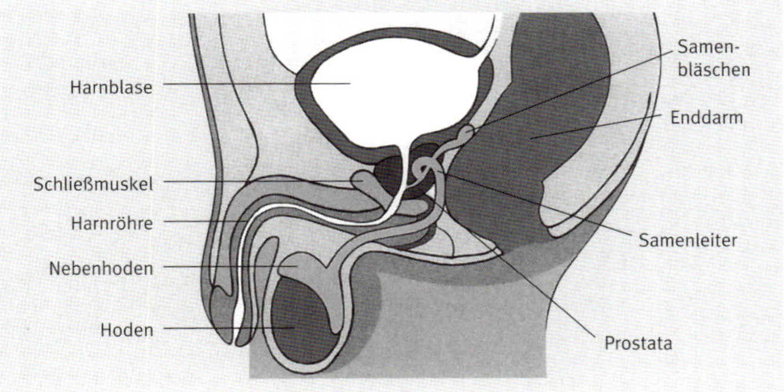

Die Untersuchung beim Arzt umschließt nach der Anamnese die Tastung der Prostata über den Enddarm, um eine Vergrößerung und deren Umfang festzustellen und eventuell verhärtete Bezirke zu ertasten. Besteht ein verdächtiger Tastbefund, wird eine Ultraschalluntersuchung durch den Enddarm angeschlossen,

und wenn auch dieser Befund verdächtig ist, wird mit einer feinen Nadel Gewebe aus dem suspekten Bereich zur mikroskopischen Untersuchung entnommen, um Krebs auszuschließen. Laboruntersuchungen des Harnes und des Blutes, vor allem des PSA im Blut, werden ergänzend zur Befundung herangezogen.

Die häufigsten Prostataleiden sind:

- *Prostatitis – Prostataentzündung*
- *Benigne Prostatahyperplasie (BPH) – gutartige Prostatavergrößerung*
- *Prostatakarzinom – maligner (bösartiger) Prostatatumor*

Die Prostatitis

Man unterscheidet die akute von der chronischen und die bakterielle von der nichtbakteriellen Prostatitis. Außer durch Bakterien kann die Prostataentzündung auch durch Viren, Mykoplasmen, Chlamydien oder Pilze hervorgerufen werden. Die Erkrankung betrifft meist sexuell aktive Männer und die Entzündung erreicht die Prostata vornehmlich über die Harnröhre, deutlich weniger häufig auf dem Blutweg. Gelegentlich müssen beherdete Zähne, Mandeln oder Nebenhöhlen als Ursache angesprochen werden. Die Erreger werden entweder über den Blutweg verschleppt oder es ist eine aseptische Prostatitis, die den Vorstellungen des → Herdgeschehens folgt. Andererseits wird eine chronische Prostatitis auch als Herd angesprochen. Das Risiko ist bei mangelnder Hygiene und ungewöhnlichen Sexualpraktiken (Analverkehr) größer. Selten sind Geschlechtskrankheiten die Ursache.

Eine **akute Prostatitis** setzt mit plötzlichen Schmerzen und Fieber sowie Schüttelfrost ein, dazu kommt heftiges Brennen beim Wasserlassen, was zu einer massiven Harnentleerungsstörung, die oft nur mit Katheter zu beheben ist, führen kann. Der Patient kann wegen der heftigen Druckschmerzen kaum sitzen. Der erfahrene Arzt kann die Diagnose meist schon nach der Anamnese stellen und wird die Prostata nur mit einer vorsichtigen digitalen Untersuchung durch den Enddarm abtasten; ergänzend Blut und Harnuntersuchung. Eine Ultraschalluntersuchung wird erst nach Rückgang der akuten Schmerzen angeschlossen. Antibiotika, Bettruhe und Schonung sind die wichtigsten Eckpunkte der ärztlichen Behandlung. Eine nicht erkannte oder schlecht behandelte Prostatitis kann schwerwiegende Komplikationen nach sich ziehen: Die Palette reicht vom einschmelzenden eitrigen Prostata-Abszess, der chirurgisch eröffnet werden muss, bis zur Mitbeteiligung der Nebenhoden und der Bläschendrüsen mit Störungen der Fortpflanzungsfähigkeit.

Die **chronische Prostatitis** kann nicht nur die Folge einer akuten sein, sondern auch durch anatomische oder mechanische (Radfahren!) Abflussbehinderung des Prostatasekrets ausgelöst werden. Oft bleibt aber die Ursache unklar, Vermutungen reichen vom Rückfluss von Harn in die Ausführungsgänge der Prostata bis zu Harnsäurestörungen und Lebensmittelallergien. Die Symptome bestehen in dumpfen bis stechenden Schmerzen im Unterbauch, vor allem beim Sitzen, bis zu Schmerzen beim Sexualverkehr und beim Stuhlgang. Sie dauern häufig jahrelang an und sind für den Betroffenen sehr bedrückend. Die Behandlung ist schwierig und oft über längere Zeit ohne Erfolg.

Die benigne Prostatahyperplasie = gutartige Prostatavergrößerung

Sie betrifft meistens Männer in der 2. Lebenshälfte und der Befall nimmt von Dezennium zu Dezennium erheblich zu. Die Prostata kann sich in alle Richtungen vergrößern. Das sich neu bildende, gutartige, knötchenförmige, fibroadenomatöse Gewebe verdrängt das normale Drüsengewebe, die »chirurgische Kapsel« an den Rand und erzeugt je nach Größe und Wachstumsrichtung unterschiedlich starke Probleme. Das störendste Symptom ist die Behinderung des Harnlassens, das mit einem Zurückbleiben von Restharn in der Harnblase, oft mit Nachträufeln und mit nächtlichem Harndrang einhergeht. Der betroffene Mann beginnt seine Trinkmenge und seine Lebensgewohnheiten danach auszurichten, vermeidet Trinken am Nachmittag und Veranstaltungen oder Reisen, wo nicht immer rasch eine Toilette aufgesucht werden kann. Die Trinkmenge ist aber für die Gesundheit ausschlaggebend und sollte – vor allem beim älteren Menschen – nicht verringert werden. Die Einschränkung sozialer Kontakte mindert die Lebensqualität. Manchmal treten im Harn Blutungen zutage, die entweder durch Pressen (beim Versuch, die Blase besser zu entleeren) und Platzen kleiner Äderchen entstehen oder andere Ursachen wie Entzündungen oder Tumoren in Blase oder Nieren haben. Letztlich kann die vergrößerte Prostata die Harnröhre so umklammern, dass es plötzlich zu totalem Harnverhalt und Rückstau des Harns kommt und dass in der Folge auch die Nieren Schaden nehmen können. Oft tritt bei Harnstau auch eine Entzündung auf. Quälender Harndrang und starke Schmerzen kennzeichnen den Notfall, sofortige Erleichterung verschafft nur die Blasenentleerung mittels Katheter.

Die Stadien der Prostatavergrößerung

Stadium 1: *Häufigeres Wasserlassen, am Tag und in der Nacht. Der Beginn der Blasenentleerung ist verzögert, das Wasserlassen dauert länger und der Harnstrahl ist abgeschwächt.*

Stadium 2: *Restharn tritt auf. Kurze Zeit nach dem Wasserlassen erneuter Harndrang, es können nur kleine Harnmengen abgelassen werden.*

Stadium 3: *Der zunehmende Restharn lässt die Blasenmuskulatur erschlaffen, es bildet sich eine Überlaufblase, eine Trabekelblase, oder es kommt zur plötzlichen Harnverhaltung.*

Im **Stadium 1** sind Lebensstilmaßnahmen (siehe unten) und Naturheilmittel angezeigt. Medikamentös wird über die Hemmung der Reduktase eine gewisse Rückbildung der Prostata bewirkt, Alpha-Blocker setzen den Muskeltonus herab und vermindern damit die Umklammerung der Harnröhre. Oft sind die subjektiven Empfindungen des Patienten nicht ausgeprägt, dennoch rät der Arzt zu Medikamenten, wenn Restharn vorhanden ist und die Gefahr einer Blasensteinbildung oder eines Rückstaus abgewendet werden soll. Reichen die Maßnahmen nicht aus, soll auch im Stadium 1 schon an eine Operation gedacht werden.

Im **Stadium 2** ist die Operation anzuraten, um die Lebensqualität zu verbessern. Die häufigste Methode ist die Resektion der Prostata über die Harnröhre (»TUR-P«), mit dem geringsten Prozentsatz an nachfolgender Störung der Potenz und Kontinenz (etwa 5 – 10 %). Nur Vergrößerungen der Prostata über 75 ml verlangen einen Bauchschnitt oder einen Zugang zwischen Peniswurzel und Analöffnung. Die Operation hat beste Behandlungschancen, nach wenigen Tagen kann das Krankenhaus wieder verlassen werden und nachfolgende Schwierigkeiten sind nicht sehr häufig. Die Beischlaffähigkeit ist nur selten beeinträchtigt, die Zeugungsfähigkeit geht allerdings verloren, da die Samen nach der Operation rückfließend in die Harnblase entleert werden.

Stadium 3 ist der Notfall. Meist bei alten Männern, die auf Grund ihres sonstigen Befindens (Herz, Kreislauf, Atemwege) nicht mehr operiert werden können. Der Harn staut sich zurück bis in die Nieren und schädigt deren Funktion, im Extremfall kann es zum Versagen der Nieren kommen. Oft ist damit eine massive Entzündung durch die Keimbesiedelung in der aufgrund des Restharns erweiterten Harnblase verbunden. Der sofort angelegte Katheter muss liegen bleiben, regelmäßige Blasenspülungen werden vorgenommen und die Entzündung medikamentös behandelt. Von interner Seite her wird dann versucht, bestehende Krankheiten so weit zu bessern, dass eine Operation doch noch möglich wird.

Der Prostatakrebs

Der Krebs der Prostata beginnt meist symptomlos in den Außenschichten und kann dann auch in die Innenschicht hineinwuchern – wo er erstmals Symptome durch Behinderung der Harnentleerung wie bei der gutartigen Prostatahyperplasie auslöst. Die gutartige Vergrößerung der Prostata hat nichts mit Krebs zu tun, sie begünstigt ihn auch nicht. Allerdings können beide Erkrankungen gleichzeitig auftreten. Die Bösartigkeit entsteht leider oft durch die Absiedelung von Metastasen (vornehmlich in die Knochen).

Familiäre Belastung, Alter, falsche Ernährung und negative Umwelteinflüsse begünstigen Prostatakrebs, der auch vom Hormon Testosteron abhängig ist. Hodenlose Eunuchen können keinen Prostatakrebs entwickeln. Die Ursache an sich ist auch heute noch ungeklärt, klare Zusammenhänge wie bei Rauchen und Lungenkrebs gibt es beim Prostatakrebs nicht. Auch geografische Unterschiede sind gesichert: Afroamerikaner entwickeln Prostatakrebs am häufigsten, Chinesen und Japaner am seltensten. Bei uns beträgt das Risiko etwa 10 % (je nach Lebensalter), jeder 10. Mann kann im Laufe seines Lebens mit der Diagnose Prostatakrebs konfrontiert werden. Die einzige Möglichkeit, diesen häufigsten Krebs beim Mann zu besiegen, liegt in der Vorsorge und rechtzeitigen Behandlung. Die Vorsorge ist denkbar einfach – sie besteht in der rektalen Betastung der Prostata und in der Messung des prostataspezifischen Antigens (PSA) aus dem Blut.

Die Erhöhung des PSA-Wertes muss zu weiteren Untersuchungen führen. Sie kann auch andere Ursachen haben, vor allem die gutartige Vergrößerung der Prostata. Das Schema* zur Früherkennung stellt eine grobe Orientierungshilfe dar.

Bei Krebsverdacht wird eine Biopsie durchgeführt, diese ist kaum schmerzhaft. Blutgerinnungshemmende Medikamente müssen vorher abgesetzt werden und danach gibt der Urologe ein Antibiotikum, um Entzündungen hintanzuhalten.

Ist der Verdacht bestätigt, wird festgestellt, ob der Krebs noch innerhalb des Organs geblieben und heilbar ist, ob und wie weit er die Organgrenzen überschritten hat und ob Absiedelungen zu finden sind. Je nachdem wird eine radikale Prostatektomie, die Entfer-

***Normalwerte von PSA in Abhängigkeit vom Alter (nach Oesterling)**

Alter Jahre	PSA (ng / ml)
– 50	bis 2,5
51 – 60	bis 3,5
61 – 70	bis 4,5
71 –	bis 6,5

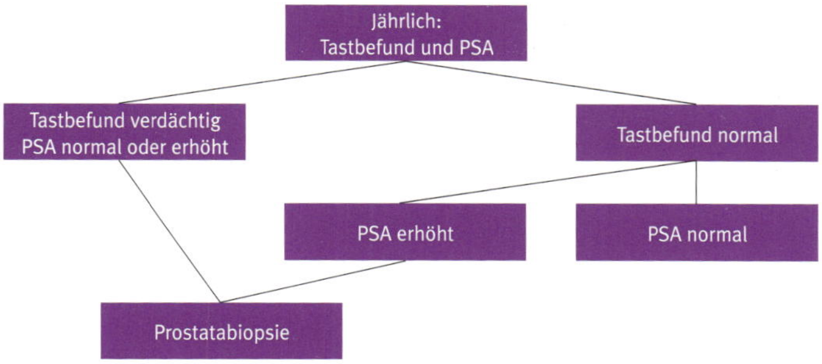

nung der Prostata samt dem Lymphknoten im kleinen Becken, eine Strahlenbehandlung (eine externe oder eine von innen erfolgende mittels radioaktiver Stifte, die in das Prostatagewebe eingebracht werden) und/oder gekreuzte Hormontherapie eingesetzt. Unter Umständen wird auch nur genau beobachtet, weil Prostatakrebs sehr langsam wächst. Es kommt dabei auch auf den Zustand und das Alter des Patienten an. Im frühen Stadium ist Prostatakrebs gut heilbar – daher kommt der Früherkennung sehr große Bedeutung zu, aber auch in fortgeschritteneren Fällen kann noch effektiv geholfen werden.

Lebensstil

- Alkoholverzicht
- sexuelle Aktivität
- viel trinken
- heiße Bäder

Verschlechternd auf Prostata-Erkrankungen wirken sich oft Kälte, Reizung, Alkohol, Kaffee und scharfe Gewürze aus.

Vor allem Alkoholverzicht kann nicht deutlich genug betont werden.

Günstig auf die Prostata wirkt sich sexuelle Aktivität aus.

Bei beginnenden Schwierigkeiten die Blase nie zu voll werden lassen. Stress wirkt sehr negativ! Ausreichend zu trinken – aber nicht vor dem Schlafengehen, um die Nachtruhe nicht zu stören – ist jetzt wichtiger denn je.

Öfters ein heißes Bad entkrampft die Blasen- und Prostatamuskulatur und der »eiserne Griff« der Prostata um die Harnröhre wird durch den geringeren Muskeltonus etwas gelockert.

Homöopathie

- Apis
- Clematis
- Conium
- Digitalis
- Pareira brava
- Pulsatilla
- Sabal serrulata

Die Homöopathie kennt einige bewährte Mittel, die im akuten Fall (Störungen des Urinierens) hilfreich sind und auch die chronische Vergrößerung nachhaltig beeinflussen können. Die wichtigsten Mittel sind: Apis, Clematis, Conium, Digitalis, Pareira brava, Pulsatilla, Sabal serrulata.

Clematis: Dünner Harnstrahl, unterbrochene Entleerung, Nachtröpfeln. Gefühl, als wäre die Harnröhre eingeschnürt; stechender, krampfartiger, oft brennender Schmerz. Schmerz entlang des Samenstranges. Beschwerden bessern sich im Freien.

Conium: Harn fließt, hört wieder auf, Gefühl von Schwellung. Wichtig sind die Gemüts- und Allgemeinsymptome: Deprimiert, furchtsam, Abneigung gegen Gesellschaft, keine Interessen, Hypochondrie; allgemeiner Kräfteverlust, Zittrigkeit, Impotenz.

Digitalis: Dauernder Harndrang, vor allem im Liegen; Pulsieren vor dem Harnlassen, auch in der Gegend der Prostata. Bezeichnend für Digitalis sind Starrköpfigkeit, Furcht zu sterben, Niedergeschlagenheit. Besserung im Freien.

Sabal serrulata: In vielen Naturmitteln gegen Prostataleiden enthalten; bestätigt hat sich auch in der Homöopathie die günstige Wirkung der Sägezahnpalme. Wichtige Symptome: Dauernder, v. a. nächtlicher Harndrang, schmerzhaftes Urinieren. Kältegefühl der Harnorgane. Eventuell Hoden- oder Nebenhodenentzündung.

Heilpflanzen

- Feuerkraut
- Brennnesselwurzelextrakte
- Kürbiskern-Extrakte
- Sägepalmenfrucht

Schmalblättriges Weidenröschen (Feuerkraut), Epilobium angustifolium L.: Von den rund 20 Weidenröschenarten in Europa sind die schmalblättrige und auch die kleinblütige Art das wirksame Mittel gegen Prostata- und Blasenbeschwerden Das ß-Sitosterin wirkt auf die Blase, aber auch Gerbstoffe, Schleim und Zucker tragen zur Wirkung bei. Zubereitung: Ein bis zwei gehäufte Kaffeelöffel der getrockneten Pflanze mit 1/4 l kochendem Wasser überbrühen, kurz aufkochen und dann vor dem Abseihen 10 Minuten ziehen lassen. Zweimal täglich eine Tasse warm trinken – am besten als Kur mehrere Wochen lang. Die Blätter des Weidenröschens werden in Russland statt des schwarzen Tees als so genannter »Koptischer Tee« verwendet.

Bei Prostatabeschwerden hat sich wegen der guten Verträglichkeit folgende Mischung bewährt: Weidenröschen 25 g, Löwenzahn 5 g, Orthosiphonblätter 5 g, Maiskorb 5 g, Bärentraubenblätter 30 g, Bruchkraut 30 g. Etwa 2 Teelöffel mit siedendem Wasser (ca. 150 ml) übergießen und 10 Minuten ziehen lassen, abseihen.

Brennnesselwurzelextrakte wirken entzündungshemmend auf die Prostata, darüber hinaus scheinen sie einen Einfluss auf die Testosteron-Bindung zu haben und direkt in den Hormonhaushalt einzugreifen.

Kürbiskern-Extrakte stehen hoch dosiert in standardisierten Arzneimitteln zur Verfügung, sie haben einen entzündungshemmenden Einfluss auf die Prostata und entspannen die Blasenmuskulatur.

Eingehend untersucht sind die Inhaltsstoffe der **Sägepalmenfrüchte**. Der wichtigste Effekt des Extrakts ist ein Einfluss auf das Enzym Reduktase und er wirkt daher direkt der Vergrößerung der Prostata entgegen. Der Extrakt ist auch wirksam gegen Ödeme, daher reduziert er die Flüssigkeitsansammlung in der Prostata und trägt damit auch zur Verkleinerung bei, dies wurde sehr eindrucksvoll in einer Studie an 300 Patienten nachgewiesen. Dennoch: Der Einsatz dieser Naturheilmittel und Heilpflanzen ist nur im Anfangsstadium ausreichend wirksam und man muss auf den Arzt hören, wenn zur medikamentösen Behandlung oder Operation geraten wird.

Ernährung

- Grüner Tee
- Sojabohne
- Getreide
- Vitamin E
- Selen

Trinken sie reichlich **grünen Tee**. In den Blättern befindet sich ein Wirkstoff (Epigallocatechin-Gallat), der antioxidativ wirkt. In China und Japan, wo sehr viel grüner Tee getrunken wird, ist die Rate an metastasierenden Prostatakrebsen und klinisch manifesten Karzinomen wesentlich niedriger als bei uns.

Auch die Isoflavonoide aus der **Sojabohne** haben eine Wirkung auf die Prostata, sie besitzen eine schwach östrogene Aktivität und behindern das Wachstum von Krebszellen – ein reduziertes Krebsrisiko bei sojareicher Kost ist in epidemiologischen Studien nachgewiesen. Die Lignane, eine Gruppe von Phytoöstrogenen vornehmlich aus dem Getreide, haben ebenfalls Einfluss auf das Krebsgeschehen, bei getreidereicher Ernährung sinkt die Sterblichkeit an Prostatakrebs.

Die Wirkung von **Vitamin E** ist in verschiedenen Studien nachgewiesen, es hat einen entzündungshemmenden Effekt und wirkt wie Vitamin C als Antioxidans. Wenn man etwa 50 IE (das ist das Dreifache der Menge, die man aus der Nahrung täglich aufnehmen kann) über einen Zeitraum von 5 – 8 Jahren (!) einnimmt, verringert sich das Prostatakrebsrisiko um ein Drittel und die Sterblichkeit sinkt um 41 %.

Auch **Selen** hat eine antitumoröse Eigenschaft, die Auswertung einer über 13 Jahre geführten Studie ergab, dass die Sterblichkeit an Prostatakrebs bei Selen-Gabe um 50 % niedriger war als in der Vergleichsgruppe. Fette hingegen, besonderes die tierischen, haben eine nachweisbaren negativen Einfluss auf die Krebshäufigkeit und das Sterblichkeitsrisiko. Weitere Informationen: Patientenratgeber »Alles über die Prostata«, erschienen im Kneipp-Verlag.

Hausmittel

- ▲ **Sitzbäder**
- ▲ **Rohes Obst**

Prof. Bankhofer rät: Bei einer chronischen Prostataentzündung haben sich Sitzbäder sehr bewährt, die allerdings einige Zeit täglich durchgeführt werden sollten.

Lassen Sie Wasser mit 35 °C in die Wanne und gießen Sie 3 Liter Zinnkrauttee dazu.

Dann setzen Sie sich ins Wasser und lassen im Laufe von 20 Minuten so viel heißes Wasser nach, bis es eine Temperatur von 42 Grad erreicht hat. Danach mit einem kalten Wasserstrahl kurz abbrausen. Wichtig ist, dass Sie reichlich rohes Obst essen.

Psoriasis

- → **Lebensstil**
- → **Kneipp**
- → **Heilpflanzen**

Die Schuppenflechte gilt als eine der häufigsten Krankheiten der Welt: 2 bis 3 % der Menschen sind davon betroffen. Sie zeigt sich an der Kopfhaut, an den Nägeln, in den Beugefalten und auch an den Streckseiten der Gelenke (z. B. kleine Herde an den Ellbogen und Kniegelenken).

Es sind kleinere Herde möglich, gibt aber auch Formen mit flächig zusammenlaufenden Herden. Die Betroffenen haben eine stark gesteigerte Hauterneuerung – während sich die Hornhaut normalerweise in etwa 28 Tagen erneuert und die abgestorbenen Zellen abgestoßen werden, passiert dies an Schuppenflechte-Stellen innerhalb von etwa 4 Tagen.

Die abgestorbenen Zellen bilden eine dicke, schuppige Platte, verbunden mit Rötungen und Entzündungen. Die Ursache dieser stark gesteigerten Zellteilung ist auch heute noch nicht geklärt, eine erbliche Komponente als Veranlagung zur Schuppenflechte gilt aber als sicher. Schuppenflechte ist nicht ansteckend.

Die Schuppenflechte verläuft nicht gleichmäßig, sondern in Schüben, die durch bestimmte Provokationsfaktoren ausgelöst werden können. Solche Faktoren sind z. B. manche Medikamente (unter anderen Rheumamittel, Malariamittel, gewisse Blutdrucksenker, Herzmedikamente), aber auch Verletzungen, mechanische Einwirkungen, Sonnenbrand, Austrocknung der Haut und andere Hautinfektionen wie Ekzeme. Weiters gelten psychische Stressoren und Alkohol sowie bestimmte Nahrungsmittel als Auslöser.

Die Behandlung von Psoriasis muss durch den Arzt festgelegt werden.

Bei akuten Schüben sind örtliche Kortisonsalben eine wichtige Säule der Behandlung, denn sie führen sehr schnell zu einer Besserung. Die Kortisonbehandlung darf nur kurzzeitig erfolgen – unter strenger ärztlicher Aufsicht – um Nebenwirkungen an der Haut, ein Dünnerwerden und/oder eine Streifenbildung hintanzuhalten. Bei Kindern darf Kortison nicht angewendet werden, auch im Gesicht und an den Beugefalten ist Kortison nicht angezeigt. Ist durch die lokale Kortisonbehandlung eine Besserung eingetreten, wechselt man auf ein anderes lokal wirkendes Mittel mit entschuppender, entzündungshemmender Wirkung. Hier steht eine ganze Palette von Salben zur Verfügung; Vitamin-D3-Mittel, chemische Vitamin-A-Abkömmlinge, die Substanzen Dithranol, Salizylsäure. Alle diese Mittel haben ihre Vorteile und Nachteile, den Einsatz legt der Arzt unter Berücksichtigung der individuellen Erfordernisse des Patienten fest. Auch Medikamente, die allesamt aber nicht nebenwirkungsfrei sind und daher ständiger ärztlicher und labormäßiger Kontrolle bedürfen, kommen zum Einsatz: Methotrexat, das auch gegen Tumoren eingesetzt wird, orale Retinoide (Vitamin-A-Verwandte) und bei sehr schweren Fällen das die Immunkraft unterdrückende Cyclosporin, das sonst in der Transplantationsmedizin seinen Platz hat.

Auch Sonnenlicht wird als Heilmittel eingesetzt, sowohl mit Hilfe von Lampen, die das Sonnenlicht nachahmen als auch als Klimatherapie, vorzugsweise am Toten Meer. Am Toten Meer verhindert eine starke Dunstschicht das Durchdringen der UV-B-Strahlen, die für Sonnenbrand verantwortlich sind. Daher kann man Patienten dort viel länger der Sonne aussetzen, ohne Sonnenbrandgefahr. Außerdem schuppt das stärker salzhaltige Meerwasser die Haut besser ab. Die Erfolge einer solchen Kur sind oft verblüffend. Eine Sole-Phototherapie ahmt die Verhältnisse nach – der Patient wird in einer Solelösung gebadet, diese macht die Haut empfindlich und danach wird der Patient einer Lichtbehandlung ausgesetzt. Diese Therapie wird in Österreich in Bad Gleichenberg und Bad Goisern angeboten, der Patient wird etwa 3 bis 4 Wochen umfassend betreut, die Erfolge sind gut. Bei der Photochemotherapie (PUVA) werden Sonnenlicht und Medikamente kombiniert. Durch bestimmte Substanzen (Psoralen) wird die Haut lichtempfindlicher gemacht und dann wird mit langwelligem Licht bestrahlt. Auch mit Vitamin A kann diese Therapie kombiniert werden. Um nicht Hautkrebs auszulösen, muss die Dosis sehr niedrig gehalten und die damit behandelten Patienten müssen lebenslang nachkontrolliert werden. Sie ist eher für dunklere Hauttypen als für sehr hellhäutige Menschen geeignet.

Eine Sonderform der Psoriasis ist die Gelenkpsoriasis. Wenn neben den Hauterscheinungen, die mitunter sehr gering sind und nach denen oft gesucht werden muss, auch entzündliche Erkrankungen der Gelenke, einschließlich der Wirbelsäule auftreten, ist die Diagnose wahrscheinlich. Die Erkrankung beginnt an den kleinen Finger- und Zehengelenken, die entzündlich aufquellen. An der Wirbelsäule ist im Röntgen eine Verknöcherung sichtbar, ähnlich wie bei der Bechterew'schen Krankheit. Die Rheumafaktoren sind meistens negativ, andere typische Laborparameter gibt es nicht. Als Auslöser wird eine Infektion mit Streptokokken angenommen. Die Ursache der Erkrankung ist trotz intensiver Forschung bis heute nicht geklärt, eine erbliche Komponente ist sicher vorhanden. Behandelt wird mit den üblichen Antirheumatika, möglichst intensiv, um Spätschäden an den Gelenken zu verhindern.

Lebensstil

- **Hautpflege**

Durch die oft entstellenden Schuppenflechte-Herde sind die Menschen auch psychischem Druck ausgesetzt. Nicht selten wird der Eintritt in Schwimmbäder verweigert, sie getrauen sich nicht, leicht bekleidet unter Menschen zu gehen und haben Probleme in der Schule oder am Arbeitsplatz. Die seelische Verfassung hat aber unmittelbare Auswirkungen auf die Erkrankung – eine doppelte Katastrophe. Betroffene sollten sich nicht scheuen, psychologische Hilfe in Anspruch zu nehmen, um aus diesem Kreislauf – Kränkung und Verschlechterung – herauszufinden.

Eine besondere Bedeutung für Psoriasis-Patienten hat die Hautpflege, die vor allem auch die nicht betroffenen Hautflächen mit einschließen muss. Auch in der erscheinungsfreien Zeit ist rückfettende Hautpflege das oberste Gebot. Keine normalen Duschgels und Seifen verwenden, nur ölhaltige Präparate sind sinnvoll. Einmal täglich sollte die gesamte Haut mit einer rückfettenden Emulsion gepflegt werden, denn die Austrocknung der Haut muss vermieden werden. Andere Kosmetika, Make-up etc. sollten wenn möglich weggelassen werden, um jede Hautbelastung zu vermeiden.

Kneipp

- **Eiskompressen**
- **Lehmwasserwickel**
- **Wärmebehandlungen**

Bei Gelenkpsoriasis kommen Anwendungen der physikalischen Medizin zum Einsatz, wie sie auch bei den rheumatischen Erkrankungen günstig sind. D. h. im akuten Schub wird kalt, mit Eiskompressen und Lehmwasserwickeln, nach Abklingen der Schmerzen wird warm behandelt.

Informationen

Österreich:

Psoriatiker Verein Austria
Jägerstraße 3/2, 1200 Wien
Tel.: 01 / 332 40 03

Internet: www.pso-austria.at.tt
www.selbsthilfe.at

Deutschland:

Internet: www.psoriasis-netz.de
www.atop.de

Heilpflanzen

- **Walnussblätterextrakt**
- **Beinwellsalben**
- **Weizenkleie**
- **Ringelblumensalbe**
- **Johanniskrautöl**

Als Zusatzbehandlung kann man Kompressen mit Walnussblätterextrakt versuchen und manche Menschen schwören auch auf Beinwellsalben, die es in der Apotheke gibt. Auch Bäder mit Weizenkleie haben einen guten Effekt auf die Haut. Dazu verwendet man 100 g Weizenkleie, die man in einem Mullsäckchen ins Badewasser hängt, an dem man immer wieder drückt.

Eine bekannte gute, hautpflegende Eigenschaft hat die Ringelblumensalbe, die entzündungslindernd wirkt und zwischen den Schüben angewandt werden kann. Auch das Johanniskrautöl hat hautpflegende und heilende Wirkungen. Alle Naturheilkundemaßnahmen sollten mit dem behandelnden Arzt abgesprochen werden.

Ungünstig ist die Kamille, da sie zwar entzündungslindernd wirkt, aber die Haut austrocknet, was bei Psoriasis unerwünscht ist.

Rachitis

Unter Rachitis versteht man eine Skelettdeformierung aufgrund eines gestörten Knochenstoffwechsels. Ursache ist ein Vitamin-D-Mangel, der zu einer schlechteren Kalziumeinlagerung und damit zu einer mangelhaften Knochenfestigkeit führt. Da das wirksame Vitamin D aus Vorstufen unter Sonnenlichteinwirkung auf den Körper gebildet wird, wird ein Mangel für diese Krankheit verantwortlich gemacht. Schon sehr früh ist beim Säugling die weiche Schädeldecke sichtbar, die Knorpelgrenzen an den Rippen sind geschwollen und bei Belastung kommt es zur Ausbildung von Sitzbuckel und O-Beinchen. Rachitische Kinder sind zudem insgesamt krankheitsanfällig, vor allem in Bezug auf Verdauungsprobleme und Atemwegserkrankungen.

Aufgrund des niedrigen Kalziumspiegels können sich auch Muskelkrämpfe einstellen, da die Muskelzellen nicht ordnungsgemäß arbeiten können. Zu Beginn des Industriezeitalters gehörte die Rachitis als Folge der schlechten Wohn- und Ernährungssituation der Menschen zu den außerordentlich häufigen Erkrankungen. Heute zählt sie bei uns erfreulicherweise zu den sehr selten anzutreffenden Krankheiten. Unsere Kinder wachsen in lichten, luftigen Wohnungen heran, sie erhalten genügend Milch bzw. Muttermilch oder adaptierte Säuglingsmilch und sollen schon früh ins Freie geführt werden (täglich eine halbe Stunde in die Sonne – zumindest Füße und Händchen sollen je nach Temperatur unbekleidet sein). Außerdem gibt es eine flächendeckend installierte, obligate Vitamin-D-Versorgung ab der 2. Lebenswoche bis Ende des 2. Winters. Die Behandlung der Rachitis erfolgt durch den Kinderarzt, durch Gabe von hoch dosiertem Vitamin D und Kalzium, Knochendeformierungen müssen orthopädisch saniert werden.

Empfohlene Tageszufuhr von Vitamin D:

1 – 4 Jahre:	5 µg
4 – 7 Jahre:	5 µg
7 – 10 Jahre:	5 µg
10 – 20 Jahre:	5 µg
20 – 40 Jahre:	5 µg
40 – 65 Jahre:	5 µg
> 65 Jahre:	10 µg
Schwangere und Stillende:	5µg

Rauchen

→ Akupressur
→ Heilpflanzen
→ Lebensstil → Ernährung

Im Tabakrauch sind mehrere tausend Substanzen zu finden, von denen erst einige hundert eindeutig chemisch bestimmt werden konnten. So viel weiß man allerdings schon: Die meisten Bestandteile schädigen die Gesundheit, beispielsweise Kohlenmonoxid oder die zahlreichen identifizierten Krebserreger (Benzpyren, Nitrosamine, Schwermetalle). Nikotin selbst ist ein Alkaloid aus den Blättern der Tabakpflanze und wirkt sich auf die Schaltstellen des unbewussten (vegetativen) Nervensystems aus. Je nach Dosierung und Einwirkungsdauer hat Nikotin einen erregenden oder lähmenden Effekt. An Versuchstieren wurde festgestellt, dass nach einer Nikotininjektion der Blutdruck zuerst gestiegen, dann anhaltend gesunken ist.

Für den Menschen wurde die tödliche Dosis Nikotin mit einem Milligramm pro Kilogramm Körpergewicht errechnet. Ein Teeaufguss von rund fünf Zigaretten wäre demnach mit größter Wahrscheinlichkeit tödlich.

Die Symptome einer akuten Vergiftung sind Kreislaufkollaps, Erbrechen, Durchfall, Krämpfe und schließlich Tod durch Atemlähmung. Sie sind beim Rauchen nicht relevant.

Für Raucher sind nur die chronischen Schädigungs- und Vergiftungseffekte bedeutsam. Das unbewusste Nervensystem mit seinen Einflüssen auf die inneren Organe, u. a. Kreislauf und Verdauungstrakt, und auch das Zentralnervensystem werden dabei irritiert, »durcheinander gebracht«.

Herz- und Kreislaufwirkung stellen sich schon beim ersten Zug ein und werden durch die folgenden Züge kaum verändert. Nikotin kann zwar im Organismus sehr rasch abgebaut werden (über Nacht ist jemand, der noch am Vorabend viel geraucht hat, praktisch nikotinfrei), das Gift aktiviert jedoch andere Schadstoffe.

Auf die Gefäße hat Nikotin eine vorerst nicht gleich verständliche Wirkung. Grundsätzlich führt es zur Erweiterung der Gefäße (ein Grund, weswegen man einen chemischen Abkömmling des Nikotins zur Gefäßerweiterung verwendet hat), bewirkt auf Dauer aber dennoch eine Verengung. Besonders unangenehm ist dies in Bezug auf die Herzkranzgefäße, jene Arterien, die das Herz mit Blut und dadurch mit Sauerstoff versorgen und bei deren Verschluss ein Herzinfarkt eintritt.

Bei Rauchern steigt das Risiko von Herzanfällen ganz rapide, wobei die konsumierte Menge gar keine so große Rolle spielt und auch eine einzelne Zigarette ein dramatisches Ereignis auslösen kann. Die wahrscheinliche Ursache für diesen paradoxen Effekt: Nikotin erhöht den Cholesterinspiegel im Blut und begünstigt dadurch die Bildung der berüchtigten Arteriosklerose, der Gefäßverkalkung.

Arterienerkrankungen in den Beinen werden durch das Zigarettenrauchen sowohl ausgelöst als auch begünstigt. Das »Raucherbein« (Endstadium: Amputation) kann nur bei völligem Verzicht auf Zigaretten gebessert oder zumindest angehalten werden.

Nikotin erhöht aber auch die Ausschüttung von Salzsäure im Magen und steigert die Muskelaktivität (Motilität) des Verdauungstraktes. So kommt der Ruf der »Verdauungszigarette« zustande. Der Appetit wird gehemmt, Hungergefühle können leichter unterdrückt werden. Die erhöhte Salzsäureproduktion steigert das Risiko von Magen- und Zwölffingerdarm-

geschwüren, unter denen Raucher tatsächlich wesentlich häufiger als Nichtraucher leiden.

Dass das Ungeborene mit der Mutter mitraucht, wird allerorts diskutiert und vor den Folgen gewarnt. Offenbar zu wenig glaubhaft oder zu wenig nachdrücklich; denn viele Schwangere verzichten nach wie vor nicht auf die täglichen Zigaretten. Damit erhöhen sich die Gefahr von Schwangerschaftskomplikationen und die Häufigkeit von Missbildungen. Kinder von Raucherinnen schleppen die Folgen des Mitrauchens oft ihr Leben lang mit.

Die üblen Konsequenzen des Rauchens sind damit noch nicht vollzählig. Schließlich bleiben ja noch die Rauchinhaltsstoffe übrig.

Größtenteils schlägt sich Teer in den Atemwegen nieder und bewirkt vorerst eine Entzündung der unteren Atemwege (→ Bronchitis), was aber auch nicht bagatellisiert werden darf. Durch die chronische Entzündung kommt es zu einer Schädigung der Flimmerhärchen und damit zu einer Erschwerung der natürlichen Entfernung des Sekrets. Das Gewebe zwischen den Lungenbläschen wird allmählich degenerativ verändert und als Folge verlieren die Lungenbläschen ihre Versorgungsbasis und gehen nach und nach zugrunde. Nach und nach wird der Lungenanteil, der zur Sauerstoffaufnahme zur Verfügung steht, immer kleiner. Das gesunde rechte Herz kann dies bis zu einem gewissen Grad auffangen, wird aber allmählich überfordert und daraus resultiert das chronische bronchitische Syndrom, das letztlich nur mehr durch das ständige Mittragen eines Sauerstoffbehälters einen einigermaßen erträglichen Lebensstandard gestattet. Ein allmähliches tristes Ende, das für den Patienten oft viel mühsamer ist als der Lungenkrebs (rund 95% aller Lungenkrebspatienten waren erwiesenermaßen starke Raucher!) und ihn zahlenmäßig deutlich übersteigt. Das chronische bronchitische Syndrom geht auch mit erhöhter Infektanfälligkeit einher. Geruchs- und Geschmacksstörungen sind – besonders bei starken Rauchern – keine Seltenheit.

Jeder Raucher sollte sich darüber im Klaren sein, dass Zigarettenrauchen der weitaus stärkste bekannte chemische Krankheitsauslöser ist und auch die Mitraucher hart treffen kann. Tabak übertrifft diesbezüglich selbst den Alkohol!

Das größte Problem beim Abgewöhnen sind die Abhängigkeit vom Nikotin und die automatisierten Handlungen, die mit dem Rauchen verbunden sind. Testen Sie Ihre Abhängigkeit!

Wenn bei Ihnen eine Abhängigkeit zutage tritt, sollten Sie professionelle Hilfe in Anspruch nehmen, die heute auch von den Sozialversicherungsträgern angeboten werden. Allerdings dürfen Sie nicht erwarten, dass Ihnen alle Mühen abgenommen werden; es wird Ihnen nur der beste gangbare Weg gezeigt und auftauchende Probleme werden diskutiert.

Um sich das Rauchen abzugewöhnen, bedarf es vor allem des hundertprozentigen Willens. Medikamente haben in Bezug auf die Nikotinabhängigkeit unterstützende Wirkung. Es gibt Medikamente als Nikotinersatzstoffe, die bei der Raucherentwöhnungstherapie eingesetzt werden. Sie stehen als Pflaster, Kaugummi und Spray zur Verfügung und sind sicher und wirksam. Voraussetzung ist, dass keine schweren Herz-Kreislauf- (z. B. frischer Herzinfarkt) oder Stoffwechselerkrankungen (z. B. Diabetes) oder eine Schwangerschaft bestehen und im Zweifelsfall sollte man immer ärztlichen Rat einholen.

Test: Sind Sie bereits von Nikotin abhängig?

Es gibt einen einfachen Test, den so genannten Fagerström-Test, entwickelt von dem bekannten schwedischen Nikotinforscher Dr. Fagerström. Dabei müssen Sie nur einige Fragen beantworten und schon können Sie sehr gut abschätzen, wie stark die körperliche Abhängigkeit bei Ihnen bereits ausgeprägt ist.

Testen Sie jetzt Ihre Nikotinabhängigkeit: Die Zahlen in den Klammern sind jene Punkte, die Sie nach Beantwortung aller Fragen zusammenzählen und mit der Liste am Testende vergleichen müssen.

1. *Wann nach dem Aufwachen rauchen Sie Ihre erste Zigarette?*

- ❑ Innerhalb von 5 Minuten (3)
- ❑ 6 – 30 Minuten (2)
- ❑ 31 – 60 Minuten (1)
- ❑ nach 60 Minuten (0)

2. *Fällt es Ihnen schwer, an Orten, an denen Sie nicht rauchen dürfen, nicht zu rauchen?*

- ❑ Ja (1)
- ❑ Nein (0)

3. *Auf welche Zigarette würden Sie nicht verzichten wollen?*

- ❑ Die erste am Morgen (1)
- ❑ Andere (0)

4. *Wie viele Zigaretten rauchen Sie?*

- ❑ bis 10 (0)
- ❑ 11 bis 20 (1)
- ❑ 21 bis 30 (2)
- ❑ 31 und mehr (3)

5. *Rauchen Sie im Allgemeinen am Morgen mehr als am Rest des Tages?*

- ❑ Ja (1)
- ❑ Nein (0)

6. *Kommt es vor, dass Sie rauchen, wenn Sie krank sind und tagsüber im Bett bleiben müssen?*

- ❑ Ja (1)
- ❑ Nein (0)

Resultat:
0 – 2 Punkte: sehr geringe Abhängigkeit
3 – 4 Punkte: geringe Abhängigkeit
5 Punkte: mittlere Abhängigkeit
6 – 7 Punkte: starke Abhängigkeit
8 – 10 Punkte: sehr starke Abhängigkeit

Mit Hilfe der Nikotinersatzpräparate gelingt es, die etwa 3 Wochen dauernden Entzugserscheinungen abzuschwächen.

Eine Alternative zu den Nikotinmedikamenten ist die rezeptpflichtige Anti-Raucher-Pille. Die Substanz Bupropion wurde zur Behandlung von Depressionen eingesetzt, als auffiel, dass die Patienten das Verlangen nach Zigaretten verloren und diesen Nebeneffekt nützt man therapeutisch. Dieses Arzneimittel darf mit einigen anderen Arzneimitteln nicht gemeinsam verabreicht werden, daher muss es vom Arzt verschrieben werden.

Neben der Abhängigkeit gilt es auch eine Verhaltensänderung herbeizuführen, denn vielfach ist der Griff zur Zigarette eine feste Gewohnheit, ein fixes Ritual bei bestimmten Situationen, und es fällt dem Raucher schwer, das Rauchen von den lang gewohnten Kombinationen abzukoppeln.

Die Zusammenarbeit mit einer Raucherberatungsstelle oder der Besuch einer Raucherentwöhnungsgruppe verbessert wesentlich die Chance, dauerhaft von der Zigarette loszukommen. Vorsicht vor unseriösen Angeboten !

Akupressur

- ▲ Di 4
- ▲ M 36
- ▲ M 3
- ▲ H 7
- ▲ B 1
- ▲ KS 6
- ▲ Lu 6
- ▲ MP 6
- ▲ N 1
- ▲ G 20

Die Unterstützung beim Abgewöhnen durch Akupressur ist als unterstützende Maßnahme und nicht als Patentlösung anzusehen. Zumindest wird die hohe Rückfallquote ganz deutlich herabgesetzt.

So kann Selbstmassage unangenehme Entzugserscheinungen wesentlich entschärfen. Der Wille zum Aufhören bleibt so ungebrochen.

Massieren Sie daher folgende Punkte täglich mehrmals je 30 Sekunden: Di 4 – er liegt an der höchsten Stelle jenes Muskelwulstes, der sich bildet, wenn Sie Zeigefinger und Daumen fest gegeneinander pressen. An dieser Stelle drücken Sie stark gegen den an den Zeigefinger anschließenden Mittelhandknochen.

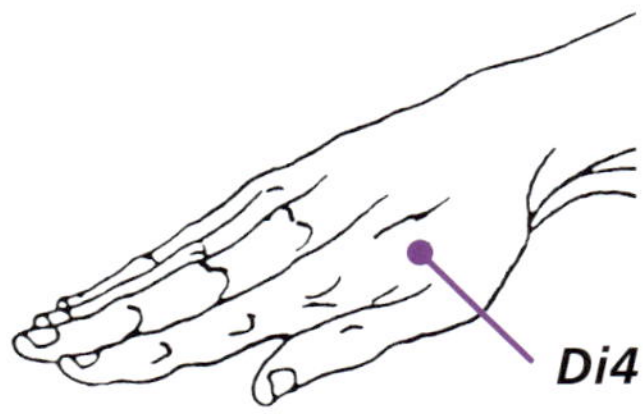

Auch gegen Kopfschmerzen, Zahnweh und Schnupfen erzielt man damit recht gute Erfolge. Bei psychosomatischen Störungen wird dieser Punkt ebenfalls gerne angewendet.

KS 6 – diesen Punkt finden Sie drei Querfinger oberhalb der inneren Handgelenkquerfalte, genau in der Mitte zwischen Elle und Speiche. Er gehört dem Meridian Kreislauf-Sexualität an.

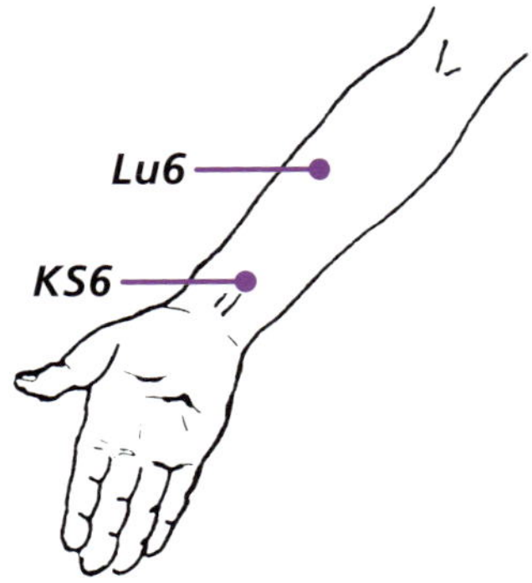

M 36 – ein schon häufig erwähnter Punkt (»Dreimeilen des Fußes«). Er liegt eine Handbreit unter der Kniescheibe, einen Querfinger seitlich außen neben dem Schienbein.

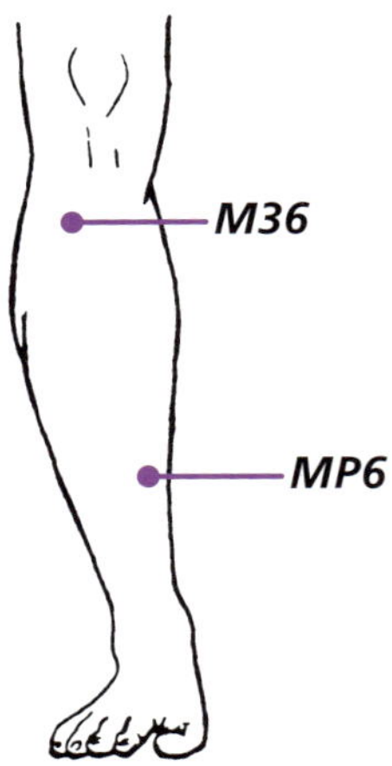

Lu 6 – wenn Sie die Speiche abmessen (jener Unterarmknochen, der auf der Daumenseite liegt) und diese Strecke halbieren, finden Sie auf der Innenseite des Unterarmes den gesuchten Punkt.

Entzugserscheinungen äußern sich auf verschiedene Weise. Falls »Kratzen« im Hals auf-

Information zur Raucherentwöhnung:

www.raucherhilfe.at

www.rauchstopphilfe.at

www.nikotininstitut.at

www.rauchertelefon.at

www.aerzteinitiative.at

www.rauchfrei-info.de

www.tabakkontrolle.de

www.stoptabac.ch/de

www.at-schweiz.ch

www.rauchenschadet.ch

tritt, können Sie zusätzlich noch den Punkt M 3 sowie den Punkt MP 6 drücken. M 3 liegt im Unterkieferwinkel auf dem Kaumuskel. Wenn Sie die Zähne fest zusammenbeißen, tritt dieser Muskel ganz deutlich hervor. MP 6 liegt eine Handbreit über dem inneren Knöchel, am Hinterrand des Schienbeines.

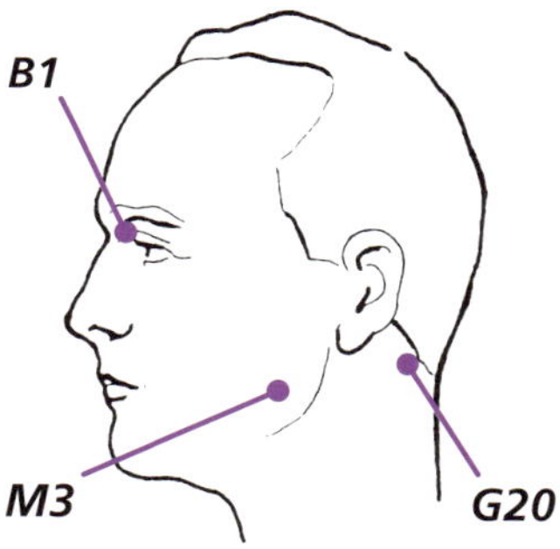

Achten Sie wie immer darauf, leicht zu drücken, dann allmählich fester, um schließlich den Druck langsam wieder zu verringern. Die richtige Durchführung der Akupressur ist Voraussetzung für die gewünschte Wirkung.

Raucher, die ehrlich bemüht sind, von ihrer Sucht loszukommen, fallen meist durch Unruhe und Nervosität auf. Mit Hilfe der chinesischen Heilkunst kann der »frisch gebackene« Nichtraucher die Nervosität sehr gut in den Griff bekommen. Hierbei soll der Punkt H 7 gedrückt werden. Er heißt nicht zu Unrecht »Tor zur Seele« und ist am Ende der inneren, dem kleinen Finger am nächsten liegenden Handgelenkquerfalte zu finden. Auch der Punkt N 1 wurde bereits öfters empfohlen – er liegt zwischen vorderem und mittlerem Drittel der Fußsohlen in einer Mulde.

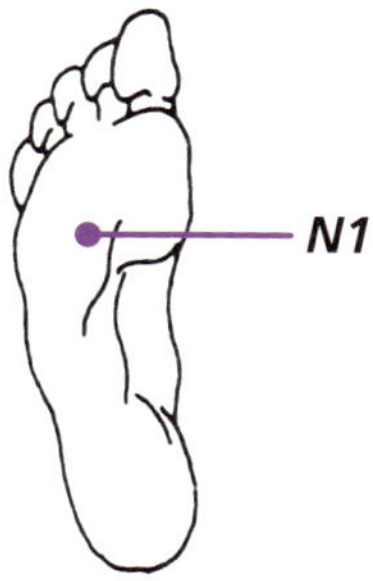

Sehr starke Raucher können eventuell bei Verzicht auf Nikotin vorübergehend unter ziemlich schweren Sehstörungen (Flimmern, sogar Sehausfall) leiden. Leichte Störungen, wie verschwommenes Sehen, sind mit Massage beeinflussbar. Drücken Sie die Punkte B 1 (im inneren Augenwinkel am Beginn des Tränenganges – auf chinesisch »Klare Sicht« genannt) und G 20 (auf dem Hinterkopf – man tastet neben dem Ohrläppchen einen Knochenvorsprung, den so genannten Warzenfortsatz, lässt die Finger etwas zur Mitte gleiten und findet eine kleine Vertiefung. Dort liegt der Punkt G 20, der »Windteich«).

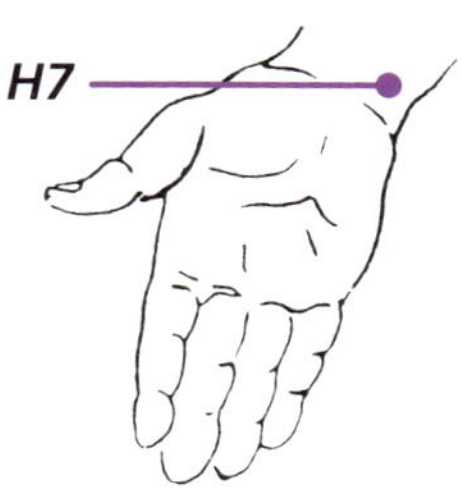

Heilpflanzen

- Haferextrakt
- Baldrian
- Johanniskraut
- Hopfen
- Melisse
- Lavendel
- Enzianwurzel

Seit langem sind **Hafersaft** und **Haferextrakt** zur Entwöhnung von der Zigarette im Einsatz. Zum einen wird dadurch der Genuss beim Rauchen gestört – die Zigarette schmeckt nicht –, zum anderen bewähren sich die beruhigenden Inhaltsstoffe. Haferkörner mit verdünntem Weingeist im Verhältnis 1:10 ansetzen. Mehrmals täglich zwischen 5 und 15 Tropfen der Tinktur mit Wasser vermischt einnehmen. Bei akuter Schlaflosigkeit helfen 20 Tropfen – sie müssen allerdings 2 bis 3 Stunden vor dem Zubettgehen eingenommen werden. Es gibt hervorragende fertige Tinkturen in der Apotheke, auch homöopathische Mittel aus der Haferblüte werden hergestellt.

Zur Bekämpfung der Nervosität, die dem entwöhnungswilligen Raucher oft zu schaffen macht, kann man auch andere Heilpflanzentees einsetzen: Zu den wirksamen Hilfen zählen der **Baldrian** und das **Johanniskraut**, die auch bei der Magenberuhigung eine Rolle spielen. **Hopfen**, **Melisse** und **Lavendel** wirken ebenso beruhigend.

Eine ausgezeichnete Teemischung zur Nervenberuhigung ist folgende: Johanniskraut 30 g; Melissenblätter 30 g; Weißdornblüten 30 g; Hopfenzapfen 20 g; Baldrianwurzel 15 g; Hagebuttenfrüchte mit Samen 15 g. Zwei bis drei Teelöffel dieser Mischung werden mit 1/4 l siedendem Wasser übergossen und zugedeckt etwa 10 bis 15 Minuten lang ausgezogen. Nach dem Abseihen ist der Tee gebrauchsfertig.

Prof. Hademar Bankhofer empfiehlt entwöhnungswilligen Rauchern, Enzianwurzeln aus der Apotheke zu kauen, um nicht rückfällig zu werden. Der bittere Geschmack verdirbt die Lust aufs Rauchen.

Lebensstil

- Kalte Waschungen
- Kalte Armbäder
- Wassertreten

Mit dem Rauchen aufzuhören ist ein mutiger und wichtiger Schritt in Richtung Gesundheit. Auch das Kneipp-Programm mit seiner regulierenden und ordnenden Kraft kann dazu einen guten Beitrag leisten. 3 einfache Beispiele:

Beginnen Sie den Tag mit einer kalten Oberkörperwaschung am frühen Morgen. Die Utensilien – einen Eimer mit kaltem Wasser und Lappen – stellen Sie am Abend an das Bett. Am frühen Morgen, noch bettwarm am Bettrand sitzend, die beiden Arme und den Oberkörper mit dem im kalten Wasser getränkten Lappen in zügigen Strichen benetzen – beim rechten kleinen Finger beginnend, rechter Arm außen und innen, linker Arm außen und innen, Rücken und Brust – danach bis zum Einsetzen eines prickelnden Gefühls nachruhen. Diese einfache Anwendung hilft, morgendliche Anlaufschwierigkeiten durch das Vermissen des Nikotinschubs zu kompensieren.

Am frühen Nachmittag macht man ein kaltes Armbad, um das Nachmittagstief nicht durch Kaffee, der womöglich zur Zigarette verführt, zu überwinden. Das kalte Armbad führt auf reaktivem Weg zu einer verbesserten Durchblutung von Herz und Gehirn, was der Aufmerksamkeit und Leistungsbereitschaft förderlich ist.

Am Abend vor dem Schlafengehen kann man noch Wassertreten, 30 Sekunden im knapp knietiefen kalten Wasser im Storchengang gehen, immer ein Bein ganz aus dem Wasser herausziehen. Dann nicht abtrocknen, sondern einschlagen und gleich zu Bett gehen, Licht aus – bald wird es wohlig warm und ein gesunder Schlaf stellt sich ein.

Ernährung

- Kalorienarme Kost

Viele Raucher fürchten eine Gewichtszunahme, weil Nikotin bekanntermaßen den Hunger und den Appetit bremst. Die beste Möglichkeit, das Gewicht zu halten ist Schlank ohne Diät (ausführliche Literatur dazu finden Sie in zahlreichen Büchern des Kneipp-Verlages). Sorgen sie auch dafür, dass Sie ständig kalorienarme Knabbereien zur Verfügung haben: junge Karotten, Essiggurken, Tomaten, Paprika, Äpfel, Erdbeeren. Zusätzlich durch sportliche Betätigung für gesteigerten Kalorienverbrauch sorgen.

Empfehlenswerte Knabbereien:

	kcal / 100 g
Essiggurken	8
Karotten	21
Radieschen	9

Nicht empfehlenswerte Knabbereien:

	kcal / 100 g
Chips	501
Schokolade	351
Erdnüsse	590

Refluxkrankheit

Unter Reflux versteht man ein Rückfließen von Flüssigkeiten gegen die eigentliche Stromrichtung, z. B. von saurem Magensaft in die Speiseöhre oder von Harn aus der Harnblase in Richtung Niere.

Üblicherweise wird der Ausdruck Reflux mit dem Rückfließen von Mageninhalt in die Speiseröhre verbunden. Von Refluxkrankheit spricht man, wenn durch den Rückfluss von saurem Mageninhalt eine Schleimhautschädigung mit Schluckbeschwerden entsteht, die über ein gelegentliches Sodbrennen (nach bestimmten Speisen) oder gelegentliches saures Aufstoßen hinausgeht. Ursache des Refluxes ist ein mangelhafter Verschlussmechanismus, der normalerweise dafür sorgt, dass sich der Mageneingang schließt, wenn sich der Speisenbrei aus der Speiseröhre in den Magen entleert hat. Dieser Verschlussdefekt ist meist mit einem Zwerchfellbruch vergesellschaftet, wo sich ein Teil des oberen Magenanteils durch eine Zwerchfell-Lücke (der beim Embryo bestehende Durchgang hat sich nicht zur Gänze verschlossen) in den Brustraum drängt. Der Zwerchfellbruch kann nicht nur angeboren, sondern auch durch Gewebeerschlaffung und Zwerchfellüberdehnung bei Drucksteigerung im Bauchraum erworben sein. Übergewicht, chronische Verstopfung (Druckerhöhung im Bauchraum beim Stuhlgang) und Raumforderung mit hormonellen Einflüssen während der Schwangerschaft können auslösend sein. Die Auswirkungen des Zwerchfellbruchs und damit des Refluxes sind lageabhängig; beim Bücken mit vollem Magen verstärken sich die Beschwerden, desgleichen beim flachen Liegen. Um Letzteres zu verhindern, das Kopfende des Bettes deutlich höher stellen.

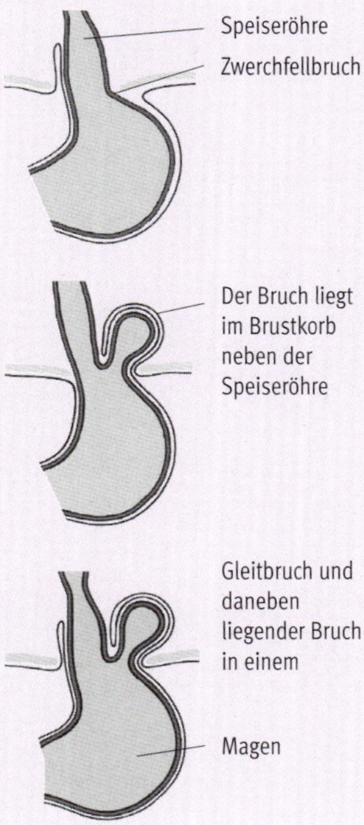

Wenn der Verschlussmechanismus am Mageneingang nicht mehr funktioniert, fließt saurer Mageninhalt ungehindert in die Speiseröhre, deren empfindliche Schleimhaut auf den mit alkalischem Speichel vermischten Speisenbrei aus der Mundhöhle eingestellt ist. Die Folge, wenn der Säureeinfluss nicht rasch wieder behoben wird, ist ein Schleimhautschaden mit Entzündung, Narben und Verengungen, bis hin zum Passagehindernis und zur krebsigen Entartung. Fettreiche Nahrung, Alkohol und Nikotin, übermäßige Nahrungszufuhr, manche Medikamente, wie Asthmamittel und bestimmte Blutdruckmittel können den Verschlussmechanismus stören und dadurch den Reflux begünstigen.

Die Schleimhaut der Speiseröhre reinigt sich nach einem Reflux normalerweise wieder selbst, bei der Refluxkrankheit ist dieser Reinigungsmechanismus ebenfalls gestört.

Die ärztliche Diagnose und die Bestimmung des Schweregrades der Erkrankung gründet sich auf eine Speiseröhrenspiegelung und kann durch eine Säuremessung und eine Druckmessung ergänzt werden. Zunächst wird die Menge der

Magensäure medikamentös verringert. Bei bloß kurzfristigen Refluxbeschwerden ohne Entzündungszeichen (Sodbrennen, saures Aufstoßen) reichen Antacida (siehe unten) meist aus. Bei der Refluxkrankheit sind H2-Blocker, die auf hormonellem Weg die Salzsäurebildung einschränken, oder die Protonenpumpenhemmer, die direkt an der Magenzelle ansetzen und die Salzsäureproduktion fast vollständig abblocken, die Mittel der Wahl. Diese Medikamente werden längerfristig eingesetzt.

So genannte Antacida (Rennie, Acidrine, Maalox, Tepilta usw.) enthalten Aluminium, Magnesium, teilweise auch Kalzium und neutralisieren die Salzsäure sehr schnell und gut. Sie wirken nur kurz und müssen etwa 1 bis 3 Stunden nach dem Essen eingenommen werden. Bei sporadischem Reflux sind Antacida ausreichend, zur Behandlung der Refluxkrankheit sind sie ungenügend.

Medikamente bei Reflux:

- *Antacida*
- *H2-Blocker*
- *Protonenpumpenhemmer*

Ernährung

- **Vegetarische Kost**
- **Kleine Mahlzeiten**
- **Verzicht auf spätes Essen**

Genussmittel, mittel- und hochprozentigen Alkohol und vor allem Wein mit hohem Säuregrad, sowie Sekt ganz vermeiden, und auch auf Nikotin, Kaffee und süße Limonaden verzichten. Die Kost möglichst auf vegetarisch umstellen, dabei aber blähende Gemüsesorten ausschließen. Säurelocker vermeiden oder zumindest weitgehend einschränken. Dazu zählen: frittierte, geröstete, gepökelte, stark gesalzene Speisen, geröstete Zwiebeln, Süßigkeiten, Marmeladen, Honig, Mehlspeisen, Torten und Nüsse (vor allem in Kombination), sowie Rosinen und unreifes Obst.

Weiters sind reichlich kohlensäurehaltige, zu heiße oder zu kalte Getränke zu meiden. Den Tagesablauf berücksichtigen: Manche Speisen, die am Vormittag genossen keine Beschwerden erzeugen, können am Nachmittag unangenehm werden. Die Nahrungsmenge beschränken – immer kleine Mengen konsumieren, sich nicht »den Magen voll schlagen«. Das Abendessen sollte sehr bescheiden ausfallen, am besten isst man nach 17 Uhr nichts mehr, um die Nachtruhe nicht zu belasten (»Nachtbrenner«).

Regelbeschwerden

- → **Homöopathie**
- → **Heilpflanzen**
- → **Kneipp**

Meist vor oder zu Beginn der Regelblutungen treten bei manchen Frauen, offenbar konstitutionsbedingt, krampfhafte, ja kolikartige Schmerzen im Unterbauch, oft verbunden mit Übelkeit, Migräne, Schwindel usw. auf. Diese Frauen sind in den ersten Tagen der Regel häufig so krank, dass sie – und das monatlich – das Bett hüten müssen, während andere nicht einmal ein leises Ziehen im Unterbauch verspüren.

Der durchschnittliche weibliche Zyklus hat ein Intervall von 24 bis 35 Tagen und die Regelblutung dauert durchschnittlich 4 – 7 Tage. Bei ausbleibender Regel kommen – neben einer Schwangerschaft und dem Klimakterium – auch Stress, Magersucht und organische Ursachen in Frage. Der Arzt geht allen Möglichkeiten nach und schließt auch eine Schilddrüsen-Funktionskontrolle mit ein.

Eine schmerzhafte Regelblutung wird im Fachjargon auch als Dysmenorrhö bezeichnet. Wenn die Blutung immer sehr stark und schmerzhaft verläuft, ist eine diagnostische Abklärung anzustreben, um eine organische Störung, die dahinter stecken kann und einer Behandlung bedarf, auszuschließen: z. B. Zysten oder Entzündungen der → Eierstöcke oder Eileiter, → Endometriose oder Verwachsungen, Myome oder Polypen, Verletzungen an den Mutterbändern, aber auch Karzinome.

Von ***primärer Dysmenorrhö*** *spricht man, wenn die Schmerzen gleich mit der ersten Regelblutung eintreten. Von sekundärer Dysmenorrhö, wenn es bei sonst normalen Regelblutungen plötzlich zu schmerzhaften Menstruationen kommt.*

Ab etwa dem 40. Lebensjahr leiden Frauen nicht selten an einer verstärkten Regelblutung, deren Ursache eine genetisch bedingte Blutgerinnungsstörung sein kann. Auch Männer sind von dieser Blutgerinnungsstörung gelegentlich betroffen, aber bei Frauen wird es durch die Regelblutung augenscheinlicher. Diese Störung kann vom Fachmann einfach abgeklärt werden.

Die primäre Dysmenorrhö hängt neben körperlicher Unterentwicklung (unterentwickelte Geschlechtsorgane, enger Gebärmutterhals, dadurch verursachen die oft in Stücken abgehenden Schleimhautteile Schmerzen) auch oft von psychischen Faktoren ab. Allein die Verbindung mit dem Gefühl des »Weiblich-geworden-Seins« und des »Erwachsenseins« ist bei labilen Jugendlichen eine gewaltige psychische Belastung. Wärmebehandlung, leichte schmerz- und krampflösende Mittel (kein Aspirin, da es unter Umständen die Blutung verstärkt, besser Ibuprofen nehmen, es hemmt wirksam die Prostaglandinbildung, die Bildung jener hormonähnlichen Botenstoffe, die u. a. direkt an der Schmerzentstehung maßgeblich beteiligt sind), etwas Bewegung, Entspannungsübungen und Zuwendung lassen die Probleme erträglicher werden. In jedem Fall aber sollte ein Frauenarzt/eine Frauenärztin aufgesucht werden.

Die ***sekundäre Dysmenorrhö*** *erfordert zwingend den Gang zum Frauenarzt, um die Ursachen zu ergründen. → Endometriose (der Verdacht ist nicht immer leicht zu bestätigen), Myome usw. sind auszuschließen.*

Myome sind gutartige Geschwulste aus glatten (nicht willkürlich zu betätigenden) Muskelzellen, die im Muskelgewebe, z. B. der Gebärmutter, entstehen und durch eine Kapsel deutlich vom übrigen Gewebe abgegrenzt sind. Sie verursachen je nach Lage und Größe unterschiedliche Beschwerden, können zu stärkeren und längeren Regelblutungen führen und auch Gewebeschäden mit Entzündungen verursachen. Myome müssen nur dann behandelt werden, wenn sie starke Beschwerden machen, die Methode (ob operative Entfernung oder symptomatisch medikamentös) wird durch das Alter der Patientin, einen Kinderwunsch und die Stärke der Störungen bestimmt.

Die Therapie richtet sich auch bei der sekundären Dysmenorrhö nach der Ursache und nebenbei werden die auftretenden Schmerzen mit Wärme, schmerz- und krampflösenden Mitteln und Entspannungsübungen behandelt. Die Psyche – ein ausgeprägter nicht erfüll ter Kinderwunsch oder Partnerschaftskonflikte – spielen bei der Schwere der Beschwerden eine wesentliche Rolle.

Zyklusstörungen sind auch ein breites Einsatzgebiet für Hormonpräparate, die, wenn kein Kinderwunsch und auch kein anderer Gegengrund besteht, Abhilfe schaffen können – allerdings nur fachmännisch gesteuert, mit gewissenhafter Abwägung von Nutzen und Gefahren und unter laufender Kontrolle.

Homöopathie

- Belladonna
- Caulophyllum
- Chamomilla
- Colocynthis
- Magnesium phosphoricum
- Sabina
- Sepia
- Veratrum album

In der Naturheilkunde gibt es nach Klärung der Diagnose eine Reihe von Möglichkeiten zur sinnvollen Therapie. Beispielsweise kann an die Fußreflexzonenmassage zur Linderung von Beschwerden gedacht werden. Die Homöopathie hat zahlreiche tief und konstitutionell wirkende homöopathische Mittel zur Verfügung, um den Körper zu einer Umstellung zu veranlassen, was nach homöopathischen Vorstellungen bedeutet, dass es zu einer Lösung von Blockierungen im Organismus kommt.

Folgende Mittel sind häufig im akuten Stadium angezeigt:

Belladonna: Plötzlich auftretender Schmerz, große Empfindlichkeit gegen Licht, Lärm, Erschütterung. Besserung durch Ruhe und Wärme, durch Ausstrecken; oft pochende Schmerzen.

Caulophyllum: Menses zu früh, davor Kreuzschmerzen; manchmal bleibt die Regelblutung aus oder ist sehr spärlich. Starke Unterbauchkrämpfe. Schmerzen können in die Beine ziehen. Schwindel; Frösteln; innerliches Zittern, das äußerlich nicht wahrnehmbar ist.

Chamomilla: Die Kamille gehört zu den wichtigen Schmerzmitteln der Homöopathie: Schmerzen werden als unerträglich empfunden, exaltierte, hysterische Reaktion auf die Schmerzen, jammert ständig. Meist zu Beginn der Regel. Patientin gibt keine Ruhe, möchte umherrennen, was die Schmerzen kaum lindert. Lokale, nicht zu große Wärme und kühle, frische Luft bessern.

Colocynthis: Krampfartige Bauchschmerzen; typisch für das Mittel ist die Besserung durch Zusammenkrümmen, Druck auf den Bauch und warme Anwendungen.

Magnesium phosphoricum: Schmerzen meist vor der Regel, starker Druck, lokale Wärme sowie heiße Getränke bessern. Ähnlich wie Colocynthis, wenn dieses nicht wirken sollte.

Sabina: Senkungsgefühl, wehenartige Schmerzen. Regel zu lange, zu oft, zu stark. Manchmal leichte Blutung bis zur nächsten Menstruation. Schmerzen nach Ausbleiben der Blutung. Dunkle Klumpen, helles Blut folgt. Kreuzbeinschmerzen (oft wie Messer), die nach vorne in die Gebärmutter oder Schambeinäste ausstrahlen. Verschlechterung in der Hitze, im warmen Zimmer. Besser im Freien (wie Pulsatilla).

Sepia: »Pflicht-bewusste«, kopf- und strukturgesteuerte Frauen, die sich schwer tun, etwas zuzulassen, das außerhalb der eigenen gewohnten Normen liegt. Sepia, die Tinte des Tintenfisches, verdunkelt bei Gefahr die Umgebung. Und so kann eine scharf trainierte Intellektualität nur zu leicht das Fraulich-Natürliche verdunkeln. Schmerzen sind die Folge davon. Besserung der Beschwerden meist durch anstrengende Bewegung (was wir als eine weitere Unterdrückung verstehen könnten).

Veratrum album: Heftige kolikartige Schmerzen mit Ohnmachtsanfällen, kaltem Schweiß im Gesicht, Blässe, oft Erbrechen, Durchfälle, Kollapsneigung.

Heilpflanzen

- Frauenmantel
- Schafgarbe
- Teemischungen
- Mönchspfeffer

Bei Regelbeschwerden ohne organische Ursachen sind Heilpflanzen besonders sinnvoll.

Frauenmantel (Perlkraut), Alchemilla vulgaris L.: Der Frauenmanteltee (es wird die Pflanze ohne Wurzel verwendet) ist als Hausmittel gegen zu starke Monatsblutungen und Wechselbeschwerden, auch bei Weißfluss (Fluor Albus) jüngerer Frauen sehr gefragt. Einen schwach gehäuften Esslöffel des Krautes mit 1/4 l Wasser zum Sieden bringen, warm stellen und etwa 12 – 15 Min. ziehen lassen, abseihen. Ein bis drei Tassen täglich trinken.

Auch die **Schafgarbe, Achillea millefolium L.**, ist eine Heilpflanze, die als »Kraut der Frauen« bezeichnet wird. Sie bessert die krampfartigen Unterleibsbeschwerden.

Neben entzündungswidrigen, krampfstillenden, blutungsstillenden Eigenschaften hat sie auch eine nierenanregende Wirkung durch das enthaltene Kalium. Äußerlich ist sie für Sitzbäder angezeigt und innerlich ist der Tee sehr hilfreich. Für den Tee braucht man etwa 2 gehäufte Teelöffel Kraut oder Blüten, die man mit 150 ml kochendem Wasser übergießt und 10 Minuten ziehen lässt. 3-mal täglich eine Tasse Tee kurmäßig über mehrere Wochen trinken ist Erfolg versprechend, wenn keine speziellen organischen Störungen dahinter stecken. Für das Schafgarbenbad braucht man etwa 100 g Kraut, die man mit 1 Liter kochendem Wasser übergießt. 20 Minuten ausziehen, abseihen und dem Badewasser zusetzen.

Gegen übermäßige Beschwerden bei der Monatsblutung lohnt es sich, einmal folgende Mischung auszuprobieren: Weiße Taubnessel, Akazienblüten, Frauenmantel, Hirtentäschel, Zinnkraut, Johanniskraut, Schafgarbe, Vogelknöterich zu gleichen Teilen. Etwa 2 Teelöffel mit siedendem Wasser (ca. 150 ml) übergießen und 10 Minuten ziehen lassen, abseihen.

Eine weitere Mischung bei Menstruationsbeschwerden: Löwenzahnwurzel, 30 g, Bitterklee und Schafgarbenkraut je 15 g und Kalmuswurzel 8 g, 2 Teelöffel der Mischung übergießt man mit 150 ml heißem Wasser und lässt den Tee 15 Minuten ziehen.

Bei krampfartigen Beschwerden: Eichenrinde, Hirtentäschelkraut, Schafgarbenwurzel und Tormentillwurzel zu gleichen Teilen. 1 Esslöffel mit einer Tasse Wasser abkochen und auf den Tag verteilt schluckweise trinken.

Als Extrakt stehen die Früchte des Mönchspfeffers zur Verfügung, die hormonähnliche Eigenschaften haben, ohne jedoch als Hormone zu wirken.

Alle diese naturheilkundlichen Hilfen sollten aber immer mit dem behandelnden Arzt abgestimmt werden.

Kneipp

- Warme Kneippanwendungen
- Wasseranwendungen
- Bewegung

Bei Unterleibsschmerzen kommen nur warme Kneippanwendungen in Frage.

Bei starker Regel: keine warmen Auflagen auf den Bauch, da diese die Blutung verstärken, besser ist es, die Wärme auf das Kreuz zu bringen, das lindert die Schmerzen. Gut geeignet sind neben einer Wärmeflasche auch ein heißer Heusack oder ein warmer Wirbelsäulenguss.

Insgesamt sind ein regelmäßiges Kneipp-Programm mit täglichen Wasseranwendungen und ausreichend Bewegung gut dazu geeignet, den weiblichen Zyklus von der psychovegetativen Seite her zu normalisieren: Am Morgen eine kalte Waschung, abwechselnd mit einem kalten Knieguss, am Abend Wassertreten und im Bedarfsfall Wärme.

Reiki

Heilung mit Händen: Von Betrug, Selbsttäuschung, Geschäftemacherei, bis hin zur Kriminalität verdammt die Schulmedizin diese Therapie, und es fällt einem halbwegs normal denkenden Menschen auch schwer, etwas anderes in »Reiki« zu sehen. Andere wieder sind davon überzeugt, dass »was dran sein muss«. Und sei es nur »Placebo mit Effekt«. Es muss sich wohl um sehr sensible Menschen handeln, die die Fähigkeit besitzen, ihre »Lebensenergie« mit Hilfe ihrer Hände auf andere zu übertragen. Das »Qi« (die Energie, die in jedem Menschen wohnt) spielt auch in dieser Therapie eine große Rolle.

Dass Berührung im Leben eines Menschen sehr wichtig ist, weiß jeder. Auch einem Fiebernden legt man die Hand auf die Stirn, um ihn zu beruhigen und seine Schmerzen zu lindern.

Menschen, die schon einen Reiki-Heiler konsultiert haben, geben zu, dort wo er seine Hände hinlegt, ein warmes, wohliges Kribbeln zu spüren, angenehm entspannt zu sein und das Gefühl zu haben, dass Wärme in ihren Körper strömt. Blockaden sollen mit Reiki aufgelöst werden können, Schwächen ausgeglichen, Energiezentren aktiviert.

Alles Dinge, die zwar organische Krankheiten nicht heilen, aber vielleicht bei psychosomatischen Beschwerden Hilfe bringen oder zumindest die psychische Komponente von Organkrankheiten ausschalten können.

Reiki kommt ursprünglich aus dem Fernen Osten. Der erste Mann, der versuchte mit dem Auflegen seiner Hände zu heilen, war Dr. Usui aus Kyoto, ein praktizierender Christ, der die Heilkraft in seinen Händen entdeckte und sich aufmachte, die Menschen wie »Jesus in der Bibel« zu heilen. In Amerika gibt es Reiki-Schulen, in Europa einfach Reiki-Heiler, die die Kraft, die in ihren Händen wohnt, durch Zufall, Meditation oder mit Hilfe der Reiki-Literatur an sich entdeckten.

Auch bei Reiki gibt es viele, die das Geschäft mit Krankheit ausnützen wollen, Versprechungen machen und den Patienten das Geld aus der Tasche ziehen. Vor ihnen sei gewarnt, ohne die Methode unkritisch abzutun.

Restless Legs

Bewegungsdrang der Beine, verbunden mit Missempfindungen, die zum Bewegungsdrang führen und sich bei Bewegung bessern, legen die Diagnose »Restless-Legs-Syndrom« nahe. Die Beschwerden treten vor allem in Ruhe, beim Liegen und beim Sitzen auf und sind nachts häufiger und stärker als am Tag. Obwohl nicht bedrohlich, ist die Lebensqualität der Patienten beeinträchtigt und der Schlaf gestört. Die Diagnose wird durch weitere Kriterien gestützt: Vorkommen in der Familie (die genetische Komponente ist Gegenstand der Forschung), Ansprechen der Behandlung auf Dopamin, periodische Bewegungen der Beine im Wachzustand oder Schlaf, schleichender Beginn, manchmal mit vorübergehender Beschwerdefreiheit und Schlafstörungen bei unauffälligen Laborbefunden (Blutbild, Eisen-, Zuckerstoffwechsel).

Andere Krankheiten, die ähnliche Störungen verursachen können, sind Nervenschädigungen (→ Polyneuropathie) durch Zucker- oder Alkoholkrankheit, Nervenwurzelreizungen bei Schäden der Bandscheiben (→ Ischias, → HWS-Syndrom, → Kreuzschmerzen),

Stauungen bei → Krampfadern und Gewebeschäden durch periphere arterielle → Durchblutungsstörungen. Auch gewisse Medikamente (Neuroleptika) können als Nebenwirkungen ähnliche Symptome entwickeln. Darüber hinaus sind Restless-Legs-artige Störungen manchmal Begleitsymptom der anderweitig verursachten → Schmerzkrankheit. Die Unterscheidung ist – neben der ärztlichen Befundung – relativ einfach: Beim Restless-Legs-Syndrom bessern sich die Beschwerden durch Bewegung, bei allen anderen Ursachen nicht.

Als Ursache des Syndroms der unruhigen Beine (Restless Legs) wird auch eine Störung des Eisenstoffwechsels im Gehirn diskutiert, bisher allerdings ohne schlüssige Beweise. Ebenso wird heute bei klinischem Verdacht der Ferritin-Spiegel, das ist ein Komplex aus Eisen und Eiweiß, der wesentlich an der Speicherung und am Transport von Eisen beteiligt ist, labormäßig kontrolliert und der Arzt verordnet, wenn der Wert an der Untergrenze oder darunter liegt, entsprechende Arzneimittel. Eisenpräparate dürfen keinesfalls in »Selbstbehandlung« oder als Vorbeugung eingenommen werden. Dopamin, das auf Grund seiner prompten Wirkung als Diagnostikum verwendet wird und dessen Mangel auch für die Parkinson'sche Krankheit charakteristisch ist, gilt auch bei Restless Legs als Mittel der Wahl. Neben Dopamin gibt es neue Präparate, so genannte Dopamin-Antagonisten, die die Wirkung des Dopamins unterstützen und unter Umständen sogar potenzieren. Da bei der Behandlung von Restless Legs nur ganz geringe Mengen von Dopamin eingesetzt werden, sind Nebenwirkungen selten. Auch Opiate und Mittel gegen Epilepsie kommen fallweise zum Einsatz, sollen aber auf ganz vereinzelte Fälle beschränkt bleiben. Die Verabreichung all dieser Medikamente ist Sache des Arztes, er entscheidet, welches Präparat in welcher Dosierung sinnvoll ist, manchmal muss auch aufgrund eines Gewöhnungseffekts die Dosis vom Arzt verändert werden. Viel Bewegung und die regulatorischen Effekte der Kneipptherapie können wertvolle Hilfe bringen.

Rheuma

→ **Akupressur**
→ **Homöopathie**

Vorweg sei festgehalten: Rheuma ist keine spezielle Erkrankung, sondern eine Summe von weit über hundert Erkrankungen, die alle die Elemente des Bewegungs- und Stützapparates und sein Steuerungssystem in der einen oder anderen Form betreffen.

Rheumatische Erkrankungen sind ein gewaltiges sozialmedizinisches Problem mit den meisten Arbeitsausfällen und außerdem werden im vorgerückten Lebensalter mehr als 50% der Bevölkerung davon geplagt.

Zur Katalogisierung dieser großen Krankheitsgruppe hat man folgende Einteilung gefunden:

- *Degenerative, rheumatische Erkrankungen*
- *Entzündliche rheumatische Erkrankungen*
- *Rheumatische Systemerkrankungen*
- *Rheumatische Erkrankungen im Rahmen anderer Grundkrankheiten*

Diese 4 großen Gruppen lassen sich nicht immer streng abgrenzen und gehen häufig ineinander über.

Entscheidend für die Einordnung ist die primäre Störung. Degenerative Veränderungen können mit entzündlichen Schüben »aktiviert« werden und entzündliche Veränderungen gehen, zumindest bei längerem Bestand, mit degenerativen Veränderungen einher. Andere Einteilungsversuche, wie nach der Lokalisation, nach der Ursache oder zwischen akuten und chronischen Formen, haben in der Praxis keinen Vorteil ergeben. Im Übrigen hat sich die Rheumatologie auf Grund weltweiter Forschung so weit entwickelt, dass sie heute als eigenes »Zusatzfachgebiet« der Inneren Medizin anerkannt ist.

Gemeinsam ist allen rheumatischen Erkrankungen die Schmerzsymptomatik bei statischen und/oder funktionellen Belastungen. Diagnostisch entscheidend ist das Auftreten bei Bewegung, am Beginn mit Besserung nach längerer Bewegung oder umgekehrt erst nach längerer Belastung auftretend. All das deutet auf degenerative Veränderungen hin, während der Ruheschmerz eher für eine Entzündung spricht. Klare diesbezügliche Angaben und die klinische Untersuchung durch den Arzt (Ansehen – Betasten und Befühlen – Funktionsprüfung) in Verbindung mit bildgebenden Verfahren (Röntgen – Computertomografie – Magnetresonanztomographie – Ultraschall – nuklearmedizinische Untersuchung) führen den Fachmann zur Diagnose. Laboruntersuchungen haben nur zur Feststellung eventueller entzündlicher Veränderungen und deren Verlaufskontrolle besonderen Wert. Bei einzelnen Erkrankungen können sie die Diagnose bestätigen. Wobei es noch immer Erkrankungen des rheumatischen Formenkreises gibt, die zumindest in den Anfangsstadien nicht sicher einzuordnen sind, oder deren Auslöser noch im theoretischen Bereich liegt. Umso mehr gilt der Grundsatz, länger bestehende Beschwerden am Bewegungsapparat vom Arzt, der alles Notwendige veranlasst und erforderlichenfalls den Fachmann zu Rate zieht, klären zu lassen.

Obwohl sich Rheuma bei der Vielzahl der Erkrankungen auf unterschiedlichste Art äußern kann, gibt es doch ein allen gemeinsames Symptom: Es ist, abgesehen von akuten Krankheiten, wie einer akuten Arthritis, der sich allmählich einschleichende, meist in Chronizität übergehende, oft in Schüben verlaufende Schmerz, der durch entzündliche Veränderungen an den verschiedenen Strukturen des Bewegungsapparates, durch Verspannungen der Muskulatur oder Überbeanspruchung der versorgenden Nerven ausgelöst werden kann. Ohne Gegenmaßnahmen folgt ein fortschreitender Prozess, der bis zur Invalidität führen kann.

Das Wort »Rheuma«, wurde zum ersten Mal vom Stammvater der Mediziner, dem im Altertum auf Kos lehrenden Hippokrates benutzt. Es bedeutet soviel wie »fließen«, womit er offenbar der damals vorherrschenden Säftelehre folgte. Andere meinen, er wollte damit die fließenden Übergänge der Symptome Schmerz – Entzündung – Unbeweglichkeit zum Ausdruck bringen. Hippokrates war es auch, von dem die ersten Behandlungen überliefert sind. An der Stelle seines Wirkens fand sich eine noch heute sprudelnde Thermalquelle, die er in ausgedehnten Badeanlagen gegen Bewegungsbehinderung einsetzte. Die derzeit zur Verfügung stehende Therapiepalette umfasst die medikamentöse Therapie, die Physikalische Therapie einschließlich der Balneotherapie (Badebehandlung mit Heilwässern) und Zusatzbehandlungen, wie Ergotherapie und Ernährung.

Oft ebenbürtig, meist zumindest sinnvoll ergänzend, sind die Angebote der Naturheilmedizin. Es soll aber immer eine fachgerechte Entscheidung bei der Wahl der Therapie oder Therapiekombinationen getroffen werden, und das soll dem Arzt vorbehalten bleiben!

Medikamentös stehen Analgetika (schmerzstillende Mittel) und Antiphlogistika (entzündungshemmende Mittel), das sind Anti-Rheumatika ohne Kortison – im Fachjargon als NSAR (nicht steroidale Anti-Rheumatika) – zur Verfügung.

Darüber hinaus kommen für spezielle rheumatische Erkrankungen Kortison, Goldsalze, Penicillamin, Anti-Malariamittel, Immunsupressiva (die Abwehr unterdrückende Medikamente) und Zytostatika (Arzneimittel, die Zellteilungen verhindern) zum Einsatz. Die physikalische Therapie wie Krankengymnastik, Kälte- bzw. Wärmeanwendungen und Elektrotherapie haben in der Rheumabehandlung einen wichtigen Stellenwert, insbesondere wenn Rheumamittel schlecht vertragen werden. Viele Rheumamittel haben leider, vor allem bei längerem Gebrauch, mehr oder weniger unangenehme Nebenwirkungen. Wenn es auch schon gelungen ist, weniger belastende Medikamente zu finden, sucht man laufend weiter. Einen sinnvollen Ersatz oder zumindest eine Ergänzung stellt die Enzymtherapie dar, die aufgrund ihrer Wirkungsweise auch bei längerer Anwendung nebenwirkungsarm ist.

Natürlich können Enzyme Rheuma nicht ausheilen, aber das Zurückgehen von Schmerzen, Schwellungen und Entzündungen ist auf jeden Fall möglich und NSAR können reduziert werden.

Einteilung von Rheuma-Erkrankungen
(nach der generellen Gliederung etwas eingeschränkt)

1. *die entzündlichen Gelenkerkrankungen Arthritis, chronische →Polyarthritis und Morbus Bechterew,*
2. *die degenerativen Rheumaarten oder →Arthrosen sowie*
3. *den Weichteilrheumatismus.*

Entzündliche Gelenkerkrankungen

Zu dieser Gruppe gehören alle Formen der Arthritis, sowie die Wirbelsäulenversteifung nach Entzündung der kleinen Wirbelgelenke (Morbus Bechterew). Sind viele Gelenke entzündet, dann spricht der Arzt von einer → Polyarthritis. Obwohl jedes Gelenk in unserem Körper von einer Entzündung betroffen sein kann, treten die meisten Arthritiden an den Gelenken der Arme und Beine (den am meisten bewegten und belasteten Gelenken) auf. Am Beginn steht in der Regel eine Entzündung der zarten Innenhaut der Gelenkkapsel, die sich dann auf die Außenschichten und auf das Gelenkinnere ausweitet.

Das betroffene Gewebe schwillt an und im Inneren des Gelenkes kann ein entzündlicher Erguss auftreten. Schwellung und Entzündungsschmerz behindern die Bewegung. Wird die Entzündung nicht rechtzeitig zurückgedrängt und ausgeschaltet, beginnt sich die Gelenkinnenhaut zu verdicken, gegen den Knorpel hin zu wuchern und ihn unter Umständen zu zerstören (vor allem bei der chronischen Polyarthritis). Dadurch wird das Gelenk in seiner normalen Struktur verformt und in seiner Beweglichkeit immer mehr eingeschränkt. Schließlich können auch die Gelenkanteile der Knochen angegriffen werden und die Entzündung kann auf die Umgebung des Gelenkes übergreifen.

Derartige Gelenkentzündungen entstehen entweder bei Autoimmunerkrankungen (→ Polyarthritis, progressiv chronische) oder nach Infektionen durch bestimmte Erreger, die über die Blutbahn in das Gelenk gelangen. Eine andere Form ist die reaktive Arthritis, bei der sich die Gelenke erst als zweite Reaktion nach einer anderen Krankheit entzünden.

Dabei kommen sehr unterschiedliche Krankheitserreger (Bakterien, Pilze, Parasiten, auch nach Virusinfektionen wie Grippe, Mumps, Masern, Röteln, Hepatitis B oder FSME), in Frage. Da die rheumatischen Beschwerden oft erst Wochen nach der eigentlichen Infektion beginnen, wird eine Gelenkentzündung mit der Auslöserinfektion oft nicht in Verbindung gebracht.

Morbus Bechterew

Nach letzten Erkenntnissen geht man davon aus, dass die Veranlagung zur Wirbelsäulenverkrümmung durch ein gemeinsames Erbmerkmal, welches allerdings auch bei ca. 6 % der nicht erkrankten Bevölkerung auftritt, weitergegeben wird. Als Auslöser werden Infektionen mit Retro-Viren oder Bakterien diskutiert.

Die Entzündungen beginnen im Bereich der kleinen Wirbelgelenke, und führen nach einiger Zeit zur völligen Zerstörung der Gelenke und zur Verknöcherung, wodurch ein versteifter Rundrücken entsteht und der Kopf nach vorne geschoben erscheint. Auch die Kreuzbein-Darmbein-Gelenke werden befallen und versteift, und im Röntgen erscheint die völlig starre »Bambuswirbelsäule«, an der keine Bandscheiben mehr zu erkennen sind.

Die klassische Behandlung dieser Erkrankung wird mit entzündungs- und schmerzhemmenden Rheumapräparaten durchgeführt, wobei eine konsequente Bewegungstherapie von großem Nutzen sein kann.

Neuerdings ist es mit einem Zytokin gelungen, das Fortschreiten der Erkrankung abzustoppen, und so wird diese sehr kostenintensive Therapie bald zur Standardtherapie bei Frühfällen gehören. Im radonhaltigen Heilstollen des Gasteinertales in Böckstein werden gute temporäre Erfolge – auch bei fortgeschrittenen Stadien – erzielt und gestatten eine Reduktion der NSAR.

Die degenerativen Rheumaarten

Diese Formen des Rheumas umfassen die Abnützung der Gelenke, vor allem in den Knien, der Hüfte und den Händen, sowie der Wirbelsäule. Sie entwickeln sich ganz langsam über Jahre (→ Arthrose).

Besonders betroffen sind Personen, die jahrelang schwere oder einseitige Arbeit geleistet haben, Spitzensportler und übergewichtige Menschen.

Neben der Überlastung oder Fehlbelastung kann auch die Fehlstellung eines Gelenkes (O-Beine, X-Beine) zu dieser Abnutzungserscheinung führen. Hier beginnt die krankhafte Veränderung am Gelenkknorpel, der im gesunden und funktionsfähigen Zustand Stoßdämpfer ist.

Durch eine zu große Belastung wird der im gesunden Zustand spiegelglatte Knorpel aufgeraut, seine Gewebsstrukturen werden bloßgelegt, er bekommt Risse und reibt sich nach längerer Dauer regelrecht ab. Ein in seinem Verlauf sehr gut erforschter Vorgang.

Ist die Knorpelsubstanz irgendwann ganz zerstört, wird auch der darunter liegende Knochen angegriffen, der mit Auswüchsen antwortet. Zu diesen mechanischen Veränderungen gesellen sich auch entzündliche Prozesse, weil die Knorpel und Knochenstücke die Gelenkkapselinnenschicht reizen und das Gelenk anschwellen lassen.

Schreitet dieser Prozess weiter fort, sind dauernde Schmerzen und fast immer eine weitgehende Unbeweglichkeit des Gelenkes die Folge. Als letzte Hilfe bleibt dann nur noch der Gelenkersatz.

Alle rheumatischen Erkrankungen gehören in ärztliche Behandlung, aber gerade bei Rheuma können ein gesunder Lebensstil und sinnvolle Naturheilmethoden helfen, die Krankheitsentwicklung zu verzögern, die auftretenden Schmerzen zu lindern, die Dosierung der notwendigen Medikamente zu verringern, Invalidität und Hilfsbedürftigkeit zu verhindern und ein lebenswertes Leben zu erhalten.

Akupressur

- Di 14
- Di 15
- G 20
- Lu 1
- Di 11
- Di 10
- N 1
- MP 6
- Dü 9
- Dü 11
- B 25
- B 54

Sehr häufig ist die Erscheinung der »steifen Schulter«. Meist sind 40- bis 50-Jährige oder die Vertreter bestimmter Berufsgruppen davon betroffen (etwa Taxifahrer durch die ständige Zugluft beim Autofahren). Die Beschwerden verschlimmern sich meist bei Umschwung von warmem, trockenem zu kühlem und feuchtem Wetter. Oft sind die Schmerzen so arg, dass der Betroffene auf der befallenen Seite gar nicht mehr liegen kann und unter schweren Schlafstörungen leidet. Der Bewegungsumfang ist stark eingeschränkt.

Zur Behandlung, die ziemlich langwierig sein kann, gehören neben gezielter Gymnastik und Physiotherapie (Wasseranwendungen, Strombehandlung, Bestrahlung usw.) auch Akupunktur und als Zwischenlösung daheim Akupressur.

Zuerst erwärmen Sie die schmerzende Schulter, indem Sie einen Waschlappen in warmes Wasser tauchen und die Haut sanft abreiben. Die Schulterregion durch zarte Streichungen weiter aufwärmen. Nun vom Handgelenk her die Punkte Di 14, Di 15, G 20, Lu 1, Di 11 und Di 10 jeweils 20 Sekunden lang fest drücken.

Der Punkt Di 14 – »Armmuskel« – liegt an der Außenseite des Oberarmes, am Rande des Deltamuskels.

Di 15 wird »Schulterknochen« genannt und liegt seitlich am Schulterende. G 20 »Windteich«: Scheint die Bezeichnung »Wind« in der chinesischen Medizin auf, so ist immer an rheumatische Beschwerden zu denken – Schmerzzustände, die bei Wetterveränderungen wie Kälte, Wind und Feuchtigkeit schlimmer werden oder in solchen Zeiten begonnen haben. Der Punkt ist leicht zu finden: Tasten Sie am Hinterkopf in der Nähe des Ohrläppchens zu einem Knochenvorsprung, der Warzenfortsatz (processus mastoideus) heißt. Von hier aus gleitet der Finger etwas in Richtung Mitte und ertastet eine kleine Vertiefung – das ist der »Windteich«.

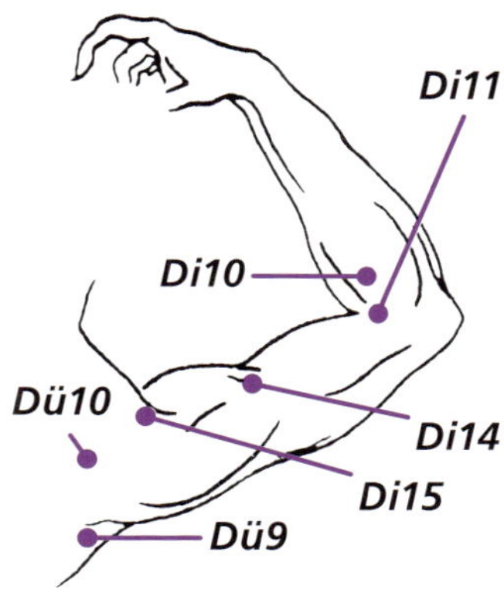

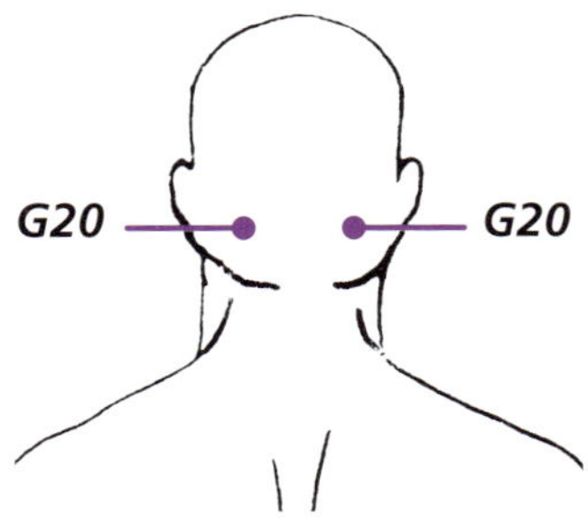

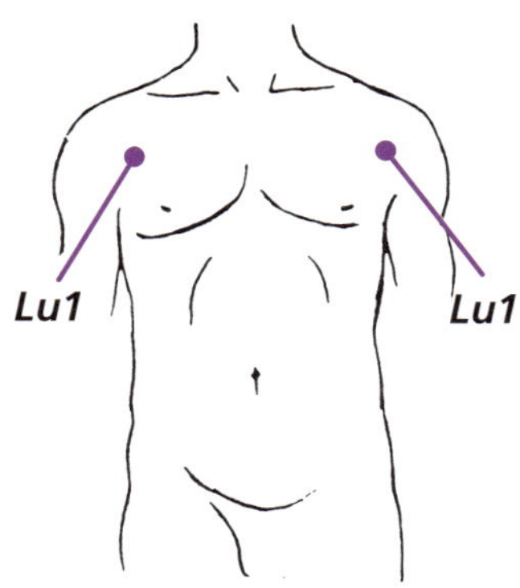

Diese Punkte mit beiden Daumen gleichzeitig etwa eine Minute lang fest drücken (kann schmerzhaft sein). Er wird auch gegen Kopfschmerzen, Ohrensausen und Schlafstörungen benützt.

Lu 1 ist – wie die Anfangsbuchstaben bereits andeuten – dem Lungenmeridian zugeordnet und liegt zwei Querfinger unterhalb des seitlichen Schlüsselbeinendes. Man übt 20 Sekunden lang starken Druck in Richtung der Oberarmknochen aus. Die Punkte Di 10 und Di 11 wurden schon beschrieben.

Zum Heilungsprogramm gehören auch aktive Bewegungen wie vorsichtiges, lockeres Schulterkreisen, Armkreisen oder »Ausschütteln« der gestreckten Arme bei rechtwinkelig gebeugtem Oberkörper.

Vorher empfiehlt sich noch Fußreflexzonenmassage: Drücken Sie die Punkte N 1 und MP 6 (vier Querfinger oberhalb der Spitze des Innenknöchels am Hinterrand des Schienbeines) je 30 Sekunden lang und bewegen Sie erst dann die Schulter in der angegebenen Weise. Sehr günstig wirkt sich zudem die lokale Erwärmung der Punkte Dü 9 (bei herabhängendem Arm zwei Querfinger über dem oberen Ende der hinteren Achselfalte), Dü 11 (genau in der Mitte des Schulterblattes) sowie der schon erwähnten Punkte Di 10 und Di 11 aus.

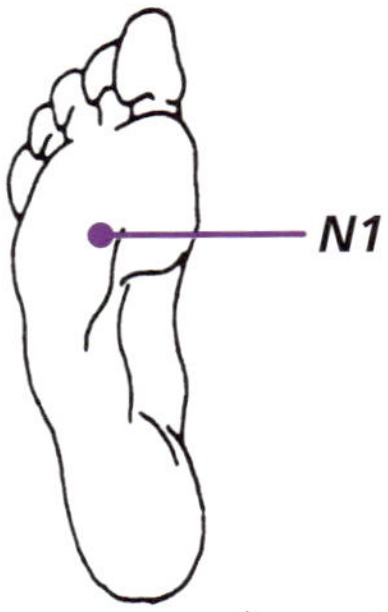

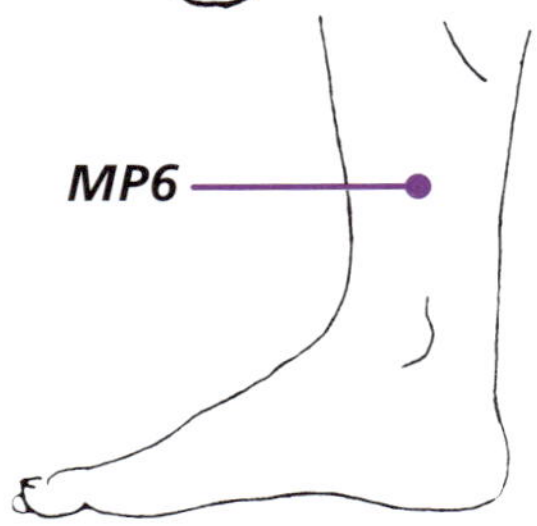

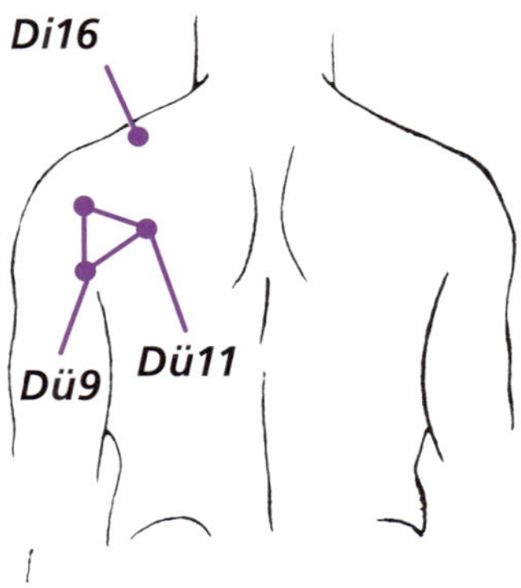

Schon vorbeugend massieren Sie mit der rechten Handfläche die linke Schulter etwa 100-mal mit kreisenden Bewegungen, dann analog dazu die rechte Schulter mit der linken Handfläche.

Bei Knieschmerzen sollte ein Arzt untersuchen, ob Abnützungen (Arthrosen) oder Bänderverletzungen (Seitenbänder, Kreuzband) beziehungsweise eine Schädigung des Meniskus vorliegen. Können diese Ursachen ausgeschlossen werden, hilft wieder in erster Linie Wärme. Simple Umschläge mit einem in warmes Wasser getauchten Tuch können schon deutlich Erleichterung bringen.

Jeden Morgen sollten Sie sich bequem im »Türkensitz« hinsetzen und dann mit beiden Handflächen gleichzeitig 100-mal die Knie mit kreisenden Bewegungen massieren.

Mit Akupressur behandeln Sie den Punkt B 25, den Sie zwei Querfinger seitlich des 4. Lendenwirbelfortsatzes, also auf dem Rücken in Höhe des oberen Beckenrandes finden. 30 Sekunden lang fest drücken (besser, Sie ersuchen einen Partner darum). Die Behandlung dieses Punktes hilft auch gegen Darmstörungen wie Verstopfung und Durchfall sowie abnützungsbedingte Kreuzschmerzen.

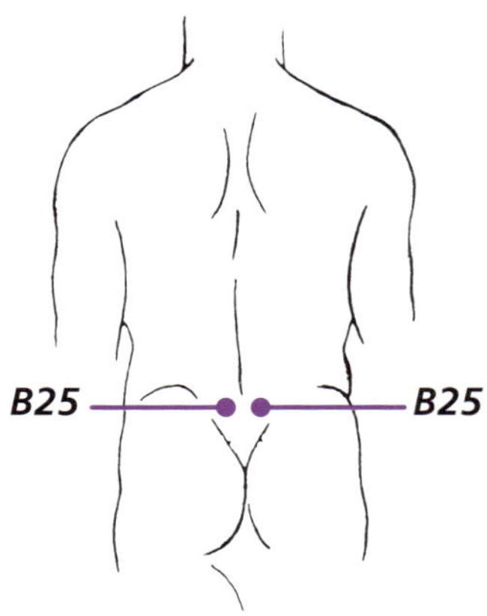

Ein weiterer Punkt, der ebenfalls dem Blasenmeridian angehört, ist B 54. Er liegt in der

Mitte der Kniekehlenquerfalte. Auch Stoffwechselstörungen können dadurch beeinflusst werden.

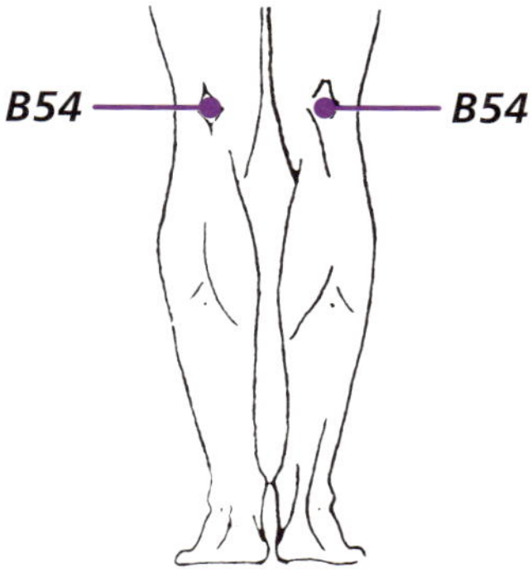

Auf dem Sektor der Fußreflexzonenmassage gibt es eine Stelle, die dem Kniegelenk zugeordnet ist. Sie liegt genau unterhalb des äußeren Knöchels, unten an der Fußkante. Massieren Sie hier kräftig einige Minuten lang mit dem Daumen, wobei Sie auf eine wellenförmige Bewegung achten sollten. Das heißt, der Daumen darf nie rechtwinkelig abgebogen, sondern muss immer schräg gehalten werden. Biegen Sie den Daumen zu stark ab, setzen Sie unerwünschterweise den Daumennagel ein und stören den flüssigen Bewegungsablauf der Massage.

Apropos Bewegung: Natürlich muss auch das Kniegelenk regelmäßig bewegt werden. Radfahren, aber auch lockerer Lauf auf weichem Waldboden eignen sich sehr gut. Abbiegeübungen in warmem Wasser fördern nicht nur die Durchblutung, sie kräftigen auch auf schonende Weise die Muskulatur, die das Gelenk in seiner Funktion unterstützen soll.

Schon aus der Erwärmung jener Punkte, die nicht nur gegen Kniebeschwerden, sondern auch im Falle von Darmstörungen gedrückt werden können (B 25 und B 54) geht hervor, dass der Darm bei rheumatischen Erkrankungen eine zentrale Rolle spielt. Ist der Darmtrakt völlig gesund, treten Rheumabeschwerden kaum auf. Daher gilt es, auch mit der Ernährung auf den Darm Rücksicht zu nehmen, beziehungsweise für dessen klaglose Funktion zu sorgen. Auf ballaststoffreiche Nahrung ohne Zucker Wert legen! Sehr wichtig ist regelmäßiger Stuhlgang, der durch vernünftiges Essen und regelmäßige Bewegung gefördert wird.

Homöopathie

- Apis
- Arnica
- Belladonna
- Colchicum
- Rhododendron

Akute rheumatische Schmerzen oder auch Entzündungen der Schleimbeutel usw. können sehr gut homöopathisch behandelt werden. Hat ein Arzneimittel am Beginn einer Erkrankung geholfen, dann aber nicht mehr, kann es sein, dass es später wieder angezeigt ist, eventuell nach ein oder zwei Mitteln dazwischen. Es versteht sich von selbst, dass man zur Behandlung von Rheuma einen erfahrenen homöopathischen Arzt braucht.

Apis: Hitze, stechende Schmerzen, trockene Rötung, Schwellung.

Arnica: Nach Verletzung oder Überanstrengung bei (vor allem) robusten Naturen. Jede Bewegung verschlimmert die Schmerzen. Berührungsempfindlich; hat Angst, es könnte jemand beim Vorbeigehen das schmerzende Gelenk berühren. Bett fühlt sich viel zu hart an.

Belladonna: Rot, heiß, plötzlich aufgetreten; pulsierender Schmerz. Kältegefühl, Durst.

Colchicum: Besonders bei Gichtanfällen ist die Herbstzeitlose seit alters her in der Volksheilkunde bewährt. Homöopathische Prüfungen bestätigten den Wert und brachten genauere Anwendungsmöglichkeiten an den Tag. Symptome: Die Körperteile sind rot, heiß, geschwollen; reißende Schmerzen; steife Gelenke; Gefühllosigkeit. Innere Kälte. Verschlimmerung abends, nachts, bei Bewegung, bei Berührung (der Druck der Bettdecke kann unerträglich sein), bei warmem Wetter.

Rhododendron: Oft geeignet bei rheumatischer Erkrankung der kleineren Gelenke und deren Bändern.

Schilddrüsenprobleme

→ Ernährung
→ Homöopathie
→ Hausmittel

Die Schilddrüse liegt an der Vorderseite des Halses unterhalb des Kehlkopfs und taucht zum Teil hinter das obere Brustbeinende und die ansetzenden Schlüsselbeine. Sie besteht aus 2 Lappen, die im unteren Bereich durch den Isthmus verbunden sind, hat etwa 25 Gramm und ist von den kräftigen Halsmuskeln umgeben. Sie produziert in mehreren komplizierten Schritten, unter Mithilfe von Enzymen, die Schilddrüsenhormone Trijodthyronin (T3) und Tetrajodthyronin (Thyroxin, T4), die in verschiedener Richtung den Stoffwechsel anregen und die Erregbarkeit des sympathischen Nervensystems erhöhen. Die freien Schilddrüsenhormone T3 und T4 (die im Serum nicht an Eiweißstoffe gebunden sind), stimulieren in den Zellen den Eiweißaufbau (T4) und durch T3 wird der Sauerstoffverbrauch angeregt. Auswirkungen bestehen auf den Wasser- und Wärmehaushalt, das Wachstum, Gewichtszu- und -abnahme, Müdigkeit oder übersteigerte Aktivität, Merkfähigkeit und Vergesslichkeit und auf die Darmtätigkeit. Weiters haben sie auch Auswirkungen auf gynäkologische Probleme wie z. B. Zyklusstörungen (die zur Unfruchtbarkeit führen können), da zwischen der Schilddrüse, der Hirnanhangdrüse und den Geschlechtshormon produzierenden Elementen Mechanismen der Rückkoppelung bestehen.

Die Schilddrüse greift also mit ihren Hormonen in alle Lebensvorgänge ein und wenn diese nicht oder mangelhaft produziert werden – Hypothyreose –, müssen sie lebenslang zugeführt werden, um Ausfallserscheinungen zu verhindern. Andererseits muss eine Überproduktion – Hyperthyreose – eingedämmt werden.

Die Schilddrüsen-Hormonproduktion wird von der Hypophyse, der Hirnanhangdrüse, die ihrerseits in einem engen Informationsaustausch mit der Regelzentrale im Hypothalamus steht, durch das Schilddrüsen-stimulierende Hormon TSH gesteuert. Die Hypophyse bezieht Informationen über die Höhe des freien T3 und T4 aus der Blutbahn. Sind sie erniedrigt, schüttet sie mehr aus, um die Produktion durch die Schilddrüse anzuregen und bei einer Erhöhung von T3 und T4 wird weniger ausgeschüttet. So sorgt dieser Regelmechanismus für eine den Erfordernissen entsprechende, ausgeglichene Produktion der Schilddrüsenhormone und damit für ein klagloses Funktionieren obiger Organsysteme, die von der Schilddrüse abhängig sind.

Zur Bildung von Schilddrüsenhormonen benötigt die Schilddrüse Jod, und die Jodmangelstruma (»Kropf«) gehörte früher zu den alltäglichen Fällen in einer Allgemeinpraxis.

Heute wissen wir, dass wir genügend Jod zuführen müssen und dass dieses Jod zur Verwertung von der anorganischen Form (wie es aufgenommen wird) in eine organische umgewandelt werden muss. Das geschieht mittels eines Enzyms, das bei den

Probleme mit der Schilddrüse

- *Endemischer Kropf (→ Kropf) = Struma*
- *Diffuse Struma oder knotenförmige Struma*
- *Überfunktion*
- *Unterfunktion*
- *Maligne Struma*

Immunkrankheiten der Schilddrüse eine Rolle spielt.

Das heutige Wissen um die Schilddrüse und ihre Erkrankungen ist schon zu einem eigenen Fachgebiet geworden und erschließt mit den sehr diffizilen Untersuchungsmöglichkeiten gezielte Ansatzpunkte zur Behandlung.

Schilddrüsenerkrankungen sind sehr häufig, insgesamt sind mehr Frauen als Männer (8:1) betroffen. Wenn sie rechtzeitig erkannt und in allen Einzelheiten diagnostiziert sind, sind sie sehr gut behandel- und z. T. auch heilbar.

Die modernen Behandlungsmöglichkeiten sind selbstverständlich dem Arzt vorbehalten, der eine Laboruntersuchung (als richtungweisend TSH und danach eventuell vier weitere Werte, die vom Spezialisten noch ergänzt werden können) und Untersuchung mit bildgebenden Verfahren (Ultraschall – lässt die Größe der Schilddrüse bestimmen, Szintigrafie – lässt die Aktivität erkennen) der klinischen Untersuchung anschließt und danach die gezielte Therapie – Hormone, Medikamente, die die Hormonbildung drosseln, Jod, Operation, Bestrahlung – ausrichtet.

Die Überfunktion

Zeigt sich in innerer Unruhe, Herzklopfen, Gewichtsverlust, Schlafstörungen und ist durch eine übermäßige Produktion der Schilddrüsenhormone charakterisiert.

Sie kann mit und ohne Vergrößerung der Schilddrüse vorkommen und kann entweder die gesamte Schilddrüse betreffen oder einen Knoten, der vom übrigen Gewebe durch eine straffe Hülle abgegrenzt ist und als »autonomes Adenom«, das der Regulation durch das TSH nicht unterworfen ist, bezeichnet wird.

Morbus Basedow als häufigster Vertreter der Überfunktion:

Diese Krankheit ist eine Autoimmunkrankheit der Schilddrüse, wobei Antikörper gebildet werden, die die Aufnahme des steuernden TSH der Schilddrüse verhindern, wodurch T3 und T4 ohne Drosselung entstehen.

Die Schilddrüse neigt zu einem eher langsamen Wachstum. Betroffen sind auch die Augen (quellen hervor) die Haare (fallen aus), Gewebe (Schwellungen am Schienbeinkopf), das Körpergewicht

Der Jodgehalt von jodarmen Mineralwässern

Sie sind geeignet für bestimmte Patienten mit Schilddrüsenüberfunktion.

Angaben in Mikrogramm Jod pro Liter.

Alpquell	*0*	*Güssinger mild*	*16*
Gudrunquelle	*0*	*Severinquelle*	*18*
Römerquelle	*0*	*Michlquelle*	*19*
Vöslauer	*0*	*Aqua vital*	*20*
Waldquell	*0*	*Rosenbergquelle*	*21*
Gasteiner	*11*	*Long Life*	*37*
Preblauer	*11*	*Sulzegger*	*40*
		Thalheimer	*45*

Das alkoholfreie Bier »Clausthaler herbfrisch« enthält 920 und Schweppes Bitter Lemon 423 Mikrogramm Jod pro Liter.

Auch gewisse Medikamente sind jodhaltig, sie können sogar zu einer Jodüberversorgung Anlass geben.

(relativ rascher Gewichtsverlust trotz gesteigertem Appetit), der Kreislauf (→ Herzklopfen, Herzrasen), die Verdauung (→ Durchfall) und die Muskeln (Zittern, Schwäche). Die Laboruntersuchungen und das Szintigramm bestätigen – neben dem im Vollbild charakteristischen Äußeren der Patienten – die Diagnose.

Alle anderen Formen der Hyperthyreose, der Überfunktion der Schilddrüse, ähneln symp-tomatisch dem Morbus Basedow, mit mehr oder weniger starker Ausprägung der einzelnen Symptome. Die ursächliche Klärung und die gezielte Behandlung gehören in die Hand des Arztes. Er wird auch Anweisung über notwendige Verhaltensweisen und Möglichkeiten der Selbsthilfe geben.

Der endemische Kropf:

In jodarmen Gebieten beginnt die Schilddrüse, wenn nicht zusätzlich Jod zugeführt wird, zu wachsen, um ihrer Aufgabe gerecht zu werden, das heißt genügend Hormone zu bilden. Sie wächst, um eine euthyreote (ausgeglichene) Stoffwechsellage aufrechtzuerhalten. Diese Störung muss heute nicht mehr zu den extremen Vergrößerungen der Schilddrüse führen wie man sie früher, speziell in ländlichen Gebieten, gesehen hat. Bei einer Neigung zur Vergrößerung genügt eine exakte Untersuchung und mit entsprechender Substitutionstherapie kann nicht nur eine weitere Größenzunahme, sondern u. U. auch die Rückbildung einer bereits eingetretenen Vergrößerung erreicht werden.

Struma nodosa (knotige):

Gelegentlich merkt der Patient selbst, dass sich in seiner Schilddrüse Knoten entwickeln, oder er wird von seiner Umgebung darauf aufmerksam gemacht. Es lassen sich dann in der Schilddrüse ein oder mehrere verschieden große Knoten tasten, die auch im Ultraschall zu sehen und größenmäßig bestimmbar sind. Allerdings lässt sich noch keine Aussage über ihre Art machen, zumal diese Knoten labormäßig kaum Veränderungen der normalen Schilddrüsenhormone verursachen. Grundsätzlich gibt es zwei, beziehungsweise drei Möglichkeiten, wobei Zysten auch schon sonografisch zu erkennen sind. Die beiden verbleibenden sind durch die nuklearmedizinische Untersuchung (Szintigrafie) zu unterscheiden. Das bei dieser Untersuchung injizierte radioaktive Material wird von der Schilddrüse gespeichert und die Menge der Speicherung kann mit einer Gamma-Kamera registriert und farbig bildlich dargestellt werden. Die Knoten können gegenüber dem umgebenden Gewebe eine vermehrte Speicherung, als Zeichen einer vermehrten Hormonbildung, aufweisen und werden dann als »heiße Knoten« und nach ihrer Funktion als autonome Adenome bezeichnet. Letzteres bedeutet, dass sie nicht auf die Steuerung durch die Hypophyse mit dem TSH reagieren und selbständig schrankenlos produzieren. Umgekehrt kann die Speicherung in den Knoten völlig ausbleiben, dann spricht man von einem »kalten Knoten«, und der ist immer verdächtig auf einen bösartigen Tumor. Zur Klärung bleibt noch eine Feinnadelpunktion und mikroskopische Untersuchung, ansonsten muss operiert werden.

Schilddrüsenentzündung:

Die akute Entzündung der Schilddrüse ist eine eher seltene Erkrankung. Sie kann im Anschluss an eine Virus- oder bakterielle Infektion auftreten und ist von starkem Krankheitsgefühl und Schmerzen begleitet.

Die Überfunktion ist nur vorübergehend, wenn Gewebe zugrunde geht und vermehrt T3 und T4 freigesetzt werden.

Die so genannte stille Thyreoiditis ist eine Entzündung mit wenig Schmerzen und betrifft vor allem Frauen nach einer Entbindung. Anfangs besteht wieder eher eine Hyperthyreose, die bei mäßiger Vergrößerung der Schilddrüse in eine Unterfunktion übergeht. Diese wird dann meistens diagnostiziert und entsprechend behandelt. Die Erkrankung verschwindet von selbst (selbstlimitiert) und es stellt sich allmählich eine normale Hormonproduktion ein.

Eine weitere Schilddrüsenentzündung ist die nach einem Schweizer benannte Quervain'sche Krankheit. Die Ursache ist noch nicht bekannt, ein Virus wird vermutet. In der Vorgeschichte finden sich häufig Viruserkrankungen, wie Mumps usw. Die Erkrankung beginnt plötzlich mit Schmerzen, die von einer Seite zur anderen wandern und sich dann an einer Stelle etablieren, ähnlich einer Halsentzündung. Meist besteht ein leichtes Fieber und die Schilddrüse ist leicht knotig vergrößert. Anfangs erfolgt durch die entzündliche Zerstörung von Schilddrüsengewebe vorübergehend eine erhöhte Freisetzung von T3 und T4, mit nachfolgendem Abfall. Die Erkrankung ist auch selbstlimitiert, sie klingt nach einiger Zeit ab. Die ärztliche Behandlung richtet sich nach der Schwere der Entzündung und ist auf die Symptome gerichtet.

Die Unterfunktion:

Die Schilddrüse produziert zu wenig Hormone. Allgemeine Symptome sind Müdigkeit, Leistungsminderung, verzögerte Reaktionszeit, Gewichtszunahme, schlechte Merkfähigkeit, langsamer Puls, Verstopfung, Kältegefühl, auch Nervenerscheinungen wie das Karpaltunnelsyndrom können damit verstärkt werden.

Man unterscheidet die primäre Form – die Schilddrüse produziert zu wenig Hormone; eine sekundäre – die Hirnanhangdrüse produziert zu wenig Schilddrüsen-anregendes TSH-Hormon; und eine tertiäre Form – die Störung liegt im Zusammenspiel zwischen Hypophyse und Hypothalamus.

Eine Schilddrüsenunterfunktion kann angeboren sein. Das wird durch die Routineuntersuchung der Neugeborenen rechtzeitig erkannt. Bei sofortigem Beginn der Behandlung wird eine normale Entwicklung ermöglicht. Bei zu spätem Behandlungsbeginn kann die geistige Entwicklung des Kindes nicht optimal verlaufen. Die Ursachen sind eine eingeschränkte Entwicklung des Organs, eine atypische Lage und Schädigungen der kindlichen Schilddrüse während der Schwangerschaft über das mütterliche Blut (Hormonmangel, Überschuss, Radiojodtherapie).

Ein extremer Jodmangel kann ebenfalls eine Unterfunktion bedingen (endemischer → Kropf).

Die häufigste Ursache einer Hypothyreose, vor allem bei

Die wichtigsten Jodspender aus dem Meer

Fischart	Jodgehalt in µg pro 100 g	Fischart	Jodgehalt in µg pro 100 g
Schellfisch	*416*	*Rotbarsch*	*99*
Algen	*400*	*Goldbarsch*	*74*
Dorschlebertran	*335*	*Makrele*	*74*
Schellfisch	*243*	*Auster*	*58*
Seelachs	*260*	*Hering*	*52*
Scholle	*190*	*Heilbutt, weißer*	*52*
Garnele	*130*	*Tunfisch*	*50*
Miesmuschel	*130*	*Aal*	*4,0*
Kabeljau	*120*	*Regenbogenforelle*	*3,2*
Dorsch	*120*		

Frauen nach dem 40. Lebensjahr, ist jedoch die »Hashimoto-Thyreoiditis« – eine eher schleichende, chronische, symptomarme Schilddrüsenentzündung infolge einer Autoimmunerkrankung, bei der Antikörper das Schilddrüsengewebe zum Teil zerstören. Damit gehen anfangs eher erhöhte T3- und T4-Werte im Blut einher, die aber mangels Symptomen kaum registriert werden, später ein Abfall und klinisch die Zeichen der Unterfunktion, die einer ständigen Hormontherapie bedarf.

Durch Operation, Bestrahlung oder Medikamente kann ebenfalls eine Unterfunktion provoziert werden, wenn z. B. zu viel Gewebe entfernt wurde, bzw. entfernt werden musste, oder wenn schilddrüsenhemmende Medikamente zu hoch dosiert wurden.

Auch die die Schilddrüse steuernde Hypophyse kann die Unterfunktion auslösen, meist sind Tumoren schuld daran.

Ernährung

▲ ausgewogene Kost

Bei Unterfunktion der Schilddrüse, vor allem zur Vorbeugung gegen einen Jodmangelkropf, soll die Ernährung jodreich, bei Überfunktion der Schilddrüse jodarm sein. In weiten Gebieten Mitteleuropas kann der Jodbedarf nur durch eine sehr ausgewogene Kost gedeckt werden. Der Jodbedarf ist in den einzelnen Lebensabschnitten unterschiedlich.

Um diesem Angebotsmangel zu begegnen wird das Speisesalz in Österreich und in der Schweiz seit 1963 jodiert und in Deutschland mit Jod versetzt unter der Bezeichnung »Vollsalz« oder »Jodsalz« in den Handel gebracht. Meersalz ist nicht, wie angenommen, jodhaltig, da beim Gewinnen durch Verdampfen des Wassers auch das Jod aus der Sole entfernt wird. Meersalz ist daher zur Jodversorgung nicht geeignet. Industriell hergestellte Fertigprodukte enthalten kein jodiertes Salz; wohl aber ausschließlich in Salinen gewonnenes Meersalz ohne Nachbearbeitung. Am besten deckt man den Jodbedarf, indem man mehrmals wöchentlich Meeresfisch isst – eine sichere Jodquelle!

Zu meiden ist bei Jodmangel der übermäßige Verzehr von Kohl, Grünkohl, Sauerkraut, Karfiol (Blumenkohl), Weißkohl und Wirsing, da diese Kohlgemüse, im Übermaß gegessen, die Jodaufnahme hemmen.

Der Jodgehalt von anderen Lebensmitteln

	Jodgehalt in µg pro 100 g
Getreide	
Roggenbrot	*8,5*
Weißbrot	*5,8*
Haferflocken	*4,0*
Reis	*2,2*
Eier	
Hühnerei	*9,7*
Gemüse	
Spinat	*20,0*
Radieschen	*8,0*
Kartoffel	*3,8*
Gurke	*2,5*
Obst	
Apfel	*1,6*
Birne	*1,0*
Kirsche	*0,3*
Getränke	
Kaffee, Tee	*8,0*
Milch	
Muttermilch	*6,3*
Kuhmilch	*3,7*
Milchprodukte	
Butter	*4,4*
Topfen (Quark)	*3,4*
Edamer-Käse	*4,0*
Jogurt	*3,7*
Fleisch	
Schweine-/Rindfleisch	*3,0*
Kalbfleisch	*2,8*
Schaffleisch	*2,7*

Homöopathie

- Calcium carbonicum
- Iodum
- Lapis albus
- Lycopus virginicus
- Spongia
- Arsenum iodatum
- Aurum metallicum
- Badiaga
- Ferrum iodatum
- Hedera helix
- Kalium iodatum
- Lachesis
- Natrium muriaticum

Die folgenden Mittel sind nicht nur für Kropf oder Knoten, sondern können bei Schilddrüsenstörungen ganz allgemein angezeigt sein. Die homöopathische Behandlung eines alten, vielleicht »familiären« Kropfes ist keine einfache Angelegenheit und keinesfalls eine Sache der Selbstbehandlung, sondern bedarf eines erfahrenen Homöopathen, der auch die Grenzen des möglichen Regulationsversuchs erkennt. Wenn jedoch früh genug begonnen wird und vegetativ günstige Umstände vorliegen, wird man am ehesten ein Innehalten im Wachstum erreichen können.

Calcium carbonicum: ein ausnehmend bewährtes Mittel bei Kropf. Der Typus des Mittels entspricht der Schilddrüsenunterfunktion: Blasse Patienten, die leicht schwitzen, erkältungsanfällig sind und eher zu Langsamkeit oder Trägheit neigen. Die Schilddrüse schwillt vor der Menstruation an. Verschlechterung: durch körperliche oder mentale Anstrengung, Kälte, bei Vollmond. Besserung: Wärme, warmes Wetter.

Iodum: wichtiges Mittel der Homöopathie bei Kropf und Schilddrüsenstörungen. Es ist eine heroische Arznei, die alle Vorsicht eines guten homöopathischen Arztes in Anspruch nimmt, schreibt Hahnemann. Gerade feinfühlige, sensible Personen kennen manchmal eine Überempfindlichkeit (Allergie) bei Kontrastmitteln, in denen Jod enthalten ist.

Symptome: Angst, Angstschauer durch den ganzen Körper, vor allem in Ruhe. Rastlosigkeit, Erschöpfung, Schwellung von Drüsengewebe, nicht nur der Schilddrüse, Zittern; Abmagerung trotz Heißhungers; geschwollene Drüsen, Heiserkeit. Verschlechterung: Ruhe, warmes Zimmer. Besserung: im Freien, in Bewegung.

Lapis albus: Weißer Stein, kommt in Gebirgstälern vor (Gasteinertal), in denen früher Kretinismus und Kropf sehr verbreitet waren. Durch Änderung der Lebensumstände ist er jetzt seltener geworden; jedoch hat Lapis albus eine große Bedeutung bei der Behandlung des Kropfes, vor allem bei anämischen (blutarmen) Patienten; Drüsenschwellungen usw.

Lycopus virginicus oder **europaeus:** sowohl potenziert wie auch als Urtinktur brauchbar. Beunruhigendes Pochen des Herzens in der Brust. Rege mentale und körperliche Aktivität, besonders abends, abwechselnd mit großer Erschöpfung; Gedankenflucht, hervorstehende Augen, Zuckungen der Muskeln am ganzen Körper; müde, kann jedoch nicht einschlafen.

Spongia: Der Meerschwamm enthält reichlich Jod und ist in der Volksheilkunde schon lange zur Behandlung des Kropfes in Gebrauch. Typisch sind die Herzsymptome; Herzrasen, nächtliches Erwachen durch Herzklopfen. Berührungsempfindliche, oft stechend schmerzende Schilddrüsenregion. Erschöpft nach geringen Anstrengungen.

Weitere Mittel: Arsenum iodatum (starke Abmagerung, Schwäche, Erschöpfung, Ruhelosigkeit), Aurum metallicum (starke Depressionen, Selbstvorwürfe, lebhafte, ruhelose Menschen, pulsierende Empfindung in der Schilddrüse.

Verschlechterung: nachts, im Winter, Badiaga (Herzklopfen, schlimmer in Kälte, besser in Wärme – Unterschied zu Jod), Ferrum iodatum (Schwellung der Schilddrüse bei blassen, eher mageren Patienten, hektische Flecken im Gesicht, große Unruhe, nervliche Erschöpfung, nach der Menstruation ein hervorstehendes Auge; besonders nach Unterdrückung der Menses, Operation, Hormone u. ä.), Hedera helix (der Efeu rankt sich um die Bäume, schnürt nach einer gewissen Zeit die Luft zum Atmen ab, diese Signatur weist auf die Schilddrüse; sehr ähnliche Symptome wie Jod), Kalium iodatum (empfindlich auf Druck, auf Berührung, rasche Vergrößerung der Schilddrüse; deutliche Besserung an der frischen Luft, im Freien), Lachesis (Berührungsempfindlichkeit, Redefluss, Hals schwillt zu nach Aufregung, Kummer, enttäuschter Liebe usw.), Natrium muriaticum = chloratum (Glotzauge, Exophthalmus oder Morbus Basedow, bei ausgezehrten Patienten, die schwere psychische Belastungen durchleben mussten, davon gezeichnet sind und nicht von den alten Ereignissen loskommen).

Hausmittel

▲ **Heilerde-Wickel**

Als wohltuend hat sich in vielen Fällen von Spannungszuständen, bei Schmerzen, auch Entzündungen der Schilddrüse der Heilerde-Wickel erwiesen, je nach Verträglichkeit 1- bis 2-mal täglich.

Schlafapnoe

→ **Lebensstil**

Mit Apnoe bezeichnet man einen Atemstillstand und mit Schlafapnoe regelmäßig auftretende Atemstillstände während des Schlafes mit einer Dauer von 10 bis zu 120 Sekunden. Dadurch kommt es zu einer Sauerstoffunterversorgung des Gehirns und in der Folge zu einem Wecksignal. Die typisch lauten Schnarchgeräusche, die man Wände hindurch hört, sind ein deutliches Indiz dafür, dass der Schläfer angestrengt versucht, durch die verengten Atemwege einzuatmen. Dieses extrem laute Schnarchen ist Hinweis auf eine grundsätzlich gefährliche Erkrankung – was nicht bedeutet, dass jeder Schnarcher eine Schlafapnoe hat oder unmittelbar gefährdet ist. Einzig die Atemunterbrechungen während des Schlafes, die vor allem vom Partner bemerkt werden, sind charakteristisch. Vorausgehend wird die Atmung immer flacher, setzt aus und wird mit einem besonders tiefen Atemzug, mit entsprechenden Schnarchgeräuschen, wieder fortgesetzt. Typisch ist auch, dass sich der Patient an die Ereignisse der Nacht, obwohl er während einer Attacke in einen Dämmerzustand gelangt, nicht erinnern kann. Weiteres charakteristisches Syndrom ist die mangelhafte Entmüdung am nächsten Tag. Der Patient ist müde, abgeschlagen und antriebslos, kann sich zu keiner anstrengenden Tätigkeit aufraffen und schläft bei jeder Gelegenheit ein.

Bei Auftreten dieser charakteristischen Symptome kann im Schlaflabor (Polysomnografie) Klarheit geschaffen werden. Das sind gegen Lärm-, Licht- und Erschütterungseinflüsse abgeschirmte Räume, in denen der verkabelte Patient schläft. Während des Schlafes werden in der Regel die Gehirnströme, die Augenbewegungen, die Atmung, das EKG oder zumindest der Puls und die Sauerstoffsättigung im Blut registriert. Diese Untersuchung ist von der entsprechenden Einrichtung abhängig und gehört dem Lungenfach zu.

Die Ursache der Schlafapnoe liegt entweder peripher in den verschließenden Veränderungen an den Bronchien und im Kehlkopf oder zentralnervös an einer reduzierten Ausgangsaktivität des Atemzentrums im Gehirn. Auch können beide Ursachen gemeinsam bestehen. Selten lösen schwerere Erkrankungen des Gehirns die Atembehinderung aus.

Am häufigsten ist die periphere Behinderung in den Atemwegen. Förderlich im schlechten Sinne sind Übergewicht, Rauchen und Alkoholgenuss. Desgleichen können Behinderungen in den Nasenwegen verstärkend wirken. Schlafmittel begünstigen die Schlafapnoe.

Die typischen Schnarchgeräusche entstehen, wenn der Schlafende mit offenem Mund atmet. Die Backenmuskeln sind erschlafft, die Rachenwände nähern sich, so dass der Luftstrom das ebenfalls erschlaffte Gaumensegel in Schwingung versetzt und die Schnarchgeräusche entstehen lässt. Beim Schlafapnoiker verschließen sich die Atemwege vorübergehend ganz und haben jedes Mal einen Sauerstoffmangel im Gehirn zur Folge, bei gleichzeitigem Anstieg des Kohlendioxids, das nicht ausreichend abgeatmet wird. Während die Sauerstoffsättigung im Blut bis zu 15 % abnimmt, nimmt die Kohlendioxid-Sättigung bis zu 30 % zu. Das Atemzentrum im Gehirn reagiert mit einer unvollständigen Weckreaktion. Im Krankheitsverlauf erhöht sich nicht nur die Dauer der einzelnen Atemaussetzer, sondern auch die Anzahl während einer Nacht. Der Betroffene erreicht nie die erholsame Tiefschlafphase, die sauerstoffarme Zeit kann bis zu 75 % der gesamten Schlafzeit ausmachen. Die Folgen sind eine extrem erhöhte Unfallgefahr am Tag durch ausgeprägte Tagesschläfrigkeit, Leistungsminderung und Morgenkopfschmerzen. Am häufigsten kommt der Partner dem Problem auf die Spur – durch abgehacktes, extrem lautes Schnarchen mit hörbaren Atemaussetzern des Schlafgestörten.

Gefährlich wird es dann, wenn gleichzeitig Herzschwäche oder Herzrhythmusstörungen und Durchblutungsstörungen des Gehirns vorhanden sind.

Nicht behobene, schwere Schlafapnoe über längere Zeit stellt ein Risiko dar, an schweren Herz-Kreislauf-Erkrankungen (Herzrhythmusstörungen, Verengungen der Herzkranzgefäße, Herzinfarkt, Schlaganfall) zu erkranken.

Als Therapie wird im Labor eine Maske (CPAP) angepasst, die mittels Überdruck die Atemwege offen hält. Diese Maske ist vor allem für jene Patienten angezeigt, die an Herz-Kreislauf-Erkrankungen leiden und bei denen der ständige Weckreiz durch die Atemstillstände zusätzlichen Stress verursacht. Die neuen Geräte suchen sich den nötigen Strömungsdruck bereits selbst aufgrund der Strömungsverhältnisse des Atemstroms des Patienten. Sie sind klein und handlich, transportabel und leise. Mit Hilfe der Geräte kann sehr schnell die normale Schlafarchitektur erreicht werden und der geplagte Apnoiker erholt sich rasch.

Neben dem CPAP-Gerät können spezielle Mund- oder Kieferschienen in der Nacht hilfreich sein. Außerdem gibt es noch chirurgische Möglichkeiten, indem man überschüssiges Fettgewebe aus dem Rachen entfernt.

Selbsttest auf Schlafapnoe – Test 1

Beim folgenden Test liegt eine Schlafapnoe mit großer Sicherheit nicht vor, wenn Sie weniger als 14 Punkte erreichen. Bei einer Punkteanzahl von bis zu 28 macht es dagegen Sinn, das Thema Schlafen gelegentlich mit Ihrem Arzt zu besprechen. Haben Sie mehr als 28 Punkte auf dem »Schlafkonto«, sollten Sie unverzüglich zum Arzt gehen, um das wahrscheinlich vorliegende Problem »Schlafapnoe« einer ausführlichen Klärung zuzuführen.

Im Test erhalten Sie für ein »häufig« 3 Punkte, für ein »manchmal« 2 Punkte, für ein »selten« 1 Punkt und für
»nie« 0 Punkte. Zählen Sie am Ende die Punkte zusammen.

Schnarchen Sie?

❍ Häufig (3) ❍ Manchmal (2) ❍ Selten (1) ❍ Nie (0)

Wenn Sie schnarchen, seit wann schnarchen Sie?

❍ Immer schon (3) ❍ Seit einiger Zeit (2)
❍ Jetzt weniger als früher (1)

Ist Ihr Schlaf unruhig?

❍ Fast immer (3) ❍ Manchmal (2) ❍ Sehr selten (1) ❍ Nie (0)

Wachen Sie nachts auf und haben Sie dann das Gefühl, »keine Luft zu bekommen«?

❍ Oft (3) ❍ Manchmal (2) ❍ Sehr selten (1) ❍ Nie (0)

Wie oft müssen Sie nachts wegen Harndrang aufstehen?

❍ Öfter als 3-mal (3) ❍ Höchstens 2- bis 3-mal (1)
❍ Nie öfter als 1-mal (0)

Hat Ihnen Ihr Bettpartner berichtet, dass Ihre Atmung im Schlaf aussetzt?

❍ Ja, schon oft (3) ❍ Ein paar Mal (2) ❍ Ganz selten (1) ❍ Nie (0)

Leiden Sie nach dem Aufwachen an Kopfschmerzen?

❍ Ja, oft (3) ❍ Manchmal (2) ❍ Sehr selten (1) ❍ Nie (1)

Sind Sie nach dem Aufwachen …?

❍ Gerädert und erschöpft (3) ❍ Öfters müde (1) ❍ »Erquickt« und erholt (0)

Atmen Sie gut und normal durch die Nase ein und aus?

❍ Praktisch nie (3) ❍ Eher nicht (2) ❍ Selten (1) ❍ Immer (0)

Sind Sie übergewichtig und wenn wie stark?

❍ BMI* > 30 (3) ❍ BMI < 30 (2) ❍ Nein (0)

Plagt Sie auffällige Atemnot bei körperlicher Anstrengung?

❍ Oft (3) ❍ Manchmal (2) ❍ Selten (1) ❍ Nie(0)

Verspüren Sie ein Nachlassen Ihrer Leistungsfähigkeit?

❍ Ja, sehr stark (3) ❍ Ja, merklich (2) ❍ Ein bisschen (1) ❍ Nein (0)

Kennen Sie blutsverwandte Familienangehörige, bei denen eine »Tagesschläfrigkeit« diagnostiziert wurde?

❍ Ja (3) ❍ Nein (1)

Sind Sie selbst tagsüber auffällig müde und wird Ihnen besondere Müdigkeit nachgesagt?

❍ Sehr häufig (3) ❍ Immer wieder einmal (2)
❍ Manchmal (1) ❍ Nie (0)

Kommt es vor, dass Sie tagsüber unbeabsichtigt einschlafen?

❍ Oft (3) ❍ Manchmal (2) ❍ Selten (1) ❍ Nie (0)

Haben Sie unerklärliche Gedächtnislücken?

❍ Sehr oft (3) ❍ Manchmal (2) ❍ Selten (1) ❍ Nie (0)

Fühlen Sie sich in letzter Zeit niedergeschlagen, reizbar oder antriebslos?

❍ Ja, sehr stark (3) ❍ Immer wieder einmal (2)
❍ Selten (1) ❍ Nie (0)

Summe

Auflösung:

Weniger als 14 Punkte:
kein Problem

15 bis 28 Punkte:
gelegentlich mit Arzt besprechen

Mehr als 28 Punkte:
ausführliche ärztliche Klärung

* Body-Mass-Index

Selbsttest auf Schlafapnoe – Test 2

Haben Sie hohen Blutdruck?	❍ *Ja* 1	❍ *Nein* 0	
Schnarchen Sie?	❍ *Ja* 2	❍ *Nein* 0	
Bemerkt Ihr Schlafpartner Atemaussetzer?	❍ *Ja* 2	❍ *Nein* 0	*Summe*

Nun zählen Sie die gesammelten Punkte zusammen und gehen hinunter in jene Spalte, in der Ihrem Halsumfang die entsprechende Ziffer oder Zahl gegenübersteht.
Das ist das Endergebnis.

Beispiel: *Sie erreichen die Punktezahl 3 und haben Halsumfang 40.*
Ihr Endergebnis beträgt 13.

Erreichte Punkteanzahl

Halsumfang in cm	*0*	*2*	*4*	*1*	*3*	*5*
28	*0*	*0*	*1*	*0*	*1*	*2*
30	*0*	*0*	*1*	*1*	*1*	*4*
32	*0*	*1*	*2*	*1*	*3*	*5*
34	*1*	*2*	*3*	*2*	*4*	*8*
36	*1*	*3*	*5*	*4*	*6*	*11*
38	*2*	*4*	*7*	*5*	*9*	*16*
40	*3*	*6*	*10*	*8*	*13*	*22*
42	*5*	*8*	*14*	*11*	*18*	*30*
44	*7*	*12*	*20*	*15*	*25*	*42*
46	*10*	*16*	*28*	*21*	*35*	*58*
48	*14*	*23*	*38*	*29*	*48*	*80*
50	*19*	*32*	*53*	*40*	*66*	*110*

Punktebewertung:

Unter sechs Punkten ist der Verdacht auf eine Schlafapnoe ausgeräumt. Beträgt die Punkteanzahl mehr als 15, ist der Verdacht auf eine Schlafapnoe mit einer Wahrscheinlichkeit von 81 % anzunehmen.

Bei jeder Punkteanzahl dazwischen ist weiterhin Vorsicht angebracht und die Diagnosefühler sollen weiterhin ausgestreckt bleiben.

Die größere, weiterführende Diagnostik erfolgt im Schlaflabor, um festzustellen, ob die Atemaussetzer zu Weckreaktionen und Schlafstörungen führen und die Beschwerden des Patienten erklären können. Erst bei sicherer Feststellung dieser Umstände ergibt die Behandlung einen Sinn.

Lebensstil

- Vermeidung von Übergewicht
- Verzicht auf Alkohol
- Verzicht auf Schlafmittel

Das Wichtigste ist die Vermeidung von Übergewicht – ein namhafter Gewichtsabbau kann die Schwere der Erkrankung erheblich reduzieren; ebenso der Verzicht auf Alkohol am Abend und das Meiden von Schlafmitteln.

Weiters muss auf eine konsequente lebenslange Verwendung der CPAP-Maske gedrängt werden. Aus der Erfahrung weiß man, dass etwa 30 % der Betroffenen nach etwa 2 Jahren die Behandlung nicht mehr fortsetzen.

Schlafstörungen

- Akupressur
- Homöopathie
- Heilpflanzen
- Kneipp
- Hausmittel
- Ernährung

Bis zum Morgengrauen wach zu liegen, um schließlich vor Erschöpfung in unruhigen, unerquicklichen Schlaf zu versinken – oder abends frühzeitig einzuschlafen und nach 1 – 2 Stunden schon zu erwachen und dann die Nacht wach zu liegen, ist das Schicksal vieler Menschen aller Altersstufen.

Während ältere Menschen häufig aufgrund von Blutdruckstörungen nicht einschlafen können, verhindert bei den Jüngeren meist Stress die ersehnte Erholung. Diesen Stress abzubauen, muss erstes Ziel jeder Behandlung sein.

Auch die Schlafumgebung, die Raumtemperatur und die Matratzen-Qualität sind wichtig. Bei Schlafstörungen kann die Naturheilkunde besonders gut helfen.

Akupressur

- N 1
- MP 6
- B 10
- KG 15
- H 7
- N 6
- B 15
- G 20
- KG 17
- MP 3

Akupunktur und chinesische Massage etwa können in den meisten Fällen Medikamente vollwertig ausgleichen, ohne auch nur im Geringsten schädliche Nebenwirkungen (psychische oder organische, z. B. Leber oder Nieren betreffend) hervorzurufen.

Die Chinesen wussten sich gegen Nervosität, Unausgeglichenheit und Rastlosigkeit – unmittelbare Ursachen von Schlaflosigkeit – hervorragend zu helfen. Die stoische Ruhe der Asiaten ist sprichwörtlich! Selbst Begleiterscheinungen mangelnden Schlafes, wie Appetitlosigkeit, Kopf- und Kreuzschmerzen, stellen bei konsequenter Durchführung der Ratschläge bald kein Problem mehr dar.

Schlafgestörte sollten etwa eine Stunde vor dem Schlafengehen warm duschen und dann die Fußsohle bis zum Unterschenkel von unten nach oben massieren.

Besondere Zonen auf der Fußsohle sind N 1, die Fußmitte und die Fersenmitte, weiters N 6 und MP 6. N 6 trägt den klingenden Namen »Erleuchtetes Meer«, gehört dem

Nierenmeridian an und liegt ganz knapp unter dem Innenknöchel. Es handelt sich um einen Punkt, über den die Vitalfunktion (auch die Potenz) angekurbelt wird. Energieschwäche und psychische Labilität werden durch Massage des N 6 sehr günstig beeinflusst.

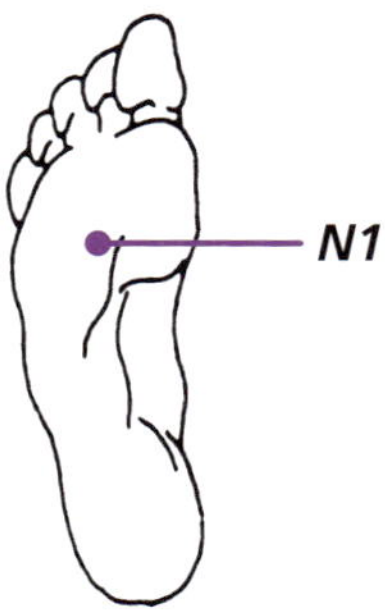

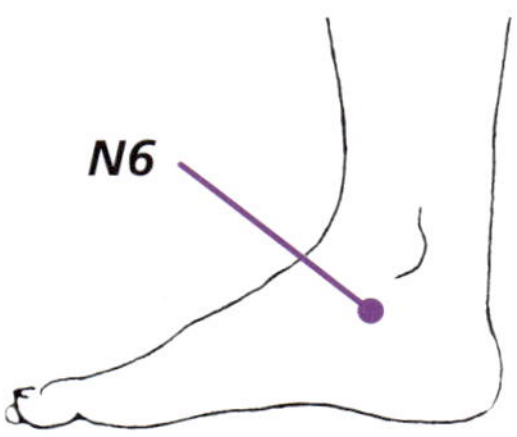

MP 6, der in einigen anderen Kapiteln ebenfalls eine wichtige Rolle spielt und daher noch ausführlich beschrieben wird, liegt vier Querfinger oberhalb der Spitze des inneren Knöchels am Hinterrad des Schienbeines.

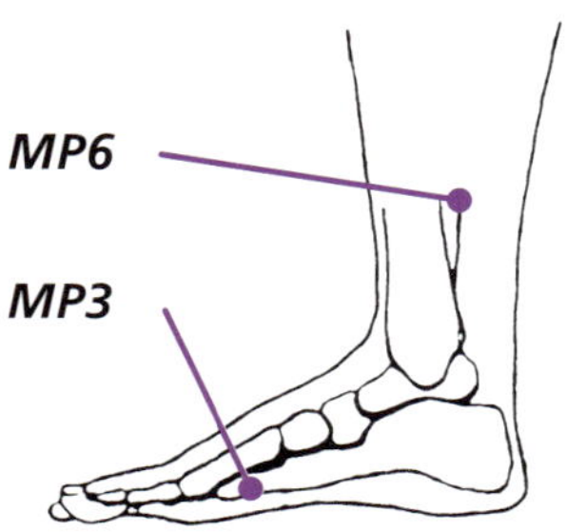

Massiert werden ferner folgende Körperpunkte: B 15, B 10, G 20, KG 15, KG 17 und H 7.

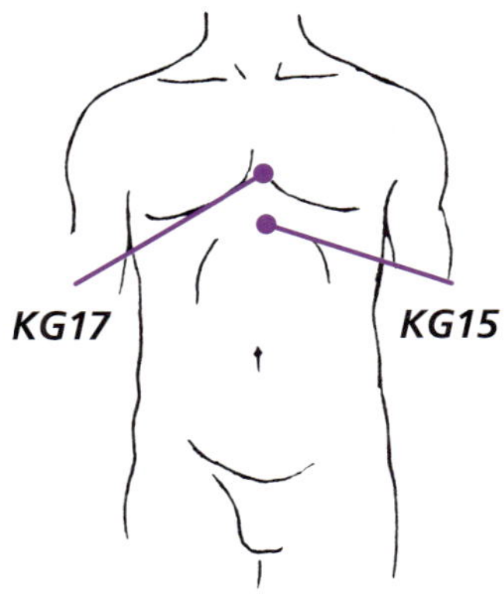

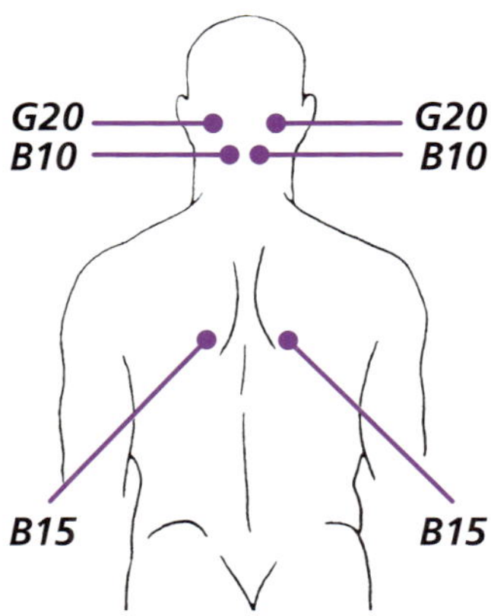

B 15 ist der »Zustimmungspunkt des Herzens« und liegt in der Höhe des 5. Brustwirbeldornfortsatzes, zwei Querfinger seitlich der hinteren Mittellinie. Den 5. Brustwirbeldorn finden Sie, indem Sie den Kopf nach vorne neigen und auf der Wirbelsäule eine auffallende Erhöhung tasten – das ist der Dornfortsatz des 7. Halswirbels. Jetzt müssen Sie nur fünf Fortsätze nach unten zählen. B 15 ist ein Punkt, dessen Massage stark auf die Psyche wirkt. In der chinesischen traditionellen Medizin hat das Herz neben seiner Kreislauffunktion als Pumpe auch eine wichtige Aufgabe im Zusammenhang mit der Seele. Im Westen kennen wir diesen Zusammenhang wohl auch, werden uns dessen aber kaum mehr bewusst. Nur Redensarten (ein »herzensguter« Mensch usw.) erinnern daran.

B 10 ist die »Himmelssäule« und liegt in Höhe der hinteren Haargrenze, etwa zwei Querfinger seitlich der hinteren Körpermittellinie. Dieser Punkt wirkt auch gegen Kopfweh.

G 20 finden Sie so: Tasten Sie auf dem Hinterkopf in der Nähe des Ohrläppchens eine Knochenerhöhung (Warzenfortsatz) – von hier mit dem Finger etwas in Richtung Mitte gleiten, bis Sie eine leichte Vertiefung fühlen. Dort liegt der »Windteich«, wie der Punkt im Chinesischen genannt wird.

KG 15 liegt am Ende des unteren Randes des Brustbeines. KG 17 befindet sich in der Brustmitte, genau zwischen den beiden Brustwarzen. Er wird in der Akupunktur als so genannter »Meisterpunkt für die Atmung« geführt.

H 7 schließlich ist »Das Tor der Götter« und liegt auf der Handgelenkquerfalte innen, an der Seite des kleinen Fingers. H 7 ist ein beliebter Punkt zur Harmonisierung der Seele. Auch gegen Prüfungsangst und alle Formen von Nervosität wird er von Akupunkturärzten gerne benützt.

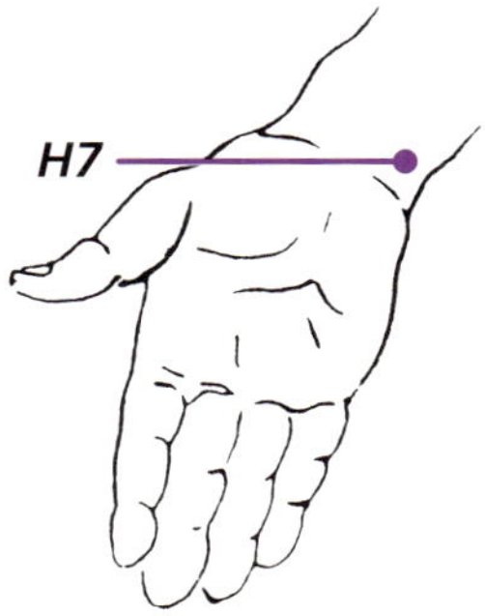

Bei Patienten mit zu hohem Blutdruck bewährt sich folgende Methode recht gut: Klopfen Sie mit der Faust oder den Fingerkuppen auf jede Fußsohle je 100-mal.

Mit der Moxazigarre oder normalen Zigarette (der einzige Anlass, bei dem wir den Patienten zum Griff nach der Zigarette raten) können noch die Zonen MP 3 und MP 6 lokal erwärmt werden. MP 6 wurde schon beschrieben, MP 3 befindet sich knapp hinter dem Grundgelenk der großen Zehe, in einem Grübchen am inneren Rand des Fußes.

Da das Bekämpfen chronischer Schlaflosigkeit mit Schlafmitteln unweigerlich zu ständiger Dosissteigerung führt, ist es ratsam, den Teufelskreis so rasch wie möglich zu durchbrechen – noch bevor körperliche und geistige Schäden eingetreten sind.

Einen Akupressurpunkt, der sich gut zur Selbstbehandlung eignet, finden Sie auch auf der Spitze der zweiten Zehe, im äußeren Winkel des Nagelbettes.

Noch ein Tipp am Rande: Auf harten Betten schläft man erfahrungsgemäß besser.

Homöopathie

- Aconitum
- Belladonna
- Arsenicum album
- Nux vomica
- Sulfur
- Ambra
- Coffea
- Pulsatilla
- Natrium muriaticum

Wenngleich man nach Wochen der Schlaflosigkeit vielleicht auf chemische Mittel zurückgreifen muss, sollte vor allem auf Dauer mit biologischen, pflanzlichen Mitteln das Auslangen gefunden werden.

Aconitum: Angst vor Unglück oder Tod, vor dem Sterben, starke bis stärkste Ruhelosigkeit.

Belladonna: Heißer Kopf, plötzliches Hochfahren des Körpers, Zuckungen, Augen glasig, halb offen.

Arsenicum album: Ruhelosigkeit, wälzt sich hin und her, leicht zu kalt, ängstigende, manchmal hypochondrische Gedanken, Sorgen.

Nux vomica: Schwache Patienten, müde, finden keinen erholsamen Schlaf, schlimme Träume, Verdauungsstörungen, zu viel am Abend gegessen, zu viel vor dem Computer gehockt, zu lange studiert usw. Nach dem Aufwachen zerschlagen.

Sulfur: Oft Folge eines ungesunden Lebenswandels, schläft ein, wacht häufig schweißgebadet auf, mit Hitze, muss Beine aus der Decke strecken; am Morgen gerädert.

Ambra: Oft bei alten Leuten, mager, immer zu kalt, nervös.

Coffea: Eine Überfülle von Gedanken raubt den Schlaf. Man legt sich nach einem anstrengenden Tag müde hin und ist dann hellwach, die Gedanken kreisen, es ist die Schlaflosigkeit, die durch zu viel Kaffee hervorgerufen wird; oft ausgelöst durch Erregung.

Pulsatilla: Kummer, Kränkung, nachmittags sehr müde, abends hellwach.

Natrium muriaticum: Dieselben Gedanken kehren immer und immer wieder, Festhalten am Alten; Kummer; innerliche und äußerliche Unbeweglichkeit; Vergleiche mit dem Bild der erstarrten Salzsäule.

Heilpflanzen

- Nerventee
- Kräuterkissen

Die Nervosität und die davon ausgehende Schlaflosigkeit sind zum Hauptübel unserer Zeit geworden! Wenn es der Arzt für notwendig befindet, werden dagegen so genannte Psychopharmaka bzw. Schlafmittel verordnet. In allen anderen Fällen soll danach getrachtet werden, mit natürlichen und durchwegs unschädlichen pflanzlichen Mitteln das Auslangen zu finden.

Der hier angeführte Nerventee mit Bestandteilen, die schon Pfarrer Kneipp empfohlen hat, bewirkt eine natürliche Beruhigung, ohne tagsüber unangenehm schläfrig zu machen und bringt einen gesunden Schlaf in der Nacht.

<u>Rezeptur:</u> Orangenblüte, unreif, offen, Lavendel, Melisse, Rosmarin, Johanniskraut, Passionsblume, Ehrenpreis, Hopfen zu gleichen Teilen. 1 bis 2 gehäufte Esslöffel mit 1/4 l siedendem Wasser überbrühen, einmal kurz aufkochen, 10 Minuten zugedeckt ziehen lassen, abseihen und zweimal täglich oder nur abends 1 Tasse trinken. Allenfalls mit Honig süßen.

Das klassische Kräuterkissen – das Schlafkissen (Nachfahre der einst mit Kräutern gefüllten Matratzen und Polster) – wirkt vor allem bei Einschlafstörungen, Kopfschmerzen, Migräne und Nervosität: Die in den Heilkräutern des Kissens enthaltenen ätherischen Öle lösen sich durch die Körperwärme und entfalten über die Atemwege ihre Wirkung. Kräuterkissen gibt es fertig im Handel, sie können aber auch selbst angefertigt werden: Man füllt einen kleinen Baumwoll- oder Leinensack mit Hopfen-, Lavendel-, Orangen- und Kamillenblüten sowie Pfefferminze, Melisse und Thymian, dieses Kissen erleichtert das Einschlafen und lindert Nervosität.

Kneipp

- Regulationstherapie

Schlafstörungen haben meist vielfältige Ursachen, die ausgeschaltet oder kompensiert werden müssen, um wieder einen normalen Schlaf-Wach-Rhythmus zu finden.

Diesen Normalisierungsprozess kann man nicht mit eingleisigen Maßnahmen (z. B. durch Einnahme von Tabletten) erreichen. Es gilt vielmehr psychosoziale Konfliktsituationen zu bereinigen, Fehlverhalten zu korrigieren und alle regulatorischen Möglichkeiten auszuschöpfen.

Die Kneipptherapie mit ihren fünf Komponenten bietet ein breit gefächertes Instrumentarium, mit dem man bestmögliche Regulationstherapie betreiben kann.

Hausmittel

- Trockenfrüchte
- Milch mit Honig und Melissengeist

Ärzte vermuten, dass bei manchen Menschen im Schlaf der Traubenzuckergehalt im Gehirn sinkt. Das ist die Ursache fürs Aufwachen. Daher: Legen Sie sich klein gehackte Trockenfrüchte, Datteln, Pflaumen, Feigen, Rosinen auf den Nachttisch und genießen Sie davon kleine Portionen. Sie sparen damit sehr oft eine Schlaftablette.

Prof. Hademar Bankhofer empfiehlt: Stehen Sie auf und trinken Sie ein Glas Milch mit 2 Teelöffeln Honig und 2 Teelöffeln Melissengeist. Sie werden dann schnell wieder einschlafen, weil der Zuckerspiegel ausbalanciert und das vegetative Nervensystem beruhigt wird.

Ernährung

- Milchprodukte
- Ausgewogene Ernährung

Manchmal ist Schlaflosigkeit auf Mangelernährung zurückzuführen. Etwa ein Defizit an Kalzium kann Schlafstörungen verursachen. Kalzium ist in Milchprodukten enthalten – Milch, Jogurt oder Buttermilch. Daher auch der Tipp mit der heißen Milch als Schlaftrunk.

Vitamin D (das die Aufnahme des Kalziums in den Körper bewirkt), Vitamin B und Magnesium haben in diesem Zusammenhang ebenfalls Bedeutung. All diese Substanzen nehmen Sie in ausreichendem Maß zu sich, wenn Ihre Ernährung vielseitig und damit gut ausgewogen ist.

Einseitige Diäten bringen ebenso wenig Besserung wie wahlloses Vollstopfen mit grundsätzlich gesunden Nahrungsmitteln.

Schlaganfall

→ Lebensstil

Ein Schlaganfall kann grundsätzlich in jedem Alter vorkommen, betrifft aber vorwiegend ältere Menschen. Er tritt plötzlich – schlagartig – auf und hat zwei verschiedene Ursachen: Ein Blutgefäß im Gehirn kann zerreißen und es tritt Blut in das Gehirn aus, das die Zellen der betroffenen Gehirnregion quetscht und schädigt – die Zellen gehen entweder zur Gänze zugrunde oder sie sind vorübergehend in ihrer Funktion schwer beeinträchtigt und führen – je nach ausgefallener Region – zu entsprechenden Ausfallserscheinungen. Etwa 8-mal häufiger ist ein plötzlicher Gefäßverschluss durch arteriosklerotische, teilweise verschließende Wandveränderungen und ein an Ort und Stelle entstandenes Gerinnsel, das den Verschluss vollkommen macht. Es ist auch möglich, dass ein Gerinnsel, welches aus einer anderen Körperregion durch den Blutstrom in das Gehirn gelangt, die Durchblutung eines Gefäßes und damit die Sauerstoffversorgung im Gehirn unterbricht. Förderlich sind die bekannten Risikofaktoren, wobei dem erhöhten Blutdruck eine vorrangige Rolle zukommt.

Beim »unblutigen« Schlaganfall, den man auch als Hirninfarkt bezeichnet, kommt es genauso zum Untergang oder zur Funktionslähmung von Gehirnzellen. Vorübergehende Minderdurchblutungen einzelner Gehirnregionen, die nach kurzer Zeit wieder verschwinden und keine bleibenden Schäden hinterlassen, werden als transitorische ischämische Attacke (TIA) bezeichnet, mit nur kurzen Funktionsausfällen, die sich wieder ganz zurückbilden. Diese im Volksmund als »Schlagerl« bezeichneten Attacken sind mögliche Vorboten eines kompletten Schlaganfalls, sie müssen Anlass zur genauen Untersuchung und Einleitung von Therapie sowie Änderung des Lebensstils sein.

Achtung: Abgestorbene Gehirnzellen können nicht gerettet werden, aber jene Zellen, die nur vorübergehend in ihrer Funktion gelähmt sind, können durch eine möglichst früh einsetzende intensivmedizinische Diagnostik, richtige Behandlung und Rehabilitation wieder zum Funktionieren gebracht werden. Die Betonung liegt auf »möglichst früh einsetzend«! Für die Art der Behandlung ist es entscheidend, die Schlaganfallursache sowie das Ausmaß und die Art der Schädigung durch klinische Untersuchung, ergänzt durch Computertomografie bzw. Magnetresonanztomografie, möglichst rasch zu erfassen. Eine Blutung kann, um die Schädigung möglichst gering zu halten, abgesaugt werden. Beim Gefäßverschluss kann durch medikamentöse Auflösung des Gerinnsels der Schaden beschränkt werden.

Menschen mit → Arteriosklerose, → Bluthochruck, → Diabetes, → Fettstoffwechselstörungen (hohem → Cholesterin) haben ein erhöhtes Risiko, einen Schlaganfall zu erleiden, wobei sich das Risiko nicht summiert, sondern mit steigender Anzahl an Risikofaktoren potenziert. Die Gesamtheit dieser Risikofaktoren findet sich beim → metabolischen Syndrom, das in der Entstehung der Herz-Kreislauf-Erkrankungen, insbesondere des Schlaganfalls, eine unheilvolle Rolle spielt. Weitere Faktoren, die einen Schlaganfall begünstigen sind Bewegungsmangel und Stress.

Nicht zu beeinflussen ist die genetische Disposition – diese wird aber in ihrer Auswirkung von den beeinflussbaren Faktoren, die vor allem durch den Lebensstil bestimmt sind, bei weitem übertroffen.

Die häufigsten Funktionsausfälle bzw. Symptome durch Schlaganfälle sind: Motorische Ausfallserscheinungen (schlaffe oder krampfartige Lähmungen, Koordination), Sprachstörungen verschiedener Art, Schluckstörung, Aufmerksamkeitsstörung, Wahrnehmungsstörung, Gedächtnisstörung, Gesichtsfeldausfall, Störungen der Sehschärfe und Doppelbilder, Schwindel, Gleichgewichtsstörung, nachfolgende epileptische Anfälle, Blasen- und Stuhlentleerungsstörungen, Sexualfunktionsstörung, Depressionen, emotionale Durchbrüche, Tagesmüdigkeit.

Zur Rehabilitation des Schlaganfallpatienten in neuralen Rehabilitationszentren arbeiten Spezialisten verschiedener Disziplinen (siehe Grafik rechts).

Das Ziel ist die Wiedereingliederung in das gesellschaftliche und soziale Umfeld, vor allem aber, so weit es möglich ist, ein selbstständiges Leben zu Hause zu erreichen.

Der neurologische Rehabilitationspatient und sein Behandlungsteam

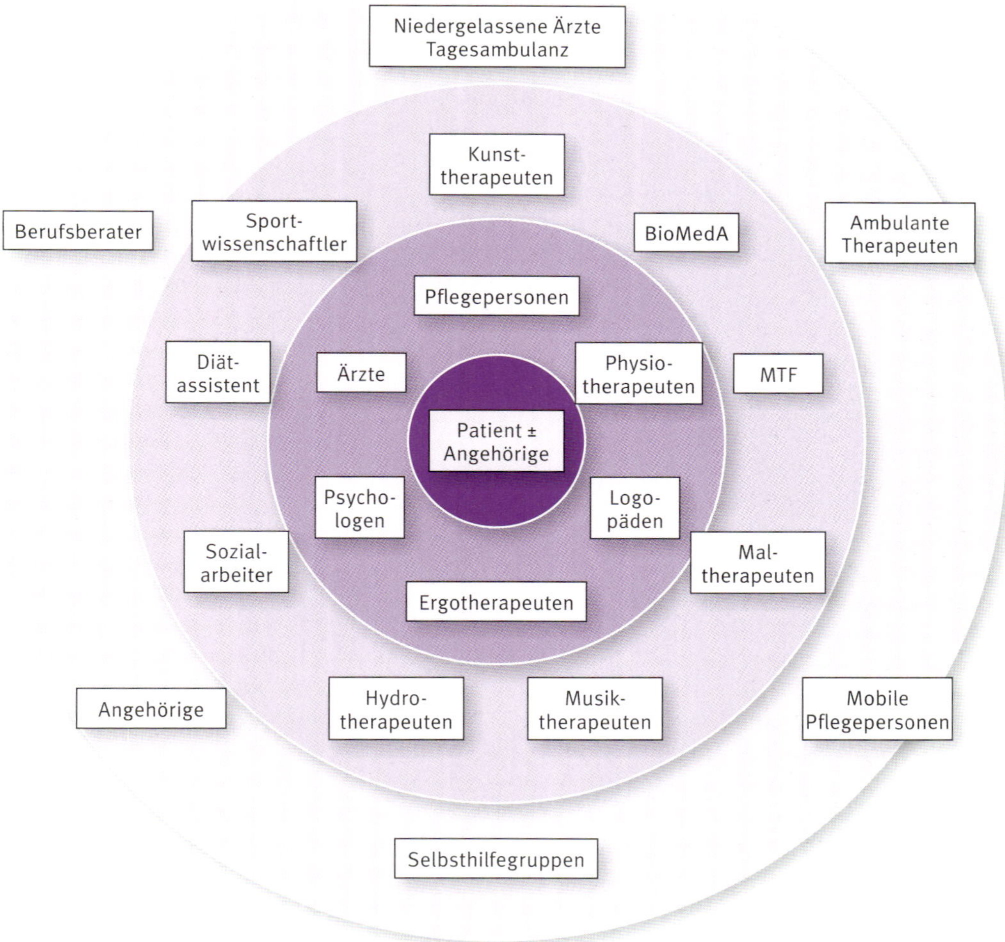

Legende:

■ = Patient

■ = Kernteam

■ = Erweitertes Rehabilitationsteam

= Ambulantes Nachbetreuungsteam

BioMedA = Biomedizinische(r) Analytiker(in)

MTF = Medizin-technische Fachkraft

Lebensstil

- Richtige Ernährung
- Bewegung
- Vorsorgeuntersuchungen
- Vermeidung von Risikofaktoren
- Kneipptherapie

Gerade zur Prävention des Schlaganfalls sind alle Maßnahmen eines gesunden Lebensstils besonders wichtig. Ein Schlaganfall stürzt nicht nur den Patienten in ein tiefes Chaos, sondern auch die Familie, die ganze Umgebung ist schwerst betroffen. Viele Schlaganfälle ließen sich vermeiden, viele drohende Ereignisse abwenden, wenn man rechtzeitig gegensteuert – durch richtige Ernährung, durch Bewegung, durch regelmäßige Inanspruchnahme der Vorsorgeuntersuchung, durch konsequente Ausschaltung der Risikofaktoren, sei es durch Lebensstilmaßnahmen allein oder durch eine vom Arzt verordnete notwendige medikamentöse Therapie.

Die Kneipp-Aktiv-Clubs sind gute Partner um die Gesundheit zu fördern!

Ebenso: Ernährung, Heilpflanzen, Kneipp und andere naturheilkundliche Maßnahmen → metabolisches Syndrom, → Arteriosklerose, → Bluthochdruck, → Fettstoffwechselstörungen, → Gicht, → Diabetes.

Schleimbeutelentzündung

→ Kneipp

Der Schleimbeutel ist ein kleiner, mit einer dünnen Haut ausgekleideter und mit zäher, gallertartiger Masse gefüllter Hohlraum. Seine Aufgabe besteht darin, Spannungen beweglicher Elemente des Bewegungsapparates beim Hinweggleiten über Höcker usw. zu lindern, Druckeinwirkungen zu verteilen und wie ein Stoßdämpfer zu wirken.

Bei chronischer Belastung – z. B. als man früher kniend mit Wachs sorgsam den Boden bearbeitete und damit den Schleimbeutel über dem Kniegelenk überforderte – können sehr schmerzhafte, akute Entzündungen entstehen. Heute ist es häufiger der Schleimbeutel über dem Ellbogengelenk.

Der Arzt behandelt mit entzündungshemmenden Medikamenten, zusätzlich kann man eine Enzymtherapie durchführen.

Bei stumpfen Verletzungen kann es auch zu einer Blutung in den Schleimbeutel hinein kommen, und deren Aufsaugung muss energisch betrieben werden, da sonst Bindegewebe einwächst und sich auch Kalk ablagern kann. Damit verliert der Schleimbeutel seine Funktionalität und muss chirurgisch entfernt werden.

Kneipp

- Kältetherapie
- lokale Wärmetherapie

Bei akuter Entzündung ist Kälte, am besten in Form von Kryotherapie, angezeigt, um die Entzündung einzudämmen und den Schmerz zu lindern. Wenn die akuten Veränderungen abgeklungen sind – Wärme lokal, um einen Übergang in eine chronische Entzündung zu verhindern.

Schnitzer-Diät

Der Zahnarzt Johann Georg Schnitzer kam aufgrund unseres Kauapparates zur Überzeugung, dass unsere Kost, so wie sie heute gegessen wird, für den Menschen nicht zuträglich und Ursache einer Reihe von Krankheiten ist. Er beschäftigte sich mit Osteoporose, Übergewicht und anderen Krankheiten, seine Ursachenbeschreibung ist aber heute in wesentlichen Bereichen überholt, da die heutige Ernährungslehre nicht mehr auf spekulativen Überlegungen, sondern auf exakten wissenschaftlichen Untersuchungen beruht.

In seine Überlegungen fließen auch Gedanken ein, die man von Kollath kennt, und die auch in der modernen Vollwertkost durchaus wieder zu finden sind. Allerdings ist Schnitzers Auslegung wesentlich radikaler. Er empfiehlt eine vorwiegend aus Getreide und Samen bestehende Kost (Rückkehr zur Urnahrung), tierische Nahrungsmittel sollten wesentlich eingeschränkt werden, auch Obst hat bei ihm keine große Bedeutung. Er unterscheidet eine Normalkost, bei der tierisches Eiweiß in Form von Milchprodukten in Maßen erlaubt ist, und auch Kartoffeln und Vollkornbrot, Obst und Gemüse einen Platz haben, von der Intensivkost, einer sehr kalorienarmen pflanzliche Rohkost, bei der nichts Gekochtes erlaubt ist. Schnitzer bezeichnet die »denaturierte, extrahierte, oxidierte, tote, artfremde« Kost als Grundlage allen Übels. Die Normalkost hat in weiten Bereichen Elemente der modernen Vollwertkost, während die Wirkung seiner Intensivkost bei Krankheiten durch nichts bewiesen ist. Im Gegenteil – aufgrund der Einseitigkeit sind Mängel bei Eiweiß und wichtigen Nährstoffen zu befürchten. Schnitzer war eine sehr geschickte Medien-Person und verstand es, seine Thesen, obwohl sie auf wackeligen Beinen stehen, bei weiten Bevölkerungskreisen bekannt zu machen.

Schnupfen

→ **Lebensstil**
→ **Hausmittel** → **Kneipp**
→ **Homöopathie**
→ **Akupressur**

Man unterscheidet den allergischen Schnupfen (→ Allergie, soll hier ausgeklammert werden) vom Schnupfen, der durch Krankheitserreger (meistens Viren) oder durch physikalisch-chemische und meteorologische Einflüsse ausgelöst wird. Ist das Abwehrsystem geschwächt oder wird durch eine u. U. nur leichte Zugluft die Abwehrbereitschaft nicht ausgelöst und die Arbeit der Flimmerhärchen »untergraben«, können sich Viren in der Nasenschleimhaut einnisten und vermehren. Die Zeit von der Einnistung der Viren bis zum Auftreten des Schnupfens dauert wenige Stunden bis maximal 2 Tage. Es können auch bereits eingenistete, »ruhende« Viren durch Einflüsse von außen aktiviert werden. Sind Bakterien mit im Spiel, kann der harmlose Schnupfen in eine eitrige Infektion umschlagen. Abschwellende Medikamente (Tropfen, Tabletten, Inhalate) können vorübergehend die Atemwege freier machen und die lästige Sekretion zurückdrängen, aber nach Abklingen der Wirkung schwellen die Schleimhäute reaktiv eher wieder stärker an, die Durchblutung nimmt zu und die »rinnende Nase« nimmt neuerdings ihre volle Aktivität auf. Außerdem ist ein Gewöhnungseffekt zu beobachten. Abschwellende Nasentropfen sollen nie länger als eine Woche verwendet werden. Hilfreich ist warmes Inhalieren mit Gleichenberger oder Emser Sole oder mit physiologischer Kochsalzlösung. Diese Maßnahme sorgt für eine Überwärmung der Schleimhaut und dadurch wird die Vermehrung der Viren eingebremst. Außerdem werden die Flimmerhärchen in Schwung gebracht und sie kommen ihrer Aufgabe der Sekretbeförderung besser nach.

Lebensstil

- ▲ **Vermeidung von Menschenansammlungen**
- ▲ **Vermeidung von Stress**
- ▲ **Vorbeugung**

In Erkältungszeiten Menschenansammlungen meiden – wo viele Menschen sind, sind auch viele aktive Viren! Sie werden in der Regel durch Tröpfcheninfektion übertragen, deshalb ist eine gesunde Distanz ein Akt des Selbstschutzes und keine Diffamierung der Umgebung.

Vorbeugung gegen Schnupfen

- *Täglich spazieren gehen!*
- *Täglich Kneippanwendungen durchführen!*
- *Einmal pro Woche in die Sauna!*
- *Täglich frisches Obst und Gemüse essen, mindestens 400 Gramm!*
- *In allen Monaten, die ein »r« im Namen enthalten, gefütterte Schuhe tragen!*
- *Abhärten durch Barfußgehen nach Kneipp!*
- *Keine Küsse von Verschnupften!*
- *Nicht rauchen!*
- *Raumklima beachten, für Luftfeuchtigkeit sorgen!*

Der Bruderkuss hilft mit beim Vormarsch der Viren! Auf geordneten Lebensstil und genügend Erholung achten – Dauerstress schwächt die Abwehrkräfte!

Immer jedes Nasenloch einzeln reinigen, um zu verhindern, dass Sekret in das Mittelohr oder in die Nebenhöhlen gedrückt wird. Nur Papiertaschentücher zum Einmalgebrauch verwenden. Vorbeugung ist das Wichtigste!

Hausmittel

- ▲ **Nahrungsverzicht**

Als hilfreich bei aufkommendem Schnupfen erweist sich, einen Tag auf feste Nahrung zu verzichten – nur Haferschleimsuppen, Tees, Apfelmus, sonst nichts! Heiße Getränke schluckweise trinken – abwechselnd Kräutertees, Zitronentee, heiße Zitronenlimonade. Keinen Alkohol, keinen Glühwein, keinen Grog etc. Wollmütze aufsetzen, Hals einwickeln – warm halten.

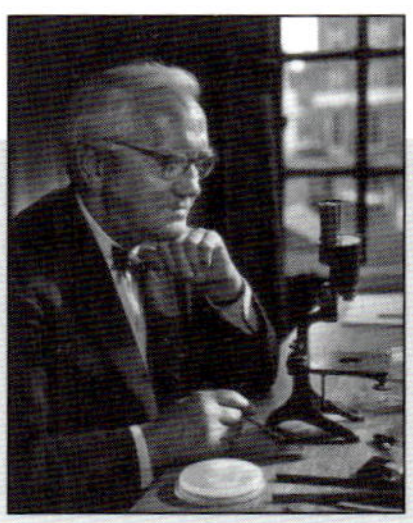

Alexander Fleming *erhielt 1945 für die Entdeckung des Penicillins, als erstes Antibiotikum, den Nobelpreis. Der Forscher erschien zur Preisverleihung nach Stockholm mit einer starken Erkältung, worauf ein Mitglied des Empfangskomitees trocken bemerkte »Gegen Schnupfen hilft es also nicht!«*

Kneipp

- Ansteigendes Fußbad
- kurze kalte Kneippanwendungen

Bei Schnupfen ist das ansteigende Fußbad das Mittel der Wahl. Durch eine reflektorische Steigerung der Durchblutung der Schleimhäute des Nasenraums werden das Eindringen und die Vermehrung der Viren erschwert. Ansteigendes Fußbad.

Zur Vorbeugung und Abhärtung eignen sich alle kurzen kalten Kneippanwendungen: der kalte Knieguss genauso wie das Wassertreten, die kalte Waschung am frühen Morgen oder Taulaufen und im Winter Schneetreten.

Das Abwehrsystem wird trainiert, die Schleimhäute des Nasen-Rachenraums kräftig durchblutet und gestärkt.

So trainiert, leisten sie eindringenden Krankheitserregern erheblichen Widerstand – und der Schnupfen wird abgewehrt.

Wenn Sie Kneippanwendungen durchführen, achten Sie auf Regelmäßigkeit und auf rasche Wiedererwärmung nach der kurzen Kaltanwendung.

Beachten Sie: Keine kalten Anwendungen für die Beine, wenn Sie eine Blasenentzündung haben!

Homöopathie

- Aconit
- Belladonna
- Gelsemium
- Arsenum iodatum
- Cepa
- Dulcamara
- Euphrasia
- Hepar sulfuris
- Kalium bichromicum
- Luffa operculata
- Nux vomica
- Pulsatilla
- Sabadilla
- Silicea
- Teucrium marum
- Corallium rubrum
- Cinnaberis
- Hydrastis
- Mercurius
- Kalium iodatum

Schnupfen ist ein Reinigungsprozess, der nach Auffassung der Homöopathie nicht durch Arzneien unterdrückt werden sollte. Besonders wenn er als Prodromalsymptom, das heißt, der eigentlichen Erkrankung vorauseilend auftritt.

Gerade bei Schnupfen ist die regulierende Naturmedizin angezeigt!

Aconit, Belladonna oder **Gelsemium** sind häufig angezeigte Mittel, wenn der Schnupfen als Beginn einer akuten Krankheit auftaucht.

Aber denken Sie daran: Nicht zu schnell am Beginn einer Krankheit diese – homöopathisch – unterdrücken wollen.

Im Folgenden häufig – auch bei so genanntem allergischem Schnupfen – gebrauchte Arzneien:

Arsenum iodatum: Ängstliche Ruhelosigkeit; großer Durst nach kaltem Wasser; inneres Kältegefühl; klebrige, gelbe Absonderung; Schnupfen kann sich in Asthma oder Atemnot auswachsen. Dumpfer, heftiger Schmerz über der Nasenwurzel.

Cepa: Häufiges Niesen, dünnes, wässriges Sekret aus der Nase, das oft wie Feuer brennt, Nasenflügel und Oberlippe wund machend. Fließschnupfen; auch kitzelnder Husten, der aus dem Kehlkopf kommt. Augen tränen reichlich, jedoch ist das Augensekret mild. Schlimmer im warmen Zimmer, deutliche Besserung im Freien. Auslöser oft kalte, feuchte Winde. Die Zwiebel ist auch ein großes Heuschnupfenmittel. Liegt die entsprechende Symptomatik vor, wird sie erstaunlich heilsam wirken können.

Dulcamara: Ausgelöst durch feuchte Kälte; kalte, nasse Füße, oft an den ersten kalten Tagen im Jahr. Bedürfnis nach Wärme.

Euphrasia: Fließender Schnupfen mit starker Augenbeteiligung; Bindehautentzündung; Lidränder gerötet, wund, geschwollen, morgens verklebt. Scharfe Tränen, große Lichtempfindlichkeit.

Hepar sulfuris: Sehr bewährtes, großes Mittel bei gelber Absonderung, Frostigkeit, Zugempfindlichkeit, eventuell Verstopfung der Nase im Freien. Empfindlich auf alle Eindrücke; reizbar; dem Kranken kann man nichts recht machen. Kälte und Luftzug verschlechtern. Besserung in der Wärme und in Ruhe.

Kalium bichromicum: Chronische Nebenhöhlenprozesse, Eiterungen mit reichlich zähklebrigem, fadenziehendem Schleim. Großes Mittel bei immer wiederkehrenden Schleimhautprozessen. In der Wärme alles besser; große Empfindlichkeit auf kaltes Wetter, kalten Luftzug. Der Kranke sucht das warme Bett.

Luffa operculata: Stockschnupfen; akute, chronische Nasennebenhöhlenentzündung ohne Absonderung.

Nux vomica: Fließschnupfen tagsüber, nachts verstopft; reizbar, überempfindlich, oft begleitet von Magensymptomen. Schlechter morgens, durch Alkohol und trockene Kälte. Verlangen nach Wärme und Ruhe.

Pulsatilla: Besonders in Übergangszeiten. Dicke, gelbe Absonderung, vor allem morgens, abends eventuell verstopft; weinerliche oder sehr milde Stimmung. Besser im Freien, an der frischen Luft. Verschlechterung in der Wärme und in geschlossenen Räumen. Wichtiges Symptom: wenig Durst!

Sabadilla: Heftiges, krampfartiges Niesen, Niesanfälle, wässriger, klarer Ausfluss, kälteempfindlich, allergischer Schnupfen. Warme Getränke bessern.

Silicea: Scharfe Absonderung, Nasennebenhöhleneiterungen, geschwächte Konstitutionen, langsame, verzögerte Reaktionen. Bettwärme, heiße Umschläge, Rotlicht bessern.

Teucrium marum: Chronischer, immer wiederkehrender Schnupfen. Geruchsverlust, schleimiges Sekret. Häufig angezeigt nach zu vielen Medikamenten und bei Polypenbildung. Weitere Mittel: Corallium rubrum, Cinnaberis, Hydrastis, Mercurius, Kalium iodatum.

Säuglingsschnupfen

Kranke Säuglinge gehören unverzüglich in die Hände des Kinderarztes.

Mit seinem Einverständnis kann man versuchen, den Schnupfen homöopathisch zu behandeln – eine Möglichkeit, von der auch immer mehr Schulmediziner Gebrauch machen. Die Kleinen können nicht durch die Nase atmen, wachen auf, können nicht gestillt werden, schlafen nicht, fühlen sich sehr unwohl.

Arum triphyllum: Wunde Nasenlöcher und Lippen, verstopfte Nase. Schlimmer im Liegen, nachmittags, nachts.

Sambucus nigra: Kind erwacht aus dem Schlaf mit Atemnot, blauen Lippen. Vollkommen verlegte Nase. Schlimmer im Schlaf, in der Ruhe, vor allem im Liegen. Besser im Aufsitzen.

Akupressur

- Stirn
- Nasenflügel

Schnupfen aufgrund einer Erkältung, aber auch Heuschnupfen, kann wie folgt gelindert werden: Drücken Sie jenen Punkt, der auf der Mittellinie der Stirn liegt, etwas hinter dem Haaransatz. Wenn Sie mit einem Finger der Verlängerung des Nasenrückens folgen, halten Sie genau die Mittellinie ein. Den Punkt sehr kräftig eine halbe Minute lang massieren.

Haben Sie eine »verstopfte Nase«, drücken Sie zwei Punkte, die in der Ecke jedes Nasenflügels genau über dem Mundwinkel liegen. Ebenfalls mindestens eine halbe Minute fest kneten.

Schröpfen

Man unterscheidet blutiges und unblutiges Schröpfen und die Schröpfmassage (Saugglockenmassage, man verzichtet heute auf die Erwärmung und erzeugt das Vakuum in der Glocke mit einer Saugpumpe, welche man auf verschiedene Stufen einstellen kann). Althergebracht wird ein kleiner runder Glaskopf an den Rändern mit Vaseline bestrichen, dann hält man diesen über eine Kerze, damit die Luft im Glas erwärmt wird, der Rand aber kalt bleibt. Dann wird der erwärmte Schröpfkopf auf die Haut gesetzt, wo er sich durch Abkühlung der Luft in der Glocke festsaugt. Beim unblutigen Schröpfen wird die Haut mit Rotlicht vorgewärmt, danach werden acht bis zehn Schröpfköpfe gesetzt. Auf der Haut entstehen blaue Flecken und kleine Blasen. Beim blutigen Schröpfen wird die Haut vor Aufsetzen des Schröpfkopfes kreuzförmig eingeritzt. Bluter dürfen Schröpfen nicht anwenden.

Von manchen Naturheilärzten wird Schröpfen als Therapie bei Verhärtungen, Muskelschmerzen, Verspannungen und Rheuma eingesetzt, vorzugsweise als Schröpfmassage oder unblutiges Schröpfen.

Schröpfen ist genauso wie das Blutegel-Ansetzen eine sehr alte Heilmethode, die nie ganz in Vergessenheit geriet, aber erst neuerdings, mit der Wiederentdeckung der Naturheilmedizin, vermehrt verwendet wird.

Im Mittelalter war es ein schaurig attraktives Zeremoniell, das Bader und Kurpfuscher gerne in aller Öffentlichkeit darboten, um auf ihre Qualitäten als Heiler hinzuweisen.

Geschröpft wurde damals mit Schröpfköpfen aus Kuhhorn, Bronze oder Glas, und es kostete eine ganze Menge Geld, wenn man als unglücklicher Heilungssuchender dem Schröpf-Bader in die Hände fiel. Heute ist das Wort »schröpfen« noch immer ein Ausdruck dafür, wenn man jemanden um eine Menge Geld erleichtert.

Auch bei der Schröpfmassage ist das Schröpfkopfglas das Behandlungsinstrument des Therapeuten. Der erwärmte Schröpfkopf wird auf die Haut gesetzt und leicht angedrückt. Das Glas saugt sich fest und kann nun vorsichtig auf der Haut verschoben (massiert) werden.

Schröpfen ist auch ein wichtiger Bestandteil der Hildegard-Medizin.

Schroth-Kur

Die Schroth-Kur soll die Selbstheilungskräfte des Körpers anregen, ihn entschlacken und entgiften. Das passiert nicht mehr ganz so, wie sie ihr »Erfinder«, der Bauer Johannes Schroth, einst als Fastenkur vorgesehen hat, aber doch in ähnlicher, nur modernisierter Form. Die Kur verbindet eine einfache, knappe, völlig reizlose, eiweiß- und kochsalzarme, vitaminreiche, vegetarische Kost mit zeitweiligem völligem Flüssigkeitsverzicht. Diese Tage ohne Trinken (hier wird nur ein kleines Glas Wein gestattet) soll für die Nieren eine Erholung bedeuten (mancher Kurgast ist überrascht, wie viel Flüssigkeit er trotzdem ausscheidet). »Herzstück« der Kur ist aber der berühmte Schroth`sche Kurwickel. Und er ist wahrscheinlich das Unangenehmste – trotz aller sonstiger Verzichte – an dieser Kur. Denn wer lässt sich gerne am Abend in ein kaltes, nasses Leintuch wie eine Mumie einwickeln, wird dann mit Federbetten, den österreichischen »Tuchenten«, fest zugedeckt, und bleibt so ein paar Stunden liegen? Es hilft anfangs recht wenig, wenn man erfährt, dass sich der Wickel bald am Körper erwärmt *und dort von selbst trocknet. In der Zeit, in der der Wickel am Körper ist, entsteht durch reaktiven Hitzestau leichtes Fieber, das den Kreislauf anregt und den Stoffwechsel aktiviert.*

Die Diät, die bei der Schroth-Kur gegeben wird, besteht aus altbackenen Semmeln, Haferschleim am Morgen, mittags gibt es Grieß- oder Haferbrei mit altbackenen Semmeln. Semmeln und altes Weißbrot kann man aber essen soviel, man möchte. Um die Darmtätigkeit aufrechtzuerhalten, werden Dörrpflaumen als Kompott zur Nachspeise serviert. Drei Wochen sollte man sich für die Kur Zeit nehmen. Die Schrothkur entspricht heute nicht mehr dem Stand der modernen Medizin. Die geringe Flüssigkeitsmenge belastet den Stoffwechsel, und der Wickel ist sehr anstrengend für den Kreislauf, daher nur für gesunde Menschen ratsam. Der Weingenuss als »Kur« ist fragwürdig. Viele Kurbetriebe, die die Schroth-Kur anbieten, haben schon Adaptationen angebracht und geben ungezuckerte Kräutertees, Gemüsesäfte und dergleichen »außertourlich«.

Schulterschmerzen

Schulterschmerzen gehören zu den häufigsten und den lästigsten Beschwerden des Stütz- und Bewegungsapparates. Wie alle kopfnahen Schmerzen werden sie besonders intensiv und bisweilen sogar quälend erlebt. Schulterschmerzen entstehen meist durch jahrelange Fehl- und Überbelastung – meist in Verbindung mit einer von der Norm abweichenden Besonderheit bestimmter Schulterbestandteile oder der Bereitschaft bestimmter Strukturen, sich schneller abzunützen als der restliche Körper.

Schulterschmerzen können ihre Ursache entweder in einem krankhaften Geschehen in der Schulter selbst oder – gar nicht selten – in Störungen oder Krankheiten der Halswirbelsäule und dem benachbarten Schlüsselbein-Schulterhöhe-Gelenk (Acromio-Clavicular-Gelenk) haben.

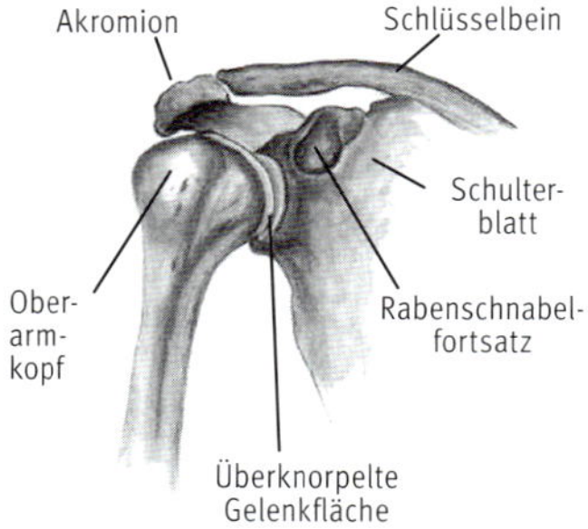

Schulterbedingte Schulterschmerzen

1. Kalkeinlagerung in Sehnenfasern oder in den Schleimbeuteln

Durch eine Veränderung der Zellneubildung von Muskel- und Sehnenfasern oder Schleimbeutelanteilen kann es zur Ablagerung von Kalk in der Umgebung des Schultergelenkes kommen. Solche Kalkablagerungen können durchaus über längere Zeit oder sogar dauerhaft schmerzfrei bleiben. Kommt es jedoch zur Entzündung der Gewebe in der Umgebung der Kalkschollen, entweder weil sie selbst als Fremdkörper wirken oder weil sie bei Bewegungen größeren Umfanges hinderlich sind, treten gelegentlich sehr heftige oder sogar unerträgliche Schmerzen auf.

Die schnellste Behandlung in diesem Fall ist eine gezielte Infiltration im Kalkschollenbereich mit einem Lokalanästhetikum (das früher verwendete Kortison, das auch gute Wirkung zeigte, wird heute wegen langfristiger negativer Nebenwirkungen nicht mehr angewendet). Die Infiltration kann sehr schmerzhaft sein, beseitigt aber den akuten und quälenden Schmerz meist sofort.

Alternativ, meist jedoch in Kombination nach der Infiltration, werden stark wirksame entzündungshemmende, schmerzstillende, antirheumatische Mittel gegeben. Im akuten Stadium empfiehlt sich zusätzlich die lokale Anwendung von Kälte. Chronische, also länger andauernde Beschwerden, sprechen in der Regel auf Physikalische Therapie – Hochfrequenzbestrahlungen, Ultraschall, Peloidpackungen (Moor, Fango usw.) und Laser – gut an. Nur ein kleiner Prozentsatz der erkrankten Schultergelenke lässt sich mit der konservativen Therapie nicht heilen und macht eine chirurgische Intervention notwendig.

2. Das Einklemmungssyndrom der Sehnenkappe

Normalerweise gleitet bei der Aufwärtsbewegung des Armes die Sehnenkappe der Schulter (Rotatorenmanschette) unter dem aus Knochen bestehenden Schulterdach durch. Der dazugehörige Schleimbeutel setzt die Reibung zwischen Sehne und Knochen herab. Alle diese Strukturen befinden sich in einem relativ komplizierten Gleichgewicht. Wird dieses Gleichgewicht aus irgendwelchen Gründen, zum Beispiel durch ein angeborenes schnabelförmiges Schulterdach, gestört, bleibt der Sehne nicht genügend Platz zum Durchgleiten. Bei jeder Schulterbewegung wird die Sehne unter dem verformten Dach eingeklemmt, es kommt zu kleinen Einblutungen, kleinsten Faserrissen und vor allem zur schmerzhaften Entzündung.

Sollte die oben beschriebene konservative Behandlung nicht zum Erfolg führen, wird auf arthroskopischem Weg der Platz für die Rotatorenmanschette erweitert, indem ein dickes Band eingekerbt und das Schulterdach ausgefräst wird. Die Erfolgsrate und die Möglichkeit der Schmerzbeseitigung sind für diese Operation außerordentlich hoch, sie liegt bei etwa 96 Prozent.

3. Riss der Sehnenkappe

Die Rotatorenmanschette reißt meist bei lange bestehender Einklemmung der Sehne und kräftigen, ruckartigen Bewegungen zur Lockerung. Betroffen sind häufig Patienten mit altersbedingten Strukturveränderungen der Manschette im höheren Lebensalter. Sie klagen über Schmerzen in Ruhe und bei Bewegung. Der Arm ist kraftlos und kann in der Schulter zur Seite hin schlecht oder gar nicht angehoben werden. Die konservative Behandlung setzt man nur bei sehr alten Patienten ein. Bei jüngeren und vor allem aktiveren Menschen versucht man zuerst auch die konservative Therapie; wenn sie ohne Wirkung bleibt, müssen sie sich einer Operation unterziehen. Dabei wird entweder arthroskopisch oder offen die Sehne stabil im Oberarmkopf verankert und zusätzlich der Raum unter dem Schulterdach durch Ausfräsen oder Abmeißeln erweitert – damit der rekonstruierte Sehnenapparat genug Platz für die Bewegungen bekommt und nicht neuerlich reißen kann.

4. Abnützung des Schultergelenkes

Auch das Schultergelenk kann, wie jedes andere Gelenk, durch degenerative Veränderungen → Arthrose, Schmerzen verursachen. Aufgrund der kleinen Pfanne und des großen Oberarmkopfes sind die oben beschriebenen Störungen der Muskulatur, der Sehnen und der Bänder, also der Weichteile, jedoch weitaus häufiger. In den Anfangsstadien ist die konservative Behandlung mit Knorpelaufbau, Infiltrationen und physikalischen Maßnahmen zumeist erfolgreich. Ist aber der Gelenkknorpel vollständig zerstört und haben sich massive Randleisten und Knochensporne gebildet, muss an den Einbau eines künstlichen Schultergelenkes gedacht werden.

Halswirbel-bedingte Schulterschmerzen

Die Schmerzen im Bereich einer oder beider Schultern können durch Störungen im Bereich der Halswirbelsäule verursacht werden. Die häufigste Ursache sind Fehlhaltungen der unteren Halswirbelsäule, wodurch die Bewegungen in den kleinen Wirbelgelenken erschwert werden und allmählich zu degenerativen Veränderungen mit entsprechenden Schmerzen, die zu den Schultern hin ausstrahlen, führen und ihrerseits reflektorisch muskuläre Verspannungen auslösen. Sie werden am besten durch Infiltrationen, physikalische Behandlungen und vor allem Heilgymnastik therapiert. Eine richtige Lagerung in der Nacht, die die normale Krümmung der Halswirbelsäule unterstützt (Nackenrolle) ist die Basis jeder Therapie. Fehlhaltungen am Arbeitsplatz müssen ausgeschaltet werden. Manchmal ist eine zeitlich begrenzte Ruhigstellung mit einer so genannten Schaumstoffkrawatte notwendig.

Schmerzen im Schlüsselbein-Schulterhöhe-Gelenk

Dieses relativ kleine Gelenk mit eher geringem Bewegungsumfang wird bei allen Bewegungen des Schultergelenks mitbewegt. Es ist demnach relativ starken Belastungen ausgesetzt und störungsanfällig. Es bilden sich degenerative Veränderungen (→ Arthrose) mit allen negativen Auswirkungen.

Bei entzündlichen Reizungen ist schon ein leichter Druck auf das oberflächlich liegende Gelenk schmerzhaft und klärt die Diagnose. Die Therapie richtet sich nach dem Stadium und folgt den gleichen Prinzipien, wie sie bei der Abnützung des Schultergelenkes angegeben wurden.

Schuppenflechte

→ Psoriasis

Schwindel

Das Gleichgewichtsorgan im Innenohr ist verantwortlich für die Orientierung im Raum, für die Blickstabilisierung und die Körperhaltung. Eine Störung des Gleichgewichtsorgans führt in der Regel zu einem Drehschwindel, den man vom Unsicherheitsschwindel durch mangelhafte Verarbeitung von Sinneseindrücken und Koordinationsstörungen abgrenzen kann. Zum Drehschwindel gesellen sich noch häufig Übelkeit, die Unfähigkeit, einen bestimmten Punkt im Raum zu fixieren und eine Fallneigung.

Das Gleichgewichtsorgan übermittelt dem Gehirn zu jedem Zeitpunkt die Lage und Bewegung des Kopfes. Daraufhin gibt das Gehirn die Anweisung, das Gleichgewicht des Körpers darauf auszurichten. Das Gleichgewichtsorgan hat einen komplizierten Aufbau und das wesentliche Registrierelement sind die flüssigkeitsgefüllten bogenförmigen Röhren, die drei Bogengänge, die nach den drei Ebenen des Raumes (von vorne nach hinten – von oben nach unten – von links nach rechts) ausgerichtet sind. Kleine korpuskulare Teilchen in der Flüssigkeit (Endolymphe) erregen die feinen Härchen der Sinneszellen und diese melden den Impuls an das Gehirn. Ist ein, oder sind mehrere Glieder in dieser Kette gestört, kommt es zum Schwindel.

Häufige Schwindelarten

Gutartiger Lagerungsschwindel

Er tritt beim gesunden Menschen am Morgen bei der ersten Drehung des Kopfes oder beim Versuch aufzustehen auf und kann von Schweißausbruch und Übelkeit begleitet sein. Ursächlich sind feine korpuskulare Ablagerungen in den Bogengängen, die die Bewegung der Flüssigkeit behindern. Die Behandlung erfolgt mit Lagerungstraining, man versucht dadurch die Ablagerungen wieder zu lösen: 30 Sekunden auf der Bettkante sitzen, rasche Seitenlagerung, bis der Schwindel abklingt, 10-mal mit Seitenwechsel wiederholen, alle 3 Stunden trainieren, aufhören, wenn der Schwindel 2 Tage lang nicht auftritt. – Abzugrenzen von der morgendlichen orthostatischen Kreislaufregulationsstörung, wo beim Aufrichten das Blut in die Beine absackt und das Gehirn vorübergehend zu wenig Sauerstoff bekommt. Auch dabei tritt anfangs Schwindel auf, der aber zum Kollaps führen kann → Meniere'sche Erkrankung

Akuter Ausfall des Labyrinths

Dabei kommt es zu einem unter Umständen tagelang anhaltenden Drehschwindel mit Fallneigung und Übelkeit bis zum Erbrechen. Die Symptome lassen allmählich nach, können aber attackenweise immer wieder auftreten. Behandelt wird mit Medikamenten und mit Krankengymnastik.

Schädigung des Gleichgewichtsnervs

Ursache sind häufig Medikamente, die als Nebenwirkung den Gleichgewichtsanteil des VIII. Gehirnnervs (nervus statoacusticus) schädigen oder auch entzündliche Prozesse – Schäden, die oft nicht mehr behebbar sind.

Gürtelrose des Ohrs

Schwindel mit Ohrensausen und Hörminderung und meist auch mit Schmerzen. Ursache ist ein Befall der Umschaltstellen des Gleichgewichtsnervs, meist in Verbund mit Befall des Trigeminusnervs durch Herpesviren. → Gürtelrose

Der akute Hörsturz

wird durch eine Störung der Durchblutung des Gleichgewichtsorganes verursacht. Neben Schwindel kommt es auch zu einer plötzlich einsetzenden Innenohrschwerhörigkeit oder Taubheit, meist sind Menschen im mittleren Alter betroffen. Die medikamentöse Behandlung muss sofort einsetzen, damit es zu keinem Untergang der Sinneszellen im Gleichgewichtsorgan kommt.

Durchblutungsstörungen

führen mit zunehmendem Alter häufig zu Schwindelattacken. Typisch sind ein plötzlich einsetzender Drehschwindel, fallweise Schluckstörungen und Doppelbilder. Ursache sind arteriosklerotische Veränderungen der Gefäße, wie sie besonders bei Patienten mit Bluthochdruck, Fettstoffwechselstörungen und Diabetes vorkommen. In der Regel eingebettet in eine Reihe von Symptomen, die ebenfalls durch degenerative Gefäßveränderungen verursacht sind. Die Behandlung erfolgt mit Medikamenten. → Arteriosklerose

Niedriger Blutdruck

verursacht häufig harmlose Schwindelanfälle. Es ist eigentlich eher ein Benommenheitsgefühl, der Schwindel tritt sehr häufig bei Lagerungswechsel auf, z. B. beim raschen Aufstehen, beim Aufrichten nach Bücken. Sport und Kneippanwendungen sind die richtige Behandlung, Medikamente führen bestenfalls zu einer kurzfristigen Besserung.

Depressionen und Panikattacken

können von Schwindel begleitet sein. Die Therapie richtet sich nach der zugrunde liegenden Erkrankung.

Schwindel als Nebenwirkung

Schwindel ist nicht selten eine unerwünschte Nebenwirkung von Medikamenten, meist in Form von Unsicherheits- und Benommenheitsgefühl. Ursache ist häufig eine unsachgemäße zeitliche Einnahme, eine selbständige Dosisänderung durch den Patienten oder eine individuelle Unverträglichkeit.

Schwindel kann auch Symptom bei schwereren Herz-Kreislauf-Erkrankungen sein, wenn es zu einer Schädigung im System der Erhaltung des Gleichgewichtes kommt. Auch Hirntumoren, Hirnblutungen, Gehirn- und Hirnhautentzündungen können Schwindel verursachen.

Weiters kann Schwindel durch Vergiftungen und übermäßigen Alkoholgenuss erzeugt werden. Schwindelattacken müssen jedenfalls möglichst rasch ärztlich abgeklärt werden um die Ursache herauszufinden, da es sonst zu bleibenden Schäden kommen kann.

Schwindel

- *Gelegentlich – meist harmlos*
- *Gehäuft, kombiniert mit anderen Symptomen – meist nicht harmlos, ärztlich abklären*
- *Akuter Schwindel mit Hörminderung – Verdacht auf Hörsturz – sofort zum Arzt!*

Schwitzen, übermäßiges

→ Heilpflanzen
→ Lebensstil

Schwitzen ist eine normale und wichtige Funktion der Haut, als Teil des Temperaturregelsystems des Menschen. Dieses System hat dafür zu sorgen, dass die Körperkerntemperatur immer konstant bleibt, auch wenn von außen oder innen verschiedene Temperaturreize einwirken. Nur bei konstanter Temperatur im Körperinneren können die Stoffwechselvorgänge und Organfunktionen normal ablaufen.

Die Wärmeproduktion erfolgt durch chemische Reaktionen und durch muskuläre Tätigkeit (Schlagen der Arme zur Erwärmung bei Kälteeinwirkung von außen). Die Wärmeabgabe geschieht durch Abstrahlung über die Haut und die Atemluft. In besonderem Maße passiert sie durch die Schweißabgabe, denn beim Verdunsten des Schweißes an der Körper-oberfläche wird dem Körper eine große Kalorienzahl abverlangt und damit ein kräftiger Kühleffekt erreicht. Wenn zum Beispiel bei anstrengender Tätigkeit oder großer Hitze die Körperkerntemperatur anzusteigen droht und der alleinige Kühleffekt über die Haut und die Atmung nicht ausreicht, werden die Schweißdrüsen der Regelzentrale über das vegetative Nervensystem zu verstärkter Schweißbildung mobilisiert.

So weit die normale, zweckbestimmte Aufgabe der Schweißdrüsen zur Temperaturregulation. Bestimmte Stoffwechselstörungen, Schilddrüsenüberfunktion, hormonelle Verschiebungen im Klimakterium, Übergewicht, hohe Kalorienaufnahme und scharf gewürzte Speisen können zusätzlich die Wärmeproduktion ankurbeln und so zu eigentlich unzweckmäßigem Schwitzen führen. Übergewichtige können durch die Fettschicht die Wärme schlechter abgeben, daher wird an den Sympathikus andauernd »Temperatur zu hoch« gemeldet und es kommen auch andauernd Impulse zur Schweißabgabe. Koffein, Salz, scharfe Gewürze regen den Sympathikusnerv ebenfalls an. Da die Funktion der Schweißdrüsen dem vegetativen Nervensystem unterliegt, kann jede emotionale Erregung (Aufregung, Scham, Zorn, Nervosität) zu einem übermäßigen Schwitzen führen. Schweißdrüsen sind besonders dicht an den Hand- und Fußflächen, sowie an den Leisten, unter der Achsel und vor allem an der vorderen (über dem Brustbein) und hinteren (zwischen den Schulterblättern) Schweißfurche zu finden. Daher macht sich auch hier ein übermäßiges Schwitzen zuerst bemerkbar. Der üble Geruch entsteht erst durch die bakterielle Besiedelung der Haut, die Bakterien zersetzen den Schweiß.

Bei Stoffwechselstörungen muss die Grundkrankheit behandelt werden. Hitzewallungen und Schweißausbrüche während des Klimakteriums (→ Wechselbeschwerden) lassen sich durch Hormonbehandlung, aber auch durch zahlreiche moderne Phytotherapeutika bessern.

Gegen Schweißgeruch sind zahlreiche Deodorants im Handel, als Stift, Puder, Spray, Roller. Sie hemmen die Vermehrung von Bakterien und damit die Geruchsbildung. Antitranspirantien haben einen anderen Wirkmechanismus: Sie wirken über eine Verengung der Ausführungsgänge der Schweißdrüsen und können die Schweißabgabe um mehr als die Hälfte reduzieren. Die Folgen sind nicht nur unangenehme Reizungen der Haut, sondern es können auch Ekzeme und Entzündungen entstehen. Antitranspirantien sollten nur als »Retter in der Not« ab und zu angewendet werden.

Heilpflanzen

- **Salbei**
- **Kamille**
- **Ackerschachtelhalm**
- **Walnuss**
- **Eichenrinde**
- **Weidenrinde**

Die bekannteste Heilpflanze gegen übermäßiges Schwitzen ist der Salbei. Er wird äußerlich für Waschungen und innerlich als Tee angewendet. Salbei hat eine desinfizierende Wirkung, d. h., er hilft bei übermäßigem Schwitzen nicht nur die Schweißproduktion zu senken, sondern wirkt auch antibakteriell und daher geruchsmindernd. Für den Tee werden 2 bis 3 Teelöffel getrockneter Salbei mit 1/4 Liter Wasser übergossen und 15 Minuten ausgezogen. Magenempfindliche Menschen vertragen den Tee nicht gut. Salbei gibt es auch in homöopathischer Dosierung in Tropfen, man nimmt mehrmals am Tag einige davon.

Während der Schwangerschaft sollte Salbei innerlich nicht verwendet werden.

Weitere Heilpflanzen, die für Waschungen und als Badezusatz bei übermäßigem Schwitzen empfehlenswert sind: Kamille, Ackerschachtelhalm, Walnuss, Eichenrinde und Weidenrinde.

Lebensstil

- **Stressabbau**
- **Entspannung**
- **Maßvolles Essen**
- **Vermeidung von Kaffee**

Übermäßiges Schwitzen ist oft psychisch zumindest mitbestimmt, Stressabbau und Entspannung sind daher wichtig.

Vermeiden Sie übermäßiges und scharf gewürztes Essen sowie Kaffee, um die Wärmeproduktion nicht zusätzlich anzukurbeln.

Sehnenscheidenentzündung

→ Hausmittel

Damit wird eine akute oder chronische Entzündung des Gleitapparates der Sehnen bezeichnet. Ursachen können Infektionen, in erster Linie aber Überanstrengungen sein. Am häufigsten ist sie im Bereich des Handgelenkes, wo die Beugesehnen der Hand und Finger verlaufen, deren zugehörige Muskeln sich am Unterarm befinden. Nicht selten ist auch die Achillessehne betroffen. Eine ständige Überlastung führt zu winzigen Verletzungen der Sehnenscheidenwand und zu Entzündungsreaktionen. Die Behandlung erfolgt mit Kälte und Ruhigstellung.

Hausmittel

- **Essigsaure Tonerde**
- **kalte Lehm- oder Topfenwickel**
- **Enzymtherapie**

Gut bewährt haben sich Umschläge mit essigsaurer Tonerde sowie kalte Lehm- oder Topfenwickel, die man über Nacht auf dem Handgelenk belässt.

Auch ein Versuch mit einer Enzymtherapie lohnt sich bei diesen unangenehmen Erscheinungen!

Sodbrennen

→ Refluxkrankheit

Speiseröhrenentzündung

Die Entzündung der Speiseröhre kann durch einen Hefepilzbefall entstehen, häufiger ist allerdings eine Entzündung der Speiseröhre als Folge von Reflux. Die Schleimhaut der Speiseröhre wird normalerweise von dem alkalischen Speisenbrei aus der Mundhöhle durchflossen und auf den zurückfließenden saueren Magensaft reagiert sie mit Entzündung. Die Krankheit muss unbedingt behandelt werden, da es aufgrund der Entzündung zu narbigen Veränderungen und in der Folge zu krebsigen Entartungen kommen kann. Eine andere Ursache können Medikamente, wenn sie ohne genügende Flüssigkeitszufuhr eingenommen und nicht weitertransportiert werden, sein. Sie bleiben in der Speiseröhre stecken und schädigen die Schleimhaut.

Star, grüner, grauer

Der graue und mit Abstand der grüne Star sind die häufigsten Ursachen für eine Sehminderung.

Der grüne Star (Glaukom)

Mit grünem Star wird eine Erhöhung des Augeninnendrucks bezeichnet, der, unbehandelt, zu einer Schädigung des Sehnervs, anfangs mit Gesichtsfeldausfällen und im Endstadium mit Verlust des Augenlichtes, führt. Es gibt mehrere Glaukomarten. Weitaus an der Spitze, mit etwa 60 – 70 % der Gesamtzahl, liegt das Offenwinkelglaukom, das sich langsam entwickelt und lange Zeit unbemerkt bleibt. Dies umso mehr als der Augeninnendruck, abgesehen von einer Differenz zwischen rechts und links, bei einem Sechstel der Glaukomfälle normal oder sogar niedrig sein kann. Erst die für Glaukom typischen Gesichtsfeldausfälle führen zur Diagnose. Bei Glaukom mit normalem Augeninnendruck genügt dieser Duck offenbar bereits, um eine Sehnervenschädigung auszulösen. Besonders tückisch ist das akute Winkelblockglaukom, das sich in kurzer Zeit mit einem tiefroten Auge mit Pupillenstarre, heftigen Schmerzen mit Brechreiz und Sehstörungen entwickelt. Nur rascheste operative Intervention kann das Auge retten. Weitere Formen sind mit anderen Augenkrankheiten verbunden.

Die Ursache für die Änderung der Druckverhältnisse im Auge ist ein Missverhältnis zwischen Produktion und Abfließen von Kammerwasser. Die Flüssigkeit staut sich und der Druck erhöht sich. Die Diagnose erfolgt durch eine sehr einfache Messung des Augeninnendrucks. Zur Behandlung stehen Augentropfen zur Verfügung oder es wird mit einer kleinen Operation ein künstlicher Abfluss für das Augenwasser geschaffen.

Die regelmäßige fachärztliche Kontrolle (alle 3 Jahre am dem 40. Lebensjahr) schützt! Wenn in der Familie bereits Glaukomfälle aufgetreten sind und bei Gefäßrisiko ist eine jährliche augenärztliche Kontrolle angezeigt!

Der graue Star (Katarakt)

Als grauer Star wird die Trübung der Augenlinse bezeichnet. Die Ursache für »Katarakt« ist in den meisten Fällen das fortgeschrittene Alter, selten sind Augenverletzungen, Medikamente oder Strahlen für die Linsentrübung verantwortlich. Der graue Star entwickelt sich langsam, zur eigentlichen Beeinträchtigung des Sehvermögens kommt es relativ spät. Da dies vom Lichteinfall abhängig ist, wird es zuerst als grauer Schleier beim Blick gegen die Lichtquelle bemerkt, zum Beispiel bei der Autofahrt gegen die Sonne. Ansonsten verliert alles langsam an Schärfe, die Farben leuchten weniger, bis man schließlich meint, alles durch ein Milchglas zu sehen. Manche Brillenträger sehen vorübergehend sogar wieder besser, der Grund liegt in einer Änderung der Lichtbrechung durch die Linsentrübung.

Die Behandlung erfolgt heute durch eine kleine Operation, bei der die trübe Linse entfernt und durch eine Kunststofflinse ersetzt wird. Je nach Art der eingesetzten Linse kann sich danach sogar das Tragen einer Brille erübrigen! Die Operationsdauer beträgt etwa 15 Minuten. Für viele Patienten ist die neu gewonnene Sehkraft nach der Operation ein einschneidendes Erlebnis, die Natur wird wieder in allen Nuancen wahrgenommen, die Fauna, die Flora – ein Stück Lebensqualität ist zurückgekehrt.

Nach der Staroperation sollte man in den ersten Wochen nicht schwimmen und körperliche Anstrengungen vermeiden. Nach etwa einem Monat kann im Bedarfsfall die Brille neu angepasst werden.

Naturheilkundliche Verfahren haben hier nicht viel anzubieten.

Teebaumöl

Für viele Menschen ist es ein bewährtes Hilfsmittel bei verschieden Hautproblemen, Erkältungskrankheiten, Muskel- und Gelenkbeschwerden.

Nur wenige Naturheilmittel mit einer empirisch bekannten Wirkung sind so gering toxisch (giftig) wie das Teebaumöl. Bei äußerlicher Anwendung wurden bis heute kaum Nebenwirkungen festgestellt. Vor einer Einnahme ist allerdings abzuraten. Vorsicht ist auch bei den Augen geboten, hier würde das Öl – im Gegensatz zur Anwendung bei offenen Wunden – ein heftiges Brennen verursachen. Es kann ansonsten bedenkenlos auch für Kinder verwendet werden. Allergische Reaktionen sind nur in wenigen Fällen aufgetreten.

Wirkung:

- ***antibakteriell:***

  Es eignet sich besonders zur ersten Hilfe bei Entzündungen, Insektenstichen und Verletzungen aller Art. Durch seine desinfizierende Eigenschaft ist es in der Hautpflege wertvoll.

- ***antiviral:***

  Viren sind für viele Erkrankungen verantwortlich. Teebaumöl hilft gut bei Viruserkrankungen wie Herpes.

- ***antimykotisch:***

  Es besitzt pilztötende Eigenschaften. Auch gegen Parasiten und Insekten (bei Mensch und Tier) wird es mit großem Erfolg als natürliches und wirksames Mittel, z. B. gegen Läuse, Flöhe etc. eingesetzt.

Teebaumöl, das einen eigentümlichen, muskatnussähnlichen Geruch besitzt, wird aus dem australischen Myrtengewächs Melaleuca alternifolia gewonnen. Aus den jungen, frischen Blättern wird das ätherische Öl destilliert.

Tetanus

Der Wundstarrkrampf, eine gefährliche, oft tödliche Wundinfektion mit typischen Krämpfen, wird durch das vom Bakterium Clostridium tetani produzierte Nervengift verursacht. Das Bakterium mit seinen äußerst resistenten Sporen (ruhende Langzeitaggregate) findet sich weltweit in Böden sowie im tierischen und im menschlichen Darm.

Tropische Böden sind stärker belastet. Die Krankheit tritt noch immer weltweit auf, in den Industrienationen – wo die Bevölkerung weitgehend geimpft ist – allerdings selten, und ist meldepflichtig! Seit 1938 gibt es bereits einen Aktiv-Impfstoff, der vorerst nur Soldaten verabreicht wurde, heute aber Allgemeingut ist. Die Schutzimpfung ist äußerst wirksam, der Impfschutz beträgt nahezu 100 %.
Die Impfung wird in 3 Teilen verabreicht: die erste Auffrischung nach 1 Monat, die 2. Auffrischung nach 1 Jahr, weitere Auffrischungen alle 10 Jahre. Bei Reisen in Länder mit niedrigem Hygienestandard und bei Verletzungen werden Auffrischungen alle 5 Jahre empfohlen.
Außerdem steht auch ein Tetanus-Immunglobulin (mit Tetanus-Antikörpern) für die passive Impfung zur

Verfügung, dieses wird bei großflächigen, verschmutzten Wunden und wenn keine ausreichende Impfdokumentation vorhanden ist, simultan zur aktiven Impfung verabreicht. Wenn man sich nicht sicher ist, ob noch Impfschutz besteht, kann man auch den Antikörper bestimmen lassen. Bei immunschwachen Personen sollte nach der Impfung zur Überprüfung des Schutzes der Antikörperspiegel bestimmt werden.

Thrombosen

→ Venenerkrankungen

Tinnitus

Beim Tinnitus – ein leider viel zu vielen Menschen aus eigener Erfahrung bekannter Begriff – handelt es sich um eine Fehldeutung von Hörgeräuschen im Gehirn. Er äußert sich in einem zeitweiligen oder dauernden vermeintlichen Geräusch, in einem oder beiden Ohren, mit unterschiedlicher Intensität und Ausprägung. Es ist die konstante oder immer wiederkehrende subjektive Wahrnehmung eines Tones oder Geräusches, das im Gegensatz zu den objektivierbaren Ohrgeräuschen vom Untersucher nicht gehört wird. Sehr vielgestaltige Töne, z. B. pfeifende, klingelnde, rauschende, brummende, sägende und klopfende Geräusche werden beschrieben. Diese Geräusche bzw. Töne können kontinuierlich, unterbrochen, abschwellend und in ihrer Frequenz modulierend vorkommen.

Lärmbelastung und Stress erhöhen das Risiko, die Ursache für die Entstehung des Tinnitus ist jedoch noch nicht bekannt. Im Prinzip kann bei jeder Erkrankung des Gehörorgans ein Tinnitus auftreten, er kann aber auch ganz allein vorkommen. Die genaue Erhebung der Krankengeschichte, regelmäßige Blutdruckkontrollen und eine umfassende HNO-ärztliche Untersuchung sind zum Ausschluss einer zugrunde liegenden Erkrankung erforderlich. Die Therapie erfolgt medikamentös, einschließlich durchblutungsfördernder Infusionen, Elektrotherapie usw. Selbst eine ständige Berieselung mit Musik wird zur Verdrängung versucht. Die Therapie spricht umso besser an, je früher sie begonnen wird. Eine Behandlungsmethode aus den USA (Tinnitus Retraining Therapie) zeigte dort gute Erfolge, in Europa sind ärztliche und psychologische Betreuung der Patienten jedoch vorrangig. Grundkrankheiten müssen naturgemäß fachgerecht behandelt werden.

Tinnitus kommt in jedem Lebensalter vor, 5 – 7 % der Erwachsenen leiden daran. Wegen der zunehmenden Lärmbelastung bei Jugendlichen, z. B. in Diskotheken oder über Walkman, klagen heute bereits über 5 % der jungen Erwachsenen bis zum 30. Lebensjahr über die Symptome eines Tinnitus.

Häufige Folgen sind Schlafstörungen, Angstzustände, Depressionen (die ihrerseits die Entstehung des Tinnitus begünstigen), Arbeitsunfähigkeit bis hin zum Selbstmord.

Mögliche organische Ursachen:

- *Durchblutungsstörungen infolge einer Arteriosklerose, begünstigt durch Bluthochdruck, Rauchen, Fettstoffwechselstörungen, Diabetes, Übergewicht*
- *Fehlfunktionen der Halswirbelsäule mit Beeinträchtigung der in den seitlichen Fortsätzen verlaufenden Vertebralarterien, die die hintere Schädelgrube mit Blut versorgen*
- *niedriger Blutdruck (kann zu Mangeldurchblutungen führen)*
- *alle einschlägigen Erkrankungen des Gehörorgans und des Zentralnervensystems*
- *Lärm*
- *erblich bedingte Schäden*
- *Verletzungen*
- *Vergiftungen*
- *rascher Druckanstieg (z. B. Sinkflug)*

Mögliche psychische Ursachen:

- *extreme physische Überlastungen*
- *seelische Überforderung*

Allen die vergeblich nach Hilfe suchen, sei gesagt, dass viele ihrer Leidensgenossen zum letzten Ausweg greifen und die lästigen Geräusche ignorieren lernen. Wenn Grundkrankheiten auszuschließen sind, ist dieser Weg der einfachste und hat sich schon vielfach bewährt. Man lernt auf die Geräusche nicht mehr zu achten und vermisst sie, wenn sie einmal nicht auftreten.

Tonsillitis

→ Angina

Toxoplasmose

→ Lebensstil

Vor etwa 100 Jahren wurde jene Erregergruppe (Protozoen) entdeckt, zu der auch die Toxoplasmen zählen. Diese Erreger können bei Frischinfektionen von Schwangeren auf das Ungeborene übertragen werden und mit relativ großer Wahrscheinlichkeit erhebliche bis lebensgefährliche gesundheitliche Schäden anrichten: Totgeburt, Störungen der Hirnentwicklung, Wasserkopf, Entzündungsherde in den Augen, Hörstörungen, Verkalkungsherde im Gehirn u.v.m. Neben den Feten sind vor allem Patienten mit unterdrücktem Immunsystem gefährdet. Nach serologischen Untersuchungen sind in den USA etwa 20 – 40% der gesunden Bevölkerung seropositiv. In Europa liegen die Zahlen niedriger.

Etwa die Hälfte der Schwangeren besitzt keine Antikörper gegen Toxoplasmose! Die Infektion mit Toxoplasmen erfolgt in erster Linie durch den Kontakt mit dem Stuhl infizierter Katzen, die den Erreger ausscheiden. Erst nach etwa 1 bis 5 Tagen werden die Erreger infektiös. Katzen infizieren sich ihrerseits mit so genannten Zystenformen des

Erregers, welche sich im Gehirn und Fleisch von Beutetieren, wo sie Jahre hindurch überleben können, und dann im rohen Futterfleisch finden. Das Wichtigste ist also die Hygiene: Der Kot von Katzen muss sofort entsorgt werden, bei dieser Tätigkeit Gummihandschuhe tragen, nach jedem Kontakt mit Haustieren sorgfältig Hände waschen und das Katzenfutter genügend erhitzen. Kennt man diese Zusammenhänge, kann man der Gefahr unschwer aus dem Weg gehen.

Wesentlich wichtiger sind für die Schwangere wahrscheinlich andere Infektionsquellen, z. B. ungenügend erhitzte Fleischspeisen.

Weiters sind Bodenverunreinigungen eine gefahrenträchtige Infektionsquelle. Der Katzenkot verteilt sich am Boden bis zur völligen Vermischung mit Erde. Auf diese Weise entstehen sehr widerstandsfähige Erreger, die über einen langen Zeitraum infektionstüchtig bleiben. Daher sind Gemüse und Salate, aber auch Kräuter, die gartenfrisch ins Haus gebracht werden, immer besonders sorgfältig unter fließendem Wasser zu reinigen.

An dritter Stelle möglicher Gefahrenquellen stehen Reisen in Länder mit ungenügender Nahrungsmittelhygiene. Reisen in Dritte-Welt-Länder sollten Schwangere nach Möglichkeit vermeiden.

5 % aller Infektionen mit Toxoplasmen werden mit dem Genuss nicht oder ungenügend pasteurisierter Milch in Verbindung gebracht.

Von den Fleischsorten, die mit Toxoplasmen verseucht sind, ist das Schweinefleisch, das von Mastschweinen mit genau kontrolliertem Mastfutter stammt, am wenigsten betroffen, Schafe gelten etwa zu 33 % als seropositiv und Ziegen zu 42 %.

Lebensstil

- ▲ **Durchgaren von Fleisch**
- ▲ **Lebensmittelhygiene**

Zur Vorbeugung gegen Toxoplasmen und andere Erreger gilt:

- Kein ungenügend durchgegartes Fleisch essen.
- Bei der Aufbewahrung und Zubereitung von Nahrungsmitteln immer äußerste Hygiene walten lassen.
- Gemüse, Salate, Obst, Beeren und Kräuter vor dem Genuss unter fließendem Wasser gründlich reinigen.

Trennkost

Der amerikanische Arzt Howard Haye litt Ende des 19. Jhdts. an einer schweren Nierenerkrankung. Er stellte seine Ernährung um und heilte sich damit angeblich.

Seitdem ist die Hay'sche Trennkost in alternativen Ernährungskonzepten fest verankert und es wurden von Haye-Schülern verschiedene Trennkost-Formen entwickelt, wenngleich sich diese Ansichten durch die Kenntnis der Verdauungsvorgänge und das Ineinandergreifen verschiedener Bereiche des Stoffwechsels klar widerlegen lassen.

Das zentrale Anliegen der Trennkost ist es, konzentrierte Kohlenhydrate und konzentriertes Eiweiß nicht gemeinsam zu verzehren, da diese nicht gleichzeitig verdaut werden könnten. Öle und Fette würden sich im Körper »neutral« verhalten. Durch die ungenügende Verdauung vor allem der Kohlenhydrate, die im Körper zu gären beginnen, würde der Körper übersäuert, was die Ursache für fast alle Zivilisationskrankheiten sei. Wer dagegen die Trennung von Kohlenhydraten und Eiweiß durchhielte, der werde von Krankheiten geheilt, nehme dauerhaft Körpergewicht ab und Wohlbefinden sei der Lohn. Einige Trennkost-Befürworter versteigen sich sogar so weit, die Milch abzulehnen. Andere wiederum bauen Obst und Gemüse, Vollwertgetreide und Hülsenfrüchte, Milchprodukte und Nüsse in den Ernährungsplan ein und kommen so insgesamt zu einer der Vollwertkost sehr ähnlichen Ernährung, die sich nur durch die Kombination der Lebensmittel unterscheidet.

Die Trennkost beruht auf völliger Unkenntnis der Physiologie. Eiweiß und Kohlenhydrate können selbstverständlich nebeneinander im sauren Milieu des Magens und dann in der basischen Umgebung des Dünndarms aufgespalten werden.

Trennkost-Anhänger beschäftigen sich intensiv mit gesunder Ernährung, das bringt Vorteile, weil die Lebensmittel sehr bewusst ausgewählt werden und die quantitative Überernährung dadurch hintangehalten wird. Im Übrigen kann die Trennkost zur Gewichtsreduktion über einige Wochen ohne Schaden zu nehmen gegessen werden und bringt auch sichtbaren Erfolg. Langfristige Trennkost muss aber abgelehnt werden. Durch die ungewohnte Zusammenstellung der Speisen – z. B. Fleischspeisen ohne Beilage zu essen – wird zumeist auch weniger gegessen, und die dadurch geringere Energiezufuhr wirkt sich auf das Körpergewicht günstig aus.

Tuberkulose

→ **Lebensstil**

Robert Koch entdeckte den Tuberkulose-Bazillus schon im vorletzten Jahrhundert und hat damit Weltruhm erlangt. Die Tuberkulose steht unverändert an 7. Stelle aller Todesursachen weltweit und ist die häufigste zum Tode führende Infektionskrankheit. 9,2 Millionen Menschen infizieren sich jährlich und 3 Millionen Menschen sterben jährlich an Tuberkulose. Dies trifft vor allem die Bevölkerung in den Entwicklungsländern, und hier wieder die afrikanischen Länder mit einer extrem hohen AIDS-Rate. Verschärft wird das Problem durch die zunehmende Resistenz der Erreger gegen die bekannten Antibiotika. Noch vor einigen Generationen, in der Mitte des vorigen Jahrhunderts, bis zur Entwicklung des ersten wirksamen Antibiotikums gegen Tuberkulose-Bazillen, gab es auch bei uns in Mitteleuropa kaum eine Familie, in der die Tuberkulose nicht ihren Tribut forderte. Den größten Anteil am Rückgang der Tbc haben die gute Ernährung und die Hygiene, einfach die günstigen Lebensumstände. Massenimpfungen aller Säuglinge und die regelmäßige Überprüfung der erwachsenen Bevölkerung hat die Krankheit weiter zurückgedrängt. Vor allem wurden wirksame Tuberkulostatische Medikamente gefunden und man musste sich nicht mehr auf Liegekuren im Hochgebirge mit Sonneneinwirkung und optimaler Ernährung beschränken. Im ausgehenden 20. Jhdt. holte sich die Tuberkulose ihre Opfer in den Industrienationen nur mehr aus Randgruppen wie Alkoholikern, sozial und physisch herabgekommenen Menschen, Patienten mit zahlreichen Leiden, schlecht ernährten, alten Menschen und AIDS-Kranken. Da die Tuberkulose-Impfung nie ganz frei von Nebenwirkungen und die Krankheit weitgehend zurückgedrängt war, entschloss sich die oberste Sanitätsbehörde in den 80er-Jahren die Tuberkuloseimpfung (BCG-Impfung) einzustellen und nur mehr definierte Sonderfälle zu impfen. Auch in Deutschland wird die BCG-Impfung von der Ständigen Impfkommission (STIKO) seit 1998 nicht mehr empfohlen.

Ausgelöst durch die Reisefreudigkeit der Menschen, die politisch bedingten großen Wanderbewegungen von Ost nach West und durch die Flüchtlingsströme des Krieges im ehemaligen Jugoslawien, sind in jüngster Vergangenheit wieder vermehrt Tuberkulosefälle aufgetreten.

Die Übertragung der Tuberkulose erfolgt durch Tröpfcheninfektion. Das Tröpfchen gelangt in ein Lungenbläschen und bildet dort mit anderen zellulären Elementen die Erst- oder Primärinfektion. Dieser Primärherd kann in jedem Organ, z. B. auch in der Niere, vorkommen, ist aber weitaus am häufigsten im Lungenspitzenbereich lokalisiert. Typisch in dieser Phase ist auch die Entstehung rotblauer schmerzhafter Flecken. Ist die Abwehrlage des Patienten sehr gut, so kommt es zu keiner Ausbreitung bzw. zu keinem Fortschreiten der Erkrankung.

Häufige Tuberkulose-Symptome:

- *Allgemeines Krankheitsgefühl*
- *Müdigkeit*
- *Schwäche*
- *Gewichtsverlust*
- *Erhöhte Körpertemperatur*
- *Husten und Auswurf*
- *Atemnot*
- *Nächtliches Schwitzen*

Etwa 90 bis 95 % dieser Erstinfektionen bleiben unbemerkt und hinterlassen nur einen positiven Tuberkulinhauttest sowie eine latente oder ruhende Infektion.

Ist die Abwehrlage nicht gut, erfolgt nach mehr oder weniger langer Zeit die Ausbreitung der Erkrankung. Spätestens ab diesem Zeitpunkt muss der Patient in ärztliche Behandlung, und das auf lange Zeit. Ansonsten kann die Erkrankung wie einst so häufig einen dramatischen Verlauf nehmen. Naturheilkundliche Behandlungsversuche haben hier keinen Platz.
Dazu kommen Symptome wie allgemeines Krankheitsgefühl, Müdigkeit, Schwäche, Gewichtsverlust, Körpertemperatur zwischen 37 und 38 °C, Husten und Auswurf, Atemnot, nächtliches Schwitzen. Der Arzt hört den Kranken ab, im Röntgen sieht man Infiltrate und bestimmte Laborparameter sind erhöht. Letztlich beweisend ist erst der Nachweis des Erregers im Auswurf. Man spricht in diesem Fall von offener Tbc, die auch entsprechend ansteckend ist. Die Ansteckung wird durch die Dauer und die Nähe des Kontakts bestimmt. Der Kranke muss isoliert werden.

Bei der Hauttestung hat sich der Mendel-Mantoux-Test bewährt. Dabei wird eine genau definierte Tuberkulinmenge in die Haut am Unterarm injiziert. Anschließend muss ein Kontrollröngten durchgeführt werden. Der früher durchgeführte Tine-Test (ein Stempeltest mittels 4 mit Tuberkulin getränkten Stahlzinken) sollte nicht mehr verwendet werden.

Der sichere Nachweis einer Tbc ist schwierig, die Symptome sind nicht bei jedem Patienten ausgeprägt.

Zur Behandlung stehen drei bzw. vier verschiedene Antibiotika zur Verfügung, die über mindestens 6 bis 9 Monate genommen werden müssen. Ziel ist die Vernichtung des Erregers. Eine Gefahr stellen die bereits erwähnte Resistenz des Erregers und eine ungenaue Einnahme durch den Patienten dar.

Während der Behandlung wird der Auswurf regelmäßig untersucht. 90 % der Erkrankten sprechen gut auf die Medikamente an, Röntgenaufnahmen bestätigen den Verlauf.

Ein Tbc-Kranker wird durch die Gesundheitsbehörde (die Erkrankung ist anzeigepflichtig) noch 2 Jahre nach seiner Erkrankung überwacht und bei schlecht ansprechenden oder komplizierten Fällen muss bis zu 15 Jahre nachkontrolliert werden.

Lebensstil

- **Vollwerternährung**
- **Nicht rauchen**
- **Vermeidung von Übergewicht**
- **Bewegung**

Basis jeder Tuberkulosetherapie sind eine hochwertige Vollwerternährung und exakt gesundheitsbewusste Verhaltensweisen. Alles, was das Immunsystem und den Körper ganz allgemein in physischer und psychischer Hinsicht belastet, muss vermieden werden – z. B. nicht Rauchen, kein Übergewicht, Bewegung richtig dosiert, optimale Freizeitnutzung etc. – und das über Jahre hinweg, um einem späten Wiederaufflackern vorzubeugen.

Typhus abdominalis

= Bauchtyphus ist eine schwere, bei vorgeschädigten Menschen auch bedrohliche Infektionskrankheit mit hohem Fieber, die vom Bakterium Salmonella typhi verursacht wird. Eine etwas mildere Verlaufsform hat der Paratyphus (para = ähnlich), dessen Verursacher Salmonella paratyphi ist. In den westlichen Ländern treten nur selten Erkrankungen auf, dafür umso häufiger in Ländern mit niedrigem Hygienestandard. Bei Reisen in diese Länder kommt es zu hohen Infektionsraten. Jede wechselhafte hochfieberhafte Erkrankung mit eher dürftigem Organbefund und mit einer »Reisegeschichte« ist Typhus-verdächtig.

Die Typhus-Bakterien können nur im Mensch als Wirt überleben. Die Ansteckung erfolgt meist nicht direkt von Mensch zu Mensch, sondern über verunreinigtes Trinkwasser oder Nahrungsmittel, die mit verseuchtem Wasser gereinigt wurden. Die Gefahr der Erkrankung steigt mit der Anzahl der aufgenommenen Erreger, da nur ein Teil davon das saure Magenmilieu überlebt. Je mehr verunreinigtes Wasser getrunken wird, desto größer ist die Gefahr.

Akut Erkrankte sind weniger ansteckend als so genannte Dauerausscheider, die ohne selbst zu erkranken oder noch lange nach überstandener Krankheit die Bakterien ausscheiden.

Die Erreger gelangen durch die Darmwand in das Lymph- und von dort in das Blutsystem und weiter in die Organe. Etwa eine Woche nach Ansteckung sind sie auch im Stuhl nachweisbar.

Das Fieber steigt in den ersten Wochen, nach einer 8- bis 14-tägigen Inkubationszeit treppenartig bis auf 40 °C an, der Puls ist verlangsamt. Die Patienten sind schwer krank und benommen. In der ersten Woche besteht Verstopfung, die dann in erbsenbreiartige, teils blutige Stühle übergeht. Zu Beginn der 2. Woche sieht man auf der Bauchhaut charakteristische kleine, rote Pünktchen und die Zunge zeigt in ihrer Mitte einen typischen Belag. Bedrohliche Herz-Kreislauf-Störungen, Nierenversagen, Darmdurchbruch, aber auch Meningitis und Sepsis sind die gefährlichen Komplikationen. Die Behandlung erfolgt mit Antibiotika, es gibt aber leider zunehmende Resistenzen der Erreger.

Vorrangige Vorsorgemaßnahme bei Reisen in Länder mit niedrigem Hygienestandard ist die Impfung. Es gibt eine Schluckimpfung – 3 Kapseln werden je ein Stück täglich jeden 2. Tag eingenommen – mit etwa 67%igem Impfschutz und eine intramuskuläre Einmal-Impfung, die einen etwas besseren Schutz (70 %) gewährleistet. Der Impfschutz beginnt ca. 2 Wochen nach Impfung und hält 3 Jahre. Daneben kommt dem absoluten Grundsatz, in Dritte-Welt-Ländern nur abgekochtes Wasser zu trinken und nur gut gegarte Speisen zu essen, gerade in Hinblick auf Typhus oder Paratyphus – mit nur begrenztem Impfschutz – besondere Bedeutung zu.

Naturheilkundliche Behandlungsversuche sind mit Rücksicht auf die Reihe an wirksamen Antibiotika nicht zu vertreten. Lediglich kreislaufstützende Maßnahmen nach Kneipp können die Antibiotikabehandlung ergänzen.

Komplikationen bei Typhus abdominalis:

- *Herz-Kreislauf-Störungen*
- *Nierenversagen*
- *Darmdurchbruch*
- *Meningitis*
- *Sepsis*

Überbein

Überbein ist ein Sammelbegriff für verschiedene Auswüchse, die sich an Stellen erhöhter Druckbelastung bilden können. Man unterscheidet zwischen echten knöchernen Überbeinen mit normaler Knochenstruktur, derb-fibrösen, dem Knochen unmittelbar anliegenden, oder durch Gelenkdeformierungen entstehenden Pseudoüberbeinen und gutartigen gallertartigen Zysten, die sich an Handgelenken, Kniegelenken und Fußrücken, an Sehnen, Sehnenscheiden oder Gelenkkapseln entwickeln. Zur Klärung, um gezielt behandeln zu können, ist eine Röntgenaufnahme notwendig; bei Weichteilgebilden eventuell Ultraschall.

Ein häufiges Überbein findet sich z. B. an der Ferse, es handelt sich dabei um die stark ausgebildete obere Fersenbeinecke, die Schuhdruckprobleme erzeugen kann. Hier behilft man sich mit Schuhzurichtungen und Einlagen, manchmal muss das Überbein entfernt werden. Die Entscheidung liegt beim Facharzt für Orthopädie. Oberhalb des Überbeins kann es zur Ausbildung eines Schleimbeutels mit Pufferfunktion kommen, der sich sehr schmerzhaft entzünden kann.

Echte Überbeine treten relativ häufig in der Nähe des Kniegelenks und am Fußrücken auf. Wenn diese knöchernen Neubildungen Beschwerden machen, bleibt nur die operative Entfernung.

Ein Pseudoüberbein ist hingegen der Frostballen, Hallux valgus. Durch Abweichung der Großzehe drängt das erste Mittelfußköpfchen zur Mitte hin, wölbt sich vor und wird dadurch sichtbar. Manchmal bildet sich darüber auch ein Schleimbeutel, um den Druck des Schuhwerks vom empfindlichen Knorpel zu nehmen. Entzündet sich die Knochenhaut und/oder der neu gebildete Schleimbeutel, ist eine baldige orthopädische Korrektur der Zehenfehlstellung angezeigt, welche dann auch das scheinbare Überbein erfolgreich beseitigt. Vor allem Probleme an den Füßen gehören unbedingt in die Hände des erfahrenen Orthopäden, da die Behandlungsmöglichkeiten sehr vielfältig sind und die erfolgreiche Behandlung von Fußproblemen ein großes Stück Lebensqualität zurückbringt!

Urtikaria

→ **Heilpflanzen**

Als Urtikaria bezeichnet man einen Nesselausschlag der Haut mit Quaddelbildung, Schwellung, Rötung, eventuell auch Bläschenbildung und heftigem Juckreiz. Die mit Ödemflüssigkeit gefüllten Quaddeln können auch bald wieder verschwinden. Die Nesselsucht tritt schubweise auf und kann von Fieber begleitet sein. In vielen Fällen liegt eine Allergie zugrunde und das Gewebshormon Histamin ist daran beteiligt. Die Ursache kann eine Überempfindlichkeit auf bestimmte Wirkstoffe, z. B. Opiate oder Arzneimittel sein, aber auch jedes Nahrungsmittel, Schimmelpilze, Bakterien, Parasiten, Kontakt mit Metallen, Chemikalien, etc., kurzum alles, worauf der Mensch allergisch reagiert, kommt als Verursacher in Frage. Vielfach steht am Beginn eine chemische Provokation. Weiters können Licht, Druck, Kälte oder Wärme eine Urtikaria auslösen. Bei Kontakt mit Nesselgiften (Brennnesseln, Quallen, etc.) kann es ebenfalls zu schmerzhaften Quad-deln mit Geschwürbildungen kommen, die unter Umständen schwer heilen. Und – in vielen Fällen kann keine auslösende Ursache gefunden werden. Auch die Psyche spielt bei der Urtikaria eine große Rolle – Stress kann auslösend wirken!

Das Wichtigste ist, das verursachende Allergen (wenn es zu identifizieren ist!) zukünftig zu meiden, denn schwere Nesselausschläge können auch durchaus bedrohliche Formen annehmen, wenn z. B. die Schleimhäute des oberen Atemtrakts innerhalb weniger Minuten extrem anschwellen, die Atmung erheblich behindern und Er-stickung droht (Notfall!). Behandelt wird vom Arzt je nach Ausbreitung und Beschwerden mit Kortison oder Antihistaminika. Jeder Allergiker sollte stets einige Tabletten Kortison in ausreichender Dosierung mit sich tragen, um sie im Notfall sofort zur Hand zu haben.

Eine langfristige homöopathische Therapie zur Umstimmung ist immer des Versuches wert.

Heilpflanzen

- **Kühle Waschungen**
- **Ackerschachtelhalm**
- **Kamille**

Kühle Waschungen und Umschläge mit Abkochungen aus Ackerschachtelhalm und Kamille wirken etwas juckreizstillend.

Venenprobleme

→ Kneipp
→ Homöopathie
→ Heilpflanzen
→ Ernährung

Ein großer Anteil der Bevölkerung – mehr Frauen als Männer – leidet an Venenproblemen mit mehr oder weniger aktuellen, bisweilen immer wieder wechselnden Beschwerden. Die Palette reicht von oberflächlichen Besenreisern und deutlich sichtbaren → Krampfadern, schmerzhaften Venenentzündungen oder gefährlichen tief-liegenden Venenthrombosen bis zu Beinschwellungen und offenen Beinen:

Venenerkrankungen:

- *Krampfadern = Varizen*
- *Venenentzündungen = Thrombophlebitiden*
- *Venenthrombosen = Blutgerinnsel, die tiefliegende Venen verstopfen*
- *Ödembildung = Flüssigkeit im Gewebe durch Rückstau*
- *Geschwürbildung an den Beinen = Ulcus cruris*

sehr vielgestaltige Bilder, die als variköser Symptomenkomplex zusammengefasst werden.

Die Hauptursache liegt an den anatomisch-physiologischen Verhältnissen der Venen, dem Niederdruckbereich des Kreislaufsystems, wo das Blut großteils entgegen der Schwerkraft zum Herzen zurückfließt. Die Druckverhältnisse, abhängig von der Pumpleistung des Herzens und der Wirkung der großen elastischen Arterien, sind gegenüber den Arterien erheblich niedriger (etwa 1/7). Das bezieht sich auf normal kalibrierte Venen und sinkt mit deren Erweiterung bis in den negativen Bereich hinein ab. Die Wände der Venen sind wesentlich dünnwandiger als die von gleich starken Arterien (als Folge des geringeren Druckes) und deshalb setzen sie einer Drucksteigerung (z. B. bei stehendem Beruf) geringeren Widerstand entgegen und neigen zur Erweiterung. Jede Zunahme des Kalibers bedeutet auch eine Störung der glatten Innenauskleidung der Venen und damit den ersten Schritt zur Neigung zur Gerinnselbildung. Um einem Rückfluss unter ungünstigen Umständen vorzubeugen, verfügen die Venen über ein Klappensystem, das sich erforderlichenfalls schließt. Wenn allerdings die Klappen in einem erweiterten Venenbereich liegen, schließen sich die Klappensegel nicht mehr und der Rückstau kommt voll zum Tragen. Ein sich aufschaukelnder Prozess nimmt seinen Lauf. Ein weiteres Moment zur regelrechten Entleerung der Venen ist die so genannte Muskelpumpe. Die Venen sind an den unteren Extremitäten gewissermaßen zwischen den Muskeln und der Haut eingespannt. Die Muskeltätigkeit hilft mit, die Blutzirkulation in den Venen ordnungsgemäß aufrechtzuerhalten. Langes, unbewegliches Stehen oder Sitzen ohne Muskelaktivität fördert Venenleiden. Als vorgegebener Faktor der Varizenbildung sei noch die angeborene Venenwandschwäche erwähnt. Es ist seit langem bekannt, dass sich Krampfadern vor allem bei den weiblichen Mitgliedern der Folgegenerationen fortsetzen.

Eine Entzündung oberflächlicher, erweiterter Venen setzt immer eine Schädigung der Innenauskleidung der Venenwand voraus. Fördernd wirken Störungen des Blutflusses, Blutgerinnungsstörungen, Absiedelung im Blut kreisender Erreger, aber auch Tumoren und verschiedene Krank-

heiten innerer Organe. Unübersehbares Symptom der Venenentzündung ist die schmerzhafte Rötung und Schwellung. Die Schmerzen treten sowohl in Ruhe als auch bei Belastung auf. Gelegentlich kommt noch Fieber hinzu. Behandelt wird im akuten Stadium entzündungshemmend und schmerzstillend mit Kälte und entzündungshemmenden Medikamenten. Außerdem werden gerinnungshemmende Heparine unter die Haut gespritzt, was der Patient leicht selbst oder ein Angehöriger besorgen kann. Bettruhe ist nicht unbedingt erforderlich, doch sollte stärkere Belastung (z. B. Springen oder Laufen) vermieden werden! Straffe Bandagen oder Kompressionsstrümpfe der Klasse II sollen einem Losreißen von Gerinnseln vorbeugen.

Ist eine tiefliegende Vene entzündet, ist das wesentlich gefährlicher, da die praktisch immer begleitend auftretenden Gerinnsel – eher als bei den oberflächlichen Venen – losgerissen werden können. Der Arzt spricht von Phlebothrombose. Krampfadern und Herzschwäche, mangelnde Bewegung, Übergewicht und Austrocknung des Körpers fördern das unheilvolle Geschehen. Sichtbar wird die tiefe Thrombose an den Beinen vor allem durch eine pralle Schwellung der Wade, verbunden mit mehr oder weniger heftigen Spannungsschmerzen und einer bläulichen Verfärbung des Beins. Löst sich ein Gerinnsel und wird vom Blutstrom über das rechte Herz in die Lunge hineingetragen, kommt es unter Umständen zu einem Lungeninfarkt, der je nach Größe auch lebensbedrohlich sein kann. Die Therapie gleicht jener bei oberflächlichen Venenentzündungen, wobei allerdings die Kälte lokal nicht sehr viel bringt, da sie nicht in die erforderliche Tiefe dringen kann.

Wichtig sind die niedermolekularen Heparine und die Kompressionsverbände sowie die Vermeidung von Belastung, um einem Losreißen des Gerinnsels vorzubeugen. Nach einiger Zeit wächst das Gerinnsel an, das Blut sucht sich einen anderen Weg, beziehungsweise das verlegte Gefäß wird rekanalisiert. Soweit die normale Konsolidierung. Es kann sich aber auch eine chronische Venenerkrankung mit allen Variationen eines varikösen Symptomenkomplexes entwickeln. Neben den geschilderten Symptomen können Substanzdefekte = Geschwürbildungen an der durch Sauerstoffmangel geschädigten Haut, Infektionen (z. B. Rotlauf) und neuerliche → Thrombosen auftreten.

Noch häufiger als die akut einsetzende Venenerkrankung ist die chronische Entwicklung des Venenleidens.

Es entwickelt sich langsam, über Jahre, und führt neben der Erweiterung nach und nach zur Verstopfung mehrerer Venen. Abwärts der gerinnselbedingten Verschlüsse steigt der Rückstau-Druck in den Venen, wodurch vermehrt Flüssigkeit in das umliegende Gewebe gedrückt wird. Das behindert wiederum den Stoffwechsel des Gewebes – Geschwüre (offene Beine) und lokale, oberflächliche Entzündungen sind die Folge. Die Beine sind geschwollen, müde und schwer, besonders nach langem Gehen und Stehen. Sie fühlen sich kalt an, kribbeln, dazu kommen nächtliche Wadenkrämpfe. Ein chronisches Krankheitsgeschehen, für das es noch keine Dauerheilung gibt, das vielmehr einer ständigen phasengerechten Behandlung bedarf und wobei der Phlebologe (der Venenfachmann) nur zeitweilig längere Ruhephasen versprechen kann. Unterstützende Selbsthilfe mit Wissen des Arztes sind im Nachfolgenden beschrieben.

Kneipp

- Bewegung
- Vermeidung von Übergewicht
- Kalte Waschungen
- Temperierte oder kalte Güsse
- Wassertreten
- Kühle Wickel

Allen Venenproblemen kann man durch konsequente Lebensführung vorbeugen. Kalte Kneippanwendungen und täglich viel Bewegung, sowie die Vermeidung von Übergewicht sind die Grundpfeiler der Venenvorsorge. Bequemes Schuhwerk, lockere Kleidung, bei Veranlagung medikamentöse Vorbeugung bei Flugreisen (Heparinspritzen, nur auf ärztliche Verschreibung). Dosierter Freizeitsport mit Schwimmen, Radfahren, Gehen, Nordic Walking.

Kalte Waschungen der Unterschenkel oder der ganzen Beine können täglich auch mehrmals und zwischendurch gemacht werden. Sie straffen ebenso den Venentonus wie temperierte (ca. 22 °C) oder kalte (ca. 15 °C) Güsse (Dauer 10 Sekunden oder länger, 2-mal täglich). Wassertreten im temperierten oder kalten Wasser in einem ausreichend großen, randvoll gefüllten Kübel in der Brausetasse oder in der Wanne, anschließend dicke Socken anziehen und warmgehen. Die Kombination von Wasser und Bewegung hat für die Entstauung der Beine durch die Aktivierung der Muskelpumpe mehr Erfolg als jede Anwendung für sich. Kühle Wickel mit Topfen (Quark), Lehm oder Schlamm wirken entzündungshemmend und entwässernd (3-mal pro Woche oder öfter).

Zu vermeiden sind auf jeden Fall warme Bäder (nach Reinigungsbädern kalter Abschlussguss), Thermalbäder über 28 °C, absperrende Kleidung und enge Schuhe. Langes Sitzen (besonders mit übereinander geschlagenen Beinen) und Stehen sind ungünstig. »Zehenkrabbeln« und Wippen mit den Füßen können unvermeidbares Sitzen im Bus oder Flugzeug für die Venen erleichtern.

Homöopathie

- Aesculus hippocastanum
- Hamamelis
- Apis
- Arnika
- Acidum fluoricum
- Lachesis
- Pulsatilla
- Sulfur
- Crotalus horridus
- Arsenicum album
- Echinacea
- Vipera berus
- Ferrum
- Millefolium
- Zincum
- Sepia
- Lycopodium

Aesculus hippocastanum: Altes Venenmittel; ist in unzähligen Venenpräparaten enthalten; hat eine kräftigende Wirkung auf die Venenwände. Wenn es sonst keine wesentlichen Beschwerden gibt, ist es das erste Mittel. Typisch: Kreuzschmerzen, träger Stuhlgang, Völlegefühl im Körper. Besserung im Freien. Dosierung: Urtinkur oder D_2 bis D_4, 3- bis 5-mal täglich als Kur über einige Wochen genommen.

Hamamelis: Die dunkelrote Farbe der Hamamelistinktur kann als Signatur ihrer therapeutischen Wirkungen gesehen werden. Keine Arznei zeigt eine so umfassende Verwendbarkeit bei blutenden Fällen und gestörten Gefäßen (Clarke). Stechende Empfindung in den Venen, Varizen, Hämorrhoiden. Verletzungen bluten schnell und lang. Schlimmer durch Bewegung, an der frischen Luft und empfindlich auf Berührung.

Apis, Arnika, Acidum fluoricum (Flusssäure), Hamamelis, Lachesis, Pulsatilla, Sulfur sind häufig gebrauchte Arzneien bei schmerzenden Venen.

Bei blutenden Krampfadernknoten:

Hamamelis, Lachesis, Crotalus horridus sind die vielleicht wichtigsten Mittel.

Venenentzündungen sind im Anfangsstadium mit Arnika oder Hamamelis meist komplikationslos zu behandeln. Weitere Mittel sind **Arsenicum album, Crotalus horridus, Echinacea, Lachesis, Vipera berus**.

In der Schwangerschaft auftretende Varizen sind verständlich durch die komplizierteren Strömungsverhältnisse und sollten rasch behandelt werden, da meist ein günstiger Verlauf möglich ist. Die am häufigsten bewährten Arzneien sind **Ferrum, Hamamelis, Millefolium, Pulsatilla,** weiters **Zincum, Sepia, Lycopodium**.

Heilpflanzen

- Rosskastanie
- Rotes Weinlaub
- Steinklee
- Mäusedorn
- Asiatisches Tigerkraut
- Buchweizenkraut

Die Rosskastanie wird in standardisierter Zubereitung in verschiedenen Präparaten gegen Störungen des Venenapparates mit der Neigung zu Schwellungen und Entzündungen innerlich und äußerlich angewendet. Äußerlich sind Rosskastanienpräparate so anzuwenden, dass man morgens über die Krampfadern sanft mit der Salbe streicht, auf keinen Fall massiert. Gleichzeitig wird morgens und abends ein Rosskastanienpräparat innerlich gegeben.

Das Rote Weinlaub (Folium vitis viniferae) hat eine nachgewiesene venentonisierende Wirkung, bei einer täglichen Tagesdosis von 360 mg des Extraktes.

Der Steinklee, auch Honigklee genannt, fördert ebenfalls die venöse Durchblutung und wird vor allem in Teemischungen angewendet.

Die Zierpflanze Mäusedorn (Ruscus aculeatus), ein im Mittelmeergebiet, Südtirol und in der Südschweiz weit verbreitetes Liliengewächs, hat eine ausgezeichnete gefäßabdichtende und auch entzündungshemmende Wirkung. Es wird als Tinktur oder in Teemischungen verwendet. Äußerlich hervorragend wirkt auch Centella asiatica, das asiatische Tigerkraut, welches in den Tropengebieten Indiens, Laos, Ceylons, Südamerikas und Südafrikas heimisch ist. Nicht nur bei Venenentzündungen, sondern schlechthin bei allen Wunden wirkt die Centella-Salbe durch Förderung der Durchblutung und beschleunigter Bildung des Granulationsgewebes, daher ist sie auch bei Brandwunden angezeigt.

Als Heiltee hat sich in letzter Zeit das Buchweizenkraut (Herba Fagopyri) bewährt, das vor allem durch seinen Rutingehalt die Elastizität der Gefäßwände fördert und die Kapillarbrüchigkeit der Gefäße verhindert. Es kommt als Fagorutintee in den Handel.

Rezeptur für einen Venentee: Hamamelisrinde, Ringelblume, Rosmarin, Waldmeister, Johanniskraut, Steinklee, Raute zu gleichen Teilen.

1 Esslöffel dieser Mischung wird mit einer Schale heißem Wasser übergossen, 15 Minuten ziehen gelassen, abgeseiht und dreimal täglich getrunken.

Diese pflanzlichen Venenmittel werden recht unterschiedlich diskutiert. Von mancher Seite wird Ihnen jegliche Wirkung abgesprochen. Sicherlich kann man damit keine universelle Therapie betreiben und darf keine Heilung des Venenleidens erwarten. Aber die Tonisierung der Venenwand und damit verbunden eine Verminderung der Abgabe von Flüssigkeit ins Gewebe, ist eindeutig belegt. Das bedeutet eine wesentliche Minderung des für die/den Kranken sehr unangenehmen Spannungsschmerzes und das allein rechtfertigt den Einsatz von Heilpflanzen, zumal sie kaum Nebenwirkungen haben und es keinen anderweitigen Ersatz gibt.

Ernährung

- **Reichlich Flüssigkeit**
- **Vitamin E**
- **Fisch**
- **Vegetarische Kost**
- **Abführende Mineralwässer**
- **Milchzucker**

Der Abbau von Übergewicht und das Vermeiden von Verstopfung (→ Obstipation) sind zur Vorbeugung, aber auch bei bestehenden Venenerkrankungen empfehlenswert. Allerdings: Bei Neigung zu Thrombosen ist eine schnelle Gewichtsabnahme strikt verboten. Der Gewichtsverlust sollte nicht über 0,5 Kilogramm pro Woche liegen. Eine »Venen-Diät« sollte reichlich Flüssigkeit enthalten, außerdem reich an Vitamin E und an Fisch sein. Die entzündungshemmenden Omega-3-Fettsäuren, die vor allem in fetten Meeresfischen (Lachs) reichlich vorkommen, schützen die Gefäße und die entzündungshemmende Wirkung von hoch dosiertem Vitamin E ist in vielen Studien nachgewiesen. Die Ernährung für den »Venen-Patienten« sollte eher vegetarisch sein, ballaststoffreiche, blähende Speisen sind zu meiden. Kaffee ist in Maßen erlaubt. Unter den Gewürzen sollte man (vor allem wenn Hämorrhoiden vorhanden sind) die scharfen Sorten wie Pfeffer und Chili vermeiden, da diese Stauungen im Mastdarm und Schleimhautreizungen erzeugen können. Wenn Alkohol getrunken wird, eher leichte Weißweine bevorzugen, schwere Rotweine haben eine gefäßerweiternde Wirkung und sind deshalb bei Venenproblemen ungünstig. Wenn man zu Verstopfung neigt, sollte man immer wieder abführende Mineralwässer wie z. B. Karlsbader trinken, oder Milchzucker einsetzen. Eine geregelte Verdauung ist bei Venenproblemen besonders wichtig (→ Obstipation).

Verbrennungen

→ **Homöopathie**

Unter Verbrennung versteht man eine Gewebeverletzung, entweder durch Hitze oder Strahlen, mit Abtötung von Zellen und Gerinnung von Eiweiß. Bei Verbrennungen durch Hitzeeinwirkung unterscheidet man 3 Schweregrade, je nach der Schädigung des betroffenen Gewebes. Weiters ist die Schwere der Verbrennung von der Ausdehnung, bezogen auf die gesamte Körperoberfläche, abhängig. Mehr als 15 % der Hautoberfläche sind für Erwachsene bedrohlich, für Kinder sind bereits etwa 5 – 10 % verbrannte Haut höchst alarmierend. Menschen mit solchen großflächigen Verbrennungen und mit Verbrennungen 3. Grades müssen sofort in ein Krankenhaus gebracht werden, wo sie intensivmedizinisch versorgt werden können. Verbrennungen bei Säuglingen und Kleinkindern sollen grundsätzlich generell sofort im Krankenhaus versorgt werden, dasselbe gilt für Verbrennungen im Gesicht, am Hals und an den Genitalorganen. Die moderne Intensivmedizin verfügt über Techniken, die die Überlebenschancen bei ausgedehnten Verbrennungen erheblich in die Höhe geschraubt haben.

Erste Hilfe

- Wundversorgung
- Kleidungsstücke sofort entfernen
- Schutz gegen Wasserverlust

Zuerst kommt die Überprüfung von Kreislauf und Atmung, danach die Wundversorgung.

Kleine Brandwunden 1. Grades können bis zum Rückgang des Schmerzes unter fließendes kaltes Wasser gehalten werden, um die Hitzeeinwirkung auszugleichen. Ohne Hautdefekt kann auch Kortisonspray als starker Entzündungshemmer verwendet werden. Eine weitere Möglichkeit: Essig, normaler Essig aus der Küche (gleich ob Wein- oder Apfelessig, kein Essigkonzentrat!), wird zur äußerlichen Behandlung verwendet. Dazu ein Tuch mit Essig tränken und auf die Wunde legen. Wenn die Schmerzen zurückkehren, neuerlich das Tuch tränken. Bei kleinen Verbrennungen 1. Grades braucht man sonst nichts zu tun.

Bei Verbrühungen, wie sie sich in der Küche allzu oft ereignen, Kleidungsstücke sofort entfernen, da diese die heiße Flüssigkeit noch speichern.

Großflächige Verbrennungen in der Badewanne kühlen.

Bei Verbrennungen zweiten bis dritten Grades die Wunden mit sterilen Baumwolltüchern, oder besser mit sterilen salbenhaltigen Gazeflächen mit dichter Schutzhülle, gegen Wasserverlust und Eindringen von Bakterien, abdecken. Derartige Fertigverbände sollten in keiner Heimapotheke, besonders nicht in Haushalten mit Kleinkindern, fehlen.

Schwer Brandverletzte, die bei Bewusstsein sind, sollten viel trinken – am besten eine Kochsalzlösung (ein Teelöffel Salz auf 1 Liter Wasser).

Achtung: Bei Verbrennungen zweiten bis dritten Grades keine offenen Brandsalben, keine Öle, keine Hausmittel, welcher Art auch immer, anwenden und raschest in stationäre Behandlung!

Verbrennungen:

1. Grades: *Hautrötungen, sehr berührungsempfindlich und bei Druck Abblassung. Nach 24 Stunden Rückgang der Veränderungen, ohne bleibende Narbenbildung.*

2. Grades: *Massive Hautrötung meist mit Blasenbildung. Ein Teil der Oberhaut ist noch erhalten, nach Abschorfung ist eine spontane Heilung mit Narbenbildung möglich. Die meisten Haushaltsverbrennungen sind Verbrennungen 2. Grades.*

3. Grades: *Alle Hautschichten sind zerstört, die Wunde ist schmerzunempfindlich und hat ein grauschwarzes, ledriges Aussehen. Gelegentlich ist sie weiß und nachgiebig, oder bei geronnenem Blutfarbstoff hellrot. Nach Ablösung des Schorfes tritt der nackte Wundgrund zutage, die Wunde schließt sich nicht, es sei denn die Ausdehnung ist sehr gering. Drittgradige Brandwunden müssen in der Regel durch Hautplastik gedeckt werden.*

Die Fläche der Verbrennungen bezogen auf die Körperoberfläche:

Kopf: *9 %,*
bei Kindern: 18 %

ein Arm: *9 %*

ein Bein: *18 %*

Vorderseite des Rumpfes: *18 %*

Rückseite des Rumpfes: *18 %*

Homöopathie

- Cantharis
- Belladonna
- Apis
- Urtica urens
- Arsenicum album
- Causticum
- Belladonna
- Essig
- Johanniskrautöl

Konsequente Anwendung der natürlichen Prinzipien fördert die Heilung, lindert die Schmerzen und gerade bei Verbrennungen geht alles wesentlich schneller, mit kleinstmöglicher Narbenbildung.

Ist eine weitere Behandlung nötig, müssen Arzneien zur innerlichen Anwendung gegeben werden.

Cantharis, die spanische Fliege, ist das erste Mittel: brennende Schmerzen, Berührung ist schmerzhaft.

Belladonna: Hellrot, pulsierender, klopfender Schmerz.

Kommt es trotz homöopathischer Hilfe zur Blasenbildung oder hat diese schon eingesetzt:

Cantharis – bei großen, den »typischen« hellen Blasen.

Apis: Verschlechterung durch Wärme, auch der warme Raum, aufgequollenes Gewebe.

Urtica urens: Die Brennnessel, Besserung durch Wärme, bei Jucken und Brennen. Die Blasen auf der Haut in Ruhe lassen!

Gewebsuntergang, Gangrän: Innerlich kommen **Arsenicum album** oder **Causticum** in Frage (unbedingt einen erfahrenen Homöopathen zu Rate ziehen!).

Nachbehandlung: Zur Vermeidung der nach Verbrennungen sehr häufigen Narben hat sich Causticum in einer höheren Potenz (LM_{18}, D_{30}, C_{30} usw.), die vom erfahrenen homöopathischen Arzt verabreicht wird, bewährt.

Verbrennungen im Mund durch zu heiße Speisen: Auch da ist das erste und einfachste Mittel Essig. Drei-, viermal hintereinander mit Essig den Mund ausspülen – sehr schnell wird der Schmerz verschwunden sein. Eventuell, falls noch nötig, innerlich Cantharis oder Apis. Bei schwereren Verbrennungen ärztliche Behandlung.

Sonnenbrand

Vor allem die Prophylaxe steht an oberster Stelle, denn jeder Sonnenbrand erhöht das Risiko ein Melanom zu bekommen.

Auch der Sonnenbrand ist nichts anderes als eine leichte bis mittlere Verbrennung (1., selten 2. Grades) und wird, wie unschwer zu verstehen, behandelt wie diese! Das erste Mittel ist wieder der Essig. Die geröteten, brennenden Stellen mit Essig abtupfen. Bei Bedarf öfter wiederholen. Wenn kein Schmerz mehr da ist, kann Johanniskrautöl aufgetragen werden. Meiden Sie jedoch unmittelbar danach die Sonne. Johanniskrautöl kann auf der Haut unter Umständen Flecken hervorrufen. Selbstverständlich haben sich auch andere pflegende Öle oder Cremen bewährt. Probieren Sie aus, was Sie gut vertragen.

Von homöopathischer Seite: **Apis, Belladonna, Cantharis, Urtica urens** sind häufig gebrauchte Mittel, um die Heilung des Sonnenbrandes von innen zu unterstützen. Beschreibungen finden Sie bei den Verbrennungen.

Sonnenbrand sollte man vermeiden!

- *Sonnenschutzmittel verwenden.*
- *Von 11 bis 15 Uhr die pralle Sonne meiden.*

Durch die dünner werdende Ozonschicht steigt die Sonnenbrand-Gefahr.

Vergiftungen

Vergiftungen mit Arzneimitteln (Schlafmitteln), Chemikalien, Drogen, Alkohol, bei Kindern mit Haushaltsreinigern kommen häufig vor. Zunächst: Notarzt verständigen, dann bei der Vergiftungsinformationszentrale nachfragen, was man bis zum Eintreffen der Helfer tun soll. Wenn Verdacht auf Vergiftung besteht, Arzneimittelpackungen, Putzmittel oder andere Giftstoffe, die in Verdacht stehen, sicherstellen. Erbrochenes zur Analyse bereithalten.

Bei Vergiftungen mit Säuren oder Laugen reichlich Wasser zu trinken geben. Kein Erbrechen auslösen.

Bei anderen Vergiftungen kann es hilfreich sein, Kohletabletten zu geben, da diese die Giftstoffe binden und die Verteilung des Giftes verlangsamen.

Bei Alkohol und Schlafmitteln Erbrechen auslösen, wenn der Betroffene noch bei vollem Bewusstsein ist. – Am besten ist in jedem Fall, sofort die immer erreichbare, zuständige Vergiftungsinformationszentrale zu kontaktieren und spezielle Anweisung zu erfragen.

Vergiftungsinformationszentralen

Giftnotruf Wien

Tel. im Notfall:
01 / 406 43 43

Allgemeine Auskünfte:
01 / 40 400 2222

Internet:
www.akh-wien.ac.at

Giftnotruf Berlin

Tel. im Notfall:
0 30 / 19 240

Allgemeine Auskünfte:
0 30 / 30 68 67 11

Internet:
www.giftnotruf.de

Giftnotruf Zürich

Tel. im Notfall:
01 / 25 15 151

Allgemeine Auskünfte:
01 / 25 16 666

Internet:
www.toxi.ch

Weitere Vergiftungszentralen in Deutschland:

www.vergiftungszentrale.de/vergz.html

Verstauchungen

→ Kneipp → Homöopathie
→ Akupressur
→ Heilpflanzen

Unter Verstauchung (= Verrenkung, = Distorsion) versteht man eine akute Verletzung des Weichteilapparates eines Gelenks mit Überdehnung und eventuell teilweisem Einriss bei Erhalt der knöchernen Gelenkanteile. Diesbezüglich gefährdet sind vor allem Gelenke, die nicht nach allen Richtungen beweglich sind: z. B. das Sprunggelenk (durch Umknicken), das Kniegelenk (häufige Sportverletzung), das Handgelenk (durch Fallen auf die gebeugte Hand). Beim Schultergelenk, einem nach allen Seiten hin beweglichen Kugelgelenk, ist es die über die anatomischen Grenzen hinausgehende abrupte Bewegung. Symptome des verstauchten Gelenks sind: der plötzlich und bei bestimmten Bewegungen immer wieder auftretende Schmerz, Schwellung, Bewegungseinschränkung, äußere Blutergüsse und eventuell Erguss im Gelenk. Da eine Verstauchung manchmal nach den Symptomen nicht von einem Bruch, einem totalen Bänderriss, einer anderen Verletzung oder Erkrankung des Gelenks zu unterscheiden ist, empfiehlt es sich, bei jeder Gelenkverletzung einen Arzt zu konsultieren, der die nötigen Untersuchungen zur Klärung des Verletzungsumfanges sowie die nötigen unfallchirurgischen Maßnahmen veranlasst.

Kneipp

- Kryotherapie
- Bewegungsübungen
- Massage

Bei jeder akuten Verletzung ist Kälte – möglichst sofort – angezeigt. Kalte Umschläge, versetzt mit essigsaurer Tonerde, kalte Lehmwasserauflagen und Quarkwickel sind hilfreich.

Am besten wirkt die Kryotherapie. Auflagen werden in Eiswasser getaucht oder man verwendet fertige Kältepackungen. Die Kälte nimmt die Schmerzen, die Blutgefäße verengen sich, der Erguss wird gebremst und die Schwellung geht zurück. Die verletzte Gliedmaße hochlagern.

Erst nach Abheilung der akuten Verletzung, bzw. Aufhebung einer therapeutischen Ruhigstellung, werden wieder Bewegungsübungen gemacht und leichte Massage hilft, die Muskulatur zu kräftigen und die Durchblutung in der verletzten Region zu verbessern.

Homöopathie

- Arnika
- Giftsumach

Dr. Klaus Bielau, erfahrener Homöopath, weist darauf hin, dass eine Schwellung, eine Wasseransammlung, ein guter Boden für verstärkte Lebensprozesse und Regeneration ist. Bei Gebrauch der richtigen Homöopathika wird es nach einer Verletzung nicht zu übermäßigen Schwellungen kommen.

Arnika: Nach Verletzung oder Überanstrengung bei (vor allem) robusten Naturen. Jede Bewegung verschlimmert die Schmerzen. Berührungsempfindlich; hat Angst, es könnte jemand beim Vorbeigehen das schmerzende Gelenk streifen. Bett fühlt sich viel zu hart an.

Der **Giftsumach**, Rhus toxicodendron, typisch dafür: Schmerzen am Beginn einer Bewegung, Besserung bei fortgesetzter Bewegung, Wärme ist wohltuend.

Akupressur

- MP 9
- M 36
- B 60
- Lu 9
- Lu 7
- Dü 5
- Le 8
- G 34
- MP 6
- Lu 10
- Di 4

Akupressur wirkt bei Schmerzen durch Verletzungen etwas lindernd als erste Hilfe. Allerdings darf dadurch eine notwendige Ruhigstellung nicht unterdrückt werden. Wichtig für die Wahl der richtigen Punkte ist die Lokalisation der Schmerzen.

Verstauchtes Knie: Seitliche Schmerzen im verstauchten Kniegelenk sprechen auf eine Massage der lokalen Schmerzpunkte MP 9 und Le 8 an. 2 lokale Punkte beiderseits der Kniescheibe in der Vertiefung, die so genannten Knieaugen, sind für Schmerzen im vorderen Bereich des Gelenks zuständig. Dazu kommen noch die vorderen Punkte M 36 und G 34. Als Fernpunkt ist der Hauptschmerzpunkt B 60 sinnvoll.

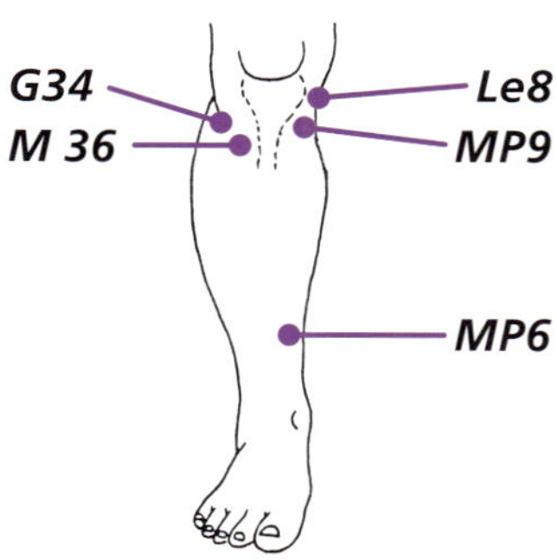

Verstauchtes Fußgelenk: Der Punkt MP 6 hilft bei Schwellungen, die Schmerzen bekämpft man mit dem Punkt B 60.

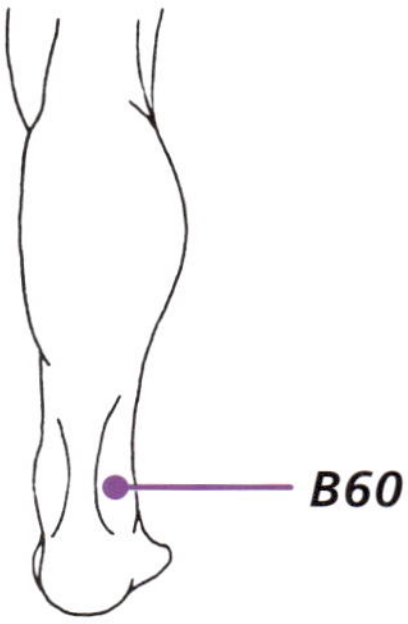

Verstauchtes Handgelenk: Es hängt wieder davon ab, wo die Schmerzen lokalisiert sind. Lu 9 und Lu 10 wählt man, wenn der Schmerz an der Daumenseite der Handgelenkfalte sitzt. Lu 7 und Di 4 wählt man, um den Energieausgleich zwischen den Meriadianen herzustellen und Dü 5 massiert man, wenn der Schmerz eher an der Kleinfingerseite liegt.

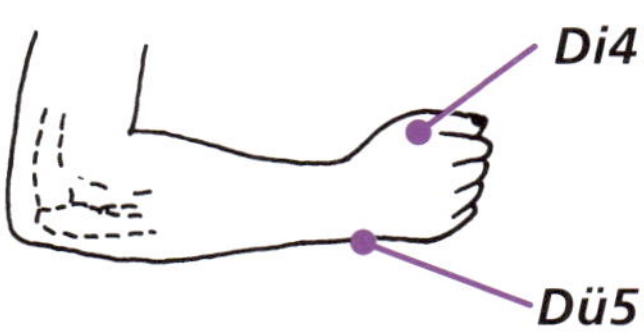

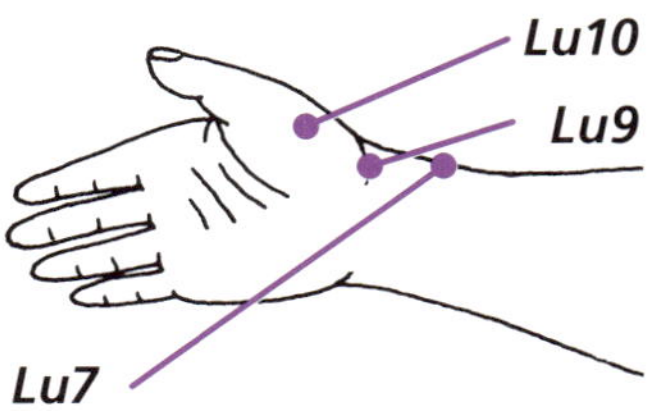

Heilpflanzen

- Arnika-Tinktur
- Beinwellsalbe
- Kältepackungen
- Sportgels
- Kohlwickel

Bei Verstauchungen kann man Arnika-Tinktur auf das verletzte Gelenk auftragen; desgleichen hat sich die Beinwellsalbe aus der Apotheke gut bewährt. Neben den Kältepackungen bekommt man in der Apotheke auch zahlreiche Sportgels, die kühlend, abschwellend und schmerzlindernd wirken.

Ein altes Hausmittel bei geschwollenen Gelenken ist der Kohlwickel – man walzt große Kohlblätter, aus denen man die harten Blattteile herausgeschnitten hat, bis Saft austritt. Die so vorbereiteten Blätter wickelt man um das Gelenk und befestigt das Ganze mit einem Wickel.

Verstopfung

→ Obstipation

Vitiligo (Weißfleckenkrankheit)

→ Lebensstil

Die Ausbildung dieser weißen, pigmentlosen Hautflecken kann unterschiedlich sein. Sie kann von wenigen Flecken bis zum totalen Verlust des Hautpigments (Albino) reichen. In den betroffenen Bereichen fehlen die Melanozyten, die in der normalen Haut für die Bildung des Melanins, des Pigments, das der Haut die mehr oder weniger bräunliche Farbe verleiht, zuständig sind.

Die Ursache ist nicht geklärt, eine gewisse Rolle der Vererbung ist allerdings sicher, für immunologische Faktoren sprechen einige Beobachtungen und außerdem kommt die Weißfleckenkrankheit häufiger bei Schilddrüsenerkrankungen und Diabetes vor. Äußerliche Hautreize, wie z. B. Sonnenbrand, können zum Erscheinen eines neuen Vitiligobereichs führen, die pigmentbildenden Zellen verschwinden plötzlich.

Die auf kosmetische Korrekturen ausgerichtete Behandlung sollte man dem erfahrenen Hautarzt überlassen. Nur mit bestimmten Medikamenten, in Verbindung mit ultraviolettem Licht (UVA), in speziellen Bestrahlungsanlagen (PUVA), kann eine gewisse Hilfe erwartet werden. Allerdings nur mit großer Ausdauer, denn es sind 100 bis 200 Behandlungsgänge erforderlich. Es ist dies eine Photochemotherapie, wobei die Haut chemisch gegen die UVA-Strahlen sensibilisiert wird. Je weiter ein Herd von der Körpermitte entfernt ist, desto schlechter spricht er auf die Behandlung an. Aus Südostasien wurde über gewisse Erfolge mit einem Präparat aus dem menschlichen Mutterkuchen berichtet, doch fehlen hier noch gründlichere Untersuchungen.

Lebensstil

- **Vermeidung von Sonne**
- **Betakarotin-Kapseln**
- **Spezial-Make-ups**
- **Dihydroxyaceton**

Das Wichtigste ist die absolute Vermeidung von Sonnenbestrahlung der durch kein Pigment geschützten Hautpartien. Wenn man sich der Sonne aussetzt, muss entweder ein abdeckendes Make-up oder ein Sunblocker verwendet werden. Einen Versuch wert ist die Einnahme von Betakarotin-Kapseln, die eine leichte Färbung der weißen Flecken bewirken können. Weiße Flecken im Gesicht oder am Dekolleté lassen sich mit einer so genannten Camouflage abdecken, das ist ein wasserfestes Spezial-Make-up, das durch Wasser und Schweiß nicht abgelöst wird. Auch normale wasserfeste Make-ups, wie sie im Handel erhältlich sind, haben eine höhere Deckkraft und bieten gleichzeitig ein sehr guten UV-Schutz. Eine weitere Möglichkeit ist die Anfärbung der Hautoberfläche mit Dihydroxyaceton, das mit der Hornschicht unter Bildung dunkler Farbe reagiert. Diese Färbung hält mehrere Tage.

Wadenkrämpfe

→ **Ernährung**
→ **Akupressur**

Wadenkrämpfe sind länger anhaltende, schmerzhafte Muskelkontraktionen.

Die Ursache ist ein Sauerstoffmangel in der Muskulatur (durch sehr anstrengenden Sport und damit überdurchschnittlichen Sauerstoffbedarf ausgelöst) oder eine ungenügende Sauerstoffzufuhr durch eine arterielle Durchblutungsstörung. Dritte Ursache kann ein schlechter Abtransport venösen Blutes durch ein mangelhaft funktionierendes Venensystem sein. Letzteres führt vor allem zu den nächtlichen Wadenkrämpfen, wenn die Muskelpumpe die Entleerung nicht unterstützt (→ Venenprobleme). Die arteriellen Durchblutungsstörungen führen zu den charakteristischen Belastungskrämpfen, die beim Gehen zum Anhalten zwingen (→ Durchblutungsstörungen, arteriell, peripher). Venenerkrankungen und arterielle Durchblutungsstörungen müssen ursächlich behandelt werden.

Wenn der Krampf während des Sports auftritt, dann löst man ihn, indem man die Wadenmuskulatur vorsichtig dehnt und den Vorfuß in Richtung Knie drückt.

Ernährung

- ▲ Viel Flüssigkeit
- ▲ Magnesium
- ▲ Kalzium

Um das Auftreten von Wadenkrämpfen während der Sportausübung zu verhindern, sollte man den Flüssigkeits- und Mineralstoffverlust rasch ausgleichen, indem man viel trinkt und dem Körper Magnesium und Kalzium zuführt. Außerdem sollen die eigenen Grenzen beachtet werden.

Akupressur

▲ KS 9	▲ KS 6
▲ KS 7	▲ Lu 9
▲ G 34	▲ G 37
▲ B 57	▲ Le 3

Durchblutungsstörungen bzw. Gefäßkrämpfe: Der Kreislaufmeridian unterstützt die Kreislauffunktion.

Der Punkt KS 9 an der Fingerspitze des Mittelfingers sowie KS 6 und KS 7 an der Handgelenkfalte sind auf das gesamte Gefäßsystem wirksam. Dazu massiert man noch den Punkt Lu 9, der besonders bei Gefäßschmerzen in den Beinen wirksam ist.

An den Beinen kann man mit Punkten auf dem Gallenmeridian G 34 und G 37 die Zirkulation fördern. G 34 liegt unter dem Wadenbeinköpfchen in einer Vertiefung. G 37 liegt 5 Finger oberhalb des äußeren Knöchels.

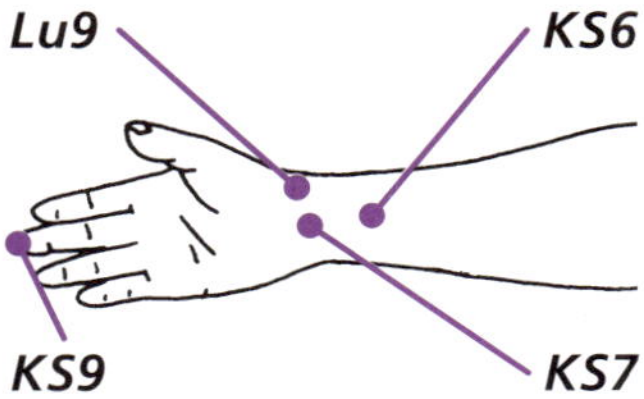

Wadenkrämpfe der Sportler: An der Wadenmitte befindet sich der Punkt B 57 in einem Muskelspalt. Diesen massiert man kräftig, dazu noch den Punkt Le 3 am Vorfuß zwischen dem 1. und 2. Mittelfußknochen, 2 Daumenbreit von der Zehenfalte aufwärts. Diese beiden Punkte werden sehr kräftig massiert, bis der Krampf aufhört.

Nächtliche Wadenkrämpfe: Hier genügt oft der Punkt Le 3, kräftig massieren.

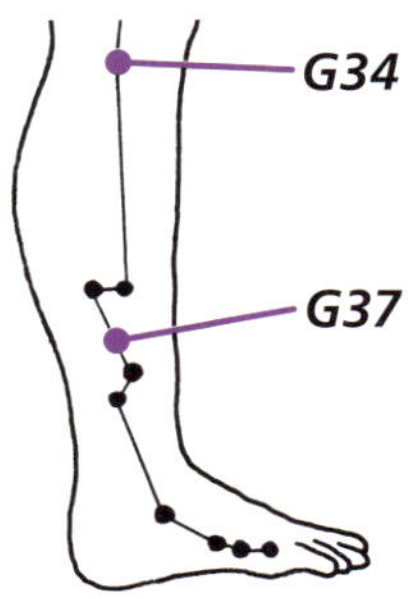

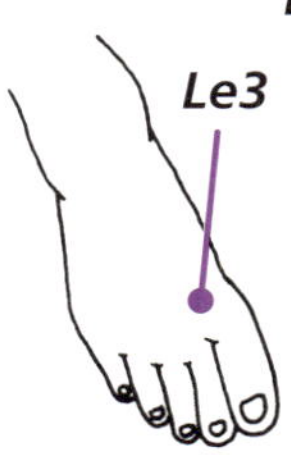

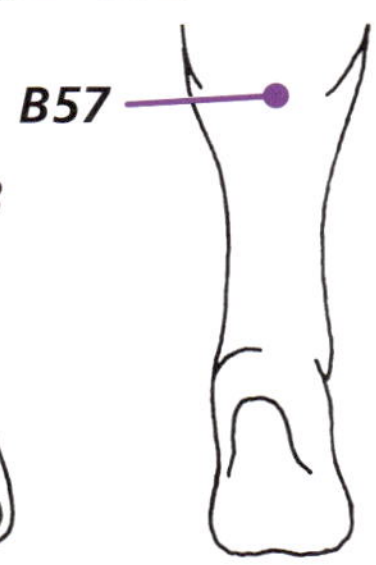

Warzen

- → Hausmittel
- → Homöopathie

Warzen werden durch über 60 verschiedene Typen des menschlichen Papillomavirus (humanes Papillomavirus = HPV) verursacht. Obwohl die Erreger bekannt und in Speziallabors identifizierbar sind, sind noch viele Fragen über die Infektion und den Verlauf offen. Die Viren befinden sich in der Oberhaut und regen dort lokal zu vermehrter Hornbildung an; gelegentlich auf Basis kleiner Hautverletzungen.

Warzen sind durch Kontakt ansteckend, auch auf den Träger selbst. Beim Betroffenen ist außerdem eine gewisse Neigung zur Warzenbildung zu bemerken. Immunologische Probleme sind noch wenig geklärt, einschließlich unvermittelter Spontanheilungen.

Warzen treten gehäuft von der Pubertät bis zum 30. Lebensjahr auf und heilen oft spontan wieder ab. Wenn sich Warzen besonders reichlich ausbreiten und groß werden, sollte immer auch an einen Immundefekt gedacht werden. Stress und psychische Belastung fördern das Entstehen von Warzen.

Man unterscheidet nach ihrem Erscheinungsbild:

Stachelwarzen: *Meistens bei Kindern und Jugendlichen, an Fingern, im Nagelbereich und im Gesicht, erhaben, bräunlich bis hautfarben. Verschwinden meist nach einigen Jahren spontan.*

Dornwarzen: *Auf den Fußsohlen, sehen wie eine Hornhautverdickung aus, haben einen schwarzen Punkt, die Infektion erfolgt meist in Schwimmbädern.*

Dellwarzen: *Erbsengroß mit zentraler Eindellung, enthalten besonders viele Warzenerreger.*

Feigwarzen: *befinden sich meist im Genital- oder Analbereich, sind durch Sex übertragbar und können auch Vorstufen zu krebsigen Veränderungen sein. Feigwarzen müssen unbedingt vom Hautarzt entfernt werden.*

Der Hautarzt entfernt die Warzen auf mehrere Arten:

In Lokalanästhesie wird die Warze mit einem scharfen Löffel möglichst tief ausgeschabt. Mittels Elektrokaustik oder Laser werden die Warzen »verkocht«. Das hinterlässt allerdings meist Narben.

Mit flüssigem Stickstoff werden die Warzen betupft. Dieser ist sehr kalt (-157° C) und verursacht eine Erfrierung der Warzen. Danach bildet sich eine Blase, die Warze ist das Blasendach und kann dann 24 Sunden später mit einer Schere entfernt werden. Muss eventuell wiederholt werden. Weiters gibt es eine Reihe verschiedener Salben und Lösungen, die lokal aufgetragen die Warzen zerstören, sodass sie dann abgetragen werden können. Die Warzen an den Fußsohlen werden vornehmlich mit »Warzenpflaster« erweicht und dann entfernt. Darüber hinaus gibt es – keineswegs selten – immer wieder Spontanheilungen.

Hausmittel

- **Salizylsäure**
- **konzentrierte Ameisensäure**
- **Warzenstifte**
- **Warzentinkturen**
- **Löwenzahnmilch**
- **Schöllkraut**
- **Rizinusöl**

Unzählige Volksmittel werden seit jeher gegen Warzen angewandt, vom »Besprechen« – oft über große Entfernungen (!) – bis zum Auftragen geheimer Tinkturen. Vom plötzlichen Abfall bei Schockerlebnissen und bei Hypnose wird immer wieder berichtet.

Ein Hausmittel ist das Auftragen von Salizylsäure oder konzentrierter Ameisensäure.

Es gibt auch Warzenstifte und Warzentinkturen in der Apotheke, mit denen man den Warzen zu Leibe rücken kann. Man muss darauf achten, die Haut um die Warze gut mit Vaseline einzucremen, damit die ätzenden Substanzen keinen Schaden an der gesunden Haut anrichten. Die Behandlung muss länger durchgeführt werden.

Eine andere Möglichkeit aus der Volksheilkunde ist das Betupfen der Warzen mit Löwenzahnmilch oder mit dem Milchsaft des giftigen Schöllkrauts (nicht für Kinder!).

Auch Rizinusöl galt seit jeher als Warzenmittel, die Warzen werden mehrmals täglich betupft.

Homöopathie

- **Calcarea**
- **Causticum**
- **Dulcamara**
- **Mercurius corrosivus**
- **Nitricum ac**
- **Sulfur**
- **Thuja**

Die Homöopathie versteht auch die Warzen als Reaktionen des Körperinneren und rät, durch eine körperliche Reiztherapie (Kneipp!) die innere Regulation anzuregen.

Die wichtigsten homöopathischen Mittel bei Warzen sind: Calcarea, Causticum, Dulcamara, Mercurius corrosivus, Nitricum ac, Sulfur, Thuja.

Wechselbeschwerden

→ Ernährung → Akupressur
→ Homöopathie
→ Heilpflanzen → Kneipp

Die Wechseljahre umfassen die Zeit der Umstellung des weiblichen Körpers von der fruchtbaren Phase zur hormonalen Ruhephase. Dazu kommen in dieser Lebensphase auch meist andere einschneidende Ereignisse – die Kinder werden erwachsen, man spürt deutlicher das Älterwerden, oft stehen berufliche Veränderungen an, man ist nicht mehr so stressfest und körperliche Beschwerden machen sich da und dort bemerkbar.

Die Fortschritte der Medizin haben es ermöglicht, dass ein Großteil der Frauen mehr als ein Drittel ihres Lebens nach der Geschlechtsreife verbringt.

Die Menopause – mit diesem Begriff wird das Leben nach der letzten Regelblutung definiert – trifft viele Frauen schwer. Das Klimakterium beginnt einige Jahre vor der Menopause, wo die Eierstockfunktion allmählich nachlässt und die Produktion von Östrogen und Progesteron abnimmt. Zyklusstörungen und vegetative Veränderungen kündigen die Menopause an.

Die hormonellen Veränderungen ziehen eine Reihe körperlicher und seelischer Veränderungen nach sich. Die berüchtigten Hitzewallungen entstehen durch hormonell bedingte kurzzeitige Erweiterung der subkutanen Gefäße und damit steigt die Hauttemperatur. Wie ein Vulkanausbruch steigt die Hitze auf und die brennende Röte wird zuerst am Hals, dann auch im Gesicht verspürt, oft treten Schweißperlen an der Oberlippe und im Halsbereich auf.

Leistungsverlust, Müdigkeit, Schlafstörungen, Kopfschmerzen, Spannungsgefühl in den Brüsten, Herzjagen und Reizbarkeit vervollständigen die Liste der möglichen belastenden Beschwerden.

Die Symptome können sich bereits einige Jahre vor dem Ausbleiben der Regelblutung ankündigen und noch einige Jahre, gelegentlich auch mehrere Jahre nach der letzten Menstruation bestehen bleiben. Rund 80 % der Frauen leiden an Hitzewallungen und anderen Symptomen, bei einem Viertel der Frauen dauern die Erscheinungen länger als 5 Jahre an.

Warum die Wechselbeschwerden so unterschiedlich sein können und manche Frauen extrem darunter leiden, während sie andere kaum registrieren, liegt nicht nur an der Einstellung zum Älterwerden, sondern auch daran, wie viel Östrogen noch gebildet wird. Sexualhormone stammen nicht nur von den weitgehend erloschenen Eierstöcken, sondern auch im Fettgewebe werden Östrogene aus Hormonvorstufen gebildet. Schließlich wird der Östrogenmangel zu einem Großteil für die Veränderungen verantwortlich gemacht. Ihn trifft auch die Hauptschuld an der Entstehung der → Osteoporose und daran, dass Frauen in Bezug auf das Herz-Kreislauf-Risiko nach der Menopause deutlich gegenüber Männern aufholen.

Die Frage der Hormonersatzpräparate muss neuerdings von mehreren Seiten diskutiert werden. Durch die Hitzewallungen erhöht sich z. B. der Blutdruck. Bluthochdruck und Herz-Kreislauf-Erkrankungen bis zu Herzinfarkt und Schlaganfall treten bei Frauen, die Wechselbeschwerden mit Hormonen behandeln, seltener auf. Das Osteoporose- und Bruchrisiko verringert sich unter der Hormontherapie, wobei es hier auch hervorragende Behandlungsalternativen gibt. Manche Frauen kommen ohne Hormontherapie gut aus, andere bevorzugen Alternativen, obwohl für sie aus medizinischer Sicht eine Hormonbehandlung günstig wäre. Manche Frauen brauchen nur vorübergehend Hormonersatz. Die jeweils passende Therapie muss für jede Frau individuell nach ausführlicher Beratung durch den Frauenarzt unter Berücksichtigung der medizinischen Indikationen, der Anamnese, der Familiengeschichte, des Lebensstils (Rauchen, Alkohol), der gynäkologischen Untersuchung und der persönlichen Bedürfnisse gefunden werden. Das Therapieziel ist eine Verbesserung der Lebensqualität. Therapeutisch eingesetzt werden Östrogen-Gestagen-Kombinationen entweder simultan (gleichzeitig) oder in 2 Phasen, was eine Regel-ähnliche Ersatzblutung provoziert. Kontraindikationen für Hormonersatztherapie sind hormonabhängige Tumoren der Brust, der Gebärmutterschleimhaut, ein Melanom, thromboembolische Prozesse und nicht geklärte Blutungen sowie schwere Herz-, Leber- und Nierenerkrankungen. Zuckerkrankheit, schweres Übergewicht, Bluthochdruck und Gallenwegserkrankungen können ein relatives Risiko darstellen.

Die häufigsten Wechselbeschwerden:

- *Wallungen mit Schweißausbrüchen*
- *Herzbeschwerden, vornehmlich Herzklopfen*
- *Schlafstörungen, sowohl Einschlaf- als auch Durchschlafstörungen*
- *Blasenbeschwerden (Reizblase)*
- *Depressive Verstimmungen*
- *Nervosität*
- *Libidoverlust*
- *Trockenheit der Scheide*
- *Gelenk- und Muskelbeschwerden*

Ernährung

- **Vitamin D**
- **Vitamin B**
- **Kalzium**
- **Nährstoffergänzungen**
- **Sojaprodukte**

Während der Wechseljahre und danach reduziert sich der Kalorienbedarf auf etwa zwei Drittel einer 20-Jährigen. Da man weniger essen sollte, muss man besonders auf Qualität der Nahrung achten, um genügend Vitamine, Mineralstoffe und Schutzstoffe, deren Bedarf eher ansteigt, aufzunehmen. Besonders wichtig sind die Vitamine D und jene der B-Gruppe sowie Kalzium. Wenn man das Gefühl hat, dass die Ernährung unausgewogen ist, sollte man den Arzt fragen, ob eine Nährstoffergänzung sinnvoll ist. Wenn zweckmäßig, sollte den Mischpräparaten gegenüber den Einzelsubstanzen der Vorzug gegeben werden.

Beachtenswert: Wenn jemandem keine Hormone zur Linderung der Wechselbeschwerden zugeführt werden, ist der Kalziumbedarf mit 1.500 mg pro Tag deutlich höher als wenn Hormone ersetzt werden, dann genügen 1.000 mg Kalzium täglich! Da Vitamin D in den Kalziumstoffwechsel eingreift, ist auch die Zufuhr dieses Vitamins sehr wichtig, allerdings kann dies durch täglichen Aufenthalt in der Sonne kompensiert werden. Ein besonderes Thema für Frauen sind Sojaprodukte, die Pflanzenschutzstoffe mit einer östrogenähnlichen Wirkung enthalten (so genannte Phytoöstrogene). Wie sich eine sojareiche Ernährung auf das Befinden in den Wechseljahren und in der Menopause auswirkt, wurde allerdings noch nicht über einen längeren Zeitraum untersucht. Obwohl nur milder Östrogeneffekt vorhanden ist, wird bei Brustkrebs oder bei Therapie mit Tamoxifen von einer sojareichen Ernährung abgeraten. Östrogene aus Pflanzen kommen nicht nur in Soja, sondern auch Kichererbsen, Rotem Klee (Isoflavone) und in Linsen, Getreidekörnern, heimischen Früchten und Gemüsesorten (Lignane) vor.

Wenn Phytohormone bereits ab der Kindheit regelmäßig mit dem Essen aufgenommen werden, bieten sie nach Erkenntnissen aus dem Fernen Osten einen optimalen Schutz für das Brust- und Prostatagewebe. Deshalb leiden Japaner/-innen, die sich sojareich ernähren, wesentlich seltener an Prostata- bzw. Brustkrebs. Auch das Osteoporoserisiko ist für Asiaten/Asiatinnen geringer.

Akupressur

- ▲ MP 6
- ▲ MP 9
- ▲ N 6
- ▲ Di 4
- ▲ G 3
- ▲ B 23
- ▲ B 32
- ▲ M 25

Die Chinesen empfehlen Frauen in den Wechseljahren tägliches Bürsten der Innenseite der Beine von unten nach oben bis zum Bauch. Statt einer Bürste kann auch mit der Hand kräftig gestrichen werden. Anschließend die Rückseite und das Kreuz massieren bzw. bürsten.

Folgende Punkte sind zu drücken:

MP 6 – vier Querfinger oberhalb der Spitze des inneren Knöchels am Hinterrand des Schienbeines.

MP 9 – an der Innenseite des Knies, knapp unterhalb des Schienbeinvorsprunges.

N 6 – knapp unter dem Innenknöchel.

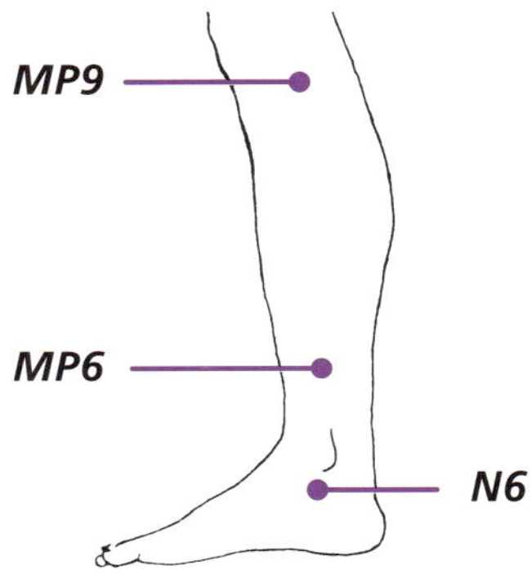

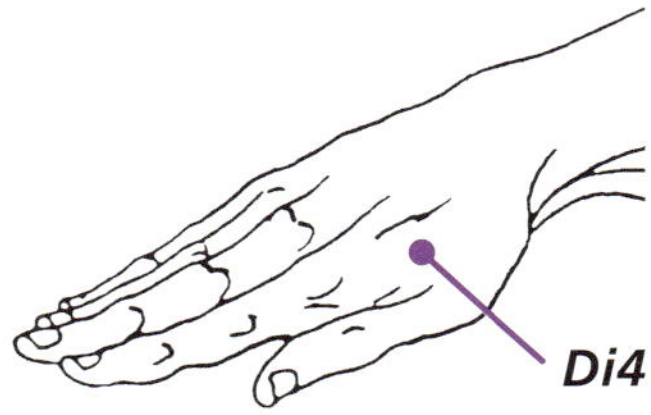

Di 4 – pressen Sie Daumen und Zeigefinger fest gegeneinander. An der höchsten Stelle des Muskelwulstes, der sich bildet, liegt der gesuchte Punkt. Gegen den Mittelhandknochen in der Verlängerung des Zeigefingers drücken.

Die folgenden Punkte sollen lokal erwärmt werden (Moxazigarre oder Zigarette):

G 3 – ein Querfinger oberhalb des oberen Randes des Jochbeines.

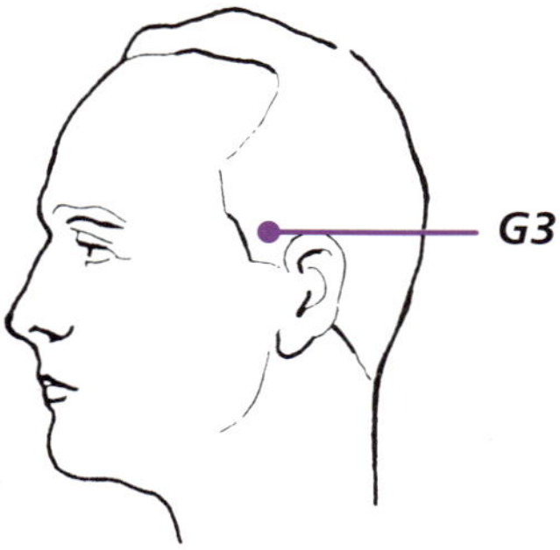

B 23 – in Höhe des 2. Lendenwirbeldornfortsatzes, zwei Querfinger seitlich der hinteren Mittellinie. Suchen Sie den 4. Lendenwirbeldornfortsatz in Höhe des Beckenoberrandes und zählen Sie dann zwei Knochenzacken nach oben.

B 32 – im 2. Sakralloch.

M 25 – zwei Querfinger seitlich des Nabels.

Auch die erwähnten Punkte MP 9 und MP 6 sollen jeden zweiten Tag rund 30 Sekunden lang erwärmt werden.

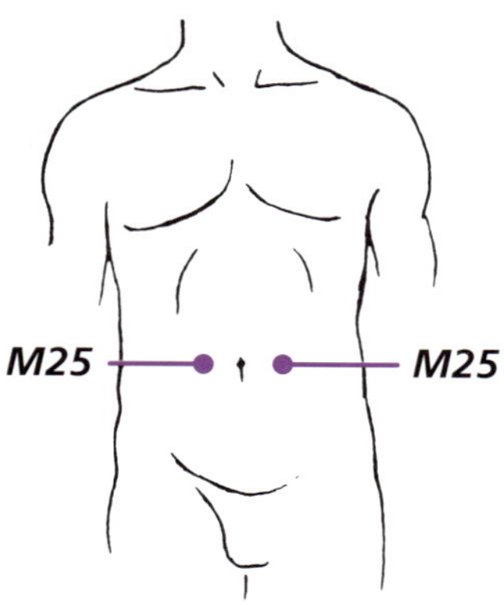

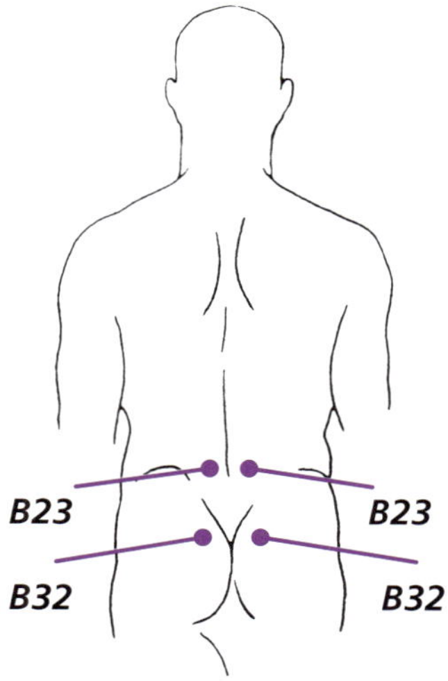

Homöopathie

- Sepia
- Natrium muriaticum
- Lachesis
- Sulfur
- Cimicifuga
- Ignatia
- Pulsatilla
- Aristolochia
- Conium
- Crotalus cascavella
- Manganum
- Murex
- Nux vomica
- Phosphor
- Psorinum
- Samarium
- Sanguinaria

Gibt es die typischen Wechselbeschwerden (Schweißausbrüche, Hitzewallungen, Müdigkeit, Blutungen, Myome oder Depressionen, Gereiztheit, Launenhaftigkeit usw.) und bekommen diese Krankheitswert, bietet die Homöopathie als physiologische Heilkunde ausreichend Arzneimittel, die meist rasch und milde ein ausgeglichenes Funktionieren des Organismus, somit Wohlbefinden im Rahmen der Möglichkeiten (= Gesundheit) wieder ermöglichen.

Einige Vorschläge zur homöopathischen Behandlung.

Sepia: Rückzug aus der Familie, Abneigung gegen Trost, den Ehemann, Melancholie, grundloses Weinen.

Natrium muriaticum: Depression, gebeugtes Wesen. Trockenheit aller Schleimhäute, Trost verschlimmert.

Lachesis: Redefluss. Globusgefühl im Hals. Hals und Taille berührungsempfindlich. Besserung durch frische Luft, nach Schweißausbrüchen. Hitzewallungen, heißes Schwitzen, v. a. nachts. Grundlose Eifersucht. Alles ist schlimmer nach dem Schlaf.

Sulfur: Oft erstes Mittel bei Behandlung der Beschwerden, besonders wenn nur körperliche vorhanden sind. Hitzewallungen, Schweißausbrüche, nachts heiße Füße oder Fußsohlen. Hautjucken.

Cimicifuga: Gefühl, als läge eine schwere Wolke über dem Kopf. Tiefe Depression, Ängstlichkeit. Herzbeschwerden, Muskelschmerzen.

Ignatia: Folgen von Kummer, brütet über Problemen. Bedürfnis nach dauernder Veränderung. Schlimmer nach dem Essen, Kaffee und äußerer Wärme. Besserung durch Ablenkung, Wechsel, »angenehme Gesellschaft« (Voegeli).

Pulsatilla: Launenhaftigkeit, weint schnell und leicht, kommt sich ganz verlassen und verloren vor, hat immer zu wenig Aufmerksamkeit. Venenprobleme. Empfindlicher Magen. Unverträglichkeit von Fett. Schnell zu heiß, braucht lebensnotwendig frische Luft. Schlimmer in geschlossenen Räumen.

Weitere Arzneien: Aristolochia, Conium, Crotalus cascavella, Manganum, Murex, Nux vomica, Phosphor, Psorinum, Samarium, Sanguinaria.

Grenzen: Wurden die künstlichen Hormone jahrelang zugeführt, dann kann es nach Absetzen der Medikamente zu Problemen kommen, da unter Umständen die Eigenregulation nicht einsetzen kann. Die Homöopathika können dann anfänglich eine gewisse Zeit unwirksam sein und es braucht Geduld, bis die normalen körpereigenen Abläufe wieder einsetzen.

Heilpflanzen

- Teemischungen
- Traubensilberkerze
- Maca-Wurzel
- Mönchspfeffer

Zur allgemeinen Linderung der Beschwerden sei folgender Frauen- und Wechseltee angeführt:

Rezeptur: Hopfen 30 g, Frauenmantel, Taubnesselblüten, Gänsefingerkraut, Johanniskraut, Mönchspfeffer je 15 g. 1 Esslöffel Teemischung wird mit einer Tasse heißem Wasser übergossen, 10 Minuten ziehen gelassen, abgeseiht und bei Bedarf dreimal täglich eine Schale Tee getrunken.

Mit der folgenden Teemischung können die Beschwerden der Wechseljahre langfristig erträglich gestaltet werden, wenn diese Heilkräuter allein oder ergänzend zur ärztlichen Therapie Verwendung finden: Taubnessel, Schlehdorn, Frauenmantel, Hirtentäschel, Ackerschachtelhalm, Johanniskraut, Schafgarbe, Vogelknöterich zu gleichen Teilen. 1 gehäuften Esslöffel dieser Mischung mit 1/4 l siedendem Wasser überbrühen, 10 Minuten zugedeckt ziehen lassen. Zweimal täglich eine Tasse trinken.

Noch eine Rezeptur: Pfingstrosen, Sandelholz je 1,5 g, Birken, Pfefferminze, Odermennig, Hirtentäschel je 4 g, Bärentraubenblätter, Süßholz, Hauhechel, Sarsaparillawurz je 5 g, Baldrian 11 g. 1 Esslöffel Tee mit einer Tasse heißem Wasser übergießen, kurz aufkochen, 10 Minuten ziehen lassen, abseihen und zwei- bis dreimal täglich eine Schale Tee trinken.

Es stehen zur Bekämpfung auch moderne Phytotherapeutika zur Verfügung, die helfen, den Östrogenausfall zu kompensieren. Die Wurzel der Traubensilberkerze enthält Triterpenglykoside, die eine östrogenähnliche Wirkung ohne Einfluss auf das Brustdrüsengewebe entfalten. Auch die Maca-Wurzel enthält eine Vielzahl von z. T. hormonähnlichen Substanzen und wird seit Jahrtausenden in der Volksmedizin verwendet. Der Mönchspfeffer wird ebenfalls bei Wechselbeschwerden eingesetzt. Die Wirkstoffe helfen, die körpereigene Progesteronbildung anzuregen und sind daher sowohl gegen Beschwerden des prämenstruellen Syndroms als auch zur Behandlung von Wechselbeschwerden hilfreich. Um hier die Heilpflanzen optimal einzusetzen, ist jedenfalls eine entsprechende Fachkenntnis erforderlich!

Kneipp

- gezielte Kneippanwendungen
- Lebensordnung

Mit gezielten Kneippanwendungen lassen sich auch die unangenehmen Wechselbeschwerden leichter überwinden. Täglich zwei Kneippanwendungen, regelmäßig über einen langen Zeitraum durchgeführt, regulieren das vegetative Nervensystem und steuern den hormonbedingten vegetativen Fehlfunktionen entgegen. Je nach Beschwerden kann man das Kneipp-Konzept individuell einsetzen:

Stehen Hitzewallungen im Vordergrund, wird man mit kühlen Waschungen am Morgen und einem kalten Armbad am Nachmittag gut dagegensteuern.

Bei Schlafstörungen wird man am Abend Wassertreten und bei nächtlichen Schweißausbrüchen eine kurze kalte Oberkörperwaschung vornehmen – das wirkt Wunder und man kann wieder einschlafen.

Wenn Unterleibsbeschwerden im Vordergrund stehen, kann man mit warmen Heublumenauflagen, temperaturansteigenden Fußbädern und warmen Sitzbädern, eventuell mit Kräuterzusätzen (z. B. Schafgarbe) die Beschwerden lindern. Sind Nervosität und Reizbarkeit ein ständiger Wegbegleiter, sollte man Dreiviertel- oder Vollbäder (am Nachmittag) mit beruhigenden Kräuterzusätzen nehmen: Hopfen, Melisse, Baldrian sind geeignet.

Vergällt ständige Müdigkeit das Leben, dann wecken Rosmarinbäder am Vormittag die Lebensgeister.

Für gesunde Venen macht man zumindest jeden 2. Tag einen kalten Knieguss (Kontraindikation: Unterleibserkrankungen) oder einen Schenkelguss, am besten morgens nach der Reinigungsdusche. Auch das Wassertreten hat sehr positive Auswirkungen auf unser Venensystem. Der Vorteil der Kneippanwendungen ist: Sie wirken nicht nur gegen eine Missbefindlichkeit, sondern sie regulieren das Vegetativum insgesamt. Man wird wieder belastbarer, ausgeglichener, bekommt mehr Vitalität und die bessere Durchblutung wirkt sich sehr positiv auf das Aussehen aus. Gerade die unangenehmen Wechseljahre kann man mit Kneipp wesentlich besser durchstehen!

Neben einer gesunden, vitaminreichen, energie- und fettarmen Ernährung ist auch ein regelmäßiges körperliches Training sehr hilfreich. Es wirkt sich genauso regulativ auf das Vegetativum aus und verstärkt die Wirkung der Hydrotherapie. Darüber hinaus hat es noch eine schützende Wirkung für Herz und Kreislauf – ein besonders gewichtiges Argument bei Nachlassen der Östrogenwirkung für mehr Sport in den Wechseljahren und in der Menopause.

Das Wichtigste aber ist die Lebensordnung. Überforderungen vermeiden, rechtzeitig für ausreichende Entmüdung sorgen, ein wenig zurückschalten.

Kneippverbände

Österreichischer Kneippbund,
Kunigundenweg 10, A-8700 Leoben,
Tel. (0 38 42) 2 17 18;
www.kneippbund.at

Deutscher Kneippbund e.V.,
Adolf-Scholz-Allee 6- 8, D-86 825 Bad Wörishofen,
Tel. (0 82 47) 30 02-0;
www.kneippbund.de

Schweizer Kneippverband,
Weissensteinstraße 35, CH-3007 Bern,
Tel. (0 31) 3 72 45 43;
www.kneipp.ch

Windpocken

→ Homöopathie

Windpocken (Schafblattern, Varizellen) sind eine meist leicht verlaufende, sehr ansteckende Erkrankung mit dem Varicella-Zoster-Virus. Es gehört zur Gruppe der Herpesviren und wie der Name schon sagt, konnte immunologisch und durch Antigenanalysen nachgewiesen werden, dass es sich um ein und dasselbe Virus handelt. Schafblattern sind gewissermaßen die Erstinfektion, wenn der Erreger aufgenommen wird, während bei der Gürtelrose das in Ganglien (Nervenknoten im vegetativen Nervensystem) im Körper ruhende Virus aktiviert wird. Varizellen werden durch Tröpfcheninfektion übertragen, die Inkubationszeit liegt zwischen 14 und 20 Tagen, die Ansteckungsgefahr ist aber bereits vor Ausbruch des Ausschlags gegeben. Der Ausschlag sollte nie mit irgendwelchen Salben, Tinkturen, Mixturen usw. unterdrückt werden, einzig, wenn er stark juckt, ist eine Kühlung mit feuchten Umschlägen sinnvoll. In der Apotheke kann man auch ein juckreizstillendes Puder bekommen. Die Nägel der Kinder sollten ganz kurz geschnitten werden, damit es nicht durch Aufkratzen der Bläschen zur Verschleppung der Viren und zu Sekundär-Infektionen kommt.

Der Hautausschlag kommt meist ohne Vorboten, ziemlich plötzlich, selten kommt es zu einem kleinfleckigen Vorexanthem. Typisch ist das Bild wie eine Sternkarte: Fleckchen, Knötchen, intakte und zerkratzte Bläschen, mit oder ohne geröteten Hof. Oft leiden die Kinder schwer unter dem Juckreiz. Nach der Erkrankung ist man ein Leben lang immun. Komplikationen am Zentralnervensystem sind wesentlich seltener als nach Masern und liegen statistisch weit unter 1:1000.

Gefährlich ist die Erkrankung im ersten Schwangerschaftsdrittel, da es zu irreparablen Schäden am Embryo kommen kann.

Homöopathie

- Dolichos pruriens
- Rhus toxicodendron
- Sulfur
- Varicillinum
- Antimon tartaricum
- Thuja
- Luesinum
- Urtica urens
- Pulsatilla

Dolichos pruriens: Ist das erste Mittel um den Juckreiz zu stillen.

Rhus toxicodendron: Bei vielen kleinen, juckenden Bläschen; Sulfur oder Varicillinum, die Nosode (wenn schlechte Laune bleibt, der Ausschlag unterdrückt wurde oder sich nicht richtig entwickeln konnte); eventuell auch Antimon tartaricum, Thuja, Luesinum.

Urtica urens: Brennendes Jucken, Ameisenlaufen; Hitzegefühl auf der Haut, z. B. im Freien, in kalter Luft.

Pulsatilla: Empfindlicher Gemütszustand; wenig Durst, besser im Kühlen, an frischer Luft.

Wundliegen

Wundliegen (= Dekubitus) ist keine Krankheit an sich, sondern eine Folge andauernder Immobilität, nachdem die Haut dem herrschenden Auflagedruck nicht gewachsen ist. Der Dekubitus gilt heute vor allem als ein Zeichen nicht optimaler Pflege. Bei besonders hinfälligen alten Menschen kann jedoch die Durchblutung und damit die Versorgung der Haut so weit reduziert sein, dass keine Schutzwirkung mehr gegeben ist und auch bei guter Pflege ein Dekubitus entstehen kann.

Die Vorzugslokalisationen sind an Ferse, Schulter, Gesäß/Kreuzbein und Hinterkopf. Aber auch bei längerem Sitzen im Lehn- oder Rollstuhl kann Dekubitus am Gesäß und an den aufliegenden Ellbogen auftreten – also überall dort, wo zwischen Knochen und Oberhaut wenig oder kaum pufferndes Unterhautgewebe vorhanden ist.

Die Haut ist zuerst gerötet, dann »schmilzt« sie weg und es kommt zu mehr oder weniger großen Defekten, wobei das spärliche Unterhautgewebe und – wenn der Dekubitus weitergeht – Muskeln bzw. Knochen freigelegt werden.

Die einfachste Maßnahme ist es, den Patienten zumindest alle 2 Stunden umzulagern, sodass wieder andere Hautareale dem Druck ausgesetzt sind und das primär dekubitusgefährdete Areal besser durchblutet wird und sich »erholen« kann. Salbenpflege, zum Beispiel mit Ringelblumensalbe oder Johanniskrautöl, wirkt günstig um die Geschmeidigkeit der Haut zu verbessern.

Erste Hilfe

- **weiche Unterlagen**
- **Tang- und Gelatine-Kissen**
- **spezielle Matratzen**
- **Salben**
- **Abdeckverbände**

Der Patient wird auf künstlichen oder natürlichen Schaffellen gelagert, da die weiche Unterlage die Druckverteilung verbessert. Tang- und Gelatine-Kissen erweitern auch den Druck auf einen größeren Bereich. Im Rahmen technischer Verfeinerung gibt es Matratzen, die Gummischläuche eingelegt haben, in die abwechselnd Luft geblasen wird, sodass abwechselnd immer wieder (durch verschieden aufgeblasene Luftschläuche) andere Hautbezirke belastet werden.

Wenn der Dekubitus schon alt und mit abgestorbenen (nekrotischen) Gewebsmassen überdeckt ist, muss eine chirurgische Auffrischungsbehandlung vorgenommen werden, um eine Wundheilung anzuregen. Gleichzeitig muss jeder Druck vom Dekubitus genommen werden und freie Luft sollte dort zirkulieren können. Mit Soft-Laser-Bestrahlungen der Wundränder kann die Heilung gefördert werden. Weiters gibt es verschiedene Flüssigkeiten, Salben und Abdeckverbände.

Zahnprobleme

- → Akupressur
- → Homöopathie
- → Heilpflanzen
- → Hausmittel

Hauptfeind der Zähne und ihrer Umgebung ist der Zucker, insbesondere zähe Formen wie Konfekt. Zucker schadet dem alkalischen Milieu des Speichels, indem er es in den sauren Bereich hinein verändert. Damit fördert er auch die so genannte Plaque-Bildung an den Zähnen und in diesen sehr fest haftenden Auflagerungsschichten gedeihen jene Bakterien, die das Zerstörungswerk, das wir alle unter dem Namen »Karies« nur zu gut kennen, vollführen. Plaque kann nur mechanisch, durch kräftiges Bürsten oder vom Zahnarzt entfernt werden. Bestandteile von Zahnpasten können die Neubildung nicht ganz verhindern, aber doch verzögern, desgleichen auch Kaugummis mit entsprechenden Zusätzen (ist auf den Packungen deklariert). Am günstigsten wäre eine Spülung der Mundhöhle nach jeder Nahrungsaufnahme sowie morgens und abends gründliche Zahnpflege.

Um den Zucker im Körper verarbeiten zu können, bedarf es größerer Mengen an Vitamin B, ein Mangel wirkt sich negativ auf das Zahnfleisch (aber auch auf die Nerven) aus.

Noch häufiger als Karies tritt Parodontose (krankhafte Veränderung des Zahnhalteapparates, mit oder ohne Entzündung) auf, die sich in Zahnfleischschwund, Taschenbildung an den Zahnhälsen und Blutungsneigung äußert. Vernünftig ernährte Menschen, die auf Zucker – vor allem in zähen Darreichungsformen – weitgehend verzichten und intensive Zahnhygiene betreiben, leiden kaum an Parodontose. Dann ist auch gegen etwas Zucker in Tee oder Kaffee nichts einzuwenden. »Vollstopfen« mit Süßigkeiten in früher Kindheit legt oft den Grundstein für spätere Zahnprobleme. Im Übrigen sollten Kinder möglichst frühzeitig zu einer gründlichen Zahnhygiene angehalten werden.

Wenn die Parodontose bereits so weit fortgeschritten ist, dass Entzündungen in der Tiefe der Zahnhöhle entstehen, gibt es für die Zähne in diesem Bereich kaum mehr Rettung. Oft verlaufen selbst schwere Zahnschäden viele Jahre hindurch »stumm« – sie verursachen keine örtlichen Beschwerden. Tatsächlich aber beeinträchtigen Entzündungen und Eiterungen im Kieferbereich in den meisten Fällen den gesamten Organismus (»Herdgeschehen«). Es lässt sich auch eine deutliche Verminderung von Immunglobulin A, das sonst im Speichel in sehr großer Menge vorhanden ist und einen wesentlichen Bestandteil des Immunsystems darstellt, nachweisen.

Die Lage wird hauptsächlich bei »Zweitbelastung« kritisch. Das heißt, der Patient verspürt erst dann Beschwerden, wenn im Einflussbereich des »Herdes« eine weitere Störung auftritt. Die Abwehrkraft des Organismus ist dann so stark herabgesetzt, dass sich diese Störung – die ansonsten vielleicht mühelos verkraftet worden wäre – auszuwirken beginnt.

Konkret: Erkrankungen an Herz, Lunge, Darm, Haut oder Gelenken werden unter Herdbelastung akut und können den Patienten sogar in Lebensgefahr bringen.

In erster Linie leidet der Kranke an rheumatischen Beschwerden. Er klagt über Schmerzen an Stellen, an denen der Arzt kein Leiden feststellen kann. Die Beschwerden verschwinden oft ohne jede Behandlung; kommen aber nach einiger Zeit am selben oder auch an einem anderen Ort wieder.

Ärzte denken in diesem Fall an Herdgeschehen und untersuchen den Körper nach »Störstellen«. Sehr oft werden diese im Kopf gefunden, eitrige Nebenhöhlen, chronisch entzündete und bereits wild zerklüftete Mandeln oder, vielleicht am häufigsten, ein Zahn, an dessen Wurzelspitze sich ein kleiner Eitersack gebildet hat.

Akupressur

- MP 3
- Di 4
- Di 11
- M 5
- M 36
- Di 10
- M 8

Die Behandlungsmethoden der Chinesen und der westlichen Mediziner unterscheiden sich wohl kaum – mit der Einschränkung, dass sich in China viele Patienten auch beim Zahnziehen, zur Entfernung von Eiterherden an den Wurzelspitzen, mit Hilfe der Akupunktur schmerzunempfindlich machen lassen.

Ansonsten wenden sie zur Schmerzlinderung Methoden an, die ihnen schon seit Jahrtausenden helfen.

Im Schmerzfall drücken Sie mit den Daumen 20 Sekunden lang kräftig die Punkte MP 3 (knapp hinter dem 1. Mittelfußköpfchen) oder M 36 (die »Drei Meilen des Fußes« genannt – eine Handbreit unter der Kniescheibe, einen Querfinger seitlich davon. Hilft auch gegen Übelkeit und Blutdruckstörungen.) Der Punkt M 36 eignet sich übrigens auch für Moxabehandlung. Treten die Schmerzen besonders arg in Unterkieferzähnen auf, empfiehlt sich die Druckmassage der Punkte Di 4, Di 10 und Di 11. Zwanzig Sekunden lang kräftig drücken.

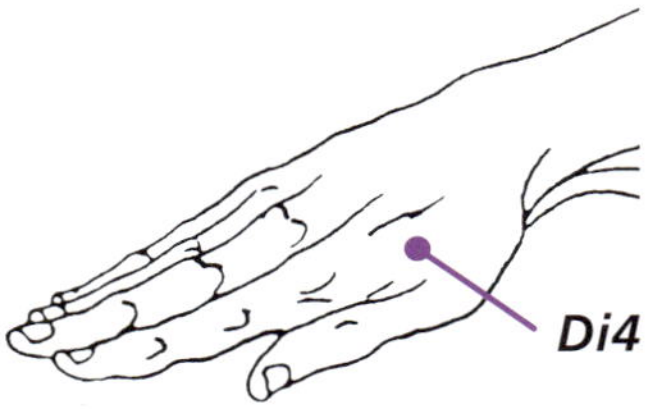

Der Punkt Di 4 liegt an der höchsten Stelle jenes Muskelwulstes, der dadurch entsteht, dass Sie den Daumen fest gegen den Zeigefinger pressen. Nun gegen den Mittelhandknochen in der Verlängerung des Zeigefingers drücken. Di 4 hat in der Akupunktur und in der chinesischen Massage größte Bedeutung. Er wird von jedem Behandler sehr oft verwendet.

Die Wirkung von Di 4 entsteht vornehmlich im Bereich des Gesichtes – Kopfweh, Zahnschmerz, Schnupfen, unangenehmes Druckgefühl im Kopf bei Fieber, aber auch Gelenkschmerzen im Arm und vegetative Störungen sind über diesen Punkt günstig zu beeinflussen. Schließlich lassen sich damit auch Schlafstörungen und Nervosität beseitigen.

Di 10 wird die »Drei Meilen des Armes« genannt, hat ähnliche Bedeutung wie M 36 und liegt zwei Querfinger unter Di 11. Einen weiteren Punkt zur Linderung von Schmerzen in den Unterkieferzähnen

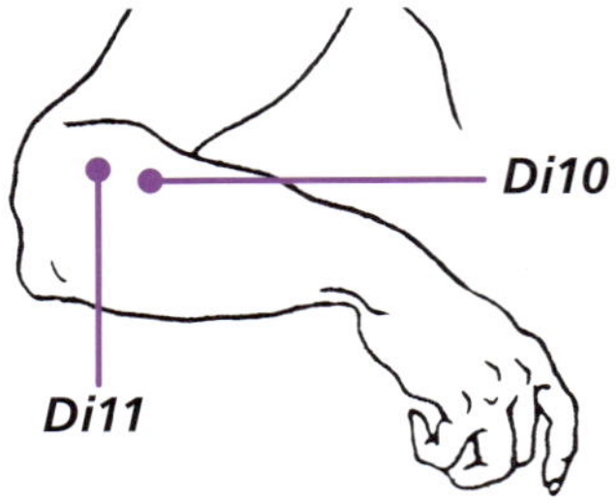

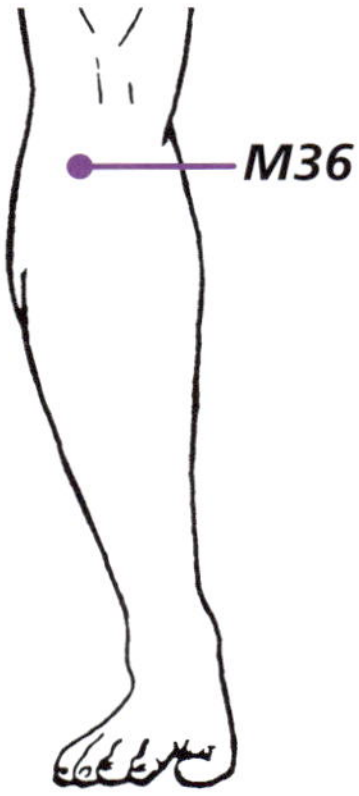

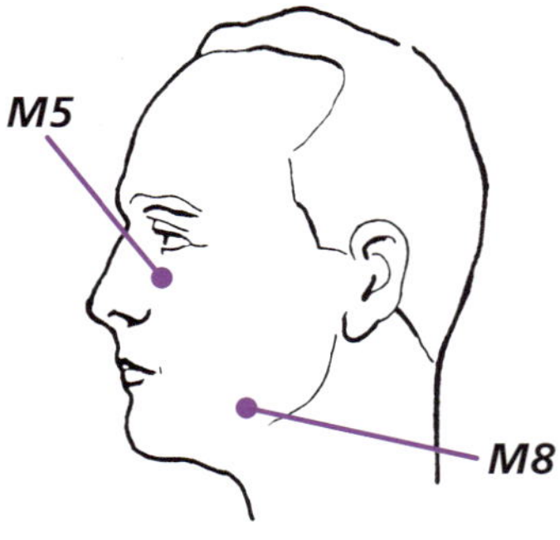

finden Sie direkt am Unterkiefer, knapp vor dem Kaumuskelrand (musculus masseter) – er wird als M 8 (im Chinesischen: Daying) bezeichnet.

Speziell bei Unterkieferbeschwerden ist der Punkt M 5 wirksam. Er befindet sich einen Querfinger unter dem knöchernen Rand der Augenhöhle, genau in der Mitte. Kräftig am besten mit den Zeigefingern beide Punkte M 5 zwanzig Sekunden lang drücken.

Wenn neben Zahnschmerz auch ein Steifegefühl im Schulterbereich vorliegt, sollte Fußzonenbehandlung erfolgen. Massieren Sie dann den Punkt MP 3.

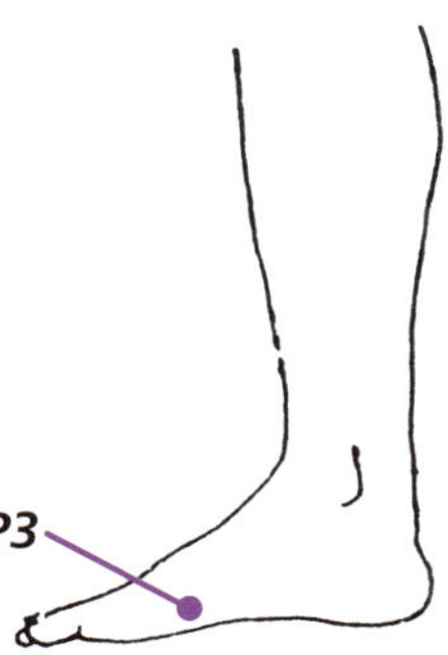

Sanfte Massage der Halswirbelsäule und der Schulter bringt ebenso Linderung. Da Sie diese Bewegung aber nur sehr schwer selbst zufrieden stellend ausführen können, empfiehlt es sich, einen Partner darum zu bitten.

Wenn Akupunkteure ihre Patienten gegen Zahnschmerzen unempfindlich und bereit für eine Behandlung machen, stechen sie ihre Nadel auf dem Zeigefinger an der dem Daumen zugewandten Seite ein. Ziehen Sie entlang des Nagelbettes eine waagrechte Linie, dann eine weitere Linie entlang des Nagels.

Dort, wo die beiden Linien einander schneiden, also etwa zwei Millimeter seitlich und oberhalb des Nagelfalzwinkels, liegt die gesuchte Stelle.

Bei Akupressur verwenden Sie den Daumennagel der anderen Hand oder, noch besser, einen Zahnstocher.

Dem Zahnfleischbluten wirken Sie durch sanfte Massage entgegen (dreimal täglich). Mit befeuchteter Fingerkuppe kreisend streichen. Möglicherweise blutet das Zahnfleisch anfangs noch stärker, aber nach etwa einer Woche kann mit deutlicher Besserung gerechnet werden.

Homöopathie

- Arnika
- Arsen
- Belladonna
- Bryonia
- Chamomilla
- Coffea
- Lachesis
- Mercurius

Zahnschmerzen können außerordentlich unangenehm sein. In vielen Fällen helfen homöopathische Mittel, die Schmerzen über Anregung der körperlichen Reaktionen zu beheben oder zu lindern.

Arnika, Arsen, Belladonna, Bryonia, Chamomilla, Coffea, Lachesis, Mercurius, Natrium muriaticum, Nux vomica, Plantago, Pulsatilla, Rhus toxicodendron, Sarsaparilla, Staphisagria werden häufig gebraucht.

Arnika: Oft nach einer Zahnbehandlung. Bei kräftigen Naturen, die überempfindlich auf alle Einflüsse reagieren, sogar Berührung; nicht einmal in die Nähe kommen darf man dem Patienten; die Schmerzen haben mürrisch gemacht. Oft neuralgische Beschwerden, die sich Nacht für Nacht wiederholen, tagsüber zur Gänze oder fast zur Gänze weg sind. Typisch: Kopf heiß, Körper kalt. Herumgehen und kühle Anwendungen bessern. Liegen ist oft unerträglich.

Arsen: Brennende Schmerzen, strahlen aus in die Wange, ins Ohr, zur Schläfe. Schwäche. Vor allem nächtliche, ängstliche Unruhe, weil da alles viel schlimmer wird. Findet keine Stellung, in der es erträglich wäre. Besser durch lokale, vor allem trockene Wärme und heiße Getränke.

Bryonia: Eher stechende Schmerzen. Luftzug und vor allem Bewegung verschlechtern. Besser in absoluter Ruhe und Liegen auf der schmerzenden Seite. Verlangen nach kühlen Getränken oder kaltem Wasser und dadurch Linderung. Lokale Wärme wird als unangenehm empfunden.

Chamomilla: Der Schmerz macht rasend, hochgradig schmerzempfindlich. Oft bei Neuralgien. Brennen und Schwellung des Zahnfleisches, der Wange. Kalte Anwendung bessert. Das wichtigste Mittel bei Zahnung der Kinder.

Coffea: Neuralgische Schmerzen in (auch gesunden) Zähnen; vor allem rechts unten. Periodizität: z. B. alle zwei oder drei Tage. Kaltes Wasser erleichtert, wird das Wasser warm, kehren die Schmerzen zurück (Clarke). Gesicht eventuell geschwollen, aufgedunsen.

Mercurius: Süßlicher, metallischer Geschmack, unangenehmer Geruch aus dem Mund. Starker Speichelfluss. Zunge und Zahnfleisch fühlen sich schwammig an. Zähne locker und empfindlich. Häufiges Mittel nach Zahnbehandlung. Die Füllungen schmerzen, auch nach Wurzelbehandlung und Füllung der Nervenkanäle. Bei schleichender Vergiftung des Körpers durch Amalgamfüllungen (Förderung von Allergien möglich) ist eventuell an Mercurius zu denken. Jedoch sollte Mercurius nie standardisiert zur Ausleitung einer Quecksilberbelastung gegeben werden! Patient/-in bekommt nach einer Wurzelbehandlung starke Schmerzen nach Auslassen der Spritze. Ein dumpfer, zum Ohr strahlender Schmerz. Wärme verschlechtert, Kälte (Eis) ebenso; mäßige Kühle und Arbeit bessern. Das Mittel ist Mercurius, dreimal viertelstündlich genommen, das einen ruhigen Schlaf ermöglicht.

Bei Abszessen der Zahnwurzeln, den Granulomen, ist **Mercurius** eines der wichtigsten Mittel; fast immer kann der Zahn erhalten werden.

Heilpflanzen

- Zitronenmelisse
- Pfefferminze
- Majoranöl
- Schafgarbe
- Leinsamensäckchen
- Gewürznelke
- Plantago
- Salbei
- Blutwurz
- Myrrhe

Dass bei Zahnschmerzen der Weg zum Arzt unumgänglich ist und gerne von selbst angetreten wird, muss nicht extra betont werden. Allerdings – die Zeit bis dahin muss überbrückt werden. Und da stehen verschiedene Heilpflanzen zur Verfügung: **Zitronenmelisse** (Aufguss), **Pfefferminze** und **Majoranöl** (einige Tropfen direkt auf den schmerzenden Zahn) sowie **Schafgarbe** (einige Blätter kauen) sind ebenfalls wirkungsvolle Maßnahmen. Auch das **Leinsamensäckchen** heiß an die Wange gelegt, mildert den Zahnschmerz.

Gewürznelke: Ist reich an ätherischen Ölen, die eine stark schmerzlindernde Wirkung haben (eines der stärksten Mittel gegen Schmerzen, das in der Natur vorkommt). Einen kleinen (!) Tropfen des Öls auf ein Zündhölzchen mit Watte (oder Wattestäbchen) und ganz genau den schmerzenden Zahn betupfen – nur den Zahn. Hilft es, dann nur wiederholen, wenn der Schmerz zurückkehrt. Oder: eine Gewürznelke neben dem schmerzenden Zahn platzieren, das nimmt den Schmerz ebenso. Ehestmöglich ist an eine Sanierung des Zahnes zu denken. Den Schmerz über einige Zeit mit der Nelke zu unterdrücken, wird den Zahn über kurz oder lang zerstören.

Plantago: Der Breitwegerich wächst als Unkraut überall in Europa, wo nicht gerade Beton oder Asphalt die Lande zieren. Mit einem Blatt den schmerzenden Zahn reiben, wodurch sich schnell Erleichterung einstellen wird. Zieht der Schmerz ins Ohr, wirkt ein zusammengerolltes, ins Ohr gestecktes Blatt lindernd. Symptome: Scharfe, bohrende, stechende Schmerzen vor allem im Oberkiefer, zum Auge ausstrahlend, kalte Luft und starke Wärme verschlechtern. Reichlich Speichelfluss.

Vor allem drei Heilkräuter versprechen bei Schleimhaut- und Zahnfleischproblemen Linderung. Zunächst der **Salbeitee** zur Spülung, wobei die Mischung mit Kamille noch zielführender ist.

Auch **Blutwurz** als Gurgel- und Spülmittel lindert Beschwerden im Mund- und Rachenbereich und Entzündungen der Mandeln. Wirkungsvoll ist auch die in Apotheken erhältliche Tinktur. Die dritte im Bunde ist die **Myrrhe**, die zwar bei weitem nicht so gut schmeckt wie sie riecht, aber als Spülung (einige Tropfen Tinktur mit Wasser verdünnt) oder mehrmals täglich direkt eingerieben (ein Tropfen Tinktur genügt) hervorragend wirkt. Auch Einpinseln hilft. Vereint mit Blutwurz ist Myrrhe unschlagbar! Viele Zahnprothesenträger schwören bei entzündeten Druckstellen darauf (Blutwurztee und etwa zehn Tropfen Myrrhentinktur).

Salbei, Salvia officinalis L.: Bei diesem im Mittelmeergebiet heimischen, bei uns kultivierten Halbstrauch sind die Blätter interessant. Die darin enthaltenen ätherischen Öle, Gerb- und Bitterstoffe haben eine günstige Wirkung auf Entzündungen im Mund- und Rachenraum. Zwei gehäufte Teelöffel der Salbei-Kamillenmischung mit 1/4 l kochendem Wasser übergießen. Nach etwa 15 Minuten abseihen.

Hausmittel

- **Sanddorn**
- **Heidelbeersaft**
- **Propolis**
- **Eichenrindentee**
- **Eibischwurzeltee**
- **Arnika-Tinktur**

Jüngste zahnärztliche Forschungen in den USA haben ergeben: Nach dem Genuss von Obst und Obstsäften sollte man mit dem Zähneputzen eine Stunde warten. Geben Sie dem Speichel die Chance, dass er den durch die Fruchtsäure leicht angegriffenen Zahnschmelz reparieren kann. Wer zu früh und zu fest die Zähne putzt, kann dabei dem Zahnschmelz mehr schaden als nützen.

Prof. Bankhofer rät: Trinken Sie reichlich Sanddornsaft und essen Sie zum Frühstück Sanddorn-Konfitüre aufs Brot.

Trinken Sie 3 Wochen lang 3-mal täglich 1/8 Liter naturreinen und ungesüßten Heidelbeersaft (Reformladen). Zusätzlich reiben Sie mehrmals am Tag das Zahnfleisch mit Propolis-Tinktur ein und verwenden

Sie zur Zahnreinigung ausschließlich Propolis-Zahncreme (Apotheke). Spülen Sie alle 30 Minuten mit Eichenrindentee oder mit Eibischwurzeltee.

Massieren Sie das Zahnfleisch mehrmals am Tag mit bloßen Fingern und tragen Sie dabei Arnika-Tinktur (Apotheke) auf. Kauen Sie öfter getrocknete Eukalyptus-Blätter (Apotheke, Drogerie) und spucken Sie sie danach wieder aus.

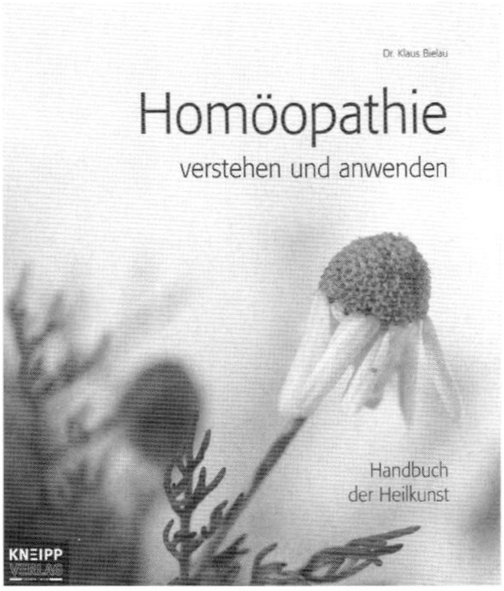

DR. MED. KLAUS BIELAU

Homöopathie verstehen und anwenden

300 Seiten, zahlr. Abb.
Hardcover mit Schutzumschlag
ISBN 978-3-7088-0023-3
€ 29,90

Dieses umfangreiche, prexisbezogene Handbuch ermöglicht es, die Wirkungsweise der Homöopathie zu verstehen und die Mittel selbst anzuwenden. Sie erfahren alles Wissenswerte über die honöopathischen Arzneien, Potenzierung, Einnahme, Möglichkeiten und Grenzen. Das Buch ist nach Beeschwerden – über 100 häufig vorkommende Erkrankungen – geordnet.

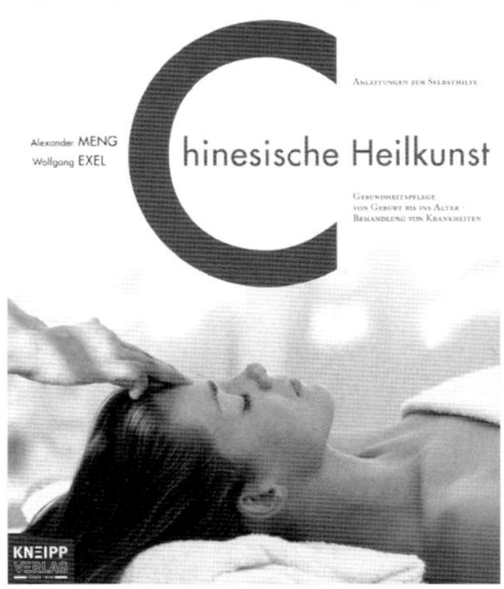

PROF. DR. MED. ALEXANDER MENG
PROF. DR. MED. WOLFGANG EXEL

Chinesische Heilkunst

360 Seiten, zahlr. Abb.
Hardcover mit Schutzumschlag
ISBN 978-3-7088-0352-4
€ 29,90

Die traditionelle chinesische Medizin (TCM) ist als Naturheilverfahren längst anerkannt. Sie wird ergänzend zur Schulmedizin, aber auch selbstständig angewendet. Dieses Buch erklärt die Prinzipien der TCM, informiert über Behandlung von Krankheiten, Vorbeugung und Gesundheitspflege und enthält viele Anleitungen zur Selbsthilfe.

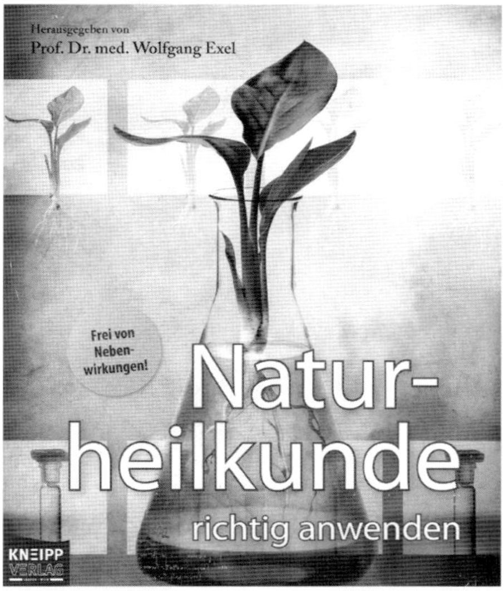

PROF. DR. MED. WOLFGANG EXEL (HG.)

Naturheilkunde richtig anwenden

570 Seiten, zahlr. Abb.
Hardcover
ISBN 978-3-7088-0367-8
€ 29,90

Ein umfassendes Nachschlagewerk zur Naturheilkunde: Der erste Teil des Buches erklärt die einzelnen Naturheilverfahren von Aderlass bis Yoga, deren Vorteile und Risiken u.v.m. Im zweiten Teil finden Sie eine Reihe von häufigen Beschwerden, die sich mit sanften Methoden gut beeinflussen lassen: von Akne über Kinderkrankheiten, Regelbeschwerden, Verdauungsproblemen bis Zahnschmerzen. Die Anwendung ist leicht verständlich und gut nachvollziehbar beschrieben. Unter Mitarbeit zahlreicher Experten, herausgegeben von Prof. Dr. med. Wolfgang Exel, Allgemeinmediziner und Gesundheitsexperte der Kronenzeitung.

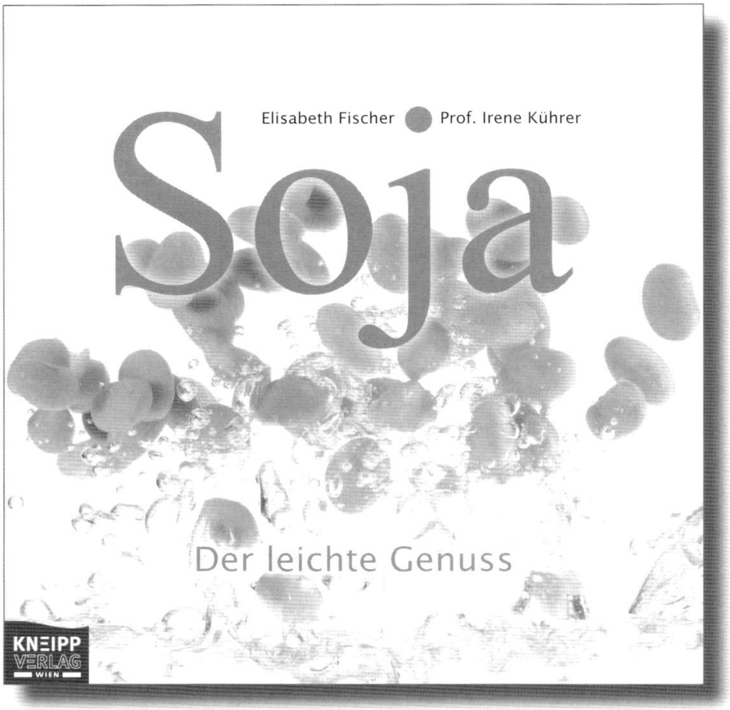
Elisabeth Fischer
Prof. Irene Kührer
Soja
Der leichte Genuss
KNEIPP VERLAG WIEN

Notizen:

Notizen:

Notizen:

Notizen:

Notizen:

Notizen: